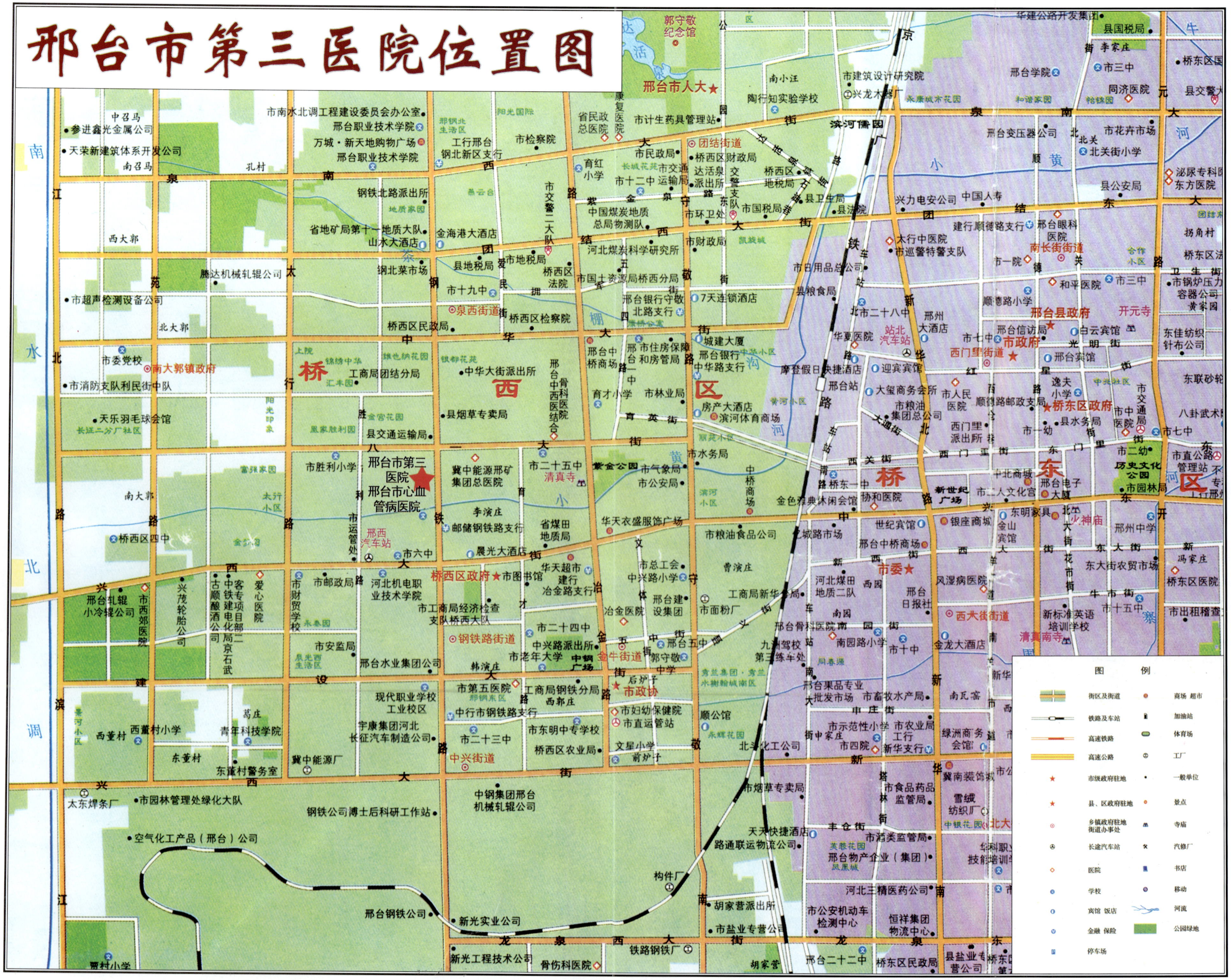
邢台市第三医院位置图
邢台市第三医院
邢台市心血管病医院
桥西区
桥东区
邢台市人大
市政府
市委
市政协
桥西区政府
桥东区政府
邢台县政府
邢西汽车站
站北汽车站
邢台站
团结街道
泉西街道
钢铁路街道
中兴街道
金牛街道
西门里街道
西大街街道
南长街街道
清真南寺
开元寺
清真寺
历史文化公园
郭守敬纪念馆
南大郭镇政府
图例

邢台市第三医院志

（1978 ~ 2017）

邢台市心血管病医院志

（1992 ~ 2008）

邢台市第三医院院志编纂委员会 编

方志出版社
Publishing House of Local Records

图书在版编目（C I P）数据

邢台市第三医院志：1978-2017　邢台市心血管病医院志：1992-2008 / 邢台市第三医院院志编纂委员会编. -- 北京 : 方志出版社, 2018.8

ISBN 978-7-5144-3208-4

Ⅰ. ①邢… Ⅱ. ①邢… Ⅲ. ①医院－概况－邢台－1978-2017 Ⅳ. ①R199.2

中国版本图书馆CIP数据核字（2018）第201396号

邢台市第三医院志（1978-2017）

邢台市心血管病医院志（1992-2008）

编　　者：邢台市第三医院院志编纂委员会
责任编辑：张　颢

出 版 人：冀祥德
出 版 者：方志出版社
　　　　　地址　北京市朝阳区潘家园东里9号（国家方志馆4层）
　　　　　邮政　100021
　　　　　网址　http://www.fzph.org
发　　行：方志出版社发行中心
　　　　　电话（010）67110500
经　　销：各地新华书店
印　　刷：郑州金瑞昌印刷有限公司

开本：889mm×1194 mm　1/16
印张：41.5
字数：933千字
版次：2018年12月第1版　2018年12月第1次印刷
印数：0001-2100册

ISBN 978-7-5144-3208-4　定价：220.00元

邢台市第三医院总平面图

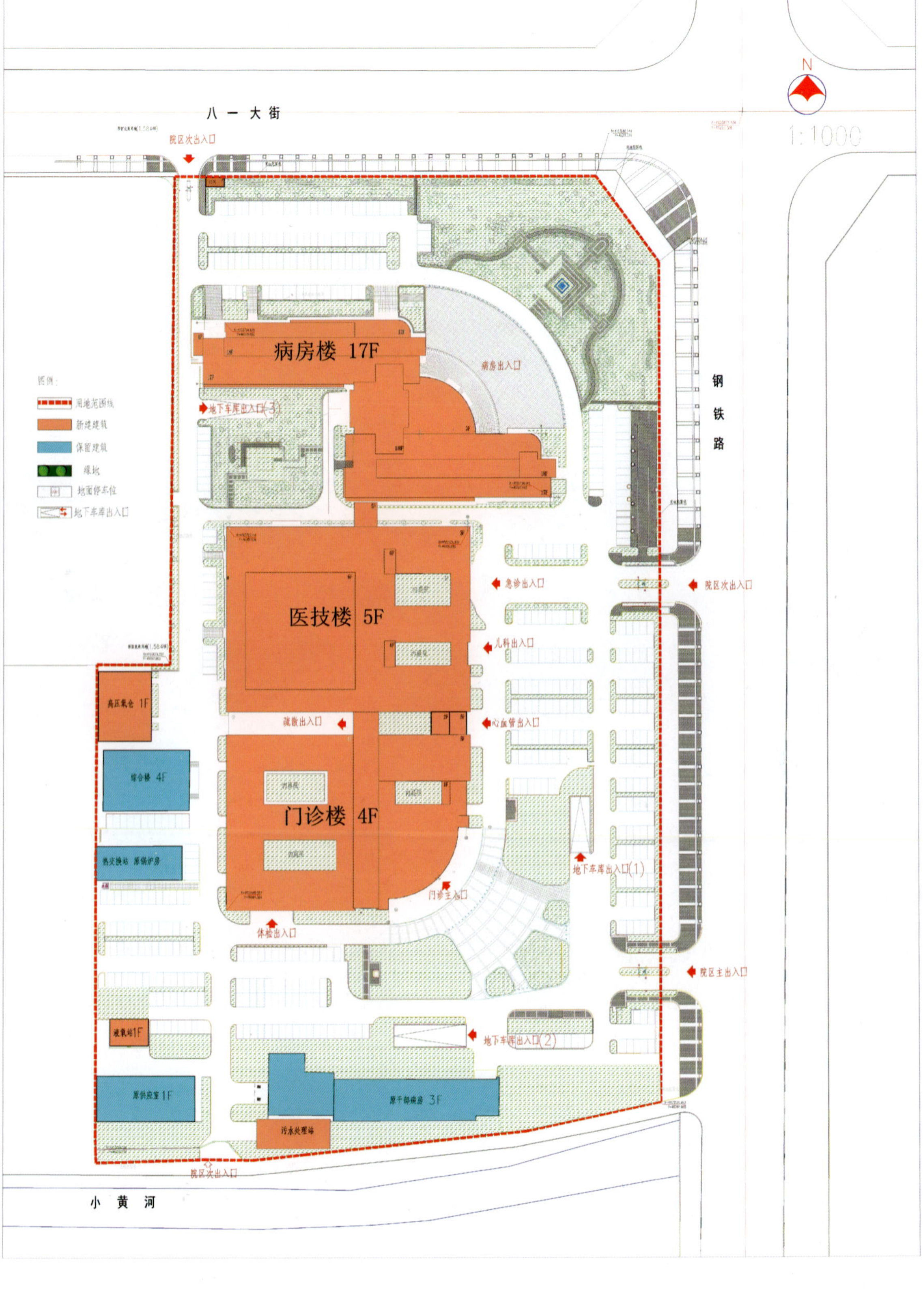

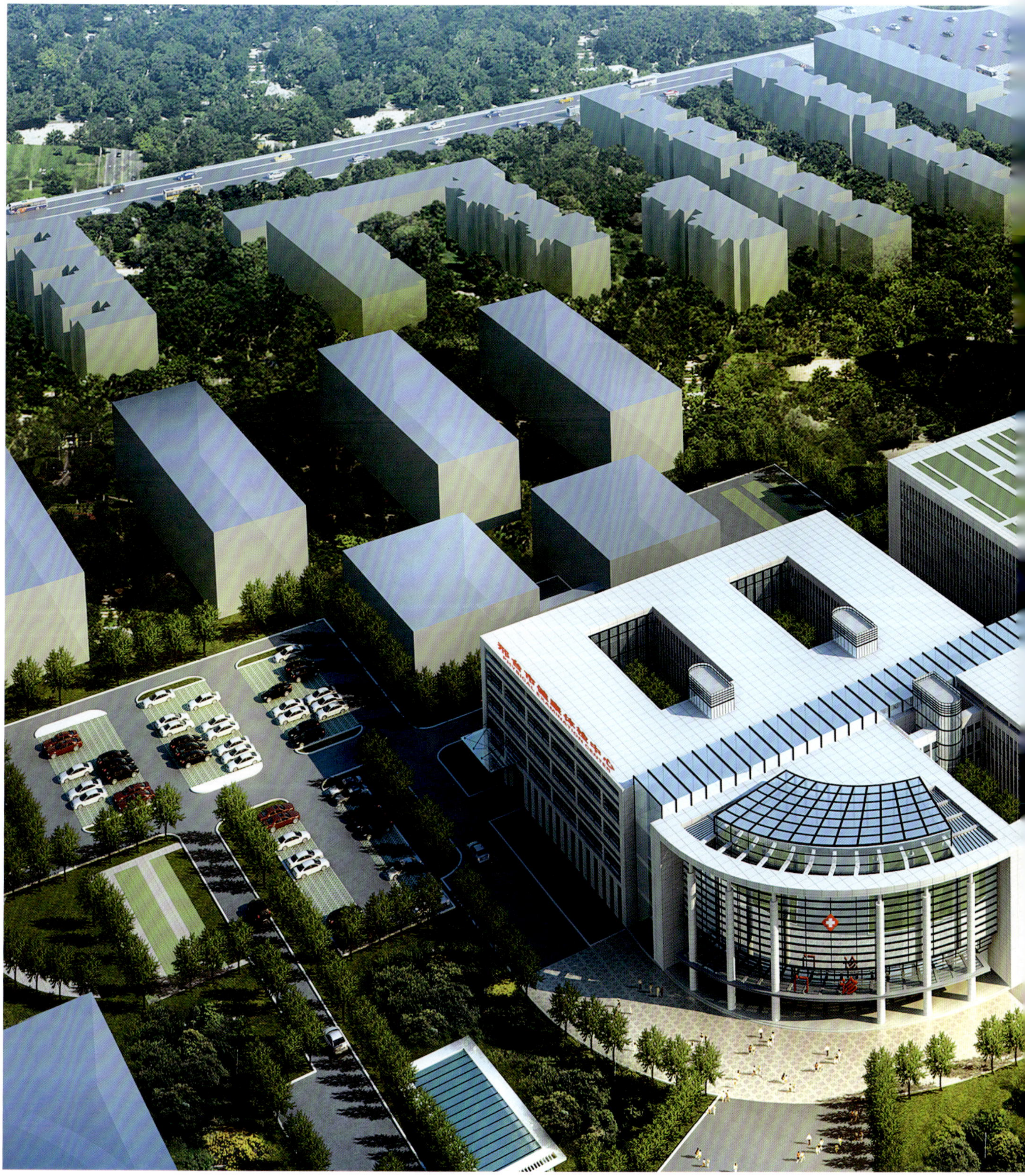
门诊

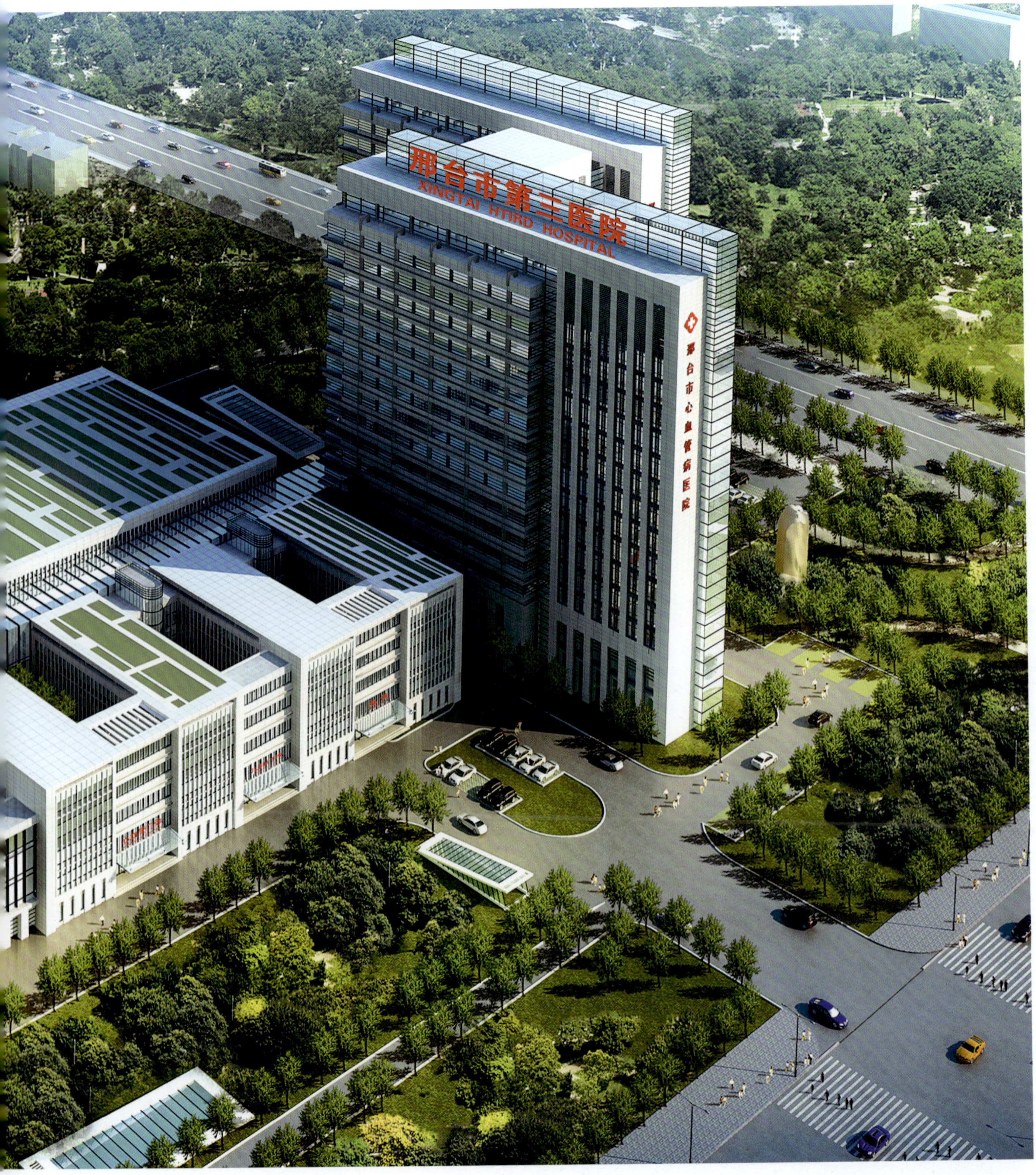

邢台市第三医院鸟瞰图

非营利性医疗机构

冀卫医执证字第000109号
审核章

中华人民共和国

医疗机构执业许可证

机构名称 邢台市第三医院

邢台市心血管病医院；邢台市健康体检中心

地　　址 邢台市桥西区钢铁北路108号

诊疗科目 预防保健科 /内科；呼吸内科专业；消化内科专业；神经内科专业；心血管内科专业；血液内科专业；肾病学专业；内分泌专业；老年病专业 /外科；普通外科专业；神经外科专业；骨科专业；泌尿外科专业；胸外科专业；心脏大血管外科专业；烧伤科专业 /妇产科；妇科专业；产科专业；计划生育专业；生殖健康与不孕症专业 /儿科；新生儿专业；小儿消化专业；小儿呼吸专业；小儿心脏病专业；小儿肾病专业；小儿血液病专业；小儿神经病学专业；小儿内分泌专业；小儿遗传病专业 /小儿外科；小儿胸心外科专业 /儿童保健科；儿童生长发育专业；儿童营养专业；儿童五官保健专业；儿童康复专业 /眼科（门诊） /耳鼻咽喉科（门诊）；耳科专业；鼻科专业；咽喉科专业 /口腔科；牙体牙髓病专业；牙周病专业；口腔黏膜病专业；儿童口腔专业；口腔颌面外科专业；口腔修复专业；口腔正畸专业；口腔种植专业；口腔麻醉专业；口腔颌面医学影像专业；预防口腔专业 /皮肤科（门诊）；皮肤病专业；性传播疾病专业 /传染科（门诊）；肠道传染病专业；呼吸道传染病专业 /肿瘤科 /急诊医学科 /康复医学科 /麻醉科 /疼痛科 /重症医学科 /医学检验科；临床体液、血液专业；临床微生物学专业；临床化学检验专业；临床免疫、血清学专业 /病理科 /医学影像科；X线诊断专业；CT诊断专业；磁共振成像诊断专业；核医学专业；超声诊断专业；心电诊断专业；脑电及脑血流图诊断专业；神经肌电图专业；介入放射学专业 /中医科；内科专业；妇产科专业；骨伤科专业；针灸科专业；推拿科专业；康复医学专业******

法定代表人 王连芹

主要负责人

登记号 40339098X13050311A1001

有效期限 自 2009 年 06 月 04 日至 2024 年 06 月 03 日

该医疗机构经核准登记，准予执业

中华人民共和国国家卫生和计划生育委员会制

发证机关 河北省卫生和计划生育委员会

发证日期 2017 年 01 月 05 日

中华人民共和国

事业单位法人证书

（副本）

统一社会信用代码 12130500403390963M

有效期 自2017年09月04日 至2022年09月04日

名　　称	邢台市第三医院（邢台市心血管病医院）
宗旨和业务范围	为人民身体健康提供医疗与护理保健服务。 医疗与护理 医学教学 医学研究 卫生医疗人员培训 卫生技术人员继续教育 保健与健康教育
住　　所	邢台市钢铁北路79号
法定代表人	王连芹
经费来源	差额补贴
开办资金	￥121641万元
举办单位	邢台市卫生和计划生育委员会
登记管理机关	邢台市行政审批局 行政审批专用章

国家事业单位登记管理局监制

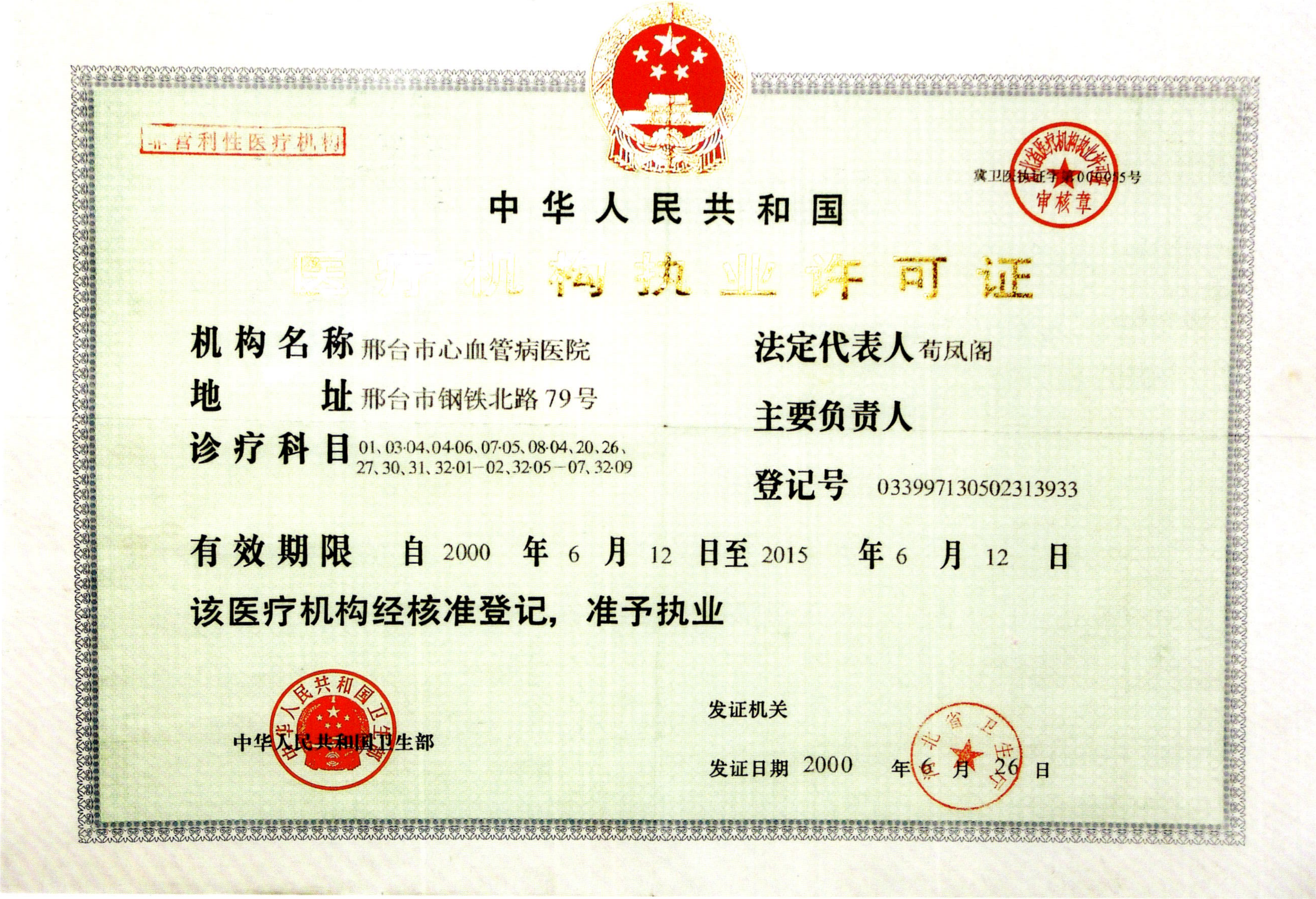

非营利性医疗机构

冀卫医执证字第[illegible]号

中华人民共和国

医疗机构执业许可证

机构名称 邢台市心血管病医院

法定代表人 荀凤阁

地　　址 邢台市钢铁北路 79 号

主要负责人

诊疗科目 01、03·04、04·06、07·05、08·04、20、26、27、30、31、32·01—02、32·05—07、32·09

登记号 033997130502313933

有效期限 自 2000 年 6 月 12 日至 2015 年 6 月 12 日

该医疗机构经核准登记，准予执业

中华人民共和国卫生部

发证机关

发证日期 2000 年 6 月 26 日

中华人民共和国

事业单位法人证书

（副本）

事证第 113050000259 号

国家事业单位登记管理局制

有效期 自2007年3月30日至2008年3月31日

名　　称 邢台市心血管病医院

宗旨和业务范围 为人民身体健康提供医疗与护理保健服务 心血管病医疗与护理 卫生医疗技术人员培训 医学研究

住　　所 邢台市钢铁北路108号

法定代表人 王连芹

经费来源 经费自理

开办资金 ￥5486.80万元

举办单位 邢台市卫生局

登记管理机关 邢台市事业单位登记管理局

年度报告标记 证书有效期延至2009年3月31日 合格 2007年检

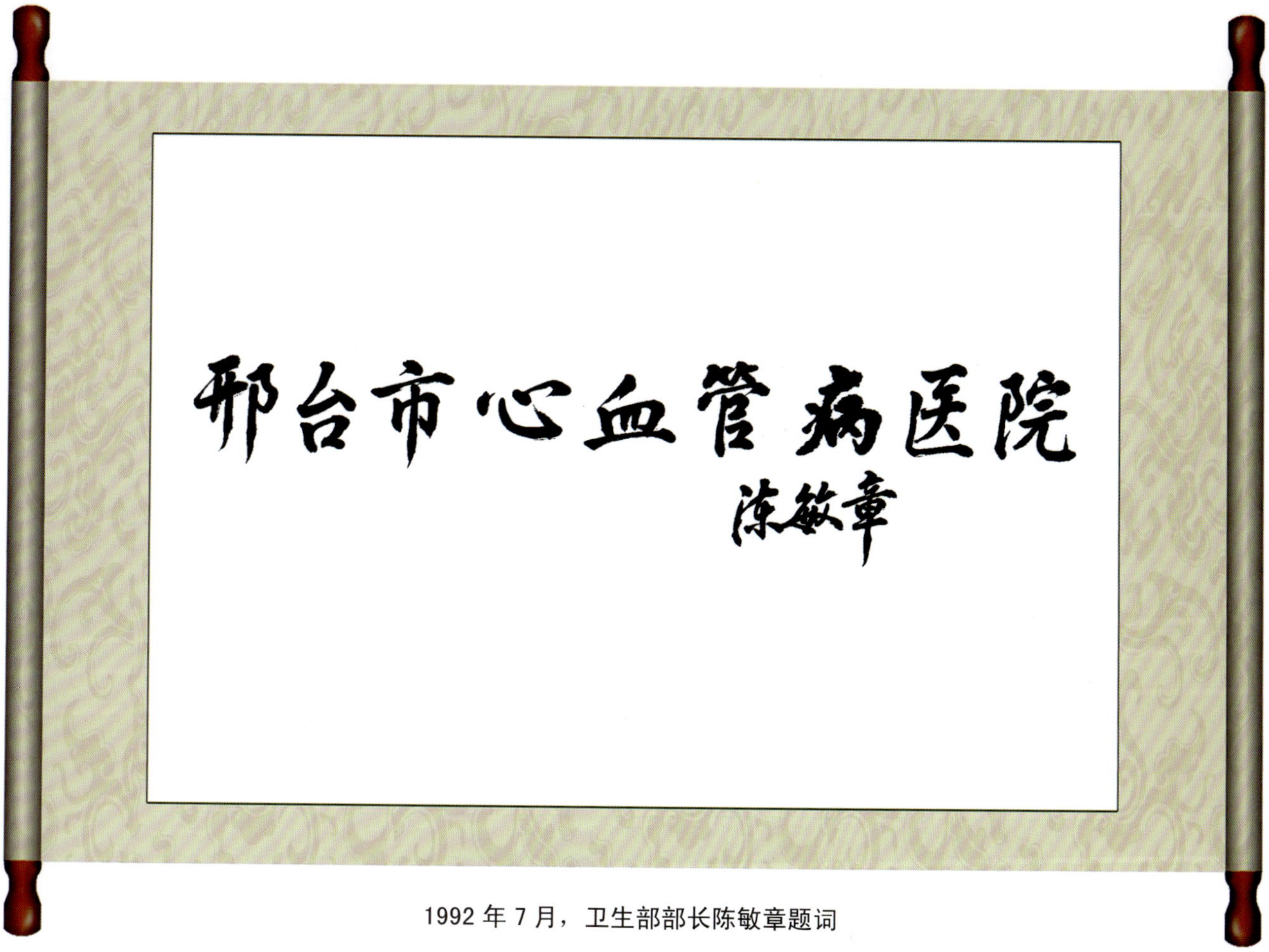

1992 年 7 月，卫生部部长陈敏章题词

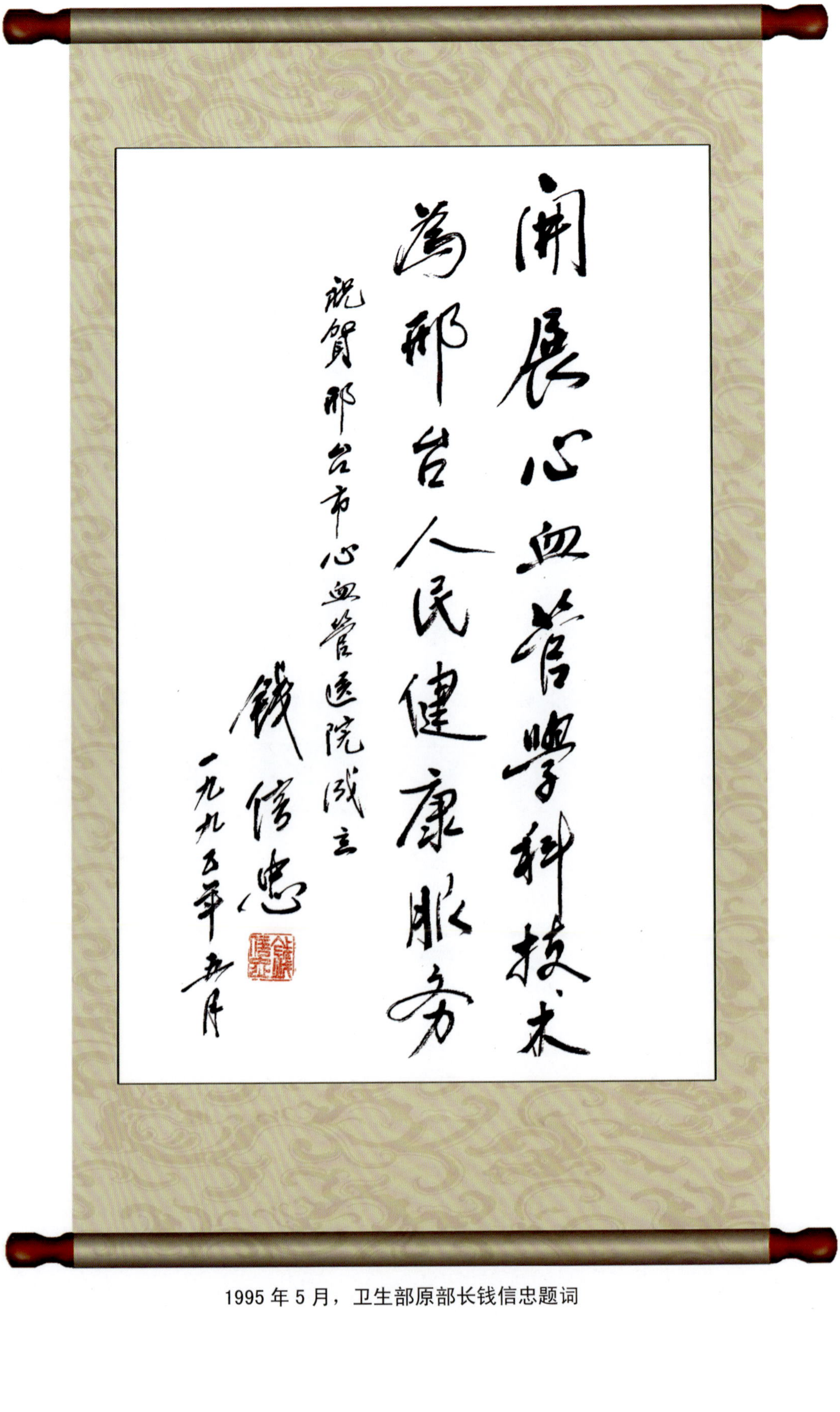

1995年5月，卫生部原部长钱信忠题词

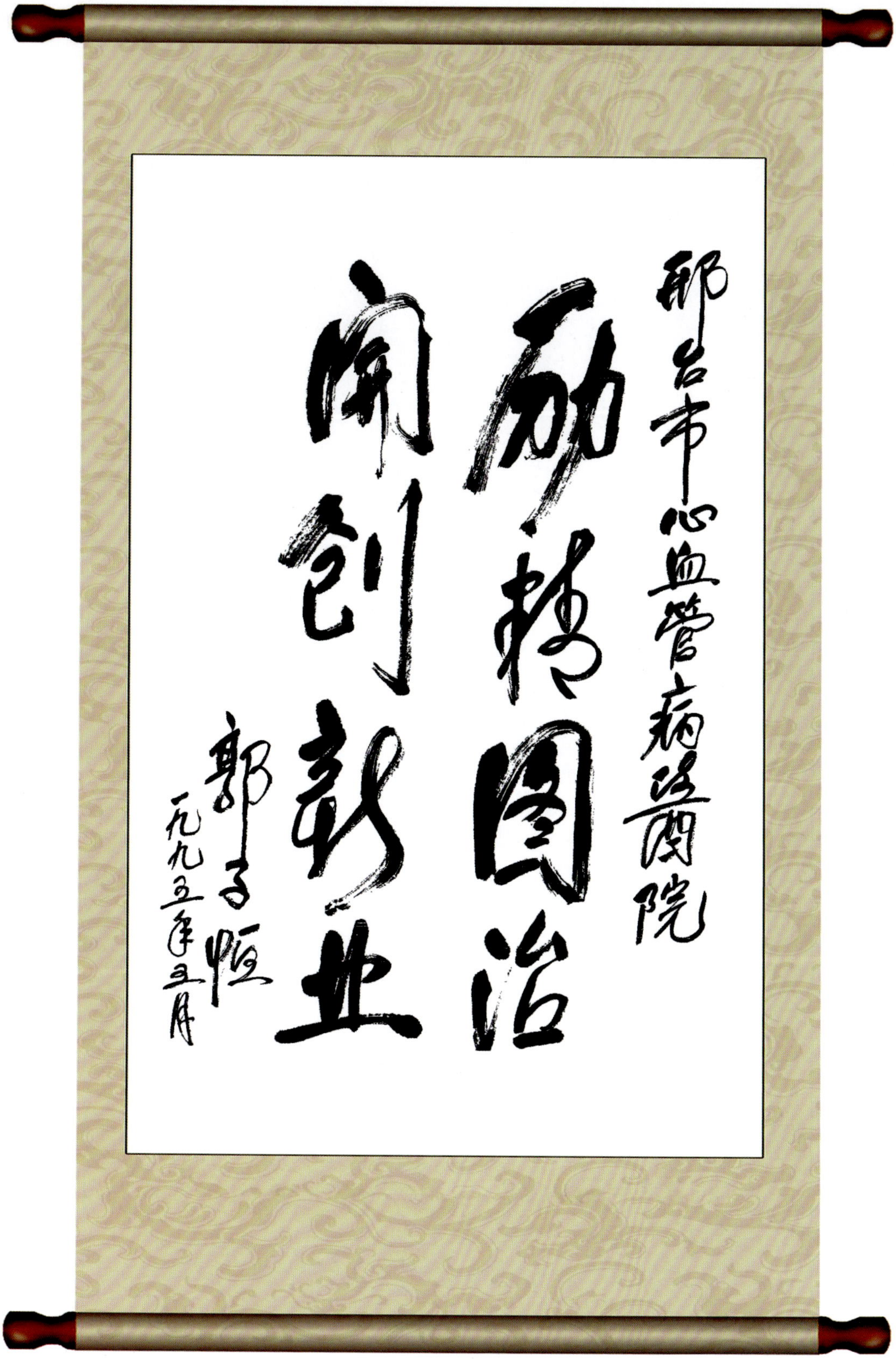

1995 年 5 月，卫生部原副部长郭子恒题词

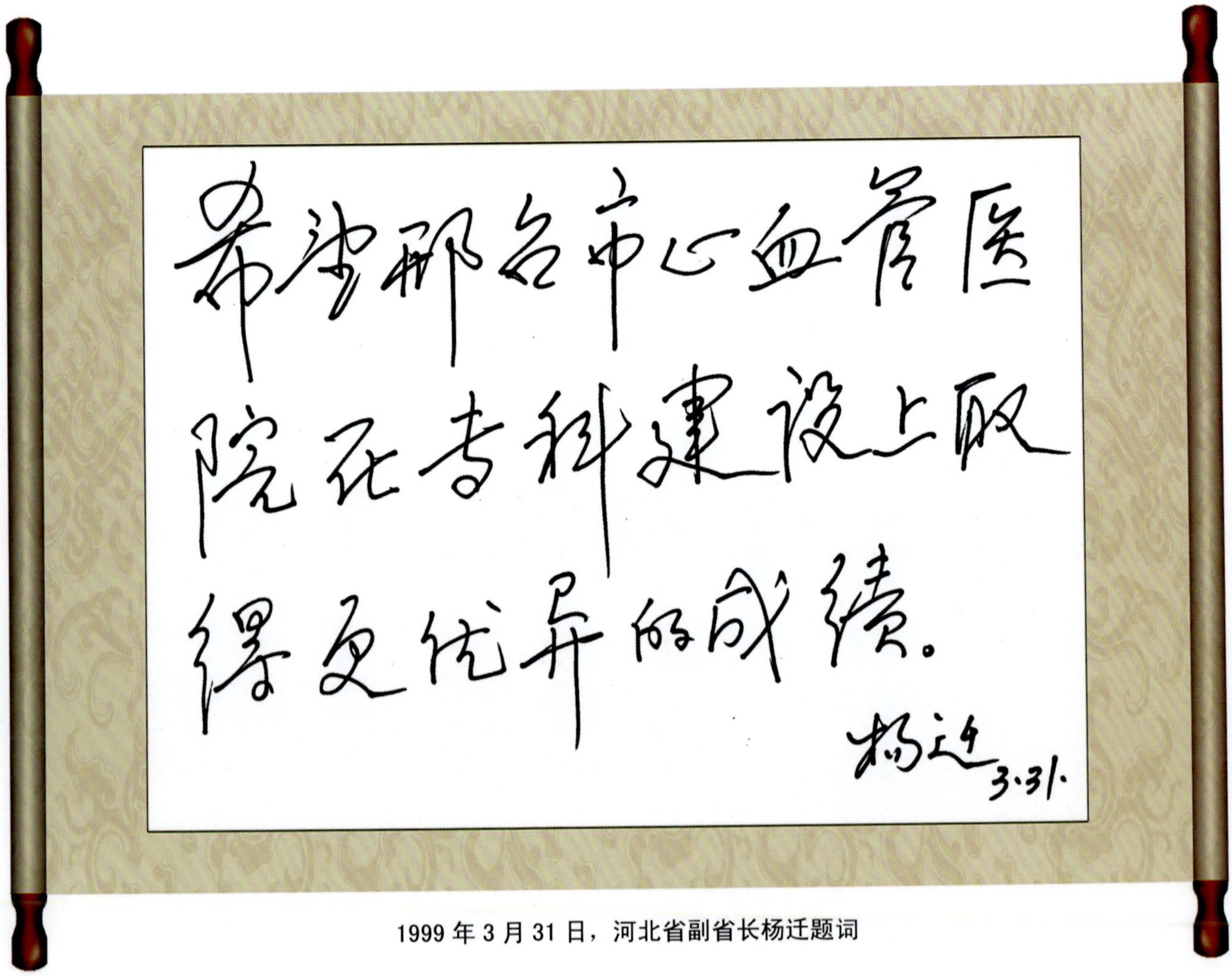

1999 年 3 月 31 日，河北省副省长杨迁题词

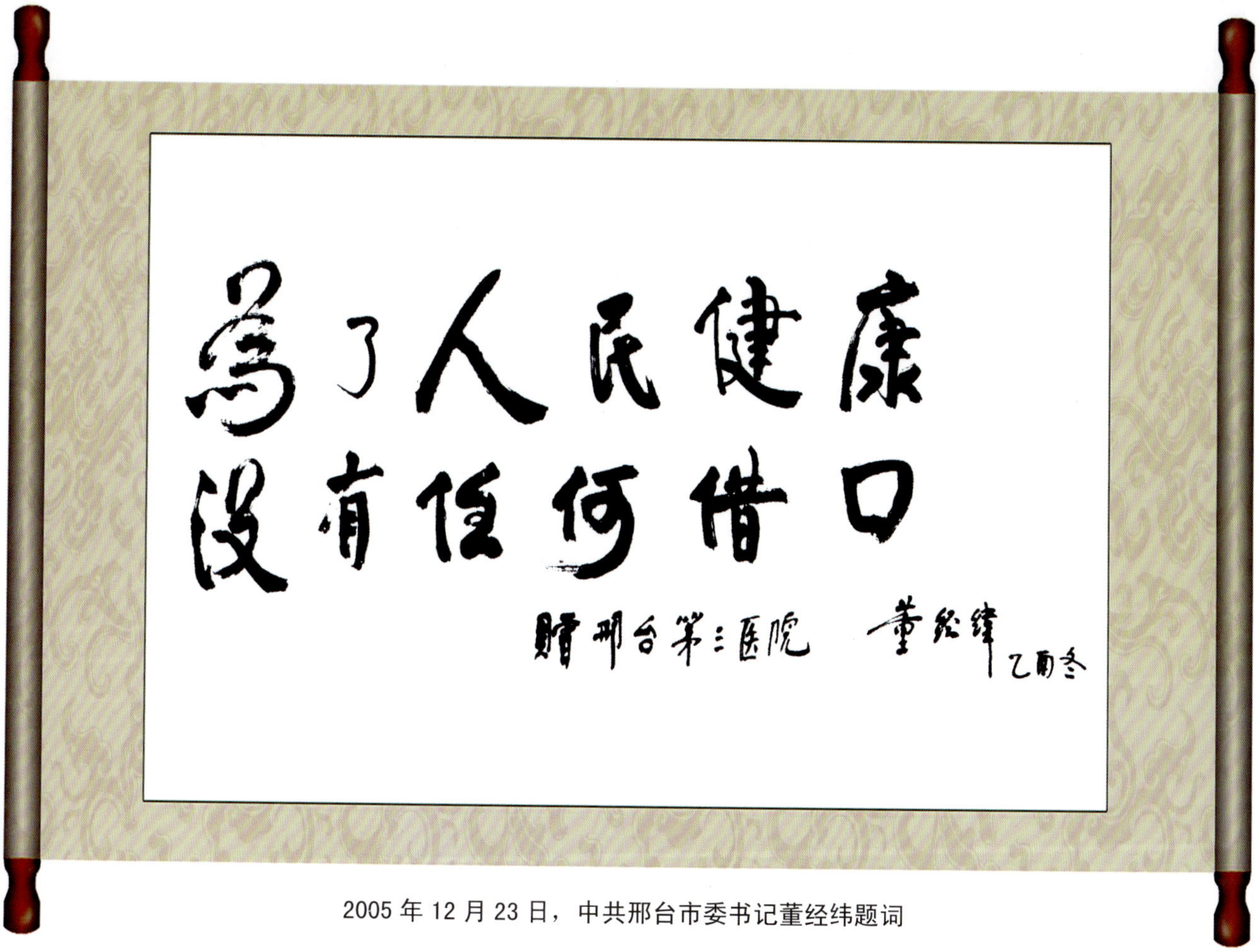

2005 年 12 月 23 日，中共邢台市委书记董经纬题词

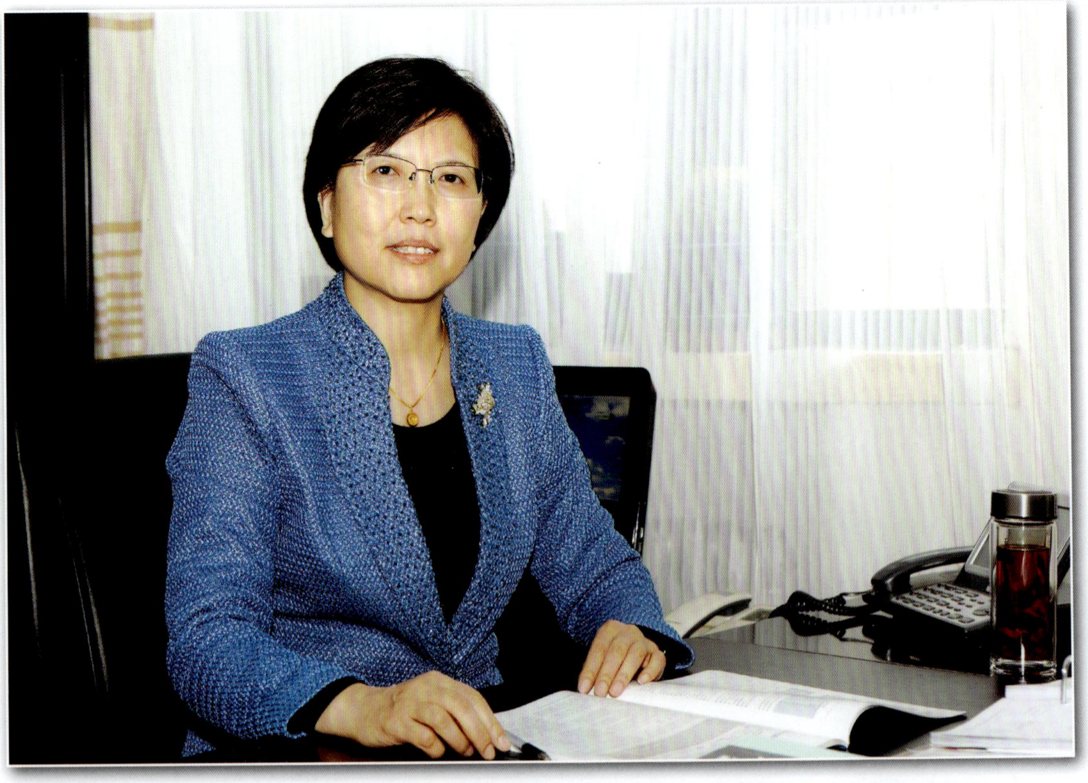

邢台市第三医院党委书记、院长　王连芹

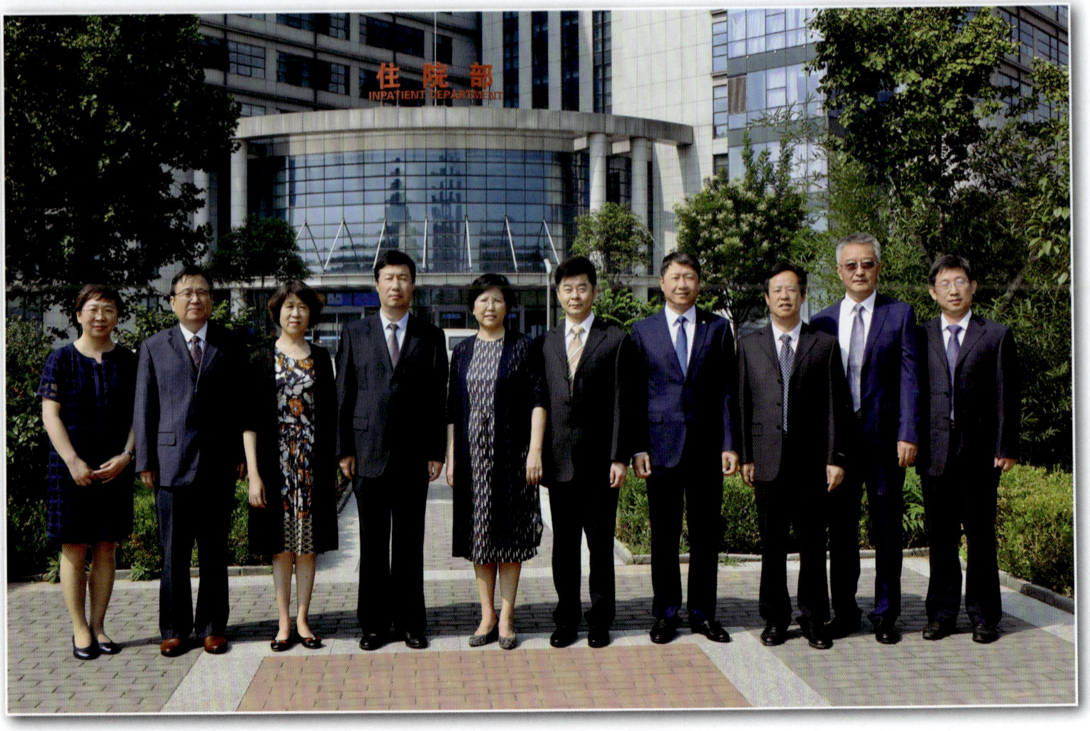

邢台市第三医院领导班子
左起：齐丽平、梁景江、王卫、王敬波、王连芹、郭立新、王新伟、薛志广、聂文平、张方青

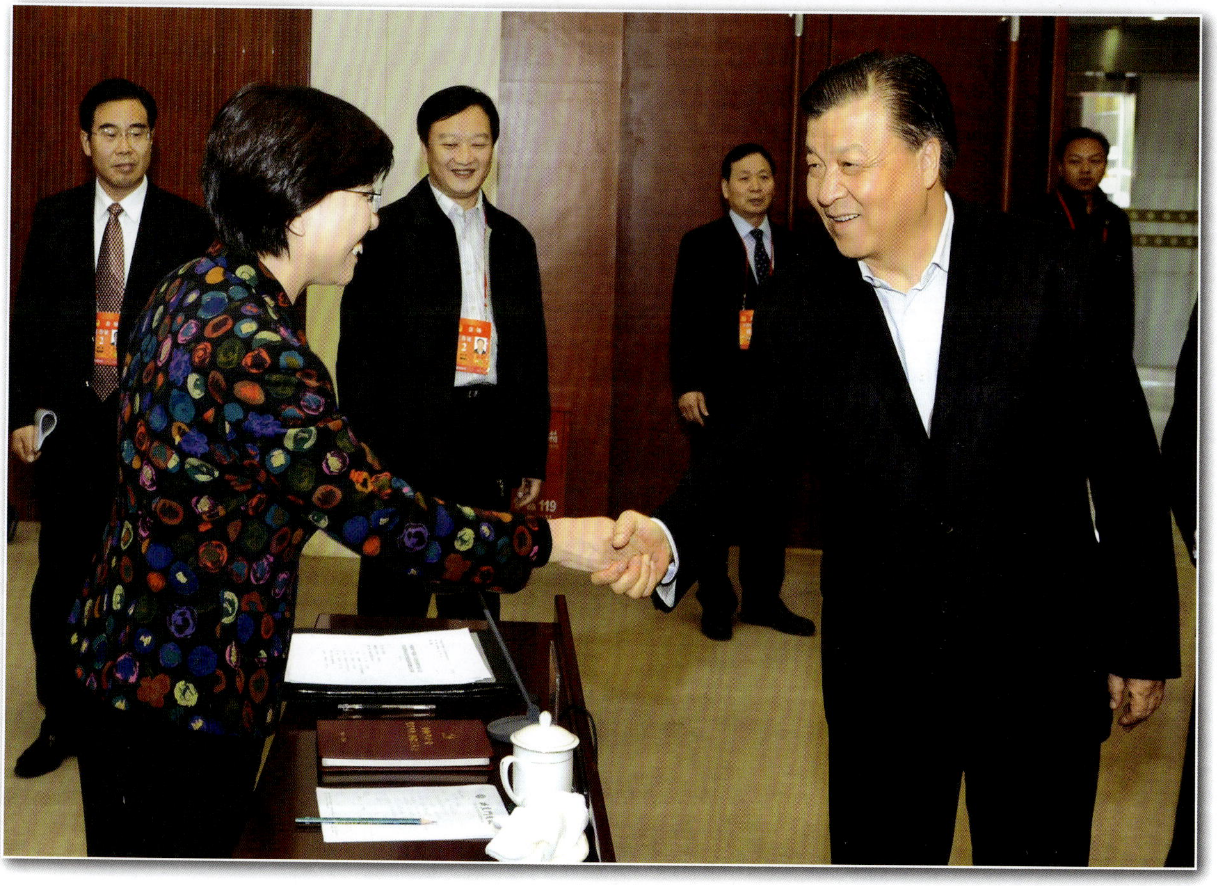

2012 年 11 月 7 日，中共中央政治局常委、中央书记处书记刘云山（右）与中共十八大代表、邢台市三院党委书记、院长王连芹亲切握手。

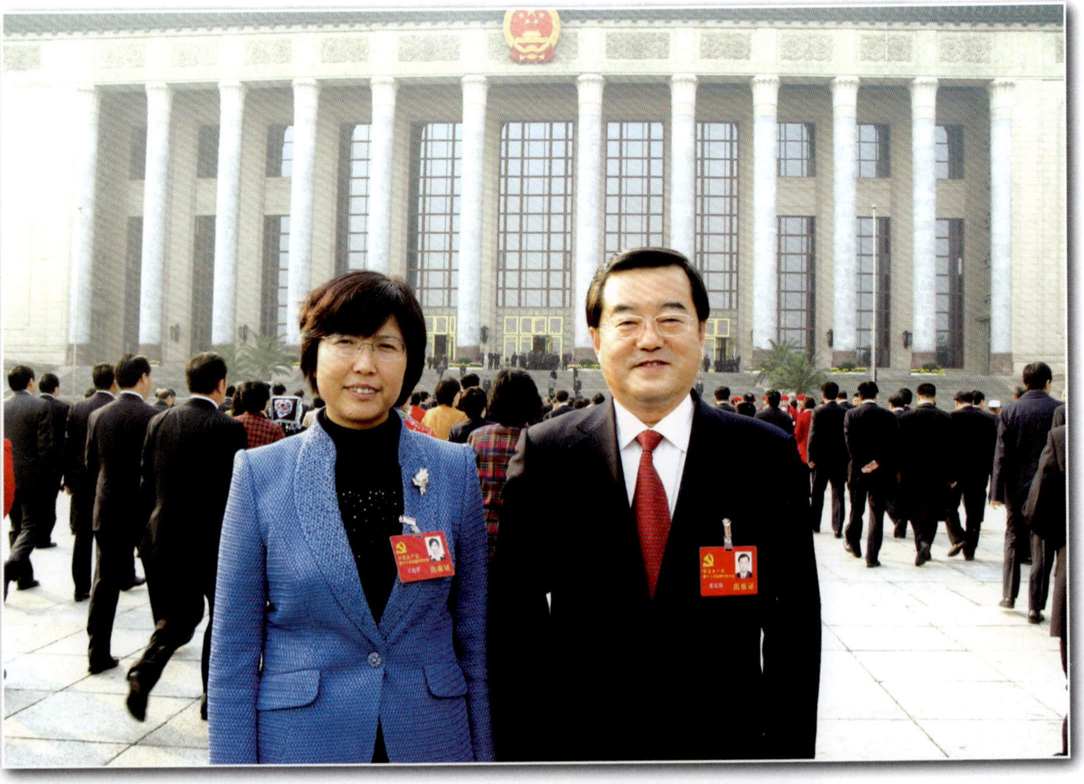

2012 年 11 月 15 日中共十八大期间，邢台市三院党委书记、院长王连芹与河北省委副书记、省长张庆伟（右）合影。

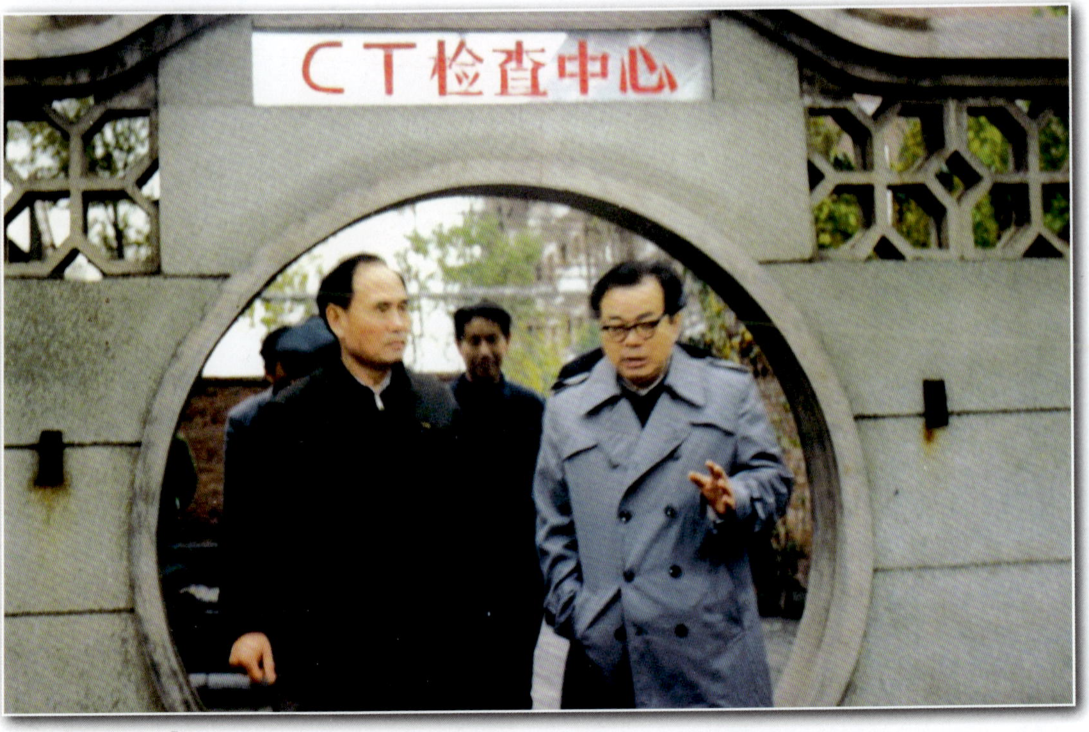

1990 年 11 月 8 日，国务院物价大检查工作组组长、卫生部原副部长郭子恒（左）在邢台市副市长刘玉今（右）陪同下视察邢台市三院。

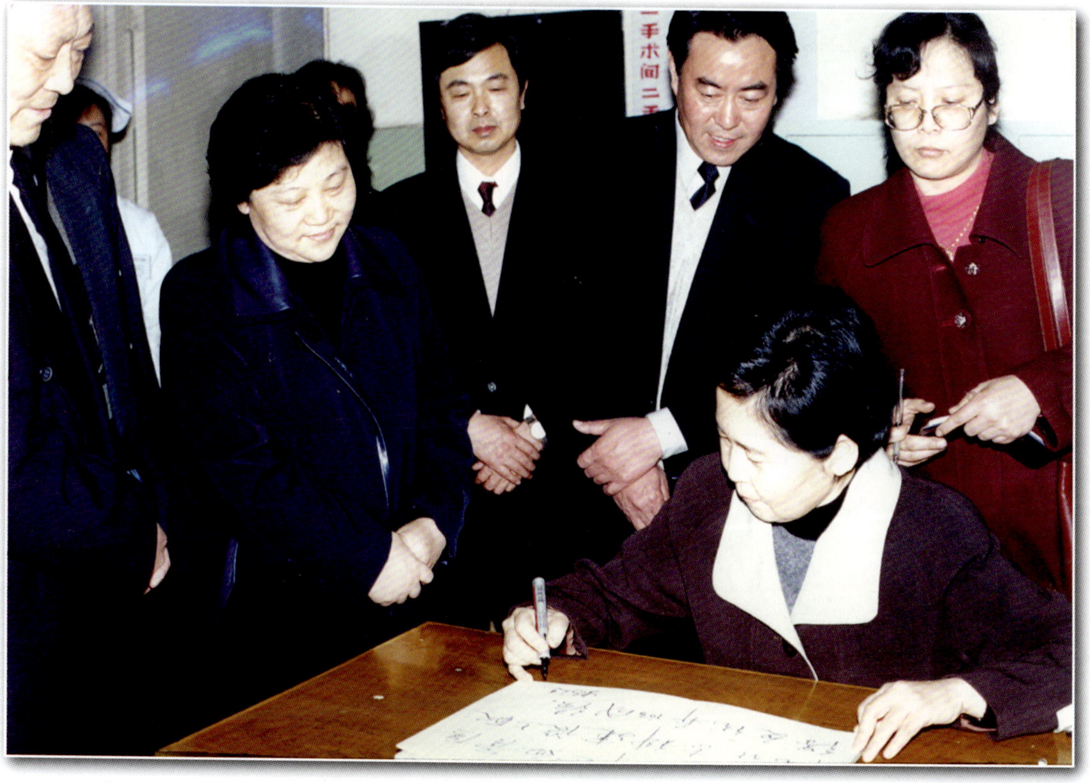

1999 年 3 月 31 日，河北省副省长杨迁（前右一）到邢台市三院视察，欣然命笔为医院题词。

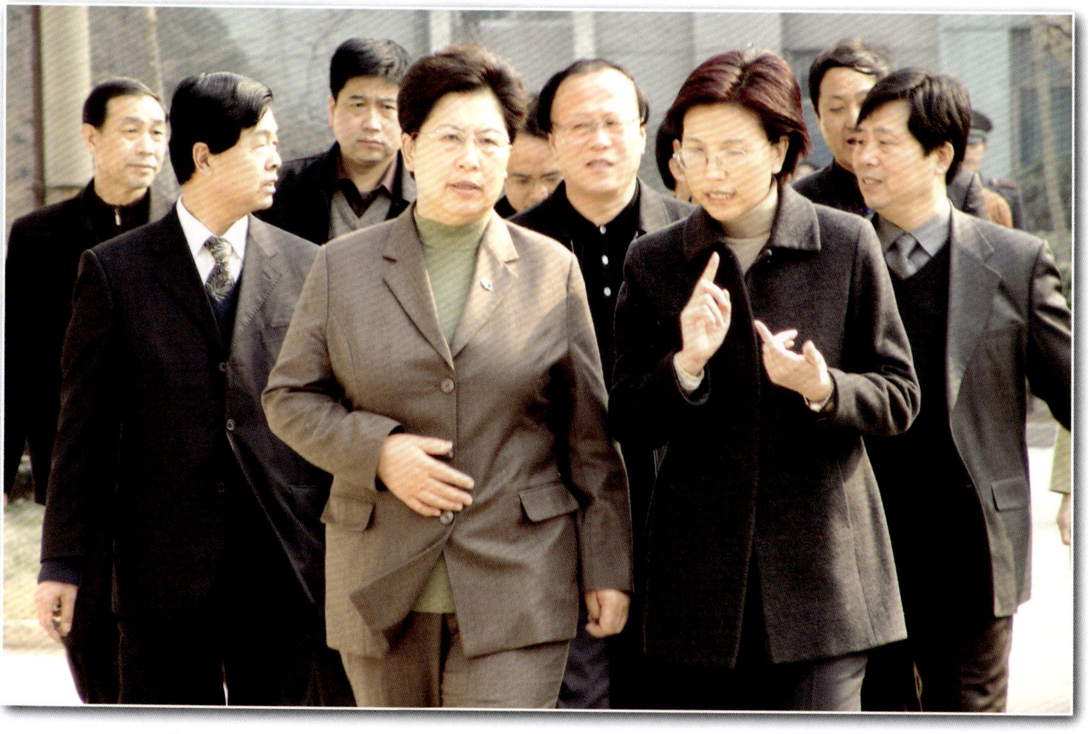

2005 年 3 月 9 日，河北省副省长孙士彬（前中）到邢台市三院视察指导工作。

领导关怀

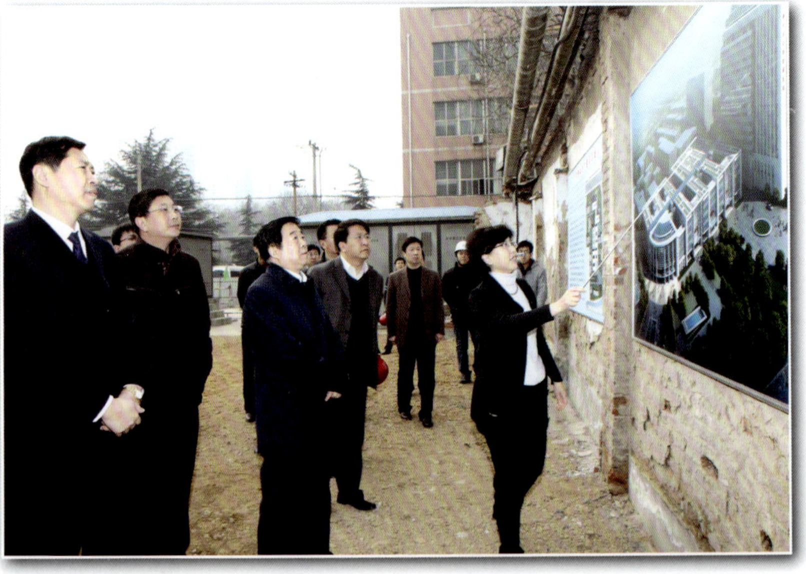

2012 年 3 月 21 日，河北省卫生厅厅长杨新建（左三）到邢台市三院视察医院整体改扩建工作。

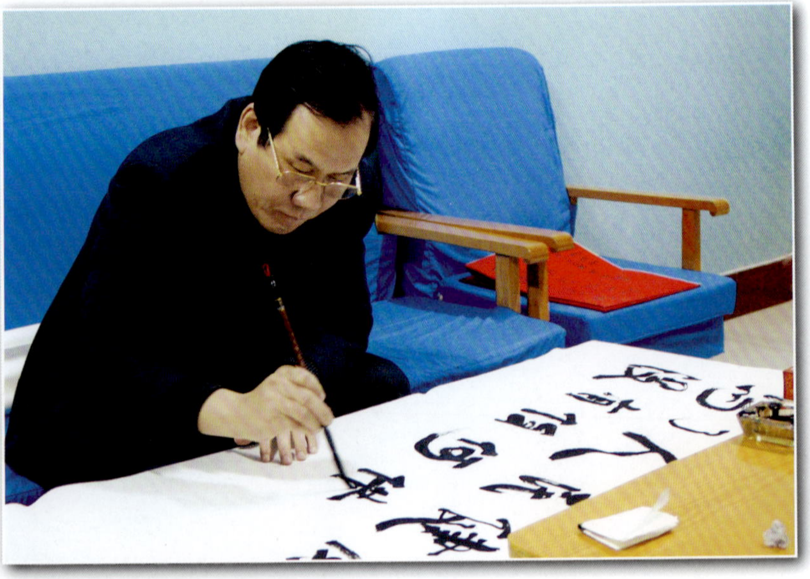

2005 年 12 月 23 日，中共邢台市委书记董经纬为邢台市三院题词：“为了人民健康，没有任何借口。”

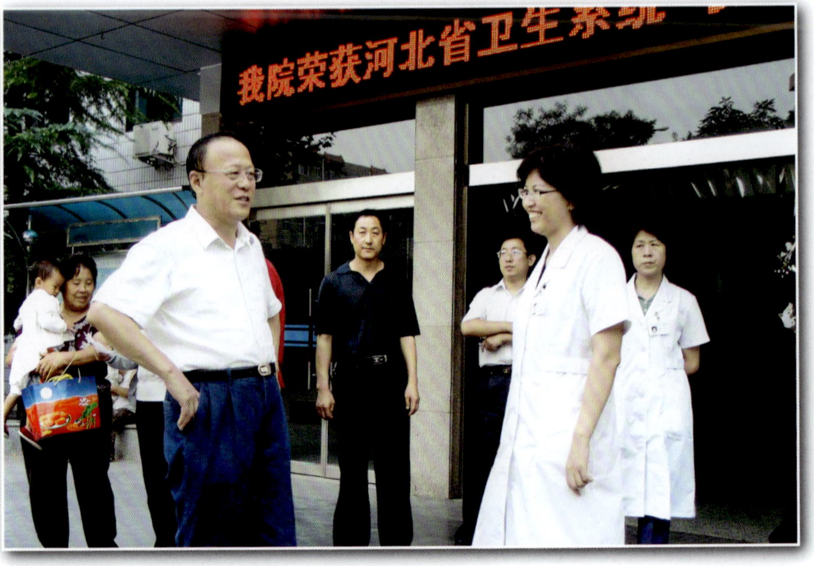

2008 年 9 月 21 日，中共邢台市委书记姜德果（左）到邢台市三院视察指导工作。

领导关怀

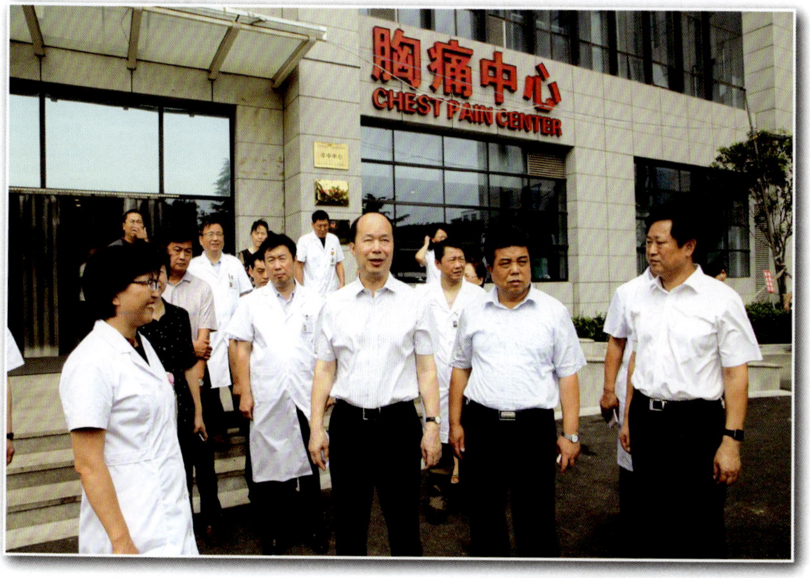

2017 年 7 月 4 日，中共邢台市委书记王会勇（前右三）到邢台市三院视察指导工作。

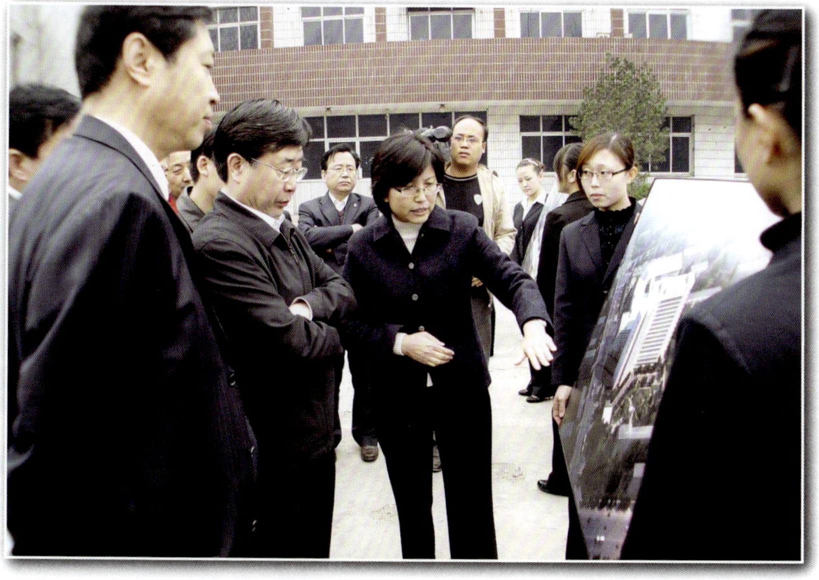

2010 年 4 月 20 日，中共邢台市委副书记、市长刘大群（左二）到邢台市三院视察整体改扩建工程。

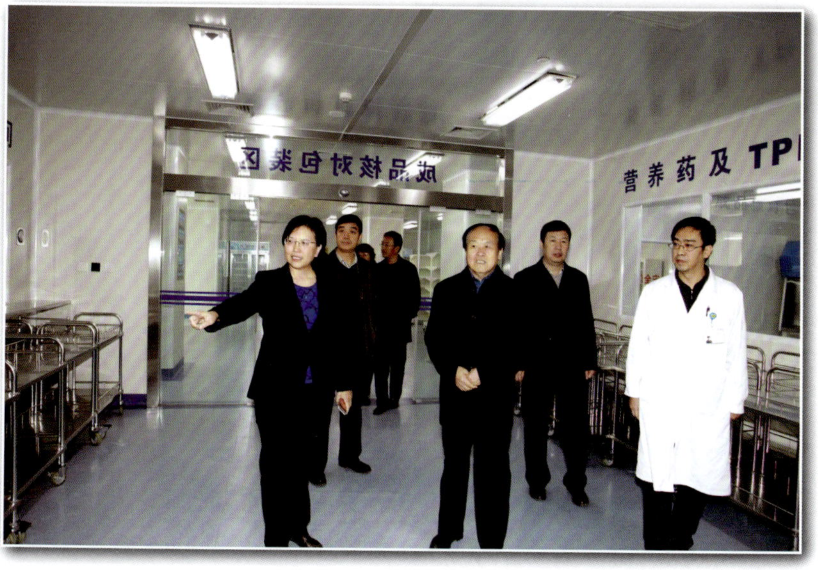

2015 年 12 月 3 日，邢台市人大主任周国江（右三）到邢台市三院视察指导工作。

领导关怀

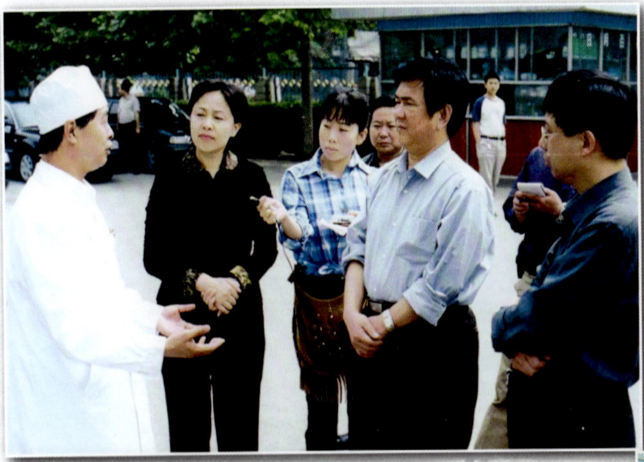

2003年5月23日，中共邢台市委副书记石玉春（右二）到邢台市三院视察指导工作。

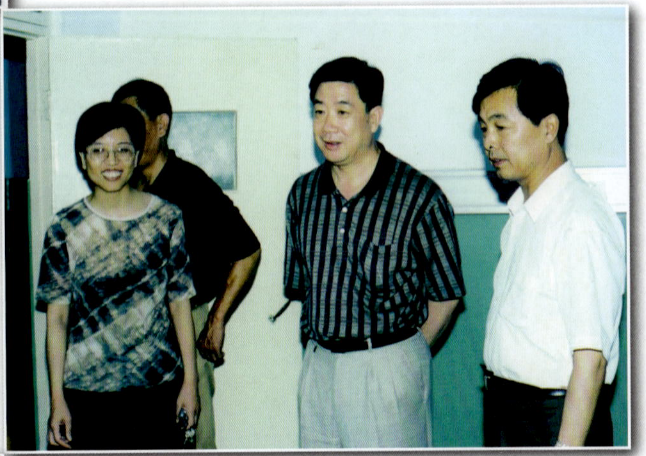

2003年8月4日，中共邢台市委副书记王增明（右二）到邢台市三院视察指导工作。

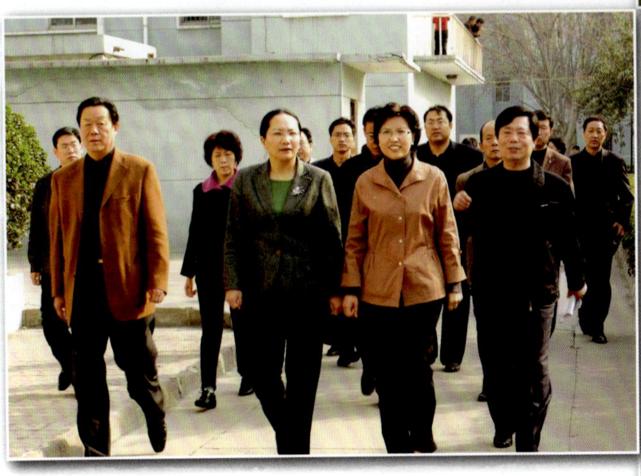

2008年3月15日，中共邢台市委常委、副市长常丽虹（前右三）到邢台市三院视察指导工作。

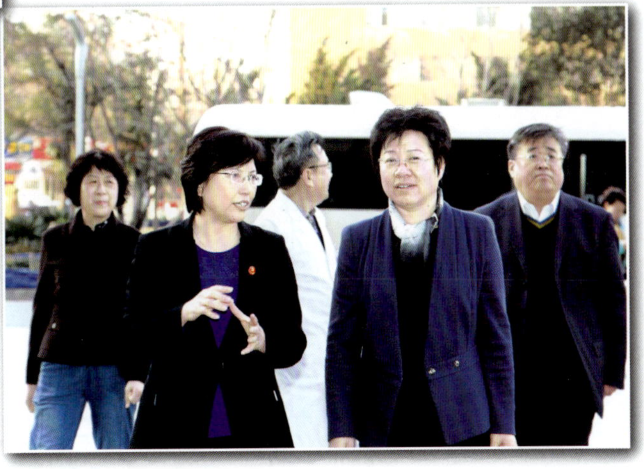

2017年2月27日，邢台市副市长邓素雪（右二）到邢台市三院视察指导工作。

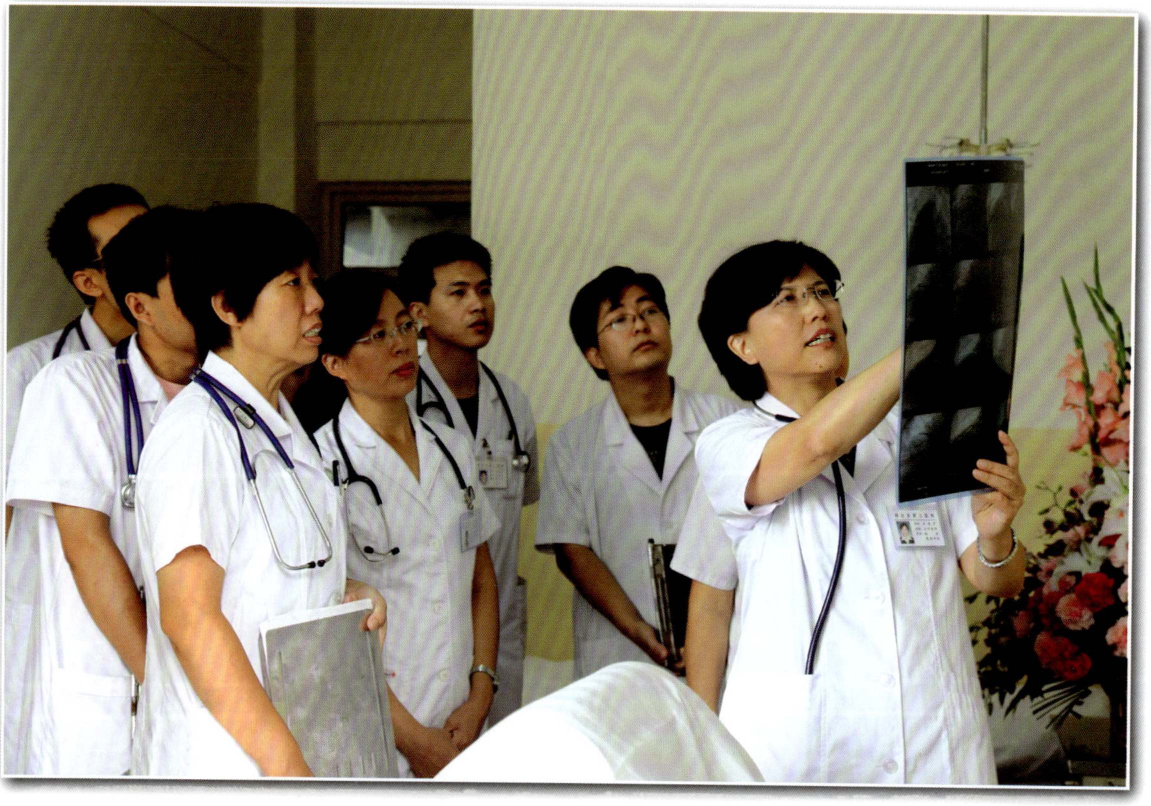

院长王连芹（右一）在心内科查房

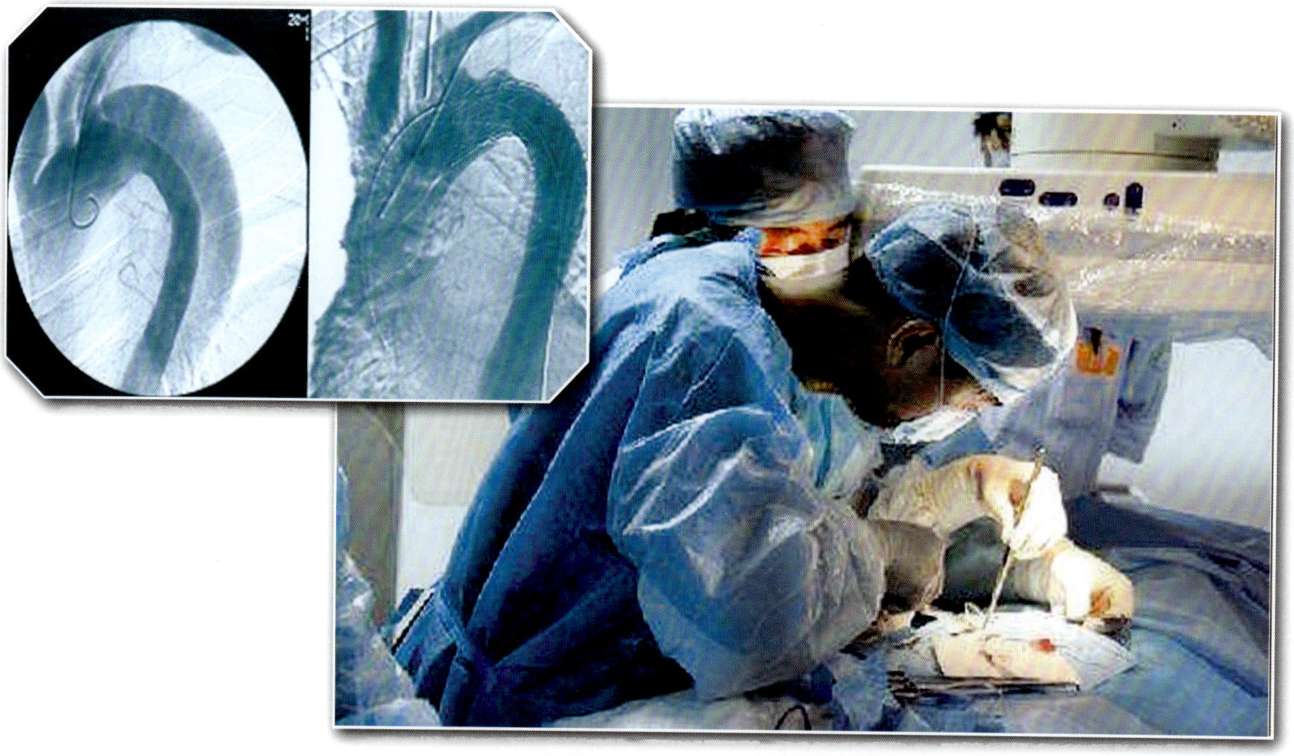

心外科实施夹层动脉瘤腔内覆膜支架植入术

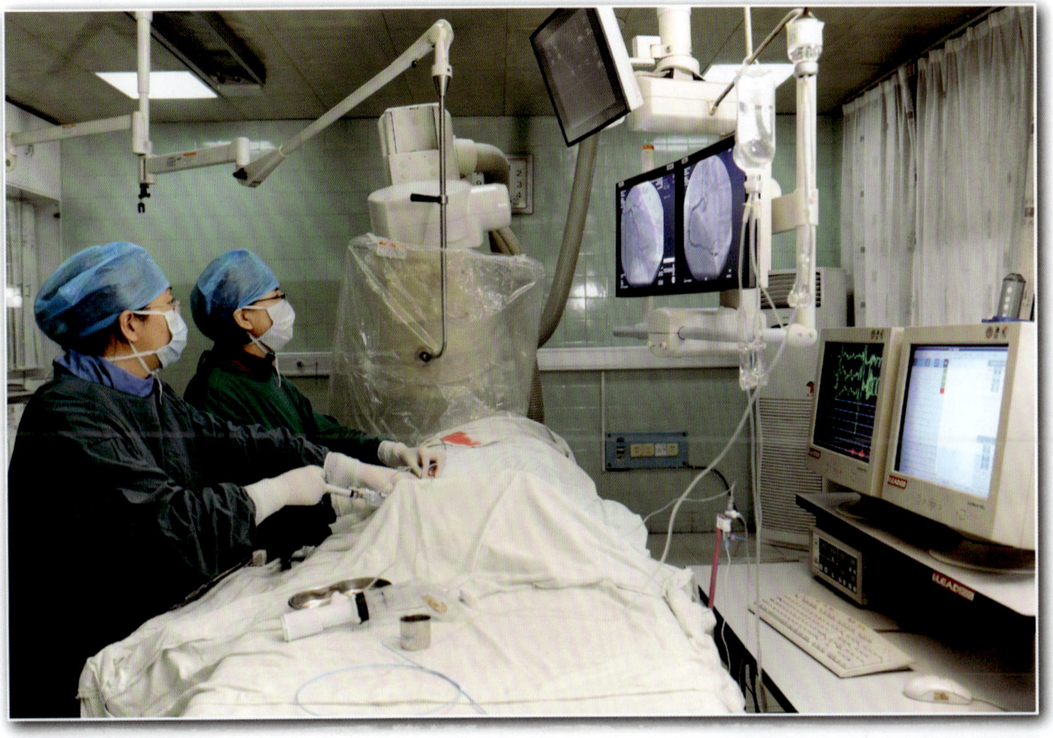

党委书记、院长王连芹（右）和副院长齐丽平行心脏介入手术

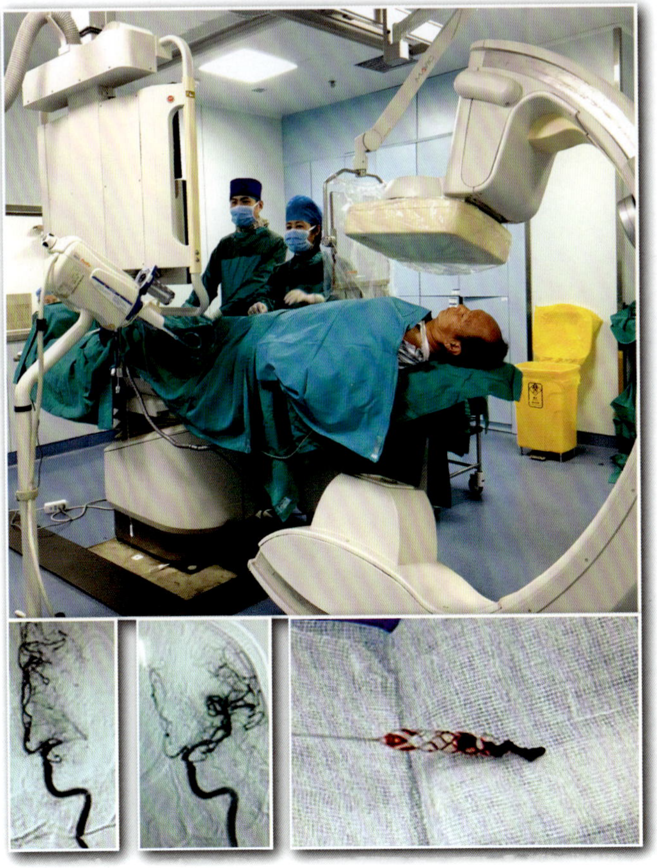

术前　　术后　　取出的栓子

神经内科实施急诊脑血管取栓再通术

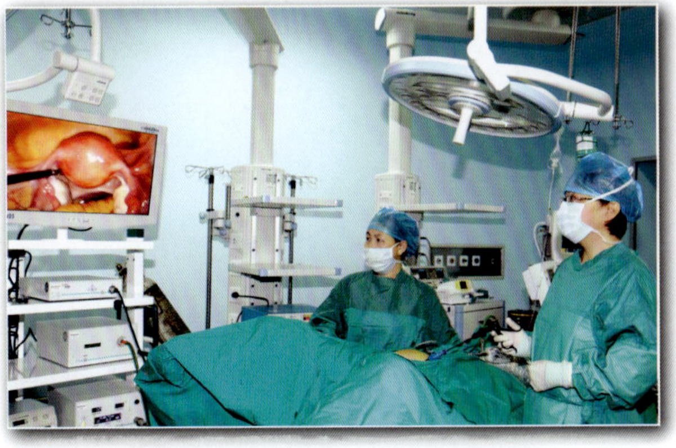

妇科实施经腹腔镜下宫颈癌根治术

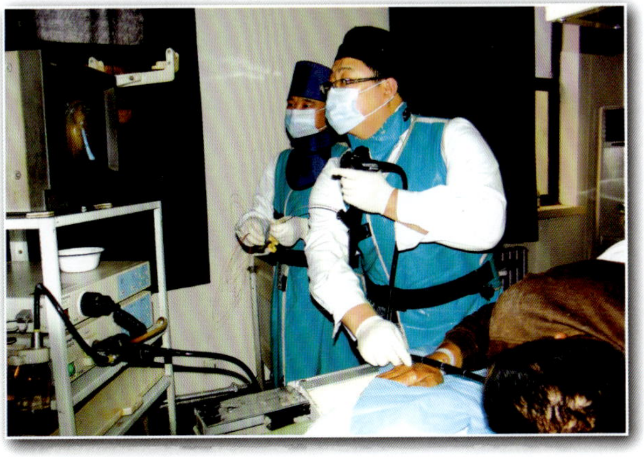

普外科实施经内镜逆行胰胆管造影、十二指肠乳头切开取石、鼻胆管引流术

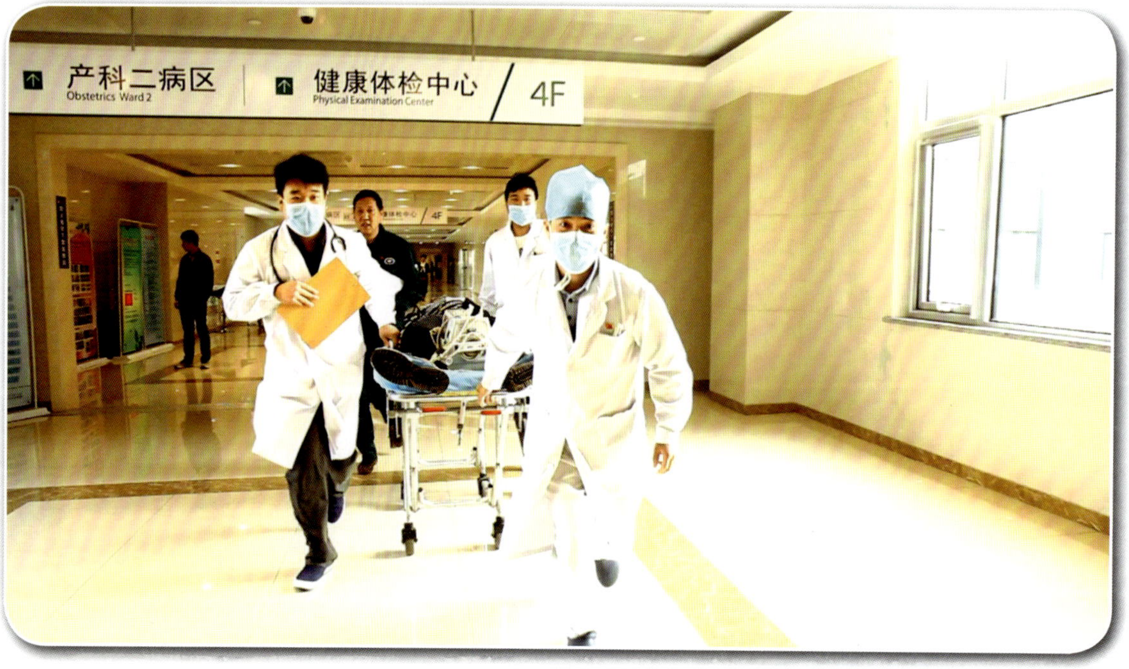

急诊科转运胸痛病人

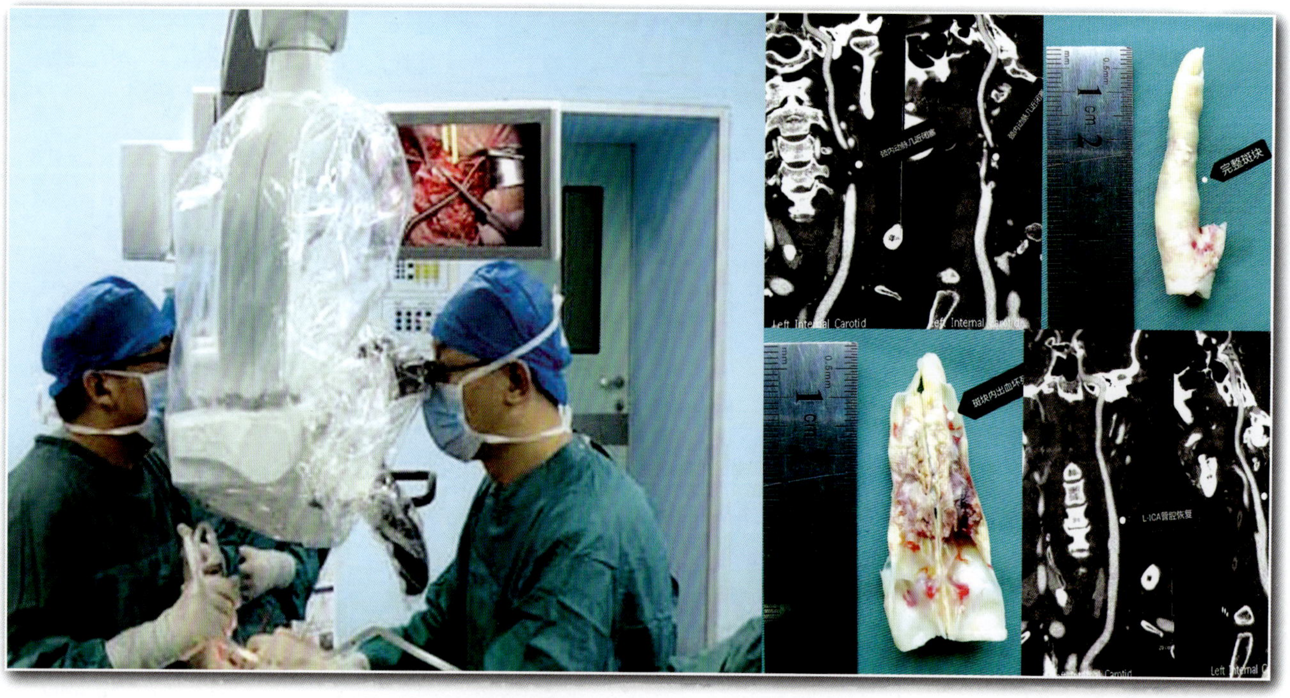

神经外科正在为患者实施颈动脉内膜斑块显微切除术

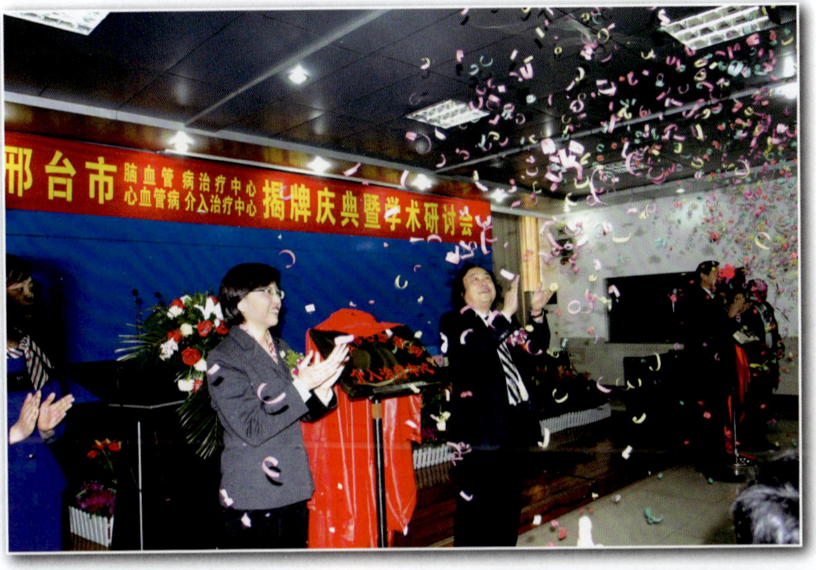

2011 年 3 月 5 日，邢台市脑血管病治疗中心、心血管病介入治疗中心举行揭牌仪式。

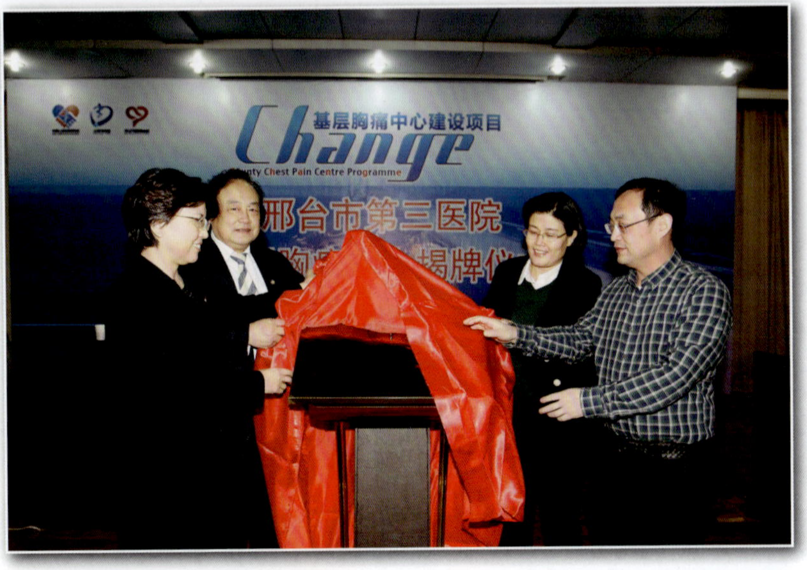

2016 年 12 月 27 日，中国胸痛中心举行揭牌仪式。

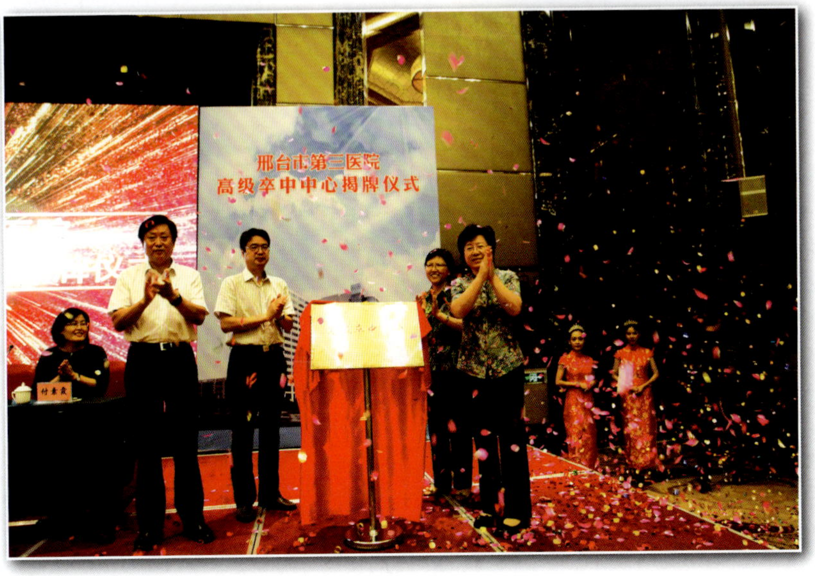

2017 年 7 月 18 日，高级卒中中心举行揭牌仪式。

学科建设

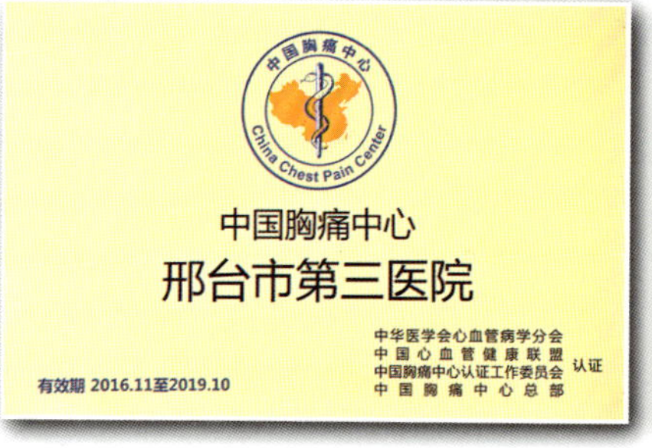
中国胸痛中心
China Chest Pain Center
中国胸痛中心
邢台市第三医院
中华医学会心血管病学分会
中国心血管健康联盟
中国胸痛中心认证工作委员会
中国胸痛中心总部
认证
有效期 2016.11至2019.10

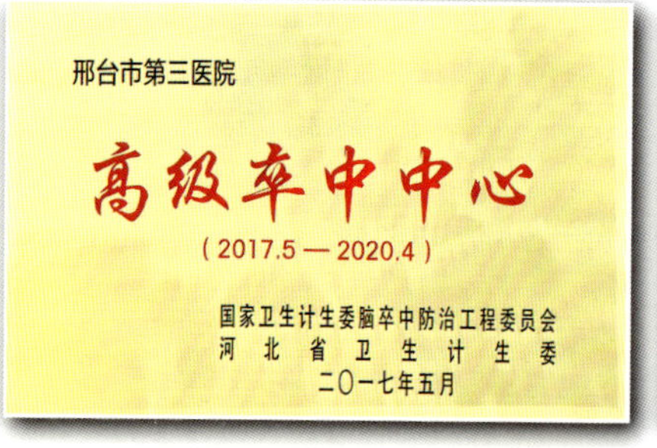
邢台市第三医院
高级卒中中心
（2017.5 — 2020.4）
国家卫生计生委脑卒中防治工程委员会
河北省卫生计生委
二〇一七年五月

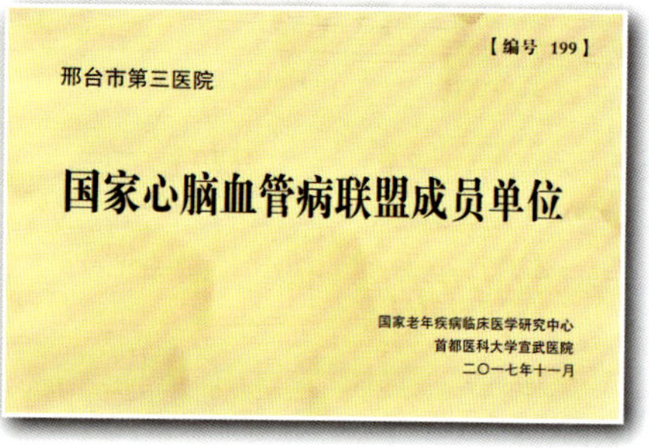
【编号 199】
邢台市第三医院
国家心脑血管病联盟成员单位
国家老年疾病临床医学研究中心
首都医科大学宣武医院
二〇一七年十一月

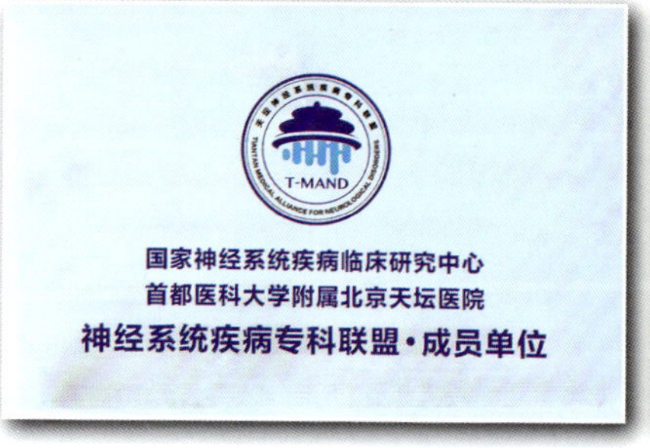
T-MAND
国家神经系统疾病临床研究中心
首都医科大学附属北京天坛医院
神经系统疾病专科联盟·成员单位

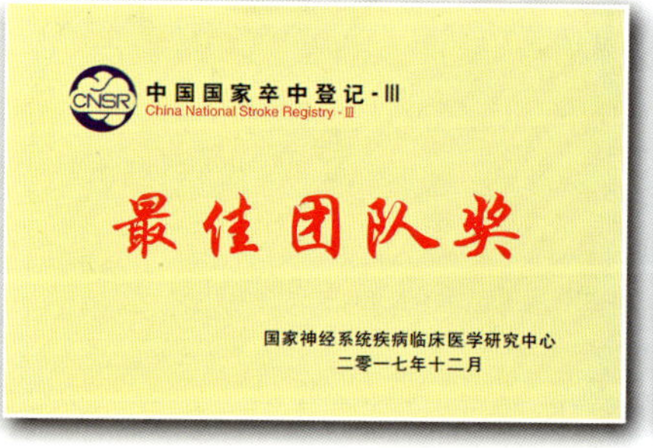
CNSR
中国国家卒中登记-Ⅲ
China National Stroke Registry - Ⅲ
最佳团队奖
国家神经系统疾病临床医学研究中心
二零一七年十二月

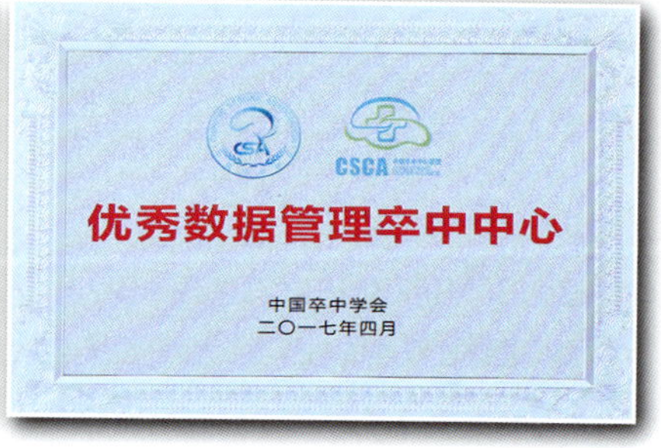
CSCA
优秀数据管理卒中中心
中国卒中学会
二〇一七年四月

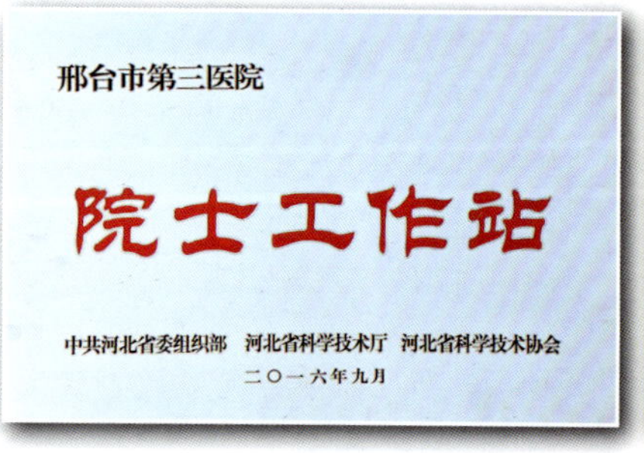
邢台市第三医院
院士工作站
中共河北省委组织部 河北省科学技术厅 河北省科学技术协会
二〇一六年九月

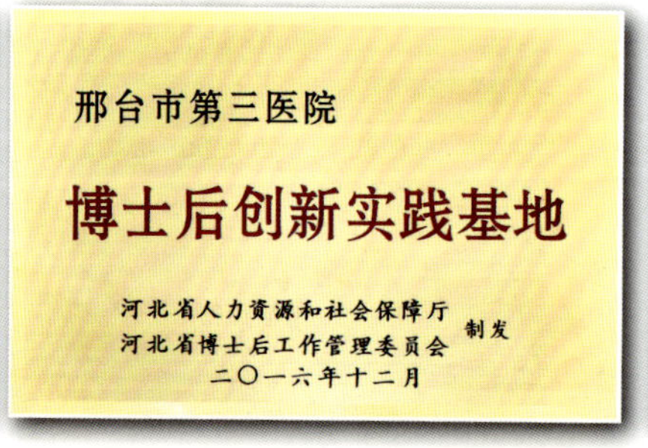
邢台市第三医院
博士后创新实践基地
河北省人力资源和社会保障厅
河北省博士后工作管理委员会
制发
二〇一六年十二月

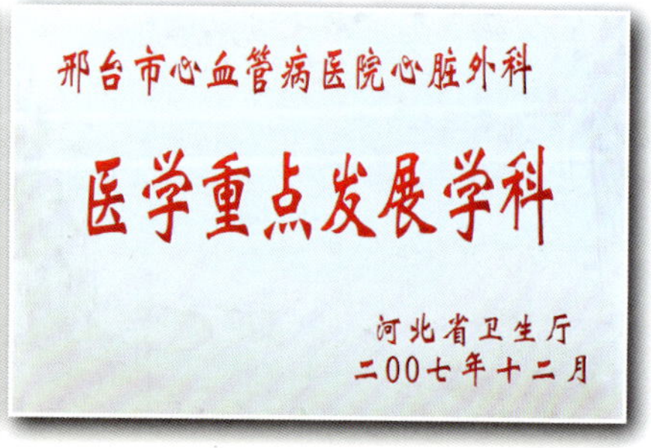
邢台市心血管病医院心脏外科
医学重点发展学科
河北省卫生厅
二00七年十二月

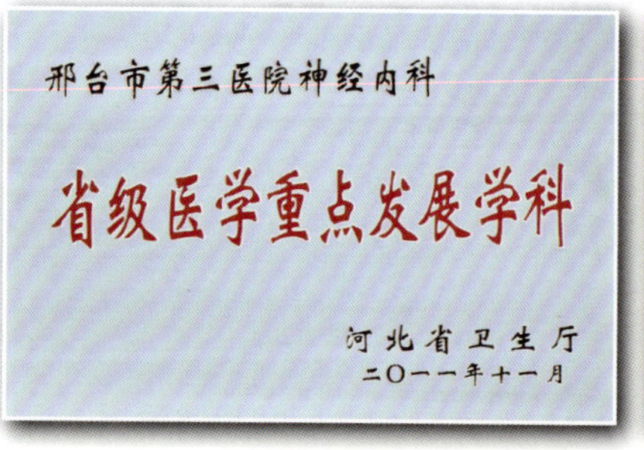
邢台市第三医院神经内科
省级医学重点发展学科
河北省卫生厅
二〇一一年十一月

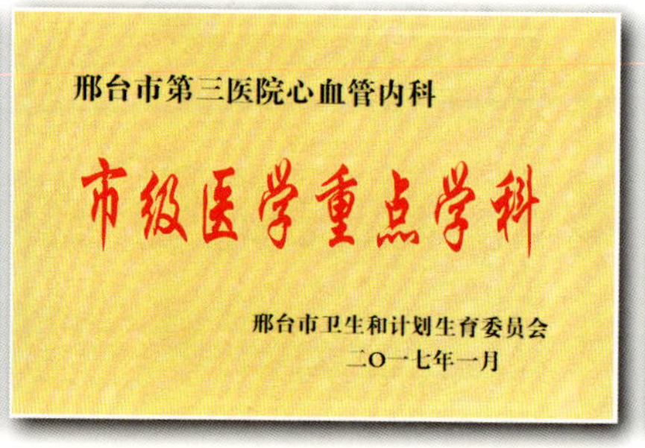
邢台市第三医院心血管内科
市级医学重点学科
邢台市卫生和计划生育委员会
二〇一七年一月

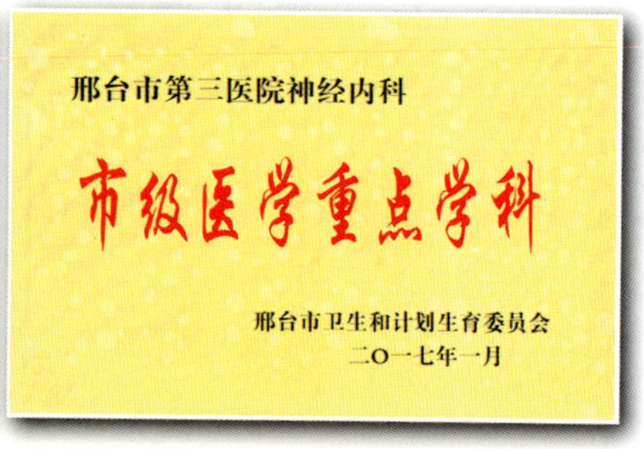
邢台市第三医院神经内科
市级医学重点学科
邢台市卫生和计划生育委员会
二〇一七年一月

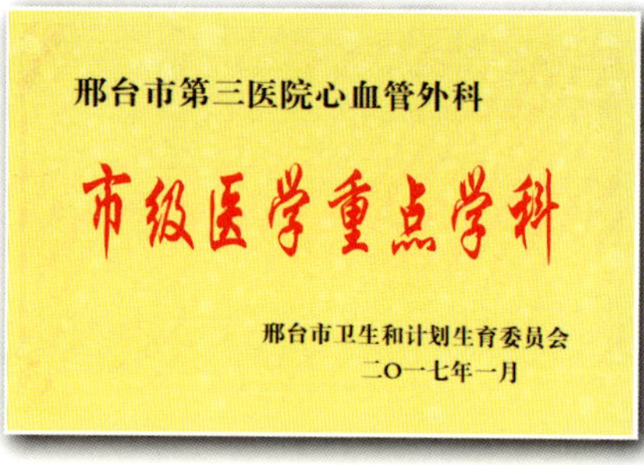
邢台市第三医院心血管外科
市级医学重点学科
邢台市卫生和计划生育委员会
二〇一七年一月

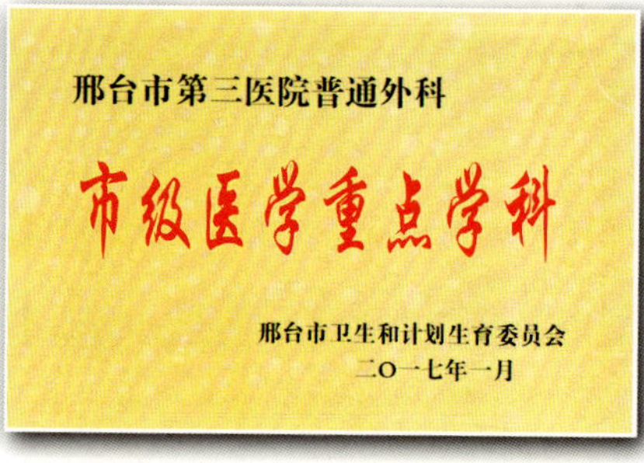
邢台市第三医院普通外科
市级医学重点学科
邢台市卫生和计划生育委员会
二〇一七年一月

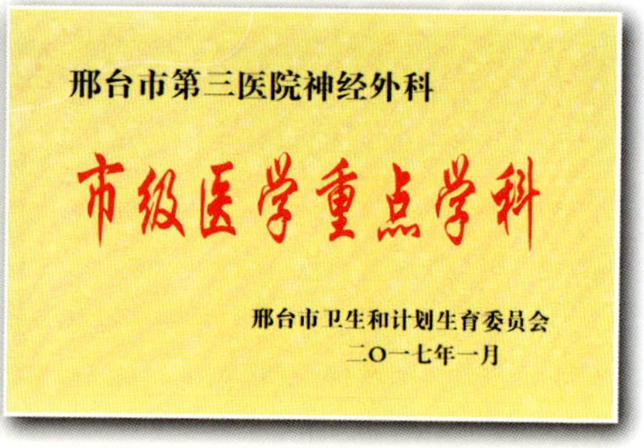
邢台市第三医院神经外科
市级医学重点学科
邢台市卫生和计划生育委员会
二〇一七年一月

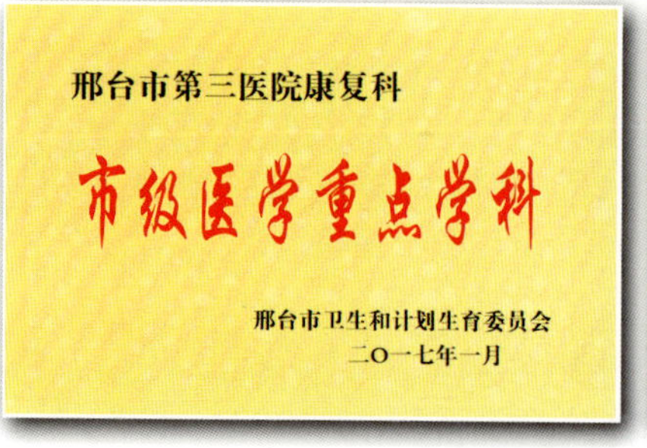
邢台市第三医院康复科
市级医学重点学科
邢台市卫生和计划生育委员会
二〇一七年一月

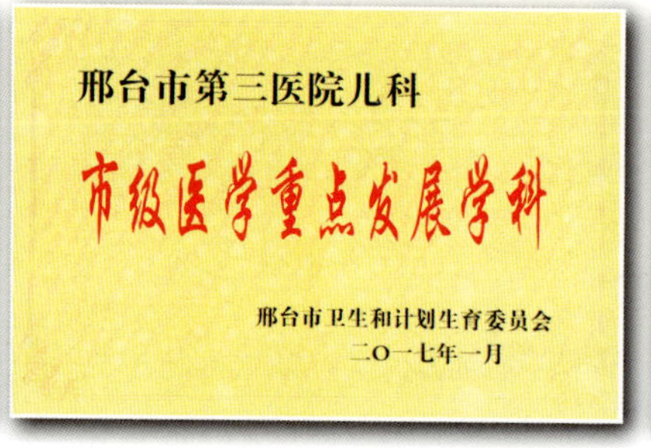
邢台市第三医院儿科
市级医学重点发展学科
邢台市卫生和计划生育委员会
二〇一七年一月

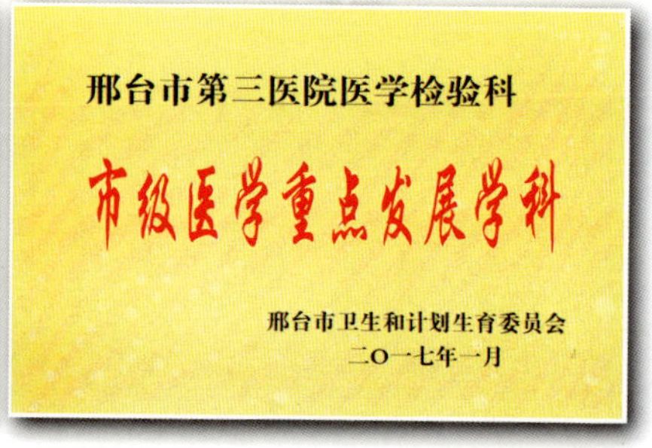
邢台市第三医院医学检验科
市级医学重点发展学科
邢台市卫生和计划生育委员会
二〇一七年一月

医疗设备

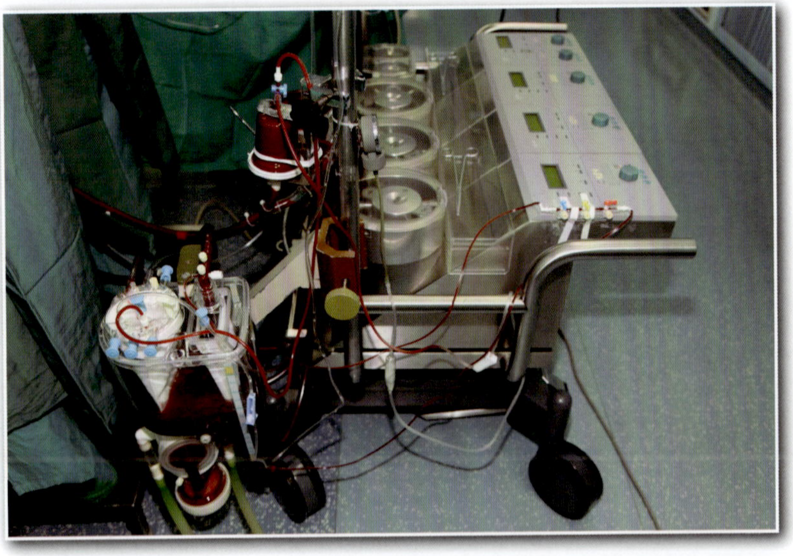

德国 Stocker 体外循环机

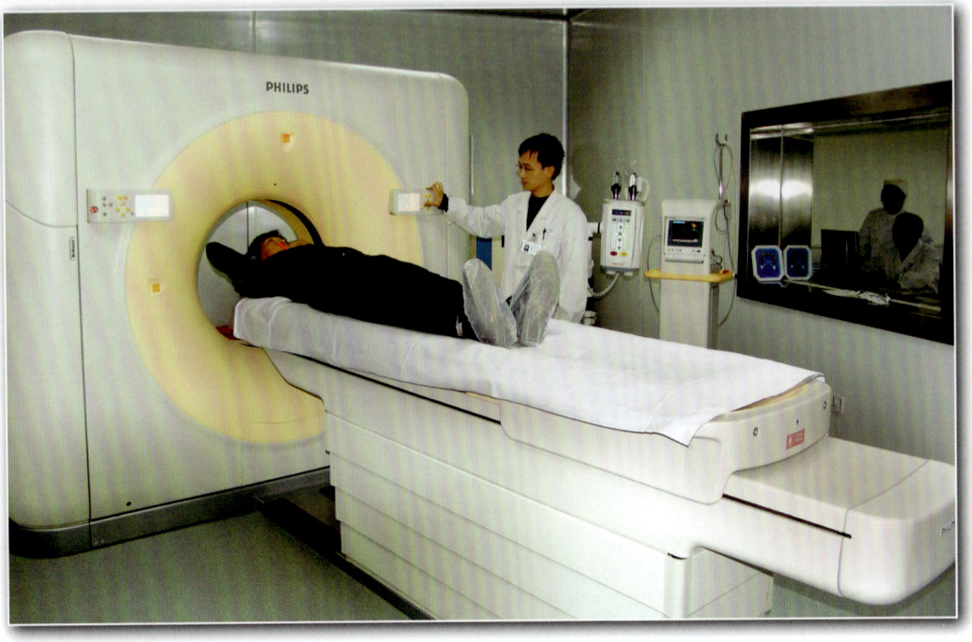

飞利浦 Brilliance CT（64 层）

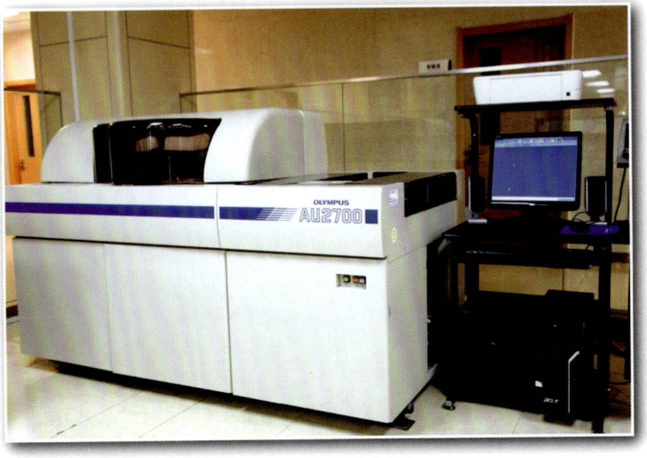

奥林巴斯 AU2700 全自动生化分析仪

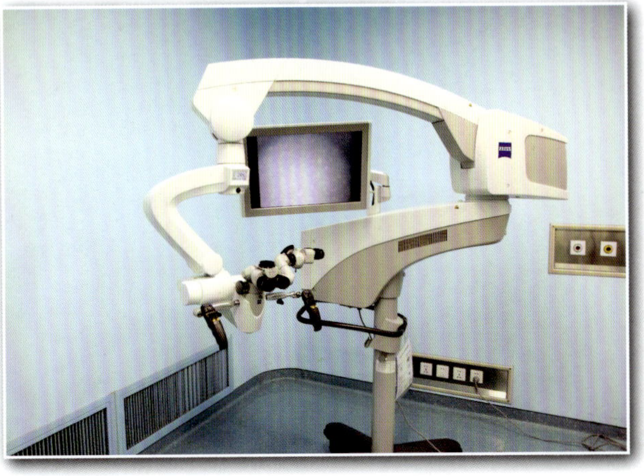

德国 Carl Zeiss Meditec AG 手术显微镜

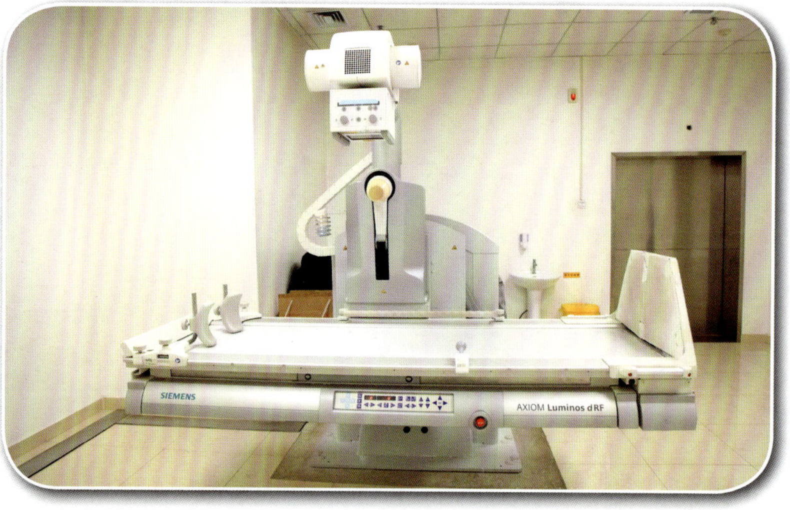

德国西门子 AXIOM Lumions dRF 大尺寸平板数字化 X 射线诊断系统

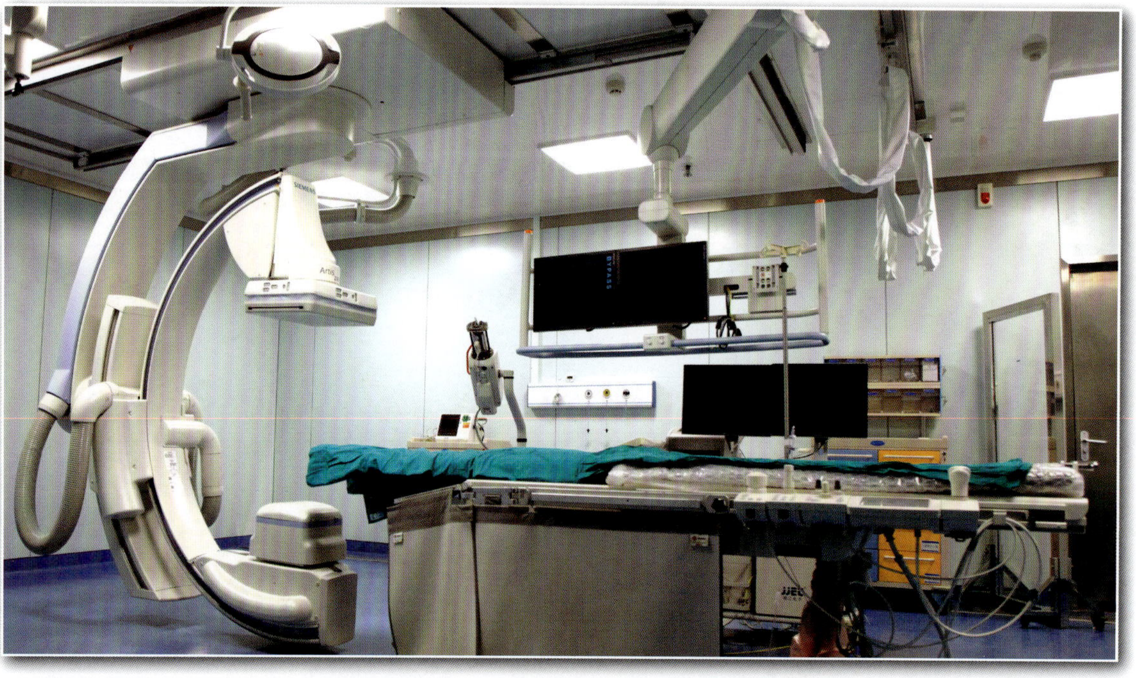

德国西门子 Artis Zee ceiling 血管造影机

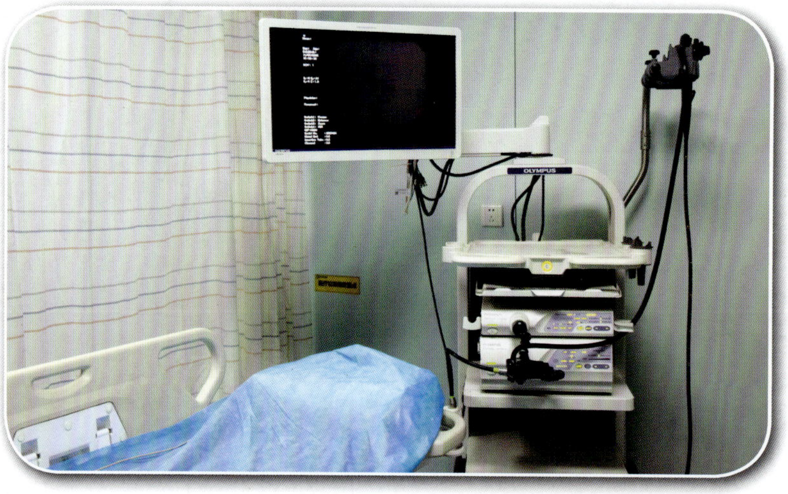

日本奥林巴斯 260 型电子胃、肠镜

医疗设备

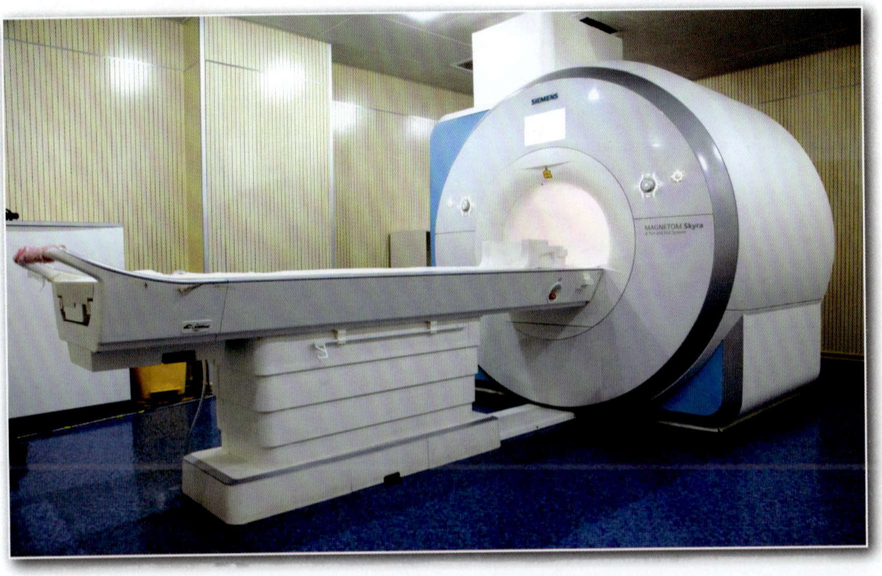

德国西门子 MAGNETOM Skyra FREEDOM 3.0T 磁共振检查仪

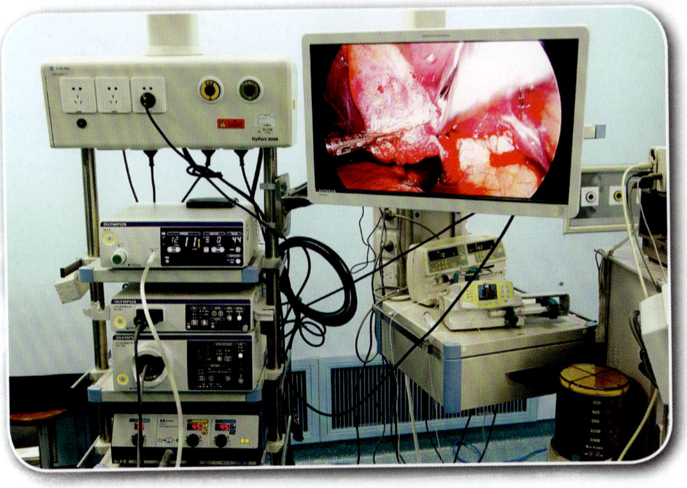

日本奥林巴斯腹腔镜系统

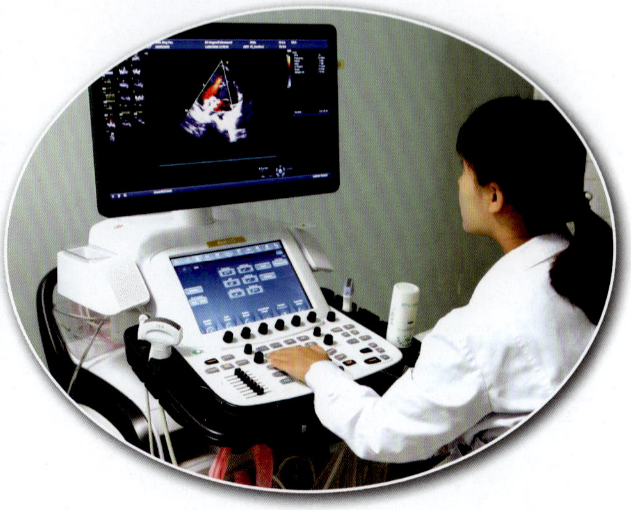

美国 GE Vivid E95 彩色多普勒超声诊断仪

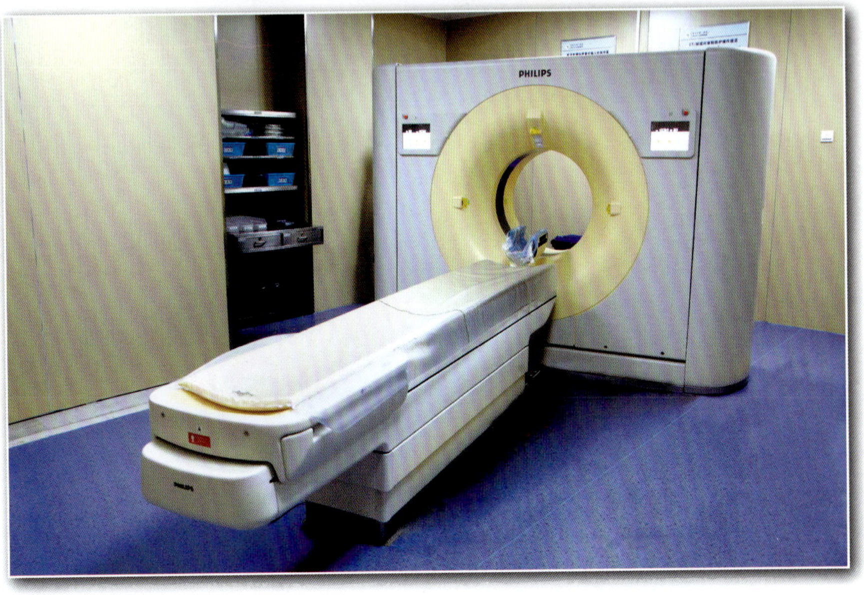

荷兰飞利浦 Brilliance iCT(256 层)显微 CT

优质服务

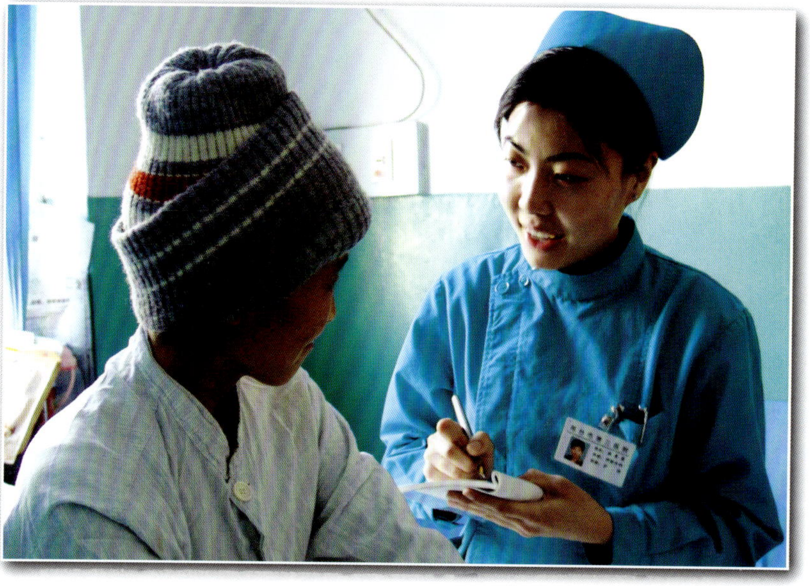

护士深入病房征求患者意见

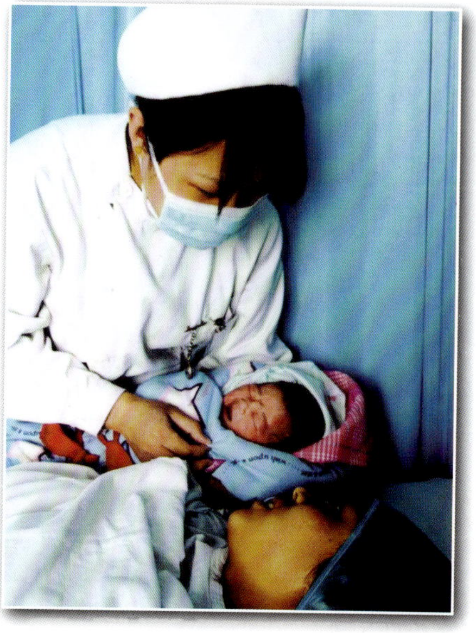

妇产科护士将刚刚出生的新生儿抱到其母亲面前，进行母婴“皮肤”接触

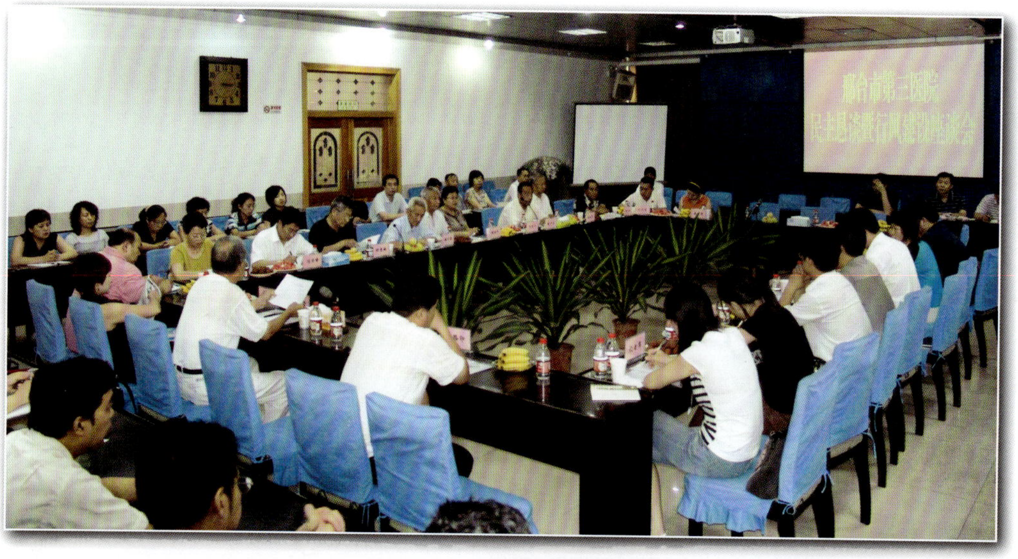

2006 年，医院开始实行行风建设监督员制度。图为医院召开义务行风监督员参加的民主恳谈暨行风建设座谈会，为医院行风建设“把脉问诊”。

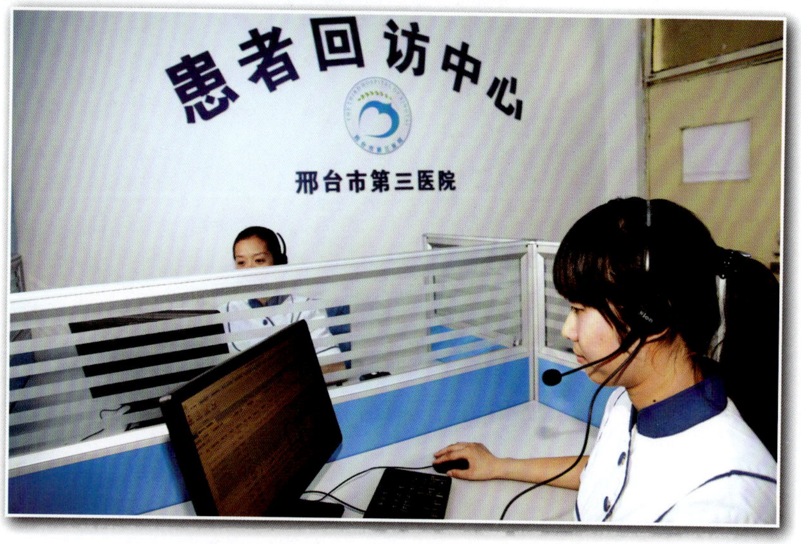

2013 年 8 月 1 日，全市首家患者回访中心在市三院成立运行。图为工作人员对出院患者进行电话回访。

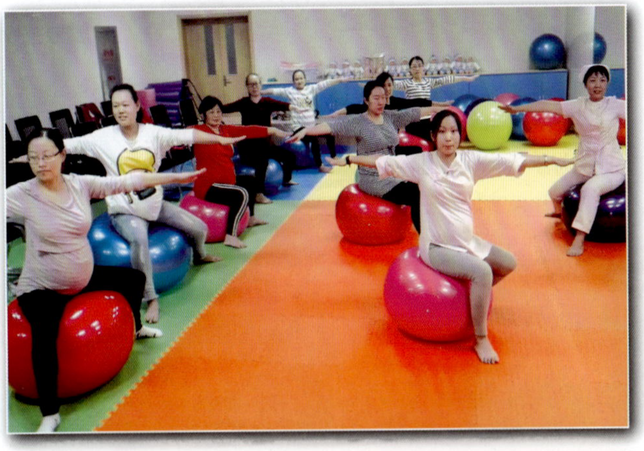

2016 年 5 月 28 日起，孕妇学校开始对门诊孕妇进行运动指导和讲课。图为孕妇瑜伽运动现场。

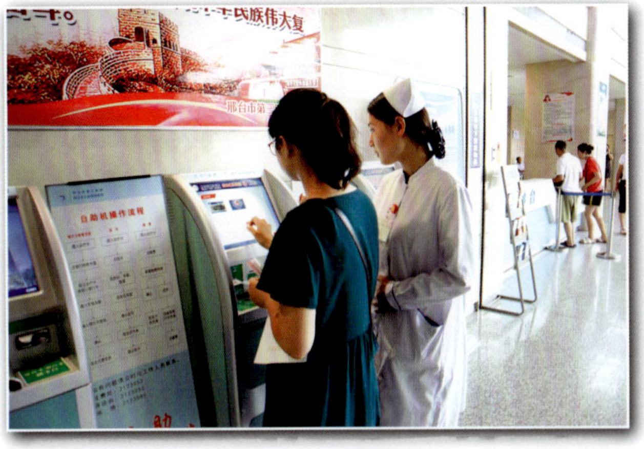

2016 年 8 月，医院“一卡通”系统投入使用。图为护士指导患者自助缴费。

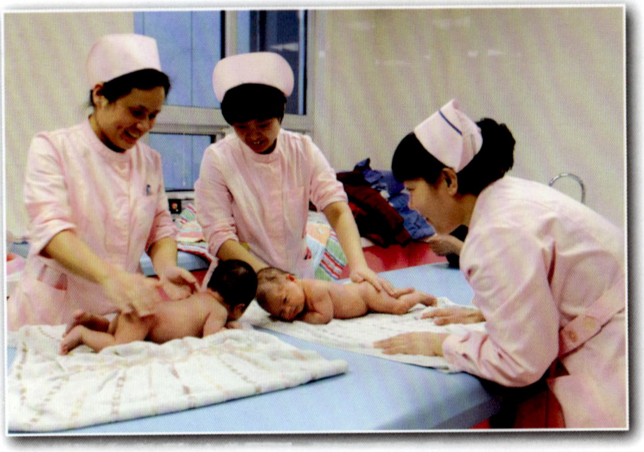

护士正在为游泳后的婴儿实施抚触技术

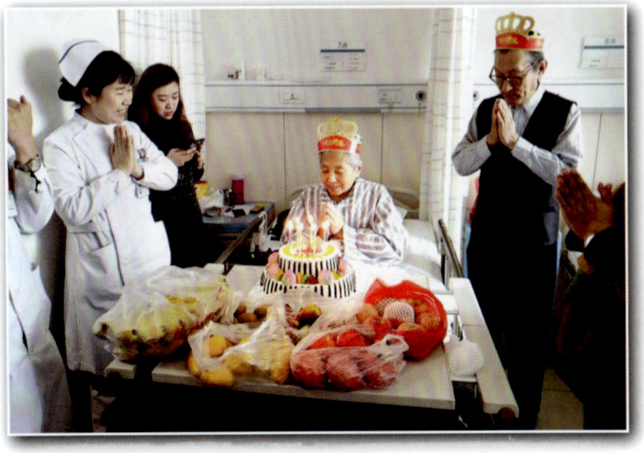

医务人员为住院患者过生日

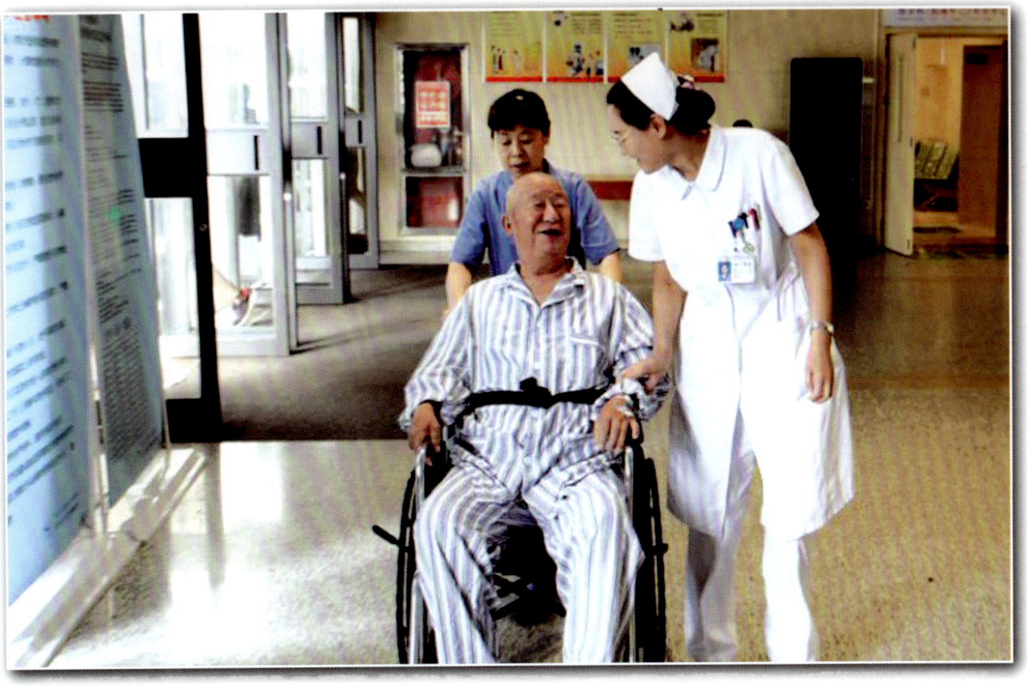

护士陪护住院患者进行检查

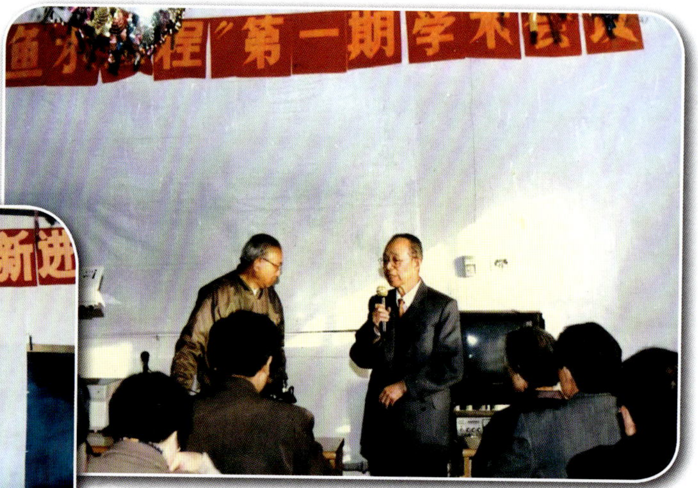

1996 年 12 月 11 日，医院举办第一期“鱼水工程学术会”。图为北京阜外医院教授薛淦兴（右）和北京医科大学第一医院教授邵耕（左）做学术交流。

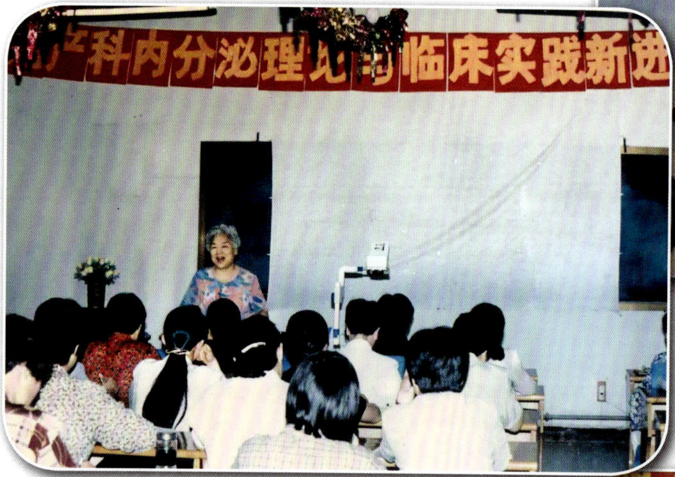

1998 年 6 月，医院举办第一期国家级继续医学教育学术会。图为北京医科大学人民医院教授万焕忠在授课。

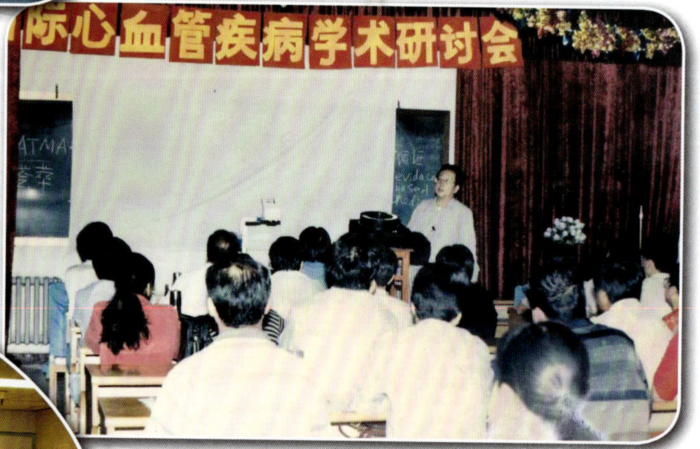

1998 年 9 月 22 日，医院举办“国际心血管疾病学术研讨会”。图为首都医科大学附属北京朝阳医院教授胡大一在授课。

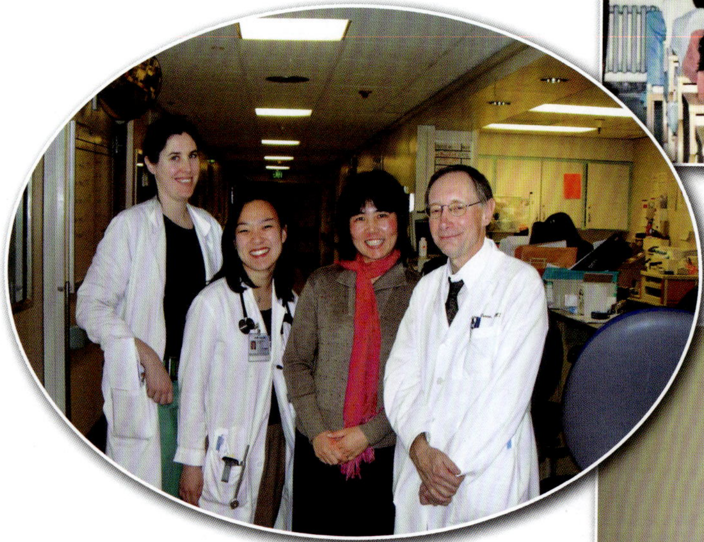

2004 年 12 月，市三院医生魏玉清（右二）作为高级访问学者，赴加拿大英属哥伦比亚大学进行学术交流。图为交流期间与该院专家合影。

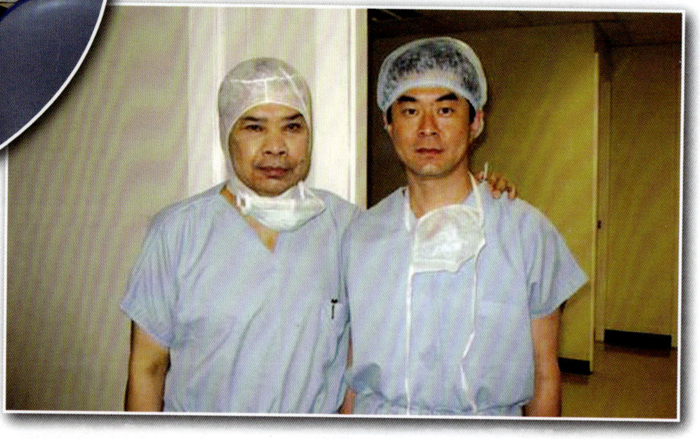

2007 年 7 月 16 日，市三院副院长兼心外科主任郭立新（右）作为访问学者到美国明尼苏达心脏中心进行心血管外科研修学习。图为研修期间与该院外科部 Kettrom 教授术后合影。

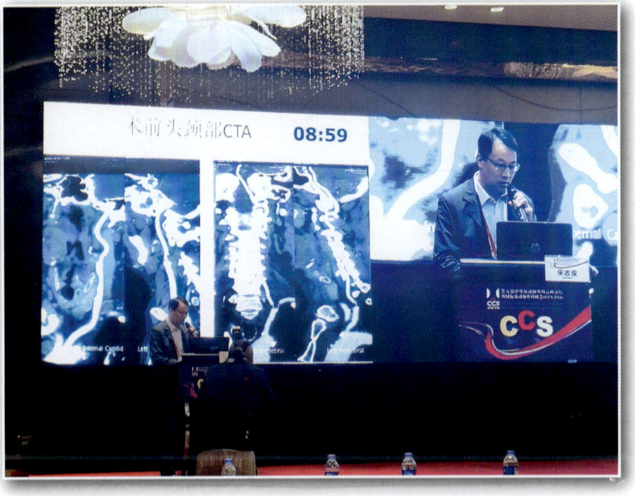

2016 年 4 月，神经外科三病区副主任宋志俊受邀参加由上海长征医院主办的“第五届中华颈动脉外科高峰论坛暨国际颈动脉外科峰会（CCS 2016）”，并在大会上演讲。

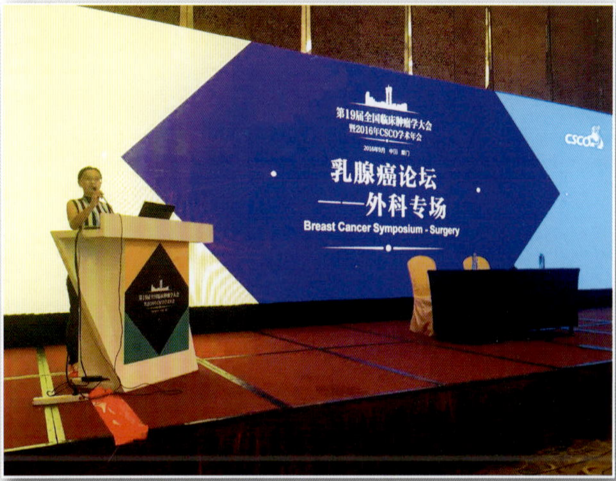

2016 年 9 月 20 日，腺体外科副主任于晶晶在第 19 届全国临床肿瘤学大会（2016 年 CSCO 学术年会）——乳腺癌外科专场上做学术演讲。

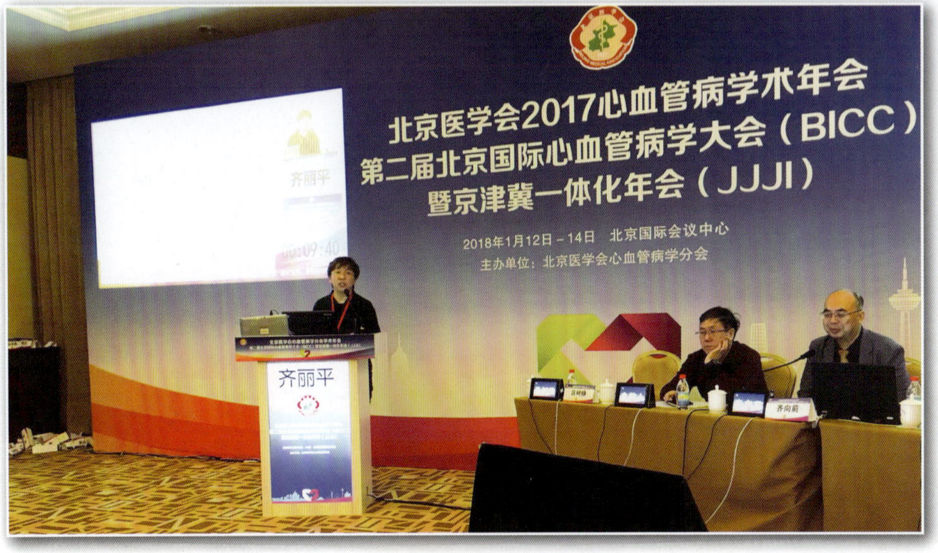

2017 年 1 月，副院长齐丽平作为市级医院代表，在北京医学会 2017 心血管病学术年会第二届北京国际心血管病学大会（BICC）暨京津冀一体化年会（JJJI）上做“市级医院心血管病介入质控工作经验初探”汇报。

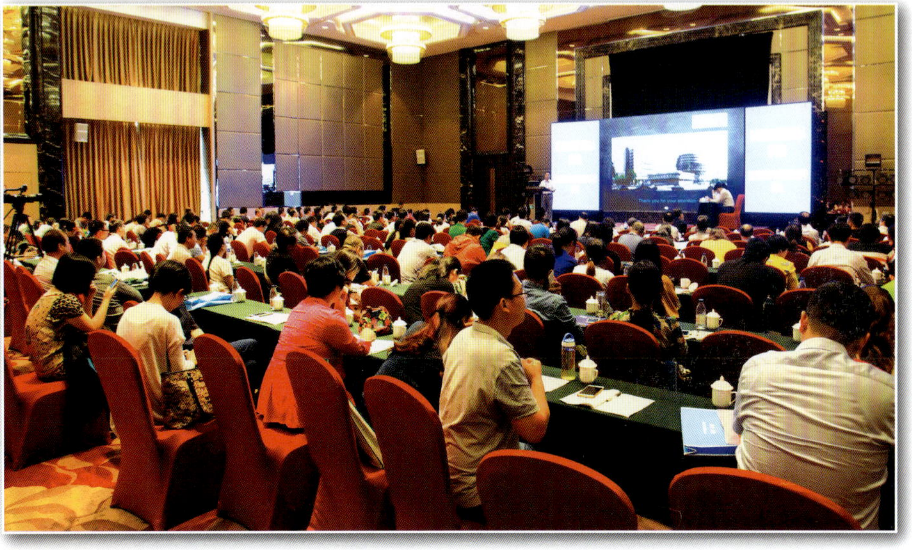

2017 年 9 月，医院举办“第五届脑血管病介入高峰论坛暨冀南地区高级卒中联盟神经介入质量控制沙龙”，邀请首都医科大学北京宣武医院教授朱凤水授课。

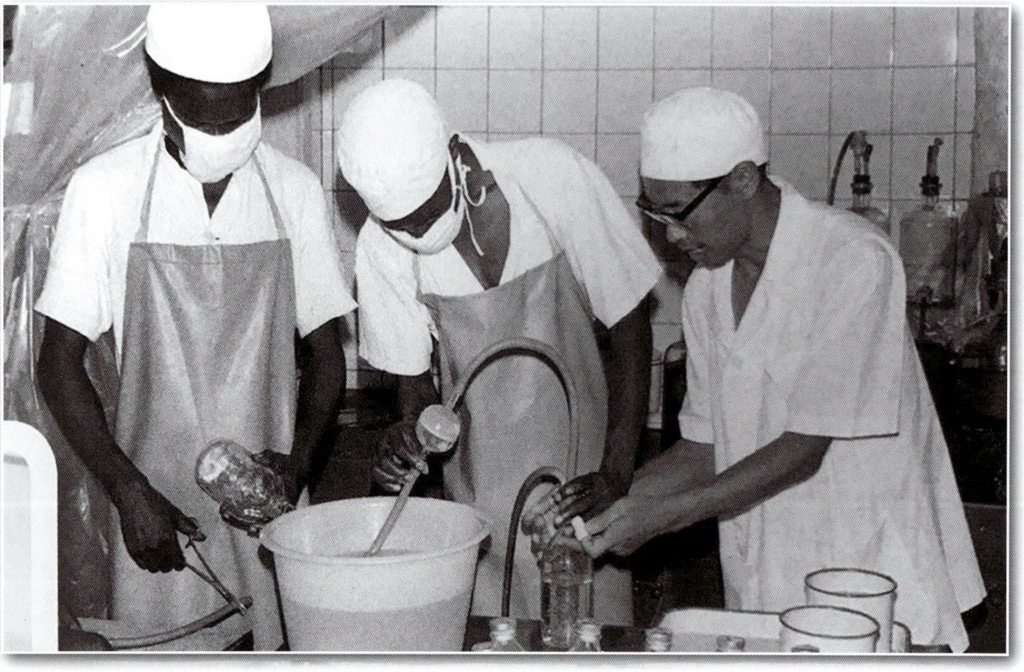

三次执行援外任务并获全国援外医疗工作先进个人的邢台市第三医院药剂师、中国援扎伊尔［后改为刚果（金）］医疗队队员闫文双（右一）与当地医务人员一起配制药物。

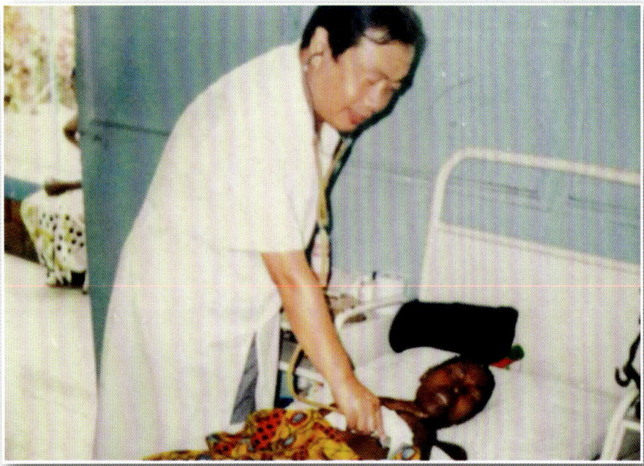

1987 年，内科主任华振声参加由国家卫生部组织的援外医疗队赴扎伊尔工作。图为华振声在扎伊尔金沙萨市金丹堡医院为当地患者查体。

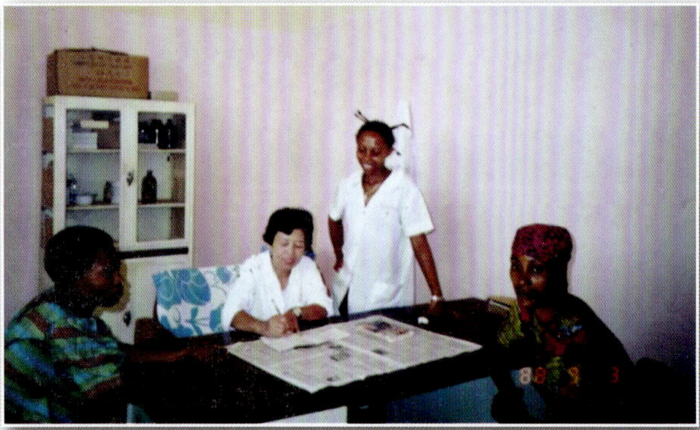

1987 年，妇产科主任董金凤（左二）参加由国家卫生部组织的援外医疗队赴扎伊尔工作。图为董金凤在扎伊尔米格那医院为当地患者看病。

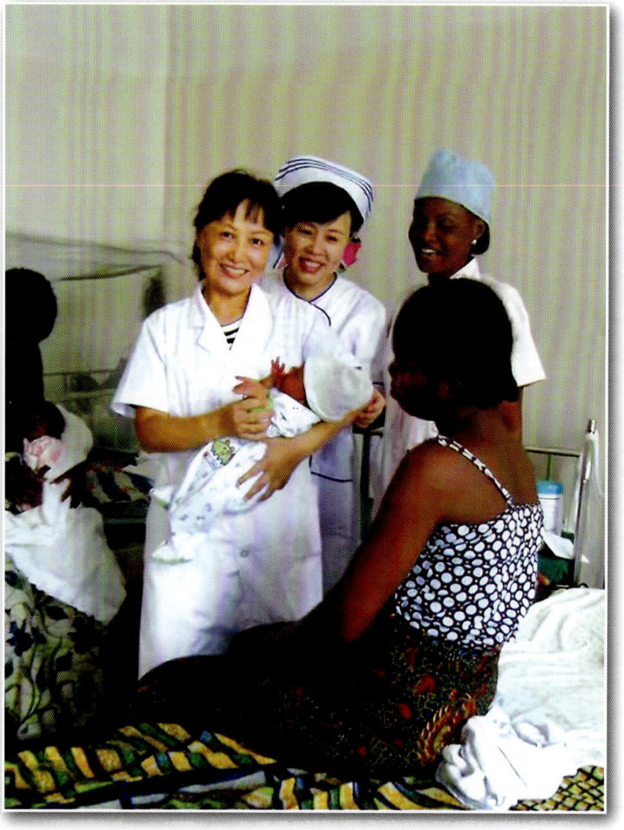

2010 年 12 月 11 日，第 14 批援非医疗队员、妇产一科主任、主任医师王红（右四）正在刚果（金）中刚友谊医院查房。

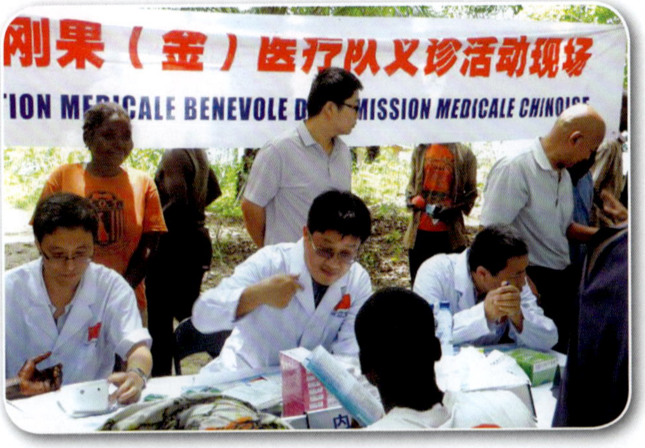

2015 年 11 月 16 日，中医科医生冯晓英（中）在金沙萨市郊区为当地居民义诊。

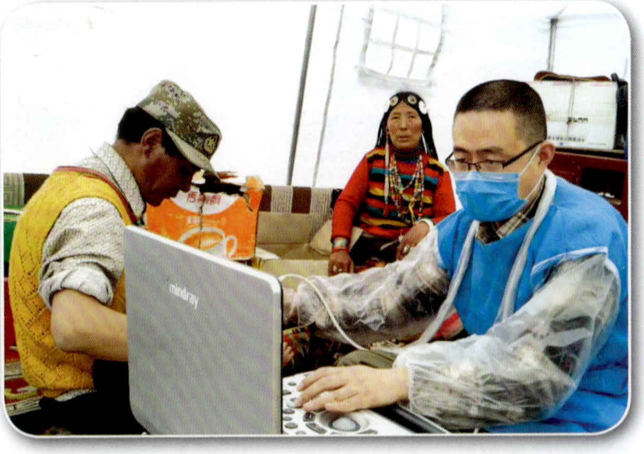

2017 年 9 月 3 日，医生汪凤勃在海拔 5000 多米的游牧区帐篷里为藏族小朋友做肝包虫病筛查。

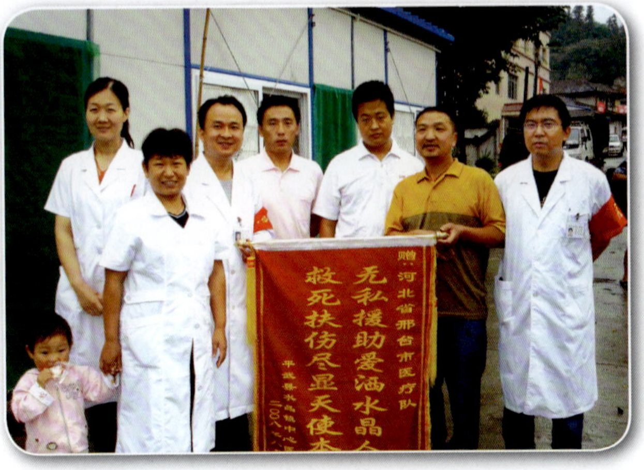

2008 年 8 月 28 日，四川省平武县水晶镇中心卫生院为感谢医疗队员的无私援助特送锦旗一面，并与医疗队队员合影留念。

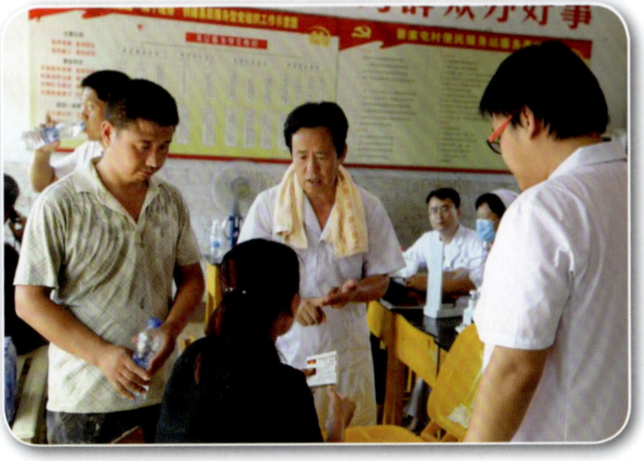

2016 年 7 月 24 日，医疗救援队队长、副院长薛志广（中）在邢台市开发区景家屯村医疗救援点为洪灾灾民诊治病情。

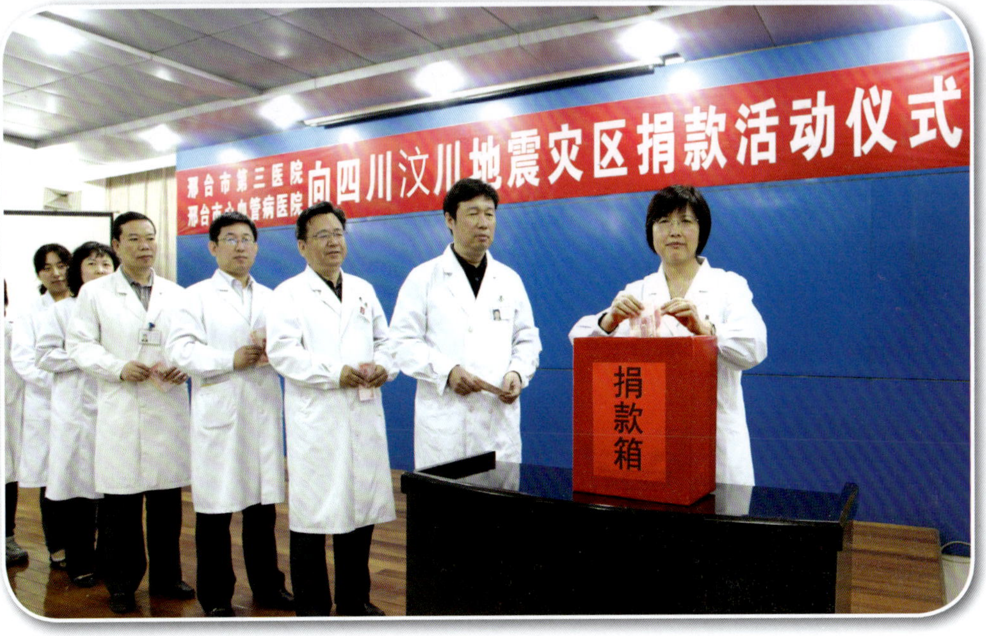

2008 年 5 月 14 日，医院 800 余名职工纷纷慷慨解囊，向四川汶川地震灾区捐款。

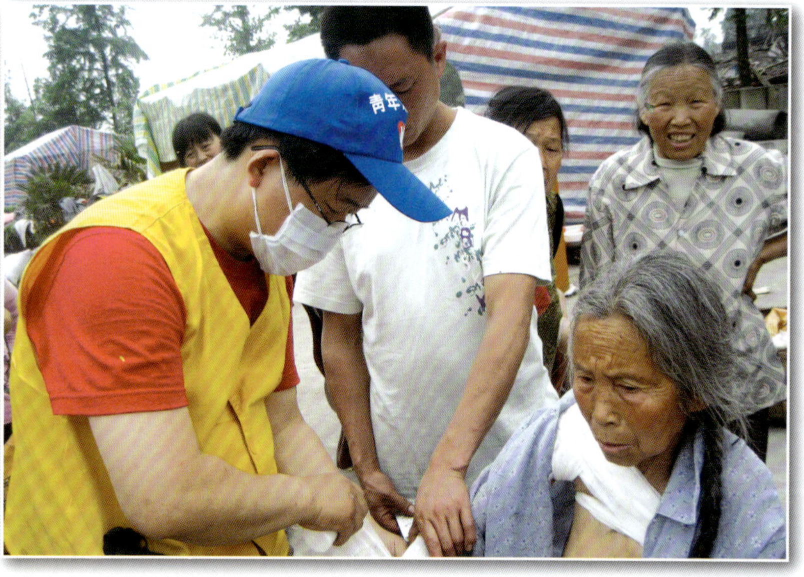

2008 年 5 月 14 日，参加河北省团委医疗救助队的市三院骨科医生李晖（左）在四川绵竹地震灾区为灾民进行包扎。

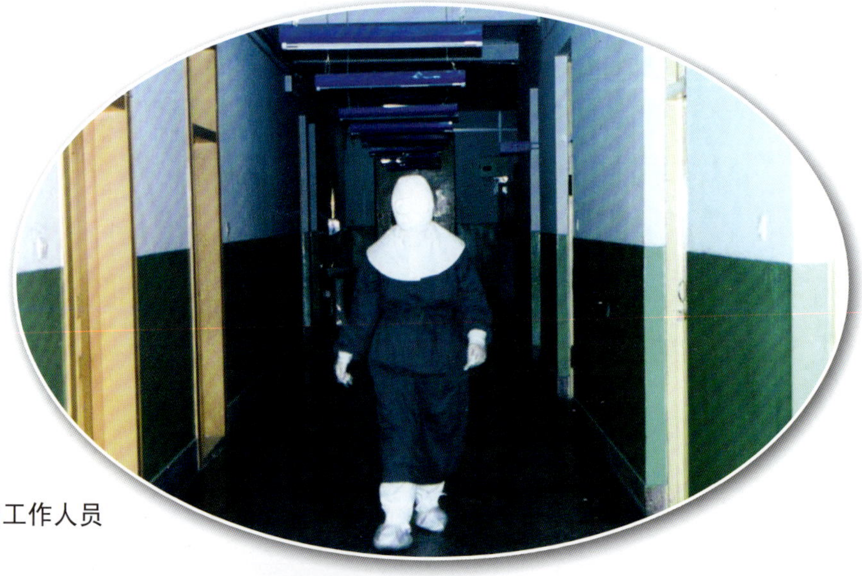

“非典”病区的工作人员

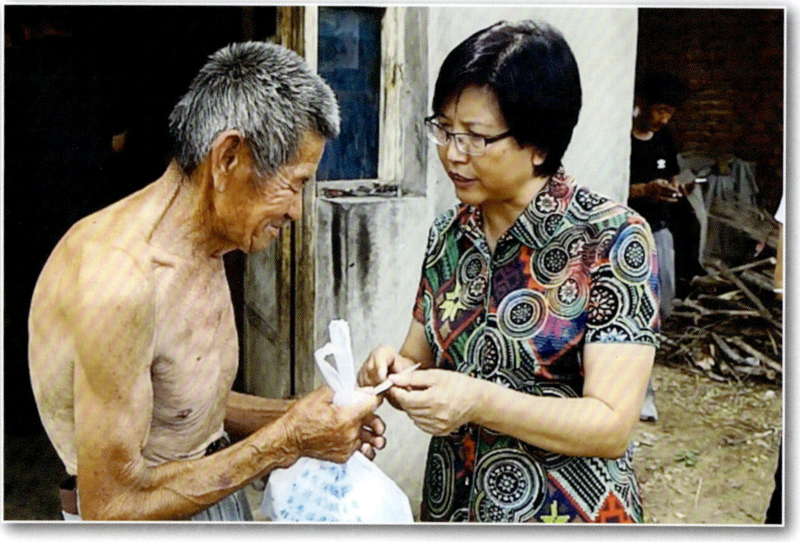

2017 年 7 月 5 日，党委书记、院长王连芹（右）到平乡县甄家营村走访结对帮扶的贫困家庭。

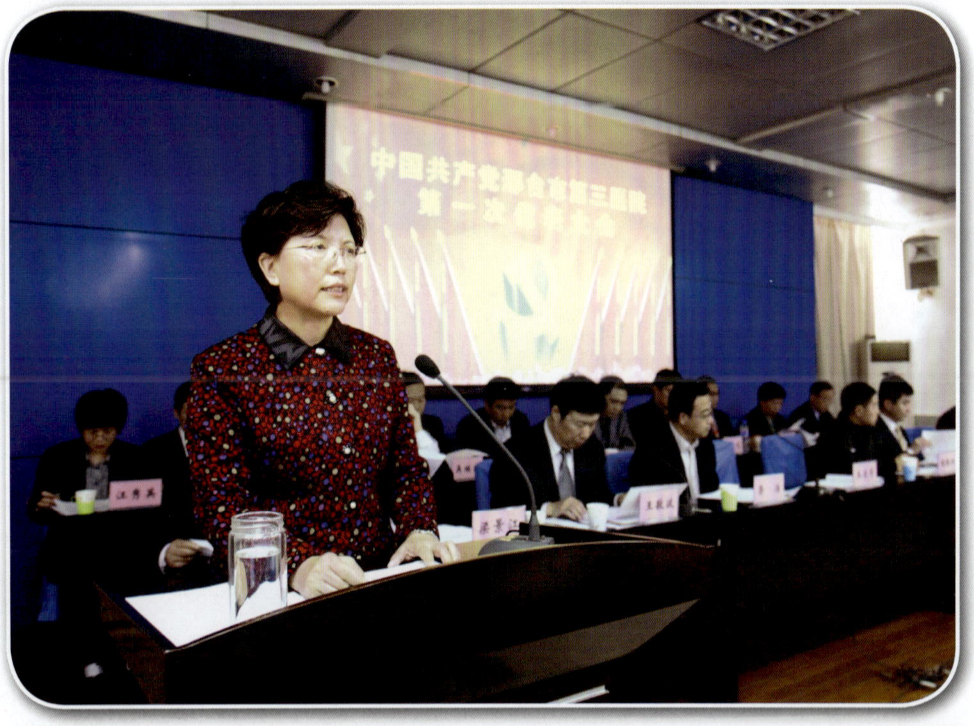

2014 年 10 月 24 日，邢台市三院党委召开换届选举大会。

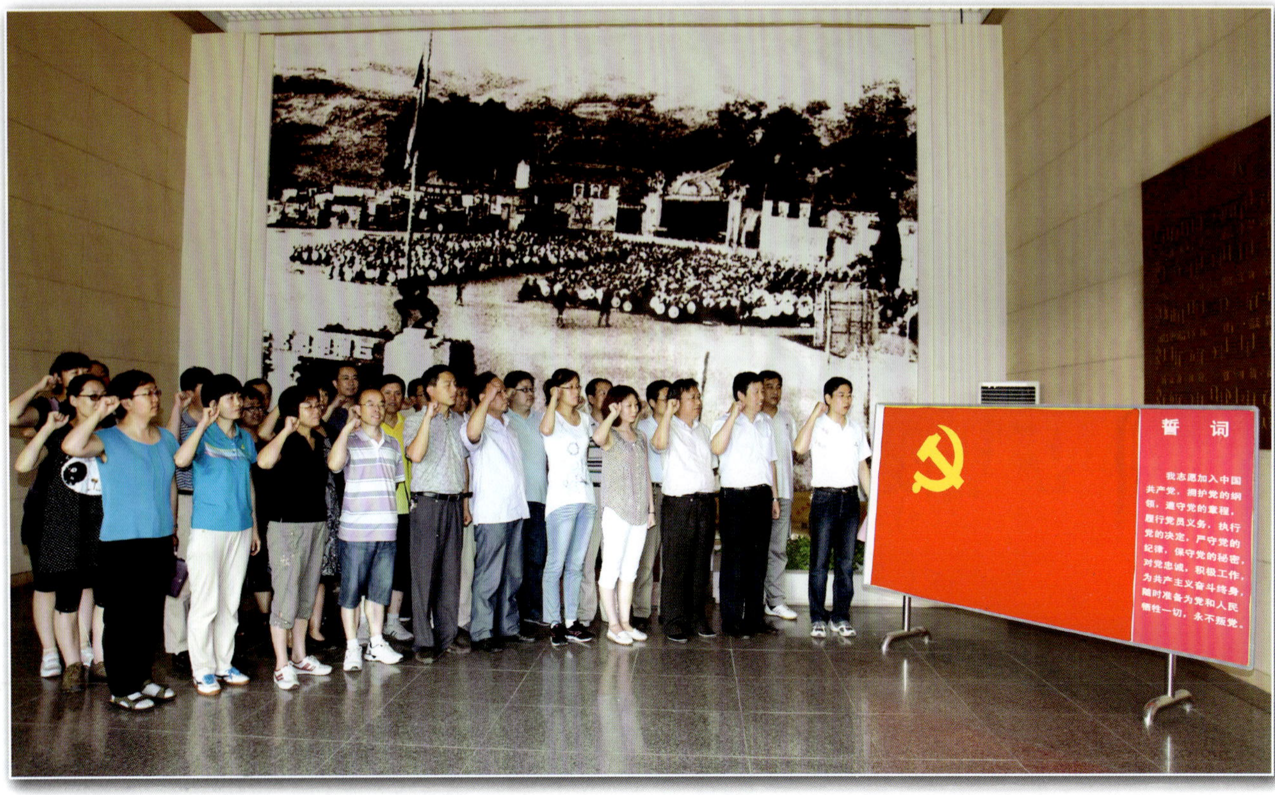

2012 年 6 月 30 日，邢台市三院党委组织党支部书记、委员，部分党小组长、优秀共产党员和预备党员，到前南峪抗大纪念馆参观学习。

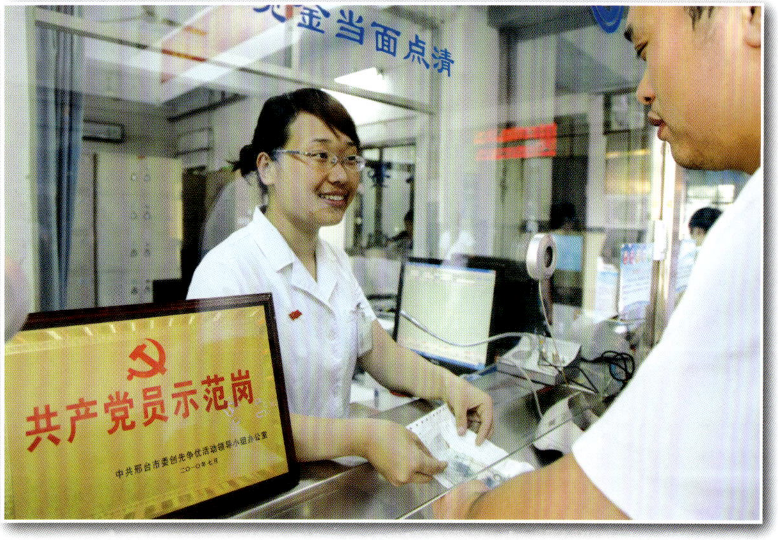

2011 年 6 月，邢台市三院开展党员亮牌活动。

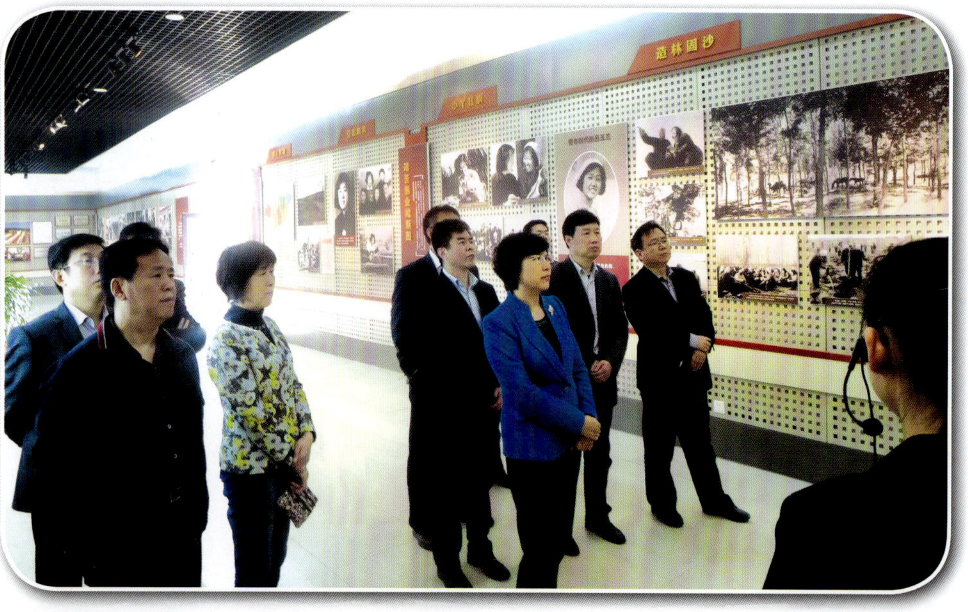

2014年3月27日，邢台市三院领导班子赴临西县和威县集体参观吕玉兰、任仲夷和刘杰纪念馆，学习先进典型事迹，接受革命传统教育。

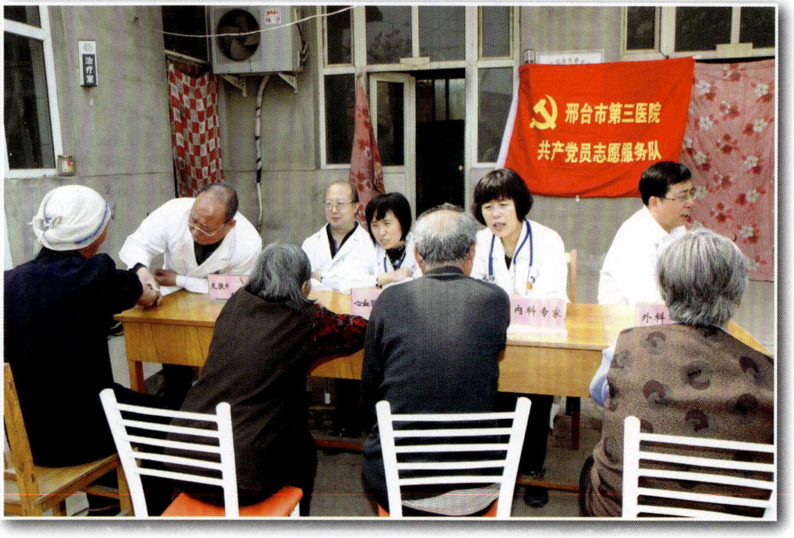

党员志愿者深入基层开展义诊服务

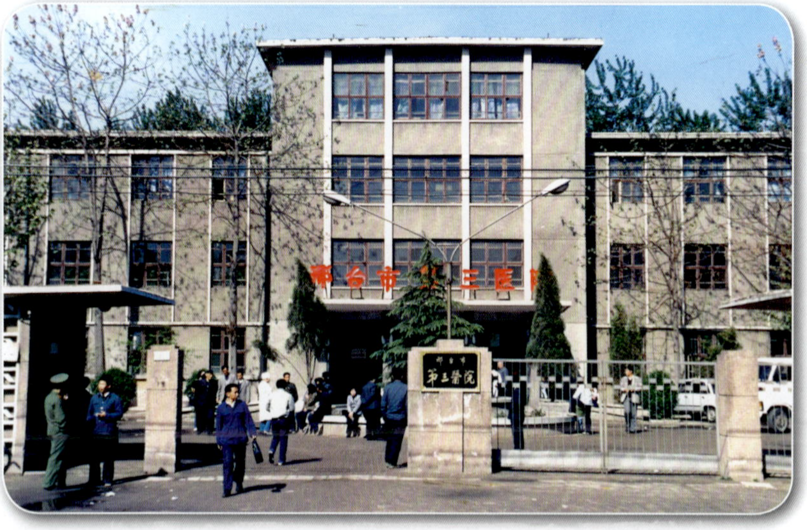

1992 年邢台市三院大门

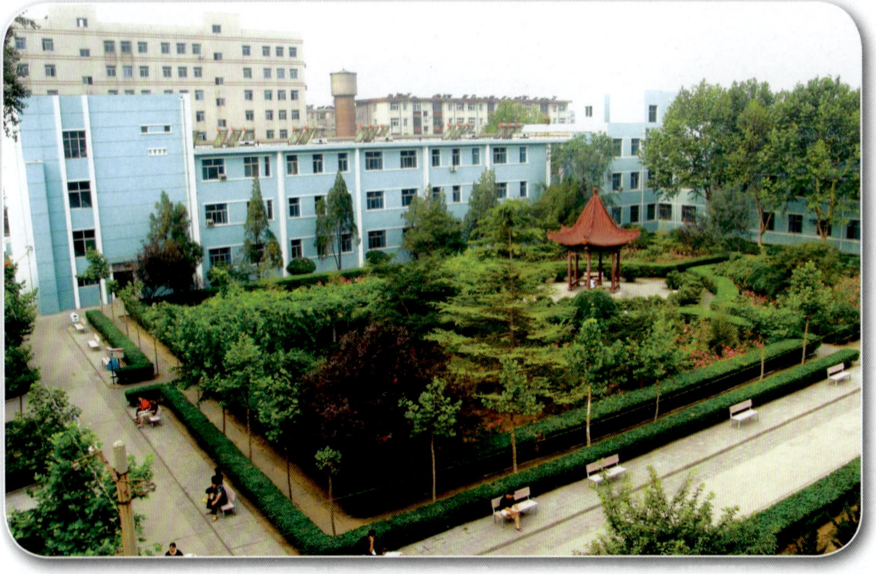

2005 年邢台市三院花园
鸟瞰全景，远处为内科楼

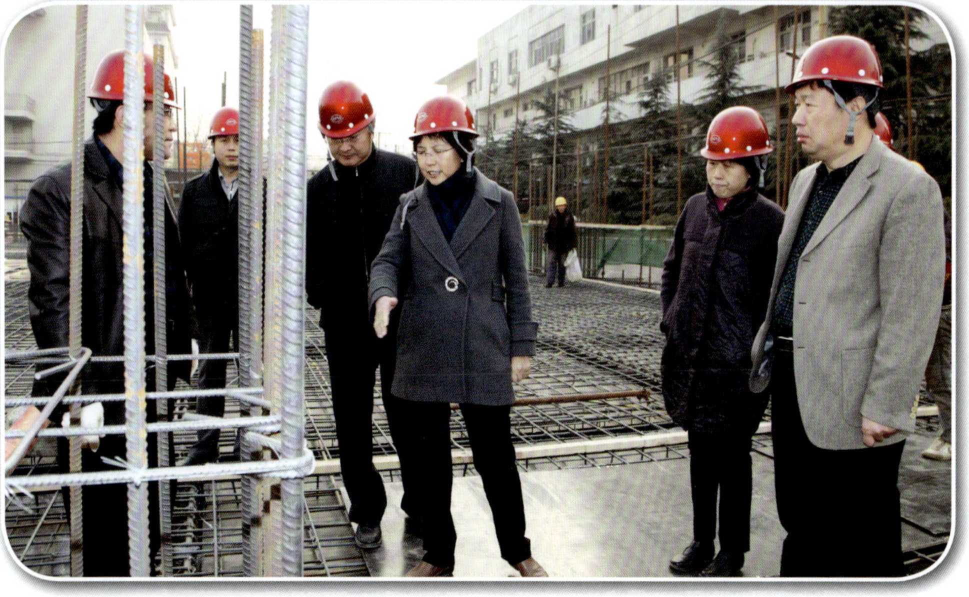

院领导深入改扩
建工地现场办公

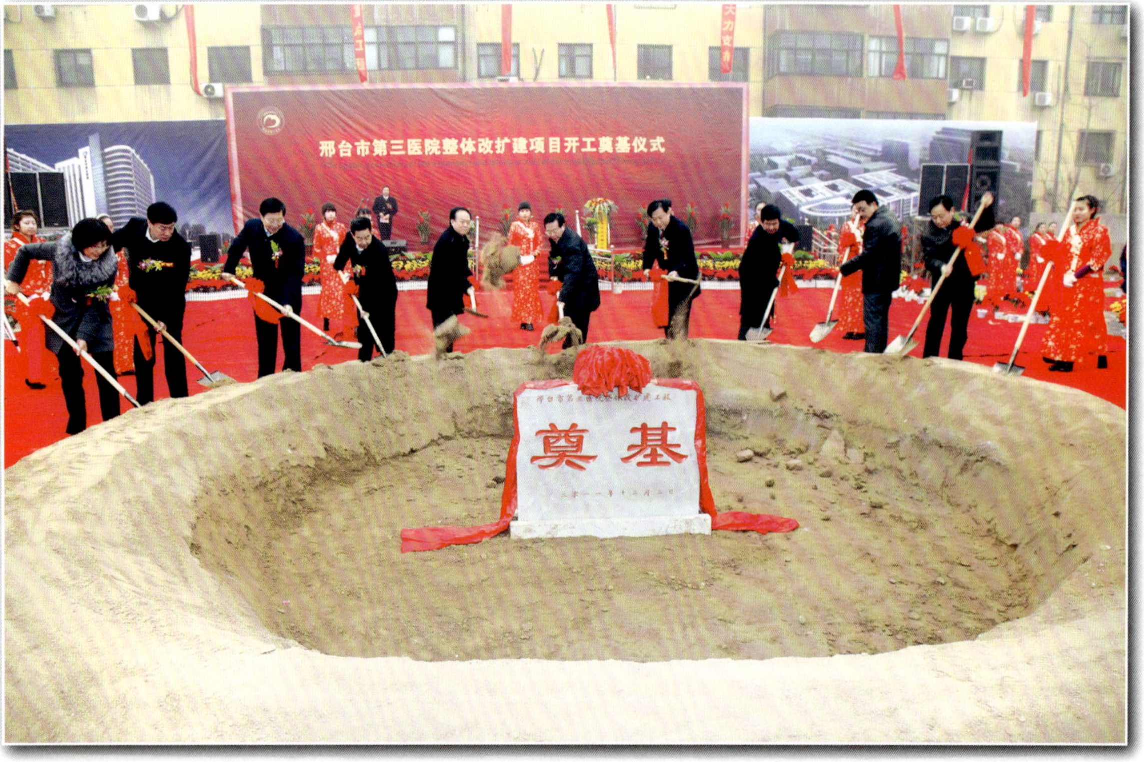

2011 年 12 月 2 日，河北省卫生厅、邢台市和医院领导为医院整体改扩建项目奠基。从左至右为：王连芹、郭和平、刘劲松、李凤刚、周国江、刘大群、李建国、石玉春、任保伦、盖凤安。

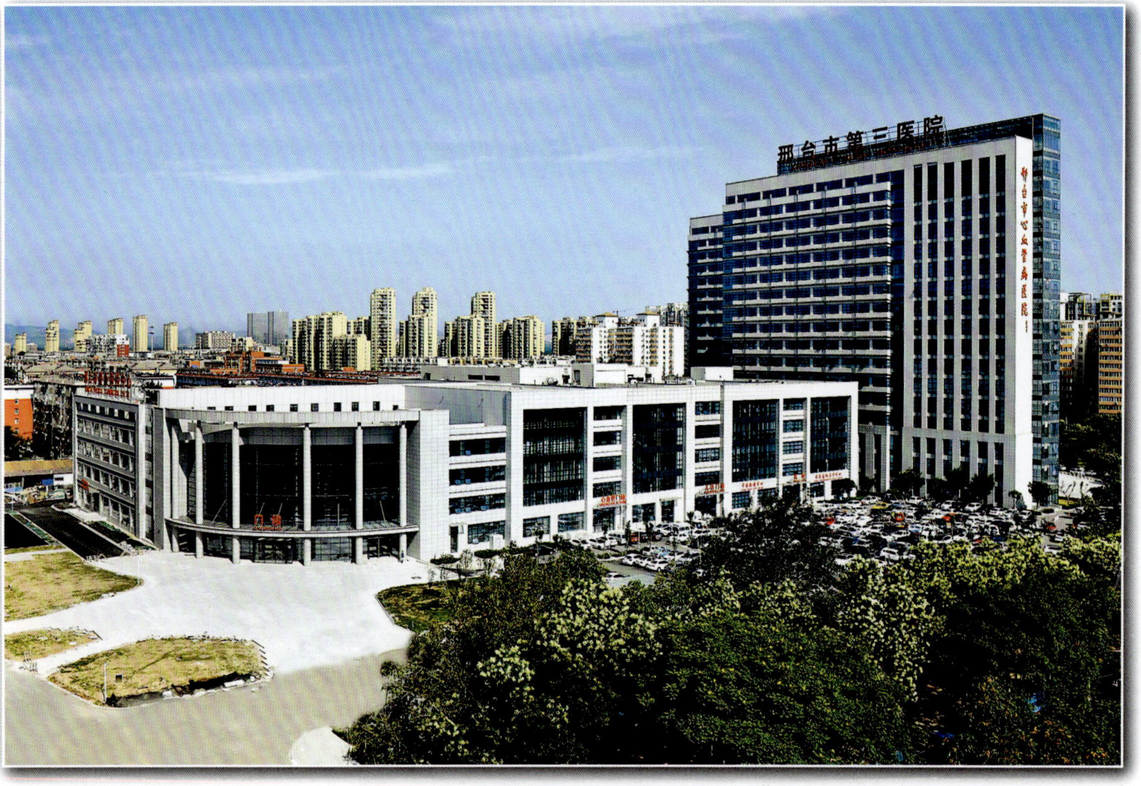

医院新大楼外景

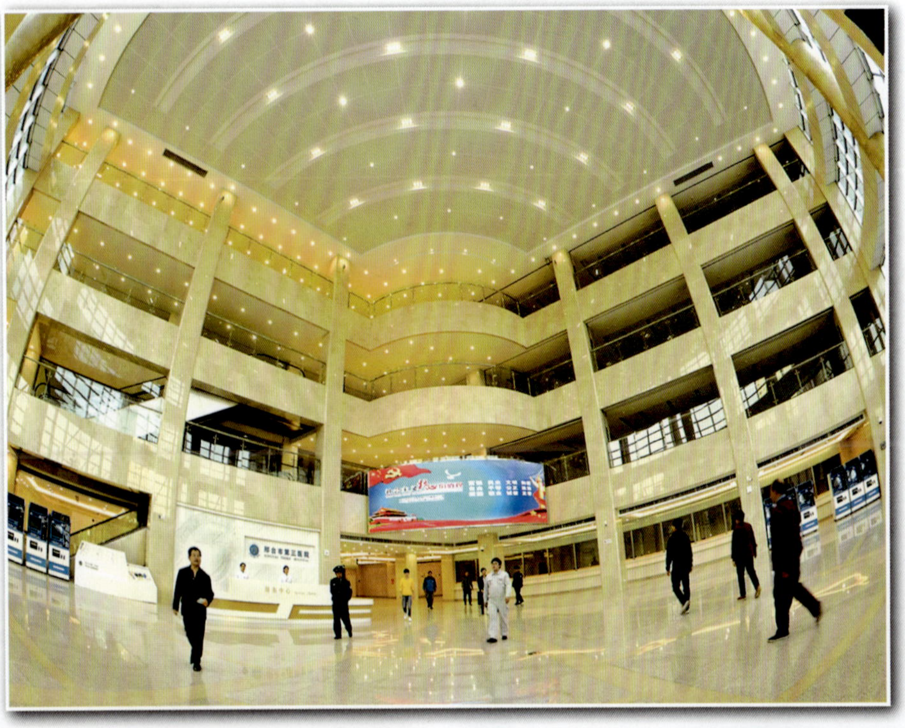

门诊大厅

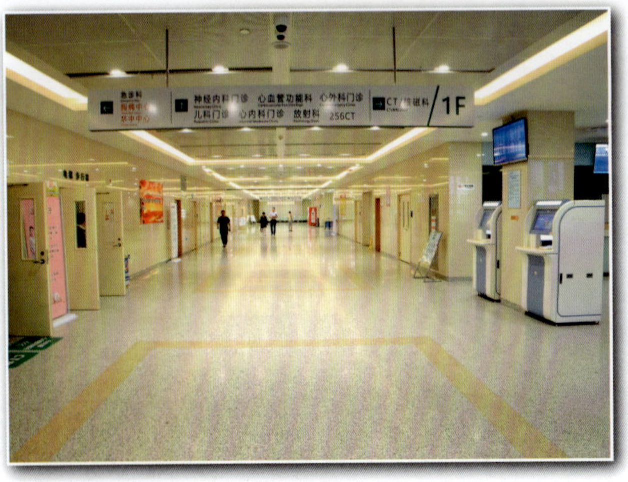

医疗主街

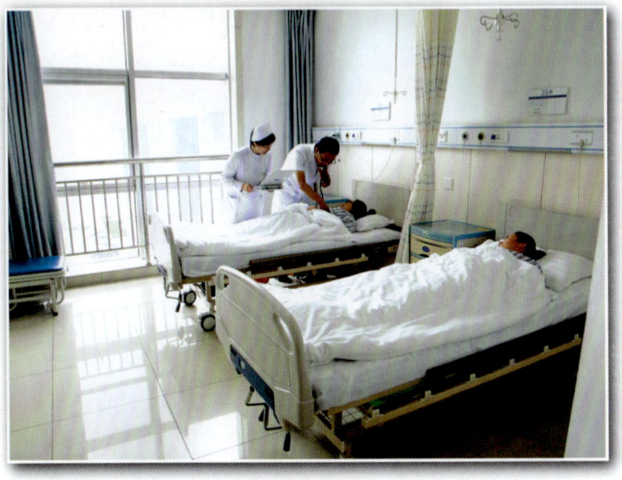

住院病房

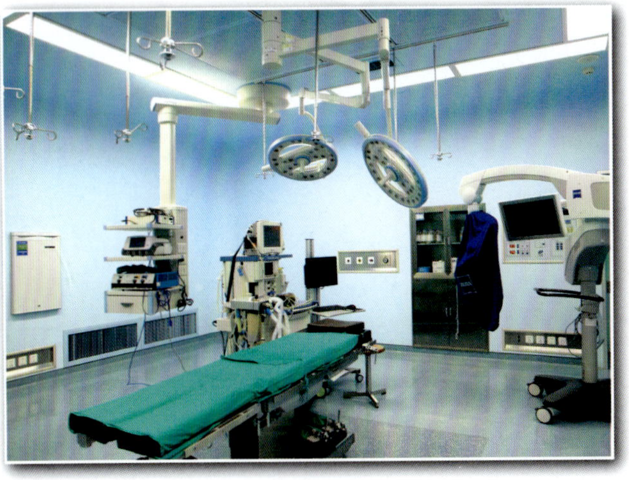

手术室

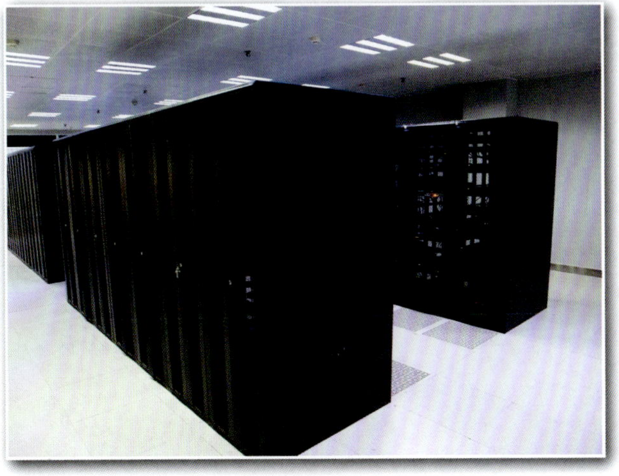

中心机房

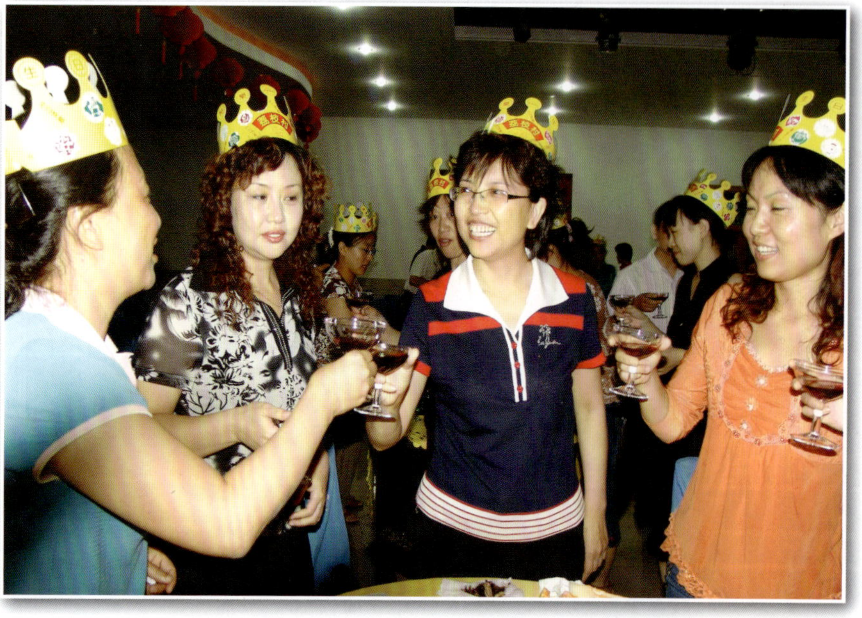

2007 年 8 月 28 日，院领导为职工集体过生日。

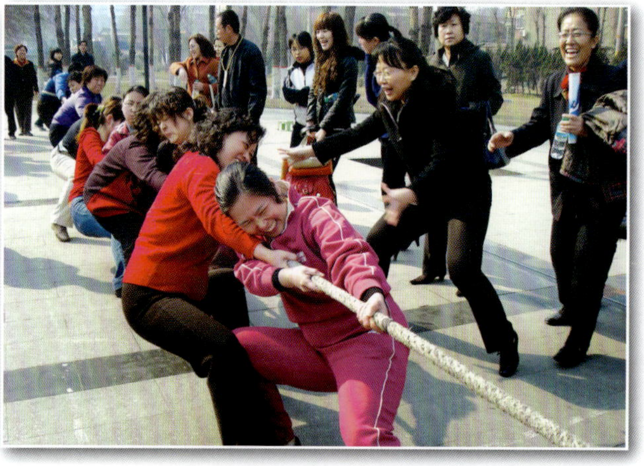

庆“三·八”妇女运动会

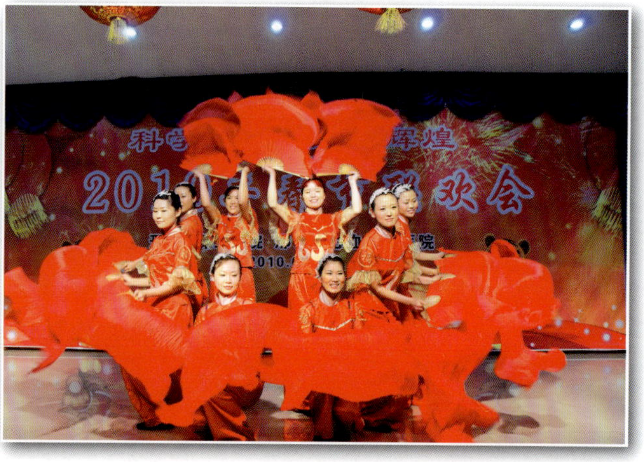

春节联欢会

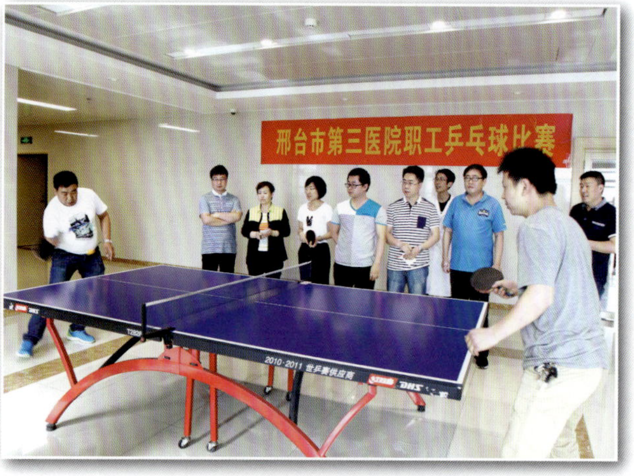

医院举办职工乒乓球比赛

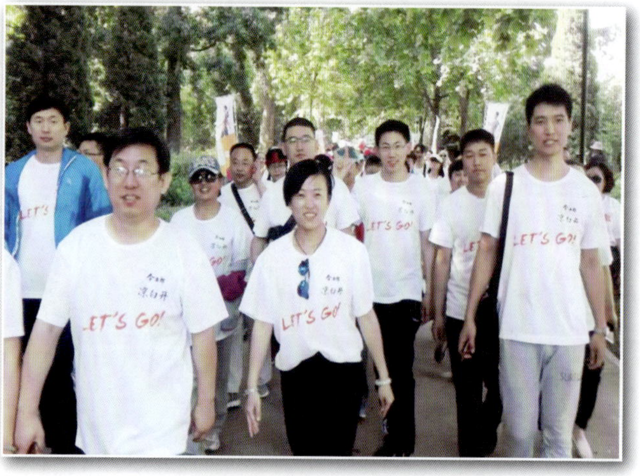

医院举行职工户外徒步活动

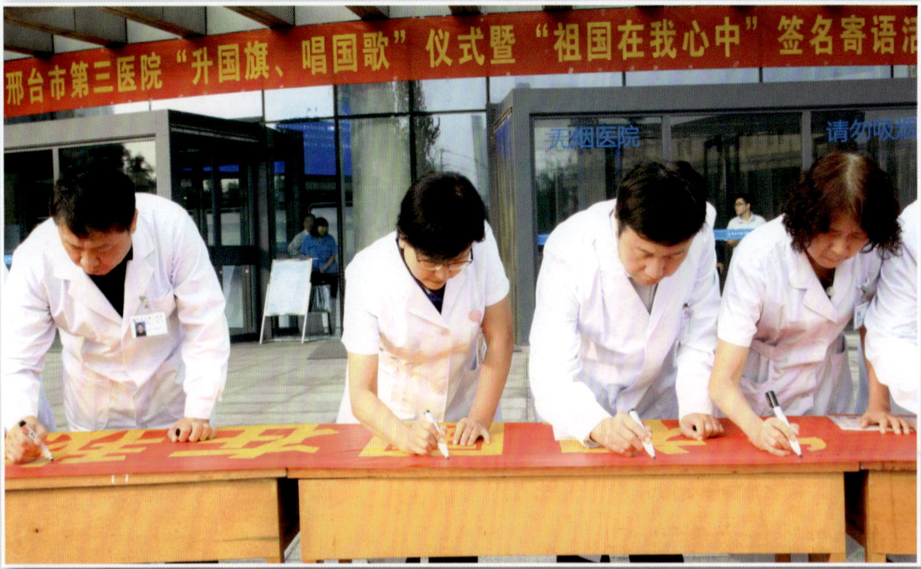

2017年10月1日，医院举办“升国旗、唱国歌”仪式暨“祖国在我心中”签字寄语活动。

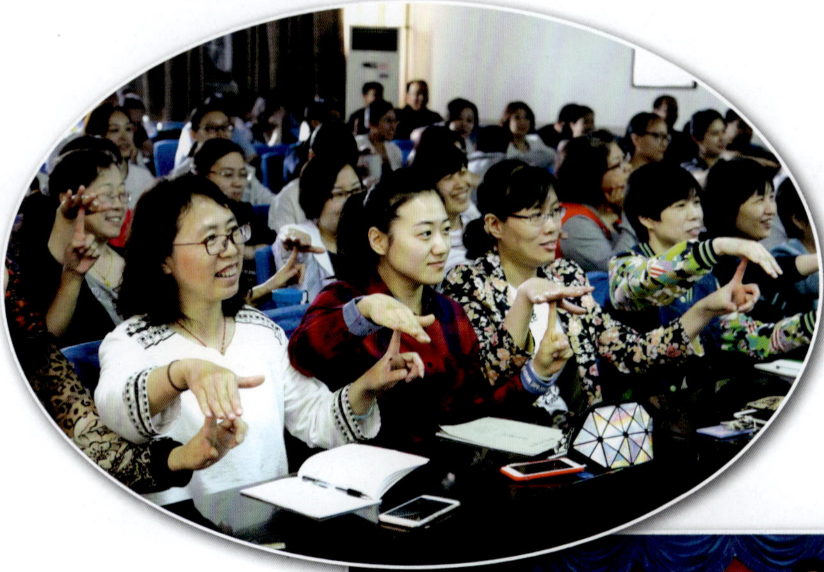

医院文化大讲堂——学医患沟通技巧，创和谐医患关系

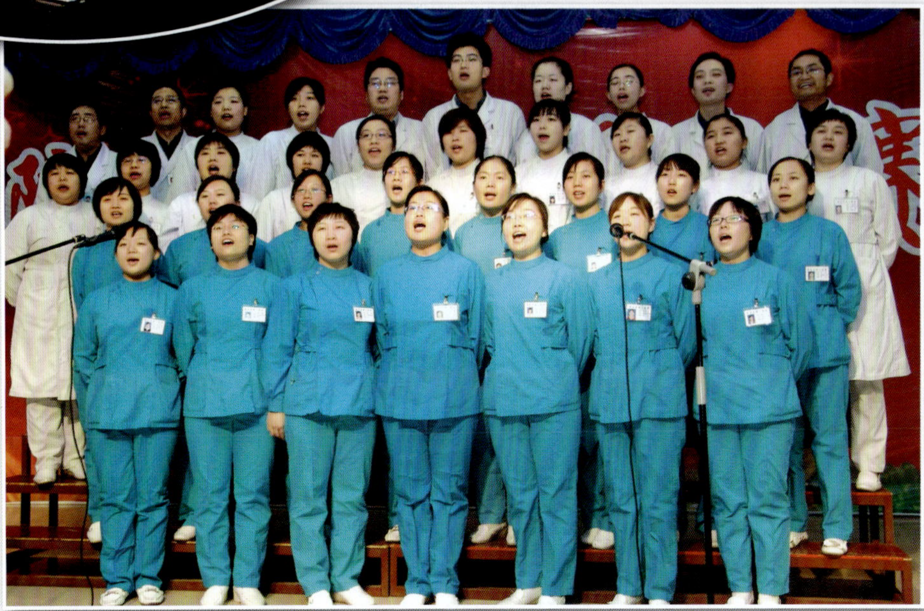

2010年12月3日，医院举行院歌大合唱比赛。图为一等奖获得者神经外二科与重症医学科组成的代表队演出场景。

邢台市心血管病医院

1992 ~ 2008

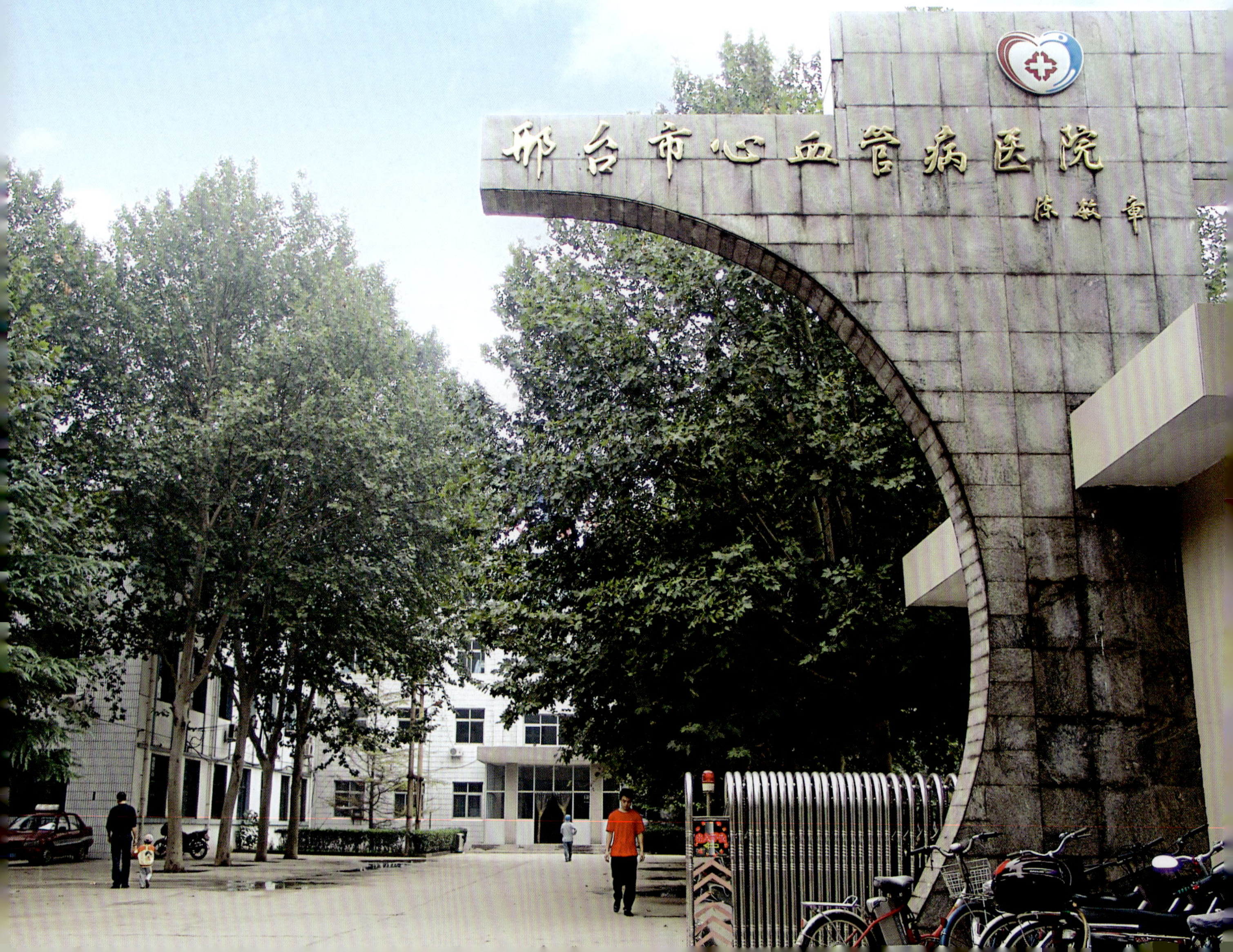

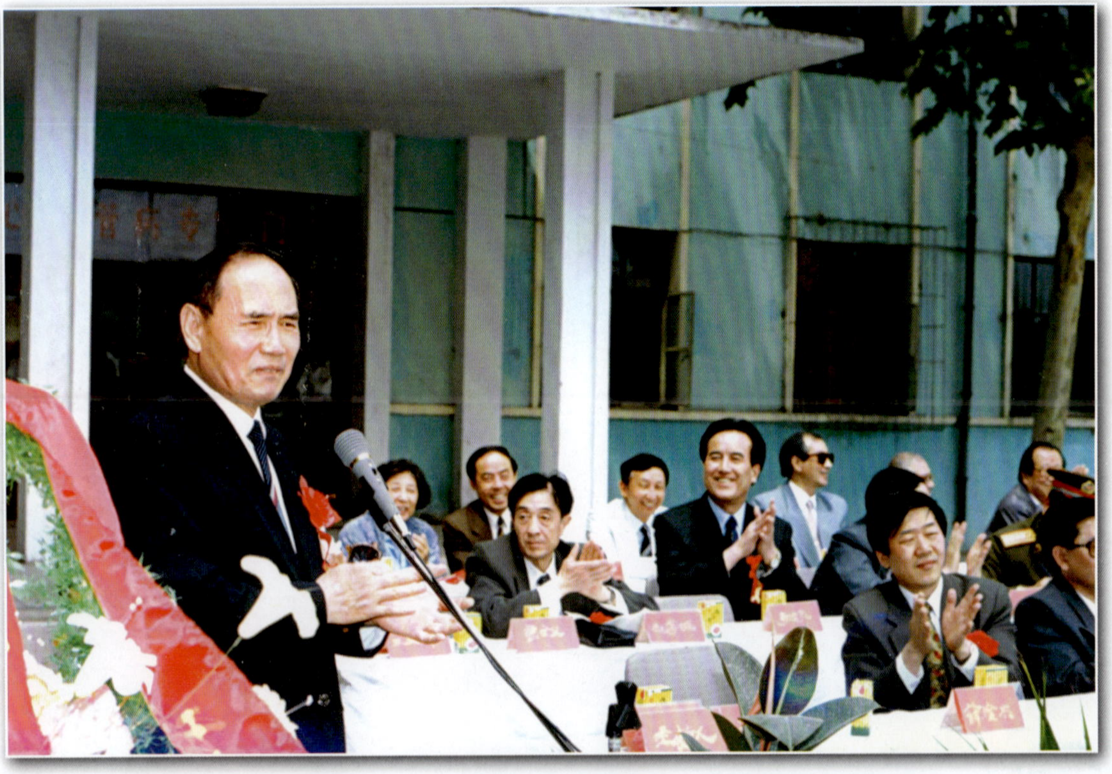

1995 年 5 月 18 日，卫生部原副部长郭子恒（左一）在开院庆典致词。

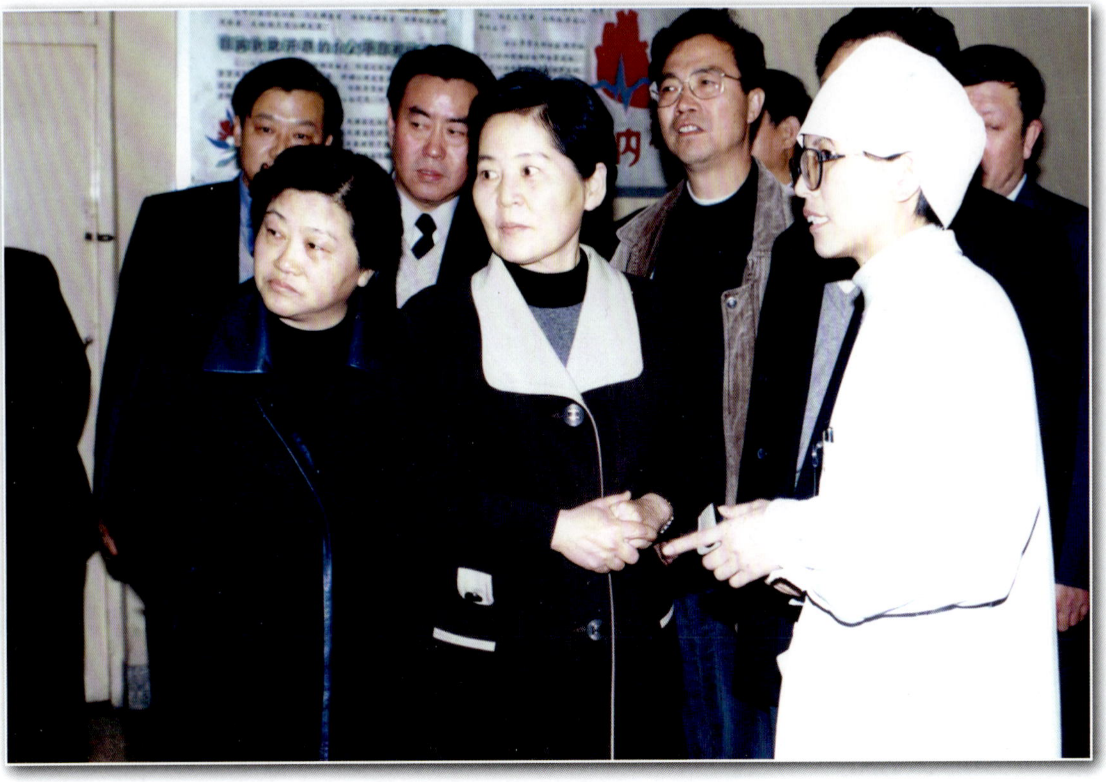

1999 年 3 月 31 日，河北省副省长杨迁（前中）在心内科视察。

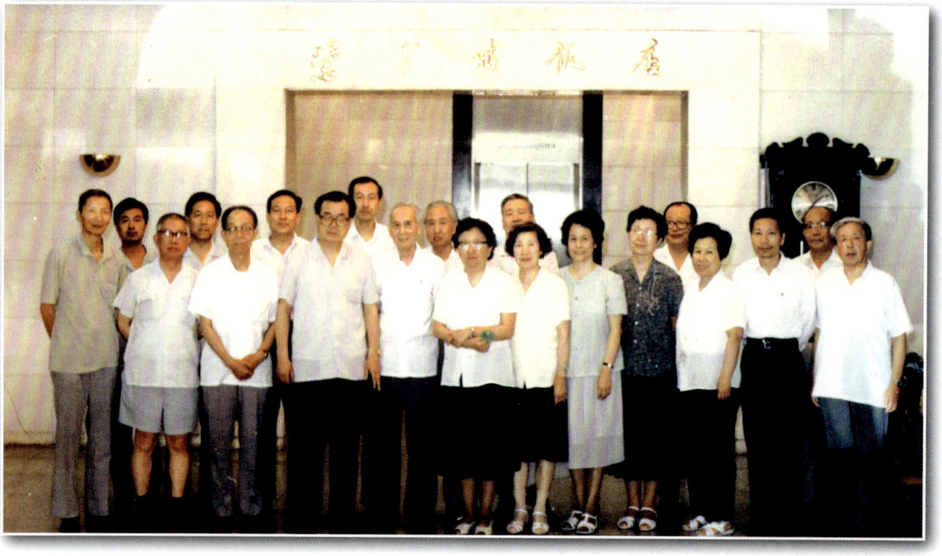

1992年6月4日，邢台市政府副市长刘玉今（前排左四）在京组织召开拟来邢台市心血管病医院工作的北京专家座谈会。北京方面参会的有：阜外医院蔡如升（前排左五）、刘力生（前排左六）、薛淦兴（前排左三）、徐守春（前排左二）、毛继文（后排右二），301医院李功宋（前排左一）以及王文铨（前排右一）等专家，邢台市第三医院王绍英（后排左三）、荀凤阁（后排左一）参会。

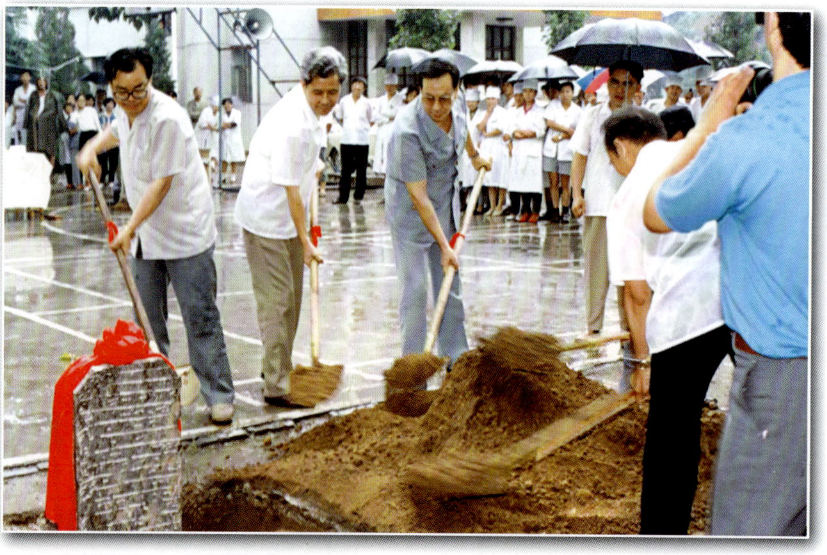

1992年8月13日，市领导、卫生局领导参加心血管病医院开工奠基仪式。从左至右：副市长刘玉今、副市长路林春，市卫生局副局长兼市三院党委书记、院长王绍英。

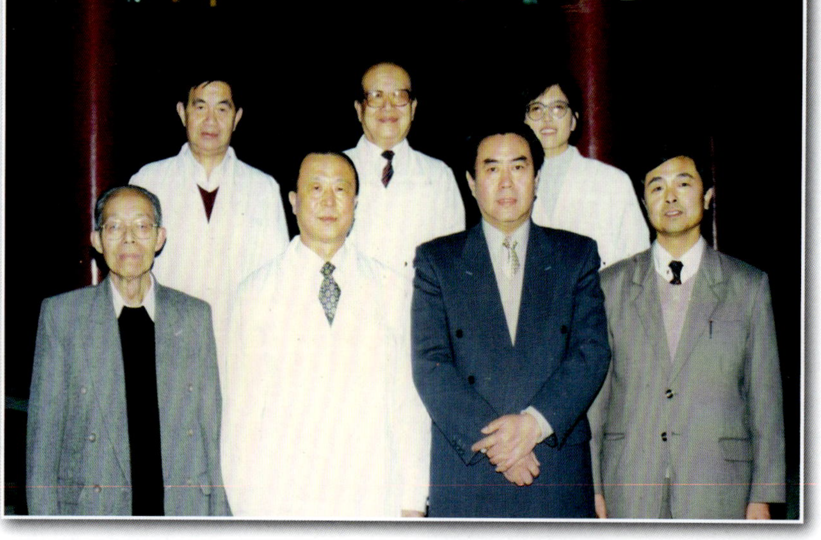

1998年11月28日，副市长李英民（前右二）会见到邢工作的阜外医院院长高润霖（前左二）。

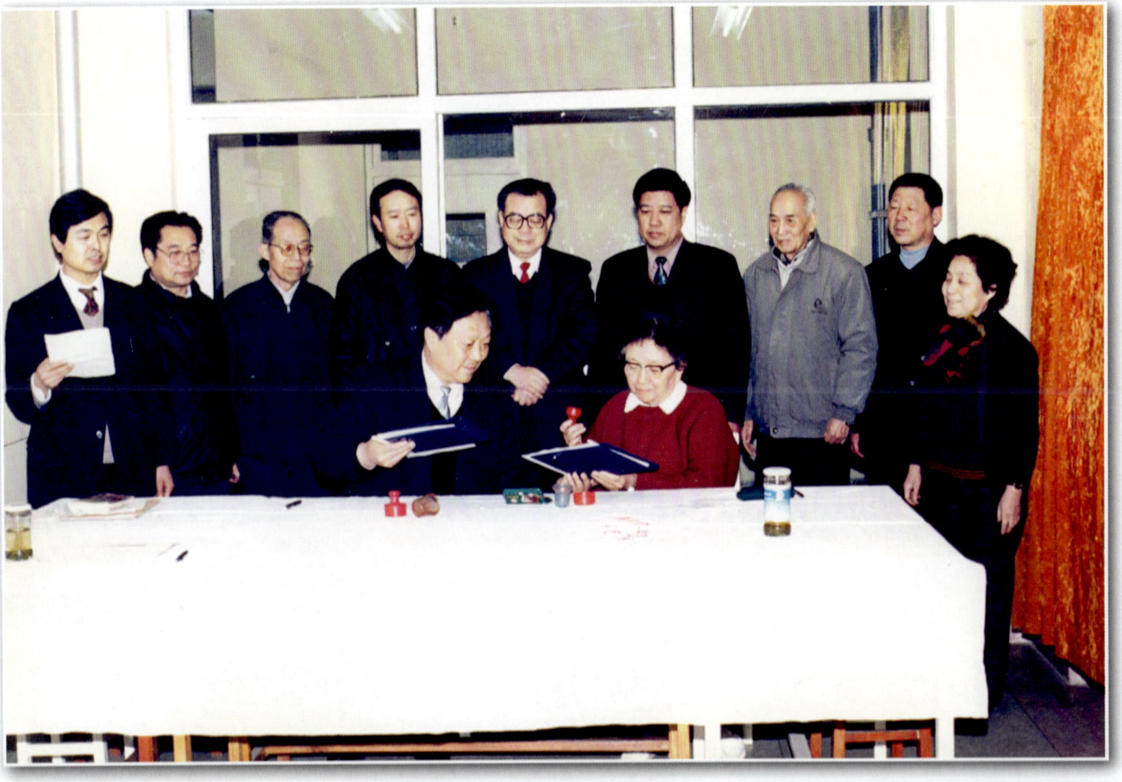

1995年2月28日，心血管病医院第一届董事会举行合作办院协议书签字仪式。图为北京专家组领导刘力生（前右）与市三院院长张如俭（前左）在协议书上签字。副市长刘玉今（后排左五）参加。

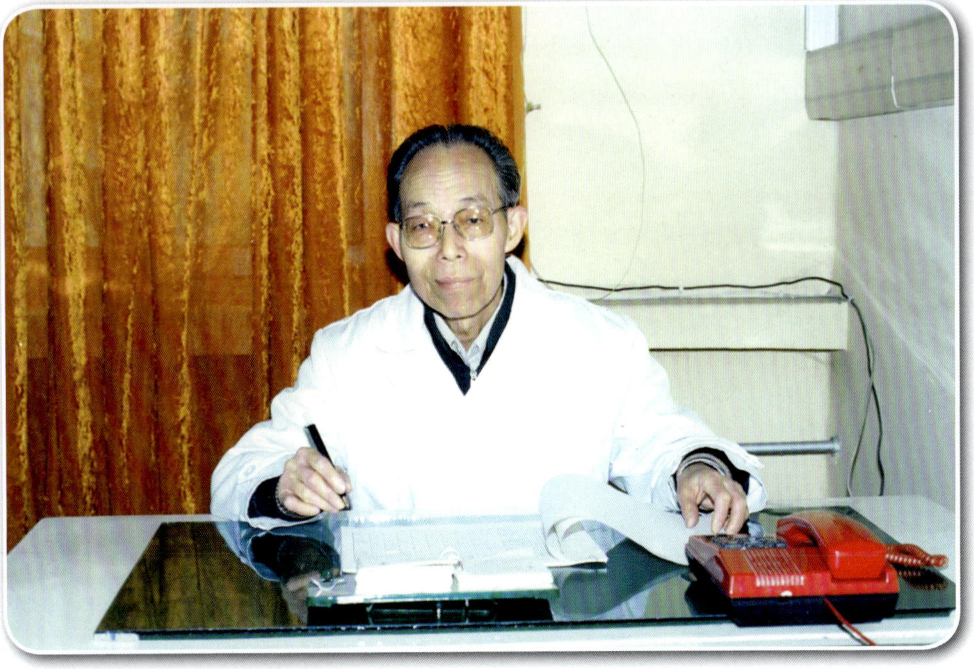

北京专家组组长、邢台市心血管病医院院长 薛淦兴

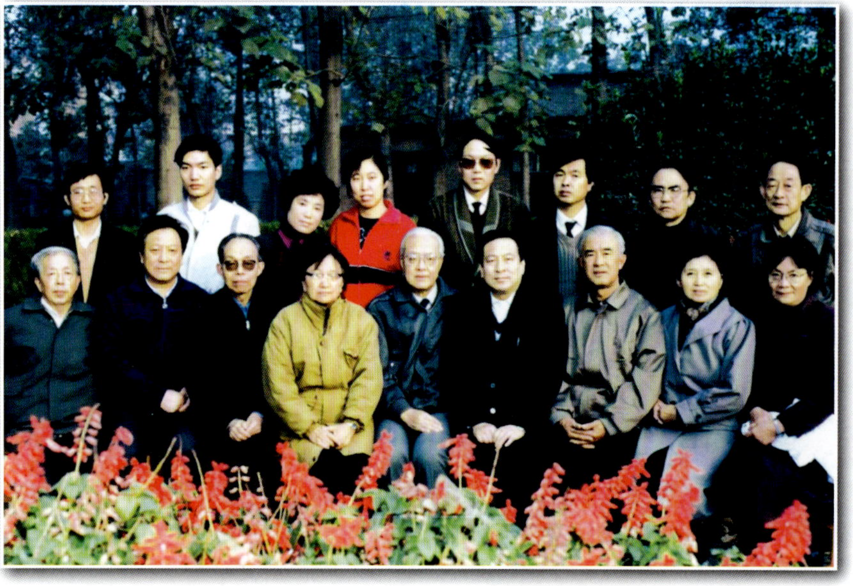

1993年，市卫生局局长王绍英（前排左六）与到市三院工作的方圻（前排左五）、刘力生（前排左四）、薛淦兴（前排左三）等专家合影。

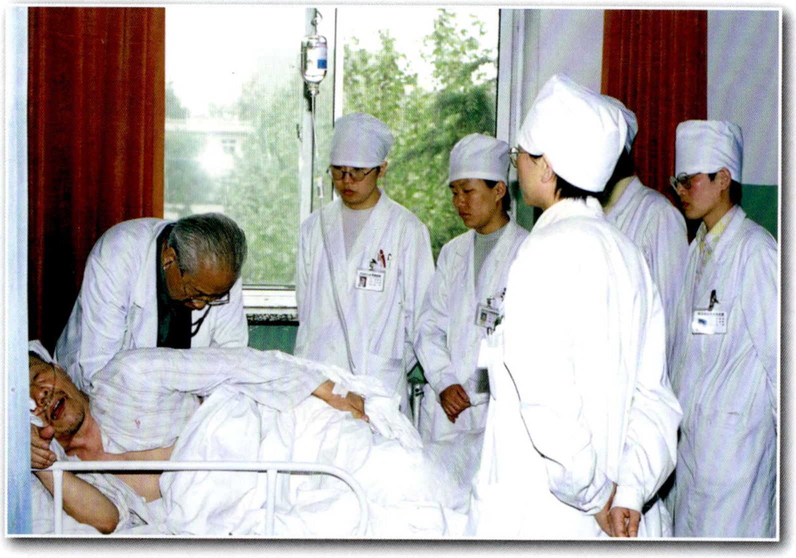

北京医科大学第一医院教授邵耕在邢台市心血管病医院查房

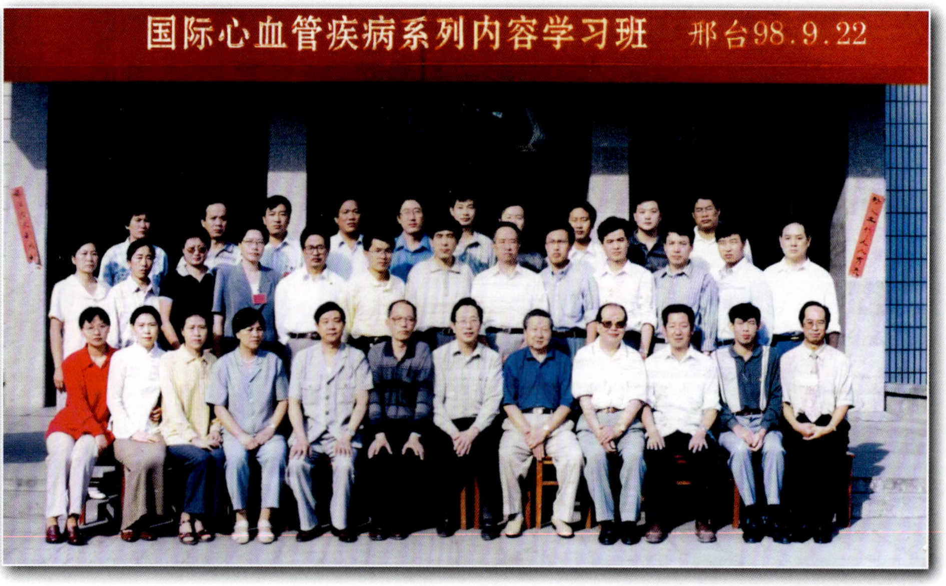

1998年9月22日，邢台市第三医院、邢台市心血管病医院举办的国际心血管病系列内容学习班全体人员合影

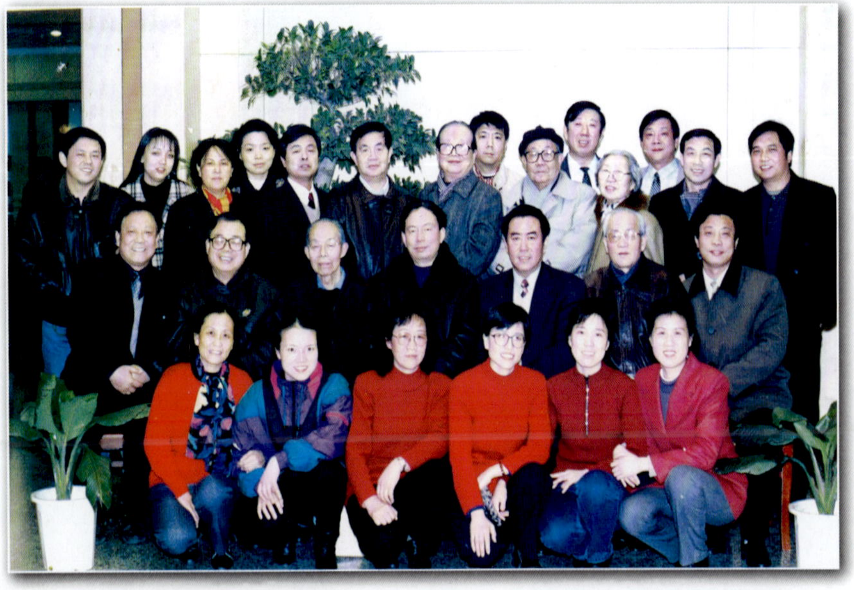

1999 年 1 月，市领导、市三院领导同心血管病医院专家合影留念

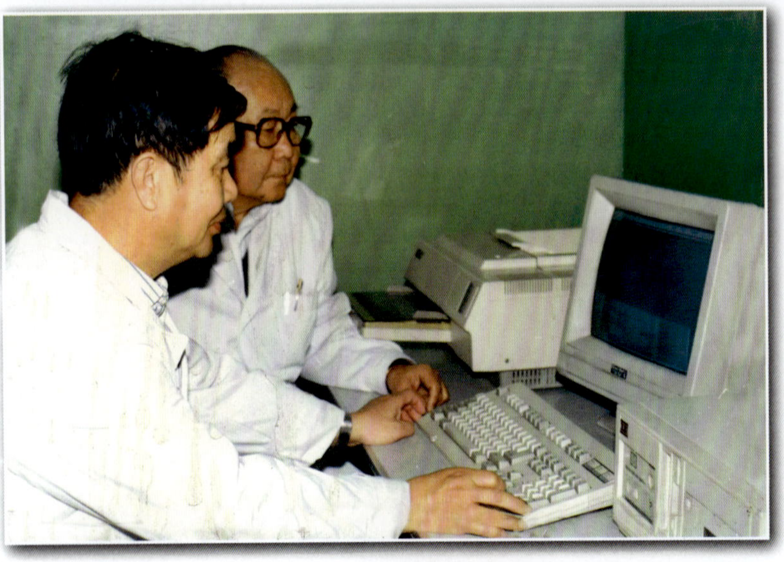

北京阜外医院教授刘士珍（右）、胡绳俊正在邢台市心血管病医院工作

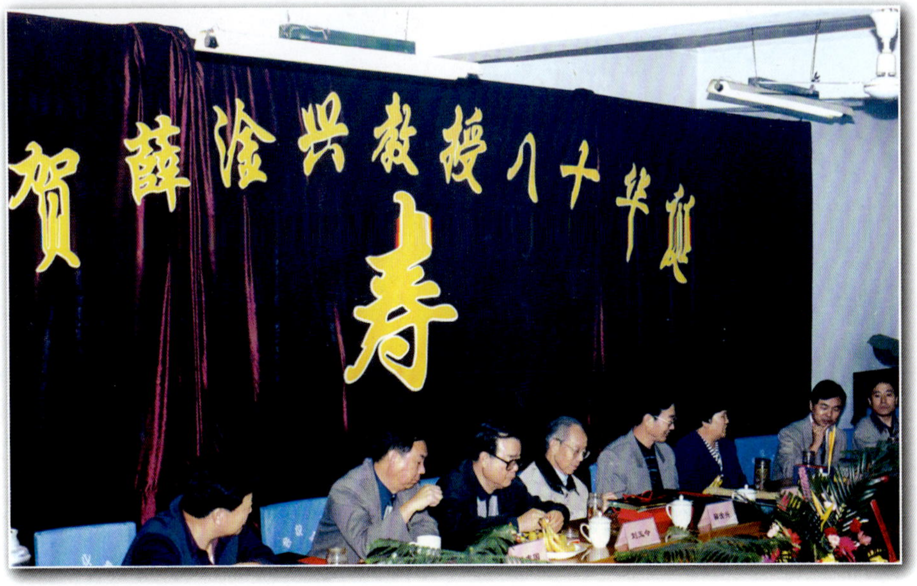

1999 年 10 月 12 日，医院为北京专家薛淦兴（左四）庆贺 80 华诞。

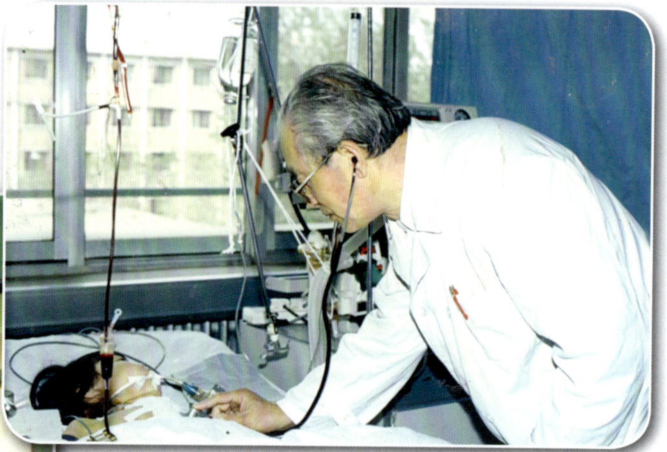

北京中日友好医院教授支启华在邢台市心血管病医院查房

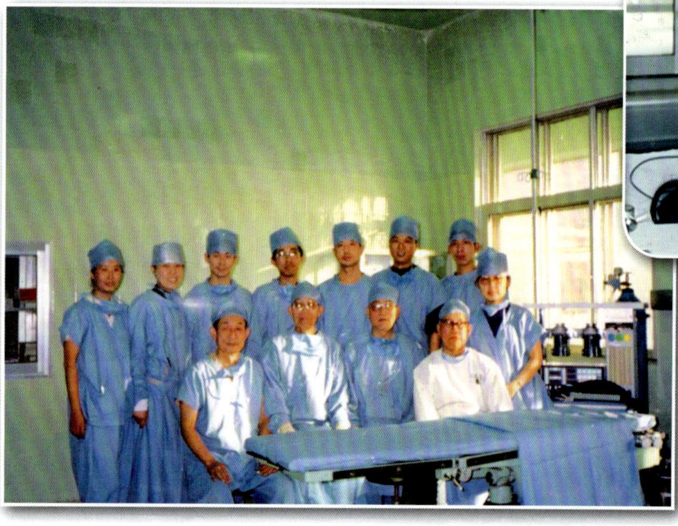

1993 年 12 月 24 日，邢台市心血管病医院实施首例心脏室间隔缺损修补手术。图为参加手术人员合影。前排右起：徐守春、支启华、薛淦兴、徐天利。后排右起：祝云淑、贾晓利、刘茂凯、郭永禄、田良鑫、郭立新、李素玲、倪国莉。

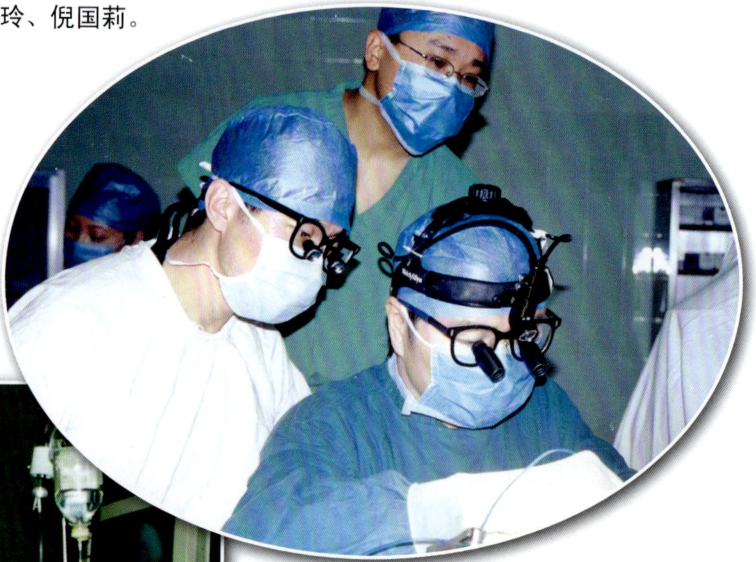

2003 年 11 月，北京大学人民医院教授万峰（右一）与邢台市心血管病医院合作，成功为一名 85 岁老人实施冠状动脉搭桥手术。

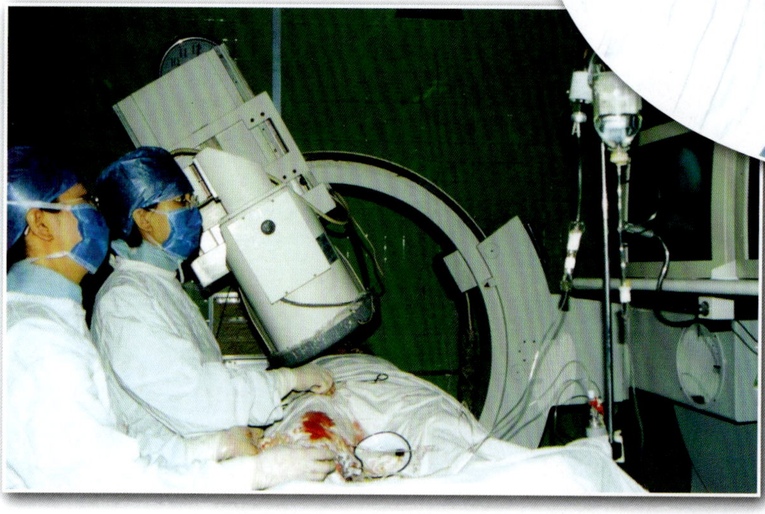

2002 年 7 月 17 日，副院长、心内科主任王连芹正在为患者实施介入手术。

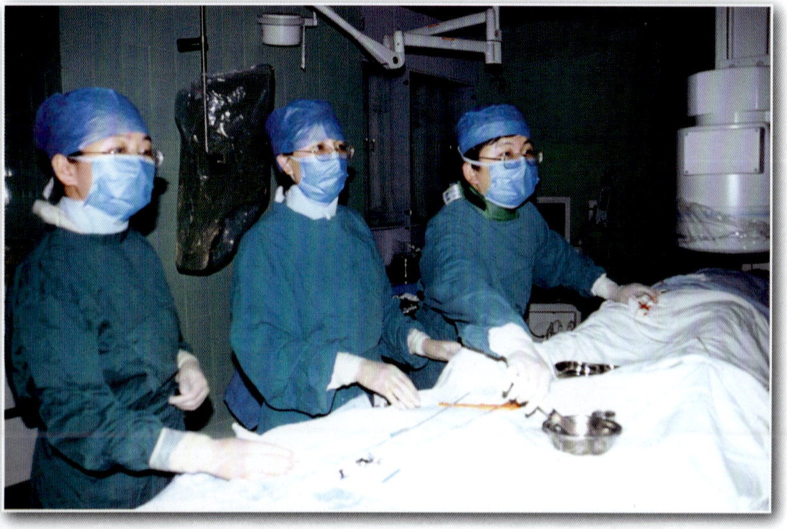

2004 年 4 月 19 日，首例二尖瓣球囊扩张术获得成功。

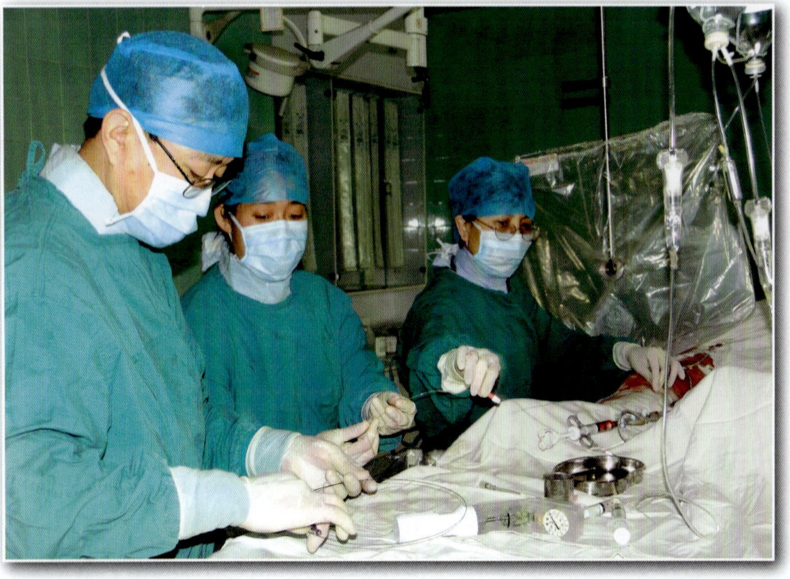

冠脉造影及支架植入术手术中

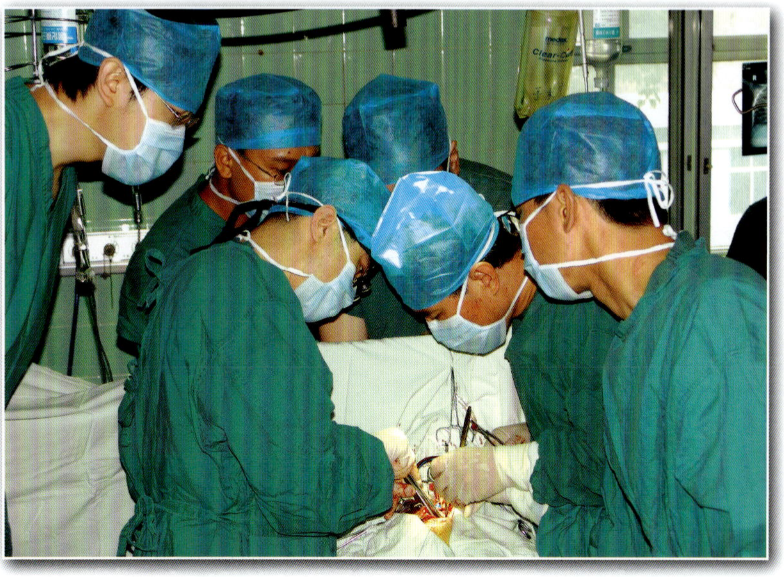

复杂先心病心脏直视手术中

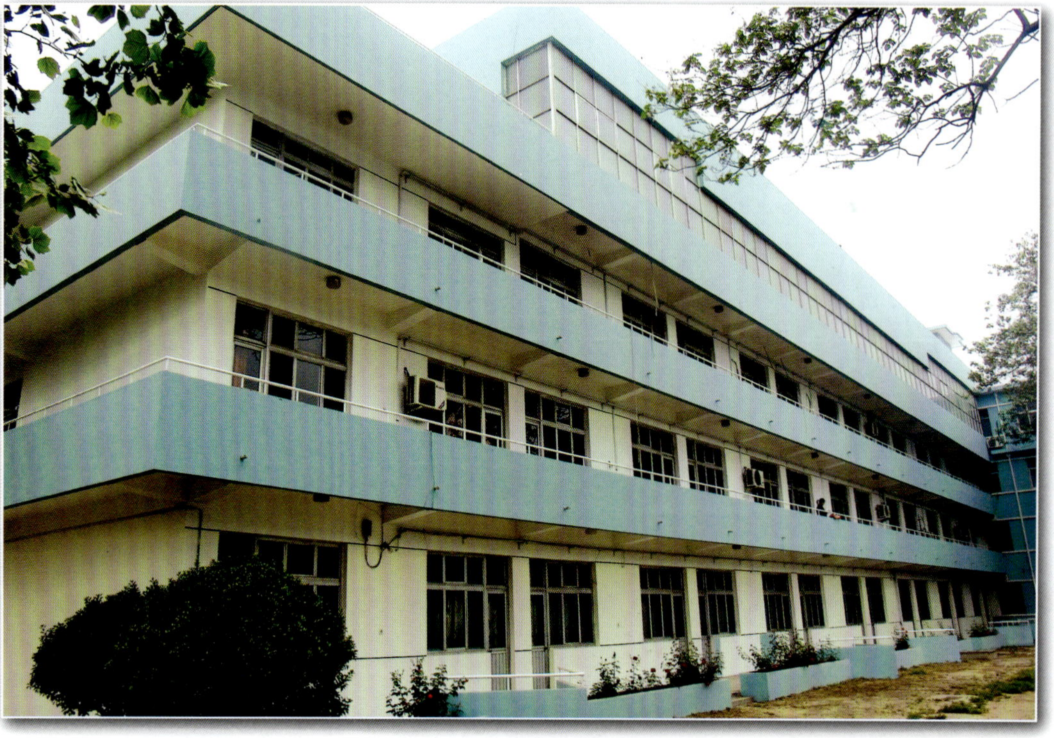

2005 年心血管病医院病房楼

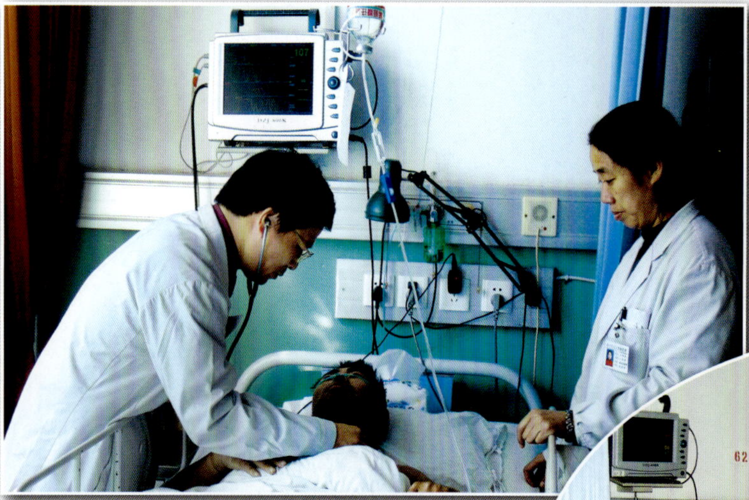

2005 年 11 月 7 日，台湾省台南医院教授方庆章（左）到院参观访问和学术交流。

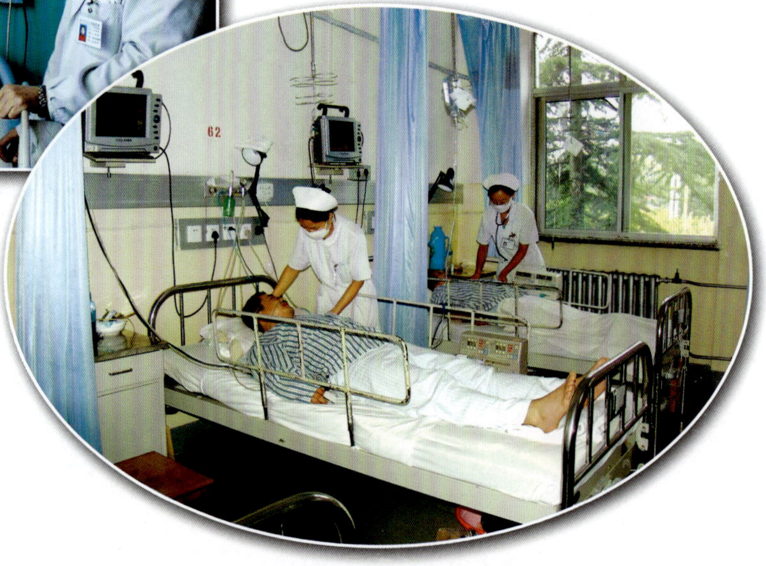

2005 年的心内科 CCU 病房

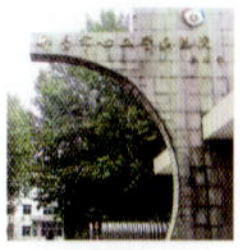

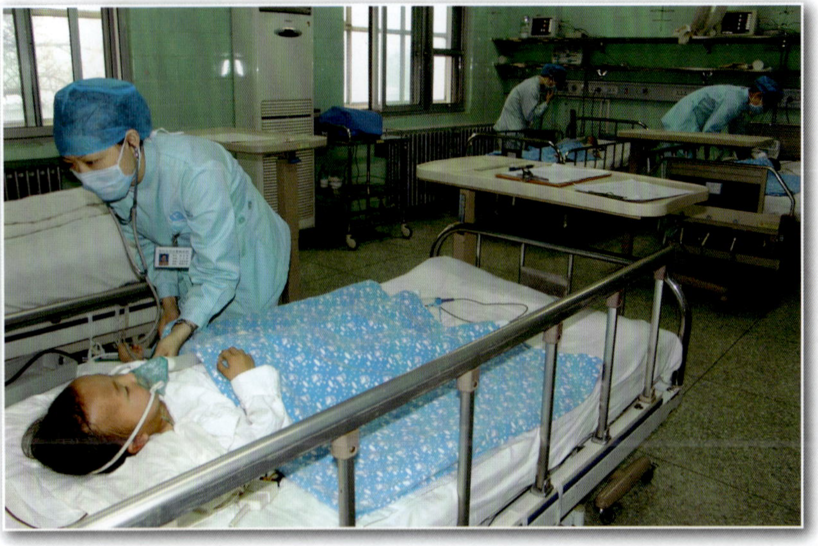

2007 年的心外科 ICU 病房

2008 年 4 月 17 日，心内科一病区副主任齐丽平（右一）正在为一位冠心病患者实施经桡动脉介入手术。

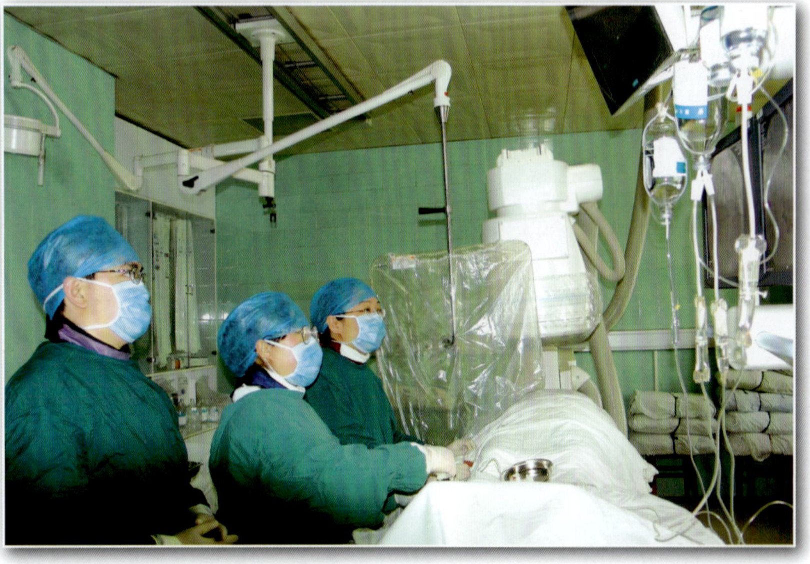

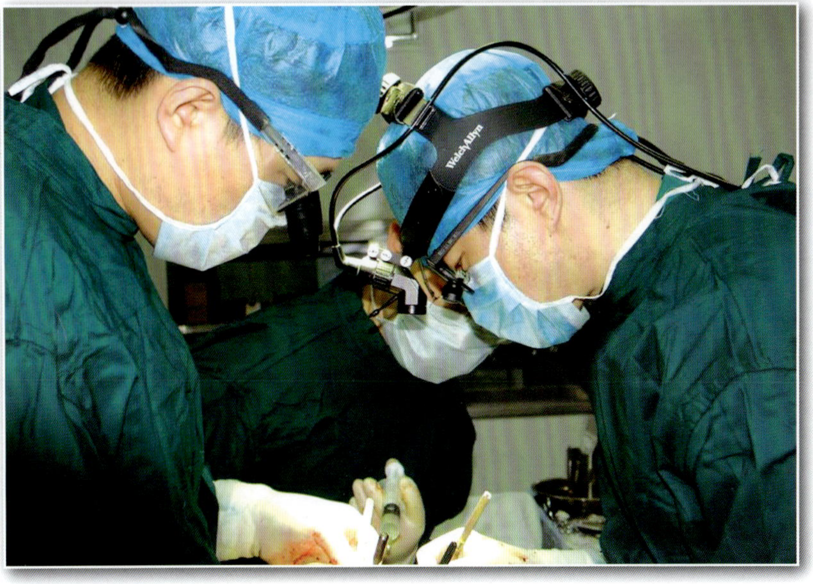

2008 年 11 月 11 日，副院长郭立新（右）为患者实施冠状动脉搭桥手术。

荣　誉

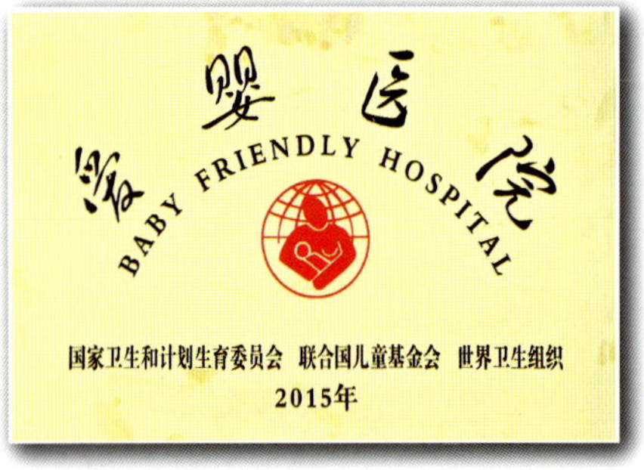
爱婴医院
BABY FRIENDLY HOSPITAL
国家卫生和计划生育委员会　联合国儿童基金会　世界卫生组织
2015年

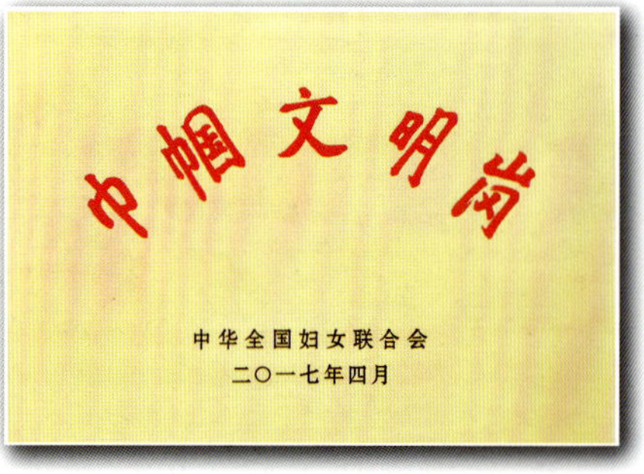
巾帼文明岗
中华全国妇女联合会
二〇一七年四月

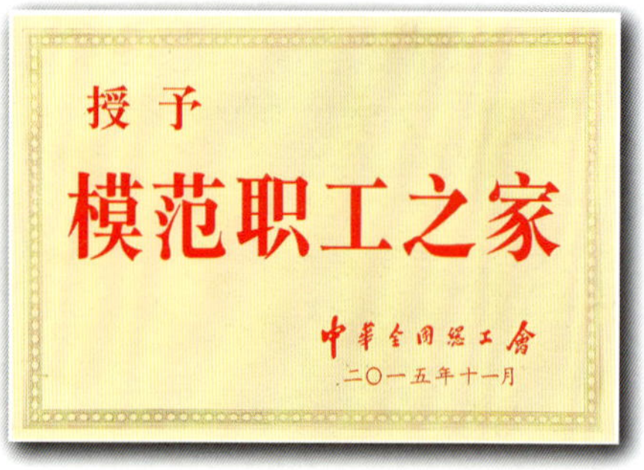
授予
模范职工之家
中华全国总工会
二〇一五年十一月

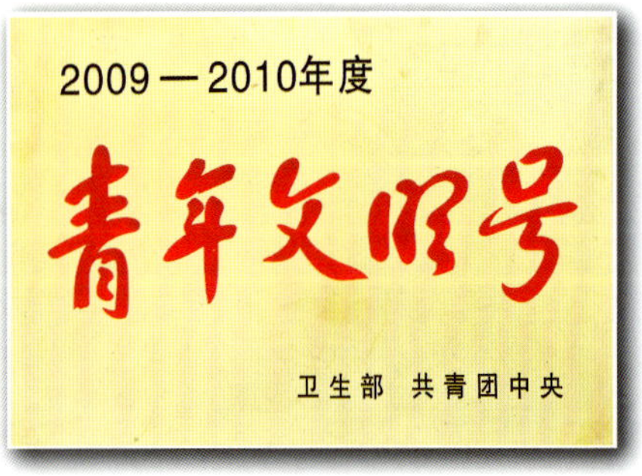
2009—2010年度
青年文明号
卫生部　共青团中央

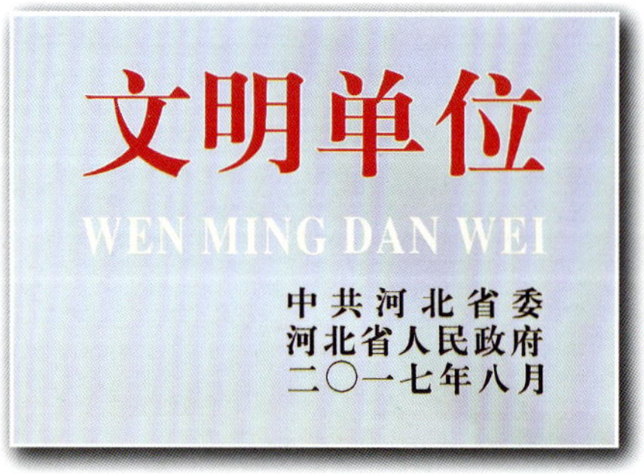
文明单位
WEN MING DAN WEI
中共河北省委
河北省人民政府
二〇一七年八月

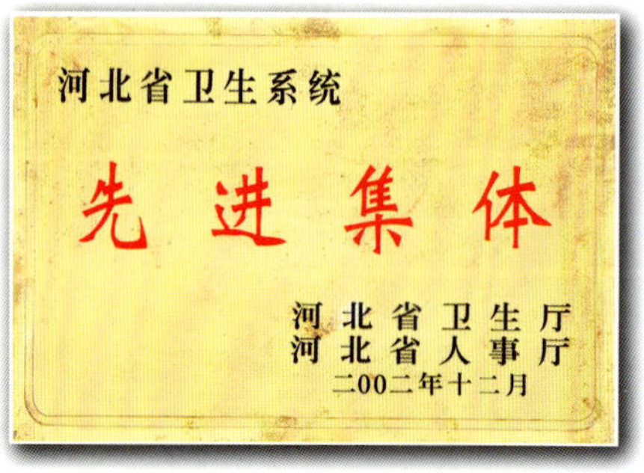
河北省卫生系统
先进集体
河北省卫生厅
河北省人事厅
二〇〇二年十二月

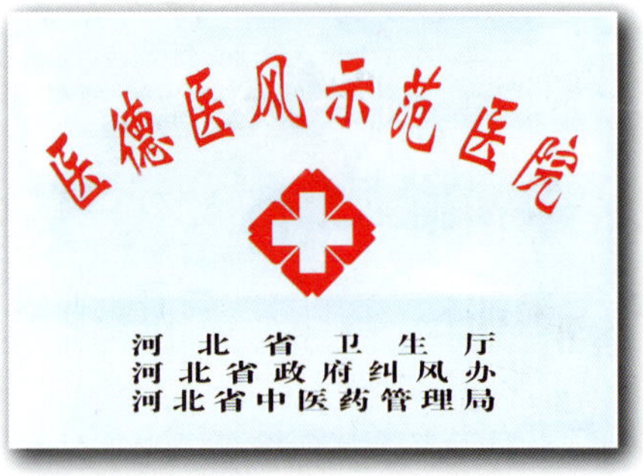
医德医风示范医院
河北省卫生厅
河北省政府纠风办
河北省中医药管理局

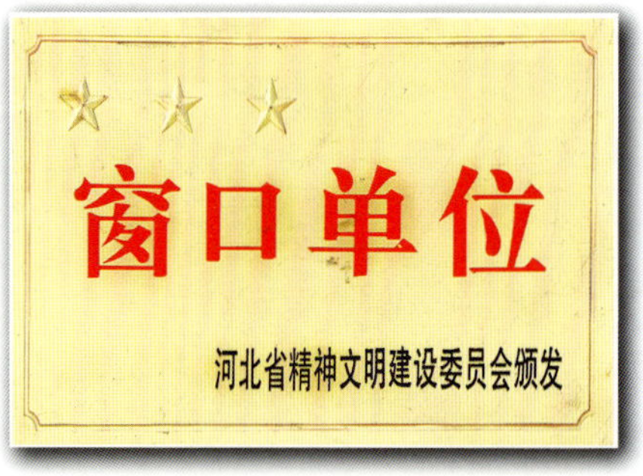
窗口单位
河北省精神文明建设委员会颁发

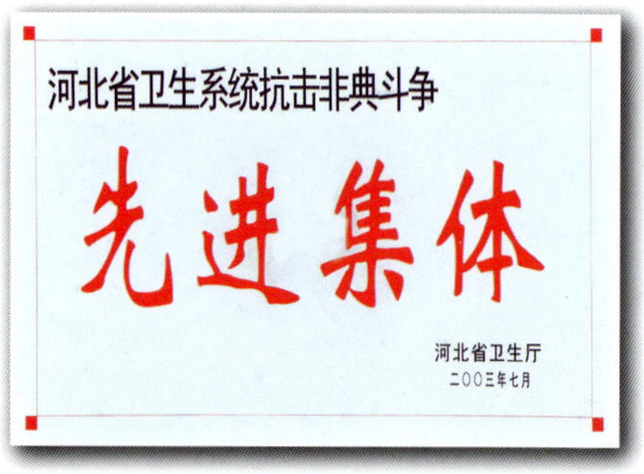
河北省卫生系统抗击非典斗争
先进集体
河北省卫生厅
二〇〇三年七月

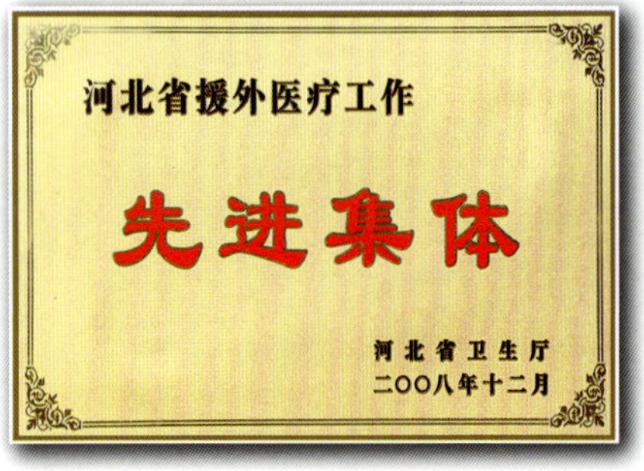
河北省援外医疗工作
先进集体
河北省卫生厅
二〇〇八年十二月

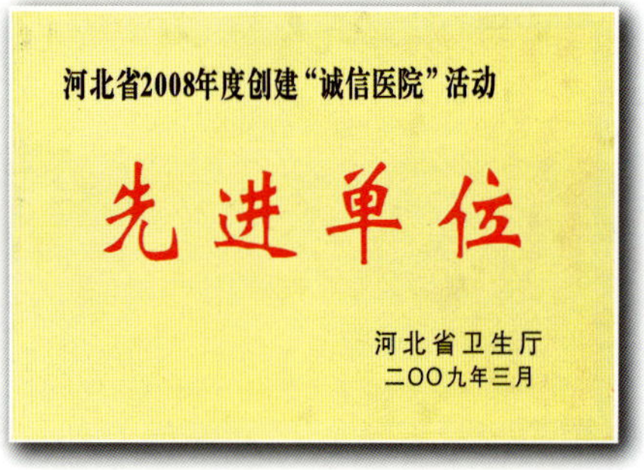
河北省2008年度创建“诚信医院”活动
先进单位
河北省卫生厅
二〇〇九年三月

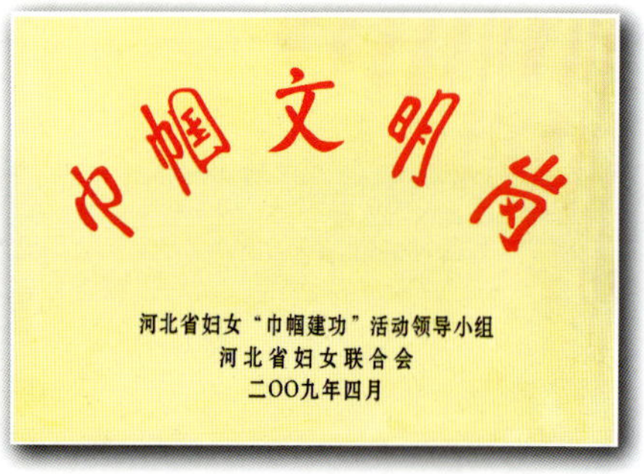
巾帼文明岗
河北省妇女“巾帼建功”活动领导小组
河北省妇女联合会
二〇〇九年四月

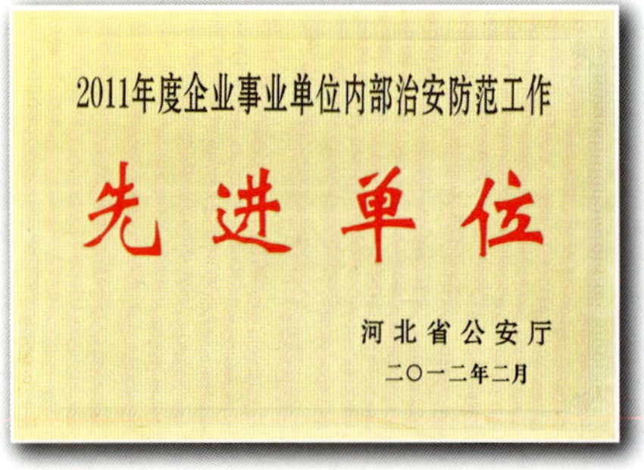
2011年度企业事业单位内部治安防范工作
先进单位
河北省公安厅
二〇一二年二月

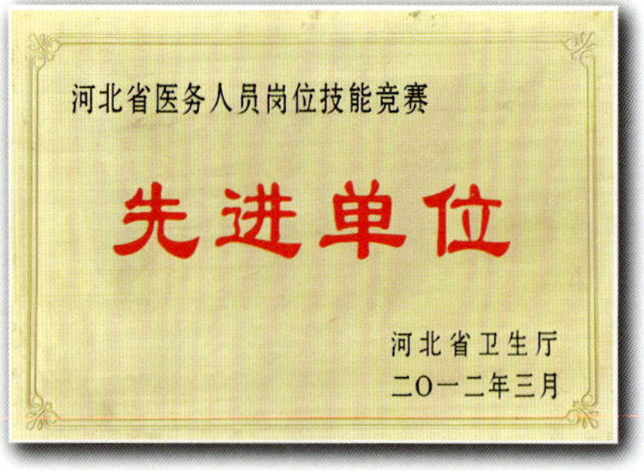
河北省医务人员岗位技能竞赛
先进单位
河北省卫生厅
二〇一二年三月

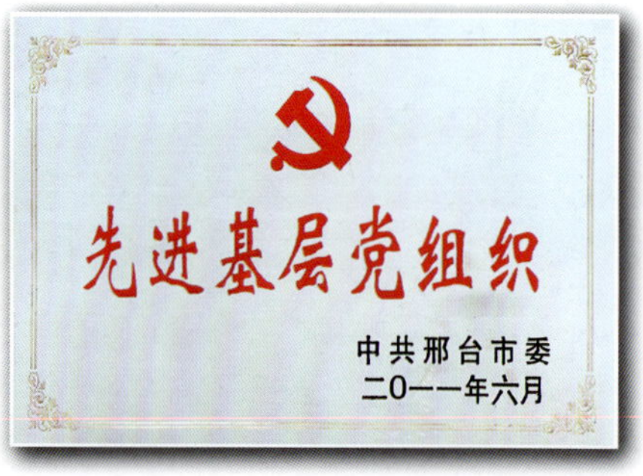
先进基层党组织
中共邢台市委
二〇一一年六月

荣 誉

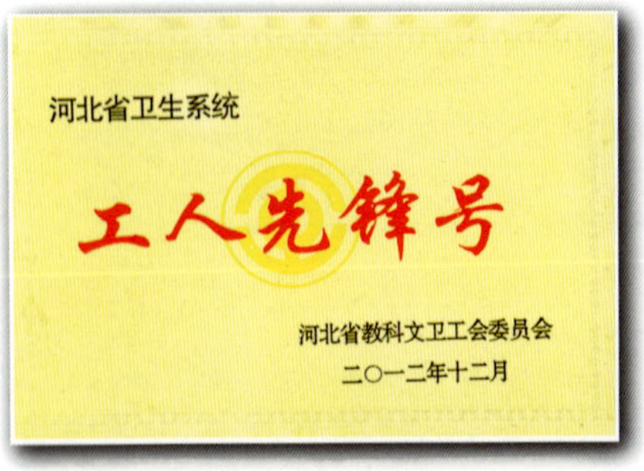
河北省卫生系统
工人先锋号
河北省教科文卫工会委员会
二〇一二年十二月

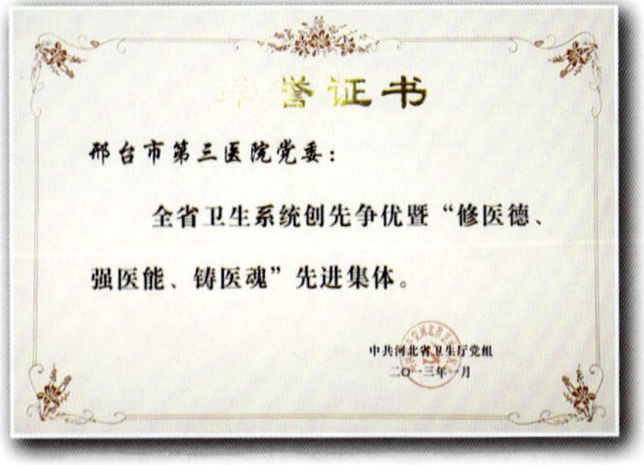
荣誉证书
邢台市第三医院党委：
全省卫生系统创先争优暨“修医德、强医能、铸医魂”先进集体。

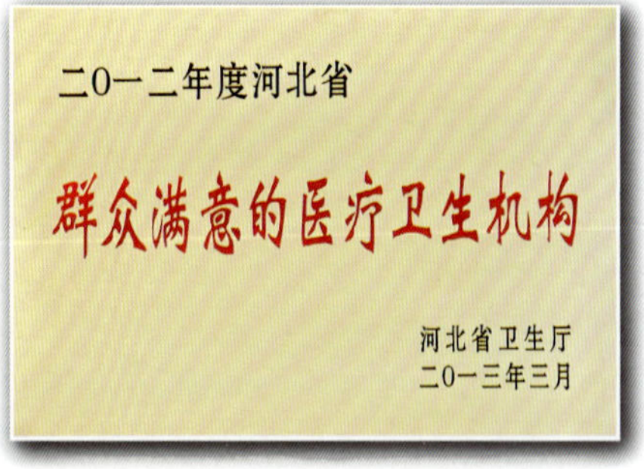
二〇一二年度河北省
群众满意的医疗卫生机构
河北省卫生厅
二〇一三年三月

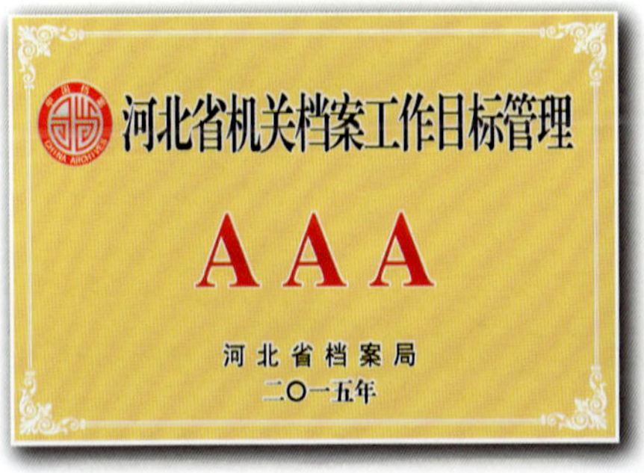
河北省机关档案工作目标管理
AAA
河北省档案局
二〇一五年

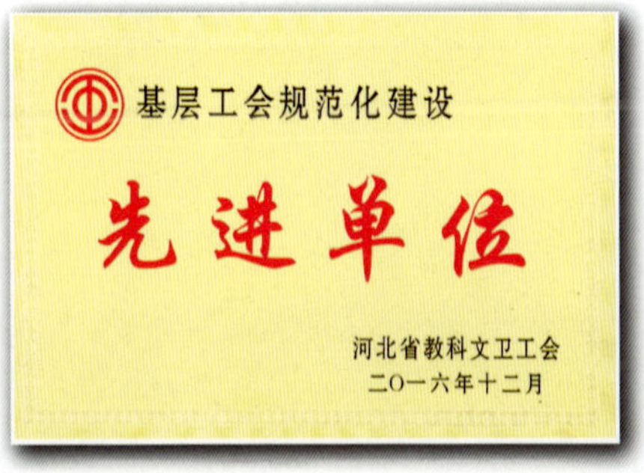
基层工会规范化建设
先进单位
河北省教科文卫工会
二〇一六年十二月

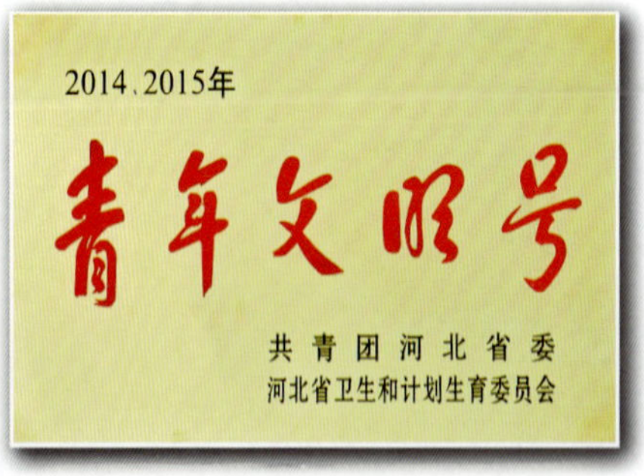
2014.2015年
青年文明号
共青团河北省委
河北省卫生和计划生育委员会

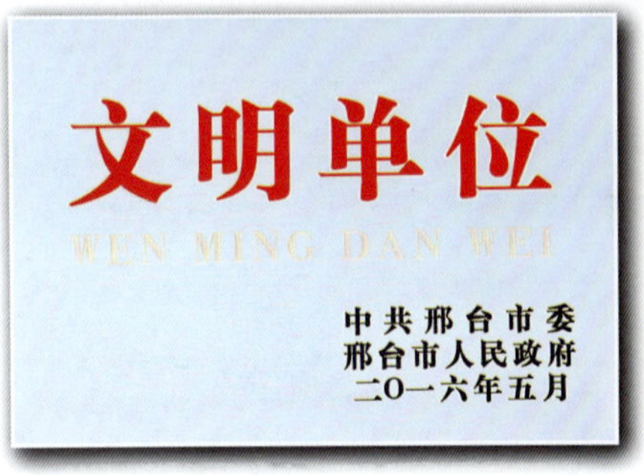
文明单位
WEN MING DAN WEI
中共邢台市委
邢台市人民政府
二〇一六年五月

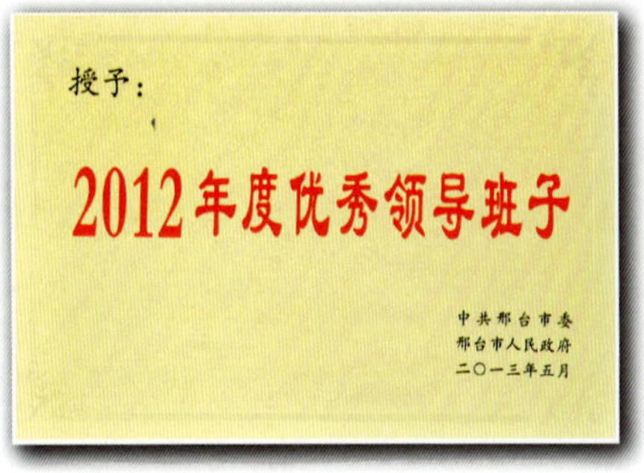
授予：
2012年度优秀领导班子
中共邢台市委
邢台市人民政府
二〇一三年五月

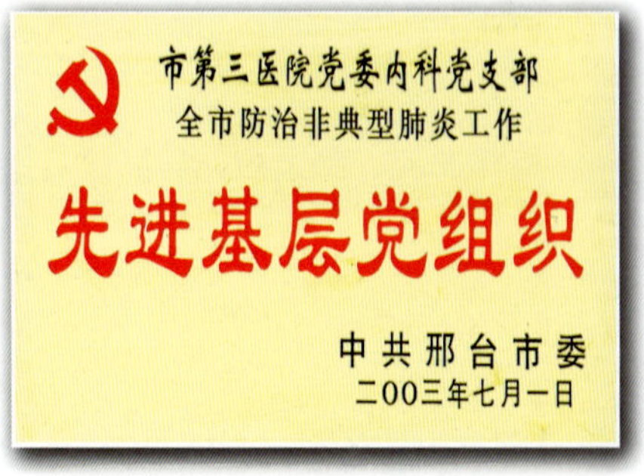
市第三医院党委内科党支部
全市防治非典型肺炎工作
先进基层党组织
中共邢台市委
二〇〇三年七月一日

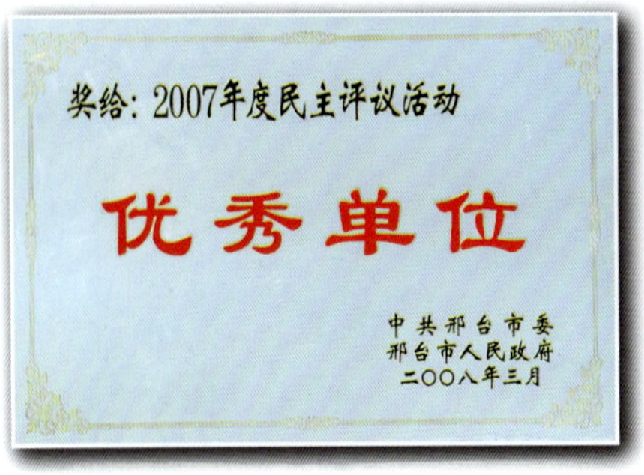
奖给：2007年度民主评议活动
优秀单位
中共邢台市委
邢台市人民政府
二〇〇八年三月

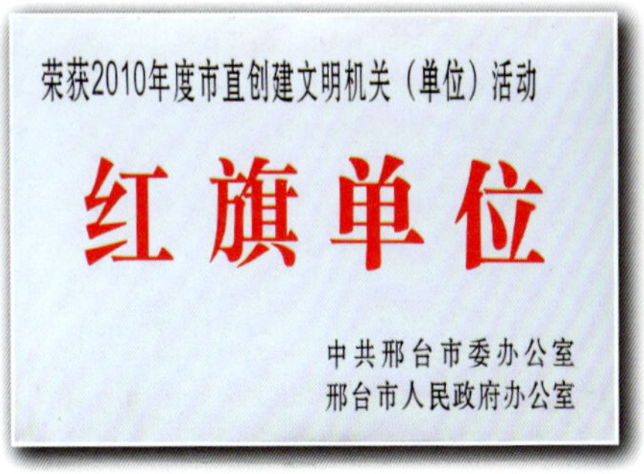
荣获2010年度市直创建文明机关（单位）活动
红旗单位
中共邢台市委办公室
邢台市人民政府办公室

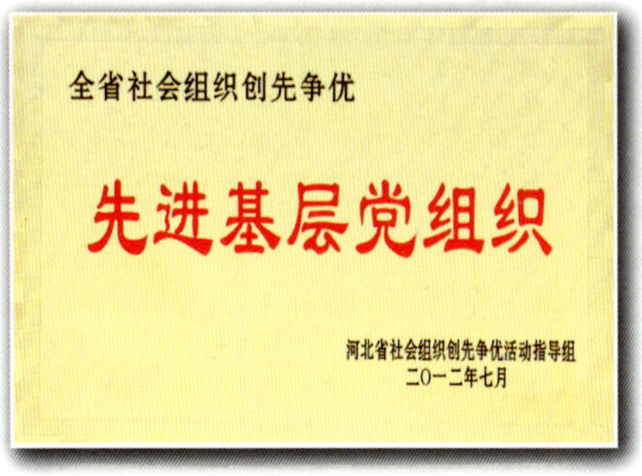
全省社会组织创先争优
先进基层党组织
河北省社会组织创先争优活动指导组
二〇一二年七月

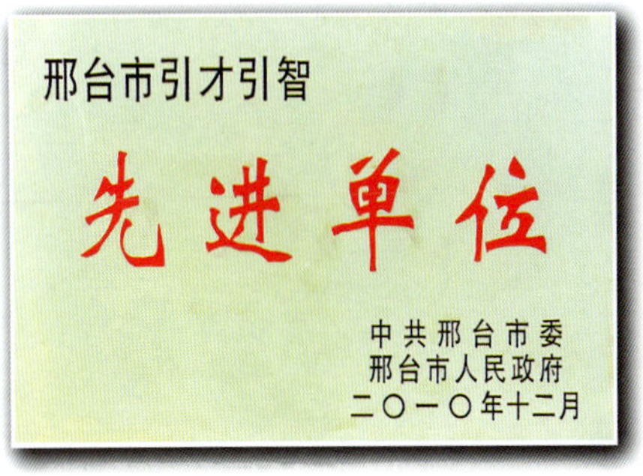
邢台市引才引智
先进单位
中共邢台市委
邢台市人民政府
二〇一〇年十二月

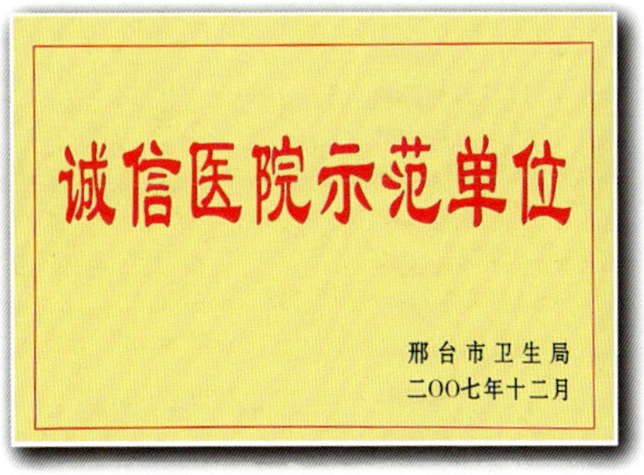
诚信医院示范单位
邢台市卫生局
二〇〇七年十二月

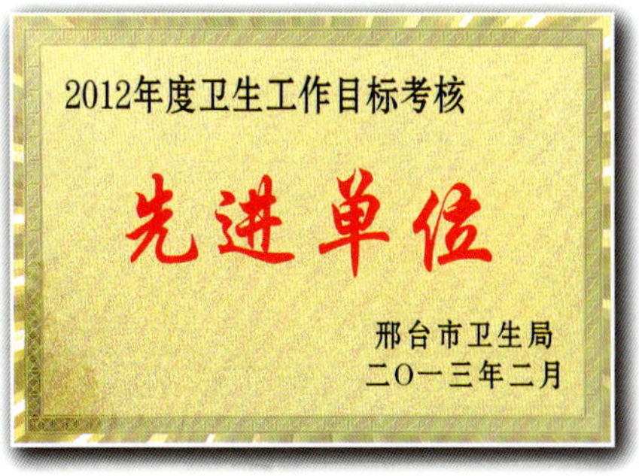
2012年度卫生工作目标考核
先进单位
邢台市卫生局
二〇一三年二月

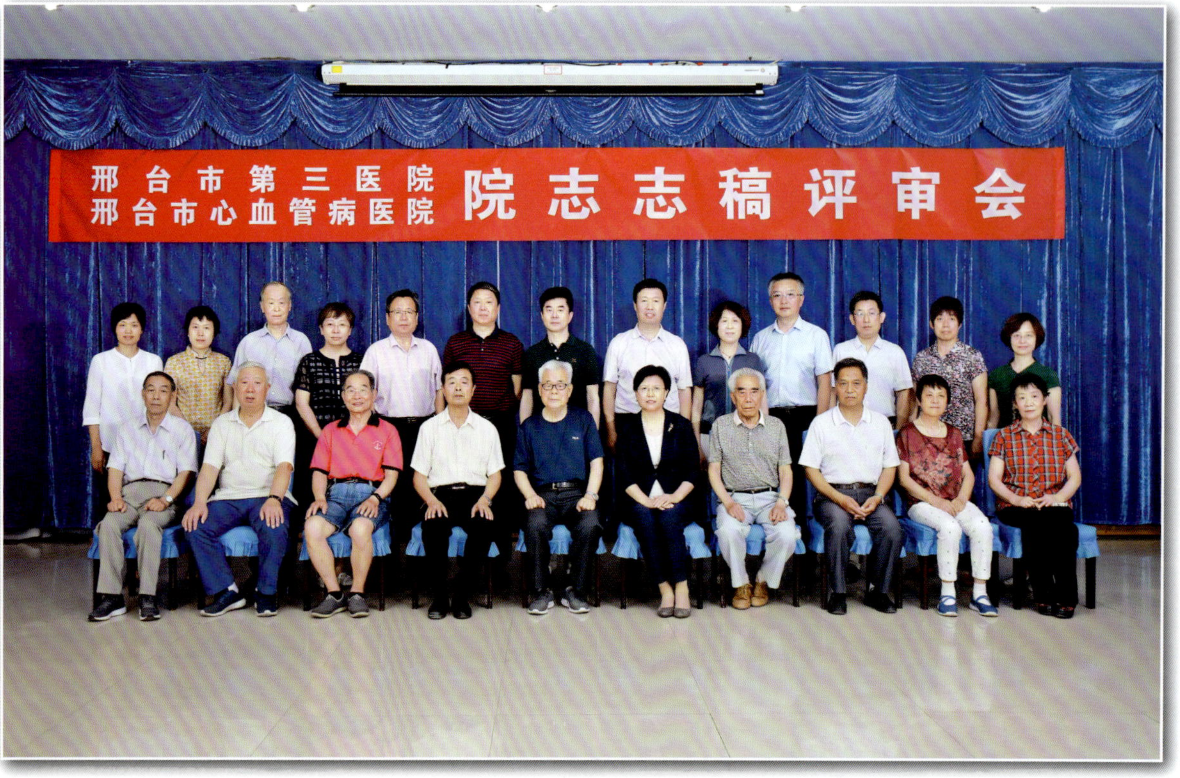

志稿评审会全体评审员合影

前排左起：路大奎、周群拉、徐振江、荀凤阁、刘玉今、王连芹、卢俊生、韩文彬、张燕飞、陈玉芹
后排左起：张燕如、王丽江、郑玉林、齐丽平、梁景江、王新伟、郭立新、王敬波、王　卫、聂文平、张方青、冯双英、赵　燕

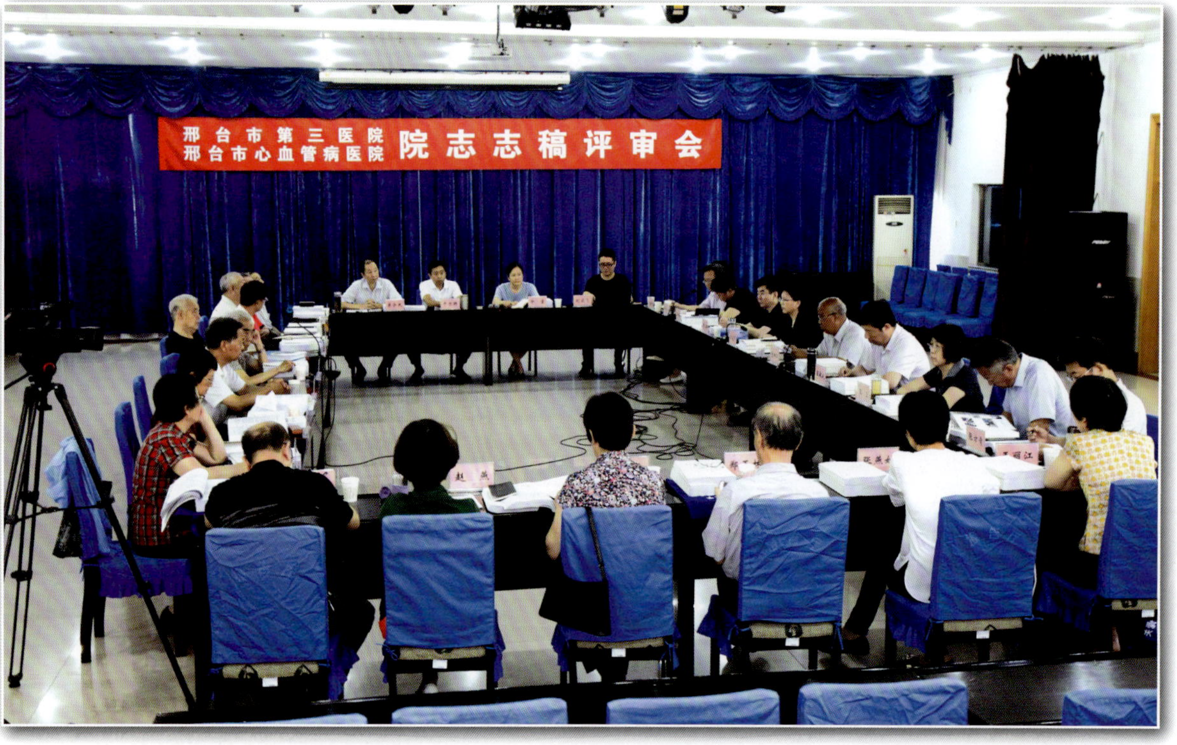

2018 年 6 月 15 日，志稿评审会现场

一、《邢台市第三医院志　邢台市心血管医院志》编纂委员会

主 任 委 员： 王连芹

副主任委员： 梁景江

顾　　　问： 董树仁

委　　　员： 郭立新　王敬波　王新伟　王　卫　薛志广　聂文平　齐丽平
张方青　周群拉　郑玉林

二、院志评审委员会

王连芹　刘玉今　王绍英　张如俭　荀凤阁　卢俊生　徐振江　韩文彬　周群拉
张燕飞　路大奎　陈玉芹　郭立新　王敬波　王新伟　王　卫　薛志广　梁景江
聂文平　齐丽平　张方青　郑玉林　冯双英　王丽江　赵　燕　张燕如

三、院志编纂办公室

主　　任： 梁景江

成　　员： 董树仁　张燕如　牛书聘　秦会民　毕　堂　沈惠峰　刘宏飞

四、编辑人员

主　　编： 王连芹

执行主编： 梁景江　董树仁

副 主 编： 郭立新　王敬波　王新伟　王　卫　薛志广　聂文平　齐丽平
张方青

编　　辑：（以姓氏笔画为序）　于献勇　马美星　牛书聘　王丽江
王雪霞　王春梅　冯柳芳　冯双英　冯丽娟　司永霞　关俊玮
齐　赛　毕　堂　刘宏飞　朱继红　张燕如　张　伟（院办室）
陈素强　李丽霞　肖瑞芳　沈惠峰　汪秀英　孟志勇　赵　燕
秦会民　袁耀辉　贾亚男　郭发生　解会敏

供稿人员（排名不分先后）：

王连芹	郭立新	王敬波	王新伟	王　卫	薛志广	梁景江	聂文平
齐丽平	张方青	董树仁	陈玉芹	郑玉林	刘兰亭	王绍英	张如俭
荀凤阁	苏文斌	薛芳林	胡　光	张平水	卢振江	卢俊生	李振河
徐振江	李含义	周群拉	张燕飞	路大奎	韩文彬	张海荣	赵朝峰
吕明正	陈　轩	张　俊	任秋海	陈秀婷	孟凡银	李丽霞	李燕乾
陈素强	郝进敏	赵　燕	冯柳芳	张燕如	于献勇	高建顺	司永霞
秦会民	王丽江	牛书聘	关俊玮	张伟（院办室）		潘海运	李志军
毕　堂	肖瑞芳	杜　新	檀潇波	马美星	解会敏	刘小娟	孟志勇
白少华	孙　红	杨　华	刘世立	崔宁宁	董　玮	王雪霞	沈惠峰
汪秀英	冯双英	吴继东	魏敬坤	韩雪兰	贾亚男	罗　星	冯　丽
郑　伟	张伟（医保科）		耿丽莹	王玉敏	冯丽娟	郑海鹰	李　兴
朱继红	郭发生	杨震民	杨　路	李腾飞	宋　莉	刘　春	霍建宏
边志军	李志云	刘　江	王春梅	张　凌	王燕勃	刘　颖	李爱军
任振芳	李　欣	夏小丽	刘　铭	杨雪棉	朱凌凌	谷艳侠	郝俊华
王宏斌	杜雪红	孔咏梅	郝海红	杜远生	李英毅	张素霞	魏玉清
殷海清	李国锋	吉淑敏	李　静	师丽敏	祁兴敏	于晶晶	宋炳辉
连彦军	吕英淑	侯志强	李　英	李士雪	夏晓君	张改锋	李素玲
王继宏	孟　成	冯国强	库洪彬	汪丽珍	孙宇婷	石素真	薛振生
宋志俊	张　兰	赵忠江	尹保强	郭雪钗	孟建红	李　娜	苗振林
王清虎	冯晓利	张　健	郑海峰	赵伟然	元　博	马春生	刘杏巧
白晓蔚	姚莉芸	崔　妍	石国素	孔玉玲	路运华	高　妍	孟秀兰
高佳丽	唐连敏	赵建芬	郝俊兰	张志革	孙丽英	公志改	郭义军
郝为敏	范雪爱	冯会敏	王贵玲	郭克勤	霍艺超	刘俊英	于　强
赵金霞	李　真	冯存民	杨素云	林国兴	赵聪聪	路　翔	徐立果
苗振华	赵　涛	杨香平	齐　赛	王京森	李星亮	郑晓芳	付赵虎
彭红兵	袁耀辉	孙鑫晔	王丽华	韩　萌	黄红革	郭春利	张晶梅
王运涛	张志红	张建刚	刘　壮	李　华	郭　静	郭永禄	霍旭升
孟卫东	范爱英	祝云淑	李腊军	耿春杰	黄俊会	冯晓英	罗晓棠
陈国栋	张　珺	王敏英	张　洁（体检中心）		魏全香	程艳敏	王雅桐
王一帆	杨元焱	杨志宏	周　松	王　玉	王雪莹		

主要摄影：段占果　毕　堂　王传利　张　强　李永臣

改革促发展　创新续华章

中共邢台市委副书记　王素平

在全市上下纪念改革开放40周年，激励广大党员干部不忘初心、牢记使命、砥砺前行之际，《邢台市第三医院志》付梓成书，这是市三院发展史上的一件大事，也是我市卫计战线的一件喜事！

市三院应改革而生，伴改革成长。《院志》全面记载了市三院从1978年到2017年的发展历程，文约事丰、结构严谨。它是改革开放的见证史，记录了市三院建院以来，在改革开放的大潮中，从小到大、从弱到强，永不言弃、奋力拼搏的创业之路，是全市医疗卫生事业蓬勃发展的典型代表。它是敢为人先的改革史，展现了市三院不断解放思想、深化改革，学科建设、服务能力、管理水平“三驾马车”并驾齐驱，从专科特色到全面发展的创新发展之路，成为社会认可、业界推崇和百姓信赖的以诊疗心脑血管病为特色的大型三级综合医院。

长期以来，市委、市政府高度重视医疗卫生事业的发展，始终把办好人民满意的医疗卫生事业作为最大的民生工程，在人才、项目、资金、政策等方面给予大力支持与倾斜。市三院紧紧围绕和服务全市经济社会发展大局，在救死扶伤、教学科研、防病救灾等方面做出了突出贡献，推动了我市医疗卫生事业的发展，特别是在历次突发性公共卫生事件和重大抢险救灾活动中，市三院以高度的责任担当，积极应对，赢得了社会各界的广泛赞誉。

追昔是要抚今，继往更需开来。当前我市正处在全面建成小康社会的关键时期，满足人民群众对美好生活的向往是新时代赋予我们的使命。我们深信，《院志》成书面世必将对市三院乃至全市医疗卫生事业的发展起到积极的促进作用，市三院一定能够在习近平新时代中国特色社会主义思想指引和市委、市政府的坚强领导下，解放思想、与时俱进，求真务实、改革创新，凝聚力量、攻坚克难，以更有力的举措、更扎实的作风、更精湛的技术、更优质的服务，为新时代邢台医疗卫生事业的发展勇创新佳绩、奋写新篇章！

2018年8月

序

邢台市第三医院党委书记、院长　王连芹

四十岁之于人，是不惑之年。四十年之于医院，亦正值风华正茂之时——脚下日益坚实，未来阳光万丈。故，在改革开放暨建院四十周年之际，集全院之力，编纂《邢台市第三医院志》及《邢台市心血管病医院志》，一为存史，二为资政，三者更是希望勇于改革创新、坚持团结奋进的三院精神能在一代又一代三院人的手中得以传承，发扬光大。

三院的发展史，其实就是三院人的奋斗史，也是三院人不断求索、不断改革开放的历史。1978 年，市三院在解放思想、改革开放的大潮中应运而生，当时，只有一座很小的门诊楼和 20 多张床位，经过三院人不懈的努力，办医条件明显改善，医院规模不断扩大。1992 年，在市委、市政府的大力支持下，医院与以北京阜外医院为主体的专家组联合创办了邢台市心血管病医院。双方同心同德，呕心沥血，用短短的十六年，使其发展成为冀南地区心血管病诊疗中心，综合实力和医疗水平达国内先进、省内领先，开创了一条“开放办院、特色兴院”的发展之路，一举改变了三院的整体面貌，并成为全市改革开放的一大亮点。2005 年，谋划实施了院区北扩和整体改扩建。2008 年，为顺应国家医疗改革新形势、新要求，提升医院发展平台，促进医院可持续发展，成功实施两院合并，顺利晋升为河北省三级综合医院，并确立了“突出特色，全面发展”的医院发展战略，使三院跨入了一个平台更高、竞争力更强、发展更快的新时期。2015 年，新的住院部大楼投入使用。2016 年，在全省三级医院中，首家通过中国胸痛中心认证。2017 年，被国家卫计委脑防委授牌高级卒中中心，成为我市当年之唯一……

四十年间，一代又一代三院人发展的脚步从未停歇。从建院初期的举步维艰、勉强度日，到 1992 年的深思熟虑、筚路蓝缕。从 2008 年发展战略的确立，到如今拥有 11 个省、市重点学科，病源覆盖全国 15 个省 28 个地市的“冀南小阜外”。三院每一个历史节点的关键决策，每一次厚积薄发的跨越发展，无不凝聚着三院人的汗水、智慧和心血。院志忠实地记录三院四十年栉风沐雨的发展历程，真实地反映三院人上下求索、激情拼搏的奋斗精神，是当代三院人义不容辞的使命与职责。

《邢台市第三医院志》上限自1975年医院筹建，下限至2017年12月。志书由序、凡例、概述、大事记、专记和专志组成。志书立足于医院工作特点，设立章、节、目，各章节既相对独立，又有内在的逻辑统属关系，使全志成为一个有机整体。在体裁上，志书采用述、志、记、传、图、表、录等六种方式，客观、全面、系统地记载了市三院四十年的历史和现状。

志书尊重历史，尊重事实。编辑人员艰辛耕耘，广征博采，客观筛选，严格考证。数年间，十易其稿，终成此书。修志是为了读志，读志是为了用志。通过读志，总结过去，不忘初心，更加明确历史使命；通过用志，趋利避害，轻装上阵，开创三院更加光辉灿烂的明天。借此谨向志书编委会和所有参与志书编写的同志表示诚挚的感谢！

《邢台市第三医院志》及《邢台市心血管病医院志》是我院的第一部志书，在志书的编纂方面，我们还缺乏经验，加之资料较少，难免有缺点和错误，恳请广大读者提出宝贵意见。

志之所趋，无远弗界。穷山距海，不能限也。四十年前，医院的创建者们或许不会想到，小黄河边上这个毫不起眼的医院，四十年后会成为一张金名片，竭尽全力护佑邢台及周边人民的生命健康。今天，作为新时代的三院人，我们依然无法想象，四十年后的市三院会继续创造怎样的辉煌。此志已毕，期待未来我们再次提笔，续写三院新的华章。

2018年8月

凡 例

一、本志以马克思列宁主义、毛泽东思想、邓小平理论、“三个代表”重要思想、科学发展观、习近平新时代中国特色社会主义思想为指导，坚持辩证唯物主义和历史唯物主义的立场、观点和方法，坚持实事求是、尊重历史的原则，全面、科学地记载邢台市第三医院、邢台市心血管病医院发展变化的历史和现状，力求突出医院特色和时代特征。

二、本志断限，邢台市第三医院上限为1975年医院筹建，下限为2017年12月；邢台市心血管病医院上限起于1992年医院建立，下限止于2008年12月16日与三院合并。为保持事物的完整性，可适当后延。

三、本志采用述、志、记、传、图、表、录体裁，以专业分志为主，卷首设概述，勾勒院情，总揽全志；大事记采用编年体，辅之以纪事本末体，记全院大事、要事和新事；设专记以记载全院有特殊意义的大事；专业志力求按科学分类、兼顾社会分工实际。全书设章、节、目，横排门类，纵写史实。设附录，以辑录重要文献和资料。

四、获市、厅级以上单位授予的荣誉入志。与医院业务无关的社会兼职获得的荣誉及各级学术杂志社授予的荣誉不予入志。

五、本志收入的学术成果为省、市科委及省医学会评出的成果。

六、本志对任医院领导副职及以上、外聘专家入人物章，主要介绍个人简历、业务成就、科技成果等。去世的入人物传，以卒年先后为序；在世的入人物简介，以生年先后为序。正、副高级技术职称人员，中共代表、人大代表、政协委员等入人物表以记之。更多的以事系人，散见有关章节。

七、本志使用规范的语体文表述。文字、标点、度量衡除继续使用公斤、亩外，其余均按国家制定的统一规范书写。全书使用第三人称。记事据实直书，述而不论。表格以章为单位编排序号。

八、本志资料来源于邢台市国家档案馆、医院档案室、所在科室和个人提供的经证实的书面或口头资料，均不注明出处。社会兼职及学会任职均由本人提供。

目　录

邢台市第三医院志

邢台市心血管病医院志

概 述

邢台市第三医院位于河北省邢台市桥西区钢铁北路108号，东临钢铁北路，北依八一大街，南濒小黄河，西与市三院家属院和金宫市场相邻。邢台市第三医院是在邢台市铁西医院的基础上建设发展起来的，1978年10月1日正式开诊。

（一）

1978年10月，邢台市第三医院占地面积50.97亩，有门诊楼、锅炉房、营养食堂各一座，总建筑面积4594平方米。至1984年，增建了病房楼、职工食堂、洗衣房、车库、变电站等建筑，建筑面积增至9858平方米。至2005年，又相继增建了单身平房、药库、扬水站、住院收费处、污水处理站、CT/磁共振室、综合楼、内科病房楼和干部病房楼，建筑总面积达24211平方米。2005年，实施“党校搬迁，三院扩建”项目。年末，市委党校主楼交付医院，医院将其改造为外科住院部，2006年6月14日启用。至此，医院建筑总面积达33490平方米。2009年党校整体搬迁后，党校土地和地上附着物全部交付医院，医院占地面积增加34.64亩，三院院区面积增至85.43亩。2010年5月19日，市政府召开会议，启动党校家属院搬迁项目。2013年底，完成党校家属院拆迁工作，其用地13.62亩划拨给三院。2012年2月2日，整体改扩建项目正式开工建设。2015年9月，病房楼、医技楼竣工投入使用，增加建筑面积107936平方米，同时拆除旧建筑18811平方米。至2017年底，门诊楼及相应的配套辅助用房主体工程竣工。至此，院区占地总面积增至99.05亩，建筑总面积达14.3695万平方米。

1978年开诊时，三院仅有门诊，没有病床。1979年2月，在门诊楼设简易病床20张。1981年设床位150张，1995年达320张。2006年编制床位616张，2017年达1200张。

自开诊至1987年，医院先后配备有X光机、心电图机、超声诊断仪等常规医疗设备，后不断升级换代、进行更新。1987年5月，引进美国EMI－5005CT机1台，价值78万元。1989年，引进体外碎石机1台，价值58万元。至1992年，医院装备有美国GE公司MAX－640第三代CT机、日本ME－800毫安遥控X光机、上海医疗器械厂XG－500毫安X光机、日立EOB－305超声等医疗设备274台/件，价值265.3万元。至2008年，陆续购置64排螺旋CT、美国GE公司PROSPEED AL螺旋全身CT机、芬兰Planmed Oy乳腺钼靶机、万东大型血管造影机、全自动生化仪、飞利浦IE33彩超、飞利浦HDI4000

彩超等大型医疗设备2072台/件，价值4931.7万元。至2017年，医院拥有西门子3.0T磁共振、飞利浦1.5T磁共振、飞利浦256层CT、飞利浦64排CT、东芝16排CT、西门子ZeeⅢ血管造影机、飞利浦FD20血管造影机、西门子AXIOM DR机、GE E9彩超、飞利浦EPIQ 5彩超、西门子S2000彩超、奥林巴斯CV－190超声刀、瑞士莱卡手术显微镜、奥林巴斯AU2700和贝克曼AU680全自动生化仪、高压氧舱、德国Stocker体处循环机、电磁式冲击波治疗仪、西门子移动C形臂X射线机、全自动凝血分析仪、日本光电术中电生理监测仪、口腔曲面断层X射线机、德国Sophie小儿呼吸机、奥林巴斯260AI电子结肠镜、希森美康XT－4000i全自动血液分析仪、日本光电EEG－1200C脑电图仪等高档医疗设备5290台/件，价值27792.4万元。

（二）

1978年10月正式开诊时，医院临床科室开设有内科、外科、中医科、妇产科、五官科、口腔科、骨疗室、针灸室；医技科室开设有心电图室、检验科、放射科、药剂科；行政科室有总务科、院办室。1995年共开设科室34个，其中职能科室12个，门诊医技科室9个，临床科室13个。2008年，共开设科室42个，其中职能科室15个，门诊医技科室13个，临床科室14个。2017年开设科室80个，其中职能科室27个：院办室、党办室、人事科、老干部科、医务科、科教科、护理部、感染管理科、财务科、审计科、信息科、质控办、宣传科、基层服务科、监察室、医患办（法务部）、基建办、防保科、保卫科、总务科、物业办、药剂科、医保科、收费科、病案室、配送中心、采购办公室（设备科），门诊医技科室21个：检验科、输血科、放射科、CT/核磁科、功能科、心血管超声室、病理科、内镜室、手麻科、介入科、血液透析室、健康体检中心、耳鼻喉科、眼科、口腔科、皮肤科、中医科、司法医学鉴定中心、静配中心、高压氧治疗室、供应室，临床科室33个：心内科一病区、心内科二病区、心内科三病区、心内科四病区、心内CCU、心外科、神经内科一病区、神经内科二病区、神经内科三病区、神经内科四病区、呼吸/老年病/肾病科、康复医学科、消化/内分泌/血液内科、急诊科、新生儿科、儿科一病区、儿科二病区、胸外科、骨科、腺体外科、胃肠外科、肝胆外科、泌尿外科、妇科、产科一病区、产科二病区、产科温馨病区、产房、神经外科一病区、神经外科二病区、神经外科三病区、神经外科ICU、重症医学科。

（三）

1978年5月，邢台市卫生局从局属各单位抽调106人到邢台市第三医院准备开诊工作。是年末，共有干部职工162人。

1987年，全院职工331人，其中卫生技术人员280人：高级7人，中级24人，初级

249人。

2008年，全院职工726（正式在编550人）人，其中卫生技术人员646人：正高35人，副高81人，中级184人，初级346人。硕士19人，本科256人，专科及以下431人。离退休人员162人。

2017年，全院职工1497人（正式在编822人），其中卫生技术人员1318人：正高68人，副高152人，中级396人，初级702人。博士3人，硕士224人，本科733人，专科及以下537人。享受国务院特殊津贴专家1人，河北省有突出贡献中青年专家3人，邢台市管优秀专家8人，邢台市青年科技人才7人。离退休人员227人。

（四）

1992年，在邢台市委、市政府的大力支持下，医院与中华医学会心血管病分会专家组联合创办了邢台市心血管病医院。4月24日，邢台市心血管病医院筹建处正式成立，医院自筹资金和贷款创建心血管病医院，实行“一院两制”的管理模式。8月13日，邢台市心血管病医院破土动工。11月9日，邢台市心血管病医院试运行，设有心内科、手麻科、药械科、心电图室。1993年开设心外科、检验科、彩超室。1995年5月18日，邢台市心血管病医院举行开院庆典。心血管病医院的成立，有效地带动了医院的全面发展，医院综合实力明显增强。21世纪初，心血管病医院的综合能力和水平走在全省前列，发展成为冀南地区心血管病诊疗中心，病源覆盖全国15个省28个地市，被群众亲切地誉为“冀南小阜外”。

2008年，为顺应国家医疗卫生改革新形势，医院做出了“整合两院，升三级”的重大战略决策，同时提出了“突出特色，全面发展”的医院发展战略。12月16日，顺利通过省卫生厅评估验收，正式被批准为三级综合医院，邢台市心血管病医院作为第二名称继续保留，实现了医院等级的历史性突破，成为医院发展史上的又一里程碑。

2017年12月，邢台市第三医院（邢台市心血管病医院）已发展成为一所集医、教、研及预防保健为一体的、以心脑血管病为特色的三级综合医院。编制床位1200张，拥有省重点专科1个，省、市重点学科、重点发展学科10个，综合医疗水平省内先进、全市领先。其中，心脑专科综合能力和水平达国内先进、省内领先。是邢台市心血管病介入治疗中心、邢台市脑血管病治疗中心、邢台市健康体检中心、中国胸痛中心、国家高级卒中中心、国家综合卒中中心，是河北省先心病救治工程定点单位、河北省农村儿童先心病、白血病救治定点医院。

（五）

1979年，医院门诊量81633人次，出院375人次。1986年，门诊量139422人次，出院4258人次，手术947例。2000年，门诊量113528人次，出院8398人次，手术1459例，介入226例。2005年，门诊量171594人次，出院14506人次，手术2499例，介入883例。2010年，门诊量305504人次，出院23483人次，手术3985例，介入3434例。2017年，全院门诊量568978人次，出院46273人次，手术6859例，介入7673例，出院患者平均住院日9.1日。全院经济效益不断提高。1979年，全院业务收入近12万元，1986年收入158万元，1987年达238万元，2000年收入3491万元，2005年达8901万元，2008年17852万元，2009年21825万元，2015年54564万元，2017年76613万元。

（六）

邢台市第三医院经过40年的发展，取得了令人瞩目的成就，但也存在高、精、尖人才不够多，学科发展不均衡，现代化管理能力有待提高等问题。医院广大干部职工决心在邢台市委、市政府的正确领导下，坚持以习近平新时代中国特色社会主义思想为引领，深入学习贯彻党的十九大精神，不忘初心、牢记使命、团结奋进、开拓创新，努力开创新时代医院发展的新局面，为建设经济强市、美丽邢台做出新的更大贡献。

1978～2017年邢台市第三医院工作量、收入、资产变动情况表

年份	门急诊人次（含体检）	出院人次	手术例数	介入例数	拨入经费（万元）	总收入（万元）	固定资产（万元）	资产总额（万元）
1978								
1979	81633	375				12		
1980		559						
1981		2074						
1982		2589						
1983	112798	2809						
1984								
1985	100535	3458						
1986	139422	4258	947		55	158	60	83
1987	133927	5013	991		83	238	64	136
1988	153468	5192	695		43	232	78	333
1989	162101	5092	778		46	358	115	455
1990	170276	5275	763		56	400	134	499
1991	161223	5028	630		60	445	181	613
1992	141498	4610	920		66	617	268	1198
1993	133130	4993	881	2	75	955	655	1979
1994	111759	5314	1102		113	1120	797	2072

年份	门急诊人次（含体检）	出院人次	手术例数	介入例数	拨入经费（万元）	总收入（万元）	固定资产（万元）	资产总额（万元）
1995	106394	5531	1134		125	1398	881	2255
1996	108305	5957	1148		137	1937	973	2262
1997	104205	6191	1105	103	138	2379	1054	2374
1998	106986	6492	1182	147	170	2581	1244	3005
1999	97570	6914	1305	165	157	2826	2021	3502
2000	113528	8398	1459	226	161	3491	3282	5973
2001	129190	9921	1729	344	164	4446	3752	6679
2002	139196	10384	1799	428	164	5250	4738	8294
2003	116679	9179	1574	444	299	5695	6033	9765
2004	144234	12567	2510	614	136	7090	6527	11070
2005	171594	14506	2499	883	166	8901	6758	13486
2006	168534	15630	2824	1212	194	10506	7008	16385
2007	204875	19054	3380	2016	202	14067	7728	21298
2008	243179	20772	3809	2795	191	17852	9454	28002
2009	291612	22966	4064	3191	215	21825	9909	34093
2010	305504	23483	3985	3434	138	25686	10532	43507
2011	332597	24965	4123	3911	173	29208	13328	55533
2012	372589	27232	5038	4751	194	38041	13048	57188
2013	387580	27975	4861	5038	1432	44427	14324	78899
2014	428782	30313	5277	5448	5949	54427	14810	106785
2015	423347	31138	4690	6293	747	54564	21031	115066
2016	486472	43217	6490	7044	85	68143	25926	132593
2017	568978	46273	6859	7673	169	76613	25942	153059

注：1978～1996年医院无介入科，1993年2例介入手术由外院专家在放射科完成。表中其他空白为资料缺失。1992～2008年数据含邢台市心血管病医院。

大事记

1975 年

5 月，邢台市卫生局局长陈录堂通知吕明正筹建铁西医院。

7 月，河北省计划委员会正式下达筹建“邢台市铁西医院”文件。

9 月底，市领导确定，在钢铁路西、市卫校以北建铁西医院门诊楼。

11 月 1 日，租用邢台市桥西区李演庄村土地 3.63 亩。

11 月 3 日，与邢台市第三建筑工程公司签订承建门诊楼协议。

11 月 21 日，医院门诊楼建设工程破土动工，设计共 4 层 3981 平方米。

12 月 13 日，由邢台市第三建筑工程公司在原水井基础上深挖自来水井供施工用。

1976 年

4 月 14 日，河北省计划委员会下发邢台市铁西医院设计任务书的批复，铁西医院建设规模 300 张床位，1500 门诊人次/日；建筑面积控制在 19300 平方米以内；总投资额控制在 250 万元以内，其中，土建 190 万元，装备费 60 万元。

6 月 26 日，经商定，征地费用每亩 1300 元（包括青苗），其中水井另收 4000 元。除已征土地 10 亩外，再征 60 亩地。

7 月 6 日，邢台市革命委员会文教卫生办公室认为邢台市铁西医院名称不贴切，建议命名为邢台市第三医院。经征得邯邢钢铁基地同意后，正式确定医院名称为“邢台市第三医院”，刻制“邢台市第三医院筹建处”公章。

1977 年

9 月 1 日，1975 年至是日，共投入 68 万元，购地投入 11.2 万元，购锅炉投入 8.3 万元。

9 月 20 日，邢台市人民防空办公室确定邢台市第三医院病房楼设人防工程，建设面积 1260 平方米。

是月，邯邢钢铁基地下马，将邢台市第三医院（邢台市铁西医院）移交给河北省革命委员会卫生局。

年底，河北省革命委员会卫生局配发给邢台市第三医院绿色救护车 1 辆。

1978 年

2 月 16 日，向邯邢钢铁基地汇报资金利用和征地情况。

是月，门诊楼 3981 平方米、营养食堂 620 平方米与锅炉房 259 平方米交付使用。

5 月，邢台市卫生局从局属各单位抽调 106 人到邢台市第三医院，准备开诊工作。

是月，成立财务科，下设会计室和收费处，马洪坤任负责人。

是月，成立五官科，包括耳鼻喉、口腔和中医眼科专业，刘明亮任负责人。整体接受市第一医院移交的口腔科，孙玉太为负责人，隶属五官科管理。

是月，成立针灸室、理疗室，归中医科管理。

是月，成立检验科，赵玉敏任负责人。

是月，成立妇产科，董金凤任负责人。成立心电图室，隶属门诊部管理。成立药剂科，由张淑琦、李清阁负责。

7 月，成立中医科，王贵有任负责人。成立放射科，张银岭任负责人。

9 月 21 日，邢台市革命委员会计委批准，从南大郭购地 2.4 亩。

10 月 1 日，门诊楼启用，邢台市第三医院正式开诊，邢台市政府领导田学武和邢台市卫生局领导史文学来院祝贺。医院门诊设内科、外科、妇产科、中医科、口腔科、五官科、骨疗科、针灸科、放射科、检验科、药剂科和心电图室。

10 月 28 日，医院党支部选举王毅生、吕明正、张俊、胡光、王贵有、陈秀婷、曹金库 7 人为委员。

是月，邢台市文教卫生办公室任命医院领导班子：党支部书记王毅生；副书记、院长吕明正；副书记陈秀婷；副院长张俊、胡光，为党委负责制。

是月，医院党支部把 37 名党员划分为 5 个党小组，5 位院领导分别编入 5 个小组过组织生活。

是月，成立院办室，有工作人员 3 名。

11 月，成立医政科，高朝凯为负责人，有工作人员 6 名。

12 月 9 日，支部委员分工：陈秀婷负责政治思想工作，胡光负责保卫工作，曹金库负责青年团工作，张俊为组织委员，王贵有为宣传委员。

12 月 30 日，邢台市革命委员会计委批准，从南大郭购地 7.5 亩。至此，医院占地 75.5 亩。

是年，开展膀胱镜检查。

年末，医院职工有 162 人。

1979 年

1 月 14 日，医院推选药房、外科 2 个先进科室，王贵有、张俊、李清阁、李湘岚、庞涛、张银岭 6 个先进个人出席 1978 年度邢台市群英大会。

1 月 17 日，医院组建基干民兵连，王毅生任指导员，胡光任副指导员，张银岭任连长，曹志坚、鲍东钦任副连长，刘力平任文书。基干民兵连下设 4 个排：一排排长张进新、副排长郭胜林，民兵 16 人。二排排长李禄凯、副排长张英云，民兵 14 人。三排排长王振友、副排长张国英，民兵 13 人。四排排长许银海、副排长王燕，民兵 12 人。

3 月 21 日，邢台市卫生局工会批准建立邢台市第三医院工会委员会，委员会由 7 人组成：主席陈秀婷，副主席冯金台，委员庞涛、闫淑英、张书印、曹志坚、马金书。

是月，在门诊楼设简易病床 20 张，主要收治内、外科病人。

4 月 20 日，邢台市卫生局党组研究，请示邢台市委组织部同意，孟凡银为医院党支部成员。

5 月，徐振江支援西藏，在墨脱工作至 1982 年 10 月回院。

10 月，设立预防保健科，宋计生负责。

年末，全院有党员 43 名。全院有职工 186 人，其中干部 134 人，工人 52 人。

1980 年

2 月 27 日，中共邢台市卫生局党组决定，唐玉珍任邢台市第三医院办公室副主任。

3 月 15 日，华振声、曲艳春代表医院内科出席邢台市卫生局先进集体代表会议。

3 月 22 日，中共邢台市卫生局党组批复：卢振江为医院党支部委员。

是年，申改玲、李全叶负责筹建供应室。

1981 年

4 月，医院设立总务科，王艾义任副科长。

月底，病房楼启用，设立病床 150 张。分为内科（含儿科专业）、外科、妇产科、五官科病区。华振声任内科主任，李禄凯负责内科护理，床位 42 张；曹金库任外科主任，肖爱芹任护士长，床位 50 张；董金凤任妇产科副主任，孔令梅任护士长，床位 42 张；刘明亮任五官科主任，吕先春任副护士长，床位 16 张。

5 月 9 日，医院支委会决定，以科为单位分为 10 个党小组：分别为内科小组，外科小组，妇产科小组，化验室、急诊科小组，药房小组，放射科小组，财务科、总务科小组，五官科小组，医务科、中医科小组，院办室小组。党员共计52人。

10月，穆贵信作为修路保健医赴突尼斯工作，1983年10月回院。

12月20日，全院职工215人。

1982年

1月9日，医院院务会决定，外科作为先进集体代表，苏胜旋、崔俊红作为先进个人代表出席邢台市劳模会。

1月15日，邢台市卫生局党组决定暂停曹金库支部委员职务（因病）。

7月，成立功能科，包括超声室、心电图室，由赵凤仪负责。

是年，设置急诊室，由一名内科总住院管理。

是年，各病区均建立抢救室。

是年，在内科门诊分设儿科诊室。

是年，外科医师翟继田开展的“膀胱全切用回肠代替膀胱术”2例、“静脉高营养疗法”5例取得成功。

是年，放射科开展钡胶浆支气管造影术。

是年，成立病案室，有工作人员1名，归医政科管理。

1983年

3月28日，医院出台《经济管理试行方案（草案）》。

5月6日，王毅生离任到邢台市卫生局报到。

1984年

2月14日，邢台市卫生局领导宣布医院新一届领导班子：院长张俊，副院长张平水、任秋海。医院实行“党委领导下的院长负责制”。

4月18日，陈轩任副院长。

4月27日，中共邢台市卫生局党组任命：张俊、陈轩、张平水、刘俊久、焦崇增为支部成员。

是月，手麻科由外科分离，独立建科，李清河任副主任。

是月，成立门诊部，冯金台任主任。

5月1日，医院《全面经济管理办法（草案）》正式出台试行。

5月2日，五官科床位调整为6张，设在妇产科，由妇产科护士代管。

6月1日，邢台市委组织部通知，焦崇增任党支部副书记。

6月4日，医院支委会分工：副书记张俊主持全面工作，焦崇增任副书记，陈轩任组织统战委员，张平水任保卫纪检委员，刘俊久任宣传、青年委员。孟凡银调离。

6月16日，党支部划分8个党小组：内科小组组长宁海春、副组长李惠莲。外科、妇产科小组组长侯玉书、副组长董金凤。五官、中医小组组长刘明亮、副组长张进新。药剂科小组组长李清阁、副组长王芳。检验、放射小组组长张银岭、副组长郭阁轩。医务科、供应室小组组长司庆军、副组长李禄凯。总务、财务小组组长李江印、副组长王香芹。办公室小组组长穆贵信、副组长唐玉珍。

6月18日，住院床位调整：内科（含儿科）69张，外科65张，妇产科45张，五官科6张与妇科合用一个病区，共185张。

6月28日，开始执行医院职工独生子女医疗费报销。

7月28日，医院成立理疗科，由马秀英负责。

8月17日，骨科从外科析出，独立成科（含神经外科专业），设床位35张，徐振江任副主任，李冬君任护理负责人。

8月20日，邢台市卫生局团委批复，共青团邢台市第三医院第一届总支委员会由5人组成：书记孙华，委员李长胜、贾永志、刘少平、辛艳丽。

11月20日，医院占地75.5亩。开放病床200张；医疗科室15个，行政科室4个，共19个科室；工作人员249人，其中医务人员185人。

是月，卢振江调离医院。

12月18日，将内科分为内一科（含小儿科）和内二科（含急诊）。内一科（含小儿科）40张床位，华振声任主任，宁海春、马金书为总住院医师，肖爱芹任护士长。内二科（含急诊）40张床位，李湘岚任主任，卢俊生、郭凤岐为总住院医师，李惠莲任护士长。

是年，陈轩开展的《大网膜颅内移植治疗脑膜炎后遗症》科研项目被评为市级科研壹等奖、省科研贰等奖。

是年，王贵有不再担任党支部委员职务。

年底，医院内科有床位70张，外科70张，骨科40张，妇产科35张，共计215张。医院门诊楼建筑面积3981平方米，病房楼4047平方米，家属楼1518平方米，营养食堂354平方米，职工食堂620平方米，锅炉房259平方米，洗衣房225平方米，车库188平方米，变电室30平方米，太平间88平方米，厕所66平方米，合计11376平方米。另有门卫围墙176.6米。

1985年

2月14日，骨科开展的《多功能外固定支架》科研项目获邢台市科技进步壹等奖。

3月，医院接受副院长陈轩胞弟陈光远（台湾）赠送的日本丰田12座面包车2辆，人民币3万元，港币83320元。

4月，出台《医院管理改革试行方案》。

是月，病理专业从检验科分离，独立设科，段秀琦负责。

5月，刘俊久、胡光调离医院。

7月8日，医院决定每周五上午进行行政大查房。

10月，医院设立病案室，由医务科管理。

12月，张俊离休。

是年，医院共完成科研项目11项，其中外科、骨科获市级科研成果壹等奖各1项，外科获叁等奖1项。陈轩获省优秀科技工作者二等奖，青年护士张美贤在邢台市和河北省护士智力竞赛中分别获第三名和第五名。

1986年

1月1日起，医院开始执行邢台市政府《关于医院实行两种收费制度》。

1月20日，办公室分为院办室和党办室，党办分管人事、劳资，唐玉珍任党办室副主任，穆贵信任院办室副主任。

2月20日，邢台市卫生局宣布医院新的领导班子分工的决定：副书记焦崇增负责党务工作；任秋海全面负责医疗行政工作，行使院长权力；陈轩协助任秋海工作，具体抓外、妇、骨科；张平水管总务、财务、保卫。

是月，医院始办《工作简报》，至年末共办10期。

4月1日，制定“定额管理，质量控制，以量计分”的医院管理试行草案，对各科的任务指标、质量及标准要求都作了详细规定。

是月，苏文斌任党支部书记。

5月22日，医院召开工会改选会议，协商产生工会委员。

5月28日，工会委员进行分工：焦崇增任工会主席，冯金台兼职副主席，王丙戌任专职副主席兼组织委员，王振友任宣传委员，范玉萍任财务委员，张国英任女工委员，展有志、张雪江任文体委员，许银海任生活福利委员。成立有17个小组。

6月22日，医院与邢台市兴华骨伤科医院签定技术合作协议书。

11月10日，邢台市卫生局和全市各医疗卫生机构主要领导赴京，与北京市卫生局建立邢—京“医疗卫生技术协作关系”，医院与北京市积水潭医院开展骨伤科、烧伤等技术协作。

是年，将闲置的大餐厅改建成中、西药库和后勤仓库。新建一座澡堂，并投入使用。

是年，药剂科编印5期《临床药讯》《三院基本用药品种目录》，在河北省卫生厅制定的全省药品目录座谈会上受到表扬，并被推广。

是年，购进脑电图机1台、经尿道电切窥镜1台。翟继田成功开展经尿道前列腺电切术，填补了医院一项空白。

是年，外科翟继田成功开展第一例门脉高压脾肾静脉分流手术。

是年，门诊部开始设服务台和意见箱，并供应开水。食堂送饭到病房，解决了病人长期自己到食堂排队买饭问题。

1987 年

2 月 26 日，医院支委分工：苏文斌负责组织宣传，焦崇增负责工青妇团、纪检、计划生育，张平水负责保卫，陈轩因业务工作多，不做具体分工。

2 月，医院在老干部休养所（守敬北社区）设立卫生所，派出医生、护士、药士人员应诊。

5 月 5 日，医院投资 78 万元，从广西桂苑国际科技服务公司引进美国整新 EMI－5005CT 机，建立了邢台首家 CT 影像中心。

7 月 31 日，华振声、闫文双、董金凤参加国家卫生部组织的援外医疗队赴扎伊尔工作。1989 年 9 月回国。

是月，成立内镜室，院长刘兰亭牵头开展工作。

8 月初，医院设立护理部，王久会任主任，孔令梅、司庆军任副主任。

是月，干部病房楼竣工，10 月收治病人，先开放干一病区，设床位 24 张，李湘岚任主任、李惠莲任护士长。

11 月 10 日，医院出台《卫生改革试行方案》，主要内容分为 5 个方面，共 22 条。

是月，陈轩离休。

12 月 15 日，中共邢台市卫生局党组通知：卢振江任副院长，免去焦崇增市第三医院副书记职务（调离）。

是年，建立住院处。

是年，成立保卫科，王丙戌任负责人。

是年，医院定编 428 人。院领导设置 6 人，配书记、副书记、院长、副院长。床位定编 300 张，其中胃肠科 40 张、内科 40 张、干部病房 80 张、普外科 30 张、胸外科 30 张、骨科 40 张、妇产科 35 张、急诊室 5 张。

是年，医院设有院办室、党办室、医务科、护理部、保卫科、总务科、财务科、防保科、内一科、内二科、外科、骨科、妇产科、中医科、口腔科、五官科、手麻科、门诊部、急诊室、功能科、CT 影像中心、放射科、理疗科、检验科、病理科、药剂科、营养食堂科。供应室单独工作，受护理部管辖。

1988 年

4 月 7 日，刘兰亭补选为医院党支部委员。

4 月 9 日，医院建立医疗统计制度、日报制度和医疗工作动态图。

4 月 21 日，中共邢台市委组织部批复，医院建立党委，由 5 人组成，设书记 1 人，副书记 1 人，其他 3 名委员中设纪检委员 1 人。按党章规定召开党员代表大会，选举产生党的委员会，党委成员按干部管理权限审批，报邢台市委组织部备案。

4 月 25 日，中共邢台市卫生局党组决定，刘兰亭任医院党支部副书记。

4 月，陈轩当选为政协河北省第六届委员。

是月，任秋海调离。

是月，急诊室独立运行，郭风岐任副主任，张金花任副护士长。

5 月，儿科从内科分出独立建科，床位 14 张。郝如琨任副主任，刘素云任护理负责人。

6 月 3 日，医院始办《动态刊物》，至年末共办 5 期。

7 月 18 日，邢台市卫生局通知：医院实行院长负责制和承包经营责任制。任命刘兰亭为院长。根据院长刘兰亭提名，张如俭、张平水、卢俊生任副院长。邢台市卫生局马迷兴、邢台市第三医院刘兰亭，在邢台市财政局刘现光的监证下签定“承包经营责任制合同书”。深化改革，转变经营机制，按照所有权与经营权分离的原则，实行承包经营。

8 月 23 日，成立人事科，王振友任副科长。

是月，邢台市公安局在医院设立“邢台市公安局法医门诊”，法医张法海、董增居、杜民英轮流在门诊工作。1992 年 9 月法医门诊撤销。

10 月，开放干二病区，床位 24 张，朱家明任副主任，申树云任副护士长。

11 月，卢振江离休。

12 月 28 日，中共邢台市委组织部批准，卢振江、唐玉珍、陈秀婷、陈轩 4 人享受县级政治生活待遇。

是年，神经外科开展高血压性脑出血开颅血肿清除术。

是年，神经内科开展颈动脉给药治疗急性脑梗死。

1989 年

1 月，医院成立图书馆。

2 月 25 日，邢台市科学技术委员会批复，同意建立邢台市消化道肿瘤研究所。隶属邢台市第三医院领导，资金自筹，自主经营，自负盈亏。所长刘兰亭，副所长张如俭、卢俊生。

5 月 31 日，医院召开职工代表大会，开始实行职工代表大会制度。

9 月 1 日，中共邢台市卫生局党组决定：免去苏文斌医院党支部书记职务（调离），薛芳林任医院党支部书记。

9 月 18 日，医院实行承包制，深化完善内部配套改革，改革经验与成效被中共邢台市委办公室第 37 号通报转发并向全市推广。

9 月 22 日，医院承包后经营管理的经验被邢台市政府办公室以“坚持办院宗旨，完善配套改革”为题通报，给予了肯定和推广。

10 月 11 日，医院投资 58 万元购体外碎石机 1 台。

是年，增设消化、心脑血管、呼吸、新医正骨、老干部门诊。

是年，外科开展胃癌根治术、全胃切除术、结肠癌根治术、乳腺癌根治术、小儿肝母细胞癌切除术、门静脉高压症断流手术。

是年，妇产科开展自体组织阴道成形术、阴式子宫全切术。

是年，外科开展肺癌根治术。

是年，医院投入 25 万元，购置了心电遥控监护仪、心脏除颤监护仪、上消化道内镜、心脏信息早期诊断仪、微机和救护车 1 辆。

1990 年

6 月 6 日，邢台市卫生局第七期《卫生简报》刊载消息，三院本年度为患者和职工办的十件好事：骨科增设病床 40 张；为使患者方便做 CT，建一条长 450 米、宽 5 米的水泥路；配齐病房吊扇；安装了 200 门院内电话总机；增添月季园一处；购客货两用车一部；修缮了病房房顶，雨季不再漏雨；恢复和健全了院长、科主任、副主任医师出门诊制度，提高了门诊医疗质量；新建 50 户住宅楼一座（三号楼）；医院生活区安装了煤气管道，方便了职工生活。

6 月 22 日，补选张如俭、穆贵信为党支部委员。

7 月 6 日，医院召开妇委会成立大会。陈雪菊任妇委会副主任（副科级）。

9 月 18 日，医院出台“关于加强廉政建设，纠正行业不正之风的措施”，以规范医务人员行为。

11 月 8 日，国务院物价大检查工作组组长、卫生部原副部长郭子恒，在副市长刘玉今陪同下来医院视察工作。

12 月 1 日，河北省邢台市科学技术协会成立“邢台市营养学会”，吕明正被推选为第一届理事会理事长。

是年，开放干三病区，设床位 24 张，荀凤阁任副主任，袁晓惠任副护士长。

1991 年

1 月 14 日，邢台市卫生局批准医院制剂室生产的 31 种制剂，并颁布了批准文号。

4 月 1 日，医院出台《各种假期规定》《三院职工医疗费用报销规定》。

4 月 9 日，河北省卫生厅为医院颁发普通制剂“制剂许可证”。有效期至 1994 年 12 月。

5月，神经外科独立设置病区，床位28张，顾奉安任负责人，霍旭升任护理负责人。

7月，由宁海春主研的《颈动脉给药术治疗脑梗塞》科研项目获邢台市科技进步壹等奖。

8月9日，邢台市审计局对医院1989、1990年度进行承包终结审计，报告提交邢台市政府。

11月5日，邢台市卫生局党委任命：王绍英为医院书记、院长（兼）；免去刘兰亭市第三医院副书记、院长职务（离休）。薛芳林任副书记（正处级），免去其书记职务。李振河任副书记、副院长。

12月4日，医院投资1.5万元，购入郑州光学仪器厂YXJ阴道显微镜1台。

12月18日，医院投资280万元购置美国GE公司生产的MAX—640型全身CT机1台。分三年还清贷款本息。

是年，外科首次完成医院食管癌颈、胸、腹三切口手术。

是年，神经外科开展各种脑膜瘤、胶质瘤开颅切除术，脊髓肿瘤切除术，脑室腹腔分流术，脑脓肿切除术，脑脓肿置管引流术。

1992年

1月25日，医院与邢台市煤气热力总公司签订《关于联办医疗门诊部的协议》。

2月20日，美国GE公司生产的MAX—640型全身CT机在医院投入使用。

3月7日，中共邢台市卫生局委员会任命张如俭、卢俊生、张平水为副院长。

4月，重新筹建眼科，5月开诊，隶属五官科管理，7月王春林任五官科负责人。

6月20日，邢台市物价局批准并颁发给医院33种普通制剂“企业定价许可证”。

6月，医院聘请社会义务监督员10名，对医德医风、廉洁行医进行监督。

7月1日，医院出台《本院职工和直系亲属报销药费有关规定》。

7月6日，医院出台《关于集资购置器械的暂时规定》。

是月，外科分为外一科（胸外及肿瘤专业）和外二科（普外及泌尿专业），李尚德任主任，负责外一科与外二科工作。李庆祥任外一科副主任，冯柳芳任副护士长；康俊生任外二科副主任，李君任副护士长。

是月，设立产房，吕胜利任副助产长，隶属妇产科管理。

8月13日，邢台市心血管病医院举行奠基仪式，副市长刘玉今、路林春等参加。

8月28日，日本东芝生产的整新ME－800毫安X光机在医院投入使用。

9月10日，根据《中华医学会心血管病学会、邢台市卫生局关于联合创办邢台市心血管病医院和邢台市心血管病研究所的协议书》，北京第一批专家到院考察。

9月22日，北京专家在医院开设专家门诊。

9月，医院出台《综合目标管理责任制考核细则》。

10月15日，医院出台《关于医疗技术人员外出进修、参加短期学习班及各类学术活动的暂时规定》。

11月初，干一病区用于心血管病医院心内科病房。

11月10日，医院出台《关于医院科学研究和技术建设管理暂时规定》和《关于专业技术人员继续教育的管理制度》。

11月11日，邢台市卫生局党委决定，免去王绍英三院党支部书记、院长职务，任命薛芳林为党支部书记，张如俭为院长、党支部副书记，荀凤阁为副院长。

11月11日，医院与北京五一四医院支具矫正治疗中心签订“合作协议书”。

12月3日，中共邢台市卫生局委员会任命，徐振江为邢台市第三医院副院长。

12月18日，医院支部委员会上报邢台市卫生局党委“关于建立邢台市第三医院党委、纪委筹备工作的请示报告”。

12月20日，医院出台“邢台市第三医院五年发展规划（1993～1997年）”，并作为医院工作的指导方针和目标。

是年，确定内二科为神经内科专业，床位40张。

是年，设立皮肤科门诊，隶属门诊部管理。

1993年

2月，医院出台《综合目标管理草案》，实行“定额管理，结余计奖，质量否定”。

3月11日，邢台市第三医院、邢台市心血管病医院开始对两院实行医疗设备共享，收入按比例分配。

3月16日，医院出台《劳动纪律有关规定》《会议（行政）查房制度》《关于集资购置医疗器械的暂行规定》《家庭病房管理暂行规定》《临时用工规定》《关于在职职工学历教育的暂行规定》《关于本院离退休、在职职工因病住院陪床等问题的实行办法》《关于控制住院病人欠费的有关规定》《手续传递和报表有关规定》《食堂（职工、病员）管理规定》《医疗器械维修、损坏报告制度》《大型精密仪器管理制度》《医疗器械保管使用制度》《低值易耗品、材料管理规定》《药品、器材采购与管理有关制度》《医疗器械购买制度》《关于加强药品管理、防止借药的有关规定》《关于本院职工租赁民房、居住公房，房费报销问题的暂行规定》《生活区房产、环境管理制度》。

3月24日，医院首次举办全国缺血性脑卒中抗血小板疗法临床研究协作会，邢台市委副书记刘玉今、副市长孙芳到会祝贺。世界高血压联盟中国联盟主席刘力生主持会议。

4月1日，医院出台《关于集资购置医疗器械的补充规定》。

4月28日，河北省卫生厅批复，邢台市第三医院等6所医院作为河北省职工医学院教学医院。

7月3日，医院出台《本院职工和直系亲属报销医疗费修改规定》。

8月28日，医院购进纵横交换机计费系统1套。

9月12日，投资18.9万元，建成污水处理站140平方米。

9月20日，投资6.8万元，扩建锅炉房170平方米。

10月4日，投资49.19万元，在病房楼4层建手术室769平方米。

是月，医院购置价值3万余元的ZH—1600R型爱华电话计费机1台，并投入使用。

11月，购置、安装4吨采暖炉和2吨蒸汽炉各1台。

是月，投资3万元购置CX50型电动洗衣机1台，并投入使用。

是月，医院完成双回路配电工程，新建住院收费处平房，连接部4层主体竣工，污水处理工程完工。

是年，急诊室成功抢救一例广泛性前壁心肌梗塞－阿斯综合征猝死的患者。

是年，神经外科主任顾奉安完成开颅脑垂体瘤切除术、小脑幕脑膜瘤切除术等十余例高难度手术。

是年，神经内科首次开展锥颅术治疗急性脑出血。

是年，口腔科开展唇裂修复术。

是年，成立支具室，隶属骨科管理。

1994年

1月14日，医院建立器械科，胡爱晨为副科长。干三病区改为内三科（以内分泌、消化专业为主），床位30张，杨淑芳任副主任，袁晓惠为副护士长。内镜室归内三科管理。

1月17日，邢台市机构编制委员会通知，医院为正处级事业单位，下设科室为正科级。

3月，投入160万元、建筑面积2716平方米的内科楼竣工并启用。投入20万元，外科病区厕所外扩。

5月4日，邢台市委任命：张如俭为党支部书记（正处级）；薛芳林为顾问（正处级），免去其党支部书记职务。

5月9日，成立医院分级管理领导小组，组长张如俭，副组长薛芳林；下设办公室，主任徐振江，副主任周群拉。

5月13日，医院召开分级管理动员誓师大会（创建二级甲等医院）。

6月4日，邢台市人民政府任命：张如俭为邢台市第三医院院长（正处级），李振河为副院长（副处级），卢俊生、张平水、荀凤阁、徐振江为副院长。

6月7日，医院成立第二届院务委员会等十个委员会。

7月，由宁海春、郑素钦、朱家明主研的《治疗急性脑梗塞速效技术临床研究》科研项目获邢台市科技进步壹等奖，12月获河北省科技进步叁等奖。

7月13日，邢台市委办公室、政府办公室批转邢台市卫生局《关于市直医疗卫生单位改革方案》的通知，市三院实行院长负责制；干部实行聘任制；技术职务实行评聘分开；改革内部分配制度等。

8月15日，中共邢台市委任命：韩文彬为院党支部副书记（副处级）。李振河调离医院。

10月，医院出台《关于职业道德建设工作的安排意见》及《医德医风建设规划及实施方案》。

11月20日，医院与牛书聘签订“食堂承包协议书”，时间暂定一年。

是月，恢复干一病区，华振声任主任，李惠莲任护士长。

是年，外一科更名为胸外科，李庆祥任副主任，冯柳芳任副护士长。

是年，门诊楼与外科病房楼连接部4层手术室竣工。

1995年

1月11日，邢台市卫生局党委批复：同意医院设置病床320张，其中内一科30张、内二科40张、内三科30张、干一科24张、干二科23张、外一科32张、外二科30张、骨外科34张、妇产科43张、脑外科20张、儿科14张。

1月20日，经邢台市卫生局审核批准，邢台市第三医院为二级甲等医院。

是月，院长张如俭提出“理性的分析习惯，精益求精的本领，关心弱者的爱心，遵纪守法的行为”，是三院工作人员应具备的素质。

2月6日，医院与吕法文签订“邢台市第三医院口腔科承包协议书”，时间一年。

4月，外二科分为普外科和泌尿外科，各设床位20张，归外科主任李尚德领导，薛志广任普外科副主任，徐立果任副护士长；李丰森任泌尿外科副主任，刘庆敏负责护理工作。

5月12日，中共邢台市卫生局委员会报邢台市委组织部同意，任命穆贵信为工会副主席（正科级）

5月18日，医院确定宗旨是：爱国敬业的精神，追求卓越的志向；刻苦奋进的能力，实事求是的品质。

6月9日，医院成立创建爱婴医院领导小组，组长张如俭、副组长张平水，下设办公室，主任徐振江、副主任周群拉。

7月，由宁海春、吴继东、郑素钦主研的《新锥颅术并护脑液治疗脑出血研究》科研项目获邢台市科技进步壹等奖，12月获河北省科技进步叁等奖。

8月26日，邢台市人民政府任命李含义为副院长。

8月30日，中共邢台市委组织部任命李含义为党支部委员。

9月，国家卫生部授予三院“爱婴医院”荣誉称号。

11月7日，医院出台“搞活内部津贴分配办法，促进医疗卫生事业健康发展”的方案。

12月19日，邢台市委组织部决定：中共邢台市第三医院支部委员会改建为中共邢台市第三医院委员会，党委由7名委员组成，其中设书记一名，副书记一名。同时，建立纪律检查委员会，纪委由三名委员组成，其中设书记一名。

是年，支具室从骨科分离，隶属护理部管理。

1996 年

3 月 30 日，党办室与院办室合署办公。

是月，医院印发《关于实施全员聘用（任）制的暂行规定》。

是月，医院改革办公室成立，李江印任主任，医务科长周群拉、办公室主任陈玉芹、护理部主任司庆军兼任副主任。

是月，成立收费科，许银海任副科长。

是月，血液透析室开始接收病人，郭义恒任副主任，隶属内一科管理。

5 月 31 日，中共邢台市委任命，路大奎为医院纪委书记、党委委员。

6 月 17 日，邢台市机构编制委员会确定，邢台市第三医院核定事业编制 480 名。

是月，《浅谈我国心脏外科的发展》首次获批省级继续医学教育项目。

9 月，成立老干部科。

11 月 5 日，“邢台市卫生系统形象工程建设现场会”在医院召开。

12 月 11 日，医院举行“鱼水工程”第一期学术会。

12 月 23 日，筹建康复医学科，设在干部病房 1 层（原干一科）。

12 月 25 日，中共邢台市委任命：张如俭为党委委员、书记，免去其党支部书记职务。

是年，普外科薛志广开展第一例胰十二指肠切除术。

是年，胸外科李庆祥、陈国栋实施了医院第一例右全肺切除术。

1997 年

2 月 26 日，成立介入医学科，王运涛任负责人，张志红任副护士长。

3 月 11 日，医院抽调 43 名中高级职称医务人员，组成 1 支流动医疗队和 4 支定点医疗队，开展基层义诊工作。

3 月 12 日，中共邢台市委任命：荀凤阁为党委委员、副书记，韩文彬为党委委员、副书记。党支部改建党委后所任党支部职务自行免除。

3 月 17 日，设置继续医学教育办公室，闫文双任主任。

3 月 19 日，医院购入的北京万东 2100 血管造影机投入使用。

3 月 21 日，根据院长张如俭提名，经邢台市委组织部批复，同意聘任荀凤阁、李含义、周群拉、张燕飞为副院长，聘期自 1997 年 3 月 21 日至 2002 年 1 月 8 日。

4 月 1 日，撤销干一病区，成立康复医学科，设床位 24 张，张捧玉任副主任，范爱国任副护士长。

4月15日，中共邢台市委任命，陈玉芹任三院党委委员。

4月16日，医院成立第一届院内退休高职专家组，组长张如俭，副组长徐振江，组员徐振江、卢俊生、华振声。

4月16日，医院决定：不在护理岗位的护理人员，在职期间不发护龄津贴及10%的护理职务工资；从事护理工作满20年护龄津贴保留，不发10%护理职务工资；退休后或又回到护理岗位的按原待遇执行。

是月，干二病区更名为干部病房。

5月10日，中共邢台市委任命：卢俊生、张平水、徐振江任邢台市第三医院督导员。

6月9日，邢台市政府免去卢俊生、张平水、徐振江副院长职务。

是月，河北省人事厅考察了医院人事制度改革，医院作了“深化医院改革，促进劳动人事制度改革的尝试”的汇报。

是月，康复科与内二科合并为内二科（神经内科），分东、西两个病区，分别有床位42张、24张，主任宁海春总负责，副护士长张金花负责两个病区的护理工作。东病区由副主任张捧玉负责，副护士长范爱国负责护理工作；西病区由副主任凌鹏负责，张金花负责护理工作。

7月22日，医院制定《邢台市第三医院文明服务十条措施》。

7月25日，中共邢台市委任命，陈玉芹为工会主席（副处）。

是月，周群拉任党委委员。

是月，由宁海春、凌鹏、荀凤阁主研的《脑复苏术治疗急性脑梗塞临床研究》科研项目获邢台市科技进步壹等奖，12月获河北省科技进步叁等奖。

8月12日，河北省人事厅厅长及两位处长，在邢台市卫生局副局长郑秋芬、邢台市人事局有关人员陪同下到医院调研，听取医院劳动人事制度改革经验汇报。

9月22日，院长张如俭与邢台市卫生局局长张俊英签订“任职期间目标责任书”。

10月28日，院党委推荐张海荣、王连芹、王丽江、薛志广为副处级后备干部人选。

12月2日，医院推出“医院标准化管理”系列丛书之一《临床检验标准》。

12月4日，医院出台《以病人为中心，确保医疗安全的若干规定》60条。

是年，神经内科、介入科开展脑血管造影和“超早期动脉内介入治疗急性脑梗塞”。

1998年

1月5日，副院长李含义代表医院与霍建宏签署“支具试行单独核算形式的承包责任制”协议书。

1月7日，医院出台《关于新技术、新项目、论文评审标准及奖励办法》。

1月12日，医院成立第三届院务委员会等11个委员会。

1月21日，医院职代会讨论通过心血管病医院集资事项。

是月，宁海春当选为政协河北省第八届委员。

2月11日，医院成立院外急救组，刘庆敏负责，隶属急诊科管理，配备2辆急救车，车内配有专用急救设备，并开通了2623333专线急救电话。

是月，《妇产科内分泌理论与临床实践新进展》《国际心血管疾病学术研讨会》获批国家级继续医学教育项目。

3月27日，医院接收北大人民医院捐赠手术床4台、无影子母灯4套、多张病床等一批物资。

6月1日，社区服务部成立，贾永志任副主任，高文敏任副主任（负责护理工作）。

是月，举办第一期国家级继续医学教育项目《妇产科内分泌理论与临床实践新进展》学术会。

7月1日，在河北省卫生厅召开的经验交流会上，医院作了“外联融智，发展专科特色，实现龙头带动战略”的发言。

7月16日，邢台市委、市政府在医院组织召开“推广邢台市第三医院经验，加强引进联合，建设特色专科医院”现场会。市委副书记齐耀增、副市长李英民到会并讲话。

8月15日，内一科撤销建制，肾病、呼吸专业归干部病房，血液专业归内三科，郭义恒任干部病房副主任，主管肾病和血液透析。

9月3日，医院被河北省文明委命名为河北省首批文明服务三星级单位。

9月3日，医院出台关于与急诊手术相关事宜的有关规定，以保证“生命绿色通道”的畅通。

9月22日，医院举办首次国际心血管疾病学术会。

10月11日，医院对被邢台市卫生局评为“邢台市十佳窗口”的急诊科主要事迹总结出专题材料，予以推广。

是年，全面开展整体护理工作。

是年，介入科开展阶段性明胶海绵颗粒栓塞治疗原发性肝癌。

1999年

1月16日，医院成立武装部，设在保卫科，由保卫科副科长王丙戌兼副部长。

1月22日，在1999年全省卫生工作会议上，医院做了题为“引进联合，创办专科，实现医院的跳跃式发展”的经验交流。

1月22日夜，外环路突发沥青罐车与客车相撞事故，造成多人撞伤、烫伤。接到电话后，医院救护车很快到达现场，在滚烫的沥青液中救助伤员。

1月28日，医院被河北省公安厅、卫生厅、广播电视厅和省教育委员会评为“安全文明先进单位”称号。

1月29日，高职宿舍楼开工奠基。

3月31日，副省长杨迁在市长马兰翠陪同下来院调研，对医院在心血管病专科建设中取得的成绩给予充分肯定，并题词“希望邢台市心血管病医院在专科建设上取得更优异的成绩”。

4月，河北省公安厅、河北省卫生厅授予三院“一九九八年度安全文明先进单位”称号。

是月，普外科首次开展肝癌根治术。

5月10日，医院投入128万元对血管造影机数字减影系统升级改造。

5月13日，院长办公会确定内二科分为神经内科和康复医学科。凌鹏任神经内科副主任，袁晓惠任副护士长；张捧玉任康复科副主任，范爱国任副护士长。

7月，由张捧玉、荀凤阁、周群拉主研的《脑卒中维持性康复临床研究》科研项目获邢台市科技进步壹等奖。

9月23日，医院成立综合档案室，由郑玉林、裴东兴负责，开始对医院建院后的文书档案进行收集、归档。到年末共收集永久保存资料191份，30年期限保存资料278份，10年期限保存资料202份。

12月12日，荀凤阁任医院院长、党委书记，张如俭任名誉院长，不再担任院长、党委书记。

2000年

1月，医院被河北省建设委员会评为“省级园林式单位”。

2月13日，成立脑血管病治疗中心，宁海春任主任，顾奉安、凌鹏、张捧玉任副主任。

2月，《心血管疾病新进展》《脑血管病的康复治疗》获批国家级继续医学教育项目。

3月7日，王连芹、薛志广、马春生、邢德振入选邢台市1999年度“双十双百人才工程”。

3月，河北省公安厅授予医院“1999年度全省文保系统先进保卫组织”。

是月，内三科开展糖尿病宣教工作。

4月，河北省公安厅、河北省卫生厅授予邢台市第三医院“一九九九年度安全文明先进单位”。

5月8日，邢台市政法委在医院设立的“邢台市政法医院桥西分院”“邢台市法医鉴定中心桥西门诊部”挂牌开诊。

5月12日，医院引进的高精度脑立体定向仪为第一例脑出血病人立体定向手术，效果良好，填补了邢台市空白。

5月28日，医院与辰光集团签订协议，将食堂交辰光集团经营管理。

是月，神经外科开展在CT引导下立体定向治疗脑出血。

6月5日，职代会审议通过购置CT、MRI决议。

6月中旬，病房安装太阳能热水器50台，解决了住院病人洗澡的问题。

7 月 10 日，医院购进美国 GE 公司生产的螺旋 CT 启用。

7 月 18 日，全市卫生系统管理效益年活动现场会在医院举行。市三院做了题为《我们是如何开展优质服务质量年活动》的经验介绍。各县卫生局局长、县医疗单位领导 140 余人参加了大会并在医院参观。

是月，由魏玉清、张如俭、荀凤阁主研的《强化超早期选择性脑动脉内脉冲式溶栓术和脑保护液治疗急性脑梗塞研究》科研项目获邢台市科技进步壹等奖，12 月获河北省科技进步叁等奖。

8 月，神经外科全面开展神经介入诊疗，完成了脑动静脉畸形介入 NBCA 栓塞术。

9 月 13 日，医院引进美国 GE 公司生产的永磁型 0.2T 磁共振机。

9 月 26 日，聘任北京 304 医院教授王翚为医院脑血管病治疗中心名誉主任。

10 月，妇产科分为妇产一科和妇产二科，床位均为 42 张。王红任妇产一科主任，路运华任副护士长，唐连敏任副助产长；刘杏巧任妇产二科副主任，孟秀兰任代理副护士长，吕胜利任助产长。

11 月 24 日，中共邢台市委组织部任命王连芹为副院长、党委委员。

是月，普外科开展全结肠切除治疗顽固性溃疡性结肠炎。

是年，沙河监狱、隆尧监狱、青海门源监狱、煤气总公司、鲸鱼集团医院、煤田地质局、太平洋保险、151 电厂、邢台县皇寺医院、邢台市旧房改造公司与医院签订医疗协作协议书。

12 月 12 日，市人大副主任乞秀英一行四人，在市卫生局局长张俊英陪同下到医院视察“专科医院建设”工作。

12 月 14 日，神经外科首次开展颈内动脉海绵窦瘘伴假性动脉瘤介入栓塞术。

是年，妇产科在北大人民医院专家指导下开展人工授精治疗不孕症。

2001 年

1 月 17 日，医院与北京达因军惠网络技术有限公司签订“HIS 一期网络工程”合同书。

1 月 19 日，医院将网络建设工程列为 2001 年度医院重点建设工程项目，即“一把手工程”，并成立医院网络工程建设领导小组。

2 月 9 日，成立医保科，牛书聘任副科长。

2 月 20 日，神经外科首次在河北省开展颈动脉重度狭窄内膜剥脱术。

2 月 21 日，河北省体改委主任一行 3 人来医院调研。院长荀凤阁就“扶贫下乡工作”“禁止药品回扣”“控制药品比例”“医疗体制改革”等作汇报，受到了充分肯定。

3 月，泌尿外科“首例自体肾脏移植术”获得成功。

4 月 1 日，医院职工（包括离、退休人员）全部参加医疗保险。

6 月 3 日，高压氧舱启用，归门诊部管理。

6 月 13 日，网络住院部分正式运行。

是月，神经外科完成全市首例颅内动脉瘤夹闭术。

7 月 13 日，河北省司法厅（2001）173 号文件批复：准予邢台市第三医院设立邢台市法医鉴定中心，允许开展依法从事法医病理鉴定、法医临床鉴定业务。

7 月 14 日，党委书记、院长荀凤阁当选为中共邢台市委候补委员。

是月，由魏玉清、宁海春、周群拉主研的《眩晕静速效技术治疗眩晕症临床研究》和由孙丽英主研的《儿童体格发育及铁缺乏状况与血液营养成份关系的研究》科研项目均获邢台市科技进步壹等奖。

8 月 7 日，门诊挂号、收费、药品管理模块调试成功，正式运行。

8 月 15 日，副市长郭俊苓来医院视察。

8 月 18 日，医院与邢台电视台达成协议，决定合办“体育与健康”电视栏目。

是月，外科开展经鼻蝶入路垂体瘤切除术。

9 月 17 日，病房正式启用电子病历。一期工程模块全部运行。为全市第一家全面启用 HIS 系统的医院。

9 月，举办第一期“基层医生培训班”。

11 月 30 日，医院 HIS 一期网络工程通过验收。

是年，成立网络中心，医务科副科长张方青兼负责人。

2002 年

年初，撤销干部病房建制，成立内四科（呼吸、肾病专业为主），床位 28 张，李风格任主任，郭义恒任副主任，刘建华任护理负责人。

2 月 8 日，在全市卫生工作会议上，医院做了《以人为本，全面加强医院管理》的典型发言。

2 月 13 日，河北省卫生厅、人事厅授予医院“河北省卫生先进单位”荣誉称号。

2 月 19 日，神经外科被邢台市卫生局确定为第二批“市级医学重点学科”。

3 月 1 日，医院聘请邢台洋溢律师事务所律师范彦芳为常年法律顾问。

3 月 12 日，医院决定对乡镇卫生院来院进修人员进修费、住宿费减免 50%。

3 月 26 日，医院中心供氧站启用，全院改用管道供氧。

4 月，神经外科应用微创显微神经外科技术成功切除巨大听神经瘤、面神经功能保留。

6 月 24 日，医院被河北省卫生厅确定为河北省首批“全科医学临床培训基地和社区培训基地”。

7 月，由吕修臣主研的《中西医结合强化综合治疗原发性肝癌临床研究》和由魏玉清主研的《治疗眩晕症速效技术 980 例研究》科研项目均获邢台市科技进步壹等奖。

是月，医院购置中国知网“CNKI 全文镜像期刊数据库”。

8 月 13 日，省、市体改委来医院调研“降低药品比例”经验。

10 月 13 日，市政府副市长郭俊苓一行到医院调研。

10 月 16 日，综合楼投入使用。

11 月 15 日，综合楼健身房、多功能厅启用。

11 月 15 日，医院食堂开始刷卡就餐。

11 月 18 日，综合楼图书馆开放。

12 月 3 日，《河北经济日报》记者宋佳、周远帆就邢台市第三医院转变“以药补医”机制的调查，刊发了题为“看病的费用如何降下来”文章。

是月，河北省卫生厅、河北省人事厅授予医院“河北省卫生系统先进集体”荣誉称号。

是年，共青团河北省委组织部授予医院“2000～2002 年度河北省五四红旗团委创建单位”称号。

2003 年

1 月 20 日，《中国医院仓库》数字化图书馆在三院局域网启用。

是月，荀凤阁当选为政协河北省第九届委员。

是月，张燕飞当选为政协邢台市第九届常委。

是月，薛志广当选为政协邢台市桥西区第五届常委。

是月，儿科医生张发海赴西藏阿里地区医院工作。2004 年 3 月 19 日回院。

4 月 18 日，筹建发热门诊和留观室。

4 月 26 日，市委、市政府将医院确定为“非典”定点医院。是日，将神经内科、儿科病区改为“非典”隔离病区，凌鹏任主任，谷成锁任副主任，袁晓惠、刘素云任护士长，宋莉任副护士长。

4 月 29 日，邢台市市长张洪义、副市长郭俊苓带领邢台市防非专家组来医院检查准备工作，并听取了院长荀凤阁的汇报和建议。

5 月 2 日，邢台市政协主席崔宝玉代表省、市政协来医院慰问省政协委员荀凤阁及一线医护人员。

5 月 3 日，医院被确定为邢台市收治外籍“非典”病人医院，并设外事专线电话。

5 月 6 日，在市委书记董经纬、副市长郭俊苓、戴占银陪同下，省领导到医院检查指导防治“非典”工作。

5 月 7 日，三院收治首例“非典”病人。

5 月 11 日，李含义调离医院。

5 月 15 日，邢台市委书记董经纬，副书记王增明，市委常委、秘书长王离湘，副市长郭俊苓在邢台市卫生局局长张俊英陪同下来院检查工作，视察了“非典”二病区。董经纬对医院防非工作给予“四个好”的评价。

5月20日，邢台市首例“非典”病人和一名疑似病人康复出院。

5月30日，邢台市委副书记王增明、市医药局局长徐顺通来院慰问。同时，邢台市总工会妇女部、生活部来院慰问一线医护人员子女。

是月，由魏玉清主研的《眩晕静速效技术治疗眩晕症临床研究》和《治疗眩晕症速效技术980例研究》科研项目均获河北省科技进步叁等奖。

6月9日，医院恢复开诊，全院人员在门诊楼前参加开诊仪式。

是日，医院成立感染管理科。副院长周群拉兼任感染管理科科长，冯柳芳任副科长。

6月15日，最后两名疑似“非典”病人康复出院。

6月28日，医院司法鉴定中心开始运转。

8月7日，中共邢台市委组织部决定：根据院长荀凤阁提名，聘周群拉、王连芹、郭立新、王卫任副院长，聘张海荣任院长助理（正科）；郭立新、张海荣任院党委委员。

是月，张燕飞为副院级干部。

9月23日，邢台市法医鉴定中心更名为邢台市桥西区司法医学鉴定中心。

9月24日，医院举行西门子血管造影机开机仪式。

是月，神经内科开展脑动脉支架成形术。

10月，骨科开展肩关节置换术。

12月2日，邢台市卫生局在医院召开全市“卫生行业行风建设现场经验交流会”，医院做了《狠抓行风建设，为患者提供精品化服务》的经验介绍。会议决定把医院的行风建设经验在全市卫生系统推广。

12月10日，医院召开职工代表二届五次会议。审议通过了《邢台市第三医院职工代表大会条例实施细则》。

12月30日，医院召开2003年工作总结暨表彰大会，党委书记、院长荀凤阁总结2003年度工作，并对2004年度工作进行安排部署。大会对2003年度先进科室和个人进行表彰，并颁发奖金。其中突出贡献奖6个科室，科研奖6项，技术创新奖40项。

2004年

1月15日，医院印发《邢台市第三医院突发事件应急预案》。

1月24日，河北省劳动和社会保障厅、河北省人事厅授予医院“河北省医疗保险定点医疗机构‘十佳单位’”称号。

3月18日，中共邢台市委常委会议决定：党校搬迁，三院扩建。

是月，康复医学科改称内一科，神经内科改称内二科。

4月12日，医院投资84万元购置的美国产striker腹腔镜安装调试。

4月27日，在河北省行风建设表彰大会上，院长荀凤阁获“十佳院长”称号；CT室李志凯获“十佳技师”称号。

是月，普外科薛志广首次开展腹腔镜手术：行胆囊切除术、阑尾切除术、肝囊肿开窗、肠梗阻肠粘连分解术。

5月，西藏阿里地区人民医院的扎西白姆、尼玛桑姆、扎嘎卓玛医生到医院进修学习一年，吃、住、学费用全免。

7月16日，医院印发《护理服务规范》一书。

7月23日，河北省卫生厅对全省卫生系统"文明服务三星级单位"进行重新确认和调整，三院榜上有名。

是月，由凌鹏、荀凤阁、李英毅主研的《2658例急性脑血管病血压调制技术对照研究》科研项目获邢台市科技进步壹等奖，次年1月获河北省科技进步贰等奖。

8月，医院在2002、2003年度精神文明建设中因成绩优异被河北省委、省人民政府授予"文明单位"荣誉称号。

9月16日，医院降低药品比例工作经验在全省卫生系统行业作风建设会议上交流。

9月，由深圳新视觉策划设计有限公司设计的三院及心血管病医院院徽经征求职工意见后，通过了设计方案。

11月，神经外科首次开展PICC导管置入术的临床应用。

12月4日，医院选派内二科魏玉清前往加拿大哥伦比亚大学脑与神经疾病研究中心（UBC）进修学习。2006年1月11日回院。是为医院第一位出国访问学者。

12月24日，中共邢台市委决定：王连芹任医院院长、党委副书记，免去其副院长（聘）职务；荀凤阁不再担任邢台市第三医院院长职务；韩文彬任邢台市第三医院助理调研员，免去其邢台市第三医院党委副书记、委员职务。

12月24日，中共邢台市委组织部决定：周群拉任邢台市第三医院副院级干部，免去其副院长（聘）、党委委员职务。

是月，儿科开展有创呼吸支持用于早产儿呼吸窘迫综合症。

是月，体改办更名为体改经营办并从财务科分离，独立建科，医务科副科长聂文平兼任副主任。

是年，沙河发生11·20矿难，医院成立以王连芹为组长、王卫为副组长的矿难抢救小组，成功抢救4名危重患者，无1例死亡。

是年，骨科开展膝关节游离体关节镜下取出、膝关节前交叉韧带断裂关节镜下韧带重建术。

是年，神经内科开展颈内动脉支架成形术。

是年，普外科薛志广首次开展肝门部胆管癌根治术；肾癌行联合脏器切除术。

是年，医院召开2004年工作总结暨表彰大会，党委书记、院长荀凤阁总结2004年度工作，并对2005年度工作进行安排部署。大会对2004年度先进科室和个人进行表彰，并颁发奖金。突出贡献奖6个科室，科研奖6项，技术创新奖40项。

2005 年

3 月 9 日，河北省政府副省长孙士彬在市长姜德果陪同下到医院视察，对医院高度评价。

3 月 22 日，中共邢台市委组织部决定：张海荣任邢台市第三医院副院长（聘），免去其邢台市第三医院院长助理（聘）职务；薛志广任邢台市第三医院院长助理（正科，聘）、党委委员。

4 月 18 日，医院成立市场服务部，王丽江任主任，免去心血管病医院护理主任职务。

6 月 10 日，全市医药纠风暨卫生系统行风建设工作会议在医院召开。

是月，由于强、荀凤阁、王连芹主研的《5316 例急性脑血管病早期高血糖调治技术研究》科研项目获邢台市科技进步壹等奖，10 月获河北省科技进步叁等奖。

8 月 12 日，市委、市政府决定实施“党校搬迁，三院扩建”，邢台市第三医院出资 5500 万元置换市委党校土地 34 亩及房产 9000 平方米。

8 月 13 日，医院召开职工代表扩大会，一致拥护并通过了“党校搬迁，三院扩建”项目。

8 月 29 日，中共邢台市委决定：王连芹任邢台市第三医院党委书记，免去其邢台市第三医院党委副书记职务；荀凤阁任邢台市第三医院调研员，免去其邢台市第三医院党委书记、委员职务；王敬波任邢台市第三医院党委委员、副书记。

9 月 23 日，邢台市医学会心血管外科专业委员会挂靠市三院成立，副院长、心外科主任郭立新当选为主任委员。

10 月 14 日，医院做出了“在全院开展向荀凤阁学习活动”的决定。

是月，神经外科开展颞浅动脉——大脑中动脉皮层支吻合术（颅内外血管搭桥术），应用 ONYX 胶栓塞小动脉畸形。

11 月 3 日，中共邢台市卫生局委员会下发文件，做出关于在全市卫生系统各级领导班子中开展向荀凤阁学习活动的决定。

11 月 7 日，河北省电视台记者刘俊峰、王辰光随医院下乡医疗队到邢台县宋家庄乡崇水峪村进行采访。17 日，河北省电视台“三农最前线”栏目，以专题片《山沟里来了医疗队》对医院医疗下乡事迹进行了报道。

12 月 16 日，河北省档案局为医院档案管理工作颁发《省二级档案工作合格证》。

12 月 21 日，全国、省、市三级人大代表及市人大副主任李英发、乞秀英，市卫生局局长张俊英等一行 10 人到医院视察。李英发说：“三院形象好、口碑好，今天听了王连芹院长的汇报，我找到了答案：坚持党的全心全意为人民服务的宗旨。发挥了我党的政治优势，文化建设、思想政治工作做得好。管理上依法办院，靠制度健全做得好。有许多经验需要挖掘总结。”

12 月 23 日，市委书记董经纬为医院题词：“为了人民健康，没有任何借口。”

12 月 31 日 16：00，党校主楼如期交付医院使用，医院副院长张海荣、总务科副科长任迎军现场接收党校主楼钥匙，完成了党校主楼交接。

是年，体改经营办更名为核算办，隶属财务科管理。

是年，河北省精神文明建设委员会授予医院“三星级窗口单位”荣誉称号。

是年，医院购置的北京万东 DR 投入使用，并建立迷你 PACS，实现放射影像数字化。

2006 年

1 月 9 日，中共邢台市委决定：免去路大奎的邢台市第三医院纪委书记、党委委员职务。

1 月 11 日，医院召开 2005 年工作总结暨表彰大会，党委书记、院长王连芹总结 2005 年度工作，并对 2006 年度工作进行安排部署。大会对 2005 年度先进科室和个人进行表彰，并颁发奖金。突出贡献奖 5 个科室，最佳发展奖 4 个科室，科研奖 10 项，技术创新奖 49 项。

1 月 23 日，路大奎为副院级干部。

是月，神经外科被共青团河北省委、河北省卫生厅授予省级“青年文明号”称号。

2 月 13 日，省卫生厅、省政府纠风办、省中医药管理局授予医院“河北省医德医风示范医院”称号。是为邢台市惟一一家获此殊荣的医院。

2 月 20 日，成立质控办，张方青任质控办主任兼网络中心主任。

3 月 16 日，中共邢台市委组织部根据院长王连芹提名，经研究同意薛志广任邢台市第三医院副院长（聘）。

4 月 6 日，中共邢台市委决定：梁景江任邢台市第三医院党委委员、纪委书记。

4 月 6 日，根据市委书记董经纬指示，市委研究室总结三院好经验、好做法，并在市委内刊《综合与调研》刊发题为“为了人民健康，没有任何借口”文章。

是月，张燕飞当选为政协邢台市第十届常委。

6 月 14 日，原党校主楼经改造后成为外科住院部并投入使用，当日 172 名住院病人安全搬迁完毕。医院床位增至 466 张。

6 月 23 日，《邢台日报》头版刊发《为了人民健康，没有任何借口——市第三医院着力解决“看病难、看病贵”、倾心服务患者纪实》。

是月，神经外科首次开展三叉神经痛、面肌痉挛微血管减压术。

是月，院长办公会决定，自下半年起为合同聘用人员缴纳养老保险和医疗保险。

7 月，经邢台市劳动和社会保障局批准，医院成为邢台市工伤保险定点医疗机构。

8 月 21 日，健康体检中心投入使用，陈国栋任副主任，负责全面工作，张珺任护士长。10 月 13 日，经河北省卫生厅批准正式命名为“邢台市健康体检中心”。

是月，由王连芹、荀凤阁、李英毅主研的《急性脑血管病多学科一体化治疗模式对照研究》科研项目获邢台市科技进步壹等奖，12 月获河北省科技进步叁等奖。

9月，康复科从内一科析出，王贵玲任康复科副主任。内一科改为神经内一科，设床位45张，杜远生任副主任，范爱国任副护士长。内二科更名为神经内二科，魏玉清任副主任，袁晓惠任副护士长。

是月，妇产科分为妇产一科、妇产二科，各设42张床位。王红任妇产一科主任，路运华任副护士长，唐连敏任助产长；刘杏巧任妇产二科副主任，孟秀兰任代理副护士长，吕胜利任助产长。

11月29日，医院召开党员大会，155名党员参加。党委副书记王敬波主持会议，党委书记王连芹代表院党委作题为《团结奋进、开拓创新，为实现医院更好更快发展而努力奋斗》的工作报告。院纪律检查委员会向大会提交了书面工作报告。会议审议通过了“两委”工作报告，选举产生了新一届党的委员会和纪律检查委员会，王连芹、王敬波、陈玉芹、张海荣、郭立新、梁景江、薛志广当选为新一届党委委员。在党委第一次全会上，王连芹当选为党委书记，王敬波当选为党委副书记。许建彬、张方青、陈素强、聂文平、梁景江当选为新一届纪委委员。在纪委第一次全会上，梁景江当选纪委书记，陈素强当选纪委副书记。市委组织部、市卫生局党委有关负责人出席。

是月，王连芹当选为中共河北省第七届党代表。

11月，医院被中共河北省委、河北省人民政府授予“2004～2005年度河北省文明单位”荣誉称号。

是年，普外科开展腹腔镜、胆道镜、胰十二指肠镜三镜联合治疗胆结石。

2007年

1月10日，医院召开2006年工作总结暨表彰大会，党委书记、院长王连芹总结2006年度工作，并对2007年度工作进行安排部署。大会对2006年度先进科室和个人进行表彰，并颁发奖金。突出贡献奖5个科室，最佳发展奖4个科室，科研奖13项，技术创新奖31项。

1月16日起，医院每月集中为职工举办生日宴会。

3月29日，市委副书记陈会新到三院调研，对医院工作给予充分肯定。

5月23日，中共邢台市委决定：陈玉芹任邢台市第三医院副处级干部，免去其邢台市第三医院党委委员、工会主席职务。

6月1日，病理科主任霍建军主编的《邢台市医院病理科工作规范》成为河北省临床病理质量与控制会议《细则》的蓝本。

7月26日，中共邢台市委决定：张方青任邢台市第三医院党委委员、工会主席（副处级）。

是月，由王连芹、王云、宁学军主研的《进展性脑梗塞超早期溶栓技术医疗研究》科研项目获邢台市科技进步壹等奖，次年3月获河北省科技进步叁等奖。

7月，医院为临床各病区安装蓄热磁感应电开水炉，24小时供应开水。

是月，医院在学术报告厅安装的远程教育卫星系统进入试运行。

9月18日，在全省卫生系统医院院务公开暨治贿长效机制建设经验交流会上，纪委书记梁景江做了题为《标本兼治，多措并举，用长效机制预防商业贿赂》的典型发言。

9月26日，神经外科分为两个医疗小组，各42张床位，分别由赵忠江和郝进敏负责，实行各自独立核算，共用一个护理单元。

是月，原药剂科主任闫文双第三次赴刚果（金）执行援外医疗任务，2010年5月23日回国。

10月15日，电话局域网全面投入使用。

10月16日，购置1台飞利浦IE33彩超。

10月25日，在全市医院管理暨院务公开经验交流会上，副院长王卫代表医院做经验发言。

11月，体检中心推出健康体检卡业务。

12月12日，新购置的飞利浦64排螺旋CT投入使用，是为邢台市第一台64排CT。

2008年

1月18日，医院召开2007年工作总结暨表彰大会，党委书记、院长王连芹总结2007年度工作，并对2008年度工作进行安排部署。大会对2007年度先进科室和个人进行表彰，并颁发奖金。突出贡献奖6个科室，最佳发展奖4个科室，最佳节约奖2个科室，医疗服务安全奖4个科室，科研奖24项，技术创新奖53项，优秀论文奖46篇。

是月，王连芹当选为政协河北省第十届委员。

是月，鲁山当选为政协邢台市桥西区第六届常委。

是月，神经外科被评为邢台市医学重点学科。神经内科被评为邢台市医学重点发展学科。

2月28日，医院召开第五届工会会员代表大会，会议选举产生了新一届工会委员会和专业委员会。合同人员首次当选为工会委员会委员。

3月3日，医院开始与邢台人民广播电台联合开设专家热线栏目。热线时间为每周一及周四的17：30～18：00，届时将有各临床科室主任到场对患者的咨询电话进行现场解答。

3月15日，市委常委、副市长常丽虹来医院就医院的整体发展和医院建设进行工作调研。

是月，王卫当选为人大邢台市第十三届常委。

是月，心外科开始与北京阜外医院专家联合开展先天性心脏病微创介入治疗。

4月，医院被评为河北省2007年度创建“诚信医院”活动先进单位。

是月，实施医院中心花园项目，新栽植草坪2500多平方米，医院整体绿化覆盖率达43%。

5 月 12 日，四川省汶川县发生 7.8 级地震。地震发生后，医院在第一时间召开班子会，紧急安排部署抗震救灾工作。

5 月 13 日，根据上级卫生行政部门要求，医院选派骨科主治医生李晖作为援助灾区青年志愿者成员，随时准备出发。当夜，院领导班子全体成员及相关职能部门连夜为李晖准备赴灾区所需物品。

5 月 14 日一早，全院干部职工踊跃向四川灾区捐款，当日共捐款 93800 元。另外，脑外科、心外科两个省级“青年文明号”集体又各单独捐款 1000 元支援灾区。北京专家刘士珍和王犟各向灾区捐款 300 元。

5 月 14 日，李晖随河北省团委组织的医疗救助队奔赴四川省地震灾区。次日抵达四川绵竹灾区展开医疗救援工作。

5 月 16 日，三院第一批抗震救灾医疗队出发后，按照省卫生厅及市卫生局紧急通知精神，迅速组建第二批医疗队，随时待命。

5 月 28 日，经过 13 天的紧张救援，李晖随河北省青年志愿者抗震救灾医疗服务队赴川救灾胜利凯旋。

是月，医院全体党员积极响应中央组织部号召，自愿向党组织缴纳“特殊党费”，表达支援地震灾区的心愿。全院 202 名党员为抗震救灾缴纳“特殊党费”共计 67850 元。院长王连芹首先缴纳 3000 元作为特殊党费，其他党委委员也各缴纳 2000 元，原院长张俊缴纳 1000 元。

6 月 3 ~6 日，张燕如作为邢台卫生系统惟一代表，参加了河北省工会第十一次代表大会。

6 月 13 日，院召开第五届职工代表大会第二次会议，大会审议通过了《邢台市第三医院、邢台市心血管病医院合同护士、清洁工工资待遇调整方案》。率先在全市卫生系统实行了合同人员奖金分配同工同酬。

6 月 24 日，由王金国、宋炳辉、王新月、赵晓天、李俊兰 5 名技术骨干组成的三院第二批抗震救灾医疗队成员出发前往四川地震灾区开展救护。

6 月 25 日，司机李新兵和刘永利驾驶着载满药品和生活用品的救护车，经过 23 个小时艰难行进，到达四川地震灾区绵阳市，与医疗队队员会合。

是月，医院购置芬兰 planmedoy 公司生产的专业乳腺钼靶 X 线摄影机，提高了钼靶照片诊断的精确度，为乳腺疾病的诊断提供了可靠保障。

是月，成立新农合办公室，隶属医保科管理。

7 月 25 日，邢台市新型农村合作医疗调度会暨市级医院网络直报试点启动仪式在医院召开。医院成为邢台市首家、也是惟一一家新农合网络直报市级医疗机构。

7 月 30 日，胸外科医生鲁山赴新疆若羌县人民医院开展为期 3 年的援疆工作。

是月，由王连芹、李英毅、杜远生主研的《血管内支架成形术治疗脑血栓狭窄和急性闭塞的风险与收益研究》和由吕修臣、崔寒英主研的《中西医结合冲击综合治疗非小细胞肺癌临床研究》科研项目均获邢台市科技进步壹等奖。

8 月 1 日下午，由市卫生局副局长孙清水及医院党委副书记王敬波组成的 10 人慰问团，抵达邢台市医疗队支援的四川省平武县水晶镇。慰问团给援川医疗队员带去了领导的关怀，送去了慰问品。

8月8日，医院与内丘县合作，率先在全市开通市级医院新农合网络直报业务。

8月31日，医院援川医疗队在圆满完成医疗救助任务后顺利返回邢台。医疗队2个多月内共诊治患者近2000例，协助当地医院管理住院病人近300例，诊治疑难、重症患者20余例，做较大类型妇、骨、外科手术近50例，巡诊11次、出车12次，转诊6人次，举办大小培训讲座20次。期间，副主任医师宋炳辉、主治医师王新月，由主管护师赵晓天配合，在当地医院相继开展了“大隐静脉高位结扎加剥脱术”“甲状腺右叶次全切除术”“胃穿孔修补术”“剖宫产术”等，其中前3例是水晶镇中心卫生院自1965年建院后的首例此类手术，填补了该院手术史上的空白。

是月，普外科开展十二指肠镜逆行胆道造影、乳头切开取石手术。

9月，在全省突发“手足口”疫情和“三鹿奶粉事件”后，医院圆满完成“手足口病”诊治和“三鹿奶粉事件”婴幼儿结石筛查和救治任务。

10月10日，医院召开第五届职工代表大会第三次会议，表决全票通过了医院“整合两院资源，升三级创三甲”的决定。

12月16日，河北省卫生厅下发《关于同意邢台市第三医院纳入三级综合医院管理的批复》，同意邢台市第三医院和邢台市心血管病医院进行资源整合，纳入三级综合医院管理。核准的医疗机构第一名称为邢台市第三医院，第二名称为邢台市心血管病医院，核准编制床位616张。是月，心血管病医院心内科一病区、心内科二病区、心外科、心血管手麻科、介入医学科、心血管彩超室等并入三院临床、医技科室。

12月19日，中共邢台市委组织部决定：聂文平任邢台市第三医院党委委员、院长助理（聘）。

是月，经全院职工投票表决，全票通过院长王连芹当选为桥西区第八届人大代表。

2009年

1月14日，医院召开2008年工作总结暨表彰大会，党委书记、院长王连芹总结2008年度工作，并对2009年度工作进行安排部署。提出“突出特色，全面发展”的医院发展战略。大会对2008年度先进科室和个人进行表彰，并颁发奖金。突出贡献奖6个科室，最佳发展奖3个科室，优秀发展奖9个科室，医疗服务安全奖6个科室，科研奖13项，技术创新奖33项，优秀论文奖57篇。

是月，《急性冠脉综合征治疗策略》《缺血性脑血管病诊治新进展》获批国家级继续医学教育项目。

是月，医院冠心病介入诊疗、导管消融治疗、永久起搏器植入治疗、先天性心脏病介入诊疗四项技术通过省卫生厅技术准入，是为邢台市惟一一家。

2月5日，LIS系统在全院范围内投入运行。

2月18日，医院召开公开竞选护士长动员大会，200余位护理人员参加。

3月1日，医院依据《2009年“三基三严”培训考核方案》要求，开始徒手心肺复苏的培训考核工作。每周一、二、三下午安排不同的医、技科室参加，人人参加，人人达标。

3月5日，开展公开竞聘护士长，殷海清、孟建红、郭雪钗、石素真、冯会敏5名护士通过竞聘选拔为副护士长，其中石素真、冯会敏为合同护士。竞聘第一次打破了身份界限，合同护士与正式护士在同一平台公正、公平竞争，真正把工作有热情、有激情、想干事、能干事的优秀护理人才选拔到护理管理岗位上来。

3月8日，神经外科分为神经外一科和神经外二科，神经外一科设52张床位，赵忠江任副主任，汪丽珍、孟建红任副护士长，汪丽珍负责护理全面工作，孟建红负责监护室护理工作；神经外二科设46张床位，郝进敏任副主任，石素真、郭雪钗任副护士长，石素真负责护理全面工作，郭雪钗负责监护室护理工作。

3月10日，省卫生厅党组书记、厅长杨新建带领省厅有关处室领导一行8人来医院视察工作。市委副书记张平、市人大常委会主任宋文、市政府副秘书长侯书根及市卫生局局长石怀瑞等陪同视察。杨厅长对医院近年发展和工作给予高度评价。

3月19日，神经内三科成立，设普通床位43张，李英毅任副主任，张素霞任副护士长。同日，内三科（消化/内分泌科）更名为内五科。

是月，医院被评为河北省2008年度创建“诚信医院”活动先进单位。

是月，妇产科被河北省妇女“巾帼建功”活动领导小组、河北省妇女联合会授予“巾帼文明岗”荣誉称号。

是月，三院在全市率先开展经桡动脉门诊冠脉造影，患者不需办理住院手续，术后在病房观察6小时即可出院，患者的费用大大下降，给患者带来很大方便。

是月，成立感染性疾病科。

6月8日，中共邢台市委决定：郭立新任邢台市第三医院党委副书记。

是月，由齐丽平、任振芳、刘爱民主研的《替罗非班在急性心肌梗死急诊冠脉介入治疗中应用的医疗研究》科研项目获邢台市科技进步壹等奖。

7月28日，医院视频安全监控系统投入使用。

是月，检验科被评为“河北省优秀艾滋病抗体初筛实验室”。是为邢台市惟一一家获此殊荣的实验室。

8月5日，医院召开第五届职工代表大会第四次会议，会议讨论通过了《医院改扩建项目相关问题的决议》。

8月5日，经院党政联席会研究，决定成立基建工作领导小组，王连芹任组长，张海荣任副组长，成员有梁景江、聂文平、王保林、张福卿、冯柳芳。领导小组下设基建办公室，办公室主任由聂文平担任。

9月11日清晨6点，市卫生局紧急通知，邢台军需学院发生甲流疫情。院长王连芹紧急召集会议进行安排，副院长王卫带领20余名医护人员赶赴疫区，当日，留下6名医护人员在疫区继续工作，半个月后回院。

10月29日，对全院职工接种甲流疫苗，至11月9日全部完成。

11月27日，医院举行晋升河北省三级综合性医院庆典仪式。由党委副书记王敬波主持，党委书记、院长王连芹致欢迎辞，市委常委、副市长常丽虹，清华大学医管中心专聘主任、北京安贞医院副院长、邢台市第三医院、邢台市心血管病医院名誉院长周生来，桥西区委书记任树堂，市卫生局党委书记、局长田德荣，市卫生局党委副书记、纪委书记檀振兴，阜外心血管病医院教授孙瑞龙，中日友好医院教授戴希真，历任院长吕明正、张俊、王绍英、张如俭、荀凤阁及院党委书记、院长王连芹出席庆典并在主席台就座。市、县、乡卫生系统领导及市直有关单位领导参加了庆典仪式，常丽虹、周生来和田德荣分别致辞。常丽虹、任树堂、田德荣、周生来和王连芹为三院晋升河北省三级综合性医院剪彩。

是年，三院业务收入首次突破2亿元大关，经济效益和社会效益均创历史最好水平。

2010年

1月20日，医院召开2009年工作总结暨表彰大会，党委书记、院长王连芹总结2009年度工作，并对2010年度工作进行安排部署。大会对2009年度先进科室和个人进行表彰，并颁发奖金。突出贡献奖6个科室，优秀发展奖9个科室，发展进步奖11个科室，医疗服务安全奖6个科室，医疗安全特别奖1个科室，科研奖17项，优秀论文奖43篇。

1月20日，医院开通预约挂号系统。

是月，儿科门诊输液大厅投入使用。

2月，《急性冠脉综合征治疗策略》获批国家级继续医学教育项目。

3月，急诊科获河北省医师基本技能竞赛集体三等奖，张志革获妇产专业个人三等奖，冯存民获急诊专业个人三等奖。

是月，成立审计科，郑海鹰任副主任。

4月12日，康复科开设病房，设床位41张，开始收治住院患者，副主任王贵玲负责全面工作，刘俊英任副护士长。

4月23日，邢台市医学会神经介入专业委员会挂靠市三院成立，李英毅任主任委员。

5月7日，医院召开创建“三甲”动员大会。

5月17日，妇产一科主任王红赴刚果（金）执行援外医疗任务。2012年6月回国。

5月19日，市政府决定实施“市委党校住宅楼拆迁”项目。

是月，骨科分为骨一、骨二两个专业组，经济独立核算。副主任苗振林负责骨一组，副主任王清虎负责骨二组，共用一个护理单元，冯晓利任副护士长。

6月25日，以三院为依托，邢台市医院管理协会与中国人民大学商学院联合举办的首届中高层管理者MBA暨现代医院管理课程研修班在医院开班。

是月，由王连芹、宁海春、魏玉清主研的《预防脑梗死再发联合治疗方案5年对照研究》科研项目获邢台市科技进步壹等奖，12月获河北省科技进步叁等奖。由郭立新、夏晓君、王铁瑞主研的《部分保留后瓣及瓣下结构的二尖瓣置换术对术后左心室功能及脑栓塞的影响》科研项目获邢台市科技进步壹等奖。

9月8日，党委书记、院长王连芹代表医院在全市创先争优活动推进会上做了先进典型发言，三院被推荐为河北省创先争优活动先进单位，是为全市卫生系统惟一一家。

是月，医院被评为承德医学院附属医院（非隶属）。

10月，成立医患关系办公室，李兴任副主任。

11月25日，新建的供应室启用，配备了追溯系统，实行电脑自动化与人工作业相结合的工作模式。

12月29日，河北省卫生厅批准三院成立“邢台市心血管病介入治疗中心”和“邢台市脑血管病治疗中心”。

12月29日，重症医学科通过河北省卫生厅验收成立，设床位13张，于强任副主任，王雪霞兼任护士长。

是年，三院在邢台市31个公益经营单位行风评议活动中位列第四，继续保持全市医疗机构中排名第一。

2011年

1月10日，医院收治的最后一例重症手足口病患儿康复出院。2010年4月至是日，儿科共收治手足口病危重症患儿1000余例，住院700余例，危重症近300例。其中，行NCPAP（经鼻持续气道正压给氧）呼吸支持者200余例，行有创呼吸机辅助通气者70余例。

1月14日，急诊科收治一名高空坠落贯穿伤患者。医院紧急成立由副院长郭立新、薛志广领导的抢救组，并立即启动应急预案，为病人开通生命“绿色通道”，在全院各科室的大力配合和全力抢救下，伤者痊愈出院。

1月25日，医院召开2010年工作总结暨表彰大会，党委书记、院长王连芹总结2010年度工作，并对2011年度工作进行安排部署。大会对2010年度先进科室和个人进行表彰，并颁发奖金。突出贡献奖6个科室，优秀发展奖6个科室，发展进步奖7个科室，医疗服务安全奖7个科室，医疗护理质量优秀奖5个科室，科研奖15项，技术创新奖3项，优秀论文奖66篇。

2月，《脑梗死诊治新进展》《急性冠脉综合征抗栓治疗新进》获批国家级继续医学教育项目。

是月，儿科被河北团省委、省卫生厅联合授予“省级青年文明号”荣誉称号。

是月，医院对原有预约诊疗服务系统全面升级。

3月4日，宋纪宁赴新疆开展为期3年的援疆工作。

3月5日，举行“邢台市脑血管病治疗中心”“邢台市心血管病介入治疗中心”揭牌庆典暨学术研讨会。

3 月 11 日 23 时，网络 HIS 系统平台与数据库实现全面升级。

3 月 21 日，成立心内科三病区，设床位 24 张，任振芳任科室负责人，左蕾任护理负责人。

是月，台湾马偕纪念医院著名心血管病专家蔡政廷来医院进行学术交流活动。

是月，在河北省卫生厅技能竞赛中，三院麻醉专业获集体一等奖，张俊彪、郭全周获麻醉专业个人一等奖；范雪爱获儿科专业个人一等奖，谢楠楠获儿科专业个人二等奖；杨素云获急诊专业个人二等奖；吴棣获妇产专业个人二等奖。

4 月 12 日，市卫生局组织市、县 10 家医院纪委书记、监察室主任，到医院就患者满意度评价系统建设工作进行观摩。

是月，在省卫生厅组织的 2010 年全省住院病历书写质量评比活动中，三院郭义军获儿科专业第二名，何昆获内科专业第四名。

5 月 13 日，邢台市脑血管病学会挂靠在市三院成立，魏玉清任理事长。

5 月 26 日，由三院主办的邢台市心血管病规范化诊疗系列讲座开课。

是月，由副院长郭立新主刀，为一名 70 岁患有冠心病、重症瓣膜病合并心衰及心律失常四种心脏疾病的患者同时成功实行了冠状动脉旁路移植术、主动脉瓣置换术、二尖瓣成形术、房颤射频消融改良迷宫术，一次性成功解决了四种心脏问题。

是月，心外科被河北省红十字基金会确定为先天性心脏病免费手术定点医院，同时被河北省卫生厅确定为先心病救治工程定点单位。

6 月 2 日，医院被河北省卫生厅确定为农村儿童白血病、先心病救治定点医院。

是月，由孙丽英、要丽君、范雪爱主研的《经鼻持续气道正压通气对肺疾患新生儿心肺功能影响的医疗研究》科研项目获邢台市科技进步壹等奖。

7 月 27 日，院外急救、急诊科合并整合，形成了集院外急救、急诊科、急诊重症监护病房为一体的急救体系。

是月，内五科获河北省优质护理服务示范病房荣誉称号，是为邢台市惟一一家获此殊荣的医疗机构。

是月，胃镜室开展胶囊内镜新技术，受检者只需吞服一粒智能胶囊即可完成全消化道无创、无痛检查。

8 月 8 日，全科医生转岗培训正式启动。

8 月 19 日，院党委对党支部进行调整，由 7 个党支部增加为 10 个。8 月 19、20 日对第一至第九党支部进行了换届选举，选举产生了新一届支委会，其中汪秀英、陈素强、牛书聘、吴继东、齐赛、李英毅、王清虎、苗振华、齐丽平分别当选为第一至第九党支部书记。第十党支部为离退休支部，裴东兴任支部书记。

9 月 16 日，神经外二科开设第二病区，位于心血管病房楼 3 层，设床位 31 张，医疗护理工作由神经外二科统一管理。

9 月 19 日，首例经桡动脉急性心肌梗死急诊 PCI 术在心内科一病区获成功，手术用时仅 19 分钟。

是月，王连芹当选为中共邢台市第八届市委委员。

是月，医院整体改扩建项目被列为邢台市“十二五”重点建设项目。

是月，新购置的日本东芝公司生产的新型16层螺旋CT机投入使用。

是月，心外科被卫生部、共青团中央命名为全国“青年文明号”。是为邢台市卫生系统惟一获此殊荣的集体。

10月26日，对妇产科专业重新调整，分为产科和妇科。妇科设床位36张，刘杏巧任主任，白晓蔚任护理负责人；姚莉芸任产科主任，产科分为两个病区，一病区床位42张，石国素任副主任，路运华任副护士长，唐连敏任副助产长；二病区床位42张，高妍任副主任，孟秀兰任副护士长，赵建芬任副助产长。

11月3日，中共邢台市委组织部决定，聂文平任邢台市第三医院副院长（聘），免去院长助理职务；免去张海荣邢台市第三医院党委委员、聘任副院长职务，保留原职级待遇。

11月8日，市委常委、市委秘书长李凤刚主持召开党校家属院拆迁推进会。

11月17日，市委常委、市委秘书长李凤刚主持召开党校家属院拆迁专题调度会，明确拆迁户完成签订协议期限。

12月2日，医院举行整体改扩建项目开工奠基仪式。省卫生厅党组副书记、副厅长李建国，市委副书记、市人民政府市长刘大群，市人大常委会主任周国江，市政协主席石玉春，市委常委、市委秘书长李凤刚，市人大常委会副主任任保伦，市人民政府副市长刘劲松，市人民政府市长助理、市政府秘书长盖凤安及各县区领导出席。新闻媒体和三院老领导及400余名医务人员参加。

12月8日，医院首次开展民主评议科室集中测评活动。

12月10日，邢台市医学会显微神经外科专业委员会挂靠市三院成立，郝进敏任主任委员。

12月21日，医院顺利通过河北省首批省级住院医师规范化培训基地评审。

12月22日，购置1台飞利浦FD20血管造影机。

12月25日，医院引进的荷兰飞利浦新型双梯度Achieva 1.5T磁共振（MRI）投入使用。

是月，成立宣传科，司永霞任科长。

2012年

1月4日，医院召开2011年工作总结暨表彰大会，党委书记、院长王连芹总结2011年度工作，并对2012年度工作进行安排部署。大会对2011年度先进科室和个人进行表彰，并颁发奖金。突出贡献奖6个科室，优秀发展奖9个科室，发展进步奖4个科室，医疗服务奖5个科室，医疗护理质量优秀奖3个科室，科研奖12项，技术创新奖20名，优秀论文奖72篇。

2月2日11时，整体改扩建工程正式开工建设。院领导、部分职工及监理、施工单位负责人参加。

2月24日，医院对器械科、总务科、基建办职能进行整合重组，新成立采购办公室和配送中心，进一步规范了全院物资采购和配送管理。朱继红任配送中心副主任。

是月，神经内科、神经外科、心内科、心外科、康复科被评为市级医学重点学科，儿科被评为市级重点发展学科。

是月，《心律失常诊疗新进展》《脑梗死诊断治疗新进展》《颅内动脉瘤外科规范化治疗》和《房颤的外科治疗新策略》获批国家级继续医学教育项目。

3月16日，在2012年全省医政工作会议上，省卫生厅授予三院“河北省医务人员基本技能岗位训练和竞赛活动先进单位”荣誉称号，是为邢台市惟一获奖的医疗单位。同时，妇产专业获“河北省医务人员基本技能竞赛集体一等奖”；病理和儿科、检验等专业分获集体二等奖和三等奖。产科一病区石国素、检验科尹志辉、病理科张建纲获个人一等奖；急诊科许长庆、病理科张鸿瑞、儿科郝现伟、冀京雷获个人二等奖；神经内二科王玉、急诊科李兰兰、产科二病区高佳丽、放射科梁日晶获个人三等奖。

3月21日，省卫生厅党组书记、厅长杨新建在副市长刘劲松、卫生局局长田德荣等陪同下，到医院视察整体改扩建工程，对整体改扩建项目所做的工作给予了充分肯定。

4月13日，心内科三病区成功为首例冠心病、陈旧性心肌梗死、室速患者实施了埋藏式心律转复除颤器（简称ICD）植入术。ICD植入术技术难度高，国内仅有少数医院能开展此项手术。

4月26日，在中共河北省委代表会议上，党委书记、院长王连芹当选为邢台市出席党的十八大代表。

是月，儿科成功完成首例早产儿高胆红素血症合并败血症、休克患儿的换血术。

是月，医院成立“住院糖尿病患者健康管理中心”，中心以内分泌科为依托，指导全院糖尿病诊疗，规范了全院糖尿病治疗。

5月11日，在河北省技能竞赛中，三院儿科专业和外科专业获集体三等奖。儿科郝为敏、重症医学科李真获个人二等奖；普外科李颖、儿科公志改、手麻科肖玉华、产科一病区侯春芳获个人三等奖。市级竞赛中，胸外科赵伟然获个人一等奖，三院获团体三等奖。

是月，由王连芹、魏玉清主研的《症状性脑动脉狭窄未行支架植入患者多类药物一体化治疗的研究》科研项目获邢台市科技进步壹等奖。

是月，医院被河北省公安厅授予“2011年度企业事业单位内部治安防范工作先进单位”荣誉称号。秦会民被评为“河北省2011年度企业事业单位治安防范工作先进个人”。

6月1日，医院召开深入推进“修医德、强医能、铸医魂”主题实践活动和纠风治贿动员会。全院医务人员均签署了《全员自觉抵制商业贿赂与行风建设承诺书》。

6月2日，邢台市心电生理与起搏专业委员会挂靠市三院成立，院党委书记、院长王连芹当选为第一届主任委员；心内科三病区主任任振芳当选为副主任委员；医务科科长、心内科一病区主任齐丽平当选为副主任委员兼秘书。

6月5日，市委副书记、市长刘大群来医院视察整体改扩建工作，实地察看了医院改扩建工程进展情况。

6月26日，医院与有业务来往的20家医药公司销售代表举行共同抵制商业贿赂签字仪式，签订了共同抵制商业贿赂承诺书，努力营造一个透明、阳光的医药购销环境。

7月10日，市政协副主席崔尽忠带领部分市政协委员，对医院整体改扩建工程进展情况进行调研。

是月，妇产科获省级“青年文明号”称号。

是月，三院在全市31所二级以上综合性医院参评的2012年度病历书写质量评比活动中名列第一。

是月，三院成功完成第一例B超引导下的PICC穿刺。

8月，嘉和美康电子病历系统在三院启用。

9月2日，手麻科成功完成一例百岁老人的人工股骨头置换手术麻醉。

10月15日，功能科超声室新添置的3台高档及超高档彩色多普勒超声诊断仪正式投入使用。

11月8～14日，党委书记、院长王连芹赴京出席中国共产党第十八次全国代表大会。

2013年

1月11日，医院召开2012年工作总结暨表彰大会，党委书记、院长王连芹总结2012年度工作，并对2013年度工作进行安排部署。大会对2012年度先进科室和个人进行表彰，并颁发奖金。突出贡献奖6个科室，优秀发展奖11个科室，医技科室优秀发展奖4个，发展进步奖13个科室，优质服务奖7个科室，医疗质量优秀奖1个科室，特别贡献奖1个科室，科研奖32项，技术创新奖12项，论文奖216篇。

1月21日，购置1台GE Logiq E9彩超和1台GE Vivid E9彩超。

是月，鲁山当选为政协邢台市桥西区第七届常委。

是月，心血管内科被确定为“省级临床重点专科培育单位”，是为邢台市心内科领域惟一的省级重点专科。

是月，医院驻宁晋县后张孟村工作组被省委、省政府评为先进驻村工作队，梁景江、徐立国、张志国被评为优秀队员。

是月，骨科在北京教授的帮助下，应用关节镜微创手术，为一例12岁儿童成功实施“异体肌腱后交叉韧带重建、后方旋转不稳定自体肌腱固定术”，手术中膝关节稳定明显改善同健侧，达到立竿见影的效果。低龄儿童做此种手术在全市尚属首例。

2月，《缺血性脑血管防治新进展》《高血压性脑出血外科规范化治疗》和《妊娠合并血液系统疾病的诊治》获批国家级继续医学教育项目。

3月9日，成立神经外三科，设床位52张，薛振生任副主任，石素真任副护士长。郭雪钗任副护士长，负责监护室护理工作。

3月20日，省发改委副主任张少华等一行，在市发改委领导的陪同下，到医院视察整体改扩建项目建设工作。

是月，在省卫生厅主办的2012年度河北省“我最喜爱的健康卫士”和“群众满意的医疗卫生机构”评选活动中，三院获“群众满意的医疗卫生机构”荣誉称号，是为邢台市惟一获奖的三级综合医院，全省仅8家三级医院获此殊荣。

4月17~19日，刘艳蕾作为邢台市卫生系统惟一代表，参加了共青团河北省第十四次代表大会。

是月，王连芹当选为邢台市第十四届人大代表、常委。

是月，王卫当选为政协邢台市第十二届常委。

是月，成立新生儿科，设床位20张，范雪爱任副主任，冯会敏任副护士长。

5月8日，副市长史书娥在市政府副秘书长耿昉、市卫生局局长田德荣等陪同下到三院调研，对整体改扩建项目所做的工作给予充分肯定，并要求医院全力做好工程建设，确保项目如期完成。

5月9日，院党委聘任齐丽平为院长助理。

5月25日，医技楼主体结构顺利封顶，比原计划提前一周。

是月，由郝进敏、赵燕、宋纪宁主研的《原发性脑干出血规范化治疗的医疗研究》科研项目获邢台市科技进步壹等奖。

是月，院党委被省卫生厅党组评为全省卫生系统创先争优暨“修医德、强医能、铸医魂”先进集体。祝海卿在全省卫生系统创先争优暨“修医德、强医能、铸医魂”优秀书法、摄影作品中获书法类一等奖。

是月，医院被河北省公安厅授予“2012年度企业事业单位内部治安防范工作先进单位”荣誉称号。保卫科科长秦会民被评为“河北省2012年度企业事业单位治安防范工作先进个人”。

6月18日，医院开始实行保洁、司梯、绿化等服务社会化，签订服务管理项目协议。

6月27日，医院第五届职工代表大会第五次会议召开，审议通过《职工休假管理规定》和《临床护理岗位合同护士薪酬管理办法》。率先在全市卫生系统实行了护理岗位合同制人员有条件的同工同酬。

7月10日，经院长办公会研究决定，合同制人员职称评聘工作与正式人员同步同标准进行，但不占用正式在编人员职数。

8月1日，三院实现全市21个县（市、区）新农合网络直报全覆盖。

8月1日，患者回访中心正式运行，是为全市第一家患者回访中心。

8月初，新生儿门诊正式开诊。

8月13日，举行患者回访中心启动仪式。市监察局副局长、市民主评议工作领导小组办公室副主任高飞，市卫生局党组书记、局长田德荣，市卫生局纪检组长张博义出席。患者代表、医院中层以上干部130余人参加。

8月16日，在北京举行的全国卫生援外工作暨援外医疗队派遣50周年会议上，药剂科原主任闫文双被授予“全国援外医疗工作先进个人”称号，并作为河北省惟一的先进个人代表，在人民大会堂河北厅受到中共中央总书记、国家主席、中央军委主席习近平的亲切接见。

8月28日，医院举行“全国援外医疗工作先进个人闫文双同志先进事迹报告会”，在全院开展向闫文双学习活动。

8月29日，在市卫生局组织召开的全市患者回访中心与权力运行监控机制建设推进会上，印发了三院患者回访中心工作书面典型发言材料。各县（市、区）卫生局主管局长、全市二级以上医疗机构主要负责人50余人，分两批到三院患者回访中心参观。

是月，医院推行共产党员“亮牌服务”活动，要求全体党员在工作时间统一佩戴有党徽标志的胸牌上岗，亮明党员身份，做出带头表率。

9月4日，成立物业管理办公室，霍建宏任副主任。

是月，成立科教科，贾亚男任副主任。

是月，医保科与新农合办公室合并成立医保/农合办公室，郑伟任主任。

是月，医院以优异成绩摘取2013年邢台市病历书写质量评比第一名桂冠。

10月21日，完成党校家属楼全部124户拆迁工作。

11月26日，省医改办、省卫计委一行5人到医院调研，实地查看了患者回访中心、院内环境、改扩建工地等，对医院各项工作给予了充分肯定。

是月，齐丽平出席河北省妇女第十三次代表大会。

12月6日，河北省卫计委批复市三院总编制床位1200张。

12月28日，医院与河北嘉福物业有限公司签订合作协议，实行保安、消防、车辆管理及服务社会化。

2014年

1月，《偏瘫的Bobath治疗技术》《慢性心力衰竭的规范化诊治与管理》《颅内动脉瘤外科手术和介入治疗进展》《眩晕的诊治新进展》《妊娠合并心脏病规范化治疗》《缺血性脑血管病防治新进展》《妊娠合并血液系统疾病的诊治》《出血性脑血管病规范化治疗新进展》和《高血压性脑出血外科规范化治疗》获批国家级继续医学教育项目。

3月10日，普外科分为肝胆普外科组和腺体胃肠外科组，侯志强任肝胆普外科组组长，徐焕博任腺体胃肠外科组组长。

是月，在全省41家三级医院诊疗合理性集中评价和住院病历评比综合排名中，三院分获全省第5名和第7名及邢台市第1名。

4月19日，邢台市医学会物理医学与康复专业委员会挂靠市三院成立，王贵玲任主任委员。

4月23日，三院首次召开季度医疗质量讲评通报大会。自是日起，每季度召开一次。

5月9日，邢台市心血管疾病介入诊疗质量管理与控制中心成立，院长王连芹任主任委员。

5月23日，中医科冯晓英作为河北省第16批援助刚果（金）医疗队队员之一随队启程，飞赴刚果（金）首都金沙萨，在当地中刚友谊医院执行医疗援助任务。2016年6月8日回院。

5月23日，齐丽平代表医院在2014年河北省心血管病介入管理与质控会议上做经验介绍。

是月，由李英毅、王云、胡鹏飞主研的《颈内动脉支架置入术前影像学评估与询证研究》科研项目获邢台市科技进步壹等奖。

7月23日，召开医疗器械供应商共同抵制商业贿赂警示教育会，分别与30家器械供应商签订廉洁诚信购销合同，用责任和制度规范双方的廉洁行为。

是月，受邢台市妇联委托，三院为全市10余名国家和省级“三八”红旗手免费做了采血、B超、心电图、妇科、乳腺等几十项检查，并为她们建立健康档案。

8月23日，邢台市神经内科质量管理与控制中心以三院为依托成立，魏玉清任主任委员。

8月26日，投资7万余元对营养食堂的基础设施改造，至是日完成了面坊燃气管道移址，2层面坊新增蒸房三组、二灶台超大型粥锅，1层新增电饼铛和燃气灶台两用锅。

是月，64排CT室开始执行延长工作时间和错峰检查，7~9时及17~21时时间段检查住院较轻病人，9~17时主要检查门诊病人、住院较危重病人，有效缓解了患者预约等待时间长问题。

是月，肝胆普外科成功完成首例腹腔镜下肝癌切除术，开创了医院在肝癌微创切除领域的先河。

10月22日，省发改委副主任张少华等一行，在市发改委、卫生局有关领导的陪同下，到医院视察整体改扩建项目建设工作。实地察看了新医技楼、病房大楼的建设情况，对整体改扩建工作给予充分肯定。

10月24日，中共邢台市第三医院委员会第一次代表大会召开，133名党员代表参加，党委副书记王敬波主持会议，党委书记、院长王连芹代表院党委作了题为《解放思想，创新驱动，为实现“三甲”医院目标而努力奋斗》的工作报告。院纪律检查委员会向大会提交了书面工作报告。会议审议通过了“两委”工作报告，选举产生了新一届党的委员会和纪律检查委员会。王连芹、王敬波、张方青、聂文平、郭立新、梁景江、薛志广当选为新一届党委委员。在党委第一次全会上，王连芹当选为党委书记，郭立新、王敬波当选为党委副书记。陈素强、张燕如、李兴、郑海鹰、梁景江当选为新一届纪律检查委员会委员。在纪委第一次全会上，梁景江当选为纪委书记，陈素强当选为纪委副书记。

11月10日，三院已开通21个县（市、区）城镇职工基本医疗保险市级统筹联网报销业务，门诊和住院均可刷卡结算。

11月11日，邢台市医学会妇科腔镜专业委员会挂靠市三院成立，妇科主任刘杏巧任主任委员，张志革为常务委员兼秘书。

11月12日，继保洁、保安社会化后，护工与河北嘉福物业公司顺利交接，实现了社会化管理。

11月21日，副院长薛志广独立完成首例腹腔镜下乙状结肠造瘘术，填补了医院微创外科的空白，为胃肠道癌症患者提供了新的治疗方式。

是月，心内科获2014年度“河北省青年文明号”称号。

是月，神经外三科独立完成首例右侧颈内动脉重度狭窄内膜剥脱手术，填补了医院空白。

年末，医院开放床位810张。

2015年

1月12日，河北省卫生计生委医政医管处、河北省医院协会举行全省三级医院感染管理专职人员技能竞赛，感染管理科张阳代表邢台市参加比赛，邢台市获团队三等奖，张阳获个人三等奖。

2月，《帕金森病诊治新进展》《本体感觉神经肌肉促进技术的原理和应用》和《眩晕/头晕的诊治新进展》获批国家级继续医学教育项目。

是月，由赵领军、尹志辉主研的《患者标本周转时间在医疗诊断与治疗中的应用研究》科研项目获邢台市科技进步壹等奖。

是月，三院病理科参加中国病理学工作者委员会（CCP）免疫组化研究中心（IHC-QC）组织的全国范围的免疫组化质控活动，从400多家竞选病理科室中脱颖而出，获得质量认证证书，三院成为全市惟一一家获此殊荣的医院。

5月28日，院党委书记、院长王连芹带队参加了邢台市“百家院所邢台行”主题活动，与北京协和医院联合开展的课题“建立适合中国国情的乳腺癌筛查模式”进行科研对接，并签署合作协议。

是月，由库洪彬、王双豹、孟建红主研的《第四脑室外引流在全脑室出血铸型治疗中的价值》科研项目获河北省医学会医学科技壹等奖。

6月24日，医院新版官方网站上线运行。

7月5日，医院与河北医科大学第四医院、北京协和医院重症医学专家团队技术合作暨ICU规范化建设示范项目签字仪式举行。

8月21日，在中国卒中学会于首都医科大学附属北京天坛医院举行的中国卒中中心联盟医院授牌仪式上，邢台市第三医院成为“中国卒中中心联盟”首批授牌单位，副院长王卫及神经内二科主任魏玉清参加授牌仪式。

是月，神经内三科主任李英毅当选全国卒中学会神经介入专业委员会委员，成为全市惟一当选的神经内科专家。河北省仅有4人当选。

9月14日，新购置的德国西门子血管造影机在新大楼介入科正式投入使用。至是日，全院已有飞利浦和西门子大型血管造影机3台。

9月20日，心内科CCU正式成立，设床位18张，郝俊华任副主任，夏小丽任副护士长。

是日（农历八月初八）上午9时48分，医院“整体搬迁暨新大楼投入试运行启动仪式”在新病房楼北侧广场隆重举行。院领导及全院干部职工参加，共同见证医院发展史上具有里程碑意义的重要时刻。仪式由党委副书记王敬波主持，党委书记、院长王连芹在启动仪式上作重要讲话。当天，门诊、医技、急诊科、心内科三个病区、心内科 CCU、门诊收费等科室全部搬进新大楼，9 月 21 ~25 日，各临床科室、职能科室陆续搬入。25 日，全院提前、圆满完成整体搬迁。

9 月 26 日，爱玛客服务产业（中国）有限公司正式接管医院后勤工程服务，三院率先在全市医疗行业推行后勤保障社会化。

是月，神经外科 ICU 正式投入使用，设床位 30 张，赵忠江任主任，郭雪钗任副护士长，负责护理全面工作，孟建红任副护士长。

10 月 9 日，开放儿科 8 层病区，床位 55 张。

10 月 15 日，普外科分为肝胆外科和腺体胃肠外科，肝胆外科与泌尿外科共用一个病区，设床位 49 张，侯志强任肝胆外科副主任；腺体胃肠外科设床位 49 张，宋炳辉任副主任，副护士长李英负责 2 个病区护理工作。

10 月 22 日，邢台市副市长史书娥在市政府调研员耿昉、市卫计委主任田德荣、党组书记徐学云等陪同下，来医院新大楼视察指导工作。对新大楼舒适的环境和医务人员优质的服务给予了充分肯定。

是月，作为全市首家标准化的三院回访中心，被市卫计委确定为出院患者回访中心“市级示范单位”。

是月，在全省麻醉学会议上，手麻科麻醉医师管朝勇在 TCI（靶控输注）静脉麻醉比赛中获三等奖。

11 月 8 日，医院改扩建工程二期门诊楼开工建设。

11 月 9 日，购置 1 套西门子 AG AXIOM Luminos dFR X 射线诊断系统、1 台 GE Voluson E8 彩超、1 台飞利浦 EPIQ 5 彩超、1 台西门子 ACUSON S2000 彩超。

11 月 10 日，购置 1 台西门子 ZEE Ⅲ 血管造影机。

11 月 25 日，中共邢台市委组织部决定，齐丽平任邢台市第三医院党委委员、副院长（聘）。

是月，院工会被中华全国总工会授予“全国模范职工之家”荣誉称号，是为院工会首次获国家级荣誉，也是邢台市惟一一家获此殊荣的医疗单位。

12 月 1 日，市委常委、市政法委书记张明杰到新大楼视察指导工作。对分诊叫号系统、气动传输系统、PACS 系统等信息化、智能化管理表示赞许，对医院整体工作给予充分肯定。

12 月 3 日，市人大常委会主任周国江带领市人大有关人员，来医院新大楼视察指导工作。听取院长王连芹的汇报后进行了实地察看，对新大楼舒适的环境和医务人员优质的服务给予了充分肯定。

12 月 14 日，成立生殖医学科，张志革任副主任，隶属妇科管理。

12 月 15 日，神经内科四病区成立，设床位 49 张，孔咏梅任副主任，郝海红任副护士长。

12月20日，国家卫计委授予市三院“高级卒中中心建设单位”称号。

12月26日，麻醉疼痛门诊正式开诊，隶属麻醉科管理。

12月29日，中共邢台市委决定：王新伟任邢台市第三医院党委副书记。

是月，呼吸/老年病科医生张广璐独立开展肾穿刺术，填补了医院空白。

是月，儿科重症监护病房（PICU）开展镇痛和镇静疗法，首次采用持续泵入吗啡镇痛及常规咪达唑仑联合治疗，取得良好疗效。其中一例还加用肌松剂苯环酸阿曲库铵，是为儿科首次采用，效果良好。

是年，综合档案室被河北省档案局评为“河北省机关档案工作目标管理AAA单位”。

年末，全院开放床位1200张。

2016年

1月9日，心内科四病区成立，设床位50张，郝俊华、王宏斌任副主任，郝俊华主持全面工作，杜雪红任护理负责人。

是月，普外科开展第一例腹腔镜胰十二指肠切除术、肝癌根治术。

2月18日，生殖医学伦理委员会成立大会召开，副院长薛志广当选为主任委员，妇科主任刘杏巧当选为副主任委员，副主任医师张志革当选为委员会秘书。

是月，《心律失常规范化诊疗新进展》《运动再学习技术》《胸痛的规范化诊治新进展》《急性缺血性脑卒中早期救治策略》《本体感觉神经肌肉促进技术的原理和应用》《产科感染性疾病的诊断与治疗新进展》《帕金森病诊治新进展》《心房颤动规范化外科治疗新进展》《妊娠合并甲状腺疾病的诊治新进展》和《脑血管病规范化外科治疗新进展》获批国家级继续医学教育项目。

3月1日，医院官方微信公众平台开通，广大群众加关注后即可在手机上了解医院最新消息，体验方便快捷的就医指南服务。

3月10日，“急性冠脉综合征规范化诊疗和随访管理项目”在心内科正式启动，与体检中心联合开展冠心病慢病管理工作。

3月12日，邢台市医院协会医院感染控制专业委员会挂靠市三院成立，冯柳芳任主任委员，于强任副主任委员。

3月15日，多学科综合门诊开诊。有两种以上疾病或症状的患者只需挂一个号，就可以得到3个以上相关学科专家会诊，确定诊疗意见，制定最佳治疗方案。

3月18日，医院第五届职工代表大会第七次会议召开，审议通过《关于进一步规范合同人员岗位设置和待遇的规定》，合同人员岗位和待遇管理更加规范。

3月21日，神经内科二病区成功开展急诊动静脉rt－PA溶栓＋动脉支架治疗。

3月26日，儿科分为儿科一病区和儿科二病区。一病区设床位55张，孙丽英任主任，公志改任副护士长；二病区设床位55张，郭义军任副主任，郝为敏任副护士长。

3月30日，心血管彩超室对两名房颤患者进行了无痛经食管超声心动图检查，为进一步射频消融治疗提供了依据，是为邢台市首家。

是月，医院购置术中荧光显微镜，率先在冀南地区开展了术中血管荧光造影。

是月，国家卫计委授予全国首批“高级卒中中心建设”单位称号，三院为邢台市首家，也是全国仅有的几家地市级医院之一。

4月1日，心内科一病区的两名房颤患者接受了三维心脏射频消融术，X射线暴露时间不到10分钟，开创了三维射频消融的新纪元。

4月11日，医院在全市率先引进的医学影像自助打印服务系统投入运行。

4月16日，产科温馨病房运行，设床位30张，由产科一病区和产科二病区共用，崔妍任护理负责人。

4月25日，婴儿游泳室正式对外开放。为出生0～6个月的婴儿提供游泳及抚触保健服务。

是月，在全省45家三级综合医院参评的2015年度病历书写质量评比活动中，三院名列第一。

是月，设立产科保健门诊，郝俊兰任护理负责人。

5月21日，购置1台飞利浦EPIQ 5彩超。

5月31日，邢台市医院协会护理管理专业委员会挂靠市三院成立，王雪霞任主任委员，冯柳芳任副主任委员。

是月，由郑晓芳、付赵虎、菅晓晖主研的《彩色多普勒超声联合弹性成像诊断男性乳腺肿块的临床研究》科研项目获邢台市科技进步壹等奖。

7月15日，生殖医学科开展的人类辅助生殖夫精人工授精技术，通过了国家生殖医学专家组的现场校验开始试运行，是为邢台市惟一拥有此项技术资质的公立三级综合医院。

7月24日，邢台市发生7·19洪涝灾害，由党委副书记、副院长郭立新和副院长薛志广带队，24名医护人员组成2个医疗救援队分成7个医疗救助小组，分别深入经济开发区东汪镇受灾最重的大贤村、景家屯等7个村开展医疗救治工作，宣传灾后防病防疫知识。同时，医院将第一批矿泉水、方便面、小面包等救灾物资送达灾区。

7月25日，院党委副书记王敬波和纪委书记梁景江带领30名党员志愿者，到经济开发区东汪镇景家屯，帮助受灾群众清理街道。

7月26日，医院举办“捐出一份仁爱之心，共建一个美好家园”捐款仪式，为灾区群众捐款，全院1000余名医护人员共捐款7万余元。

7月27日，党委书记、院长王连芹和副院长薛志广等一行来到遭受洪涝灾害较为严重的景家屯村，查看医疗救援情况并看望慰问医疗队员，鼓励队员们发扬三院艰苦奋斗精神，全心全意为灾区群众服务。

8月10日，门诊自动挂号缴费系统投入使用。

8月18日，神经外科三病区副主任宋志俊参加华北区动脉瘤夹闭手术比赛，获第二名。

8月20日，党委书记、院长王连芹，纪委书记梁景江等到受灾严重的邢台县白岸乡黄家台村和将军墓镇庵峪村慰问，代表医院向两个村各捐助100吨水泥和2万元现金。

8月26日，腺体胃肠外科分为腺体外科和胃肠外科，宋炳辉任胃肠外科副主任，于晶晶任腺体外科负责人，两科合用一个病区，共设床位40张，共用一个护理单元，吕英淑负责护理工作。

9月12日，省科技厅、省委组织部、省科协批复，同意在三院建立院士工作站。医院与河北省医科大学第二医院李春岩院士团队签订合作协议。

9月21日，购置的西门子3.0T磁共振投入使用。

10月7日8时10分，医院门诊楼主体结构工程顺利封顶，建筑面积25089平方米。

11月4日，医院通过中国胸痛中心认证，批准为“中国胸痛中心”，是为河北省三级医院中首家。

11月14日，静配中心开始试运行，孙鑫晔任负责人，韩萌任护理负责人，隶属药剂科管理。

11月25日，药剂科的药品采购组归设备管理/采购办管理。

11月26日，根据市医改办要求，医院开始实行药品（中药饮片除外）零差率销售。

11月，消化/内分泌科引进邢台首台德国产碳13呼气检测仪。

12月10日，输血科成立，张晶梅任副主任。

12月22日，邢台市中西医结合学会神经外科专业委员会依托市三院成立，神经外科二病区主任郝进敏任主任委员。

12月27日，举行中国胸痛中心揭牌仪式。中国胸痛中心认证委员会专家、天津市胸科医院教授李春洁，河北医科大学第二医院教授傅向华，市卫计委党组副书记、副主任付素霞，院党委书记、院长王连芹共同为胸痛中心揭牌。来自邢台市及各县（市、区）的200余名医院代表参加。

2017年

1月，医院研究通过了《合同人员、临时人员工资调整方案》，自2016年7月执行。全院合同、临时人员工资人均每月上调300元。

是月，内镜室从消化/内分泌科分离独立建科，刘壮任副主任。心血管彩超室独立设科，彭红兵任副主任。

是月，心内科、心外科、神经内科、神经外科、康复科、普外科被评为市级医学重点学科，儿科、医学检验科被评为市级医学重点发展学科。

2月15日，6S管理项目正式启动。

2月20日，医院在急诊科设立急诊溶栓室，是为邢台市首家。

2月25日，购置1台飞利浦EPIQ 5彩超。

是月，《急性缺血性脑卒中早期救治策略》《运动再学习技术》《脑血管病规范化外科治疗新进展》《瓣膜性心脏病外科治疗新进展》《急性脑梗死溶栓规范化治疗新进展》

《妊娠合并肾脏疾病诊治新进展》《胸痛的规范化诊治新进展》和《心律失常规范化诊疗新进展》获批国家级继续医学教育项目。

是月，医院获省人力资源和社会保障厅、省博士后工作管理委员会批准，设立博士后创新实践基地。

3月6日，医院引进的全市首台全自动药品分包机投入使用。

是月，由任振芳、王秀玲、李振莲主研的《血脂管理在冠状动脉粥样硬化性心脏病患者中的临床意义》和由尹保强、贾宝铭、孟志勇主研的《颅内压监测、脑灌注压在丘脑出血破入脑室中的应用》科研项目均获河北省医学会医学科技壹等奖。

3月15日，手术室麻醉科引进的BW－8200B血液回收机投入使用，实现了术中回收自体输血技术。

4月10日，以医院为依托成立邢台市医院感染管理专业人员岗位培训基地。

4月11日，全国人大常委会委员、教科文卫委员会副主任委员严以新，率领全国人大常委会教科文卫委调研组到医院就《防震减灾法》实施情况进行调研，对医院工作给予高度评价。

4月23日，医院举办邢台市卒中中心建设联盟成立大会暨卒中规范化防治基层培训会。

是月，王连芹当选为邢台市第十五届人大代表、常委。

是月，王卫当选为政协邢台市第十三届常委。

是月，邢台市医院协会门（急）诊管理专业委员会挂靠市三院成立，急诊科主任冯存民任主任委员。

4月，由库洪彬、王双豹、孟建红主研的《颅顶部体表定位穿刺引流治疗破入脑室的丘脑出血临床研究》科研项目获河北医学科技壹等奖。

是月，病理科与北京弘泰嘉业医学检验所共同搭建的肿瘤病理远程会诊平台开通。

5月1日开始，新增加门诊患者回访工作。

5月20日，医院被国家卫生计生委授牌“高级卒中中心”，是为邢台市首家。

6月20日，微电影《心结》获邢台市直机关微电影大赛一等奖。12月27日，在“SAVE”杯2017年中国胸痛中心微电影大赛上获最佳创意微电影奖。

6月，腺体外科被中华全国妇女联合会授予“巾帼文明岗”称号，是为邢台市惟一获此殊荣的医疗单位。

是月，成立法务部，李兴任副主任（兼），与医患办合署办公。

7月4日，市委书记王会勇在市直有关部门负责人陪同下来三院调研。

7月6日，功能科付照虎和放射科王晓冰分别赶赴新疆若羌县吾塔木乡和铁干里克乡卫生院开展医疗支援工作。

7月14日，购置1台GE Voluson E8彩超。

7月18日，医院正式成立邢台市第三医院心脑血管专科联盟，与全市37家三级和二级医院签订联盟合作协议，并举行了国家高级卒中中心揭牌仪式。邢台市人民政府副市长邓素雪出席会议。

7月25日，与平乡县卫生和计划生育局签订分级诊疗服务体系建设框架协议，共同探索建立“基层首诊、双向转诊、急慢分治、上下联动”的分级诊疗模式。

7月29日，生殖医学科通过夫精人工授精技术使患者成功受孕的第一例婴儿足月分娩，婴儿各项生命指标正常。三院的辅助生殖技术达到全市领先水平。

是月，在2016年全省病历质量评比中，三院名列第三。

是月，医保/农合办公室更名为医疗保险科。

8月4日，医院质量与安全管理委员会等十四个委员会换届暨第十二届医院质量与安全管理委员会2017年第一次会议召开。

8月10日，功能科汪凤勃前往西藏阿里地区，开展为期三个月的医疗支援工作。

8月16日，邢台市桥西医疗联合体签约仪式举行。

8月17日，院志编纂工作全面展开。

8月19日，邢台市医院协会后勤专业委员会挂靠市三院成立，聂文平任主任委员。

9月19日，通过国家人类辅助生殖技术专家组复审，三院成功获得正式开展夫精人工授精技术的资质。是为邢台市惟一一家获此资质的公立三级综合医院。

10月28日，邢台市医院协会医学影像中心管理分会挂靠市三院成立。CT/核磁科主任李星亮任主任委员。

10月28日，在河北省医院协会医院文化专业委员会年会上，医院选送的微电影《心结》获优秀奖。

10月29日，三院被中华医学会皮肤性病学分会授牌“银屑病专病门诊”，是为邢台市惟一获此资质的医院。

11月3日，门诊诊疗卡诊间结算业务正式运行。

11月18日，在国家老年疾病临床医学研究中心——心脑血管联盟成立大会上，医院受邀成为联盟成员单位。

11月22日，心血管彩超室率先在全市成功开展TCD发泡试验。

11月27日，三院成立心律失常亚专业，设在心内科三病区。

是月，手麻科、重症医学科上线使用“嘉和手术麻醉信息系统”。

12月14~16日，在国家卫生计生委脑卒中防治工程委员会主办的“2017年脑卒中防治工作总结暨第十次中国卒中中心建设工作会议”上，医院高级卒中中心获优秀组织管理奖。

是月，心内科率先在全市通过冠状动脉（冠脉）旋磨技术，为2例冠脉严重钙化患者实施了支架植入。

2017年末，医院占地面积99.05亩，建筑面积143695平方米，职工人数1497名，编制床位1200张；全年门急诊量568978人次，出院人数46273人，手术量14532例（其中介入手术7673例），业务收入76600万元；总资产153059.03万元。

专 记

一、心脑血管特色学科建设与发展

随着社会经济发展和人民群众生活方式的转变，心脑血管疾病已成为严重危害人类健康的第一杀手。为提高邢台市心脑血管疾病防治能力，打造心脑血管疾病防治体系，邢台市第三医院不断创新管理机制，引进高新技术，大力实施人才战略，做大做强心脑血管病专科，全力打造特色品牌，经过 20 多年的建设与发展，2017 年已成为医院的特色专科，在冀南及周边地区有较高影响力。

（一）创新管理机制，促进心脑专科特色发展

创新管理机制，激发心血管病医院发展活力。1992 年，中国的改革开放掀起了新一轮高潮，市三院紧紧抓住快速发展的战略机遇，与中华医学会心血管病分会专家组联合创办了邢台市心血管病医院，探索出了一条开放办院的发展之路。为加快心血管病医院的发展，市三院与心血管病医院实行“一院两制”的经营管理模式，充分利用市委、市政府给予的经营管理、人员聘用、分配制度、医疗收费“四放开”政策，实行“自主经营、自负盈亏、自我约束、自我发展”的管理机制，激发了医院的发展活力。在管理上，紧紧围绕为患者提供一流技术、一流服务为目标，全院上下“一盘棋”，精简管理人员，在管理上实行“一职多能”，各科室之间加强协作，相互配合，协调联动。为降低管理成本，提高资金使用效率，市三院与心血管病医院之间在医疗设备、后勤服务和医疗质量管理上资源共享。面对建院初期人才、技术缺乏的状况，创新选人用人机制，对专家实行“不求所有，但求所用”的人才战略，吸引了大批国内知名专家，先后有 60 余名专家常驻或定期来院工作，并聘请知名专家担任科室主任，为加快心血管病专科发展提供了强大的人才和技术支撑。随着心血管病医院发展，心内科为实现多病区同质化管理，积极推进全科一盘棋运行管理模式，紧跟国内、国际发展前沿，及时修订《诊疗常规》和《技术操作规范》，全科各病区统一学习培训，有效规范了各病区的诊疗行为；成立了心血管病介入诊疗组、高血压诊疗组、心衰及心律失常诊疗组，明确科室和医生业务发展方向，加强各病区协调联动，开展科室联合查房和会诊，定期开展学术研讨，每月召开质控会议，研究解决质量管理中存在的问题，有效促进了学科内各病区诊疗的规范化和同质化。同时，急诊、心内科、心外科和介入科等加强协作，建立了多学科联动机制，使患者得到及时、精准、安全的诊疗服务，在心血管病诊治方面形成了集药物、介入、手术为一体的诊

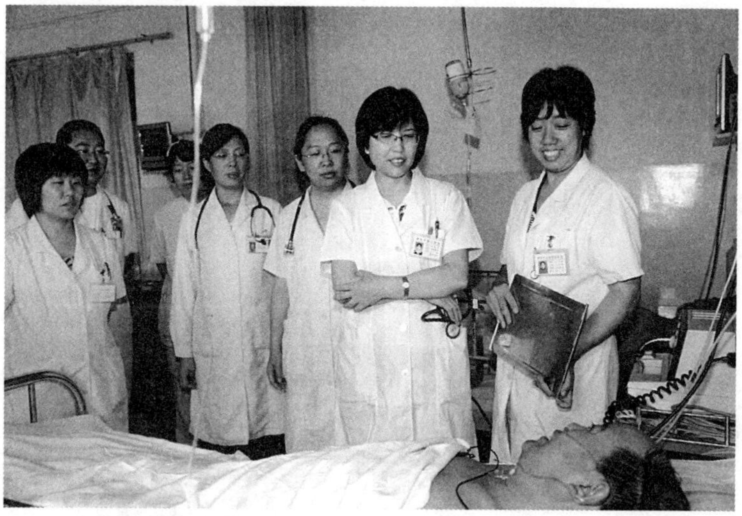

院长王连芹（右二）在心内科查房

疗体系，大大提高了心血管病的诊治能力和水平，形成了独有的学科特色，在社会上赢得了“冀南小阜外”的美誉。2010 年经省卫生厅批准成立了“邢台市心血管病介入治疗中心”，心血管介入质控工作得到省质控中心专家的高度评价，多次在省质控大会上介绍经验。

整合优势资源，推进脑血管病专科建设。在做大做强心血管病医院的同时，积极与北京天坛、宣武和中国人民解放军总医院等医院对接协作，在人财物上重点倾斜，着力打造脑血管病特色品牌。市三院在脑血管病的治疗方面有着良好的基础，但针对当时各学科之间存在各自为政、不按专业收治患者、诊治欠规范等问题，1999 年成立了脑血管病研究所，2000 年医院提出了整合神经内科、神经外科、神经介入、康复科和急诊等学科资源，打造脑血管病一体化治疗模式。十几年来，积极推进脑血管病治疗中心建设，设专职中心主任，各科主任为中心副主任，明确了各科室专业、收治患者标准和相关约束管理制度，患者的分流均由脑血管病治疗中心进行统筹协调，合理调配患者的流转，加强监督，保证了患者的合理收治；设立神经内科、神经外科专业 ICU，对危重患者集中管理，康复早期介入；同时，加强各学科联动，积极开展联合查房、会诊、学术研讨和联合质控，医务科加强对中心工作的指导和监督，确保患者进入医院就可以得到最优化的诊疗，提高了脑血管病的综合诊治能力，脑血管病死亡率和致残率明显下降，2010 年经省卫生厅批准成立了“邢台市脑血管病治疗中心”。

再造救治流程，打造区域性急性心脑血管病救治网络。为提高急性心脑血管病快速救治能力和水平，积极推进“胸痛中心”和“卒中中心”建设，市三院先后与 120 院前急救系统以及 22 家基层医院建立了联合救治急性胸痛和急性脑卒中的协同救助网络，紧紧围绕急性胸痛和急性卒中早期识别和救治开展系统培训，在院内进行全员培训，人人过关，深入基层医疗机构和社区开展培训。同时，根据两个中心的流程要求，整合院前急救、心内科、心外科、神经内科、神经外科、急诊科、康复科、介入科、影像科、检验科等多学科资源，进行流程优化再造，进一步畅通了急诊救治“绿色通道”，变过去的“患者等医生”为“医生等患者”，确保了急性胸痛、脑卒中患者来到医院在第一时间内能够得到及时、高效的诊断和治疗。2016 年 11 月和 2017 年 5 月，先后通过国家认证，授予“中国胸痛中心”和“国家高级卒中中心”，其中，“中国胸痛中心”是河北省首家通过认证的三级医院，卒中中心工作位居全国百强前列，单项最好成绩位居全国第二，通过多措并举，大大降低了急性心肌梗死和脑卒中患者的死亡率。

（二）实施人才战略，构建高层次人才队伍

实施人才战略，构筑人才高地，是医院可持续发展的核心竞争力。多年来，医院始终致力于打造高层次专业队伍，在引进高端技术人才的同时，不惜重金，不限时间、地点，集中力量加快医院人才培养。

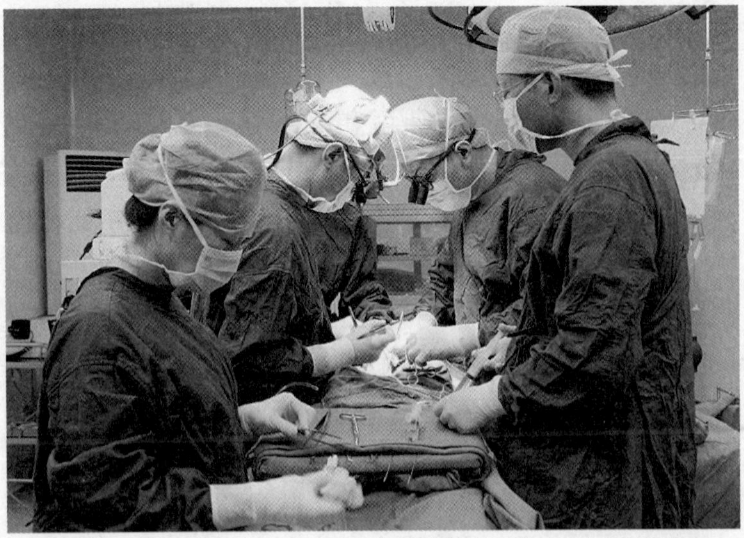

副院长郭立新（左二）正为患者行心脏冠状动脉搭桥手术

请进一批专家，带出一支队伍。在心血管病医院建设初期，面对人才技术缺乏的状况，采用“借船出海”的方式，聘请一大批国内顶尖专家，阜外医院教授刘力生、薛淦兴，北京协和医院教授方圻，北京大学第一医院心内科教授邵耕等长驻或定期来院工作，阜外医院教授高润霖、吴清玉、王方正、孙立忠、乔树宾、马坚和北京大学人民医院教授万峰等一大批知名专家先后来院帮助和指导工作。脑血管病专业先后有中国康复研究中心教授朱镛连，中国人民解放军总医院教授孙斌、罗毅、李宝民，中国人民解放军304医院教授王翚等国内知名专家来院手术、指导工作。专家们在院工作期间，言传身教，悉心指导，精心培养，年轻医生从专家身上不但学到了先进的医疗技术，同时也传承了专家们严谨的工作作风、科学的思维方式和良好的工作习惯，使年轻的医务人员学习成长有了更高的起点。

送出一批璞玉，回来一批人才。为了加快人才成长步伐，心血管病医院建院之初，医院就成批次压茬到阜外医院进修学习。心内科、心外科开科之前就整建制地派出医疗、护理、麻醉、体外循环等专业人员到阜外医院学习，先后有心血管病专业103人、脑血管病专业56人分别到阜外医院、天坛医院、宣武医院、中国人民解放军总医院和中国康复研究中心等地进修培训。对技术骨干更是加大培养力度，带项目进修学习，有条件的送到国外深造，先后有心外科、神经内科派出访问学者赴美国明尼苏达心脏中心、加拿大哥伦比亚大学脑研究中心进行专业研修。“十年磨一剑”，人才战略的实施，心脑专科培养了一大批高层次的专家队伍和技术骨干，一大批青年医生纷纷崭露头角，独当一面，形成了结构合理的人才梯队，为心脑血管病专科特色建设与发展奠定了丰厚的人才基础。对想干事、能干事的人，医院给政策、搭平台，发挥各自优势，支持开展工作，有效推动了心脑学科的快速发展。逐渐构建了一支支高水平的冠心病介入治疗团队、心电生理治疗团队、心血管病重症治疗团队、心外科手术治疗团队、先心病介入治疗团队、缺血性脑血管病介入治疗团队、缺血性脑血管病外科治疗团队、出血性脑血管病治疗团队等，其中能独立开展心脏大血管手术者5人，先心病介入治疗4人，冠心病介入治疗12人，电生理治疗6人，神经外科手术治疗11人，神经介入手术治疗15人。

阳光雨露好，满园桂花香。医院始终营造浓厚的学术氛围，形成良好的学习环境，与国内知名专家合作，建有省级“院士工作站”和“博士后创新实践基地”，为人才成长搭建更高平台。加强学术研讨和对外交流，先后举办高层次学术论坛16期，学术会82期，140人在国家、省、市学术团体中任职。至2017年，医院共引进、培养博士研究生9名、硕士研究生110余名，先后有12人被评为国务院政府特殊津贴专家、河北省突出贡献中青年专家、邢台市市管优秀专家。随着各个专业的技术型人才的迅速成长，他们在各自专业领域内成为独当一面的专业骨干和核心力量，许多人走上不同的管理岗位，对于医院特色学科发展发挥了重要作用。

（三）引进高新技术，全面提升医疗技术水平

医院始终以高新技术为引领，推动心脑血管病学科发展。始终紧盯并积极引进和开展国内先进医疗技术项目，有效促进了学科发展，综合医疗能力和水平达省内领先，并得到国内同行的高度认可。

心脏外科手术治疗是医学史上的重大突破，能够开展先进的心脏手术是医院医疗技术水平达到高水准的标志之一。1993年，医院成立心外科。先心病治疗方面，在开展先心病心内直视手术基础上，陆续开展了法乐氏四联症、右室双出口、完全肺静脉异位引流、三尖瓣下移畸形以及单心室等先心病复杂畸形矫治手术，2005年与心内科联合开展了先心病介入治疗。2006年开展了低体重儿（6个月、体重小于5公斤）先心病矫治术。1994年开始心脏瓣膜置换术，随后开展了一系列复杂危重、心胸比0.8以上的联合瓣膜置换，2007年，在心脏直视手术的同时进行射频消融改良迷宫手术治疗房颤。2000年开展首例升主动脉置换术，之后相继开展升主动脉全弓置换加“象鼻子”等大血管手术，治疗急性主动脉夹层、主动脉瘤，挽救了众多急危重患者的生命。随着先心病介入开展，冠心病逐步成为心外科主要治疗对象，早在1998年就率先开展了冠状动脉旁路移植（CABG）手术，随着技术水平的提高，重大手术比例、CABG手术量明显增加，最大年龄85岁，手术死亡率控制在0.3%以下，2017年实现零死亡率。至2017年末，心外科可独立开展各类心脏血管外科手术43种，重大手术比例76%，综合技术能力和手术量在全省处于领先地位，全国排名前50位。

心内科在不断加强规范化诊疗的同时，紧跟国内先进技术。心血管介入诊疗技术为冠心病、心律失常及一些结构性心脏病的治疗带来革命性的变革。在冠心病治疗方面，1997年在全省率先开展了冠脉造影术，1998年开展了第一例PTCA术，2002年开展急诊PCI。随着技术不断提高和经验的积累，陆续开展了左主干病变、分叉病变、慢性闭塞病变等疑难复杂病例的介入治疗，成功率达98%以上。之后相继开展血栓抽吸导管技术和冠脉内旋磨技术，提高了急性心肌梗塞和钙化病变手术的成功率，降低了并发症的发生。2007年全面实行经桡动脉途径的PCI，减轻了患者的手术创伤和痛苦。在心律失常介入治疗方面，早在1993年就开展了全市第一例起搏器安装，之后相继开展双腔起搏、右室流出道起搏、CRT等技术，有效提高了缓慢心律失常患者的生存质量，降低了死亡率。2012年开展埋藏式心律转复除颤器植入，有效降低了患者的猝死发生。1997年开展心内电生理检查+射频消融术，随后完成房速、室速、房扑射频消融术，2016年开展了房颤射频消融术。积极推广“绿色电生理”理念，2016 年开始使用三维标测开展多种复杂心律失常的射频消融治疗，成功率达 95%。心内科同时还开展了二尖瓣球囊扩张术、外周血管介入等治疗。自 20 世纪 90 年代心血管介入技术全面开展后，为心血管病治疗插上了振翅高飞的翅膀，有力促进了心血管病诊治技术的全面提升，综合医疗水平走在全省前列，达国内先进水平。

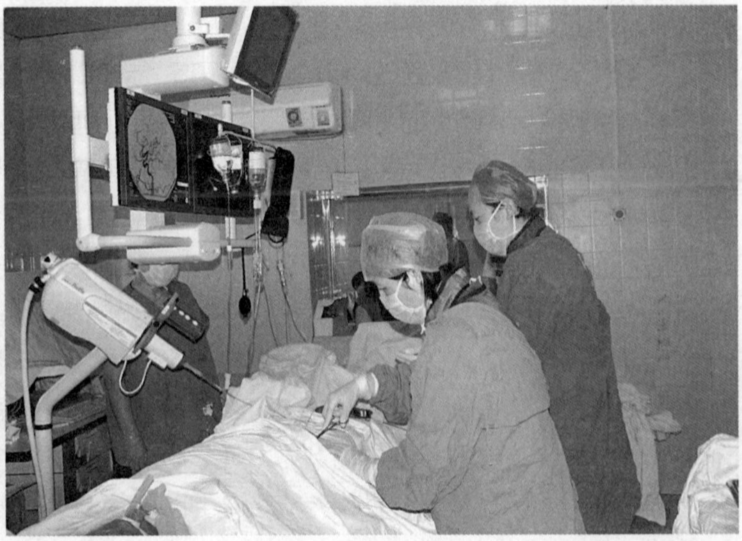

神经内科介入手术中

在心血管专科快速发展的同时，医院积极推动脑血管病治疗中心各学科建设，引进和开展高新技术。在缺血性脑血管病治疗方面，早在 1988 年，神经内科就率先在华北地区开展了颈动脉给药治疗急性脑梗死，通过发病 6 小时内动脉给药溶栓，迅速恢复缺血区血液灌注，挽救缺血神经细胞功能。1997 年，开展了脑血管造影及超早期超选择脑动脉内介入溶栓术，使药物直接作用于病变部位，用药剂量小，血栓部位药物浓度高，治疗效果更加确切。颈动脉狭窄是脑中风发生的主要原因，2001 年，成功完成了河北省首例颈动脉内膜剥脱术，随后开展了颅内动脉和颈动脉支架植入技术，大大降低了脑梗塞发生的风险，取得满意的临床效果。随着缺血性脑血管病患者日益增多，病变趋于复杂化，2005 年开展了烟雾病颅内外血管搭桥术、颞浅动脉－脑膜－脑融通术以及静脉溶栓桥接血管内治疗，使缺血性脑血管病治疗手段多样化、精准化，达到了国内前沿水平。出血性脑血管病的治疗方面，在常规药物和颅内血肿清除的基础上，1988 年就开展了出血性脑血管畸形切除手术。2000 年，在邢台市率先引进立体定向技术，脑出血治疗实现了微创化和精准化。同时，引进并开展颅内动脉瘤和脑血管畸形栓塞和夹闭技术，阻断脑动脉瘤的出血风险，保障了患者安全。之后，开展颅内复杂动脉瘤夹闭术、脑叶深部血管畸形切除术、脑膜动静脉漏介入栓塞术、重症脑干出血开颅血肿清除术，填补了省、市多项空白，引领了邢台市出血性脑血管病治疗的发展方向。超早期静脉溶栓、动脉溶栓/取栓术及脑血管颅内外动脉狭窄支架成形术在冀南及周边地区形成了突出优势。

神经康复是在神经疾病和损伤后立即针对患者情况制定个性化的综合治疗的一部分。早在 1997 年开始，医院就接受神经系统疾病综合治疗新理念，在患者发病早期就尽快采取以功能训练为主的多种措施进行康复，从而加速神经功能的恢复，减轻疾病和损伤导致的致残程度，尽可能使患者回归家庭和社会，获得较好的生活质量。除肢体康复训练外，逐步开展了括约肌功能障碍、呼吸功能康复、间歇经口置管管饲进食等技术，通过对所有脑血管病患者康复早期介入，实现了早期吞咽功能评估率 95% 以上，早期床旁康复率 90% 以上，出院后定期康复指导率达 80% 以上，患者的致残率大大降低。

新技术、新项目的开展，极大引领并推动了本地区心脑血管专科的发展，使当地患者不出邢台就可享受到高水平的医疗服务，免去了患者的奔波之苦，减轻了患者的经济负担，有效缓解了群众“看病难、看病贵”的问题。

（四）发挥特色优势，推动区域心脑血管病事业发展

三院人几十年如一日，励精图治，砥砺奋进，创新发展，做大做强心脑专科，心脑血管特色已然形成鲜明的学科优势和特色，成为医院一张靓丽的名片，在冀南及周边地区有较高影响力，慕名前来的患者覆盖全国15个省28个地市。

心外科作为邢台市首批重点学科，被评为河北省重点发展学科，团中央授予“全国青年文明号”，心外科病区、ICU、手术室、麻醉、体外循环采取一体化管理模式，治疗理念同一来源、手术技术一脉相承，术前准备、手术过程、术后监护无缝衔接，成为国内知名的心血管手术治疗团队。至2017年，已能够独立开展低体重儿先心病复杂畸形矫治、瓣膜联合置换、冠状动脉旁路移植、房颤射频消融改良迷宫、先心病介入治疗、升主动脉及主动脉弓全弓置换等一系列心脏大血管手术，年手术量达511例，手术死亡率低于0.3%。心内科已发展为4个病区和1个CCU病区，被列为河北省重点专科培育单位、邢台市重点学科，在急性心肌梗死、不稳定心绞痛、高血压急症和重症高血压、难治性心衰、难治性心律失常、主动脉夹层、心肌病、心包疾病等心脏疑难复杂病例、危重症患者的救治方面形成优势特色。至2017年能独立开展冠心病介入治疗、心内电生理检查及射频消融术（室上速、房速、房扑、房颤、室早、室速）、临时及永久起搏器安装、外周血管介入治疗、肾动脉狭窄、糖尿病足介入治疗、下腔静脉滤器、右心导管检查、肺动脉造影、血栓抽吸导管、主动脉内球囊反搏等多项介入技术，2017年门诊量56518人次，出院患者9390人次，全年共完成各类心血管介入手术5920例，其中冠脉造影3479例，冠脉介入治疗性病例2063例，永久起搏器植入98例，射频消融术149例，其他131例。神经内科发展有5个病区，被评为河北省重点发展学科和邢台市重点学科，在脑梗死、脑出血、短暂性脑缺血发作等脑血管病及中枢性神经系统感染（脑炎、脑膜炎）、癫痫、格林—巴利、多发性硬化、脊髓炎、帕金森病、痴呆等神经系统疾病方面具有独特的诊疗优势，已能独立开展急性脑梗死超早期动脉溶栓术、脑血管颅内外动脉狭窄支架形成术、抗凝联合溶栓治疗频发的短暂性脑缺血发作及进展性脑梗死等高新技术项目，2017年门诊量61356人次，出院患者7984人次，超早期静脉溶栓500例，介入手术1237例。神经外科有3个病区和1个ICU病区，为邢台市重点学科，设有颅脑肿瘤和显微神经外科、立体定向与功能神经外科、血管内介入神经外科、脑血管病外科、颅脑和脊髓创伤外科、小儿神经外科、神经内镜与微创神经外科、神经外科重症监护8个专业学组，能够独立完成立体定向血肿排空、颅内动脉瘤夹闭、脑叶深部畸形血管切除、颈动脉内膜剥脱、颅内外血管搭桥、静脉溶栓桥接血管内治疗、脑动静脉畸形介入等手术，2017年完成介入手术474例，开颅手术887例，其中颅内外血管搭桥术114例，颈动脉内膜剥脱术46例，颅内动脉瘤夹闭术840例。康复科为邢台市重点学科，开展的运动疗法、作业疗法、言语矫治、吞咽训练、本体感觉障碍与平衡障碍训练、认知功能评定及训练、脑瘫感统训练、引导式训练、推拿、按摩、针灸、肌电生物反馈疗法、主被动训练、脑磁治疗、低中频电治疗技术等，大大改善了患者受损的功能，减轻了残疾，明显提高了患者生活质量。邢台市心血管病介入诊疗质控中心、邢台市神经内科质控中心挂靠医院成立，建立了统一的质控指标，使全市心脑血管病治疗更加规范化、标准化。

医院心脑血管各学科始终与国内外一流医院保持紧密协作关系，至 2017 年，参与完成国家“十三五”重点课题等国家级科研项目 7 项，完成省级科研成果 76 项，其中获河北省科技进步二等奖 1 项，三等奖 11 项，获邢台市科技进步一等奖 15 项，二等奖 19 项，三等奖 10 项，发表专业论文 1025 篇，其中 SCI 论文 8 篇。随着心脑血管病学科规模的持续壮大，技术水平的不断提高，社会影响力和学术地位也日益提升。先后有邢台市医学会心血管外科专业委员会、神经介入专业委员会、显微神经外科专业委员会、心电生理和起搏专业委员会、物理医学与康复专业委员会等 14 个学术团体挂靠医院成立。

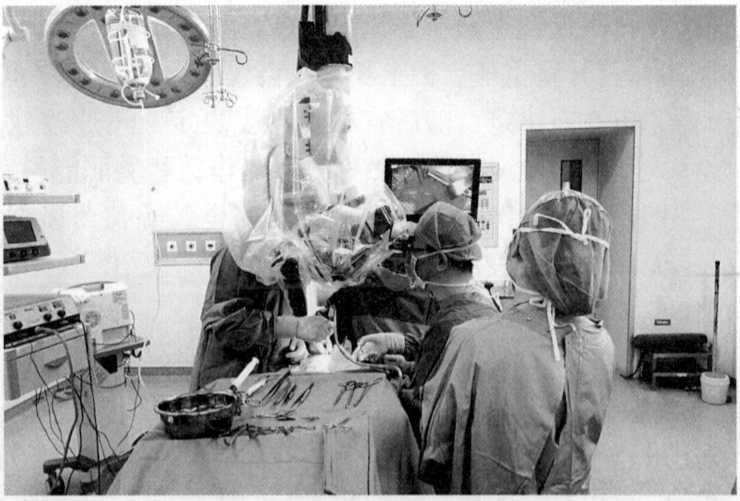
神经外科显微手术进行中

2017 年 7 月，与全市 37 家二、三级医院签约，成立了邢台市第三医院心脑血管专科联盟，建立了急性脑卒中、急性胸痛患者快速救治的区域协作网络，带领各基层医院建设基层卒中中心和胸痛中心，国家卫生计生委脑卒中防治工程委员会授予医院“2017 年度高级卒中中心优秀组织管理奖”，引领了区域心脑血管疾病诊疗技术和规范化水平的不断提升，推动了本地区心脑血管病事业的快速发展。

二、邢台市第三医院抗击“非典”纪实

（一）临危受命

2003 年 4 月，非典型肺炎（简称“非典”或“非”）肆虐中国大江南北，其传染性强、死亡率高，尤其是一线医务人员感染率高达 20%，一时间，人心惶惶，谈“非”色变。“非典”疫情继广东之后，在短时间内北京成为重灾区。4 月底，河北省已发病 9 例。按照上级紧急部署，邢台市各级医疗机构积极投入抗击“非典”疫情的战斗。

4 月 25 日 11：00，河北省委常委、宣传部部长张群生率领省防“非”专家督导组，在市委书记董经纬、市长张洪义陪同下来院察看抗“非”准备工作。根据疫情发展趋势，专家提出邢台首家抗“非典”定点医院医疗条件和技术水平难以承担抗大疫的责任，建议再确定一所抗“非典”定点医院。是日，党委书记、院长荀凤阁与市卫生局签署防治“非典”工作责任状。

4月26日19：00，召开院党委扩大会议，院长荀凤阁传达了邢台市委、市政府确定三院为抗“非典”定点医院，做好在两天内收治邢台市第一例“非典”病人准备的决定。院党委迅速决定将内科楼整建制改为“非典”病区，内二科主任凌鹏为“非典”病区主任，儿科谷成锁为副主任，袁晓惠、刘素云为护士长，宋莉为副护士长。27日（星期日）8：30，召开科主任、护士长紧急会议，会场气氛凝重，人们表情肃穆。院长荀凤阁传达市委、市政府决定，随后宣布院党委决定：迅速改建“非典”病区，组建第一梯队；全院病人全部出院或转院并做好解释工作；相关职能科室马上制定工作流程、组织培训，不惜一切代价保护医护人员和患者的安全。院长荀凤阁严肃组织纪律，要求每名职工无条件、无任何理由服从抗击“非典”工作。提出“三个确保，一个力争”的目标，即：确保医务人员不感染、确保不发生院内感染、确保不向社会扩散，收治的“非典”病人力争零死亡。

4月28日，在全院动员大会上，党委书记、院长荀凤阁号召全院全体共产党员、共青团员、干部职工在这项重大任务面前，在严峻考验面前，一定要坚决执行市委、市政府的决定，以良好的精神风貌和战时的非常状态，克服一切困难，积极投身到抗击“非典”这场没有硝烟的战斗中来。荀凤阁指出，三院被确定为邢台市救治“非典”病人的定点医院，是市委、市政府对三院的信任和期望。苟利国家生死以，岂因祸福避趋之。党员干部要身先士卒，冲锋在前，顾全大局，听从命令，无条件地服从院党委的统一指挥，打好救治“非典”病人的战斗。

市三院医护人员怀着一颗对党忠诚的拳拳之心，关键时刻，勇于担当，无所畏惧。会后，全院100多名共产党员、300多名职工递交了请战书，要求到抗击“非典”一线去，显示了新时期三院人的精神风貌和无私奉献的博大情怀。

（二）积极应战

“非典”是一种突发的新型传染病，接到筹建“非典”定点医院任务后，院党委临危不乱，果断决策，成立了以院长为组长的领导小组，下设治疗组、转运组、消杀组、物资供应组，院领导担任各组组长，随即各组立即展开工作。

4月27日，内科楼医护人员中午加班加点妥善完成71名病人的疏散工作，医务科、护理部紧锣密鼓地在院内调配呼吸机、监护仪、防护用品、X光机……。针对医护人员感染率较高的问题，多次联系疫情较重的广州呼吸病研究所、广州传染病医院、广州南方医院、北京佑安医院、北京地坛医院等，请教防“非”具体措施和人员防护有效做法。29日8：00，院长荀凤阁来到抗“非典”病区进行战前动员，病区主任凌鹏代表全体“参战”人员表态，无条件服从安排，坚决完成医院交给的艰巨任务。14：30，医务科、护理部不分昼夜地完成了“非典”病人救治、消毒隔离、垃圾处理等30多项制度和程序、流程；总务科连夜加班完成了“非典”病区的改造工作，完成焚烧炉的安装，各项准备工作达到收治“非典”病人条件。15：15，市长张洪义、副市长郭俊苓来院了解“非典”病区准备情况，对市三院快速反应给予高度评价。

由于“非典”来势汹汹，社会上谣言四起。抓好医务人员培训是提高治愈率、保证医务人员安全、夺取抗击“非典”胜利的基础。院党委将医务人员培训提到了重要议事日程。党委书记、院长荀凤阁亲自动员，要求人人参与，不留死角。并多次强调，如果培训不好，让职工一接火就倒下，那我们就是头号罪人，明确科室主任是各科室第一责任人，在培训上，抓重点、带全院。4月30日至5月4日，第一梯队工作人员重点培训“非典”防治知识，消除医护人员恐惧心理，培训“非典”病区工作制度、程序和流程，强化培训穿脱隔离衣防护服程序、人员出入流程和物品运送流程，并反复多次进行实地演练，人人考核过关，同时，还对梯队人员进行耐力训练。在抓重点培训的同时，全院职工分批分组，人人参加培训，使大家在短时间内掌握了“非典”防治知识和穿脱隔离衣防护服程序。

5月5日18：30，院领导和医务科、护理部召开每天一次的“非典”病区科主任、护士长碰头会，各部门通报当天情况，安排翌日工作，所有议题都浓缩成6个字：问题、办法、落实。病区主任凌鹏表示，执行院党委决定不打折扣，医护人员呼吸机使用、个人防护等制度已经考核过关，职工预防用药已经完成；病区物品、药品、器材已经全部到位；垃圾运送、焚烧、污水处理等措施已经落实。会议室里有疲倦的面容，有嘶哑的声音，更有“没问题”、“现在就落实”这样坚定的回答。

5月5日17：30，河北省防“非”专家督导组查看“非典”病区。6日16：30，河北省领导，邢台市委书记董经纬，邢台市副市长郭俊芩到“非典”病区查看准备情况。省、市领导连续两天视察三院抗“非”准备工作，三院人敏锐地察觉到了战前的气息，随着两名“非典”病人的入住，抗击“非典”的战斗正式打响。

5月7日11：00，院党委接到了市卫生局紧急通知：住在传染病医院的两名“非典”疑似病人需在18：00转入市三院。时间就是生命，第一梯队主任凌鹏、护士长袁晓惠、副护士长宋莉带领21名工作人员迅速进入“非典”病区并做好了接诊病人的准备。20：30，两名“非典”疑似病人自传染病医院接到市三院“非典”病区，医务人员按照预定方案紧张而有序地展开工作，安置病人、询问病情、拍X光片、化验血常规、配药、输液……。

5月9日，根据市委要求再扩大一个病区，达到收治60名“非典”病人的规模。医院决定将干部病房楼改建为“非典”二病区，设置“非典”病房30间。16：00，副院长周群拉、医务科科长王卫、护理部副主任赵燕进入“非典”一病区，了解医护人员工作状态。15日，办公室副主任田启龙为督查员，对“非典”病区垃圾焚烧、消毒隔离进行监督。17日，院长荀凤阁亲自挂帅担任院内感染控制小组组长，加强全院消毒隔离措施的落实、监督工作。20日8：30，副院长张燕飞带着医院的求援信从小汤山医院运回一批防护物资。22日，全院垃圾道封闭，垃圾分类袋装，统一处理。医院对“非典”疫情科学防治，措施得当，人心稳定。

医院就是战场，医务工作者承担了战士的责任，面对严重疫情，又一批医务人员走向了抗击“非典”的最前沿。

5月24日8：00，第二梯队的22名医护人员在副主任谷成锁、护士长刘素云带领下进入“非典”一病区，10：00，第一批21名医护人员全部撤离。28日9：00，医院启用“非典”二病区，4名病人转至二病区隔离观察，又有3名医护人员进入“非典”病区。

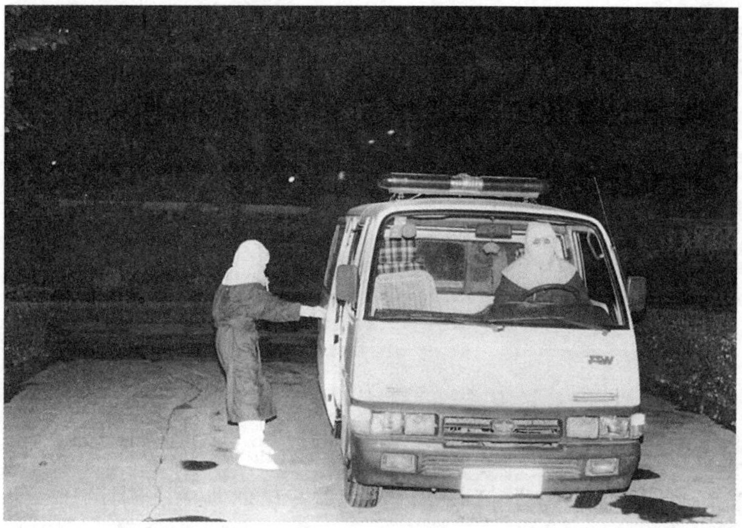

2003 年 5 月 7 日晚 8 时，市三院接诊全市第一例“非典”疑似病人。

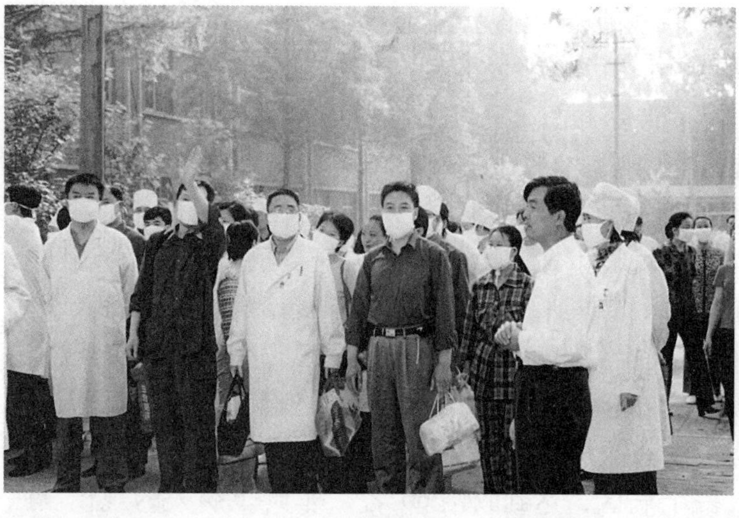

2003 年 5 月 24 日，党委书记、院长荀凤阁（右二）及院领导亲自送抗非一线人员进入病区。

4 月 27 日市三院被定为收治“非典”病人定点医院起，全院职工按照院党委提出的特殊时期、特殊措施、特殊效率的要求，打破常规，进行人力、物资重新组合。急事急办，特事特办，通宵达旦地对内科楼、干部病房楼进行改造，封闭 4 个通道，安装 6 个隔断，改建两个餐厅，改造洗漱设施，按照“三区两带”的传染病病房建筑要求，短时间内将两个普通病区改造成两个“非典”病区，达到了接收 60 名“非典”病人的规模。建立垃圾处理三级监控，制定 30 多项工作制度、流程和程序。院领导亲自抓培训，制定了详细的培训计划，采取多种形式进行全员培训，以各梯队为组，反复多次实地演练，先后共有 2300 多人次参加培训和考核。

全院实行设备统一安装和调配，“非典”病区配备了多参数监护仪、呼吸机、床旁 X 光机、半自动生化仪、心电图机、除颤仪等医疗设备；病区内共安装电热水器 8 台、空气消毒机 3 台、紫外线灯 660 支、排风扇 174 个。配备分体工作服和隔离衣 2000 多套、防护服 2000 多套、12 层纱布口罩 2100 多个、大布口袋 1000 多个、大小红桶 300 多个、气溶胶喷雾器 5 个及防护镜、手套、鞋套等防护用品，配备了“非典”病人所必需的治疗用品、药品及工作人员和病人生活用品。在接受“非典”病人准备工作的几天内，购置过氧乙酸 800 公斤、84 消毒液 600 公斤、碘伏消毒液 1600 瓶，价值 11 万元；购置防护等各种物资近 200 种，价值 51 万元，相当于医院过去一年的后勤保障经费。

（三）科学救治

“非典”是一种新发生的呼吸道传染病，与感冒等呼吸道疾病症状相似，缺乏特异的诊断标准。如果“非典”或疑似“非典”病人漏诊，不仅会延误治疗，还会造成疫情扩散；如果把其他病人误诊为“非典”或疑似“非典”病人，势必给病人造成不应有的损伤，稍有失误就会造成难以挽回的影响。4 月 27 日，医院成立防治“非典”专家组，副院长王连芹任组长，组员 9 名。面对突如其来的“非典”疫情，专家组深感责任重大。副院长王连芹广泛查阅资料，收集“非典”诊断治疗信息，多次咨询疫情较重的省、市专家，反复推敲卫生部颁发的临床诊断标准，以科学、严谨的态度严把入口关。

5 月 7 日 20：30，收治 2 名“非典”疑似病人吴某和池某后，专家组组长王连芹连夜电话查房、了解病情。8 日，病区将 2 名病人胸片消毒后送至专家组，专家组网上查看病历，制定治疗方案，指导病区用药。14 日医院专家组为吴某和池某会诊。会诊意见为：吴某诊断“非典”，池某排除“非典”。

5 月 17 日 18：50，省专家组对患者吴某和池某会诊，医院专家组陪同。吴某确诊“非典”，池某排除“非典”。

5 月 18 日 12：00，从临城县接回一家 3 口疑似“非典”病人。医院专家组立即查看电子病历、胸片，指导病区用药。22 日 5：30，从临城县接回 1 名疑似“非典”病人。16：30 从南和县接回 3 例疑似“非典”病人。15：40，医院专家组对 4 名病人进行会诊，提出诊断意见：4 名病人排除“非典”。

5 月 20 日，邢台市首例“非典”病人吴某、疑似“非典”病人池某康复出院。

5 月 25 日 13：00，代表国家专家的广东省专家组一行 7 人在河北省卫生厅医政处刘处长带领下，来院对所有收治的 12 名“非典”病人进行会诊，邢台市专家组、医院专家组和院领导参加。广东省专家组的意见是：吴某确诊“非典”，其他患者排除“非典”。

在抗击“非典”斗争中，医院专家组在副院长王连芹的带领下，本着对人民高度负责的精神，忠实地履行着自己的职责。专家组对每位病人都要具体分析，详细了解病情，认真阅读每张片子，根据病人病情进行个性化治疗。医院专家组不照搬诊断标准，不拘泥于市专家组意见，大胆提出自已的看法，运用科学原理进行疾病鉴别诊断，实施科学救治。病区医生把专家组作为坚强的后盾，克服恐惧心理，边工作边学习边请教，及时调整治疗方案。期间，收治“非典”或疑似“非典”病人 12 例，全部痊愈出院。三院的诊断是正确的，病人的治疗是有效的，河北省专家和广东省专家对市三院的诊断水平和救治能力给予高度评价。

（四）爱的奉献

2003 年 5 月 7 日 20：30，救护车一路鸣叫着由市三院南门驶入“非典”病区，病人脸色苍白，语音颤抖，心率 130 次/分，护士和病人零距离的接触，这就意味着在 15 天之内，21 名医务人员不能跨出“非典”病区半步。此后又陆续有 10 名“非典”或疑似“非典”病人被接到这里。第二梯队副主任谷成锁 5 月 24 日带领医务人员进入病区时，尚有 9 名病人正接受治疗。

做好防护是“非典”病区医务人员的首要任务。他们在隔离区内的工作、生活是常人难以想象的。在进入“非典”病房污染区前穿防护服的程序：进入更衣室首先穿分体工作服，戴第一个 12 层纱布口罩和普通工作帽；紧接着穿连体服、隔离裤、工作鞋加鞋套；戴第二个 12 层纱布口罩、防护眼镜和第一层乳胶手套，再接下来穿隔离衣，戴第二层乳胶手套和防护头套，从头到脚全副武装穿戴完毕需要 40 分钟。他们不但承受着身体压力，同时还承受着巨大的心理压力。在充满消毒液浓烈刺激气味的环境中工作，他们都程度不同出现呼吸困难、头晕、心慌、四肢乏力的缺氧症状。为了避免工作期间上厕所，他们在进入病房前 1 小时强忍着不喝一口水，有的为防止不测还在裤子里垫上“尿不湿”。4 个小时下来，三层衣服都被汗水浸透了。

人类从未遭遇过“非典”病毒，它传染性强，死亡率高，具有近距离飞沫传播的特征，医务人员在诊治的过程中必须与病人零距离接触，所以被感染的几率很大。

第一梯队“非典”病区主任凌鹏深感责任重大，不但负责病人的诊疗工作，还要保证每一位医务人员不被感染。所以，各项工作必须按照规定的制度、程序、流程去做，不能出半点差错。凡有新病人进入隔离区，无论他值班不值班都要亲自去查看，工作强度比常人大一倍，每次走出隔离区时内衣全部湿透。

第二梯队 19 岁护士陈冰冰进入病区后，由于长期捂着厚厚的防护服，脸上泛起一片湿疹。在一次护理病人时，强烈的过氧乙酸气味刺激得她胃液涌到嘴里，不得已她屏气忍住恶心，硬是把胃液又咽了下去，因为在污染区，工作人员绝对不可以将口罩摘下来。

“非典”病区消毒工作关系着患者和医务人员安全，第一梯队消毒员宋莉、赵玉芳、郭晋朝和第二梯队消毒员曹世玉、祁兴敏，每天两次喷洒 7000 毫升过氧乙酸消毒液。他们身穿厚厚的防护服，背着几十斤重的喷雾器，从凌晨 5 点起床，中午稍作休息，一直干到傍晚 9 点，汗水模糊了双眼，一天下来累得浑身酸痛，连动都不想动一下。

王云池是病区内第一个接诊病人的医生，军人出身，上过老山前线。由于他心理素质特别好，医护人员有什么心里话都愿意和王医生说说。他那首与“死神接吻”的诗歌，不知感动了多少白衣天使，也减少了医护人员的恐惧心理。

李英毅申请到一线工作得到批准后，毅然剃光为之自豪的秀发以铭志。他说，在这生死考验关头深感责任重大，剃了光头戴防护帽方便，不易感染，工作起来也方便。

李云霞是病区的检验人员，由于子宫内膜异位到胃上，每次生理期都疼痛难忍并且呕血。她生理期时正巧在病区里，自己忍受疼痛，从来没有提起，以至于许多人都认为她紧张，殊不知她战胜了多少痛苦才走过这段路程。

司机马立强和护士焦军奎负责接运送病人的重要任务，市三院收治的 12 名患者其中有 11 人是他们接来的。他们看见负责消毒的护士每天背着几十斤重的喷雾器工作十几个小时，主动帮助护士每天抬 4 桶 100 多斤重的消毒液上下楼，完成两次消毒工作。

第二梯队“非典”病区副主任谷成锁说：“面对‘非典’，我们无所畏惧，相反觉得能被选中到一线工作，是医院对我们的信任和认可，感到很光荣。从开始培训到今天进入‘非典’病区工作，我们一刻也没有离开医院领导和同事们的关爱和帮助。党和人民培养了我们，作为一名医务工作者面对疾病就应该冲锋在前，我们一定不辜负全市人民的重托，以精湛的医术捍卫人民的健康。”

人非草木，孰能无情。在救治患者的日日夜夜里，病区无时不在流动医患情、战友爱，这种情爱成为医护人员工作的一种内在动力。

一个参加工作不久的年轻护士进入污染区时，穿着厚厚的防护服，带着 24 层的纱布口罩，在 30 多度高温下工作，由于大量出汗几乎晕倒在地，值班医生郭义军急忙上前将她扶住，鼓励她一定要挺住，她咬紧牙关硬是坚持到下班。当她从三楼污染区走到一楼清洁区门口时，主任谷成锁正带领医护人员列队迎接她。此情此景，是什么语言也难以表达的，年轻护士情不自禁地流下了激动的眼泪。

5月20日10：00，首批治愈出院的“非典”患者吴某和疑似“非典”患者池某走出了隔离区。他们虽然都带着厚厚的口罩，但迎着久违的灿烂阳光，他们眼角泛起的笑容显示出对生命由衷的热爱与珍惜，吴某激动得热泪盈眶，深情地说：“‘非典’无情人有情，我看到了人间美好的真情和友爱。”

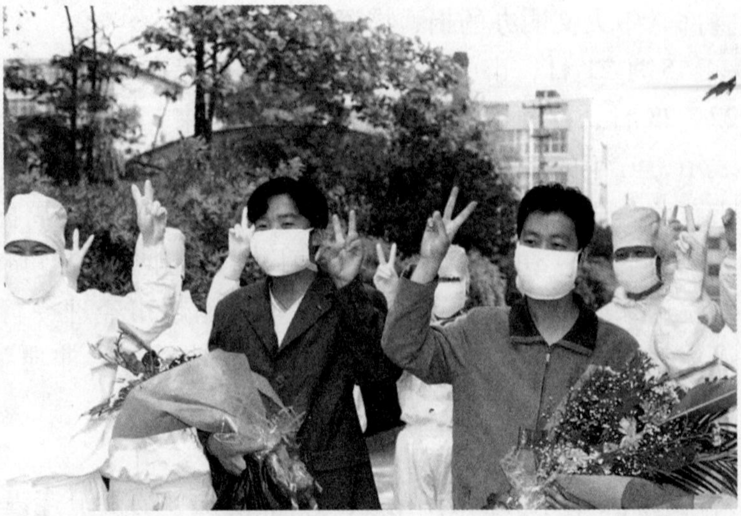

2003年5月20日，全市首批“非典”病人在邢台市第三医院康复出院。

这是发自内心的话语，病人入院时大都有恐惧感和焦躁情绪，对治疗结果存有疑虑。医护人员给他们讲解“非典”知识，介绍疾病情况，鼓励他们坚定信心，配合治疗，战胜疾病。王英妹为消除患者的恐惧心理，主动给他们送报纸、送鲜花，还经常给患者发短信，鼓励他们战胜疾病。一位患者感动地给王英妹回发短信：在这就像在家里一样，我感到了无限的温暖。我们一定会战胜“非典”，你们也要多保重身体。

5月11日，是护士路娜的22岁生日，院领导得知后给她送来了生日蛋糕，战友们在病房里为她举行了生日庆典。在战友们“祝你生日快乐……”的祝福声中，她吹熄蜡烛激动得说不出话来。就在前一天，她向党组织递交了入党志愿书。她写道：“这些天我更加深刻地体会到党组织的凝聚力和战斗力。我将以更加饱满的热情投入战斗中，完成党和人民交给我的光荣使命，请党组织考验我！”

在没有硝烟的战场上，在战斗的前沿阵地，最真挚的爱使并肩战斗的医务人员手挽得更紧，战胜“非典”的信心更坚定。

6月15日，最后2名病人痊愈出院。病人离去后的病区终末消毒关系重大。按照医院制定的“非典”病区物品处理方案，护士长刘素云带上曹世玉、祁兴敏、公志改、黄俊会等人对病区进行了完全彻底地消毒。共用去了将近12万毫升消毒液。为了保证万无一失，又冒着刺鼻的酸味，再用高浓度的过氧乙酸熏蒸。当日下午及次日早晨又再次对“非典”病区进行消毒，每个人都累的气喘吁吁，汗流浃背。

在邢台市惟一收治“非典”病人和疑似“非典”病人的隔离区里，还有很多感人的故事，他们在与病魔短兵相接的战斗中，都表现出了团结合作的大局观念，大无畏的献身精神和科学防治的严谨态度。

（五）社会关怀

市三院自4月27日被定为抗“非典”定点医院，到6月15日最后2名病人出院。在短短的48天时间里，市三院经历了战斗的洗礼和严峻的考验，得到了邢台市委、市政府和社会各界的关心、爱护和大力支持。市委书记董经纬，市长张洪义，市委副书记王增明，市政协主席崔宝玉，市委常委、秘书长王漓湘，市人大副主任李英发，副市长郭俊苓及卫生局局长张俊英等领导多次来院慰问、视察工作。5月15日，市委书记董经纬对三院做出“四好”评价，救治工作好，班子好，医护队伍好，三院上下精神状态好。5月23日，市委副书记石玉春，市委常委、宣传部长张力红以及市文明办主任刘焕典转赠中宣部、中央文明办的捐赠物资。

5月21日，市中心血站站长贾阳莉代表血站捐赠价值2万余元的连体防护服175套。22、23日，沙河市委、市政府为三院送来锦旗和感谢信。邢台市章理桥律师事务所来院表示，三年内免费为一线医务人员和近亲属提供法律咨询、代书及案件代理。24日后，市蔬菜公司每天为一线人员提供各种新鲜蔬菜，每周提供鸡蛋2箱，猪肉半头，直至6月初结束。26～31日，市中兴制药厂送来慰问信和空调4台、落地扇2台。邢台市美协为三院送来邢台市名家字画30幅。家乐园超市经理一行人来院慰问。6月5日，邢台学院退休教师杨廷杰为三院作诗一首：众志成城抗“非典”，白衣战士冲在前。舍己救人功德大，永垂青史育后贤。

（六）收获与荣誉

“非典”来势汹汹，在人与自然的抗争历史上还没有先例，党和政府对一个疾病的关注，人们对一种疾病的惧怕都是前所未有的。在这次战斗中，市三院整体医疗救治水平和能力经受住了考验，医护人员零感染，病人零死亡，全部痊愈出院。

5月17日，中共邢台市委、邢台市人民政府对市三院进行表彰。指出：“在市防治‘非典’工作领导小组确定其作为收治‘非典’病人定点医院后，医院领导和全体医护工作者高度重视，迅速行动，无条件地、坚决接受了这一光荣而艰巨的任务。”“市三院以过硬的作风和超常的速度，按照传染病医院的设计要求，投资80余万元，在短短的两天时间里就把一座普通病房楼改建为30张床位的定点医院。”表彰通报指出：每遇大事看担待，患难之中见真情。抗击“非典”斗争，是对中华民族精神的一次锤炼，是对团结协作精神的一次检验。在锤炼和检验面前，市三院坚持以救死扶伤为天职，临危受命，服从大局，挺身而出，勇挑重担，把全市人民的困难当作自己的困难，这是战胜“非典”疾病的强大基础，是应大力提倡的高尚风格。市委、市政府号召全市各条战线、各行各业向市三院学习，学习他们讲政治、讲大局，以实际行动践行“三个代表”重要思想，始终把人民群众的安危系于心上，视人们群众的生命健康高于一切的政治责任感和社会责任感；学习他们在关键时刻靠得住、拉的上，不计得失、无私无畏的奉献精神；学习他门在突如其来的灾难面前不畏艰难，迎难而上，敢于胜利的革命英雄主义精神；学习他们团结互助，同心协力，依靠集体智慧和力量为战胜病魔奋发工作的集体主义精神。

6月12日，在全院职工大会上，党委书记、院长荀凤阁对抗击“非典”工作进行总结。在这场特殊的战斗中，三院经受了严峻的考验与锻炼，也积累了宝贵的经验，形成了许多好思想、好做法。概括起来主要有以下几个方面：第一，医院的应急、应变能力增强了。在抗击“非典”期间，医院工作头绪多、任务时间紧、要求高，但全院人员思想统一，行动迅速，应变能力得到了锻炼和提高。第二，锻炼了医院各级干部的指挥能力。在“非典”期间，医院各项工作严密、细致，责任到人，工作到位，雷厉风行、令行禁止，医疗、行政和院内感染等各项工作都有各自的规章和工作流程，处处有章可循，做到了临危不乱。全院劳动纪律比平时更好，环境卫生比平时更干净，全院各项工作有序，人心稳定，充分证明了各级干部的领导力和执行力。第三，全院职工表现出高度的政治觉悟、饱满的工作热情和顾全大局的思想意识。面对艰难危险的任务，全院人员没有退缩，几乎人人向院党委提出了上一线的请求。大家舍小家、顾大家，不计较个人与小集体的利益，而把全院、全市人民的利益放在第一位，大敌当前，敢于牺牲。第四，全院团结协作和协调能力得到了进一步加强，特殊时期，特殊需要，工作上打破原有建制，打破原有工作岗位，但是大家不分份内份外，只要是有利于医院的工作，主动干、抢着干。在整个抗击“非典”期间，全院没有出现扯皮推诿不干工作的。第五，通过救治“非典”病人工作，医院职工的凝聚力和团队精神得到进一步加强。

2003 年 6 月，邢台市第三医院被中共河北省委授予河北省抗击“非典”斗争先进基层党组织称号，被中共河北省委、河北省人民政府授予河北省抗击“非典”斗争先进集体称号，被河北省卫生厅授予河北省卫生系统抗击“非典”先进集体称号。

2003 年 6 月，三院 1 人被卫生部、人事部、国家中医药管理局授予全国卫生系统抗击“非典”先进个人称号，1 人被中共中央组织部授予全国抗击“非典”斗争优秀共产党员称号、被中共河北省委授予河北省抗击“非典”斗争优秀共产党称号，2 人被中共河北省委、河北省人民政府授予河北省抗击“非典”斗争先进个人称号。2 人被中共邢台市委、邢台市人民政府授予邢台市抗击“非典”斗争先进个人称号。1 人被中共邢台市委宣传部授予邢台市抗击“非典”宣传工作先进个人称号。

2003 年 7 月，邢台市第三医院内科党支部被中共邢台市委授予全市防治“非典”工作先进基层党组织称号。1 人被中共邢台市委授予全市防治“非典”优秀共产党员称号。2 人被河北省卫生厅授予河北省卫生系统抗击“非典”先进个人称号。

2003 年 8 月，邢台市第三医院团委被共青团邢台市委授予邢台市青年抗击“非典”先进集体称号。3 人被共青团邢台市委授予邢台市青年抗击“非典”先进个人荣誉称号。

2003 年 9 月，8 人被邢台市人事局、邢台市妇女联合会授予在抗击“非典”期间，邢台市“三八”红旗手称号，记三等功一次。

附：进入“非典”病区人员名单

第一梯队：凌鹏、王云池、李英毅、甄庆丰、孔咏梅、袁晓惠、宋莉、赵玉芳、王京满、王英妹、路娜、张淑娟、程文艳、戴林、刘英彩、睢梦存、郭晋朝、李云霞、杨志宏、马立强、焦军奎。

第二梯队：谷成锁、王春梅、于强、聂文平、郭义军、马春生、刘素云、祁兴敏、曹世玉、冯丽娟、公志改、黄俊会、冯会敏、张金平、陈冰冰、吴丽英、郝为敏、孔新平、郝立荣、陈静霞、王秋丽、李娜、常国梁、李志刚、郑日恒。

三、整体改扩建项目

（一）基本情况

项目简介　医院整体改扩建项目位于邢台市第三医院院内，北临八一大街，南临小黄河，东临钢铁路，建设用地99.05亩。医院门诊、急诊主要出入口设在钢铁路。新建大楼为主、群楼相结合，东西最大长度127.60米，南北长206.90米，总建筑面积13.3万平方米，批准建设规模1200张床位，项目总投资5.25亿元。由于是原址改扩建，为了不影响医院正常工作，将项目分为两期，一期工程包括病房楼、医技楼，总建筑面积10.8万平方米，框架剪力墙结构，病房楼地上17层，建筑高度68.55米，医技楼地上5层，地下均为1层；二期工程为门诊楼，建筑面积2.5万平方米，地上4层、地下1层。除综合医院基本建设内容外，该项目还包括邢台市健康体检中心、邢台市全科医生临床培养基地、医院静脉用药调配中心。

建设背景　医院整体改扩建前占地面积50.79亩，建筑面积24211平方米，设置临床科室14个，医技科室13个，床位413张，2005年门诊量17.1万人次，年出院病人1.4万人次，年外科手术量2499台次，年介入手术883例。

项目建设理由及必要性　1978年建院，随着医院发展，门诊和住院病人量逐年增长，难以满足人民群众不断增长的医疗需求。门诊楼、病房楼的设计先天不足，功能分区不明确，结构布局不合理，床位占地面积达不到卫生行业管理要求，部分楼房存在安全隐患，容量窄小，床位使用率长年在100%以上，严重阻碍了医院发展。在市委、市政府的大力支持下，医院谋划并实施了北扩及整体改扩建项目。

建成后的社会效益　项目投入使用后，达到三级综合甲等医院的条件和标准，彻底改善医疗环境，提高救治能力，为人民群众创造良好的就医条件，能够更好地为冀南地区医疗卫生事业的发展做出更大的贡献。

（二）医院北扩

在市委、市政府的大力支持下，医院谋划实施了医院北扩和整体改扩建项目，为医院实现快速发展奠定了基础。2004年3月18日，市委书记董经纬主持召开市委六届第八十四次常委会议，议定：党校搬迁扩建，将现有土地和资产评估后有偿转让给邢台市第三医院。2005年8月12日，市长姜德果主持召开市长办公会议，医院党委书记荀凤阁、院长王连芹参加，会议讨论市委党校搬迁及邢台市第三医院扩建问题，会议议定：党校将现有土地和资产转让给市三院，转让费用参考评估价和搬迁等补偿，费用控制在5500万元以内。8月13日，医院召开职工代表扩大会，一致拥护并通过了“党校搬迁、三院扩建”项目。党委书记、院长王连芹积极跑办，推进项目进度。8月26日，市委副书记石玉春、副市长李英民主持召开会议，会议议定了党校搬迁费用支付、资产划转及三院扩建费用减免等相关事宜。9月26日，院长办公会研究决定将党校主楼改造，作为外科病房楼使用。9月29日，市委办公室、市政府办公室印发《市委党校搬迁和市三院扩建实施意见》。成立了市委副书记石玉春为组长，副市长李英民、郭俊苓为副组长的党校搬迁、三院扩建工作领导小组。10 月 20 日与 12 月 30 日，副市长李英民先后两次召开专题会议，党委书记、院长王连芹参加。协调解决党校搬迁实施过程中的具体问题。院长王连芹参加。12 月 31 日下午 16 点，副院长张海荣、总务科副科长任迎军现场接收党校主楼钥匙，党校主楼正式交付医院使用。

2006 年 2 月 16 日至 5 月 30 日，完成了对原党校主楼的内部装修改造工作。6 月 14 日，外科系统和儿科顺利搬迁到装饰一新的外科住院部大楼，172 名住院病人安全转入到新病区。5 月 10 日市委副书记、市党校搬迁、三院扩建领导小组组长石玉春主持召开领导小组会议，院长王连芹参加，会议协调解决了项目实施过程中的具体问题。10 月 11 日，市委常委、组织部长、市委党校搬迁工作领导小组组长刘凤庭主持召开市领导议事会议，院长王连芹参加，会议针对搬迁有争议问题进行协调解决。2008 年 2 月 14 日，市委常委、副市长宋文主持召开专题会议，院长王连芹参加，议定原市委党校综合楼（市行政服务中心）房屋租金从 2008 年 1 月起由市三院收取。2009 年 12 月 28 日，党校土地及地上建筑整体移交给医院完成第一次北扩，医院占地面积增加 34.64 亩，由原来 50.79 亩增加至 85.43 亩，建筑面积由 24211 平方米增至 33490 平方米。

2010 年 4 月 20 日召开院长办公会，讨论党校搬迁后医院布局，一致认为拆迁党校家属院势在必行，要积极征得市委、市政府大力支持，早日实现党校家属院拆迁。5 月 19 日，市委常委、副市长常丽虹主持召开专题会议，院长王连芹、副院长张海荣参加。会议议定了党校家属院拆迁项目。成立了市第三医院改扩建工作协调领导小组，市政府副秘书长靳建立任组长，市卫生局局长田德荣任副组长，成员有市发改委主任姜桂莲、市规划局局长李国印、市国土局局长李秋喜、市环保局局长张忠良、市房管局局长张辉、市委党校常务副校长王喜林、桥西区区长郭和平、市三院党委书记、院长王连芹。领导小组下设办公室，办公室主任由医院副院长张海荣担任。10 月 13 日，市委副书记张平，市委常委、副市长常丽虹召集桥西区、市委党校、市卫生局、市三院等相关单位负责人，协调市三院改扩建涉及的市委党校家属院住宅楼拆迁问题。会议议定了《党校住宅楼拆迁安置方案》，明确拆迁安置工作由桥西区牵头负责；要求各相关部门和单位要严格执行《党校住宅楼拆迁安置方案》，明确责任分工，加快工作进度。12 月 10 日召开院长办公会，议定：整体改扩建项目力争在明年年内开工，为不影响医院医疗工作的正常进行，项目分两期建设。2011 年 2 月 15 日召开院长办公会，针对改扩建项目实施前期准备工作进行了讨论、部署，并制订实施方案。3 月 16 日，副市长戴占银主持召开专题会议，研究市三院改扩建项目有关问题，院长王连芹参加。会议议定，要加大力度，加快进度，确保党校家属院 5 月底前完成拆迁；相关部门做好政策支持，简化手续，缩短审批时间，减免收费；市政府积极帮助市三院争取政策性贷款等。是月，桥西区政府成立党校家属院征收工作组，区长郭和平任指挥长，副区长邱海飚任副指挥长，区总工会副主席左素萍任组长，区党校副校长王敬格、区建设局长冯金芳、中华办主任李军成任副组长，成员有胡斌、魏娟、申玉格、范玉晓、刘振虎、赵伟江、聂文平等人员组成，负责党校家属院征收工作，办公地点设在原心血管病医院病房楼 1 层。4 月 15 日，桥西区区长郭和平主持召开会议，研究党校家属楼地上附着物征收有关事宜，医院院长王连芹，副院长聂文平参加。会议议定，市三院根据《党校生活区房屋征收补偿安置方案》和工作进度，按照桥西区政府的通知要求，及时做好资金拨付。桥西区开设专门银行账户，征收工作完成后，与邢台市第三医院共同委托中介机构，进行审计根据审计结果，据实结算。6月征收组入驻医院。6月28日，征收工作组正式发布《邢台市桥西区人民政府关于征收市委党校生活区房屋的决定》的通知。11月10日，经过征收组及基建办努力，签订党校家属院第一户拆迁协议。2011年11月17日与2012年2月24日，市委常委、市委秘书长李凤刚分别召开专题调度会议，医院党委书记、院长王连芹参加，就党校家属楼的搬迁、拆迁工作进行调度和部署。2012年1月17日召开院长办公会，决定聘用王保林为改扩建项目甲方代表。1月29日召开院长办公会，讨论关于改扩建工程开工方案，要求在保证施工安全的前提下，最大限度减少对外科楼的影响。

2013年10月21日，党校家属院124户的征收拆迁工作全部完成，共拆除建筑面积1.3万平方米，征收土地13.62亩。是月，桥西区征收工作组撤离医院，完成第二次北扩，医院占地面积由原来的85.43亩扩大到99.05亩。

2014年11月5日，在门诊楼3层召开新病房搬迁前筹备工作会议，王连芹、王敬波、王卫、薛志广、梁景江、聂文平、张方青、冯柳芳、王雪霞、赵燕、张伟、张燕如、王丽江、郭发生、朱继红、冯丽娟、王燕勃、任迎军参加会议，宣布成立筹备工作领导小组。院长王连芹任组长，其他院领导为成员。对搬迁前筹备工作进行分工，副院长郭立新负责医疗设备采购；副书记王敬波负责医技楼办公家具的配置；副院长王卫负责住院楼办公家具及医疗用具的配置；副院长薛志广负责床单位的配置，包括床、床垫、床头桌、陪床椅等；纪委书记梁景江负责总务后勤范围的准备；副院长聂文平负责由施工单位负责的固定不动的部分如病区护士站、医技楼的分诊台等。院长王连芹要求大家制定配置方案和工作进度表，提交院长办公会研究决定。研究确定后按程序采购。要认真考察，同时要求对原有旧资产合理配置使用，最大限度减少投入。

2015年3月13日召开院长办公扩大会，院领导班子全体成员、优化小组成员及冯丽娟、王燕勃、苗振华、王运涛、郭静、张伟等参加，对新病房楼病人配置新病床具体方案及供应室、介入科、手术室搬迁方案进行了讨论。9月20～25日，医院顺利完成整体搬迁工作。

（三）项目建设大事记

2009年

7月25日，医院即将启动整体改扩建项目，由于该项目投资大、专业性强，医院又缺乏工程建设相关技术人才，为加强项目管理，保证改扩建项目的顺利实施，经院长办公会研究，聘任王保林为项目工程师。

8月5日，医院召开第五届职工代表大会第四次会议，会议审议通过了医院改扩建项目。确定建设规模1000张床位。成立基建领导小组，王连芹任组长，张海荣任副组长，院领导班子成员为成员。领导小组下设基建办公室，聂文平任主任。

8月14日，卫生局党委书记、局长田德荣，党委副书记、纪委书记檀振兴来医院调研。

12月28日，党校土地及地上建筑整体移交给医院，医院完成第一次北扩工作。

2010年

4月20日，河北省卫生厅同意邢台市第三医院增加384张床位，总编制床位为1000张。

8月19日，邢台市城乡规划局以《关于邢台市第三医院整体改扩建规划条件有关事宜的申请》给予批复，并提出具体规划设计意见。

10月12日，山东省建筑设计研究院第六分院、浙江现代建筑设计研究院、上海市卫生建筑设计研究院有限公司、中外建工设计与顾问有限公司四家设计单位来医院勘察现场，并签订整体规划设计协议书。

11月16、17日，四家设计单位在综合楼学术报告厅分别介绍各自设计方案，院领导、中层干部及部分职工代表50人参加。

12月27日，医院组织召开评选会，院领导及部分职能科室科长（主任）20人参加，对四家征集的规划设计方案进行量化打分，山东省建筑设计研究院（第六分院）综合得分最高，选定其为整体改扩建工程的设计单位。

是月，山东省建筑设计研究院（第六分院）提供改扩建项目平面设计方案，医院组织有关人员对设计方案进行优化，对规划设计方案、功能布局平面图、基础设施配备、新大楼内物资配置、强弱电的设置等提出精准意见。

2011年

4月6日，邢台市环境保护局关于《邢台市第三医院改建工程项目环境影响报告书（报批版）》的批复意见，原则同意邢台市第三医院改建工程建设。

4月13日，邢台市第三医院关于地下人防工程有关问题的请示上报邢台市人民防空办公室。4月19日，邢台市人民防空办公室下达医院改扩建工程《防空地下室建设要求》具体意见。

4月20日上午，市委副书记、市长刘大群到院视察医院整体改扩建工作。市政府秘书长盖凤安，市卫生局、规划局、国土局、国资委、拆迁办及桥东区、桥西区政府等主要负责人陪同视察。刘市长对医院立足实际、科学决策、规划设计医院整体改扩建项目所做的工作给予充分肯定，希望医院加快推进医院改扩建工程，认真做好医院整体改扩建的各项工作，早日为邢台市广大人民群众提供更加温馨、舒适、良好的就医环境。

5月3日，邢台市城乡规划局在市政府四楼会议室召开第34次规委会，审定邢台市第三医院整体改扩建项目建筑设计方案。会议议定，原则上同意审议方案，按照专家意见优化后予以实施。

5月5日，由市建设局招标办牵头，在邢台市行政服务中心招标室，选定河北中原工程项目管理有限公司与河北成套招标有限公司为医院改扩建项目招标代理公司。5月30日，分别签订了《工程建设项目招标代理合同》。

5月5日，邢台市工程咨询中心对医院改建工程项目申请报告进行审查并出具意见，原则通过该报告。

5月6日，邢台市发展和改革委员会核发改建工程项目《河北省固定资产投资项目核准证》。

7月13日，医院根据改扩建工作需要，成立改扩建项目优化工作领导小组，王敬波任组长，王卫任副组长，成员王丽江、冯柳芳、赵燕、王雪霞，王丽江任秘书，负责医院改扩建项目优化工作。

8月10日，邢台市第三医院与邢台地质工程勘察院签订《建设工程勘察合同》。

9月，经市政府批准，医院改建工程项目被列为2011年邢台市重点建设项目，邢台市重点项目建设领导小组办公室为医院核发《邢台市重点建设项目一卡通证书》。

是月，邢台市第三医院与山东省建筑设计研究院签订《建设工程设计合同》。

10月22日，邢台市发展和改革委员会批复医院《变更建设方案及投资额的请示》，同意建筑面积变更为133025平方米，总投资变更为52500万元。

10月23日，邢台市第三医院与邯郸市国宁工程设计咨询有限公司签订《河北省施工图设计文件审查委托协议》。

10月24日，邢台市发展和改革委员会通过《追加投资及变更总建筑面积的请示》。

10月24日，副市长刘劲松在市政府办公室调研员耿昉、市卫生局局长田德荣陪同下到医院调研改扩建工程。

10月25日，河北省地震安全评定委员会关于《邢台市第三医院改建项目工程场地地震安全性评估报告》出具结论意见书，同意报告的结论意见。

11月10日，邢台市地震局对医院改建项目核发《邢台市建设工程抗震设防要求审批意见书》，并提出具体抗震设防要求为：地震动峰值加速度为0.15g，地震动反应谱特征周期为0.40s。

12月2日上午10点38分举行医院整体改扩建项目开工奠基仪式，河北省卫生厅副厅长李建国，邢台市市长刘大群，市人大主任周国江，市政协主席石玉春，市委常委、市委秘书长李凤刚，市人大副主任任保伦、副市长刘劲松、市政府秘书长盖凤安、桥西区委书记郭和平等领导出席。市直、桥西区有关部门及驻市医疗机构、各县（市、区）卫生行政部门及医疗机构的领导、新闻媒体和医院400余名医务人员参加。医院党委书记、院长王连芹致欢迎辞，李建国、刘劲松及桥西区长分别讲话。奠基仪式由市卫生局局长田德荣主持。

12 月 14 日，委托招标代理公司公开招标工程监理单位，浙江五洲工程项目管理有限公司中标。2012 年 2 月 2 日签订工程监理合同。

2012 年

1 月 11 日，委托招标代理公司公开招标土方开挖、基坑支护及病房楼 CFG 桩施工项目，河北建工集团有限责任公司中标。

1 月 31 日，签订《邢台市第三医院改建工程土方开挖、基坑支护及病房楼 CFG 桩施工项目合同》。

2 月 2 日，举行整体改扩建工程开工仪式，土方开挖、基坑支护及病房楼 CFG 桩工程破土动工。

2 月 22 日，邢台市建设局核发工程土方开挖、基坑支护及病房楼 CFG 桩《建筑工程开工通知书》。

3 月 2 日，邢台市城乡规划局召开第 43 次规委会，审议通过邢台市第三医院整体改扩建项目位移方案。

3 月 21 日，省卫生厅党组书记、厅长杨新建来医院视察整体改扩建工程建设情况。副市长刘劲松、市卫生局局长田德荣等有关领导陪同视察。

3 月 22 日，委托招标代理公司公开招标地源热泵埋管系统施工项目，河北蓝保地热能源科技有限公司中标。3 月 28 日，签订地源热泵埋管系统施工合同。

4 月 1 日，一期地源热泵埋管系统工程开工。

4 月 1 日，邢台市城乡规划局为邢台市第三医院整体改扩建项目核发《中华人民共和国建设项目选址意见书》。

4 月 1 日，医院与桥西区检察院成立邢台市第三医院改扩建工程预防职务犯罪领导小组，检察长杲守强任组长，院长王连芹任副组长，成员有崔少林、梁景江、聂文平、陈素强、李静。领导小组下设办公室，陈熙瑞任主任，聂文平任副主任，办公室设在医院基建办。

4 月 9 日，邢台市城乡规划局为邢台市第三医院整体改扩建项目核发《中华人民共和国建设用地规划许可证》，批准八一大街与钢铁路交叉口西南角（即原党校家属院）用地性质为医疗卫生用地、公共绿地。

6 月 5 日，市委副书记、市长刘大群来医院视察整体改扩建工作。副市长张明杰，市政协副主席、市长助理、市政府秘书长盖凤安，市卫生局、规划局、国土局、国资委、拆迁办及桥东区、桥西区政府等有关领导陪同视察。刘市长要求各相关部门全力支持，相互配合，尽快解决项目建设遇到的实际问题，推动工程顺利实施。

7 月 10 日，市政协副主席崔尽忠带领部分市政协委员，对医院整体改扩建工程进展情况进行调研。

7 月 18 日，一期土方开挖、基坑支护及病房楼 CFG 桩工程竣工。

9月11日，委托招标代理公司公开招标门诊医技病房综合楼施工项目，河北建工集团有限责任公司中标。10月1日，签订《邢台市第三医院改建工程门诊医技病房综合楼施工合同》。

9月14日，邢台市城乡规划局为医院改扩建项目（一期病房楼南楼及医技楼）核发《中华人民共和国建设工程规划许可证》，建设规模为82777平方米。是月一期地源热泵埋管系统工程竣工。

10月1日，一期土建工程开工。

10月16日，委托招标代理公司公开招标火灾报警系统、气体灭火系统、消火栓系统等采购及安装项目，河北建欣电力消防安全有限责任公司中标。12月29日，签订《邢台市第三医院整体改扩建工程火灾报警系统、气体灭火系统、消火栓系统等采购及安装合同》。

11月6日，邢台市公安消防支队关于《邢台市第三医院改扩建工程设计文件》出具审核意见书，审核意见为合格。

11月27日，邢台市建设局核发改扩建工程门诊医技病房综合楼施工《建筑工程开工通知书》。

11月28日，邢台市工程咨询中心关于《邢台市第三医院全科医生临床培养基地项目建议书（代可行性研究报告）》的评估意见，上报邢台市发展和改革委员会。

12月1日，邢台市发展和改革委员会批复《关于市第三医院全科医生临床培养基地项目建议书（代可行性研究报告）》。

2013年

1月23日，邢台市发展和改革委员会批复《关于市第三医院全科医生临床培养基地项目变更的建设方案》。

3月20日上午，河北省发改委副主任张少华一行，在市发改委领导的陪同下，到医院视察整体改扩建项目建设情况。对医院整体改扩建工作表示满意。

5月8日上午，副市长史书娥在市政府副秘书长耿昉、市卫生局局长田德荣等有关领导的陪同下，来医院调研改扩建项目。

5月25日，一期工程医技楼主体封顶。

7月11日，委托招标代理公司公开招标中央空调设备采购及安装项目，邢台铸诚建筑安装有限公司中标。11月18日，签订《中央空调设备采购及安装合同》。

7月15日，邢台市发展和改革委员会根据冀发改投资〔2013〕1032号文件精神，下达邢台市全科医生临床培养基地建设项目2013年中央预算内投资计划的通知。全科医生临床培养基地建设项目建设规模6400平方米，总投资2880万元，其中中央预算内投资1730万元。

9月1日，一期火灾报警系统、气体灭火系统、消火栓系统等采购及安装工程开工。

10月15日，委托招标代理公司公开招标门诊医技病房综合楼室外装饰工程施工项目，山东天元装饰工程有限公司中标。11月18日，签订《邢台市第三医院改扩建工程门诊医技病房综合楼室外装饰工程施工合同》。

10月17日，委托招标代理公司公开招标智能化系统工程项目，浙江东冠信息技术有限公司中标。11月26日，签订《邢台市第三医院整体改扩建智能化系统工程施工合同》。

10月31日，委托招标代理公司公开招标门诊医技病房综合楼室内精装修工程施工项目，深圳市华剑建设集团有限公司中标。12月26日，签订《邢台市第三医院改扩建工程门诊医技病房综合楼室内精装修工程施工合同》。

11月20日，一期门诊、医技、病房、综合楼室外装饰工程开工。

11月26日，委托招标代理公司公开招标手术室项目，江苏环亚建设工程有限公司中标。12月30日，签订《邢台市第三医院改扩建工程手术室项目施工合同》。

12月6日，河北省卫生计生委同意邢台市第三医院增加床位200张，总编制床位1200张。

12月11日，病房楼主体结构顺利封顶。

12月24日，邢台市城乡规划局下达邢台市第三医院电力线路工程具体规划条件。

2014年

1月6日，中央空调设备采购及安装项目开工。

1月30日，邢台市防雷工程技术服务中心出具医院改扩建工程《雷电灾害风险评估报告》。

2月20日，中央空调设备采购及安装项目竣工。

2月11日，委托招标代理公司公开招标医用气体项目，浙江强盛医用工程有限公司中标。3月14日签订《邢台市第三医院改扩建工程医用气体项目合同书》。

3月底，完成原党校家属院家属楼拆除工作。

3月6日，省卫计委巡视员李建国一行3人，在市卫生局、市人口计生委有关领导的陪同下，察看改扩建工程。

3月18日，一期智能化系统工程开工。

3月25日，手术室项目开工。

4月11日，邢台市气象局对医院改扩建工程核发《防雷装置设计核准意见书》，准予办理防雷装置施工手续。

4月21日，一期气动管道传输系统安装工程开工。

4月22日，供应室洁净工程开工。

5月1日，一期室内精装修工程开工。

6月1日，一期医用气体工程开工。

6月20日，污水处理工程开工。

7 月 31 日，检验科 PCR 实验室和微生物实验室洁净工程开工。

8 月 4 日，生殖中心实验室洁净工程开工。

8 月 7 日，市政协副主席李晓英带领部分市政协委员，来医院视察整体改扩建工程进展情况。

8 月 24 日，邢台市发展和改革委员会《关于分解下达邢台市基层医疗卫生服务体系和地市级医院建设项目 2014 年中央预算内计划的通知》。通知下达整体改扩建工程中央预算内投资 5400 万元。

8 月 26 日，医技楼无机房电梯安装工程开工。

9 月 20 日，污水处理工程竣工。

9 月 28 日，病房楼有机房电梯安装工程开工。

10 月 14 日，一期医技楼辐射防护及屏蔽防护工程开工。

10 月 22 日，省发改委副主任张少华，在市发改委、卫生局有关领导的陪同下，到医院视察整体改扩建项目建设工作。

11 月 8 日，检验科 PCR 实验室和微生物实验室洁净工程竣工。

12 月 3 日，一期高压细水雾系统工程开工。

2015 年

2 月，邯郸市疾病预防控制中心对医院放射工作场所进行预评价，出具《邢台市第三医院放射工作场所改建建设项目职业病危害放射防护预评价报告书》。

3 月 1 日，一期楼宇亮化工程开工。

3 月 17 日，委托招标代理公司公开招标园林绿化工程施工项目，常州创新园林工程有限公司中标。4 月 10 日，签订《邢台市第三医院整体改扩建园林绿化工程施工合同》。

3 月 20 日，一期园林绿化工程开工。

4 月 20 日，医技楼无机房电梯安装工程竣工。

5 月 4 日，邢台市城乡规划局为医院改扩建项目（病房楼北楼）核发《中华人民共和国建设工程规划许可证》，建设规模为 28415.72 平方米。

6 月，一期室外装饰工程、设备采购及安装工程、室内配电工程、手术室项目、供应室工程、生殖中心实验室洁净工程竣工。

7 月 20 日，一期气动管道传输系统安装工程竣工。

7 月 21 日，检验科 PCR 实验室和微生物实验室通过济宁市疾病预防控制中心综合性能评定。

8 月 24 日，手术室项目工程 OP1 - OP14 手术室及辅助房间通过国家建筑工程质量监督检验中心综合检验。

8 月 31 日，供应室通过山东省疾病预防控制中心综合检测。一期辐射防护及屏蔽防护工程、楼宇亮化工程竣工。一期导向标识制作安装工程开工。

9 月 1 日，静配中心通过河北省药品检验研究院洁净检测。一期导向标识制作安装工程、园林绿化工程、消防系统工程、智能化工程、室内精装修工程、医用气体工程、病房楼有机房电梯安装工程、高压细水雾系统工程竣工。

9 月 6 日，生殖中心实验室通过山东中科天健检测技术有限公司洁净综合性能评定。

9 月 9 日，基建办组织邢台地矿地质工程勘察院、山东省建筑设计研究院、河北建工集团有限责任公司、邯郸市国宁工程设计咨询有限公司、浙江五洲工程项目管理有限公司对一期工程进行整体验收，参加人员都给予高度评价。

9 月 20 日，一期工程（病房楼、医技楼）竣工并投入使用，在住院部大厅门外广场举行大楼搬迁仪式。

10 月 6 日，原医院外科住院部（原党校办公楼）拆除。

10 月 8 日，原急诊住院病房楼开始拆除。

10 月 12 日，市卫计委主任田德荣一行来医院视察新大楼整体运行情况，为市三院顺利搬迁新大楼表示祝贺。

10 月 13 日，原心血管病住院楼开始拆除。

10 月 19 日，原内科住院楼开始拆除。

10 月 21 日，医院邀请原院长王绍英、张如俭、荀凤阁等老领导们来参观新大楼。老领导们纷纷为新大楼舒适的环境和便捷的服务赞叹不已，并由衷地祝愿医院发展越来越好。

10 月 22 日，副市长史书娥在市政府调研员耿昉，市卫计委主任田德荣、党组书记徐学云等有关领导的陪同下，来医院新大楼视察指导工作。

10 月，太平间医用电梯安装工程开工。

11 月 8 日，二期工程（门诊楼）土方开挖、基坑支护工程开工。

11 月 11 日，邢台市城乡规划局为医院改扩建项目（二期项目）核发《中华人民共和国建设工程规划许可证》，建设规模为 25089 平方米。

12 月 1 日，市委常委、市政法委书记张明杰来医院新大楼视察指导工作。

12 月 3 日，市人大常委会主任周国江带领市人大有关人员，来医院新大楼视察指导工作。

12 月 8 日，二期地源热泵系统打井工程开工。

2016 年

3 月 8 日，邢台市建设局为医院改扩建工程核发《中华人民共和国建筑工程施工许可证》。

3 月 14 日，改扩建工程医技楼和病房楼地上部分通过市公安消防支队消防验收。

3 月，二期土方开挖、基坑支护工程、一期太平间医用电梯安装工程竣工。

5 月，二期地源热泵系统打井工程竣工、二期主体土建工程开工。

6月13日，省卫计委规划信息处长周志山一行3人，来医院调研整体改扩建项目建设工作，市卫计委主任田德荣等有关领导陪同调研。

10月18日，二期门诊楼主体封顶。

11月7日，邢台市环境保护局批复《邢台市第三医院改建工程项目环境影响补充报告》，原则同意改建项目的部分变更要求。

2017年

1月，二期主体土建工程竣工。

3月15日，完成原邢台市行政服务中心大厅拆除。

5月1日，二期火灾报警系统、气体灭火系统、消火栓系统等工程、二期智能化系统工程开工。

6月12日，二期室外装饰工程开工。

7月22日，二期室内精装修工程开工。

8月4日，门诊楼无机房电梯安装工程开工。

8月9日，完成原门诊楼及检验科平房拆除。

9月15日，门诊楼扶梯安装工程开工。

12月15日，门诊楼扶梯安装工程竣工。

12月，二期设备采购及安装工程竣工。

12月1日，二期楼宇亮化工程开工。

2018年

2018年10月，整体改扩建工程全面竣工，投入使用。

（四）工程管理

基建办先后制订和完善了《基建办工作制度》《施工现场管理制度》《基建合同管理制度》《设备、材料进场验收制度》《改扩建工程文明施工管理规定》《基建项目招标及竞价管理规定》《工程款支付管理规定》等规章制度，严格把控现场施工质量、进度及投资管理。因工程在原址的基础上边拆边建，建设的同时不能影响医院正常工作，工期紧，任务重，影响因素多，院领导高度重视改扩建工程，院长王连芹多次深入现场工地检查并指导工作，明确要求，要全力以赴，对工程安全、质量、进度、投资等方面进行全方位的管理和控制，确保工程保质保量按时完成。

安全管理　建立健全安全组织体系，认真落实各种安全制度，落实安全生产责任制，积极开展安全教育，加强日常安全监督、检查。由基建办、监理项目部、总包及其各分包项目部管理人员组成安全管理小组，定期进行巡视检查，发现问题及时提出整改要求，责任到人，限时解决。经过小组严格管理，杜绝了安全事故的发生。

质量管理 按照国家标准和规范要求，对工程质量进行全过程、全方位的监督管理。坚持预防为主，对工程质量实行事前控制。严格实行材料索证、检查、验收、抽检，由市检测中心进行各种材料检测，严把材料关；严格落实“三检”制度，每道工序都进行严格的监督、检查和验收，及时掌握质量动态，一旦发现质量问题，当场解决，保证建筑质量完全合格。

进度管理 按照工程工期总进度计划，每个工程关键节点进行再细化进度计划，科室人员分工明确，在保证工程质量和安全的前提下，克服种种困难，想尽一切办法，全力推进施工进度。

投资管理 严格控制工程变更及签证；由于施工周期长、投资大、价格影响的因素多，工程进度款由专职造价员进行严格的审核，合理控制每一笔工程款的支付。严格按程序实行公开招标，按照公正、公平的原则，通过竞争的方式，择优确定施工及安装单位。

对外协调 基建办积极与市发改委、桥西区政府、市国土局、市规划局、市建设局、市人防办、市消防支队、市地震局、市环保局、市气象局、市卫生局、市审计局、市城管局、市园林局、市供电公司、市自来水公司等及其下属20多个单位进行沟通，克服各种困难，完成了各类手续的审批工作。

在工程建设过程中，基建办与院优化小组紧密配合，与各个设计院密切联系，保证科室的优化意见落实到工程中，在满足医疗工作需求的条件下，同时也符合建筑相关规定。

（五）工程优化

2011年7月13日，为顺利推进改扩建项目建设，减少不必要重复和浪费，医院决定成立新大楼设计优化小组。党委副书记王敬波任组长，成员王丽江、冯柳芳、赵燕等，王丽江任秘书。2014年8月，王雪霞加入优化小组。在党委书记、院长王连芹亲自指导和其他班子成员全程参与下，对新大楼前期平面设计、实施过程至竣工进行了全方位的优化、跟踪，同时全程参与了新楼内设施、设备及物资配置的优化工作，在新大楼建设和使用前筹备工作中发挥了重要作用。

2011年7月30日至2012年12月，对新大楼整体布局、各科室功能用房布局、上下水、强弱电、暖等基础配套设施，在广泛征求意见、反复论证的基础上进行了优化，力求达到功能完善、布局合理、使用便利、降低投入。首先是在科室内部征求意见，将每个科室平面图发至使用科室，由科主任、护士长负责征求职工意见建议，提出修改意见。其次是对科室提出的修改意见，以行业建设标准和要求，毗邻科室功能相关性、便利性，对病人、医务人员人性化管理为原则等方面进行审核把关、再优化，达成共识后签字确认。在项目实施过程中，全程跟踪，对照图纸现场察看，对房间功能、上下水及强弱电位置数量等方面不断精准优化，并追踪落实情况，为建成后方便使用发挥了积极作用。

2013年1月至2015年8月，为降低采购成本，对原有的办公家具、医疗设施等进行摸排，在征求各科室意见基础上制订了办公家具、床单位、操作台、分诊台、候诊椅、门禁系统、床帘、隔帘、室内外标识标牌等配置方案，并对款式、颜色、材质进行了优化，即满足了医务人员、患者功能需求，又最大限度的保证了新建大楼的整体协调、美观大方。

2015 年 9 月，参与制订了新大楼搬迁方案及应急预案，搬迁时积极协助各科室工作，实现了病人安全，顺利搬迁的目标。

2017 年，按照医技楼、住院楼优化流程，对门诊楼的平面图进行优化，并制订上下水、强弱电等基础配套设施配置方案。对门诊楼的行政办公家具、医用家具、候诊椅等设施进行了数量统计，并制订了配置方案。参与了院徽、院史馆、室外景观等优化设计工作。

（六）鼎力支持

项目始终得到了市委、市政府、市人大、市政协和市发改委、市规划局、市建设局、市财政局、市国土局、市房管局、市城管局、市人防办、市卫生局、桥西区委区政府、市委党校等有关部门和单位的大力支持，确保了项目的顺利实施。

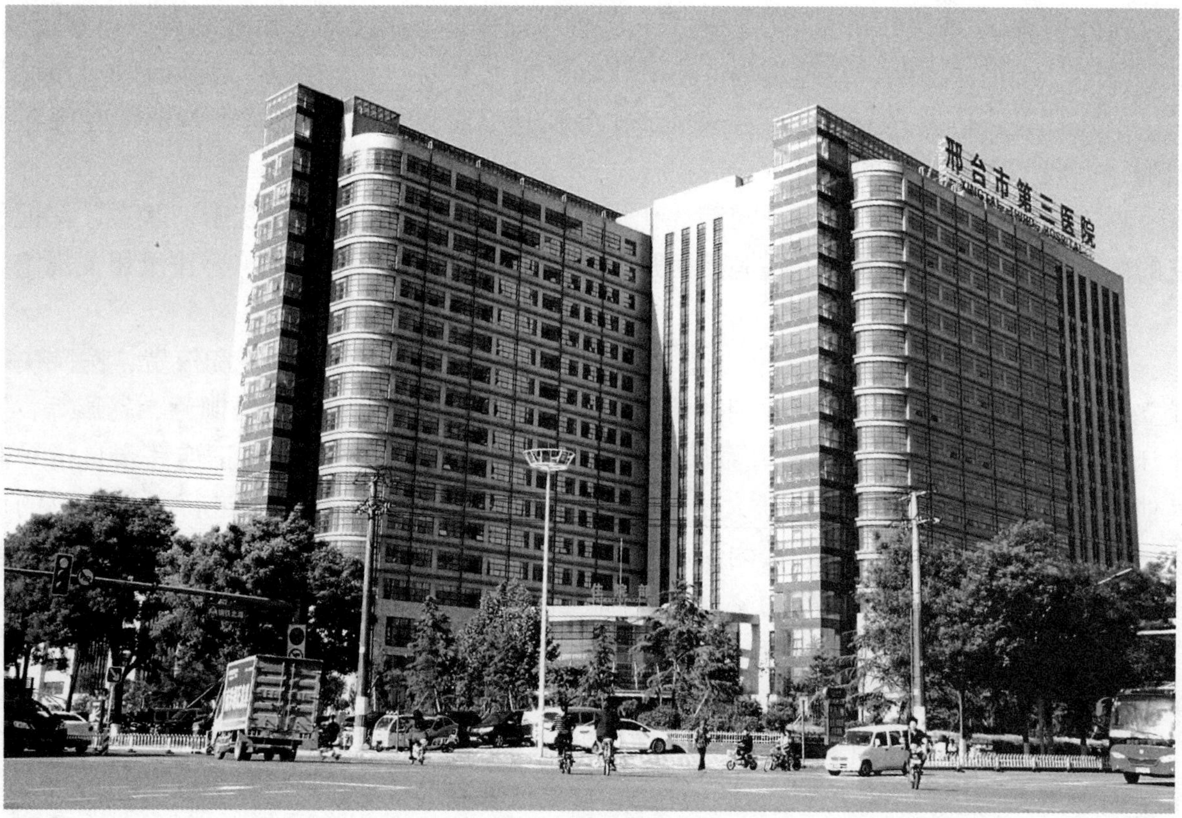

2017 年，邢台市第三医院新住院楼外景一角

第一章　机　构

第一节　党政领导机构

一、党的领导机构

（一）沿革

1978 年 10 月，邢台市文教卫生办公室任命王毅生为党支部书记；吕明正、陈秀婷为党支部副书记；实行党委负责制。10 月 28 日，选举产生医院党支部，王毅生、吕明正、张俊、胡光、王贵有、陈秀婷、曹金库等 7 人当选为支部委员。12 月 9 日，支部委员分工，陈秀婷负责政治思想工作，胡光负责保卫工作，曹金库负责青年团工作，张俊负责组织工作，王贵有负责宣传工作。

1979 年 4 月 20 日，中共邢台市卫生局党组经请示市委组织部同意，孟凡银为医院党支部委员。1980 年 3 月 22 日，中共邢台市卫生局党组批复，卢振江为医院党支部委员。

1982 年 1 月 15 日，因工作需要，市卫生局党组决定暂停支部委员曹金库在支部的领导工作。1983 年 5 月 6 日，王毅生调离医院。

1984 年 2 月，吕明正和陈秀婷不再担任党支部副书记职务。4 月 27 日，市卫生局党组任命张俊、陈轩、张平水、刘俊久、焦崇增为医院党支部委员。6 月 1 日，市委组织部任命焦崇增任医院党支部副书记。6 月 4 日，医院支委会分工：副书记张俊主持全面工作，焦崇增任副书记，陈轩任组织统战委员，张平水任保卫纪检委员，刘俊久任宣传、青年委员。孟凡银调离医院。11 月卢振江调离医院。是年，王贵有不再担任党支部委员职务。

1985 年 5 月，胡光调离医院。5 月 25 日，刘俊久调离医院。12 月 30 日，张俊离休。1986 年 2 月 20 日，市卫生局宣布医院新的领导班子分工的决定：副书记焦崇增负责党务工作。4 月，苏文斌任党支部书记。1987 年 2 月 26 日，医院支委分工：苏文斌负责组织宣传，焦崇增负责工青妇团、纪检、计划生育，张平水负责保卫，陈轩因业务工作多，不做具体分工。11 月，陈轩离休。12 月 15 日，焦崇增调离医院。

1988 年 4 月 7 日，刘兰亭补选为医院党支部委员。4 月 25 日，中共邢台市卫生局党组任命刘兰亭为医院党支部副书记。1989 年 9 月 1 日，中共邢台市卫生局党组任命薛芳林为医院党支部书记，苏文斌调离医院。1990 年 6 月 22 日，补选张如俭、穆贵信为党支部委员。

1991 年 11 月 5 日，中共邢台市卫生局党委任命王绍英为医院党支部书记；免去刘兰亭党支部副书记职务。薛芳林任党支部副书记（正处级），免去其党支部书记职务。李振河任党支部副书记。1992 年 11 月 11 日，中共邢台市卫生局党委任命薛芳林为医院党支部书记；张如俭任党支部副书记；免去王绍英党支部书记职务。

1994 年 5 月 4 日，中共邢台市委任命张如俭为医院党支部书记（正处级），免去薛芳林党支部书记职务。8 月 15 日，中共邢台市委任命韩文彬为医院党支部副书记（副处级）；李振河调离医院。1995 年 8 月 30 日，中共邢台市委组织部任命李含义为医院党支部委员。12 月 19 日，中共邢台市委组织部决定：中共邢台市第三医院支部委员会改建为中共邢台市第三医院委员会，由 7 名委员组成，其中设书记 1 名，副书记 1 名。同时，建立纪律检查委员会，由 3 名委员组成，其中设书记 1 名。是年，穆贵信不再担任党支部委员职务。

1996 年 5 月 31 日，中共邢台市委任命路大奎为医院党委委员、纪委书记。12 月 25 日，中共邢台市委决定：张如俭任医院党委委员、书记，免去其党支部书记职务。1997 年 3 月 12 日，中共邢台市委任命荀凤阁、韩文彬为医院党委委员、副书记；党支部改建党委后所任党支部职务自行免除。4 月 15 日，中共邢台市委任命陈玉芹为党委委员。5 月 10 日，张平水不再担任党委委员职务。7 月，中共邢台市委组织部任命周群拉为党委委员。

1999 年 12 月 12 日，中共邢台市委决定：荀凤阁任医院党委书记；免去张如俭党委书记职务。2000 年 11 月 24 日，中共邢台市委组织部任命王连芹为党委委员。2001 年 7 月 14 日，党委书记荀凤阁当选为中共邢台市委候补委员。2003 年 5 月 11 日，李含义调离医院。8 月 7 日，中共邢台市委组织部决定：郭立新、张海荣任医院党委委员。

2004 年 12 月 24 日，中共邢台市委任命王连芹为党委副书记，免去韩文彬党委副书记、委员职务；免去周群拉党委委员职务。2005 年 3 月 22 日，中共邢台市委组织部批复，薛志广任党委委员。8 月 29 日，中共邢台市委任命，王连芹为医院党委书记，免去党委副书记职务；免去荀凤阁党委书记、委员职务；王敬波任医院党委委员、副书记。

2006 年 1 月 9 日，路大奎退居二线。4 月 6 日，中共邢台市委任命梁景江为医院党委委员、纪委书记。11 月 29 日，召开全体党员大会，参会党员 155 名。市委组织部、市卫生局党委有关负责人出席。会议审议通过了“两委”工作报告，以无记名投票方式选举产生中共邢台市第三医院新一届委员会和新一届纪律检查委员会，王连芹、王敬波、陈玉芹、张海荣、郭立新、梁景江、薛志广当选为新一届党委委员，许建彬、张方青、陈素强、聂文平、梁景江当选为新一届纪委委员。大会闭幕后，新一届党委召开第一次全体会议，选举王连芹为党委书记，王敬波为党委副书记。新一届纪律检查委员会召开第一次全体会议，选举梁景江为纪委书记，陈素强为纪委副书记。是月，党委书记王连芹当选为中共河北省第七届党代表。

2007 年 5 月 23 日，陈玉芹退居二线。7 月 26 日，中共邢台市委任命张方青为医院党委委员。2008 年 1 月，党委书记王连芹当选为政协河北省第十届委员。12 月 19 日，中共邢台市委组织部任命聂文平为医院党委委员。2009 年 6 月 8 日，中共邢台市委任命郭立新为医院党委副书记。

2011 年 9 月，党委书记王连芹当选为中共邢台市第八届市委委员。11 月 3 日，张海荣退居二线。2012 年 4 月 26 日，党委书记王连芹当选中共第十八次全国代表大会代表，11 月 8 日至 11 月 14 日，出席十八大。2013 年 4 月，党委书记王连芹当选为邢台市第十四届人大代表、常委。

2014 年 10 月 24 日，召开中共邢台市第三医院第一次代表大会。133 名代表参加会议，市卫生局和市委组织部领导出席。会议审议通过了“两委”工作报告，以无记名投票方式选举产生中共邢台市第三医院新一届委员会和新一届纪律检查委员会。王连芹、王敬波、张方青、聂文平、郭立新、梁景江、薛志广当选为新一届委员会委员。陈素强、张燕如、李兴、郑海鹰、梁景江当选为新一届纪律检查委员会委员。新一届委员会召开第一次全体会议，选举王连芹为党委书记，郭立新、王敬波为党委副书记。新一届纪律检查委员会召开第一次全体会议，选举梁景江为纪委书记，陈素强为纪委副书记。2015 年 11 月 25 日，中共邢台市委组织部任命齐丽平为医院党委委员。12 月 29 日，中共邢台市委任命王新伟为医院党委副书记。

2017 年 4 月，党委书记王连芹当选为邢台市第十五届人大代表、常委。

1978～2017 年邢台市第三医院党委（支部）成员任职一览表

表 1－1

职　务	姓　名	籍　贯	在职时间	备　注
党支部书记	王毅生	邢台南宫市	1978－10－28～1983－05－06	实行党委负责制
	苏文斌	邢台沙河市	1986－04～1989－09－01	
	薛芳林	邢台南宫市	1989－09－01～1991－11－05	
	王绍英	保定蠡县	1991－11－05～1992－11－11	
	薛芳林	邢台南宫市	1992－11－11～1994－05－04	
	张如俭	邢台南宫市	1994－05－04～1995－12－18	
党支部副书记	吕明正	保定安平县	1978－10－28～1984－02－14	
	陈秀婷	邢台南宫市	1978－10－28～1984－02	
	焦崇增	邢台清河县	1984－06－01～1987－12－15	
	张　俊	山西定襄县	1984－06－04～1985－12－30	
	刘兰亭	邢台宁晋县	1988－04－25～1991－11－05	
	薛芳林	邢台南宫市	1991－11－05～1992－11－11	
	李振河	邢台沙河市	1991－11－05～1994－08－15	
	张如俭	邢台南宫市	1992－11－11～1994－05－04	
	韩文彬	邢台沙河市	1994－08－15～1995－12－18	
党支部委员	张　俊	山西定襄县	1978－10－28～1984－06－04	
	胡　光	湖北耒阳市	1978－10－28～1985－05	
	王贵有	邢台县	1978－10－28～1984	

续表

职　务	姓　名	籍　贯	在职时间	备　注
党支部委员	曹金库	衡水冀县	1978－10－28～1982－01－15	
	孟凡银	邢台南宫市	1979－04－20～1984－06	
	曹金库	衡水冀县	1978－10－28～1982－01－15	
	卢振江	保定博野县	1980－03－22～1984－11	
	陈　轩	江苏沭阳县	1984－04－27～1987－11	
	张平水	邢台新河县	1984－04－27～1995－12－18	
	刘俊久	黑龙江哈尔滨	1984－04－27～1985－05－25	
	焦崇增	邢台清河县	1984－04－27～1984－06－01	
	刘兰亭	邢台宁晋县	1988－04－07～1988－04－25	
	张如俭	邢台南宫市	1990－06－22～1992－11－11	
	穆贵信	邢台县	1990－06－22～1995	
	李含义	安徽含山县	1995－08－30～1995－12－18	
党委书记	张如俭	邢台南宫市	1995－12－19～1999－12－12	1995－12－19 支部改为党委
	荀凤阁	邢台广宗县	1999－12－12～2005－08－29	
	王连芹	邢台市	2005－08－29～	
党委副书记	韩文彬	邢台沙河市	1995－12－19～2004－12－24	
	荀凤阁	邢台广宗县	1997－03－12～1999－12－12	
	王连芹	邢台市	2004－12－24～2005－08－29	
	王敬波	邢台隆尧县	2005－08－29～	
	郭立新	唐山市	2009－06－08～	
	王新伟	邢台平乡县	2015－12－29～	
党委委员	张平水	邢台新河县	1995－12－19～1997－05－10	
	李含义	安徽省含山	1995－12－19～2003－05－11	
	路大奎	邢台县	1996－05－31～2006－01－09	
	陈玉芹	邢台清河县	1997－04～2007－05－23	
	周群拉	山西长冶市	1997－07～2004－12－24	
	王连芹	邢台市	2000－11－24～2004－12－24	
	郭立新	唐山市	2003－08－07～2009－06－08	
	张海荣	山西和顺县	2003－08－07～2011－11－03	
	薛志广	邢台新河县	2005－03－22～	
	梁景江	邢台广宗县	2006－04－06～	
	张方青	邢台广宗县	2007－07－26～	
	聂文平	邯郸曲周县	2008－12－19～	
	齐丽平	沧州泊头市	2015－11－25～	

注：波浪线后无时间的为2017年末仍在职。

（二）主要工作

院党委负责宣传贯彻执行党的路线、方针、政策和上级党委的决议，不断增强医院党组织的创造力、凝聚力、战斗力，促进医院的改革与发展；按照党要管党、从严治党的方针，加强医院党组织的政治、思想、组织、作风、纪律建设，充分发挥院党委的政治核心作用、党支部的战斗堡垒作用和共产党员的先锋模范作用；维护党章和其他党内法规的权威性，加强对党员的教育和管理，保持共产党员先进性；领导党支部的工作、医院纪律检查委员会的工作以及工会、共青团、妇女等群众团体组织的工作；坚持党管干部的原则，按照《党政领导干部选拔任用工作条例》的要求，加强对干部的培养、选拔、教育、考核和管理工作；对医院重大事项进行决策，参与医院的医疗、教学、科研和行政管理等方面的工作；按照中央和省、市委的有关规定开展工作。

加强政治思想建设

院党委始终把加强党的政治建设放在首位，注重抓好思想建设与思想引领，在不断解放思想中统一思想行动，为深化改革、促进发展集聚心力。改革开放后，为适应新形势、新要求、新任务，院党委就加强和改进思想政治工作采取了一系列重要举措，围绕医院中心工作，扎实开展思想政治工作。

学习历次党代会精神。先后学习党的十二大到党的十九大精神，强化党员的责任感和使命感，增强了党组织的凝聚力和感召力，使全体党员干部始终在思想上、政治上和行动上同党中央保持高度一致，用新思想武装头脑、指导实践。

开展专题学习教育活动。2000 年开展“三讲”教育活动，2005 年开展保持共产党员先进性教育活动，2007 年开展“为民、务实、清廉”主题教育活动，2009～2017 年，先后开展深入学习实践科学发展观活动、创先争优活动、“修医德，铸医魂，强医能”主题实践活动、“三个先行”（先行一步学习教育、先行一步深入调研、先行一步即查即改）活动、党的群众路线教育实践活动、“三严三实”（严以修身、严以用权、严以律己，谋事要实、创业要实、做人要实）专题教育、“两学一做”（学党章党规、学系列讲话，做合格党员）学习教育、加强“四个意识”（政治意识、大局意识、核心意识、看齐意识）专题教育等，广大党员的思想政治素质和思想理论水平有了新的提高。

开展爱岗敬业教育活动。开展“树新风、比贡献、学先进”活动，“四职一纠”（职业理想、职业道德、职业技能、职业纪律，纠正行业不正之风）和“四比”（比思想、比干劲、比技术、比贡献）主题活动，“三比一争”（比服务、比风气、比亮点，争贡献）活动，学习雷锋、白求恩、焦裕禄、张云泉、刘琼芳、余文丽先进人物事迹等活动，为广大职工持续注入爱岗敬业、无私奉献等正能量，增强服务大局、服务群众的意识，做到服务好、质量好、医德好，让群众满意。

开展解放思想大讨论活动。先后以“贯彻落实科学发展观、推进医院又好又快发展”、“解放思想、改革开放、创新驱动、科学发展”、“学讲话、转作风、优环境、促发展”、“解放思想、抢抓机遇、奋发作为、协同发展”等为主题，开展解放思想大讨论活动，实现了全院广大党员干部职工思想观念的大解放、工作作风的大转变，全面提升了医疗质量和服务水平，形成了“树正气、讲团结、聚合力、促发展”的新局面。

开展干部作风整顿活动。2009 年深入开展“干部作风建设年”活动，2014 年深入推进正风肃纪、还利于民专项行动，2016 年开展干部作风整顿活动，2017 年开展深化医院作风整顿暨“走新路、有作为、创亮点、守底线”解放思想大讨论活动、“一问责八清理”专项行动和“微腐败”专项整治，推动全院干部职工思想、观念和作风的转变，激发大家干事创业的内生动力，促进医疗服务水平的全面提升。

开展文明单位创建活动。以提高医疗质量和服务水平为目标，以全面加强医院管理、学科建设、医疗服务和医院文化等内涵建设为抓手，深入开展建设“学习型、服务型、创新型、清廉型、和谐型”文明单位创建活动，进一步提高了全院职工的政治思想素质和服务水平，推动了医院各项工作的开展，全院呈现出积极向上快速发展的好势头。

推进基层党组织建设

选优配强支部班子。健全基层党组织，优化党支部设置，按期换届选举，选优配强支部领导班子，强化党支部的组织功能，利用好“支部”这个平台开展医院党建工作。1978 年 10 月开诊到 1995 年 11 月 18 日，医院设党支部，支部委员由医院全体党员选举产生或直接由市委组织部、市卫生局任命。1995 年 12 月 19 日，医院由党支部改为党委。院党委按照换届选举有关规定及程序，按期开展党支部换届选举工作。在党支部换届选举过程中，采取自下而上、自上而下，充分酝酿讨论的办法，提出支委候选人推荐名单，经支部全体党员投票选举产生支部委员。注重选拔政治素质高、工作能力强、业务素质优、群众口碑好的同志进入支部班子，增强基层党组织战斗力。

提升党建工作能力。以提升政治能力为重点，通过举办党务干部培训班等形式，加强对党支部书记、支部委员和党小组长的教育培训，全面提升了全院党务干部的思想政治素质、引领发展能力、履职尽责本领和服务群众水平。

严肃党内政治生活。院党委指导和管理党支部开展各项工作，严格落实“三会一课”、组织生活会、民主评议党员等基本制度，突出政治学习和教育，突出党性锻炼，推进党员学习教育的常态化、制度化，把党支部建设成为团结群众的核心、教育党员的学校、攻坚克难的堡垒。同时，注重培树先进典型，每年评选优秀共产党员，以先进典型为引领，在全院形成崇尚先进、学习先进、争当先进的浓厚氛围。

发展壮大党员队伍。把发展党员作为加强党支部和党员队伍建设的一项经常性基础性工作，统筹谋划、有序推进，不断完善工作机制，强化工作措施，规范程序步骤，进一步加强发展党员工作。从 1978 年建院初期的 37 名党员发展为 2017 年的 402 名党员，为党的队伍输入了新鲜血液。

建立工作考核机制。规范和严格党内组织生活，加强对党支部工作的管理指导和监督检查。修订完善《党支部工作考核办法》，对党支部工作实行量化考核，采取日常督导和定期考核的方式进行，及时发现问题，督促整改落实，提高党支部工作整体水平，推进党支部建设科学化、规范化。

加强党风廉政建设

院党委认真落实“两个责任”，严格执行“一岗双责”，坚持把党风廉政建设和反腐败斗争与业务工作同谋划、同部署、同考核、同落实。严格贯彻落实民主集中制、“一把手”五不直接分管、“一把手”最后表态、纪委书记不分管其他业务等规定。对“三重一大”事项实行领导班子集体决策，对重要医疗设备的购置事先经过专家论证，事关医院重大发展和职工切身利益的决策，还要经过职工代表大会讨论通过，确保实现民主决策、科学决策和正确决策。

在选人用人上，严格执行《党政领导干部选拔任用工作条例》，研究制定了《干部选拔任用管理办法》，进一步规范了干部选拔任用程序。在干部选拔任用过程中，坚持德才兼备、群众公认原则，严格按照好干部标准选人用人，任人唯贤，注重实绩，在全院营造了风清气正的用人环境。

加强组织领导，明确责任分工，成立了由党委书记任组长的党风廉政建设责任制领导小组，下设办公室，具体负责党风廉政建设责任制的日常工作。1997 年起，医院每年印发《党风廉政建设责任制任务与分解》，2014 年开始，修订为《党风廉政建设和反腐败工作任务的分工意见》，按照党委是责任主体和“谁分管、谁负责”的原则，将各项任务分解，责任到科室，责任到人，形成“一岗双责”的工作格局。每年逐级签订责任书，全员签字背书，层层传递压力，进一步明确了领导班子及成员、各支部、各科室的职责任务。2016 年开始，由每年制定《党风廉政建设和反腐败工作任务的分工意见》改为制定《党风廉政建设主体责任和监督责任清单》，2017 年 9 月修订为《全面从严治党主体责任和监督责任清单》，对“两个责任”进行细化，做到一级一清单、一岗一清单，将全面从严治党要求真正落到实处。

认真学习贯彻落实《准则》《条例》等法律法规，先后修订完善了《党风廉政责任制实施办法》《党风廉政责任制考核办法》《党风廉政责任制责任追究办法》《“三重一大”议事决策规则》《党委会议制度》《领导班子“约法五章”》《党员干部守纪律、讲规矩九项规定》等制度，建立了党风廉政建设长效机制。

加强对党风廉政建设责任的监督考核，每年通过述职述廉、民主测评、考核小组考评、党委研究等程序，对全院中层干部落实党风廉政建设责任制情况进行考核，将考核结果与年度工作考核挂钩，真正发挥党风廉政建设责任制的“龙头”作用。

二、行政领导机构

1975 年 5 月，邢台市卫生局局长陈录堂通知吕明正负责筹建邢台市第三医院。1978 年 10 月 1 日正式开诊。当年 10 月，邢台市文教卫生办公室明确了邢台市第三医院领导班子，吕明正为院长，张俊、胡光为副院长，医院实行党委负责制。1984 年 2 月 14 日，院领导班子调整，张俊任院长，张平水、任秋海任副院长，医院实行党委领导下的院长负责制。4 月 18 日增补陈轩为副院长。1985 年 5 月胡光调离。1986 年 2 月 20 日，任秋海全面负责医疗行政工作，行使院长权力；陈轩协助任秋海工作，具体抓外、妇、骨科；张平水管总务、财务、保卫。5 月 28 日焦崇增兼工会主席。1987 年 11 月陈轩离休。12 月 15 日卢振江任副院长。焦崇增调离。年末，院领导设置 6 人，配书记、副书记、院长、副院长。1988 年 4 月任秋海调离。5 月，医院管理实行“院长负责制，全民所有，自主经营”，院长是法人代表。7 月 18 日，医院实行院长负责制和经营承包制，刘兰亭任院长。

根据院长提名，张如俭、张平水、卢俊生为副院长。12月卢振江离休。1989年5月2日，穆贵信任工会主席（专职）。1991年11月5日，王绍英任院长（兼），李振河为副院长。1992年7月20日，医院的人事制度由任命制改为聘任制。11月11日，张如俭任院长，荀凤阁任副院长。12月3日徐振江任副院长。1994年1月17日，邢台市第三医院为正处级事业单位，下设科室为正科级。6月4日，张如俭任院长，李振河、卢俊生、张平水、荀凤阁、徐振江为副院长。8月15日李振河调离。1995年8月26日李含义任副院长。1997年3月21日，周群拉、张燕飞任副院长。5月10日，市委任命卢俊生、张平水、徐振江为医院督导员。7月，陈玉芹任工会主席（副处）。1999年12月29日，荀凤阁任院长，张如俭为名誉院长。2000年11月24日，王连芹任副院长。2003年5月李含义调离。8月7日，市三院院长改为任命制，荀凤阁任院长，聘周群拉、王连芹、郭立新、王卫为副院长，聘张海荣为院长助理。是月，张燕飞为副院级干部。2004年12月24日，王连芹任院长，韩文彬为助理调研员，周群拉为副院级干部。2005年3月22日，张海荣任副院长（聘），薛志广为院长助理（正科、聘）。8月29日，荀凤阁任调研员。2006年1月23日，路大奎为副处级干部。3月16日，薛志广任副院长。2007年5月23日，陈玉芹为副处级干部。7月26日，张方青任工会主席。2008年12月19日，聂文平任院长助理（正科，聘）。2011年11月3日，聂文平任副院长，张海荣不再担任副院长职务，保留原职级待遇。2013年5月，齐丽平任院长助理（正科，聘）。2015年11月25日，齐丽平任副院长。

1978～2017年邢台市第三医院副院及以上领导任职一览表

表1－2

职　务	姓　名	籍　贯	在职时间	备　注
院　长	吕明正	河北省安平县	1978－10～1984－02－14	为党委负责制
	张　俊	山西省定襄县	1984－02－14～1985－12－30	党委领导下的院长负责制
	刘兰亭	邢台宁晋县	1988－07－18～1991－11－05	实行院长负责制和承包经营责任制
	王绍英（兼）	河北省蠡县	1991－11－05～1992－11－11	实行院长负责制和承包经营责任制
	张如俭	邢台南宫市	1992－11－11～1999－12－29	实行院长负责制和承包经营责任制
	荀凤阁	邢台广宗县	1999－12－29～2004－12－24	实行院长负责制
	王连芹	邢台市	2004－12－24～	院长改为任命制，副院长为聘任制
名誉院长	张如俭	邢台南宫市	1999－12－29～2000－01	
顾　问	薛芳林	邢台南宫市	1994－05－04～1997－03	

续表1

职 务	姓 名	籍 贯	在职时间	备 注
副院长	张 俊	山西省定襄县	1978-10~1984-02-14	
	胡 光	湖北省耒阳市	1978-10~1985-05	
	孟凡银	邢台南宫	1979-04~1984-06	
	卢振江	河北省博野县	1979-10~1984-11	
	张平水	邢台新河县	1984-02-14~1997-05-10	
	任秋海	山东省范县	1984-02-14~1988-04	其中1986-02-20~1988-04 行使院长权利
	陈 轩	江苏省沭阳	1984-04-18~1987-11	
	卢振江	河北省博野县	1987-12-15~1988-11	
	张如俭	邢台南宫市	1988-07-18~1992-11-11	
	卢俊生	邢台巨鹿县	1988-07-18~1997-05-10	
	李振河	邢台沙河市	1991-11-05~1994-08-15	
	荀凤阁	邢台广宗县	1992-11-11~1999-12-29	
	徐振江	河北省保定市	1992-12-03~1997-05-10	
	李含义	安徽省含山	1995-08-26~2003-05-11	
	周群拉	山西省长治市	1997-03-21~2004-12-24	
	张燕飞	河北省迁西县	1997-03-21~2003-08-07	
	王连芹	邢台市	2000-11-24~2004-12-24	
	郭立新	唐山市	2003-08-07~	
	王 卫	湖北省黄梅县	2003-08-07~	
	张海荣	山西省和顺	2005-03-22~2011-11-03	
	薛志广	邢台新河县	2006-03-16~	
	聂文平	邯郸曲周县	2011-11-03~	
	齐丽平	河北泊头市	2015-11-25~	
工会主席	焦崇增（兼）	邢台清河县	1986-05-28~1987-12-15	
	穆贵信	邢台县	1989-05-02~1995-05-12	
	陈玉芹	邢台清河县	1997-07~2007-05-23	
	张方青	邢台广宗县	2007-07-26~	
院长助理	张海荣	山西省和顺	2003-08-07~2005-03-22	
	薛志广	邢台新河县	2005-03-22~2006-03-16	
	聂文平	邯郸曲周县	2008-12-19~2011-11-03	
	齐丽平	河北泊头市	2013-05-09~2015-11-25	
督导员	卢俊生	邢台巨鹿县	1997-05-10~2000-03	1997-06-09免副院长
	张平水	邢台新河县	1997-05-10~2000-09	
	徐振江	河北省保定市	1997-05-10~2001-03	

续表2

职 务	姓 名	籍 贯	在职时间	备 注
副院级干部	张燕飞	河北省迁西县	2003－08－07～2008－04－03	
	周群拉	山西省长治市	2004－12－24～2009－04－21	
调研员	荀凤阁	邢台广宗县	2005－08－29～2012－11－29	
助理调研员	韩文彬	邢台沙河市	2004－12－24～2009－12－23	
副处级干部	路大奎	邢台县	2006－01－23～2011－01－21	
	陈玉芹	邢台清河县	2007－05－23～2012－03－28	

注：波浪线后无时间的为2017年年末仍在职。

三、纪律检查委员会（监察室）

（一）沿革

1978年12月，纪检工作由支部副书记陈秀婷分工负责。1984年6月4日，张平水任纪检委员。1987年2月26日，支部副书记焦崇增负责纪检工作。1995年12月19日，邢台市委组织部决定，市三院成立纪律检查委员会，设书记1名，委员3名。1996年5月31日，中共邢台市委决定，路大奎任医院纪委书记、党委委员。2000年9月18日，葛春立任监察室副主任。2001年9月1日，葛春立调药剂科任职。2002年10月26日，田启龙任纪委副书记、监察室主任。2005年12月31日，市三院纪委、监察室作为派出机构由市纪委统一管理。2006年1月9日，路大奎退居二线。3月，田启龙调离。4月6日，中共邢台市委任命梁景江为医院党委委员、纪委书记。6月，陈素强任纪委副书记、监察室主任。是年，医院成立行风建设领导小组及办公室（简称行风办），设在院纪委监察室。11月29日，党员大会选举许建彬、张方青、陈素强、聂文平、梁景江为新一届纪律检查委员会委员。随后召开的新一届纪委第一次全体会议选举梁景江为纪委书记，陈素强为副书记。2014年10月24日，中共邢台市第三医院第一次代表大会选举陈素强、张燕如、李兴、郑海鹰、梁景江为新一届纪律检查委员会委员。随后召开的新一届纪律检查委员会第一次全体会议选举梁景江为纪委书记，陈素强为副书记。2016年10月24日，司永霞任纪委副书记、监察室主任，陈素强调设备管理/采购办任职。2017年末，监察室有工作人员2名。

（二）主要工作

纪律检查委员会是党内专责监督机关，与监察室合署办公，主要任务是履行党的纪律检查和监察两项职能，具体负责落实全面从严治党监督责任，推动党风廉政建设与反腐败工作深入开展。同时还负责医德医风建设、院务公开、回访中心等工作。

协助党委落实主体责任 医院党委始终高度重视党风廉政建设与反腐败斗争，成立了以党委书记、院长为组长的党风廉政建设与反腐败领导小组，将全面从严治党与医院中心工作同研究、同部署、同检查、同考核、同落实。1998年开始，根据中共中央、国务院《关于实行党风廉政建设责任制的规定》，每年协助院党委制定印发《党风廉政建设责任制任务与分解》（2007年改为《党风廉政建设与纠正行业不正之风工作责任制》，2014年改为《党风廉政建设和反腐败工作任务的分工意见》，2015 年改为党风廉政建设与反腐败斗争党委主体责任清单和纪委监督责任清单），将党风廉政建设和反腐倡廉工作任务分解到院党委和领导班子成员、纪委以及各科室、各支部，实行“一岗双责”，责任到人，一级抓一级，层层抓落实。2007 年开始，每年逐级签订党风廉政建设与反腐败责任书，全员签订自觉抵制商业贿赂和行风建设承诺书，压力层层传递。2014 年，制定《党风廉政责任制考核制度》《党风廉政建设责任追究制度》，每年初对中层干部上一年度党风廉政建设与反腐败工作责任制落实情况进行考核，考核结果与干部任用、职称评聘挂钩，保障了党风廉政建设主体责任的落实。

监督执纪问责 院纪委围绕医院中心工作，认真履行党章规定职责，积极推进党风廉政建设和反腐败工作。1989 年 8 月 30 日，在全院开展“廉政廉医自查自纠工作”。1990 年 7 月 12 日，在全院召开廉洁行医工作经验交流会。9 月 18 日制定印发“关于加强廉政建设，纠正行业不正之风的措施”，规范医疗行为。2000 年后，严格执行《控制药品比例的管理规定》，超过药品比例上限标准的科室，当月奖金实行“一票否决”制度。2005 年，根据省市卫生部门统一要求，制定实施方案，开展了纠正医药购销和医疗服务中不正之风专项治理工作。2006 年，按照中共中央关于《建立健全教育、制度、监督并重的惩治和预防腐败体系实施纲要》和邢台市委实施意见，医院制定《2006 年构建惩治和预防腐败体系工作计划》，开始系统地从教育、制度、监督入手，建立健全医院惩治和预防腐败体系。6 月 7 日，根据党中央、国务院关于开展治理商业贿赂专项工作的部署，医院对治理商业贿赂工作做了安排部署，制定了关于开展治理医药购销领域商业贿赂专项工作的实施意见，在全院开展了治理商业贿赂活动。9 月，纪委书记梁景江在全省卫生系统院务公开暨治贿长效机制建设经验交流会上，作了题为《标本兼治，多措并举，用长效机制预防商业贿赂》典型发言。2006 年开始，院纪委通过参加领导班子会、中层会、重要环节现场监督等形式，加强对干部任用、人员招录、职称评聘、药品设备采购、维修项目等重要事项的监督。2008 年 6 月，下发通知，组织开展了医用设备和耗材采购、使用情况专项自查自纠工作。2011 年 4 月 1 日，建立了权力公开透明运行监控机制，制定《职务权力运行规则（试行）》，对决策权、人事权、财务权、基建权、采购权等权力运行有了规范流程，权力运行全部公开上网，并设置风险点，院纪委重点监控每一项权力的廉政风险点，实现了医院职务权力阳光运行，对于从源头上预防腐败起到较大作用。2012 年，根据省、市卫生系统深入推进“修医德、强医能、铸医魂”主题实践活动和纠风治贿工作大会精神，开展了治理商业贿赂工作。2013 年 3 月 14 日，制定方案，开展了商业贿赂自查自纠工作。5 月 9 日制定方案，开展工作作风专项整顿活动。8 月 9 日印发规定，在门诊楼 3 层建立了“零缺陷”管理曝光台。9 月 4 日印发《中层干部任前党纪政纪法规知识考试制度》。11 月 1 日，在市委统一部署下，制定方案，对院领导和职能科室办公用房进行了专项清理，达到了上级要求。2014 年 7 月 30 日制定《开展服务方行贿犯罪档案查询工作的规定》，从源头上预防职务犯罪的发生。10 月按照纪委“三转”工作要求，调整领导班子分工，纪委书记不再分管纪检监察以外的工作，突出抓好监督、执纪、问责主责主业。2015 年，根据上级卫生部门安排，制定方案，开展了涉医贪腐专项治理。2016 年

7月14日，修订《关于重申党员干部职工操办婚丧喜庆事宜有关要求》，严禁大操大办婚丧喜庆事宜。是日，积极践行监督执纪四种形态，协助院党委制定了《关于开展“两谈一会”（提醒谈话、组织约谈和民主生活会）践行监督执纪第一种形态的实施细则（试行）》，达到了抓早、抓小和防范于未然的作用。2017年5月20日，根据市委统一安排，在全院开展了“一问责八清理”专项行动和基层微腐败专项整治活动，对于发现的问题及时进行了处理和整改。9月5日，依据市委新的文件要求，医院对《党风廉政建设主体责任和监督责任清单》进行重新修订，制定了《全面从严治党主体责任和监督责任清单》，党委领导班子责任清单30项，党委书记责任清单13项，党委其他班子成员责任清单11项，纪委领导班子责任清单26项，纪委书记责任清单10项，纪委、监察室其他组成人员责任清单4项。是年，制定了《领导干部违规插手干预重大事项记录制度（试行）》《诫勉谈话制度》《问责典型问题通报曝光制度》，不能腐的制度笼子越扎越密，保障了医院健康发展。严肃查处违纪违规行为，2006～2017年共受理患者投诉203件，10人给予党政纪处分，其他人员分别给予了批评教育、经济处罚、提醒谈话、组织约谈、诫勉谈话、待岗等组织处理。

医德医风建设　建院初期，以抓廉洁教育和工作纪律为重点。1985年，在全院开展创建“文明医院”活动，提出“热爱医学、献身事业、文明礼貌、尊重病人”16字口号，教育引导职工自觉抵制社会上不良生活方式。1987年开展“树学风、比贡献、学先进”等教育活动，树立良好精神面貌，好人好事不断涌现。1990年9月18日，医院印发《关于纠正行业不正之风，加强文明医院的具体要求和措施》和《关于纠正行业不正之风的具体规定》等制度，开始从制度上规范医德医风。1992年6月，从社会上聘请了10名监督员，每年召开1－2次座谈会，请他们监督医院医德医风。1993年开展“优质服务”活动，抓典型，促后进，“话难听、脸难看、事难办”的现象明显好转。1994年，首次在门诊大厅设立意见箱和举报箱，各病区设立意见本，主动收集患者意见建议。1996年针对在班脱岗、夜班护士睡觉等问题开展专项整治活动，院领导带队开展夜间查岗，发现一起处理一起，科室领导负连带责任，经过整顿，劳动纪律有了明显改变。1998年，先后组织开展“比奉献、比技术、爱医院”演讲会、职业道德知识考试、职业技术比赛等活动，促进了医务人员职业道德和技术能力的提高。1999年编发《职业道德和文明服务的规范》《考核标准和实施办法》，定期检查落实规范情况，激励先进，鞭策后进。2000年开展“三讲”和“双思”教育活动，增强爱岗敬业、团结奉献的责任感和事业心，病人满意度达97%。2001年11月14日，省纠风办、省电视台对医院“药品比例下降，让利患者”的经验进行采访报道。2003年医院建立并实行了“三不挂钩”制度，即药品收入与药剂科人员工资、奖金不挂钩，医技科室检查收入与开单医生工资、奖金不挂钩，药品收入与临床医生工资、奖金不挂钩制度，不搞开单提成，有效促进了合理检查、合理用药、因病施治。12月2日，市卫生局在市三院组织召开“卫生行业行风建设现场经验交流会”，医院以《狠抓行风建设，为患者提供精品化服务》为题做了经验介绍，该经验在全市推广。2004年10月28日，在全市卫生行业行风建设经验交流会上，医院以《诚信民利所系，铸就事业兴旺》为题介绍了经验。2005年，根据邢台市民主评议活动要求，制定了《加强行业作风建设工作方案》《行业作风建设承诺》，开展创建“诚信医院”活动，培育职工讲诚信、守信誉的价值观念，逐步形成了一种诚信文化氛围。6 月 10 日，全市医药纠风暨卫生行风建设工作会议在市三院召开，院长王连芹作了题为“以文化人促行风”的典型发言。2006 年 12 月 7 日印发《医德医风奖惩制度》。是年，以抵制商业贿赂和医德医风教育为重点，开展了社会主义荣辱观教育、向华益慰学习等活动，增强了职工自律意识。2007 年，注重廉洁文化建设，编写印制了《廉洁文化与行风建设》手册，全院人手一册，组织职工学习，树立正确的价值导向和崇廉拒腐文化氛围。是年开始，医院每季度召开一次患者座谈会。是年起，每年组织开展学习医德医风先进典型、上党课、观看警示教育片、学习党纪法律等多种形式的廉洁教育活动。行风办把病人的投诉当作送给医院的宝贵礼物，对病人的投诉快速反应，及时调查处理，认真整改，得到了病人的好评。2008 年 7 月，对新招聘职工和实习进修人员进行岗前医德医风教育，增强了廉洁行医自律意识，此后每年坚持。2009 年，开展“干部作风建设年”活动，进一步强化了“以病人为中心”“无功便是过，病人不满意就是错”的服务理念，把病人满意作为工作的出发点和落脚点，变方便管理为方便患者，全院上下形成“职能科室围着临床转，领导围着基层转，全院围着病人转”的服务模式。是年开始，每年对全院医务人员进行医德考评，并装入医德档案，共为全院 1455 名职工建立了医德档案。2010 年 3 月 22 日，制定了《礼金礼品登记上缴制度》，对拒不上交行为视为商业贿赂，严肃查处。5 月 4 日，制定了《工休座谈会制度》，规范了医院和临床科室召开的患者座谈会，主动征求患者意见。2011 年在各病区、挂号收费窗口、取药窗口、门诊大厅安装了患者满意度评价器，让患者背靠背评价医务人员的医疗技术、服务、医德等情况。2013 年 8 月，成立了全市卫生系统首家出院患者回访中心，征求所有出院患者对医务人员的技术与服务、医德医风、收费、环境卫生、饮食等方面的意见或建议。2007 ~ 2013 年，在全市民主评议行风活动中，医院连续 7 年被评为优秀（先进）单位。2014 年 3 月 28 日印发《贯彻加强医疗卫生行风建设“九不准”实施方案》，编制《加强医疗卫生行风建设“九不准”》手册，发到各科室学习。5 月，实行主管医生与住院患者签订《医患双方不收和不送“红包”协议书》，并装入病历。9 月 20 日，完善《行风建设服务承诺制度》。2015 年 2 月 15 日印发《党员干部“守纪律、讲规矩”九项规定》，严明党的各项纪律，尤其是政治纪律，从严管理党员干部。2017 年，印发《关于进一步加强行风建设的规定》，对进一步落实行风建设“九不准”明确了要求。5 月在出院患者 100% 回访的基础上，开展门诊患者的回访。2013 年 8 月至 2017 年 12 月，共回访出院患者 159661 人次，征求意见建议 15178 条，及时进行整改，提高了医疗服务质量。2017 年末，门诊、住院患者的满意率分别为 89%、99.82%。

院务公开 按照上级卫生部门的要求，2006 年开始开展院务公开工作。先后制定《关于进一步明确院务公开领导小组及办公室组成人员与职责的通知》《院务公开实施方案》《院务公开制度》《院务公开检查考核与责任追究制度》，编印了《院务公开手册》《院务公开指南》，建立了院务公开栏、电子显示屏、电子触摸屏、佩戴胸牌、外网、每天发放住院“一日清单”、内网权力运行监控系统、会议、文件等多种平台，对医院的重大决策、干部任用、财务运行情况、职称评聘、考核评优、药品设备采购、基建维修项目、药品与服务项目价格、收费、医生出诊信息等关系到职工或患者的切身利益事项，及时公开，保障职工、患者知情权、监督权、参与权。纪委通过经常检查，督促各职能部门及时、全部、真实公开。院务公开工作开展以来，对医院民主管理、依法治院、促进干部廉洁自律、增强职工凝聚力、调动职工积极性、保障职工的民主权利，起到了积极的推动作用，促进了医院科学持续快速发展。

第二节　党群工作机构

一、党办室

（一）沿革

1986 年 1 月 20 日前，党务工作由院办室统一负责。

1986 年 1 月 20 日成立党办室，院办室的人事、劳资工作由党办室分管。唐玉珍任党办室主任。1989 年 12 月 9 日，市卫生局党组任命李增海为医院党办室主任。

1992 年 7 月 20 日，医院支部任命，李增海为党办室主任，陈玉芹为副主任。1995 年 5 月 12 日，中共邢台市卫生局委员会报市委组织部同意，任命李增海为党办室主任，陈玉芹为副主任。1996 年 3 月 30 日，党办与院办合署办公。2003 年 7 月，李增海退休。10 月 11 日，院党委任命陈玉芹为党办室主任（兼），田启龙为副主任。2006 年 3 月，田启龙调离医院。

2007 年 5 月，陈玉芹退居二线。7 月 2 日，院党委任命聂文平为党办室主任，张燕如为副主任。2011 年 12 月 28 日，因聂文平任党委委员，院党委免去其党办室主任职务；张燕如主持党办室工作。2013 年 9 月 4 日，院党委任命李燕乾为党办室副主任。

（二）主要工作

党办室是院党委领导下的综合办事机构和综合协调部门，是党委上情下达、下情上达的传导枢纽，也是党委对外联系和对内服务的窗口部门。党办室的基本任务是贯彻执行党的路线、方针、政策和党委的决议，处理党委日常事务工作。同时，负责党的思想、组织、作风和纪律建设，思想政治工作和精神文明建设，以及党员的发展教育和干部的管理等工作。

开展思想政治工作

组织开展中央精神学习活动。1979 年 12 月至 1980 年 10 月，开展学“准则”、见行动活动，通过举办“准则”学习班等形式，组织全院 51 名党员学习十二条“准则”，进一步增强了党性观念，提高了党悟素质。1983 年组织学习十二大文件和《邓小平文选》，通过学习，全院职工增强了热爱党、热爱祖国、热爱社会主义的自觉性。1986 年 3 月，对党员进行了一次党的基本知识再教育。1988 年，以学习宣传贯彻十三大精神为主题，以学习《党章》《共产党员》等党报党刊为内容开展学习教育活动，全院党员在思想上牢固树立“一个中心，两个基本点”的观念，加深了对党的基本路线的理解。2002～2004年，深入学习贯彻江泽民“三个代表”重要思想和十六大报告精神，开展学习“三个代表”重要思想、进行行业作风整顿活动，“树正气、讲团结、求发展”教育活动，以公道正派为主要内容的树组工干部形象集中学习教育活动等，增强了党组织的凝聚力和感召力，强化了党员的责任感和使命感。2012年底到2013年，组织开展学习宣传贯彻党的十八大精神活动，全院上下学习贯彻十八大精神的主动性和自觉性进一步增强，加快建设“三甲”医院的信心和干劲进一步提升。2017年10月，开展学习宣传贯彻党的十九大精神活动，以习近平新时代中国特色社会主义思想为统领，深入学习贯彻党的十九大精神，不断强化思想政治引领，全体党员干部始终在思想上、政治上和行动上同以习近平同志为核心的党中央保持高度一致，用新思想武装头脑、指导实践。

组织开展专题学习教育活动。2000年3～5月，开展“三讲”教育活动，领导班子的思想政治素质和理论水平有了新的提高。是年8月，在全院开展“致富思源，富而思进”双思教育活动，广大干部职工的思想观念和工作作风进一步转变。2005年3～5月，开展以实践“三个代表”重要思想为主要内容的保持共产党员先进性教育活动，紧紧围绕服务发展、服务基层、服务群众，调动了广大党员工作的积极性、主动性、创造性，努力构建党组织保持先进性的长效机制。2007年5月，在全院党员干部、重点是科级以上党员领导干部中集中开展“为民、务实、清廉”主题教育活动，广大党员干部的宗旨意识进一步增强，工作作风更加务实，廉洁自律的自觉性进一步提高。2009年3～8月，开展深入学习实践科学发展观活动，引导教育全院广大党员干部增强科学发展意识，创新科学发展机制，凝心聚力实现医院科学发展。2010年5月，深入开展创先争优活动，增强了干部职工创先争优意识，营造出“学先进、赶先进、创先进、当先进”的良好氛围。是年9月8日，医院参加市直机关创先争优活动推进会，党委书记、院长王连芹在大会上做了典型发言，院党委被市委创先争优办公室推荐为省级先进基层党组织。2011年9月，在全院集中组织开展“修医德，铸医魂，强医能”主题实践活动，大力弘扬白求恩精神，进一步强化宗旨意识，提升专业技术水平和综合服务能力，努力提高全院精神文明和文化建设水平。2012年4月，深化“修医德，铸医魂，强医能”主题实践活动，着力在理论上搞研讨、在实践上下功夫、在成效上创品牌。2013年9～11月，全院开展“三个先行”活动，组织引导全院党组织、领导干部先行一步学习教育、先行一步深入调研、先行一步即查即改，为全院集中开展党的群众路线教育实践活动奠定坚实的舆论基础、思想基础和实践基础。2014年2～10月，深入开展党的群众路线教育实践活动，全院广大党员干部学习领会习近平总书记系列重要讲话精神达到新的高度，贯彻党的群众路线的自觉性和坚定性明显增强，形式主义、官僚主义、享乐主义和奢靡之风得到有力整治，全院上下努力构建了为民服务的长效机制。2014年3～12月，在党的群众路线教育实践活动中，坚持“规定动作不走样，自选动作有创新”的原则，紧密结合医院工作实际，推出了独具特色的自选动作—实施“123”工程（即举办一次大讨论活动，开展两项评选活动，办好三件惠民实事），并取得显著成效。2015年5～12月，在全院党员干部中深入开展“三严三实”（严以修身、严以用权、严以律己，谋事要实、创业要实、做人要实）专题教育，以学习和践行“三严三实”为主题，着力解决“不严不实”的问题，做人做事境界明显提升，不严不实问题明显改进，医疗服务水平明显提高。2016年4～12月，在全院党员中深入开展“两学一做”（学党章党规、学系列讲话，做合格党员）学习教育，坚持在“学”上下功夫，在“做”上找差距，强化党员意识，铭记党员身份，积极为党工作，把党员的先锋形象树起来，时时处处体现理想信念的力量。2017年4～11月，开展加强“四个意识”（政治意识、大局意识、核心意识、看齐意识）专题教育，广大党员牢固树立“四个意识”，思想自觉进一步提高，党性观念进一步增强，纪律要求进一步严明，实际行动进一步坚定。

组织开展爱岗敬业教育活动。1987年组织开展“树新风、比贡献、学先进”活动，全院职工的精神面貌大为改观，好人好事广为传颂。1990年，在全院范围内组织开展了学习雷锋、学习白求恩、学习焦裕禄，学习省卫生系统英模报告团各位代表事迹的活动，增强了医务人员全心全意为人民服务的奉献精神。1992年上半年开始，在全院开展了“四职一纠”（职业理想、职业道德、职业技能、职业纪律，纠正行业不正之风）和“四比”（比思想、比干劲、比技术、比贡献）主题活动，为广大职工持续注入爱岗敬业、无私奉献等正能量。1996年，以卫生工作宗旨教育、职业道德教育、法律法规教育和新时期人生观、世界观、价值观的教育为重点，开展思想政治教育。2006年，开展“八荣八耻”学习和教育活动，引导干部职工树立社会主义荣辱观。2011年2～12月，开展“学习张云泉，做人民满意的医务工作者”活动，2012年2～12月，开展向刘琼芳、余文丽同志学习活动，广大干部职工以张云泉、刘琼芳、余文丽为榜样，增强服务大局、服务群众的意识，做到服务好、质量好、医德好，让群众满意。2011年9月，深入推进“为民服务创先争优”，激励广大党员干部职工在为民服务中转作风、提效能、创品牌、树形象，让群众切实感受到创先争优带来的改进和实惠。2015、2016年，开展“三比一争”（比服务、比风气、比亮点，争贡献）活动，紧紧围绕“让群众看得好病、让群众放心看病、让群众方便看病、让群众满意看病”的目标，全面提升医疗服务水平和患者就医感受。

组织开展解放思想大讨论活动。2007年12月至2008年2月，以“贯彻落实科学发展观、推进医院又好又快发展”为主题，在全院深入开展解放思想大讨论活动。2013年5、6月，开展“解放思想、改革开放、创新驱动、科学发展”大讨论活动，以思想的大解放促进工作的大跨越。2014年10、11月，开展“学讲话、转作风、优环境、促发展”大讨论活动，进一步统一思想、凝聚共识，增强了广大职工加快发展的紧迫感和责任感，形成加快发展的合力。2015年9月至2016年6月，在全院开展“解放思想、抢抓机遇、奋发作为、协同发展”大讨论，严格对照“三严三实”要求，始终围绕“八破八立”开展大讨论。通过开展解放思想大讨论活动，实现了全院广大党员干部职工思想观念的大解放，工作作风的大转变，全面提升了医疗质量和服务水平，形成了“树正气、讲团结、聚合力、促发展”的新局面。

组织开展干部作风整顿活动。2009年2～12月，深入开展“干部作风建设年”活动，认真完成各阶段各环节的目标任务，达到了预期效果。2014年4～8月，深入推进正风肃纪、还利于民专项行动，坚决反对“四风”，促进行业作风好转，构建和谐的医患关系，保证了医疗环境健康有序发展。2016 年 2 ~ 12 月，在全院范围内开展干部作风整顿活动，推动全院干部职工思想、观念和作风的转变，切实强化四个意识，激发广大干部职工干事创业的内生动力，努力打造一支具有铁一般信仰、铁一般信念、铁一般纪律、铁一般担当的干部队伍。2017 年 2、3 月，在全院开展深化医院作风整顿暨“走新路、有作为、创亮点、守底线”解放思想大讨论活动，抓改革创新，抓措施落地，抓事业发展，进一步深化医院作风整顿。2017 年 5 ~ 11 月，开展“一问责八清理”专项行动和“微腐败”专项整治，坚持以问题为导向，在全院范围内深入开展自查自纠，坚持立行立改，不断完善各项规章制度，着力构建“不敢腐、不能腐、不想腐”长效机制。

组织开展创建文明单位活动。加强思想建设，深入开展理想信念教育，扎实开展各种专题教育活动，创建学习型医院；全面优化服务流程，提升服务水平，提高工作效能，创建服务型医院；创新工作思路，创新工作方法，搭建创建平台，创建创新型医院；加强政治建设，强化廉政教育，推进党风廉政建设，创建廉洁型医院；坚持以人为本，建设和谐文化，创造和谐环境，创建和谐型医院。以“五型医院”创建活动为载体，积极贴近群众需求，开展为民服务，全面提升医院服务水平，赢得了患者广泛好评。

加强基层党组织建设

抓好党支部的机构建设工作。1995 年 12 月 19 日医院组建党委后，按照换届选举有关规定及程序，党办室协助院党委开展党支部换届选举工作，推选优秀党员充实支部班子，保证支部班子成员选优配强。

抓好党员发展和管理工作。严格按照“坚持标准，保证质量，改善结构，慎重发展”的十六字方针，有计划、有重点、积极稳妥地帮助支部做好发展党员工作。培养入党积极分子，发展新党员，按期转正预备党员，为党组织增添了新的血液，有效地改善了队伍结构，增强了党组织的战斗力。实行党员目标管理，将所有党员全部划分到党小组，加强党员的管理，保证了党内各项活动的有序开展。

抓好党内政治生活。完善“三会一课”、民主评议党员等工作制度，组织学习《关于新形势下党内政治生活的若干准则》，先后印发《关于“严格党内政治生活”专项活动的实施方案》《关于践行“三严三实”切实严格党内政治生活的意见》，要求党支部从严从实落实好组织生活各项制度，不让“三会一课”流于形式，以持之以恒、常抓不懈的气力切实严肃党内政治生活。

抓好工作考核测评。每年组织开展党支部工作考核和民主评议党员工作，2016 年开始，增加了党支部书记述职评议考核工作，从书记、支部、党员三个层面对党支部的各项工作进行全方位考核测评。每年七一期间组织开展优秀共产党员评选工作，以点带面，引导和激励广大党员继续加强党性修养，做新时代合格党员。

抓好日常督导检查。修订完善了《党支部工作考核办法》，实行党支部工作量化考核，并采取日常督导和定期考核的方式进行，及时发现问题，督促整改落实，加强对党支部日常工作考核，全面提升党支部工作规范化管理水平。

加强党风廉政和纪律作风建设

督促党支部认真落实党风廉政建设责任制，按照医院《党风廉政建设和反腐败工作任务的分工意见》要求，开展好党支部党风廉政建设和反腐败工作。强化正面教育，组织学习党章党规党纪，引导教育广大党员牢固树立党性党纪观念，严格遵守政治纪律和政治规矩，在政治立场、政治方向、政治原则、政治道路上同党中央保持高度一致。开展警示教育，通过观看警示教育片、参观警示教育展等方式，让党员干部近距离、直观化地接受警诫震慑，引导大家以反面典型为镜鉴，明礼知法、心存敬畏、行有所止。以问题为导向，加强作风纪律建设，强化日常督导检查，党办室联合监察室、院办室等职能部门组成检查组，深入到各科室、各支部就工作作风、劳动纪律等情况进行检查，着力解决突出问题，不断巩固干部作风整改活动成果。与纪委加强对党风廉政建设责任制落实情况的监督考核，同时，将党内监督与群众监督、社会监督相结合，实现了监管常态化，构建起党风廉政建设与反腐败斗争长效机制，为推进医院各项工作提供坚强组织和纪律保证。

二、基层党组织

（一）沿革

1978 年 10 月医院设党支部。11 月，党支部把 37 名党员划分为 5 个党小组。

1981 年 5 月 9 日，医院支委会以科为单位设立党小组，分别有内科，外科，妇科，急诊、化验，药房，放射科，总务、财务科，五官科，中医科、医务科，院办 10 个党小组。共有党员 52 名。

1984 年 6 月 16 日，党支部划分 8 个党小组，内科党小组组长宁海春、副组长李惠莲；外妇科小组组长侯玉书、副组长董金凤；五官、中医小组组长刘明亮、副组长张进新；药剂科小组组长李清阁、副组长王芳；检验放射小组组长张银岭、副组长郭阁轩；医务科、供应室小组组长司庆军、副组长李禄凯；总务、财务小组组长李江印、副组长王香芹；办公室小组组长穆贵信、副组长唐玉珍。

1994 年设立 20 个党小组。内一科党小组组长贾永志、内二科组长宁海春、放射科组长张银岭、办公室组长李振堂、门诊部组长冯金台、外科组长李尚德、检验科组长苗秀荣、急诊科组长温素芹、中医科组长张进新、护理部组长司庆军、内三科组长刘壮、妇科组长王明会、儿科组长郝如琨、药剂科组长闫文双、医务科组长秦会民、骨科组长乔殿国、总务科组长胡东海、党办室组长陈玉芹、干部病房组长李惠莲、手麻科组长李清河。

1995 年 12 月 19 日，中共邢台市委组织部决定：中共邢台市第三医院支部委员会改建为中共邢台市第三医院委员会。

1997 年 5 月 31 日，院党委决定，在全院建立 7 个党支部，并任命：第一党支部书记陈玉芹，委员李江印、裴东兴；第二党支部书记司庆军，委员张银岭、苗秀荣；第三党支部书记杨淑芳，委员吴继东、魏玉清；第四党支部书记展有志，委员靳建新、张洁；第五党支部书记荀凤阁，委员李风格、郑健萍；第六党支部书记张海荣，委员许银海、李禄凯；第七党支部书记高文敏，委员闫淑英、张俊。

1999 年 1 月 9 日，院党委任命陈雪菊为第七党支部书记，免去高文敏第七党支部书记职务。7 月 2 日，院党委任命，凌鹏为第三党支部委员，吴继东不再担任第三党支部委员职务。

2000 年 3 月 2 日，院党委任命凌鹏为第三党支部书记，免去杨淑芳第三党支部书记职务；裴东兴为第七党支部书记，免去陈雪菊第七党支部书记职务。7 月 27 日，院党委任命王芳为第一党支部委员；甄庆丰、李风格为第三党支部委员；王连芹为第五党支部书记，王铁瑞为委员，免去荀凤阁第五党支部书记职务和李风格委员职务。

2002 年 6 月 26 日，院党委任命王丙戌、许建彬为第六党支部委员，免去李禄凯、许银海第六党支部委员职务。

2004 年 6 月 29 日，院党委任命秦会民为第一党支部委员。

2005 年 12 月 15 日，院党委任命吴继东为第二党支部书记；张西印、王军梅为第二党支部委员。免去司庆军第二党支部书记职务，免去张银岭、苗秀荣第二党支部委员职务。

2006 年 6 月，院党委任命秦会民为第一党支部书记，沈惠峰为第一党支部委员；薛志广为第四党支部书记，陈素强为第五党支部委员。同时免去陈玉芹第一党支部书记职务、展有志第四党支部书记职务、郑健萍第五党支部委员职务。7 月，院党委设立 7 个党支部，共有党员 269 名。

2007 年 6 月 28 日，院党委任命薛振生为第四党支部委员。

2011 年 8 月 19、20 日，院党委对党支部进行换届选举，产生 10 个党支部。第一党支部书记汪秀英，委员孟志勇、李腾飞，党员 22 名。第二党支部书记陈素强，委员秦会民、郑伟，党员 20 名。第三党支部书记牛书聘，委员孙鑫晔、郭发生，党员 25 名。第四党支部书记吴继东，委员冯存民、王军梅，党员 20 名。第五党支部书记齐赛，委员张建刚、杨志宏，党员 20 名。第六党支部书记李英毅，委员刘壮、赵建清，党员 20 名。第七党支部书记王清虎，委员马春生、甄庆丰，党员 20 名。第八党支部书记苗振华，委员冯国强、薛振生，党员 23 名。第九党支部书记齐丽平，委员解会敏、王铁瑞，党员 21 名。第十党支部为离退休支部，支部书记裴东兴，委员闫淑英、张俊，党员 79 名。11 月，医院共有党员 272 名，其中预备党员 4 名。

2012 年 2 月，因工作调动，甄庆丰辞去第七党支部委员职务。5 月 16 日，徐焕博当选为第七党支部委员。

2016 年 8 月，10 个党支部进行了换届选举。第一党支部书记汪秀英，委员孟志勇、张伟，党员 26 名。第二党支部书记司永霞，委员郑伟、李腾飞，党员 24 名。第三党支部书记陈素强，委员郭发生、孙鑫晔，党员 33 名。第四党支部书记冯存民，委员王军梅、霍艺超，党员 26 名。第五党支部书记齐赛，委员张建刚、杨志宏，党员 24 名。第六党支部书记李爱军，委员李利峰、李静，党员 42 名。第七党支部书记王清虎，委员李飞、修晨，党员 44 名。第八党支部书记薛振生，委员孙宇婷、申立强，党员 41 名。第九党支部书记王铁瑞，委员解会敏、夏小丽，党员 34 名。第十党支部书记牛书聘，委员郑健萍、徐振江，党员 88 名。

2017 年 12 月，全院共有党员 402 名。

（二）主要工作

党支部在院党委的领导下开展工作。具体负责宣传贯彻执行党的路线、方针、政策及上级党组织和院党委的决议，组织党员认真学习马列主义、毛泽东思想、邓小平理论、“三个代表”重要思想、科学发展观、习近平新时代中国特色社会主义思想及党的路线、方针、政策，学习党的基本知识，发挥党组织的战斗堡垒作用，研究讨论部署党支部建设、精神文明建设和思想政治工作，完成上级党组织下达的各项工作任务。按照院党委的要求，开展中国共产党全国代表大会精神学习教育活动，开展“三讲”教育、先进性教育、科学发展观、群众路线教育、“三严三实”、“两学一做”等专题学习教育活动，开展“树新风、比贡献、学先进”、“三比一争”、学习先进典型事迹等爱岗敬业教育活动，开展各种解放思想大讨论活动，开展干部作风整顿活动等。通过开展活动，强化党员的责任感和使命感，增强服务大局、服务群众的意识，提高了党员队伍的思想政治素质和理论水平。

严格党内政治生活，坚持“三会一课”、组织生活会、民主评议党员等基本制度，做好党员的教育、管理、监督，监督党员切实履行义务，保障党员的权利不受侵犯。落实“三会一课”，每月召开一次支部党员大会，每月召开一至两次党小组会，每季度召开一次支委会，每季度上一次党课，广大党员进一步加强了党性锻炼，提高了政治觉悟，提升了党组织的凝聚力和战斗力。每年召开组织生活会，在开展谈心谈话、广泛征求意见的基础上，支部班子成员结合岗位特点和履职情况，查摆突出问题，开展对照检查，形成对照检查材料，并召开支委会开展批评和自我批评，达到了统一思想、增进团结、振奋精神的目的。每年组织开展民主评议党员工作，按照个人自评、党员互评、民主测评的程序对党员进行评议，从而督促党员准确认识自我、修正自我、提高自我、完善自我。广大党员认真履行党员义务，自觉执行《党章》规定，主动、按时、足额向党组织缴纳党费。

以“吸收、引领”为抓手，发挥党员先锋模范带头作用。在院党委的领导下，认真做好党员发展工作，不断为党组织输送新鲜血液。严格遵循“坚持标准，保证质量，改善结构，慎重发展”的方针，严把党员“入口”关、严格发展党员程序、提高发展党员质量，不断优化党员队伍结构，注重从技术骨干、学科带头人、高层次人才、优秀员工、青年团员中发展，真正把优秀的先进分子吸纳到党的队伍中来，党员队伍不断发展壮大。1978 年建院初期，只有 37 名党员。至 2017 年 12 月，党员人数已发展为 402 名。同时，注重培树先进典型，每年七一前组织开展评选优秀共产党员活动，在全院形成了崇尚先进、学习先进、争当先进的浓厚氛围。

全面加强纪律建设，持之以恒抓好作风建设，牢固树立底线思维，强化源头控制，严格执行党风廉政建设责任制，把党风廉政建设的各项任务细化分解，形成党支部书记负总责、支部委员各负其责，一级抓一级、层层抓落实的责任体系；强化廉政教育，引导党员干部树立正确的价值观、权力观和利益观，不断增强廉洁自律的自觉性和坚定性；采取集中学习、个人自学、座谈交流等多种形式，学习研读《党章》和党规党纪，以党章为镜培育党心、以条例为尺远离红线、以准则为规规范言行，使廉洁自律规范真正内化于心、外化于形，做到守纪律、讲规矩，知敬畏、存戒惧。坚持把纪律和规矩挺在前面，从小处抓起、从日常抓起，及时打好廉政“预防针”，提升党员廉政“免疫力”，在党支部构建起行之有效的预防体系，营造了积极向上、风清气正的工作氛围。

三、宣传科

（一）沿革

1978 年，医院宣传工作由办公室负责。1988 年始，医务科段占果负责医院新闻的摄影与报道。1990 年，医院黑板报和简报由党办室组织编写更新。1994 年 2 月 19 日，医院成立宣传报道组，组长薛芳林、副组长荀凤阁，组员 4 人。1996 年 3 月 30 日，医院党办室、院办室合并为医院办公室，宣传职能明确在院办公室。1996 年 5 月 4 日，医院任命陈玉芹为宣传报道组组长，组员 3 人。

2011 年 12 月成立宣传科，司永霞任科长，共有 2 人，科室位于门诊楼 3 层，2015 年 9 月 25 日搬至新大楼住院部 17 层南区。

2016 年 6 月，李丽霞任宣传科负责人，司永霞不再任科长。2017 年 7 月，李丽霞任副科长，主持全面工作。2017 年末，宣传科共有工作人员 2 名。

（二）主要工作

宣传科主要负责医院重大事件、活动的记录、资料留存；负责医院对内、对外宣传；负责策划组织各类文艺、服务活动。

1996 年，由各科室选拔推荐宣传骨干组建通讯员队伍。2012 年，队伍扩大至 38 人。2017 年 1 月，队伍人数达 68 人。通讯员为医院宣传提供了第一手资料，在促进科室交流、树立医院形象方面发挥了重要作用。

2011 年开始组织参加邢台市“欢乐邢襄大舞台”百场惠民演出活动，至 2017 年共组织演出 7 场次，2014～2017 年连续四年被评为优秀组织奖。

2015 年，组织参与邢台广播电台“听众最喜爱的名医”评选活动。2015～2017 年连续三年被评为优秀组织奖。是年，被授予百姓故事会宣讲比赛优秀组织奖。

2016 年 4 月，在全市卫生计生宣传工作会议上，医院以《打造“123”工程，加强宣传工作，全面展现医院整体建设的良好风貌》为题作了典型发言，介绍了医院宣传工作的亮点和经验，受到市卫计委领导和宣传同行的广泛关注和高度评价。

2017 年 3 月，拍摄三院自编自导自演的第一部微电影《心结》，6 月 20 日，影片获市直机关迎七一、“感动邢襄－讲述身边共产党员的故事”微电影大赛一等奖，10 月 28 日，获河北省医院文化建设有奖征文与微电影优秀奖，12 月 27 日，获全国“SAVE”杯中国胸痛中心微电影大赛最佳创意微电影奖。是年，被市卫计委授予市卫计系统宣传工作先进单位称号。

宣传科的其他主要工作见第九章第三节。

四、老干部科

（一）沿革

1996 年 9 月前，老干部工作由办公室兼管，1996 年 9 月医院成立老干部科，设在门诊楼3层。1997年3月高文敏任副科长。1998年6月高文敏调离，老干部科工作由办公室代管。2000年9月裴东兴任科长。2005年8月搬至门诊楼4层。2015年9月搬至新医技楼4层。2016年2月裴东兴退休，秦会民任科长。2017年末，全院离退休人员达228人，其中离休干部4人。

（二）主要工作

老干部科按照国家、省、市离退休政策及相关规定，落实老干部的各项待遇，为老干部提供服务。坚持定期走访、节假日慰问、生病时探望，及时了解掌握老干部思想、身体、生活状况，积极帮助协调解决他们的实际困难。1998～2012年，每年九九重阳节组织离退休人员召开座谈会，听取老干部对医院发展的意见和建议。按规定每年为离退休老干部征订报刊杂志。每年组织一次离退休人员健康体检，关心了解他们的身体健康情况。做好离退休党支部工作，按照院党委安排，组织离退休老干部学习，传达上级有关文件精神。按照人社局要求每年进行一次离退休人员领取养老金资格认证。协助做好离退休人员逝世的善后处理工作。

五、群团组织

（一）沿革

工会

1979年3月21日，邢台市卫生局工会批准建立邢台市第三医院工会委员会。陈秀婷任主席，冯金台任副主席，委员陈秀婷、冯金台、庞涛、闫淑英、张书印、曹志坚、马金书。有工会会员162人。1986年5月22日，医院召开工会改选会议，协商产生工会委员，选举产生新一届工会委员会。焦崇增任主席，冯金台任副主席（兼），王丙戌任专职副主席兼组织委员，王振友任宣传委员，范玉萍任财务委员，张国英任女工委员，展有志、张雪江任文体委员，许银海任生活福利委员；成立了17个工会小组。1988年4月7日，王丙戌任专职工会副主席（科级待遇）。1989年5月，因人事变动产生新一届工会委员会。市卫生局工会任命穆贵信任主席，王贵有任副主席，王丙戌任副主席兼生活委员，王振友任宣传委员，郝如琨任组织委员，范玉萍任财务委员和女工委员，展有志任文体委员。1995年5月12日，市委组织部任命穆贵信任工会主席（正科级）。1997年7月25日，市委任命陈玉芹任主席（副处级），产生新一届工会委员会。王丙戌任工会副主席兼生活委员，王振友任宣传委员，郝如琨任组织委员，范玉萍任财务委员和女工委员，展有志任文体委员，成立25个工会小组。2000年3月，成立“职工红白理事会”，会长王丙戌、副会长司庆军，成员7人。2006年9月12日，增补张燕如任组织委员、王振友任宣传委员、冯双英任妇女委员、齐赛任文体委员。2007年1月16日，调整“职工红白理事会”，会长王丙戌，副会长陈玉芹，成员8人。2008年2月28日，召开第五届工会会员代表大会，选举产生新一届工会委员会和专业委员会。张方青任主席，司永霞任副主席，委员张方青、司永霞、冯双英、李静、张健、张强、陈素强、秦会民、聂文平、解会敏、霍建宏。陈素强任经费审查委员会主任委员，委员许建彬、冯秀丽。聂文平任生活委员会主任委员，委员张燕如、陈素强、陈雪菊、赵燕、裴东兴。司永霞任文体委员会主任委员，委员冯柳芳、关俊玮、汪秀英、张强。张海荣任红白理事会名誉会长，霍建宏任会长，秦会民任副会长，成员王东文、吕法文、许建彬、沈惠峰、张志国、张强、陈素强、聂文平。2011 年 3 月成立群众工作室，张方青任主任，司永霞任副主任，成员有 5 人。2016 年 10 月牛书聘任副主席（兼、正科级）。2017 年底有工会会员 1242 人。

团委

1978 年 7 月有团员 30 人。12 月 9 日，党支部委员曹金库负责青年团工作。1984 年 8 月 20 日，市卫生局团委批准成立共青团邢台市第三医院第一届总支委员会。孙华任书记，委员孙华、李长胜、贾永志、刘少平、辛艳丽。9 月，组建 4 个团支部，贾永志任内科团支部书记，委员刘素云、穆会生；李长胜任五官科、供应室、医务科团支部书记，委员范毅菲、胡静萍；苗振林任妇外科团支部书记，委员刘少平、刘铭；辛艳丽任药剂科、放射科、总务科、检验科团支部书记，委员张志国、于京花。1987 年 2 月 26 日，党支部委员焦崇增负责青年团工作。3 月 20 日，市卫生局团委任命郭志宏为团总支书记，新一届团总支成立，胡静萍任文体委员，辛艳丽任生活委员，张美贤任学习委员，穆会生任组织委员。1990 年 3 月郭志宏调离，医院党支部决定陈玉芹、牛书聘任团总支负责人，分 3 个支部，其中赵博、李素玲负责外科支部，王丽江、赵瑞华负责内科支部，袁耀辉、范银莉负责勤杂支部。1996 年 2 月，医院党支部决定由刘春、冯柳芳、冯华、张改锋、林江霞负责团总支工作。1997 年新增心血管病医院支部，由张改锋负责。2002 年 8 月 12 日，市卫生局团委批准三院团总支改为团委。9 月 4 日，医院党委任命冯柳芳为副书记。12 月 6 日，团委建立 4 个团支部，司永霞任第一团支部（门诊）书记，委员冯秀丽、韩雪；宋莉任第二团支部（内科）书记，委员王英妹、孔咏梅；刘红霞任第三团支部（外科）书记，委员马丽、付翠芳；于献勇任第四团支部（心血管）书记，委员夏中双、李丽英。2003 年 10 月 11 日，冯柳芳不再担任副书记，司永霞任副书记。2017 年 1 月司永霞调离，团委工作由关俊玮负责。年底，全院共有团员 376 人。

妇联

1987 年 2 月 26 日，医院党支部委员焦崇增负责妇联工作。1990 年 7 月 6 日医院成立妇委会，陈雪菊任副主任（副科级），王芳任组织委员，朱家明任宣传委员，张燕飞、范玉萍任妇女委员，曲艳春任儿童委员，郑华任文体委员。2003 年 10 月 11 日陈雪菊任主任。2009 年 5 月 13 日陈雪菊退休，王丽江任主任。至 2017 年不变。

（二）主要工作

职工大会与职工代表大会

1989 年 5 月，医院召开第一届职工代表大会，酝酿产生新一届工会委员会。1994 年 9 月 27 日召开职工大会，安排争创二甲医院、落实分级医院实施计划。11 月 2 日召开职工宣传动员大会，布置创二甲医院具体实施步骤。1997 年 6 月有职工代表 28 人。11 月 18 日，召开职工代表会，重新推选 49 名职工代表。会后，对职工代表进行基础知识培训，讨论确定了发挥职工代表作用的方案。1998 年 1 月 21 日召开职工代表大会，科主任、护士长列席，审议通过了有关“医院改革与发展问题”和“通过职工集资还贷问题”的决议。1999 年 2 月 24 日召开职工代表大会，院长张如俭通报关于盖高职楼的有关问题。

2000年1月14日，召开全院职工大会，对1999年的工作进行总结，并对2000年工作进行安排部署，对深入开展2000年优质服务质量年活动做动员。4月28日召开职工代表大会，讨论了有关“拟购买磁共振及CT”和“食堂对外承租的问题”，通过并形成决议。6月5日召开职工代表大会，听取关于CT、磁共振考察情况的通报。7月10日召开全院职工大会，对优质服务质量年活动进行小结暨再动员。9月26日召开全院职工大会，通报了医院中层干部“双思”教育和聘任情况。是月，召开职工代表换届改选会议，重新推选45名职工代表。

2001年1月5日召开2000年工作总结暨表彰大会。2001年3月9日，召开职工代表大会，征求职工代表对拟盖医院综合楼和职工高层住宅楼的意见。8月31日召开全院职工大会，会议揭批“法轮功”的反动本质，总结1~8月工作，安排部署了后4个月工作。9月12日召开职工代表会议，审议通过了“2001~2010年医院发展规划”，听取2001年1~6月财务收支情况报告。11月14日召开全院职工大会，全面阐述了提高医疗质量的重要性。

2002年1月4日，召开2001年工作总结暨表彰大会。9月18日，召开全院职工学“医疗事故处理条例”、防纠纷动员大会。12月30日，召开2002年工作总结暨表彰大会。2003年6月12日召开全院职工大会，总结医院抗击“非典”工作，安排部署了下一步工作。9月3日，召开全院职工学习“三个代表”重要思想，进行行业作风整顿活动动员大会。12月10日召开职工代表大会，审议通过了“2004年工作要点”和“职工代表大会条例实施细则”，会后对职工代表进行培训。12月30日，召开2003年工作总结暨表彰大会。

2004年5月11日，召开全院职工“加强行风建设，创建诚信医院”动员大会。12月30日，召开2004年工作总结暨表彰大会。

2005年6月22日召开全体职工大会，对2005年“医院管理年”活动进行动员部署，总结了上半年工作，并对下半年工作提出明确要求。2006年1月11日，召开2005年工作总结暨表彰大会。2007年1月10日，召开2006年工作总结暨表彰大会。

2008年2月1日，召开2007年工作总结暨表彰大会。2月28日，职工代表大会换届，重新推选代表71名（同时兼工会会员代表）。召开第五届职工代表大会第一次会议，重新选举产生新一届工会委员会和专业委员会。6月，召开第五届职工代表大会第二次会议，审议通过了“关于合同护士、清洁工工资待遇调整方案”。10月，召开第五届职工代表大会第三次会议，审议通过了“升三级创三甲的决定”和“1.5T核磁共振与16排螺旋CT购置计划”。

2009年1月14日，召开2008年工作总结暨表彰大会。8月5日，召开第五届职工代表大会第四次会议，审议通过了“医院改扩建项目相关问题的决议”。2010年1月20日，召开2009年工作总结暨表彰大会。2011年1月25日，召开2010年工作总结暨表彰大会。2012年1月4日，召开2011年工作总结暨表彰大会。2013年1月11日，召开2012年工作总结暨表彰大会。6月27日，召开五届职代会第五次会议，审议通过了“职工休假管理规定”和“临床护理岗位合同护士薪酬管理办法（试行）”。

2014年1月24日，召开2013年工作总结大会。2015年2月3日，召开2014年工作总结大会。3月，召开五届职代会第六次会议，审议通过了“购置超高场磁共振购置计划”。

2016年2月，召开2015年工作总结大会。3月，召开五届职代会第七次会议，审议通过了“合同人员岗位管理实施方案”和“高端螺旋CT购置计划”。

2017年1月20日，召开第五届职工代表大会第八次会议，听取并审议通过了党委书记、院长王连芹所作的医院工作报告和工会主席张方青所作的“2016年工会工作报告”。

工会活动

院工会成立后，主要是履行四个基本职能，在职工代表大会、职工合法维权、职工家庭帮扶、评选模范人物、举办文体活动、发放节日福利等方面展开工作。

1992年2月，组建男女乒乓球队，李卫康任队长。新购乒乓球案一台，并更换篮球场篮球架。2001年1月，职工张会卿家中失火，给予补助500元。2月8日，组织近50名职工参加了由中国反邪教协会发起的“反对邪教、保障人权，百万公众签名活动”邢台段活动。

2002年4月29日，医院获邢台市“五一奖状”。11月15日，在综合楼4层建立“职工文化活动中心”，设立了健身房、棋牌室、乒乓球室、音响室和多功能厅，购置健康器材13件，台球案1台，乒乓球案1台。投入25万余元购音响设备，各厅室每周一、三、五晚为职工开放。

2003年1月25日，职工张国芬家中困难，工会发出倡议书，全院职工捐款9010元，工会给予补助2000元。3月，医院被评为“邢台市卫生系统职代会评估优秀单位”。4月，市卫生局工会对市直卫生系统2003年文明职工、优秀工会工作者以及工会积极分子进行了表彰，张方青、冯双英、王清虎、王云池获市直卫生系统文明职工；王炳戌获优秀工会工作者；展有志、吕法文、程西平、郑健萍、毕堂、司庆军获工会积极分子。4月29日，慰问准备进入“非典”病房职工，并送去慰问品。12月，医院开展评选“文明职工”和“工会积极分子”活动，张方青、田启龙、冯双英、王清虎、张英敏、谷成锁、胡东海、王芳、王红、王云池获“文明职工”称号；展有志、吕发文、郭静、程西萍、郑健萍、毕堂、耿丽莹、李卫康、冯柳芳、司庆军被评为“工会活动积极分子”。

2007年4月16日，参加市政府开展的以“捐出您一天的收入，奉献您的一份真情”为主题的“博爱一日捐”募捐活动，共募捐11910元。7月，职工郭礼存家中困难，工会给予救治2000元，并向全院发起“向郭礼存同志献爱心”的捐款倡议，共募捐21380元。是年，张方青获邢台市工会优秀工作者称号。

2008年2月，召开第五届工会会员代表大会。选举新一届工会委员会和专业委员会。4月，积极响应市委、市政府“博爱一日捐”活动的号召，仅一天时间，全院共捐款14330元。5月20日，在省工会统一安排部署下，组织全院工会会员向地震灾区捐款，共募捐7305元。是月，齐丽平获“2008年邢台市五一奖章先进个人”称号和邢台市“十佳青年文明号号长”称号。

2009年4月，心内科被邢台市总工会授予“邢台市五一奖状”荣誉称号。6月，开展“创建‘工人先锋号’竞赛活动”，并选拔最优秀的科室参加市卫生局工会、市总工会逐级组织的评选活动。年内，购置乒乓球案、羽毛球架，在活动场地安装照明设备，活跃了职工业余文化生活。首次开展为职工过生日送蛋糕活动。年内，神经外科获省级“工人先锋号”，郝进敏获“邢台市五一奖章”荣誉。

2010 年，为省部级劳模张文考申请了困难补助。开展了创建星级职代会活动，建立单位困难职工档案。年内，开通院长信箱，就医院发展和管理等广泛听取了职工代表的意见。4 月 28 日，举办“救助困难职工一日捐”活动，共募捐 72423 元。年内，神经内科获省级“工人先锋号”荣誉。

2011 年 3 月群众工作室成立后，开始接受职工来访，协调解决职工反映的工作生活中的问题。4 月 27 日，儿科主任孙丽英获邢台市“五一奖章”荣誉称号。是月，参加市直工委组织的白求恩烈士陵园扫墓活动。5 月 20 日，参加市直工委组织的义诊活动，免费为育红小学儿童进行健康体检。是月，医院被市红十字会授予邢台市 2008 – 2010 年“博爱一日捐”优秀会员单位。8 月 6 日，根据市直工委《关于在市直机关开展读书学习活动的通知》文件精神，医院召开读书学习活动动员大会。

2012 年 1 月，医院获 2011 年“欢乐邢襄大舞台”百场惠民演出活动组织奖，司永霞获先进个人荣誉。1 月 30 日、5 月 25 日，组织心内科、神经内科、妇产科、儿科、呼吸内科、内分泌科的 6 名技术骨干参加市编委办公室组织的义诊服务活动。年内举办第二期“职工互助一日捐”捐款活动，共募捐 82381 元。为两位患有重大疾病的职工家庭向市总工会申请了救助金。魏玉清获“邢台市十大魅力女性”称号，郝为敏获“邢台市职工职业道德模范先进个人”称号。12 月，医院获 2012 年“欢乐邢襄大舞台”百场惠民演出活动组织奖，司永霞获先进个人荣誉称号。

2013 年成立医院摄影爱好者协会。4 月 28 日，举行“向四川雅安地震灾区捐款”活动，并通过市民政局、市慈善总会等不同渠道向地震灾区捐款 62100 元。5 月 4 日，参加市直机关开展的“共建山水泉城 · 同圆邢台梦想”主题教育实践活动，医院组织心脑血管专业的医务人员到达活泉义诊。年内，为三位符合条件的职工向市总工会申请了救助金。心内科被河北省科教文卫工会委员会授予“工人先锋号”荣誉称号。

2014 年 2 月，组织“职工互助一日捐”捐款活动，共募捐 92476 元，并为 3 位职工申请了救助。年内，院工会获“市级先进工会组织”荣誉。

2015 年 2 月，医院获 2014 年“欢乐邢襄大舞台”百场惠民演出活动组织奖，毕堂获先进个人荣誉称号。3 月 2 日，救助困难职工穆振华 5000 元。11 月，救助困难职工王彦侠 5000 元。7 月，产科被市总工会授予邢台市“五一巾帼标兵岗”荣誉称号。

2016 年 1 月，医院获 2015 年“欢乐邢襄大舞台”百场惠民演出活动先进集体，毕堂获先进个人荣誉。3 月，医院工会被中华全国总工会授予“全国模范职工之家”荣誉称号。7 月 5 日，组织参加了以“健康中国行 – 走进邢台”为主题的“健康中国行”主题宣传月活动。7 月 26 日，举行“捐出一份仁爱之心，共建一个美好家园”捐款仪式，募捐 7 万余元。

2017 年 8 月，司永霞作为医院惟一工会代表参加邢台市工会十五次代表大会。年内，宋志俊获河北省“医德先进个人”、吕英淑获市总工会“十佳白衣天使”称号，心内科获邢台市“五一巾帼标兵岗”荣誉。

团委活动

1986年4~5月，组织团员参加一系列善训辅导，提高了团员爱党意识。6月，组织团员到达活泉义务为儿童体检。1987年3月14日，医院召开团员代表大会，选举产生新一届团总支。

1990年5月，组织4名团员到马路街义诊。7月6日，组织10名团员参加市卫生局组织的义务劳动。7月31日，党支部副书记薛芳林接待8名大学生来院进行社会调查。8月24日下午召开退团团员座谈会，院长刘兰亭、副书记薛芳林、副院长卢俊生及23名到龄团员参会。9月，副书记薛芳林组织召开大学生社会实践座谈会。11月24日，组织团员学习尚五巧先进事迹。

1991年3月，开展“我为团，献一计”活动。4月20日举行团员青年大会，表彰优秀团员。8月11日，接待9名大学生来院进行社会实践。1992年3月3日，组织团员参加“青年科技行动宣传，学习雷锋义务服务”活动，义诊100余人次，接受科技咨询100余人次。4月25日，组织团员、青年到达活泉公园进行游园活动。5月25日，组织团员、青年参加市卫生局组织的“交纳特殊团费”活动，共捐56元。12月2日，召开团员退团座谈会，20名团员退团。

1999年5月，心外科获邢台市“青年文明号标杆”称号，冯柳芳被授予邢台市“优秀团务工作者”称号。7月15日召开全体团员大会，举行到龄团员退团仪式，10名团员退团。9月6日，参加团市委举办的青年文明号风采现场展示活动。2000年1月13日，组织20名团员在中兴大厦广场前参加雷锋塑像揭幕仪式。3月5日，组织9人医疗队参加团市委、市卫生局团委组织的邢台县冀家村义诊活动。5月，冯柳芳获邢台市“优秀团务工作者”称号。6月14日，组织退团仪式，共14名团员退团。2001年2月6日，组织12名团员青年参加了“全市青年文明社区反邪教行动”誓师大会，会后与全市团员青年一起上街头宣传。3月2日，参加市团委组织的“青年志愿者三下乡”活动，组织5人到巨鹿县西郭城镇为当地百姓义诊。

2002年5月14日，组织退团仪式，共有25名团员退团。是月，冯柳芳被授予邢台市“优秀团务工作者”和“新长征突击手”称号。2003年5月，冯柳芳被授予邢台市“新长征突击手”称号。是年，心外科获河北省“青年文明号”称号。2004年4月，医院外科团支部获“邢台市五四红旗团支部标兵”称号。5月，韩雪被授予“优秀团员”称号。6月，医院神经外科被共青团邢台市委命名为市级“青年文明号”。2005年5月，张强、夏中双分别被授予“新长征突击手”和“优秀团务工作者”称号。9月30日，召开退团仪式暨增强共青团意识主题教育活动动员大会。10月17日，组织团员进行“学理论知团情、党团知识竞赛”网上答题活动。

2006年1月9日，组织团员参加医院组织的“冬衣暖心”社会募捐活动。2月，医院神经外科被共青团河北省委、河北省卫生厅授予省级“青年文明号”。6月，医院内科团支部被共青团邢台市委授予“五四红旗团支部”荣誉称号，邢凤英获“新长征突击手”

荣誉称号。是月，医院心内科被市卫生局、共青团邢台市委授予“2005 年度市级青年文明号”。9 月 27 日，响应共青团邢台市委号召，参与“百村千户沼气池援建计划”活动，支援广宗县核桃园乡司马庄村 1500 元建沼气池。10 月，开展向全市英雄郭春辉学习活动，引导广大团员青年深入学习英雄的先进事迹。

2007 年 2 月 8 日，举办了以“退团不褪色，党旗映心中”为主题的超龄团员退团仪式，34 名团员退团。是日，组织 5 名青年医生参加市卫生局团委组织的“真情助困进万家，爱心奉献促和谐”邢台市全国统一行动日活动，到南长街办事处造纸厂社区居委会义诊。4 月 23 日，参加团市委、市卫生局团委组织的邢台市青年志愿者“硕士医学专家团”太行山老区行活动，到路罗镇桃树坪村义诊。6 月，医院团委被共青团邢台市委、邢台市卫生局团委评为 2006 年度“五四红旗团委”。是月，医院儿科被共青团邢台市委、邢台市卫生局团委评为 2006 年度市级“青年文明号”。

2008 年 6 月，医院团委被共青团邢台市委授予 2007 年度“五四红旗团委标兵”称号，司永霞被授予“优秀团务工作者”称号。齐丽平获第三届邢台市“十佳青年文明号号长”荣誉称号，公志改获第三届邢台市“优秀青年文明号号长”荣誉称号。

2009 年 7 月，医院团委被共青团邢台市委、市卫生局团委授予 2008 年“五四红旗团委标兵”称号，于献勇被授予“优秀团务工作者”称号。2010 年 6 月，医院团委被共青团邢台市委、市卫生局团委授予 2009 年“五四红旗团委”称号，司永霞被授予“优秀团务工作者”称号。

2011 年 1 月，邢台市健康体检中心被共青团邢台市委授予 2010 年“青年文明号”称号。3 月 4 日，儿科被共青团河北省委、省卫生厅联合授予“省级青年文明号”荣誉称号。3 月 15 日，团市委副书记徐俊岭、青工部部长赵少波、市直工委团委书记高昕娜、市卫生局团委书记王新立一行 4 人来院指导心外科争创国家级“青年文明号”工作。4 月 28 日，为庆祝“五四”青年节，扎实推进医院学习张云泉活动和创先争优活动的深入开展，举办了“如何做一名优秀的医务工作者”专题讲座活动（第一期“医院文化建设大讲堂”）。7 月，举办“医院文化建设大讲堂”第二期讲座。4 月 30 日，团市委、市电视台联合举办“弘扬五四精神、争做行业标兵”活动，齐丽平代表卫生系统青年医务工作者接受记者采访。9 月，心脏外科被卫生部、共青团中央命名为“全国青年文明号”。

2012 年 3 月，收费处被授予邢台市 2011 年“青年文明号”荣誉称号。3 月 28 日，举办第三期“医院文化建设大讲堂”，副院长薛志广主讲，全院 347 名青年医护人员聆听了讲座。5 月 19 日，参加邢台广播电台主办义诊活动，组织心内科、神经内科、消化内分泌科的医务人员到邢钢南生活区义诊。5 月 31 日，团委与市文联联合，到会宁镇大夫庄小学，为 48 名小学生义务体检。6 月，医院团委被邢台市直团工委授予“五四红旗团委”，心血管团支部被授予“五四红旗团支部”荣誉称号。司永霞被授予“优秀团务工作者”称号，李真被授予“优秀共青团员”称号，石素真被授予“邢台市青年岗位能手”称号。7 月 1 日，组织内四科、内五科专家到军分区第二干休所为军队离休老干部进行义诊服务。7 月 31 日，举办以“增强医学人文意识，提升医护人员职业幸福感”为主题的第四期“医院文化建设大讲堂”，齐丽平主讲。是月，妇产科获省级“青年文明号”称号。11 月，医院被邢台市精神文明建设委员会评为“邢台市志愿服务工作先进单位”。

2013 年 5 月，司永霞、刘艳蕾作为代表参加共青团河北省第十四次代表大会。5 月 4 日，参加市直机关开展的“共建山水泉城，同圆邢台梦想”主题教育实践活动，医院派出心脑血管专业的医务人员在达活泉公园义诊。8 月，医院团委被共青团邢台市委市直工委授予“五四红旗团委”，司永霞、李颖分别获“优秀团务工作者”和“优秀团员”称号。10 月 11 日，举办第五期“医院文化建设大讲堂”，副书记王敬波做了《公文写作、处理与编发》的主题讲座。11 月 15 日为帮助城乡家庭困难群众过一个“温暖冬天”，组织开展了的“捐赠衣被、温暖冬天”活动，共捐赠棉衣被 317 件（条）。

2014 年 1 月，重症医学科被共青团邢台市委授予“2014－2016 年度青年文明号”荣誉称号。11 月 19 日，举办第七期“医院文化建设大讲堂”，由范雪爱主讲。是月，医院团委被共青团邢台市直工委授予“邢台市直机关先进团组织”荣誉称号，医院“白衣天使”医疗志愿服务队被授予“邢台市直机关优秀青年志愿者服务队”荣誉称号，司永霞被授予“邢台市直机关优秀共青团干部”称号。12 月，心内科获 2014 年“河北省青年文明号”称号。

2015 年 4 月 30 日，举办第十一期“医院文化建设大讲堂”，郝进敏作了题为《行医杂谈》的专题讲座。5 月，医院团委被共青团邢台市直工委授予“邢台市直机关先进团组织”荣誉称号，医院“白衣天使”医疗志愿服务队被授予“邢台市直机关优秀青年志愿者服务队”荣誉称号，司永霞被授予“邢台市直机关优秀共青团干部”称号，贾亮、李鹏被授予“邢台市直机关优秀青年志愿者”称号。8 月 12 日，举办第十二期“医院文化建设大讲堂”。

2016 年 9 月，医院团委被共青团邢台市直工委评为“邢台市市直机关先进团组织”。医院“白衣天使”医疗志愿者服务队被评为“邢台市直机关优秀青年志愿者服务队”。司永霞被评为“邢台市直机关优秀共青团干部”、“邢台市优秀共青团干部”和“邢台市 7·19 抗洪救灾优秀青年”。吴力娟、韩聃聃被授予“邢台市直机关优秀共青团员”荣誉称号。王宪娟、杨瑞雪被授予“邢台市直机关优秀青年志愿者”荣誉称号。

2017 年 6 月，医院团委被共青团邢台市直工委评为“邢台市市直机关先进团组织”。医院“白衣天使”医疗志愿者服务队被评为“邢台市直机关优秀青年志愿者服务队”。司永霞被评为“邢台市直机关优秀共青团干部”，赵东、王兰兰被授予“邢台市直机关优秀共青团员”荣誉称号。贾亮、路翔被授予“邢台市直机关优秀青年志愿者”荣誉称号。12 月共青团邢台市委授予新生儿科“青年文明号”称号。

妇联活动

1990 年妇委会成立后，主要工作是发挥妇联组织“妇女娘家人”的作用，为妇女排忧解难，解决婚姻家庭问题，保护妇女儿童合法权益；组织学习，提高妇女素质；培养妇女爱岗敬业、优质服务的精神，开展“巾帼建功”活动。

2001 年 3 月，在市妇联的组织下，医院选派妇产科医护人员到临城围场山区义诊。王红被市妇联表彰为“巾帼建功明星”，吕胜利、薛平格、刘建华、郑健萍被市卫生局妇委会表彰为“巾帼建功明星”，心内科、妇产科、干二科被表彰为“巾帼建功示范岗”。

2003年3月，张燕飞带领妇产科医护人员及B超等仪器到李演庄为妇女免费进行妇女病普查。

2006年3月8日，在市妇联庆祝“三·八”表彰大会上，医院被授予市“三·八”红旗集体荣誉称号，冯双英被评为市“三·八”红旗手。孙丽英、解会敏、郝俊华、王明慧、赵博、孟秀兰被市卫生局评为市卫生系统“三·八”红旗手。2009年5月，妇产科被河北省妇女“巾帼建功”活动领导小组、河北省妇女联合会授予“巾帼文明岗”荣誉称号。2009年后，开展了一系列巾帼展风采活动。为加强女职工的思想建设，继续开展创建学习型女职工组织，争做最美医护人员等活动，树立以人为本的思想，带着感情真心实意地为女职工解决困难。

2010年，心内科主任齐丽平获“邢台市三八红旗手标兵”荣誉称号。3月4日，参加市妇联组织的“关爱女性健康”义诊活动，组织妇产科、儿科部分医务人员去达活泉公园南门义诊。

2011年3月3日，组织举办了“三八”妇女维权周宣传服务暨“关爱女性健康”义诊活动。3月4日，参加市妇联组织的“关爱女性健康”义诊活动，带领妇产一科和儿科医务人员到达活泉南门口进行义诊活动。3月8日，举办女性礼仪培训课——《让优雅如影随形》。3月26日，参加邢台广播电视台组织的“服务进社区”活动，组织专家医疗队到拖拉机厂社区开展义诊服务。5月20日，组织医务人员参加市直工委的“儿童节”义诊活动。12月，开展“衣加衣爱心捐助温暖行动”，共有886人参加捐款，捐款23890元。

2012年1月，姚莉芸获市直工委“三热爱”先进个人荣誉称号。3月5日，邀请尚涛造型美发师现场为大家义务剪发、讲解日常护发知识。3月6日，被市直妇工委被评为邢台市“三八红旗集体”。3月7日，组织参加了由市妇联“邢台市‘三八’妇女维权周暨下基层送‘送法律、送文化、送健康’活动”，在市高开区王快乡南市屯村义诊。年内，向市妇联、市卫生局投稿13篇。

2013年3月8日在医院各大厅摆放花篮，向全院广大妇女姐妹们送去节日的问候。是月，医院妇委会主任王丽江获“2012年度市直机关妇女组织信息工作先进个人”称号及“2011~2012年度邢台市巾帼建功标兵”荣誉称号。6月30日、7月7日两天，与市妇联共同组织开展了“关爱乳腺、关爱子宫”大型公益活动，免费为社会各界150多名育龄妇女开展了乳腺疾病的筛查和多项妇科疾病的检查。11月，齐丽平参加河北省妇女第十三次代表大会。

2014年3月7日，参加市妇联在邢台宾馆举行的“纪念三八国际劳动妇女节暨表彰大会”，医院获邢台市“三八”红旗集体荣誉称号，于晶晶被授予邢台市“三八”红旗手荣誉称号。5月，受市妇联委托，医院为全市10余名国家和省级“三八”红旗手免费体检，并为她们建立了健康档案。7月，组织医院单身男女职工参加市直妇工委组织的“服务基层、相约七夕”联谊会。是月，医院被确定为河北省第五批人流关爱公益项目资助医院。11月，积极组织全院女职工参与市直妇工委倡导的代理妈妈、代理儿女志愿活动。12月，医院妇委会和爱心儿女志愿者祝云淑到武玉雪老人的家中开展“献爱心暖冬”慰问活动。

2015年3月3日，邀请中华文化大讲堂主编、首席讲师马益玲，为全院职工做“中华传统文化导航幸福人生”专题讲座。5月10日，与市政协联合开展“关爱女性，拯救乳房”乳腺癌筛查大型公益活动。12月22日，安排张志革到金华小学为该校职工就孕前优生保健知识进行授课。

2016年“三八”国际妇女节前夕，邀请女子德慧大学堂校长王红为全院职工讲授《关爱他人，成就自己》。是月，医院获“市直机关妇女工作先进单位”称号，李燕乾获“市直机关优秀妇女干部”称号。4月9日，与市政协联合开展“珍爱乳腺，关爱健康”乳腺癌筛查大型公益活动。5月30日，举办妇产科健康知识讲座，市直党政机关68个单位近200名妇女参加。9月8日，与市妇联联合举办“爱·形而上”兰超幸福家庭关爱基金义乳文胸发放活动。

2017年3月1日，邀请市委党校副教授麻晓宏就“构建和谐家庭”做专题讲座。3月3日，联合市妇联举办健康公益讲座。6月，腺体外科被中华全国妇女联合会授予“巾帼文明岗”称号。年内，医院获邢台市直工委授予的“巾帼党员志愿者先进单位”称号，任振芳获“邢台市直时代新女性先进个人”称号。在邢台市直工委组织的“爱在邢襄，情暖妇儿”健康知识竞赛活动中，医院获“最佳组织奖”，刘迪获“优秀奖”。

文体活动

1991年3月30日，举办“首届工青妇业务知识竞赛”，范银莉、宋如意、张志红分获前三名。5月30日，举办“庆六一，医院独生子女运动会”。

1993年4月28日，组织人员参加市卫生系统组织的广播体操比赛，获第二名。1994年1月20日，举办“春节联欢会”。新春寄语为团结、务实、勤奋、崛起。4月30日，举办军民联欢舞会。9月26日，举办“迎国庆联欢会”。

1995年1月24日，举办“争创二甲总结暨春节联欢会”。12月28日，举办迎元旦舞会。5月4日，组织团员、青年举行茶话会和舞会。

1996年2月8日，举办“春节联欢会”。9月27日，举办第一届卡拉OK十佳歌手比赛。王立博、聂文平、吕晓兵、赵博、郭静、程西平、展有志、张银岭、张民峰、马利强、潘海云获奖。

1997年1月31日，举办“春节联欢会”。6月21日，举办“庆香港回归联欢会”。6月23日，举办“庆香港回归书画展”。9月26日，举办“院内及院外友好歌手1997国庆歌咏欣赏会”。12月5日，举办第二届卡拉OK十佳歌手比赛，王立博、聂文平、韩雪兰、李志军、路大奎、王清、赵博、吕晓兵、张会娣、马利强获奖。12月，参加市委宣传部、市文化局举办的卡拉OK演唱比赛，选送的评剧“报花名”获三等奖。

1998年1月15日，举办以“心连心，喜融融，迎新春”为主题的春节联欢会。1月20日，举办“我为医院添光彩”演讲会。5月，举办首届老、中、青服装表演，40余人参加。是年，参加市卫生局组织的“爱岗敬业”演讲比赛，汪秀英获一等奖，张改锋获二等奖。

1999年2月4日，举办“春节联欢会”。

2000 年 1 月 26 日，举办以“爱我医院”为主题的春节联欢会。3 月，参加市卫生局组织的全市青年文明号风采展示演讲比赛，汪秀英、张改锋分获一、二等奖，并于 5 月 25 日代表卫生系统参加全市演讲比赛，分别获二、三等奖。6 月，在全市卫生系统乒乓球比赛中，医院获男子团体第四名，女子团体第六名，由郭克勤和马美星组成的男女混双获第三名。7 月，举办首届普通话表演赛，王从容获一等奖，李志军、侯香珍获二等奖，郝俊兰、张建立、师丽敏获三等奖。11 月，参加全市卫生系统文艺汇演，选送的舞蹈“快乐老家”，女声小合唱“前门情思大碗茶”分获二、三等奖。

2001 年 1 月 18 日，举办以“新世纪、新起点”为主题的春节联欢会。9 月，参加市卫生局组织的象棋、跳棋比赛，睢孟存获跳棋第一名。11 月，参加市药品监督管理局主办的新特医药杯《药品管理法》知识电视大奖赛，医院代表队获二等奖，医院获“组织奖”。

2002 年 1 月 6 日，举办以“跃马迎春”为主题的春节联欢会。3 月，为庆祝“三·八”国际妇女节，举办“自行车慢骑”比赛。12 月，举办男女乒乓球比赛，男子单打第一名郭克勤、第二名闫世伟、第三名梁日晶、第四名陈丙显；女子单打第一名郑华、第二名汪振丽、第三名冯华、第四名张英敏。

2003 年 1 月 24 日，举办以“吉羊献瑞，喜气洋洋”为主题的春节联欢会。3 月 7 日，举办“庆三·八心灵手巧作品展”。4 月，每周一、三、五下午 5：30－6：30 举办健身培训活动，主要有无极健身球、木兰扇、木兰剑、太极剑等。是月，为迎接“五一”国际劳动节和“五四”青年节，组织了乒乓球比赛、有奖猜谜、瞎子敲锣、贴鼻子、卡拉 OK 舞会等活动，闫世伟、潘海云、陈丙显分获乒乓球男子组冠、亚、季军，赵领军、李云霞、陈玉芹分获乒乓球女子组冠、亚、季军。

2004 年 1 月 16 日，举办“春节联欢会”。2 月 16 日，举办交谊舞培训班，每周一、三、五下午聘请舞蹈老师来院授课。6 月，参加市直单位煤矿“安全杯”文艺汇演活动，选送的《天使的风采》形象展示节目获特别奖，医院获“优秀组织奖”。7 月，参加市卫生系统庆“七·一”文艺汇演，选送的独舞《竹楼情歌》和形象展示《天使风采》均获一等奖。9 月 29 日，为庆祝国庆节，举办“步调一致”游艺比赛卡拉 OK 舞会。

2005 年 2 月 4 日，举办以“家和万事兴”为主题的春节联欢会。3 月 10 日，为庆祝“三·八”国际妇女节，举办“赶球”活动。4 月 20 日，举办形体塑身学习班，聘请了市老年大学老师牛素琴来院授课。4 月 28 日，举办第三届卡拉 OK 十佳歌手比赛，王清虎、刘永利、王燕勃、韩雪兰、程文艳、吴静、毕堂、王鑫、王双豹、李琳获奖。10 月，参加市直卫生系统庆祝建国 56 周年和邢台解放 60 周年文艺汇演，选送的踢踏舞《快乐的天使》和独舞《傣族姑娘》分获二、三等奖。

2006 年 1 月 20 日，举办以“与院同行”为主题的春节联欢会。3 月 6 日，为庆祝“三·八”国际妇女节，举办自行车慢行比赛。4 月 30 日，为庆祝“五一国际劳动节”、喜迎“五四青年节”，举办集健身、竞技、娱乐为一体的趣味两项赛。9 月 23 日，参加市“汇丰杯”乒乓球比赛，获团体第二名。9 月 28 日，为庆祝国庆节，举办“夹球蹦蹦蹦”游戏比赛和卡拉 OK 舞会。11 月 17 日，举办“2006 年歌曲戏曲演唱大赛”，刘莹获一等奖，王雅琼、王松获二等奖，张凯、张延平获三等奖。

2007年月12日，与市委组织部联合举办以“共筑和谐”为主题的春节联欢会。3月，为庆祝“三·八”国际妇女节，举办“马拉松赛”。3月26日，举办社交舞培训班，聘请资深舞蹈教师，每周一、三、五下午5：30开课。9月14日，举办“患者在我心中”演讲比赛，杨瑞冰《迎接生命的天使》获一等奖，李静、刘莹获二等奖，朱蕾、苗青、苏明、李华获三等奖。

2008年1月30日，举办以“与时俱进，再创辉煌”为主题的春节联欢会。3月4日，为庆祝“三·八”国际妇女节，组织了丰富多彩、健康向上的文体活动。3月5日，参加市妇女和市体育局联合主办的第二届“三·八”迎“奥运”妇女运动会，妇委会选派15名女职工参加了拔河、掰手腕的比赛，获拔河项目团体第八名，掰手腕项目第十二名。4月，参加市卫生局工会组织举办的乒乓球比赛，获女子团体第六名。是月，院工会举办第一期摄影比赛，其中毕堂拍摄的《诞生》获一等奖，张强、司永霞的作品获二等奖，路大奎、邢德振、王燕勃的作品获三等奖。5月27日，参加桥西区钢铁路办事处计划生育协会在市委党校举办以“计生和谐、关爱女孩”为主题的演讲比赛，杨瑞冰获三等奖。7月7日下午3点，举办主题为“爱心，奉献”的演讲比赛，李晖演讲的《让青春在救灾的奉献中闪光》荣获特别奖，李静获一等奖，朱蕾、韩萌获二等奖，齐丽平、刘景蕊、曹琳获三等奖。9月30日，举办“迎国庆”棋类比赛。五子棋女子组张晓伟、周佳人、吴静分获一、二、三等奖，男子组何琨、张强、周晋分获一、二、三等奖；跳棋女子组陈倩、韩雪、董军华分获一、二、三等奖，男子组陈素强、周晋、孟志勇分获一、二、三等奖；象棋组王占武、徐立果、孙鑫晔分获一、二、三等奖。

2009年1月21日，与邢台广播电台联合举办以“携手未来、放飞希望”为主题的春节联欢会。3月3日，为庆祝“三·八”国际妇女节，举办了端乒乓球比赛、绑腿比赛等趣味活动。4月9日，举办乒乓球比赛，男子组郭克勤、潘海云、陈胜彬分获前三名，女子组耿丽莹、马美星、李云霞分获前三名。4月，参加全市卫生系统第四届“健康杯”乒乓球赛，获女团第三名、耿丽莹获女单第四名。7月，参加市卫生系统演讲比赛，李静获一等奖。参加市卫生系统国学经典诵读大赛，李静、刘莹、张伟、齐东、李卉获三等奖。9月，参加市直机关庆祝新中国成立60周年“古顺杯”书画摄影展，祝海卿荣获书法一等奖，医院获优秀组织奖。9月29日，举办以“歌唱祖国——喜迎新中国60周年华诞”为主题的红色歌曲演唱会。是月，组织参加了市直工委组织的“邢台市万名干部登太行活动”。

2010年2月10日，举办了以“科学发展、共创辉煌”为主题的春节联欢会。3月3日，为迎接“三八”国际妇女节，举办“齐心协力跳和齐心协力走”趣味体育活动。5月31日，举办“我在为谁工作”主题演讲比赛，李彩虹获一等奖，郝晓辉、苗青获二等奖，李玉洁、王谦、刘景蕊、白晓蔚获三等奖。6月5日，举办了以“做白求恩式的医务工作者”为主题的演讲比赛，郝晓辉、杨瑞冰、王青分获前三名。《白衣天使的心》《承托生命的希望，奉献生命的乐章》《大医精诚》等三篇演讲稿获优秀创作奖。6月26日，参加全市卫生系统创先争优暨白求恩杯竞赛演讲比赛，李静的《奉献—让生命更美丽》

获一等奖。9 月 29 日，举办以“传承经典文化，构建和谐三院”为主题的国学经典诵读大赛，张伟、郝晓辉、李卉诵读的《我爱你中国》获一等奖，刘莹、高杰、李静获二等奖，李卫月、齐东、苗青、杨瑞冰、白晓蔚、郭丽红、李娟、张倩倩获三等奖。12 月 3 日，举办院歌大合唱比赛，神经外二科与重症医学科组成的代表队获一等奖，医保科、防保科、门诊部、心门诊、收费处组成的代表队和骨科队获二等奖，职能科室代表队、药剂科和检验科获三等奖。

2011 年 1 月 28 日，举办了以“展望未来，放飞希望”为主题的春节联欢会。1 月，参加市委宣传部主办的以“传承国学经典、构建和谐邢台”为主题的国学经典诵读大赛，张伟、刘莹获三等奖。5 月 4 日，举办了以“庆五四、展风采”为主题的国学经典朗诵大赛活动，张伟、李卉朗诵的《中国梦》获一等奖，朱蕾、贾亮、王铁瑞、李彩虹、付长江、王雅琼获二等奖，王青、王君畅、周微、王凯、郭全周获三等奖。5 月 9 日，举办“2011 年职工乒乓球比赛”，潘海云、李卫康、张西红获男子前三名，耿丽莹、吴杉、李云霞获女子前三名。5 月 17 日，工会联合团委在天乐羽毛球馆举办“2011 年职工羽毛球比赛”，男子第一名宋炳辉，第二名孟卫东，第三名袁耀辉、刘壮；女子第一名马美星，第二名王彦，第三名罗晓棠、徐健。是月，参加市直卫生系统第六届“健康杯”乒乓球比赛，医院女子代表队获团体第五名、女子单打第三名的好成绩。6 月 20 日，举办以“唱红歌、颂党情”为主题的红色歌曲大家唱演唱会，门诊部、医保科、收费处、总务科组成的代表队获一等奖，神外二科、内二科、康复科组成的代表队和妇产一科获二等奖，儿科、手麻科、骨科获三等奖。6 月 28 日，参加市卫生局举办的“红歌大家唱”演唱会，医院合唱队获二等奖。10 月 15 日，举办以“和谐、喜庆、新颖”为主旋律的邢襄大舞台百场惠民演出—市三院专场演出。11 月，参加市委宣传部、邢台广播电视台主办，市卫生局承办的“燃气热力”杯国学经典诵读大赛卫生系统专场比赛，选送的配舞朗诵《刑场上的婚礼》获一等奖，《岳阳楼记》和《木兰辞》获二等奖。医院获“优秀组织奖”。

2012 年 1 月 18 日，举办了以“携手奋进，共创未来”为主题的春节联欢会。3 月 5 日，为庆祝“三八”妇女节，举办“你来比划我来猜”趣味活动，并邀请尚涛造型美发师现场为大家义务剪发、讲解日常护发知识。5 月 24 日，参加市卫生系统“衡水老白干国际杯”乒乓球比赛。7 月，举办以“修医德、强医能、铸医魂”为主题的演讲比赛，李卉、陈凤演讲的《忠诚大义，医者仁心》获一等奖，崔振川、郝晓辉、李华获二等奖，朱蕾、张娜、杨洋获三等奖。8 月 17 日，在市体育馆广场举办以“建设现代三院，服务魅力邢襄”为主题的欢乐邢襄大舞台。

2013 年 1 月 24 日，参加市直机关组织的“学习十八大·青春我先行”知识竞赛活动，医院代表队的张阳、张坤西、刘秀君获二等奖。1 月 30 日，首次举办了“迎新春基层医生联谊会”，约 120 名基层医生参加。2 月 1 日，举办以“迈向新征程，实现新跨越”为主题的春节联欢会。3 月 5 日，为迎接“三八”国际妇女节，举办以“争争日上”为主题的趣味游戏活动。5 月 24 日，举办争做“四新”邢台人青年歌手大赛，吴静获一等奖，井娜、宋红敏获二等奖，赵东、王鹏南、吕东健、王辉获三等奖。7 月 18 日，参加全市卫生系统以“做人民满意的医务工作者”为主题的演讲比赛，韩萌获二等奖。8 月

30 日，在市图书馆广场举办以“创建百姓满意医院，服务和谐魅力邢襄”为主题的欢乐邢襄大舞台百场惠民演出专场。

2014 年 1 月 26 日，举办了以“凝心聚力，共筑梦想”为主题的春节联欢会。3 月 6 日，举办了“庆三・八妇女节趣味活动”。3 月，参加邢台市“中国梦・赶考行”百姓故事汇宣讲比赛，选送的情景剧《轮椅上的“梦”》获“十大银牌选手”称号，是为全市卫生系统获得的惟一奖项。8 月 30 日，举办以“关爱百姓健康，服务魅力邢襄”为主题的欢乐邢台大舞台百场惠民演出专场。

2015 年 2 月 12 日，举办了以“踏上新征程，实现新跨越”为主题的春节联欢会。3 月，为迎接“三八”国际妇女节，举办了“跳绳”比赛活动。4 月 17 日，组织职工户外徒步活动。是月，参加市直工委举办的市直机关“中国梦・赶考行”第二期百姓故事汇宣讲比赛，选送的自创小品《梦・团圆》和《让青春在奉献中闪光》均获二等奖，医院被评为优秀组织奖。5 月 23 日，举办以“为邢台发展服务，为百姓健康护航”为主题的欢乐邢台大舞台百场惠民演出专场。7 月，参加由市委宣传部、市直工委、市总工会联合主办的“全市首届群众文化艺术节”。

2016 年 2 月 3 日，举办了以“踏上新征程，同心筑辉煌”为主题的春节联欢会。4 月 17 日，组织了职工户外徒步活动。5 月 12 日，在住院部 17 楼举办了职工乒乓球比赛，冯钰珉、梁日晶、孟志勇、管朝勇分获男子组前三名，耿丽莹、马美星、吴杉分获女子组前三名。5 月 23 日，院工会组织的瑜伽兴趣小组正式开课。是月，参加市直机关团委组织的“做玉兰式好干部・青春献给十三五创新发展当先锋”演讲比赛，韩聃聃荣获三等奖。9 月 2 日，在北国商城广场举办以“人文山水韵，美丽邢台情”为主题的欢乐邢台大舞台百场惠民演出专场。

2017 年 1 月 25 日，举办了以“同心筑强院，聚力谱新篇”为主题的春节联欢会。3 月 7 日，为迎接“三八”国际妇女节，举办“接力，我行”趣味活动。4 月 7 日，举办首期摄影技术培训班，邀请中国民俗摄影协会会员左波来院授课。5 月 6 日，参加省委宣传部主办，河北广播电视台、市委宣传部承办的“美丽河北・文化行走—第二届万人健步走”大型户外健身活动。5 月，参加市直工委、市日报社联合组织的“爱在邢襄，情暖妇儿”健康知识竞赛，刘迪获个人优秀奖，医院获优秀组织奖。9 月 1 日，举办以“迎庆十九大・美我家乡”为主题的欢乐邢台大舞台百场惠民演出文艺晚会。10 月，为庆祝新中国成立 68 周年，喜迎党的十九大胜利召开，举办“升国旗、唱国歌”仪式暨“祖国在我心中”签名寄语活动。10 月 21 日，工会组织“职工展风采，献礼十九大”2017 秋季职工乒乓球比赛，刘永利、冯钰珉、梁日晶分获男子组前三名，赵领军、李云霞、马美星分获女子组前三名。

第三节 行政工作机构

一、院办室

（一）沿革

1978年10月成立院办室，未明确负责人，由一名院领导分管，有工作人员3名。1980年2月27日唐玉珍任副主任。1984年4月27日穆贵信任副主任。1986年1月20日院办室和党办室分开。院办室由穆贵信负责，唐玉珍负责党办室。4月7日，穆贵信调任营养食堂科科长，郭志宏任副主任。1989年6月12日，解聘郭志宏副主任职务。1992年7月20日，穆贵信任主任（兼），王振友、李振堂任副主任。1996年3月30日，院办室与党办室合署办公。3月31日，陈玉芹任主任。1997年3月27日，裴东兴任副主任。7月，陈玉芹任工会主席兼主任。2000年9月18日，田启龙任副主任，陈雪菊任副主任（负责人事工作）。是月，裴东兴调任老干部科科长。2004年11月13日，张燕如任副主任。2006年3月田启龙调离。2007年5月，工会主席陈玉芹退二线，不再兼主任。7月2日，聂文平任主任。2011年11月，聂文平任副院长兼主任。12月28日，聂文平不再兼主任，张燕如主持全面工作，张伟任副主任。2013年9月4日，张燕如任主任，关俊玮任副主任。2017年末，有人员13名，其中司机5名。

（二）主要工作

1978年建院初期，院办室主要负责行政管理、文秘、党务、宣传、人事劳资、内勤等工作。1986年1月院办室和党办室分开，院办室主要负责行政管理、文秘、文书档案等工作。分管打字室、总机室、司机班、档案室。1992年7月人事科撤销，人事工作归院办室管理。1996年3月30日，院办和党办合署办公，办公室主要负责行政管理、文秘、宣传、党务、人事、工会、监察、车辆管理、公务招待、总值班等工作。分管打字室、司机班、总机室、综合档案室。2009年恢复人事科建制，办公室不再负责人事工作。2011年成立宣传科，院办室不再负责宣传工作。建院后，办公室始终紧紧围绕医院中心工作，按照医院管理要求，在办文、办会、办事、对内对外对上的服务方面逐步规范化，在组织、协调、服务、督察等方面取得了明显成绩，并编辑了《党政管理工作制度职责及规定》《医德医风考评》等医院标准化管理系列丛书，出台了一系列规章制度，对医院标准化管理起到了推动作用，为加强医院规范化管理做出了贡献。

文秘工作 建院后，办公室一直负责起草历年工作总结及工作要点、经验材料、领导讲话、致辞等；负责市委、市政府、市卫生局等上级所有文件的登记、传阅、督办、归档管理工作；负责医院红头文件、工作简报的印制。

2013年7月，院办室副主任张伟、关俊玮到市委办公室学习公文写作与行文规范。8月23日，研究制定了《医院内部文件管理办法（试行）》，将文件分为医院红头文件和部门文件，医院内部文件的制定、审核、批准、发布、修改及废止等流程更加规范。10月8日，党委副书记王敬波在全院中层会上作了《医院公文写作、处理与编发》的讲座。

会务工作 建院后，办公室一直负责院长办公会、医院年度总结大会、党员大会、中层会、职能会、经验交流现场会、院领导工作协调会、工会职代会、医院庆典等医院会议及大型活动的通知、准备、组织、协调、督办等工作。负责接待上级视察、兄弟单位来院参观学习等对外活动。

1986 年开始每星期一下午召开职能科室会。1988 年开始每周六上午 8 点召开院周会，院领导及各机关和业务科室主任、护士长或负责人参加，必要时全体职工参加，一般不超过 20 分钟。2007 年，中层干部会和职能科室会改为每两周召开一次，时间为周五下午，职能会在院周会前 1 个小时召开。由院长主持，主任、护士长参加。主要是安排工作、听取工作汇报和协调解决科室提出的问题。

2013 年 7 月 6 日，重新制定《院长办公会制度》《党委会议制度》，建立了《党政联席会议制度》，制定了《“三重一大”议事规则》。2016 年 11 月 24 日，中层干部会改为一个月召开一次，一般在每月 10 日前的最后一个周一下午召开，职能科室会仍为两周一次，改为周一下午召开，进一步改进了会风，提高了会议效率。2017 年 7 月 25 日，重新修订《院长办公会议制度》《党委会议制度》《“三重一大”议事规则》，取消了《党政联席会议制度》，领导决策机制更加完善。

行政查房 1982 年，医院建立行政查房制度，每两周一次，由负责行政管理的副院长召集，相关职能科室参加，重点检查医疗、护理、教学、科研、后勤、服务质量、病人生活等工作，现场发现问题，共同研究解决，并督导既往问题解决情况，各科室建立登记本，做到有检查有登记。1985 年 7 月 8 日，行政查房时间确定为每周五上午。

2014 年 4 月 3 日，修订了《邢台市第三医院行政查房制度》，确定每周三下午分组开展行政查房。2016 年 11 月 24 日，经院长办公会研究，改为每两周开展一次行政查房，时间为周三下午，院领导分 AB 角轮流参加。

总值班工作 1986 年，医院实行总值班制度，总值班人员由院领导、各职能科室负责人及院办室人员组成。2014 年 8 月，总值班人员调整为各职能科室主任、副主任，院领导实行 24 小时带班制，不再参加总值班。12 月 3 日建立总值班交班制度，每天上午 8 点由带班院领导、总值班、医务科、护理部、保卫科及院办室参加，在总值班室交班，集中协调解决总值班期间发现的问题。

2015 年 9 月，总值班室、院领导值班室搬迁到新住院楼 5 层北区东侧。2017 年 5 月 29 日，建立行政早交班制度，每天早上 8 点在会议室由一名院领导主持，医院总值班、院办室、医务科、护理部、质控办、院感科、门诊部、监察室、药剂科、信息科、医保科、保卫科、总务科、物业办等科室负责人参加，值班人员报告值班情况，院领导协调解决值班期间和职能部门管理中发现的问题。行政早交班制度较总值班交班制度参与的科室更加广泛，协调解决问题的效率更高、效果更好。

打字室 1985 年前无打字设备。1985 年，院办室有手动机械打字机 1 台，油印机 1 台，设有专职打字员，负责医院文件打印，简报印制，职工胸卡、名片制作，会议资料和宣传资料的复印等工作。2005 年后，不再设专职打字员。2017 年末，有复印机、速印机、电脑、彩色打印机各一台。

总机室 1989年上半年组建电话总机室，归院办公室管理。当时由邢台市邮电局赠送1台纵横制交换机，机型是HJ905型200门，中继线10条。李志军专职负责技术维修工作及总机室工作。总机室有工作人员3名，实行24小时值班。

1995年2月，新购交换机1台，中继线增加至12条，分机87部，为在家属院居住的院领导、科主任家安装内线电话，方便工作。2001年4月，新购上海华亨HJD—2560型交换机，同时报废康威HAX—100型交换机，分机门数为256部。2007年7月初，医院与网通集团签订交换机拆除改装入网通虚拟网协议，首次装机329部，网通为医院提供212局400个号码，结束了医院使用内部交换机的历史，总机室撤销。

2015年4月16日，医院与中国联通邢台分公司签订《语音业务集团网合作协议书》，在新大楼增加220局固定电话终端200个，满足了工作需要。固定电话总交换机设在信息科中心机房。

车辆管理 1977年底，河北省革命委员会卫生局配发给邢台市第三医院绿色南京救护车1辆。借调2名司机。归医院后勤组管理。1991年，组建司机班，结束了由医务科管理救护车、后勤管理客货车、院办室管理小车的分散管理，由院办室统一管理。1997年6月26日，制定了《邢台市第三医院关于司机班管理规定》，7月24日，制定《关于司机行车补贴办法》和《司机班效益奖金的发放办法》。1999年12月30日，制定《司机班管理补充规定》。2001年1月12日，制定《关于公务用车的有关规定》，进一步规范了公务用车范围。2000年，组建车队，队长潘海云，副队长杨震民。5月25日，制定《关于急诊取血用车的有关规定》，明确急诊取血用车，由公勤车和救护车共同承担取血任务，以公勤车为主，救护车为辅。6月8日，制定《关于汽车耗油定额的规定》，确定了各型车辆百公里最高油耗，每半年由财务科对各车耗油情况进行一次结算，超出部分不予报销。2008年4月25日，印发《车队管理规定》。2012年起，实行节假日封车规定，节假日公务车全部封存停驶，仅留一辆值班车，由总值班根据工作需要调配使用，加强了公务用车管理。2014年10月，杨震民调总务科工作。2016年6月29日，办公室印发《公车私用处罚规定》。2017年末，有公务车司机5名，急救车司机6名。有公务车6辆，急救车7辆，依维柯1辆。

综合档案室 1978年建院初期未设综合档案室，文书资料由各科室保管。1999年9月23日建立综合档案室，隶属办公室管理，位于门诊楼3层，面积约24平方米，工作人员有郑玉林、牛书聘。建立了档案收集、整理、保管、鉴定、统计、借阅利用、保密等工作制度和档案人员岗位职责。收集各科室管理的档案资料，并开展资料整理、装订、编号、上架等工作。初期归档的主要是文书档案资料、人事手续，已故职工的人事档案等。财务档案设专室，由财务科管理。设备档案由器械科保管，基建档案由总务科保管。

2000年9月18日，由老干部科长裴东兴具体负责档案室工作。是年，器械科移交CT档案。2001年，器械科移交大生化考察报告档案、网络信息档案。2004年，器械科移交腹腔镜档案、彩超档案。2005年8月，综合档案室搬至门诊楼4层，面积约30平方米。12月16日，河北省档案局为医院综合档案管理工作颁发《省二级档案工作合格证》。是年，器械科移交CR/DR档案。2006年，器械科移交采购报告档案一盒。2007年7月，综合档案室被河北省档案局授予“二级档案管理先进单位”。2008年2月25日，总务科将三院（老院区）基建资料移交综合档案室管理。是年，器械科移交64排CT档案。

2015年9月，在新医技楼4层，建设了标准的综合档案室，面积130平方米，配有档案专用密集柜，设有消防自动报警、自动喷淋灭火装置、自动通风系统，定期进行喷洒杀虫、防虫制剂，做好“七防”（即防火、防盗、防高温、防光、防尘、防潮、防虫鼠），档案管理更加规范。12月，医院综合档案室被河北省档案局授予“河北省机关档案工作目标管理AAA”单位。2016年1月，裴东兴退休，老干部科科长秦会民负责综合档案工作。2017年3月，由办公室毕堂具体负责。年末，综合档案室存放文书档案2832卷（1977~2014年），其中永久1394卷，长期960卷、短期478卷。存放影像档案336盒（盘、张），存放照片档案84盒（1988~2016年）。

附：6S管理办公室

沿革　2017年2月7日成立6S管理办公室，位于新住院楼5层，副院长王卫任主任（兼），质控办副主任赵燕任副主任（兼），另有2名工作人员。2018年2月26日，完成全院6S管理推行工作，6S管理工作交由办公室负责，6S管理办公室解散。

主要工作　2014年4月至2016年6月，先后对5家医院进行6S管理考察。2016年3月22日，全院启动6S管理工作。11月，通过招标，确定上海大哲智烁咨询有限公司实施医院6S管理项目。

2017年2月15日，召开全院6S管理项目暨培训大会，院长王连芹做动员讲话，副院长王卫宣读《全面推行6S管理活动实施方案》，全院科室分两批实施6S管理工作，第一批试点科室17个。16~22日，完成对试点科室1S的第一轮和第二轮现场辅导，并开展了“红单运动”。通过两轮的辅导，科室将物品分为需要物和不要物，并对不要物进行了清理。3月4~11日，完成对试点科室1S的第三轮及第四轮现场辅导，每个区域生成《标准物品清点单》。9日，院长王连芹带队，院领导及相关职能科室主任参加，对神经外科三病区6S管理工作进行督导检查。10日，确定物资配送方案，临床科室耗材由原来一周一次改为一周两次。3月15日至4月24日，完成试点科室2S的现场辅导，现场管理逐步形成了有物必有位、有位必分类、分类必标识、标识必规范的格局。5月5日，召开医院6S管理推进暨培训大会，宣布第二批81个科室开始实施6S管理工作。5月8日至6月30日，完成第二批科室1S和2S辅导工作，派2名人员帮助科室制作标签。9日，第一批试点科室进行2S阶段性评估，15个科室达标，2个科室未达标。5月17日至6月2日，完成对第一批试点科室3S辅导工作，形成了《区域点检标准书》。6月3日至7月10日，完成对第一批试点科室4S辅导工作，科室《岗位6S执行标准》和《清卫岗位6S执行标准》上墙，现场管理制度化、规范化、标准化。7月4~10日，对第二批科室进行2S阶段评估，80个科室达到标准，1个科室未达标。10日，组织“6S与我”主题征文活动，征文75篇。7月21日至8月20日，完成对第二批科室3S和4S辅导工作。8月2日，6S管理检查随行政查房每两周一次。8月21~24日，院领导带队对全院4S阶段性工作进行评估。8月28日至11月15日，完成《6S管理手册》《邢台市第三医院目视化管理标准》

《邢台市第三医院6S管理制度及评分标准》。9月26日，5S和6S培训大会召开，第一批试点科室和第二批实施科室进入5S和6S阶段。10月23日，下发《“6S大比拼活动月”实施方案》，11月15～24日，院领导带队对科室6S管理工作进行评价，汇总排名后，临床组一等奖1名、二等奖2名、三等奖2名。医技/门诊组一等奖1名、二等奖1名、三等奖2名。行政/后勤组一等奖1名、二等奖1名，三等奖1名。

二、人事科

（一）沿革

1978年建院初期，人事工作由办公室管理，设人事干事1名。1986年1月20日，人事、劳资归党办室管理。1988年8月23日成立人事科，位于门诊楼3层，王振友任副科长。1992年7月20日，人事工作归院办室管理，王振友改任院办室副主任，负责人事具体工作。1996年3月31日，院办室主任陈玉芹负责人事全面工作。2000年9月18日，院办室副主任陈雪菊负责人事具体工作。2008年6月，院办室副主任张燕如负责人事工作。2009年5月，张燕如任人事科科长。2015年9月，人事科迁至新医技楼4层。2017年末有工作人员5名。

（二）主要工作

1978年建院初期，人事工作主要是按照上级有关政策及规定，结合医院实际，制定和掌握全院各科室人员编制及人员分配原则，合理调配和使用人员，负责办理人员调动手续、离退休手续、劳资、职称评聘等工作。2017年末，人事科主要负责制定医院人事规章制度，医院内部机构设置，人员编制管理、人事档案管理工作；协助院党委做好干部任免考核工作；按照上级有关规定和医院发展需要，制定人员招聘计划、组织人员招聘；负责劳动聘用合同签订、合同管理、人员调动、辞职办理工作；负责职称考试、职称评聘、工资政策落实和日常调资工作；负责职工年度考核、社会保险缴纳、公积金缴纳、考勤、因私出国（境）管理工作；做好劳动人事报表统计、援边援外等其他工作。

机构编制管理 1987年末，医院定编428人，院领导设置6人，配有书记、副书记、院长、副院长。下设31个科室。1996年6月30日，医院核定事业编制480人。2012年2月24日，医院对器械科、总务科、基建办进行机构整合重组，重组后成立采购办公室、配送中心、基建办、总务科。机构调整后，职能更加明确、管理更加规范、运行更加顺畅。8月28日，邢台市机构编制委员会办公室核定三院内设综合管理机构12个，综合管理机构核定科级领导职数24名，核定事业编制924名。2015年6月18日，邢台市卫生局核定三院内设业务科室78个，科级领导职数144名。2017年末，全院科级干部职数168名。

工资调整 1988年，随职称改革，专业技术人员工资进行工资调整中普遍调整。1990年，职工进行工资普调。1993年，按全国统一部署进行第三次工资改革、职称晋升。之后，转入两年一次正常升级常规工作。新分人员定级、在职调入人员工资变动等列入日常工作，随时进行。1997年、1999年7月、2001年、2003年7月，按全国统一部署进行4次工资调标。2006年7月，根据国人部发〔2006〕356号和冀政〔2006〕88号文件，实施了事业单位工作人员收入分配制度改革，对单位在册正式工作人员进行工资套改，开始实行岗位绩效工资制度。新工资制度实行后，薪级工资根据年度考核结果，改为每年调整一次。新分人员定级、在职调入人员工资变动等列入日常工作，随时进行。2008 年 6 月 13 日，医院第五届职工代表大会审议通过《邢台市第三医院、邢台市心血管病医院合同护士、清洁工工资待遇调整方案》。调整后，合同护士工资与职称挂钩，奖金实行同工同酬，走在了全市卫生系统的前列。

2013 年 6 月，院第五届职工代表大会第五次会议审议通过的《邢台市第三医院临床护理岗位合同护士薪酬管理办法（试行）》规定，在医院临床护理岗位工作满 10 年及以上，可享受正式职工工资待遇。2014 年 10 月，医院按政策要求，为正式在编职工调整了工资标准，合同聘用人员同步进行调整。

2016 年 3 月 18 日，按照“以岗定薪、岗变薪变”原则，对合同人员岗位设置和待遇进行修订，制定了《邢台市第三医院关于进一步规范合同人员岗位设置和待遇的规定》，并经院工会第五届第七次职代会审议通过。10 月，安装使用了河北省机关事业单位工资管理系统，调资工作实现电子化，合同人员岗位和待遇管理更加规范。2017 年 1 月，医院研究通过了《合同人员、临时人员工资调整方案》，人均每月上调 300 元，自 2016 年 7 月执行。

职称评聘 建院初期，卫生技术人员职称晋升工作根据政策规定开展，对符合条件的初级实行定级，中级由邢台市评审，高级报河北省评审。晋升后直接办理聘任手续，没有岗位数量限制。

2001 年 12 月，卫生技术人员初、中级职称晋升改为全国统一考试，高级职称晋升仍实行评审。2008 年，实行专业技术岗位设置管理，初次设置专业技术岗位 499 个，其中正高 27 个，副高 111 个，中级 185 个，初级 176 个。根据岗位设置，对专业技术人员进行了全员重新聘任。之后，根据人事局安排，每年结合岗位数量和晋升人数，对新晋升职称的专业技术人员进行聘任。

2012 年 4 月 13 日，制定《邢台市第三医院专业技术岗位聘用方案》，对待聘人员实行量化打分，根据量化得分，由高到低择优聘用，进一步规范了专业技术人员聘任管理。2013 年 7 月 10 日，经院长办公会研究决定，合同制人员职称评聘工作与正式在编人员同步同标准进行，但不占用正式在编人员职数。2016 年，高级职称晋升改为考评结合，申报人员需先通过高级职称考试。2017 年末，医院有卫生专业技术人员 1318 名，其中高级职称人员 220 名，中级 396 名，初级 702 名。

人才招聘 1978 年 5 月，邢台市卫生局从局属各单位抽调 106 人到三院，准备开诊工作，是为医院最早的人员组成。1979 年 12 月，三院有职工 186 人，其中专科 18 人，中专 39 人。1991 年 4 月，首次招聘合同护士 12 名。工作人员主要来源仍为人事部门分配的大中专毕业生、军转干部、复退军人和调入人员。2000 年 2 月，制定《关于聘用合同护士的补充规定》。11 月，制定《邢台市第三医院关于招聘临时工的有关规定》。2002 年，开始实行公开招聘。是年，招聘临床本科生 9 名。2005 年 12 月 28 日，医院制定《邢台市第三医院关于人员招聘的暂行办法》，成立了医院招聘领导小组，由院长任领导小组组长，进一步规范了医院人员招聘工作。

2008年开始，临床专业招聘首选硕士研究生，护理首选本科生。是年，招聘硕士研究生8名，临床本科8名，护理本科17名。2012年7月，编印《新员工入职培训手册》，内容涉及医院概况、核心文化、法律法规、基本制度、消防安全等20多项，制订了详细的岗前培训计划和课程安排，对新进员工进行岗前培训，由院领导、职能科室主任授课。之后，人事科每年对新入职员工进行规范的岗前培训教育。是年，招聘各专业硕士研究生24名，其中护理专业1名；招聘医疗本科11名，护理本科15名。

2016年10月，医院从江苏泰州市人民医院引进普外科专业全日制博士研究生连彦军，负责胃肠外科工作，担任胃肠外科学科带头人，促进了该学科发展。2017年末，医院有在职职工1497名，其中博士研究生3名，硕士研究生224名，本科733名，专科及以下537名。有离退休人员227名，其中离休4名。

保险和公积金管理 1995年6月，医院职工开始缴纳住房公积金，由总务科负责。8月，医院职工按要求参加了事业单位养老保险，开始缴纳养老保险，由人事科和财务科分别负责相应工作。2001年4月，医院职工（包括离、退休人员）全部参加医疗保险，由医保科负责。2006年6月，医院制定了《关于为合同聘用人员缴纳养老保险和医疗保险的通知》。7月，开始为合同人员缴纳养老保险和医疗保险，由人事局人才市场代办代缴。2007年10月，住房公积金缴纳工作由财务科负责。

2015年4月，人事科全面负责职工保险缴纳工作。之前养老保险由财务科负责，医疗保险由医保科负责。2017年7月，人事科接管住房公积金缴纳工作。12月，医院决定为合同人员办理工伤、失业保险、住房公积金，从次年1月开始缴纳，合同人员“五险一金”全部缴纳。

人事档案管理 1978年建院初期未设专门档案室，人事档案由办公室管理，主要用铁皮柜保管。1988年8月，在门诊楼3层南侧设档案室一间，并对门窗进行了必要的防护，确保档案安全。

2015年9月人事科搬入新大楼后，设立了规范的人事档案室、阅档室，实现了档案室、阅档室、办公室“三室”分设。档案使用密集柜管理，档案管理进一步规范。2015年9月1日至2016年6月，按照市委组织部工作安排，集中开展了干部人事档案专项审核工作，审核范围为正式在编干部人事档案。

2016年10月专项审核完成后，医院干部人事档案624卷全部按规定移交市卫生局集中管理，之后，医院干部人事档案由卫生局负责管理，工人档案仍由医院管理。

其他 1991年4月1日制定《各种假期规定》，对职工休假审批和各种假期待遇进行了详细规定。1993年工作人员实行年度考核，之后每年组织开展一次职工年度考核工作，根据考核情况，确定考核等次，考核结果与薪级工资调整挂钩。

1997年5月27日，制定了《邢台市第三医院关于各种假期待遇的规定》。1999年6月1日，制定《关于鼓励报考在职委培研究生的暂行规定》。

2000年4月，开始实行退休返聘政策，具有副高级以上专业技术职称人员，愿意回院工作、医院确又需要的，可以返聘。5月10日，制定了《关于鼓励报考在职委培研究生的补充规定》。5月15日，制定了《关于职工婚丧假待遇的补充规定》。8月13日，制定了《关于落实工作人员休假制度的通知》，医院结合实际工作需要，规定年休假的休假年度为当年8月15日至次年8月15日。2001年1月，制定《邢台市第三医院关于离退休专业技术人员返聘的规定》；2月，制定《关于离退休人员返聘人员待遇的补充规定》。

2004年度开始，参照正式职工考核办法，对合同制人员实行年度考核。2005年12月15日，制定《邢台市第三医院关于鼓励报考在职、定向、委培研究生的规定》。2008年6月30日，召开全院合同护士大会，决定将合同护士纳入人事科统一管理。2009年2月18日，医院召开公开竞选副护士长动员大会，200余位护理人员参加。3月，医院公开竞选副护士长，殷海清、冯会敏、石素贞、郭雪钗、孟建红5名护士成功当选，其中冯会敏、石素贞2名为合同护士。竞选活动是医院人事制度改革的一项新举措，在院史上属第一次，竞选打破了身份界限，合同护士与正式护士在同一平台公正、公平竞争，真正把工作有热情、有激情、想干事、能干事的优秀护理人才选拔到护理管理岗位上来。4月27日，医院制定《邢台市第三医院关于鼓励报考在职、定向、委培研究生的补充规定》。2009年7月31日，制定《邢台市第三医院职工休假管理规定》。

2011年6月15日，医院制定《邢台市第三医院关于职工报考硕士、博士研究生的规定》，医院鼓励职工报考在职博士研究生。2013年6月，制定《邢台市第三医院职工休假管理规定》，并提交医院第五届职工代表大会第五次会议审议通过。11月12日，医院制定《邢台市第三医院职工报考研究生管理规定》，提出有计划地培养博士在职研究生。

2015年6月5日，医院制定《邢台市第三医院科级干部因私出国（境）管理规定》，科级干部因私出国（境）证件由人事科集中保管，建立了规范的管理流程。2016年7月，医院实施综合运营管理系统（HERP），实现了人员考勤信息化管理，各科室通过系统上报考勤，取消了纸制考勤。11月24日，制定了《邢台市第三医院干部选拔任用工作管理办法》。2017年末，医院有科级干部100名，其中正科级33名，副科级67名。

1979～2017年邢台市第三医院、邢台市心血管病医院人员统计表

表1－3

年份	在职人员											离退休人员
	总数	其中		卫生技术人员结构					其他技术人员	管理人员	工勤人员	
		在编	非在编	小计	正高	副高	中级	初级				
1979	186	186	0									0
1980	213	213	0									0
1981	215	215	0									0
1982	229	229	0									0
1983	244	244	0									0
1984	249	249	0									0

续表

年份	在职人员											离退休人员
	总数	其中		卫生技术人员结构					其他技术人员	管理人员	工勤人员	
		在编	非在编	小计	正高	副高	中级	初级				
1985	268	268	0									5
1986	298	298	0									6
1987	331	331	0	280	0	7	24	249	19	12	20	9
1988	364	364	0	312	1	14	37	260	19	12	21	20
1989	360	360	0	307	0	14	45	248	20	12	21	22
1990	376	376	0	322	0	16	63	243	20	12	22	22
1991	405	393	12	349	0	16	84	249	22	12	22	22
1992	441	429	12	384	0	18	85	281	23	12	22	22
1993	453	440	13	393	2	18	89	284	23	12	25	28
1994	460	447	13	399	2	18	90	289	24	12	25	38
1995	506	478	28	443	3	22	91	327	24	12	27	44
1996	516	481	35	451	3	28	95	325	25	12	28	54
1997	527	484	43	459	4	31	100	324	27	13	28	66
1998	529	486	43	459	5	36	105	313	27	13	30	70
1999	549	496	53	475	5	40	113	317	29	13	32	73
2000	582	504	78	505	4	49	116	336	30	12	35	73
2001	600	512	88	523	5	51	117	350	30	12	35	87
2002	604	515	89	525	7	54	135	329	31	12	36	96
2003	603	511	92	528	10	58	153	307	27	12	36	102
2004	608	511	97	533	10	61	171	291	27	12	36	114
2005	633	526	107	557	12	64	176	305	28	12	36	123
2006	638	529	109	565	16	73	182	294	26	11	36	131
2007	692	554	138	616	27	75	181	333	28	12	36	138
2008	726	550	176	646	35	81	184	346	30	13	37	148
2009	769	555	214	692	38	83	191	380	25	13	39	156
2010	895	569	326	792	42	84	184	482	50	12	41	171
2011	991	598	393	853	44	91	196	522	84	11	43	182
2012	1034	613	421	901	49	96	204	552	82	10	41	194
2013	1104	665	439	976	53	105	228	590	74	10	44	199
2014	1189	669	520	1055	55	117	270	613	81	10	43	208
2015	1274	739	535	1119	61	126	314	618	100	11	44	216
2016	1404	792	612	1231	66	137	343	685	117	11	45	221
2017	1497	822	675	1318	68	152	396	702	122	11	46	227

注：空白处为无统计科目。

三、质控办

（一）沿革

2006 年前，医疗质量工作由相关部门管理。2006 年 2 月 20 日质控办成立，张方青任主任（兼），工作人员 2 名，位于内科楼 3 层。7 月 27 日搬至门诊楼 3 层。2009 年 2 月搬至内科楼 3 层。5 月马美星任副主任。2013 年 3 月，张方青不再兼任主任，马美星任主任。3 月 21 日搬至党校食堂处。2011 年 10 月 10 日搬至医院北侧平房。2013 年 9 月 6 日，赵燕任副主任（正科级）。2015 年 9 月搬至新病房楼 17 层。2017 年末，共有工作人员 5 名。

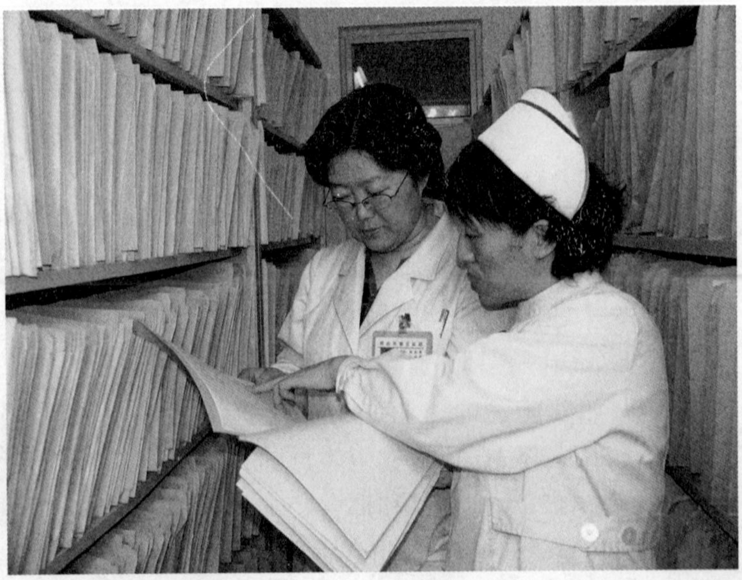

2009 年 4 月 29 日，质控办工作人员在检查出院病历。

（二）主要工作

详见第七章。

四、医务科

（一）沿革

1978 年 10 月建院初期，医务工作由业务院长负责。11 月成立医政科，由高朝凯负责，工作人员 6 人，办公地址位于医院门诊楼北侧。1981 年 4 月高朝凯任副科长。1982 年高朝凯调离，刘俊久负责医政工作。1984 年，医政科更名为医务科，刘俊久任科长，闫文双任副科长。1986 年郭书元任副科长。1987 年 8 月刘俊久调离，任群安任科长。9 月闫文双援外。1988 年郭书元到 CT 室任职。1989 年 10 月王艳敏任副科长。1990 年搬至门诊楼 3 层。1991 年 11 月，任群安调至外科，不再任科长。1992 年 3 月王艳敏调离，李湘岚负责医务科工作。7 月，李湘岚到内一科任职，周群拉任副科长，负责全面工作。1996 年 3 月周群拉任科长。1997 年 3 月王卫任副科长。1999 年 5 月，周群拉任副院长，不再任科长，王卫任科长。2000 年 9 月，张方青任副科长。2003 年 10 月王卫任副院长，不再任科长，张方青任科长。2004 年聂文平任副科长。2006 年 5 月，张方青任质控办主任，不再任科长，聂文平任科长。2007 年 7 月，聂文平到办公室任职不再任科长，王清虎任副科长。2010 年 3 月，王清虎到骨科任职，齐丽平任科长（兼），孟志勇任副科长。2013 年 5 月，齐丽平任院长助理，不再任科长，孟志勇负责全面工作。9 月，于献勇任副科长，2014 年 4 月于献勇调离。2015 年 9 月搬至新病房楼 17 层。2017 年 1 月孟志勇任科长。2017 年末共有工作人员 6 人。

（二）主要工作

医务科在分管院长的领导下负责医疗管理工作。主要范围：医政管理；医疗质量的监督、检查，保障医疗安全；医疗规章制度的制定、培训、实施和督导落实；医疗技术管理；病案质量的监督、检查；组织落实危重病人抢救及院内外疑难病例会诊；组织医师“三基三严”培训及考核；负责临床路径和单病种质量管理；组派应急救援、义诊、医疗保障等医疗队，完成上级指令性任务。

继续医学教育工作见第八章。

医政管理 医政工作主要包括医疗机构的执业许可证校验、诊疗科目增减、床位变更、医师注册变更、医师定期考核、应急救援、对口支援和医疗保障等。

1978 年建院初期，医院设置 8 个临床专业门诊，4 个医技科室。1981 年病房楼启用后设置 4 个病区，150 张床位。1995 年 1 月，医院成为二级甲等医院，编制床位 320 张。2001 年开始实施医师执业注册，首次注册执业医师 135 人，之后每年组织医师执业注册和考试。2006 年 10 月，省卫生厅批准医院成立邢台市健康体检中心，并成为医院第二名称。2008 年 12 月市三院和邢台市心血管病医院资源整合后，经省卫生厅批准，医院纳入三级综合医院管理，邢台市心血管病医院为第二名称，邢台市健康体检中心为第三名称，编制床位 616 张。是年开始开展医师定期考核工作，首次考核医师 195 人。2010 年 12 月组织了“邢台市脑血管病治疗中心”和“邢台市心血管病介入治疗中心”申报，并通过了省卫生厅审批。2012 年组织申报省重点专科，心血管内科被评为省重点专科培育单位。2016 年 7 月经省卫计委审批，医院生殖医学科人类辅助生殖夫精人工授精技术开始试运行，2017 年 8 月获批正式运行。2016 年 2 月开始筹建中国胸痛中心，11 月通过认证。2015 年 10 月开始组织申报高级卒中中心，2017 年 5 月通过国家卫计委脑防委验收，获准成立。是年，医院先后成立以市三院为主体的邢台市卒中中心建设联盟、桥西区医联体、心脑血管专科联盟。并成为国家呼吸临床研究中心、中日友好医院呼吸专科医联体等 9 家京津冀医联体成员单位。1978～2017 年，医务科根据行业规定和医院发展的需求，共完成新增减诊疗科目 11 项，医疗机构执业许可证校验 3 次。2017 年末，医院共设置临床科室 37 个，医技科室 20 个，开放病区 32 个，编制床位 1200 张。

应急救援、对口支援和医疗保障工作见第十一章。

医疗技术管理 包含常规技术、限制类技术、新技术管理；技术的准入、人员准入，技术授权、档案管理；日常技术开展情况监管等。1978 年建院初期，医院以开展常规技术为主，各科室按行业要求进行技术管理。1998 年为鼓励各专业积极引进和开展新技术项目，出台《关于新技术、新项目、论文评审标准及奖励办法》。2007 年 7 月，按照卫生部下发的《心血管疾病介入诊疗技术管理规范》要求，医院向省卫生厅提交了开展心血管疾病介入诊疗准入的申请。2008 年 12 月获批开展冠心病介入诊疗、导管消融治疗、永久起搏器植入治疗和先天性心脏病介入诊疗技术。2009 年 3 月后，医院按照卫生部《医疗技术临床应用管理办法》相关要求，先后出台《医疗技术准入制度》《医疗技术分级管理制度》《医疗技术监督评价和档案管理制度》《手术分级管理制度》等，开展了医疗技术准入和分类管理，建立了医疗技术目录和一、二类技术档案，并对技术开展情况进行实时监管。至2015年2月申报获批二类技术项目17项。8月，依据省卫计委下发的《关于取消第三、二类医疗技术临床应用准入审批有关工作的通知》，二类医疗技术开展审批改为限制临床应用的医疗技术备案管理，至2017年共备案限制临床应用技术5项。

医疗质量管理　医疗质量管理是通过规范医疗行为，加强监管，实现医疗质量持续改进，保障患者安全。1978年建院初期，医护质量由医政科统一管理。1990年医院出台《医疗质量管理与考核暂行条例》，明确了临床医疗、护理、门诊质量差错处罚标准。1994年加大医疗质量督导检查力度，开展业务院长查房和医务科医疗质量查房工作，重点对危重症患者救治、各类讨论制度落实、病历书写情况进行督导，促进了医疗质量的提高。1995年始，医院先后推出《医院标准化管理》系列丛书和《以病人为中心，确保医疗安全的若干规定》，有效促进了医疗质量的提高。1996年，医院制定了《住院病人按专业收治的规定》。2000年后，医院先后开展了“医院管理年”、“医疗质量万里行”、“大型医院巡查”、“三好一满意”等活动。期间组织编写了临床各专业的诊疗规范和技术操作规范，并逐年更新。制定年度“三基三严”培训方案并实施，全面提升了医师的技术水平，多次在河北省医务人员岗位基本技能竞赛活动中名列前茅。2013年后，紧紧围绕创“三甲”工作，对照《河北省三级综合医院评审标准》，以规范化诊疗为目标，以核心制度落实为抓手，积极开展质量管理。加强围手术期的管理，手术安全核查率达100%，有效保障了新技术开展和手术安全。先后3次修订了危急值报告制度，狠抓落实，危急值报告和及时处理率达100%。完善重症病人的救治程序，畅通了急危重病人救治绿色通道，急危重病人抢救成功率始终保持在85%以上。2017年对住院时间大于30天和非计划再次手术病人重点监控，组织开展专项病例讨论会和多学科会诊，规范诊疗行为，提高了治疗效果。年末医院平均住院日9天，非计划二次手术比例为0.23%。医疗质量持续改进，有效保障了患者医疗安全。

病案质量管理　1978年建院起，先后制定了住院病历环节质量和终末质量检查扣分项目与对应分值、病案质量管理与实施办法、医院门诊工作质量管理规定等制度，实行奖优罚劣，病案质量逐年提高。2001年6月住院病房启动电子病历，实现了病案书写电子化。制定《关于进一步加强病案质量控制规定的通知》，提高了电子病历的质量管理。2006年5月病案管理由质控办负责。2010年11月，邢台市病案专业质量管理与控制中心挂靠医院，马美星任中心主任。2011年4月修订了病历模板、病历书写质量评估和扣罚标准。2013年3月医院启用了结构化电子病历，9月病案管理由医务科

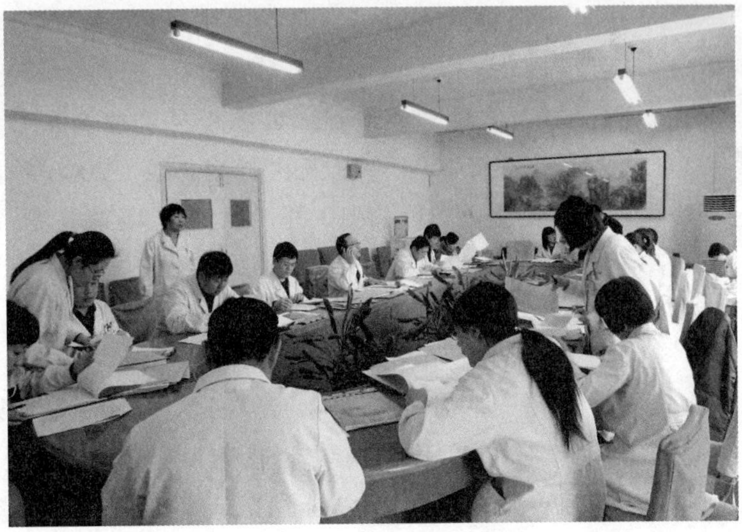

2014年2月19日全院优秀病历评比

负责，统一规范各类手术知情同意书、临床用血申请单、输血病程记录等。对病案质量进行了多次专项质控，对问题病历通过网络公示、病历展览、质量通报等方式反馈整改。建立病历评比长效机制，制定《住院病案质量管理规定》，终末病案质控率在70%以上。2015年医院在河北省病历评比活动中取得全省第一名的好成绩。2016年加强病案首页的专项质控，制定《住院病案首页数据填写质量规范》。2017年末出院病历3日回收率达90%以上、主要诊断选择正确符合率达98%以上、住院病案首页数据填报完整率达100%、甲级病案率达100%。

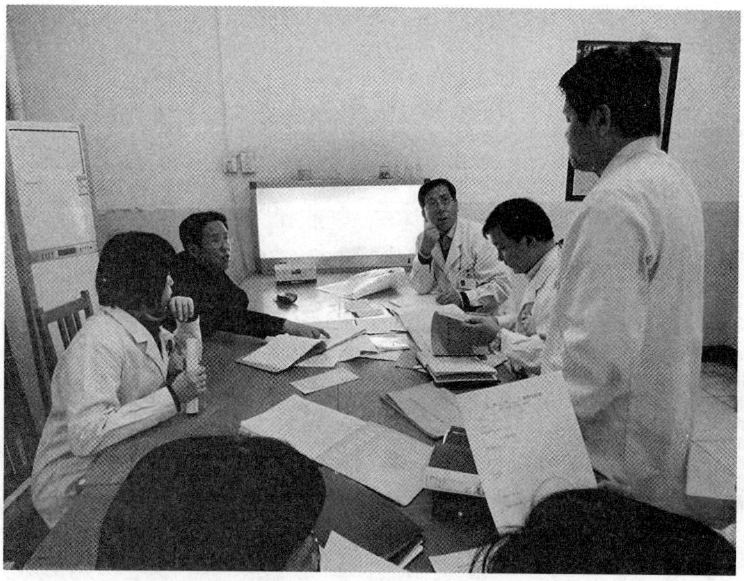

2013年11月29日，医院进行医疗质量联合检查。

临床路径和单病种管理　2009年9月，医院根据卫生部下发的临床路径工作要求，开始开展临床路径工作，由质控办负责，先后制定下发《临床路径管理实施方案》和《临床路径手册》，初期开展了个病种。2011年1月后，医院根据卫生部陆续下发的三批单病种质量控制指标要求，开始单病种质量管理网络上报工作。2012年实施了临床路径信息化。2013年9月，单病种、临床路径管理归医务科负责。2017年末共有116个病种纳入临床路径管理，12个病种纳入单病种管理，临床路径覆盖率为60%，入组率91.2%，完成率85.9%。

附：病案室

沿革　1982年病案室成立，归医政科管理，工作人员1人，位于门诊楼3层。1984年迁至外科楼1层。1994年迁至内科楼3层。2006年病案室归质控办管理。2010年3月迁至原党校老食堂。2011年10月迁至医院北侧平房。2013年9月病案室归医务科管理。2015年9月，病案复印签收迁至新住院大楼1层，病案库房迁至综合楼地下室。2017年末，病案室有工作人员7人。

主要工作　1982年开始出院病案上架归档。1987年开始实施病案号，对出院病案进行装袋上架归档。1992年开始初步对终末病案质控，对首页和病历中项目进行质控后上架。2001年6月启用HIS病案管理系统，对出院病历进行编码、质控、装袋、上架。2002年，依据《河北省病历书写规范》对病案进行内容质控。2003年底，启用今创病案编目系统。2012年6月，开始用嘉和电子病历系统对出院病案进行编码。

2013年6月开始使用嘉和电子系统进行病案电子签收。病案回归由原来7日上交改为2日，终末病案质控率定为每月不低于70%。2014年1月，开始对内丘、任县、邢台县、宁晋四个县出院肿瘤病人按季度上报工作。3月，于献勇、董玮取得编码员资格。

2015 年 2 月，开始对全院首发肿瘤病人进行月报到市肿瘤中心。8 月，崔宁宁取得编码员资格。年内，开始对死亡证明中根本死亡原因进行编码并上交至防保科。2016 年 10 月，信息科将 HQMS 病案首页上报系统移交病案室，病案室开始上报首页数据。

2017 年，根据邢台市病种分值付费需求协助医保科每月调取数据。10 月，实现出院病案数字化管理，包括出院病案示踪系统和病案电子扫描存档。年末，病案室共存放病案约 40 万份，病案 3 日归档率达 90% 以上，编码正确率 95%。

五、护理部

（一）沿革

1978 年 10 月 1 日，护理管理隶属医政科，由司庆军负责。1979 年 4 月 20 日，穆贵信任总护士长。1981 年 9 月，王久会任总护士长，11 月穆贵信出国到突尼斯工作两年。1984 年 4 月 27 日，司庆军任副总护士长，护理管理工作从医政科分出。1987 年 8 月 6 日设护理部，王久会任主任，免去总护士长职务；司庆军、孔令梅分别任副主任，免去司庆军副总护士长职务。1989 年 6 月王久会退休。1992 年 7 月 20 日司庆军任主任，孔令梅调离。1996 年 4 月 17 日王丽江任副主任（兼）。1997 年 3 月 27 日，司庆军调任门诊部主任，王丽江任主任（兼）、冯柳芳任副主任（兼）。2000 年 9 月 18 日，王丽江辞去主任职务。10 月赵燕任副主任。2001 年 2 月 9 日，赵燕任副主任，主持全面工作。2004 年 12 月 20 日赵燕任主任。2009 年 5 月 13 日王雪霞任副主任。2013 年 9 月 6 日赵燕调离，王雪霞任主任。2017 年末，护理部有工作人员 7 名。

（二）主要工作

主要工作见第六章。

六、门诊部

（一）沿革

1984 年 4 月，门诊部成立，冯金台任主任。1992 年 7 月，王东文任护士长。1996 年 4 月，王东文调离，高文敏任护士长，冯金台内退。1997 年 3 月，司庆军任主任，高文敏调离，郑素钦任副护士长。2004 年 10 月，郑素钦退休，张珺任护士长。11 月，司庆军辞去门诊部主任职务，吴继东任副主任。2006 年 6 月，张珺调离，刘素云任护士长。2009 年 3 月，心血管病医院门诊与三院门诊部合并，吴继东、程艳敏任副主任，吴继东负责全面工作。是月，刘素云调离，肖瑞芳任护士长。2011 年 3 月，肖瑞芳任收费处负责人兼门诊部护士长。2012 年 11 月，赵忠江任门诊部副主任。2013 年 5 月，肖瑞芳不再兼任护士长，魏敬坤任副护士长。2014 年 4 月，孟祥荣任副护士长，魏敬坤负责全面护理工作。2015 年 8 月，赵忠江调离。9 月，门诊部搬迁至新医技楼 3 层耳鼻喉科诊区东侧，用房 1 间。10 月，冯双英任主任。2016 年 9 月，吴继东退休。2017 年末，门诊部有管理人员 18 名，其中高级职称 4 人、中级职称 5 人。共发表论文 10 编、论著 2 部。完成科研 2 项。

（二）主要工作

详见第四章。

附 1：心电图室

沿革　1978 年 5 月医院建院即成立心电图室，位于门诊楼 2 层，用房 2 间，约 30 平方米，人员 2 名，隶属门诊部管理。1982 年 7 月隶属功能科。1985 年 3 月重归门诊部管理。1992 年 7 月再次隶属功能科。2009 年 3 月心血管病医院心电图室随从心血管病医院门诊部一并归入市三院门诊部。2014 年，市三院心电图室从功能科分离，归门诊部管理。2015 年 9 月两个心电图室合并，搬至医技楼 1 层南侧西部，用房 4 间。2017 年末，人员 5 名，其中，中级职称 4 人。

业务发展　1978 年购置心电图机和血流图仪，开展常规心电图、心得安试验及脑血流图、四肢血流图。1986 年开展了术中心电监护（手术室购置心电监护仪后停止）。1990 年开展踏车试验，用于早期冠心病诊断。2000 年 6 月购置 ECG－6353 三导心电图机，心电检查与诊断质量不断提高。

2015 年两个心电图室合并后，主要开展常规心电图、床旁心电图、动态心电图、运动平板等检查项目。2017 年开展心电图 31194 人次、动态心电图 2280 人次、运动平板 678 人次。

附 2：发热门诊和肠道门诊

2003 年 4 月 18 日抗击“非典”期间筹建了“发热门诊”和“留观室”。2003 年 4 月 19 日，将社区服务部改建成发热门诊，设有 3 张床位的隔离观察室，由主任韩雪兰负责，承担发热病人的分诊和留观工作。2006 年 12 月韩雪兰退休，高文敏护士长负责传染病分诊点管理工作。2009 年 3 月高文敏退休。5 月搬至门诊楼 1 层南侧，刘素云任护士长。2013 年 10 月刘素云退休，归门诊部管理。2017 年 5 月对感染性疾病科在原址进行改扩建，肠道门诊、发热门诊及隔离观察室暂设急诊科，承担发热、肠道病人筛查和就诊工作。发热门诊出诊医生由呼吸/老年病科安排，肠道门诊出诊医生由消化/内分泌科安排。

附 3：社区服务部

沿革　1998 年 6 月社区服务部成立。设在邢台市心血管病医院大门北侧平房，贾永志任副主任，高文敏任副主任（负责护理工作）。医护人员 5 人。1999 年 5 月韩雪兰任副主任（负责全面工作）。2000 年 2 月，贾永志到内三科工作。9 月，高文敏任社区服务部护士长。2005 年 5 月，社区服务部改建为感染性疾病科，用房 4 间，约 45 平方米，设发热门诊、肠道门诊和观察室，观察床 3 张。2006 年 12 月韩雪兰退休，社区服务部撤销。

主要工作　1998 年初期，主要开展社区门诊、家庭出诊、社区健康调查。1999 年 5 月，将社区服务部大房间按功能规范进行了划分，把诊室与治疗室隔开，便于消毒、治疗，防止交叉感染。2000 年后开展家庭输液、家庭送药、家庭护理及到居委会做义务体检工作，对辖区居民进行分批健康教育，建立居民个人健康档案，设家庭病床 150 余张。2000 年 4 月，医院与邢台市煤气公司协作，成立煤气公司社区服务部，由社区服务部派医生常驻应诊，定期为该公司职工安排来院进行健康体检。2001 年，专门针对不能口服给药的老年病人、慢性病人和妇儿病人，开展了以医疗保健为特色的中药内病外治“药浴”项目。2002 年 6 月 24 日，医院被河北省卫生厅确定为全省首批“全科医学临床培训基地和社区培训基地”。2003 年抗击“非典”时期，社区服务部改为发热门诊，承担发热病人预检分诊工作。2005 年医院成立输液中心后，社区服务取消了门诊输液和注射工作。5 月改为感染性疾病科，承担发热门诊、肠道门诊工作。2016 年 12 月，社区服务部撤销。

七、医院感染管理科

（一）沿革

建院初期，医院感染管理工作由预防保健科承担。2003 年 4 月抗击“非典”期间成立医院感染控制小组。6 月 9 日成立医院感染管理科，副院长周群拉兼任科长，冯柳芳任副科长，办公室设在门诊楼 3 层，有工作人员 4 名。10 月，副院长周群拉不再兼任科长，冯柳芳主持全面工作。2004 年 10 月，张英敏任护士长。12 月冯柳芳任科长。2008 年 7 月宋莉任副护士长。2013 年 5 月张英敏退休。2015 年 9 月搬至新病房楼 17 层。2016 年 12 月宋莉调离。2017 年末共有工作人员 3 名，其中高级职称 1 人，硕士研究生 2 人。

（二）主要工作

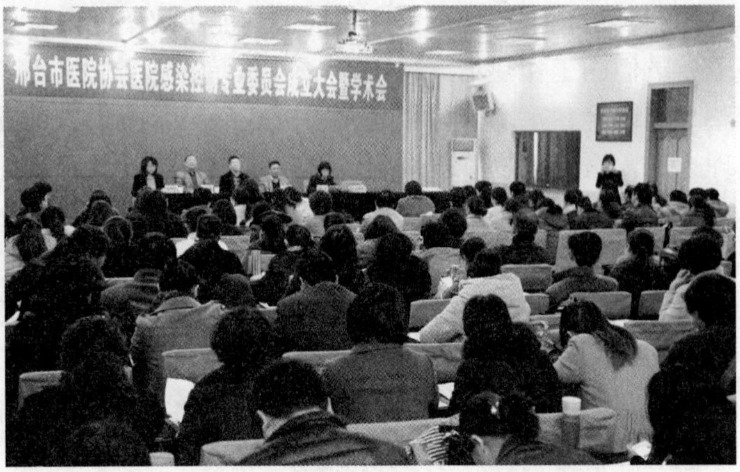

2015 年 12 月，邢台市医院协会医院感染控制专业委员会依托邢台市第三医院成立，冯柳芳任主任委员。

1978 年建院初期，医院感染管理工作主要为医院感染病例上报。2003 年 4 ~ 6 月抗击“非典”期间，在组建发热门诊、改造“非典”病区、接受“非典”病人的过程中，设计改造流程，制定医护人员防护程序、消毒隔离制度、人员出入流程、物资运送流程、穿脱防护服程序、终末消毒流程、医疗废物收集运输焚烧程序等一系列工作制度和工作流程，组织多层次全方位的培训，对重点人员进行强化培训，督导各程序的落实，防止了医院感染，在防治“非典”战役中出色地完成了任务。

2003 年 7 ~ 12 月，制定了清洁消毒指南、医院感染控制质量评价标准等各项工作流程、程序 53 项，并就落实进行监导和评价，对全院各级各类人员进行培训、考核。就《消毒技术规范》在全市进行培训，应邀对清河县二院进行培训，就医疗废物管理在全市进行了经验交流。

2004 年，逐步建立健全医院感染管理委员会工作机制，成立了科室医院感染管理小组。是年起，制定、完善了人员职责、工作制度和工作流程，委员会每年至少两次召开会议，研究、协调和解决有关医院感染管理方面的问题。2009 年，制作了科室感染管理手册，内容包括消毒液监测记录、职业暴露记录、科室质量评价记录、科室讲评、培训记录等，以后每年进行完善和修订，进一步促进了科室感染管理小组的工作。2009 年 10 月，冯柳芳被中国医院协会医院感染管理专业委员会聘为青年委员。2010 年，下发医院感染管理制度、医院感染控制各类人员职责、医院感染管理评价标准、重点部门医院感染控制规范、医院感染控制操作规范（SOP）5 本手册。2011 年 7 月，在河北省医院协会医院感染控制专业委员会学术年会上，冯柳芳进行了工作经验交流。2013 年，下发医院感染监控管理制度合订本，包括各级人员职责 16 项、工作制度 28 项、医院感染控制操作规范（SOP）32 项、医院感染管理评价标准 11 项和工作流程 14 项。年内，新制定婴儿（胎儿）遗体的处理程序、多重耐药菌医院感染预防与控制管理规定。5 月，冯柳芳被邢台市预防医学会医院感染管理与控制专业委员会聘为副主任委员。11 月，邢台市医院感染专业质量管理与控制中心依托邢台市第三医院成立，冯柳芳任质控中心主任。2014 年 4 月，中华预防医学会医院感染控制分会首次启动百佳青年感控之星评选活动，张阳入选。2015 年 11 月，张阳代表邢台市参加全省医院感染专业知识比赛获三等奖。12 月，邢台市医院协会医院感染控制专业委员会依托邢台市第三医院成立，冯柳芳任主任委员，年内成功举办了全市二级医院感染管理专职人员竞赛活动。2016 年，新增洁净手术室医院感染控制制度、静脉配制中心医院感染控制制度、中心静脉穿刺单使用流程等。制作统一的医院感染控制委员会会议记录本，采取会前征集议案的方式，收集需要解决的问题和建议，激发了委员们的工作热情。2017 年，在医院感染管理手册中增加了科室目标完成情况、分析、整改等内容，重点修订和完善了医院感染暴发报告及处置预案、外来医疗器械与植入物管理规定、医疗废物管理规定、医疗废物应急处置预案、病区医院感染管理规定、多重耐药菌医院感染预防与控制管理规定等。4 月，冯柳芳牵头成立邢台市医院感染管理专业人员岗位培训基地，挂靠在邢台市第三医院。9 月，将科室医院感染管理小组部分成员纳入院级质控队伍中，提高了科室医院感染质量控制能力，有效落实了医院感染控制措施。

2010～2017 年，先后举办 8 期邢台市医院感染管理学术会，全市有 3300 人次参加。参与制定全市有关医院感染规定，为多家医院进行指导、授课，接受进修、参观多人。2017 年末，医院感染管理科共发表论文 13 篇，论著 2 部，完成科研 3 项，获邢台市科研成果三等奖 3 项。

医院感染质量管理

2005～2011 年，医院感染质量评价实行定期检查、不定期检查和专项检查。2013 年 9 月，医院制定《全面质量管理与持续改进方案》，与多部门合作，对医院感染控制质量进行全面督导。2014 年，每季度向全院通报质量控制情况。2015 年 3 月，张阳在全国医院感染监控管理培训基地湘雅医院进修后，采用百分位数统计方法，结合各科专业特点，修订了质量控制指标。2016 年，质控指标中增加手卫生依从性指标，确定了新成立科室神外 ICU、心内 CCU 的质控指标。2017 年 3 月，孙海霞在全国医院感染监控管理培训基地湘雅医院进修回院后，对医院感染质量目标管理进行了进一步细化。年内，对重点科室医务人员手卫生依从率、医院感染发病率、重点科室呼吸机相关肺炎发病率、医院感染病例漏报率等目标进行了修订。

医院感染管理质控充分利用信息系统每天进行医院感染监测、每周多重耐药措施落实检查、每两周行政查房、每月质控检查、每季质量通报、每季发布医院感染监测简报、每半年召开的院感委员会会议和多重耐药菌联席会议等督导手段，利用预警单、督导单、反馈单等多种督导形式，采用TQC、PDCA循环等管理工具对院感防控措施的落实进行全面督导。

落实监测制度　2010年7月，首次开展医院感染现患率调查。8~11月，首次在心外科监护室、重症医学科开展留置导尿管相关泌尿系感染发病率、呼吸机相关肺炎发病率、血管内导管相关血流感染发病率的目标性监测，与检验科密切合作下发致病菌信息和感染分布情况。2012年，安装“蓝蜻蜓”医院感染管理软件。2013年，进一步扩大目标性监测范围。8月开展手术切口的目标性监测。9月开展新生儿医院感染监测。11月首次利用院感软件完成了医院感染现患率的调查，在对多重耐药菌监测的基础上，进一步制定操作性强的干预措施，通过医生下“接触隔离”医嘱，落实了预防控制措施。2014年，安装“众智”医院感染管理软件，信息化手段更加健全，利用HIS、LIS、院感软件等工具了解全院住院病人的发病率、发生感染的重点科室、重点部位和主要细菌种类，有重点地进行督导和干预，防止医院感染暴发的出现。10月，按照河北省医院感染质量控制中心的统一要求，再次利用院感软件完成了现患率的调查，并将数据及时上传河北省医院感染质量与控制中心。2015年4月，制定多重耐药菌管理多部门协作制度和多重耐药菌管理多部门合作程序，并首次召开多部门联席会议。之后，每年至少召开2次联席会议。年内，开始监测国家卫计委《医院感染管理质量控制指标》中提出多重耐药菌感染发现率和多重耐药菌感染检出率的指标，进一步加强多重耐药菌管理工作。10月将心外科Ⅰ类手术切口手术、神外ICU血管内导管相关血流感染、留置导尿管相关泌尿系感染全部纳入医院感染目标性监测中。至2017年，重症医学科、心外ICU、神外ICU、心内CCU、急诊ICU、儿科ICU、呼吸科ICU、新生儿科等8个监护室全部进行了医院感染目标性监测，对高危科室、高危病人实行动态管理，及时发现隐患，提出合理的干预措施，开展相关的培训和教育，有效保障了患者的安全。

2013~2017年邢台市第三医院医院感染监测指标统计表

表1-4

年份	2013	2014	2015	2016	2017
留置导尿管相关泌尿系感染发病率‰	2.22	1.22	0.96	0.96	1.49
呼吸机相关肺炎发病率‰	26.43	17.27	3.76	6.17	5.69
血管内导管相关血流感染发病率‰	1.75	1.02	0.59	0.37	0.66
医院感染现患率%	4.77	5.56	6.87	4.51	2.82
医院感染发病率%	2.00	1.20	1.41	1.02	1.20
Ⅰ类切口手术部位感染率%	0.57	0.19	0.65	0.28	0.58

基础质量管理　2003年8月3日，在全院范围内实行干罐，将无菌持物钳由消毒液浸泡改为高压灭菌。是年，建立了医务人员职业暴露登记、汇报程序。9月2日起，实行

污单在洗衣房清点，杜绝了在病房楼道、大厅清点而造成的环境、空气污染。2004 年，购置紫外线强度测试卡，实行每年两次监测紫外线灯强度。2005 年，对发生职业暴露的医院工作人员免费进行检验及预防用药，医院感染管理科制定了相应的工作制度和工作流程，并进行追踪记录。2005~2017 年，共为 103 名发生职业暴露者进行 151 次免费检验和免费使用 109 支预防用药。2006 年 11 月，全面施行洗手液代替肥皂。2007 年 1 月成立卫生监管小组，加大对全院的清洁工管理力度，制定管理制度、质量标准、工作程序、评价标准等一系列规章制度，进行系统培训，配备一字型拖布、静电灰尘吸附剂、挤水车等清洁用具以及配备工作服、小毛巾、手套、胶鞋等防护用品，提高了清洁工的工资待遇，医院环境有了较大改观。2008 年 1 月，将一直沿用的手术病人切口皮肤消毒由 3% 碘酒改为 2% 碘酒；将原采用浸泡消毒的胎头吸引器改为高压灭菌。张贴正确洗手标识，配备速干手消毒液，重点部门安装非手触式水笼头，建立并落实医院手卫生制度，加大培训力度，提高医务人员手部卫生的依从性。12 月，医院感染管理科制定呼吸机清洗消毒指南（试行），针对落实进行督导。2010 年，就供应室新建，重症医学科、手术室改建，血液透析室、儿科手足口病房流程再造，提交改造方案，并在改造过程中进行监控，对有关流程的落实进行督导；在手足口病患儿重症增多的情况下，改造了专门收治手足口病的重症监护室，并制定了消毒隔离流程和人员出入流程等工作流程。2011 年，改变医生和护士工作程序，将术前一日备皮改为术日备皮；针对置管病人，要求医生在病历中及时评估置管的必要性，减少引起的相关感染。4 月，采取一次性无菌婴儿包被或经供应室灭菌处理的无菌包单的措施，加强进入产房物品管理。2011 年，就妇产科、心内科分科和介入科、新生儿科、口腔科改造等工作，提交改造方案。2012 年 12 月，配备了小包装酒精、碘伏等皮肤消毒剂。2013 年，深入临床各科室，利用早交班时间进行手卫生培训。9 月，明确新生儿脐带消毒和产妇会阴冲洗的规定。2015 年，新建住院楼、医技楼治疗室、换药室均为肘式水龙头，有无菌要求或防止院内感染所有卫生器具均为非手触式手龙头，速干手消毒剂在病区楼道、治疗车等处配备并广泛使用。2016 年 5、6 月，对全院 29 个病区手卫生依从性进行调查。2017 年，规范了医院耳鼻喉科内镜的管理，将全院软式内镜全部纳入内镜室统一清洗消毒处理，硬式内镜全部纳入供应室清洗灭菌处理，实现了全院软、硬式内镜统一规范化管理。8 月，建立中心静脉穿刺最大无菌屏障使用机制，先后采取了配备无菌大单、在一次性穿刺包内增配大无菌单等措施；进一步规范了外科口罩的使用。9 月，使用健之素含氯消毒剂配置统一标识，落实含氯消毒剂配制后使用时间不超过 24 小时。

重点部门管理

供应室 2000 年，按照《医院消毒供应室验收标准（试行）》的要求，对供应室进行整改，进一步制定相应的工作制度、工作程序等标准。2008 年完善了供应室生物监测工作。2015 年 9 月，对供应室空气、清洗和灭菌设备进行多次测试和监测，确保达到启用条件，顺利完成搬迁工作。2017 年 7 月，制定了外来医疗器械与植入物管理规定，并就落实情况进行全面督导。8 月，实现了全院呼吸机管路、湿化瓶由供应室集中消毒处理模式。12 月，在灭菌质量的监测上开始执行紧急情况灭菌植入物时，使用含第 5 类化学

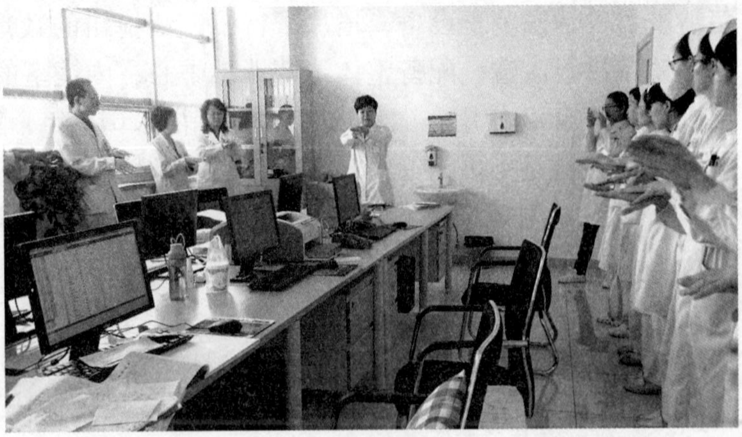

2016 年 4 月 25 日，医院感染管理科对新成立的科室就有关医院感染应知应会进行培训。

指示物的生物 PCD 进行监测，开展了低温生物 PCD 监测，配备低温灭菌生物监测培养箱，监测结果由原来的 48 小时缩短至 1 小时。开展了带电器械的绝缘性检测，规避手术中的患者被漏电器械电灼烧，同时确保了手术医师的手术操作安全。

新生儿科 2009 年 3 月，将新生儿监护室原由患儿家属提供的一次性尿布、奶瓶、奶嘴等改为由医院统一提供并制定相应的工作流程、消毒流程等。医院采购无菌蒸馏水，对新生儿监护室进行改造，形成独立的配奶室、沐浴室，保证了新生儿暖箱的消毒效果。10 月，为新生儿监护室治疗室配备净化工作台，规范了使用物品的消毒方法、新生儿暖箱的消毒措施、工作人员出入等相应的工作流程。2015 年，为新生儿室配备床单位消毒机，解决了床垫、被芯的消毒问题，

血液透析室 2009 年 4 月，对规章制度、工作流程进行审核和修改，并对血透室进行改造，复用间与水处理间分开、建立独立治疗室、明确隔离透析室和传染病专机、配备透析器复用机，进一步规范工作流程、监测项目和设备消毒与管理。2010 年对血液透析室完成了内毒素和水化学污染物的监测，严格执行传染病专机透析、一次性透析器不得复用等规定。2011 年开始全部使用一次性透析器。

口腔科 2001 年，为口腔科配备了小型高压灭菌器。2009 年，进一步规范口腔科布局，设置独立的清洗消毒间，增加器械数量，配备了专用消毒盒。2010 年，口腔科所有使用器械全部采用高压灭菌。2012 年，对口腔科的诊疗环境进行整治，扩大就诊空间、增加诊疗设备、增设洗手设施。3 月，口腔科器械全部纳入供应室统一清洗、包装、灭菌。5 月，配备护理人员，口腔科无菌物品管理更加规范。

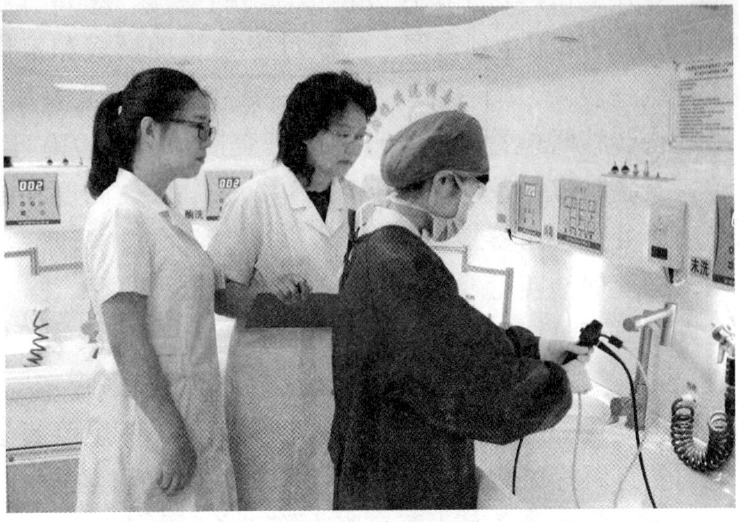

2016 年 6 月，医院感染管理科主任冯柳芳（中）对内镜室进行支气管镜清洗质量检查。

内镜室 2006 年实行清洗、消毒登记，定期进行消毒效果监测并对相关人员进行培训，确保内镜消毒合格。制订内镜室改造方案，把清洗消毒室和内镜诊疗室分开，配备了清洗槽、微波振

荡清洗器等清洗消毒设备，增加了胃镜、活检钳的数量，保证了清洗消毒效果。2009年，对内镜室进行改造，配备整体清洗消毒中心，内镜室的布局及工作流程达到了法律法规的要求。2011年，使用一次性口嘴和活检钳。2015年，对内镜清洗、消毒流程进行了修改，明确全院各科室不再配备软式内镜，已配备软式内镜的全部纳入内镜室统一进行清洗、消毒。2016年，对内镜清洗消毒流程进行修订，并对使用的过氧乙酸浓度测试方法及记录进行了规范，建立了内镜追溯系统。

手术室　2011年规范工作流程，取消了手术室自行清洗、包装、灭菌工作。6月通过河北省卫生厅组织的专家检查验收。8月，完成对手术室的改造后将立体定向手术归手术室统一管理，消除了隐患。2015年9月新楼投入使用前，制定详细的搬迁计划，对手术室空气进行多次监测，确保达到启用条件后实施搬迁；明确专人进行净化系统管理，并去北京进修学习专业知识，进一步加强了净化系统管理。

重症医学科　2010年，为原神经外科监护室改造为重症医学科进行流程设计。11月开展医院感染目标性监测。2011年对需要隔离的病人制作了隔离标识。2015年9月搬迁至新大楼后，重症医学科整体布局合理，硬件设施齐全，管理规范。

医疗废物管理

2003年5月，医院被确定为邢台市抗击“非典”收治定点医院，率先在全市实行医疗废物管理。22日，实行医疗废物袋装，购置焚烧炉，自行焚烧处置医疗废物。制定了《邢台市第三医院医疗废物处理应急预案》《医疗废物处置程序》《医疗废物兼职管理人员工作职责》《医疗废物处置评价标准》《医疗废物警示标识》《医疗废物收取登记记录》等一系列工作制度和程序，对全院工作人员进行了培训，尤其对医疗废物管理专兼职人员进行强化培训和指导，设专职人员管理医疗废物暂存点，实施严密的封闭管理。建立由主管院长总负责，院长助理协办，总务科、护理部、感染管理科分工负责、各科室指定专人负责的污物管理体制，保证管理到位，责任落实。在“非典”疫情流行期间，保障了安全，并在全市进行了医疗废物管理经验交流。2006年9月，医院不再自行焚烧医疗废物。9月6日，市卫生局参照三院医疗废物管理模式和工作流程，制定全市医疗废物登记本，实行统一表格，统一管理。11日，改由市医疗废物集中处置单位进行处置，严格执行危险废物转移联单管理，各环节严格交接登记。2010年，重建医疗废物暂存点，墙面贴瓷砖，安装防盗网及水管，配备冰箱，张贴工作制度和工作流程。2011年10月8日，与医疗废物处置公司签定处置合同。2013年，进一步规范胎儿、婴儿遗体和胎盘的处置。年内，医院保洁实行外包，医疗废物的运送和暂存、医疗废物运送流程由各科专人送改为由专人到科室收取。修订《邢台市第三医院医疗废物管理规定》《医疗废物处置工作程序》《邢台市第三医院医疗废物处理应急预案》《医疗废物处置评价标准》。对医疗废物收集、存放、处置等进行全程监督管理，确保各环节规范安全。2017年10月8日，与具有资质公司签订医疗废物处置合同。年内，按照《河北省医疗机构医疗废物管理办法（试行）》的要求，明确总务科为医疗废物管理主管责任部门，医院感染管理科为医疗废物管理监督和指导部门，护理部为医疗废物管理监督执行部门。修订了《邢台市第三医院医疗废物管理规定》《邢台市第三医院医疗废物处理应急预案》。12月18日，医院感染管理科与总务科就医疗废物管理工作进行了交接。

八、科教科

（一）沿革

1978 年建院初期，科研、教学管理工作由医政科负责。1997 年 3 月，单独设立继续医学教育办公室，闫文双任主任，位于门诊楼 3 层。2001 年 7 月，继续医学教育办公室撤销建制，归入医务科管理，闫文双不再担任主任职务。2013 年 9 月成立科教科，贾亚男任副主任，负责全面工作，工作人员 1 人。2015 年 9 月搬至新病房楼南楼 17 层。2016 年 8 月，图书馆划归科教科管理。2017 年底有工作人员 4 名。

（二）主要工作

科教科主要工作包括继续医学教育管理，住院医师规范化培训，教学管理，重点学科管理、科研申报、评奖等工作。1978 年建院初期以上工作均由医政科管理，当时主要负责协助医务人员科研和奖励申报、举办学术讲座、医务人员培训等。1993 年，开始接收外院进修人员及医学院校医学生来院实习。1997 年 3 月，继续医学教育办公室成立后负责继续医学教育工作，其他工作仍由医务科承担。是年，开始住院医师规范化培训工作，由医务科管理。1998 年 12 月，开始市级重点学科申报工作，由医务科负责，是月，心血管外科被评为邢台市首批重点学科。2001 年 7 月，继教办撤销建制，相关工作纳入医务科管理。2002 年 2 月，心血管外科、神经外科被评为市级重点学科。2007 年 12 月，心血管外科被省卫生厅评为省级重点发展学科。2008 年 1 月，心血管外科、心血管内科、神经外科被评为市级重点学科，神经内科被评为市级重点发展学科。2011 年 11 月，神经内科、心血管外科被评为省级重点发展学科。2012 年 3 月，神经内科、神经外科、心血管内科、心血管外科、康复科被评为市级重点学科，儿科被评为市级重点发展学科。2013 年 9 月科教科成立后主要负责继续医学教育、重点学科、科研、教学等管理工作。2016 年 8 月，住院医师规范化培训工作和图书馆纳入科教科管理。9 月 13 日，经省人社厅批准设立省级院士工作站。12 月 17 日，省人力资源和社会保障厅、省博士后管理委员会批准医院设立博士后实践创新基地。2017 年 1 月，神经内科、神经外科、心血管内科、心血管外科、康复科、普外科被评为市级医学重点学科，儿科、检验科被评为市级重点发展学科。

职工培训、学术活动、临床教学、科研管理工作详见第八章。

九、医保科

（一）沿革

2001 年 2 月 9 日医疗保险科成立，牛书聘任副科长，共有工作人员 3 人，办公地点设在门诊楼 3 层西侧。2004 年 12 月牛书聘任科长。2006 年 3 月牛书聘调离，郑伟任代理副科长。9 月郑伟任副科长。是月，搬至门诊楼 1 层西侧。2008 年 6 月，成立新农合办公室，隶属医疗保险科管理，办公地点位于住院收费处北侧。2009 年 5 月，郑伟任新农合办公室主任。2013 年 9 月，医疗保险科和新农合办公室合并成立医保/农合办公室，郑伟任主任，共有工作人员 11 人。2015 年 9 月，医保/农合办公室搬至新病房楼南区 1 层，设业务窗口 6 个。2017 年 7 月，医保/农合办公室更名为医疗保险科，郑伟任科长。2017 年底，共有工作人员 13 人。

（二）主要工作

医疗保险科承担市城镇职工基本医疗保险、市城乡居民基本医疗保险、市生育保险、省工伤保险、市工伤保险、省电力系统医疗保险、桥西区民政优抚报销的管理和服务工作。

城镇职工基本医疗保险

2001 年 2 月，邢台市第三医院率先成为第一批邢台市城镇职工基本医疗保险定点医疗机构。3 月，出台关于参保人员就医程序暂行规定、参保人员诊疗费用结算暂行办法、参保人员门诊就医须知、参保人员住院须知。4 月，正式开通城镇职工基本医疗保险联网报销业务。当月，出台医疗保险政策有关规定、医保工作具体操作程序暂行规定。5 月，出台医疗保险科职责、医疗保险科工作制度、医疗保险科科长职责、医疗保险科科员职责。6 月，出台医保收费、结算工作程序及职责。当月，开展特殊疾病申报工作。8 月，出台医保特殊疾病门诊诊疗程序暂行规定。9 月，开展门诊特殊疾病报销工作。10 月，医院制定了关于下发医保工作管理规定的通知。

2002 年 4 月，医院下发关于调整参保人员在三院就医、报销等有关规定的通知。当月，修订了医疗保险政策有关规定、邢台市医疗保险参保人员住院须知、参保病人住院审批步骤。6 月，医院下发医院网络经济运行监督管理办法，出台医保门诊特殊疾病专管医生守则。10 月，出台关于医保病人在急诊科抢救收费的管理规定。

2003 年 3 月，制作医保住院患者使用自费药品、诊疗项目、床位费知情同意书。4 月，出台门诊特殊疾病病人费用录入规定。当月，修订邢台市医疗保险参保人员住院须知，出台关于收治参加医保的疑似“非典”病人或“非典”病人住院的有关规定的通知。8 月，医院下发医保工作考核细则。12 月，医保依据考核细则中第十二条的规定，对临床科室存在的医嘱与费用不符、知情同意书签订不完整的违规进行检查、督导，督促落实。

2004 年 1 月，出台医保病人住院流程表、住院医生接待医保病人流程。4 月，出台关于完善医保住院患者使用丙类药品等自费项目知情同意书的暂行规定。9 月，申请成为桥东区城镇职工基本医疗保险定点医疗机构。

2005 年 1 月，修订医疗保险政策有关规定、邢台市医疗保险参保人员住院须知、参保病人住院手续审批步骤。4 月，修订医保门诊特殊疾病专管医生须知、医保特殊疾病门诊收费人员工作流程、修订医保门诊特殊疾病患者就医须知。6 月，修订关于催缴医保住院病人押金的暂行规定。

2006 年 1 月，修订医保住院患者使用自费药品、诊疗项目、床位费知情同意书，邢台市医疗保险参保人员住院须知。7 月，修订邢台市医疗保险参保人员住院须知。当月，与桥西医保所正式开通桥西区职工医保联网报销业务。9 月，成为高开区职工医保定点医疗机构。当月，出台医保住院病人接诊规定。

2007 年 1 月，与市医保中心开通职工医保门诊特殊疾病联网报销业务。当月，修订邢台市医疗保险参保人员住院须知。10月，修订医保收费工作暂行规定。当月，更换邢台市医疗保险定点医疗机构结算系统。11月，出台医保收费补充规定。

2008年4月，修订医保住院病人知情同意书。7月，出台关于使用医保药品、检查的补充规定。2009年6月，出台各类医保病人接诊程序。2010年9月，修订各类参保人员住院知情同意书和医保病人接诊须知。当月，启用河北省基本医疗保险、工伤保险和生育保险药品目录（2010年版）。10月，制作医保患者门诊就医流程图、医保患者入院流程图、医保患者出院流程图、医保门诊特殊疾病患者就医流程图。

2011年4月，修订医疗保险政策有关规定。8月，修订医保门诊特殊疾病专管医生须知。9月，出台邢台市第三医院医保质量评估标准和邢台市第三医院新农合质量评估标准。年内，医疗保险科每月深入临床科室，对质控标准中的冒名住院、挂床住院等违规情况进行检查。

2012年1月，与桥东区医保所开通职工医保联网报销业务。2月，修订医疗保险转诊管理暂行规定。7月，修订各类参保人员住院知情告知书。8月，修订邢台市第三医院医保质量评估标准和邢台市第三医院新农合质量评估标准。医疗保险科按照质控标准，每月对临床科室冒名住院、挂床住院、医保标识、知情同意书签订情况进行检查。

2013年1月，启用使用自费药品、检查、医用耗材和诊疗项目告知同意书。6月，制作各险种住院及报销明白卡，减少参保人员延误报销的情况。

2014年5月，与市医保中心开通职工医保网络备案登记工作，取消纸质备案业务。当月，开通职工意外伤害联网报销业务。同月，根据医保政策调整，修订了各险种住院审批流程图和住院须知。11月，开通21个县（市、区）城镇职工基本医疗保险市级统筹联网报销业务。

2015年1月，与桥东区、桥西区医保所开通门诊特殊疾病联网报销业务。2月，出台职工医保门诊转院规定。11月，修订医保人员就诊明白卡。

2016年4月，开通职工医保省内异地就医联网报销业务。10月，按照市人社局医保付费方式改革的工作安排，医院对2013、2014、2015年度结算数据进行统计、汇总。

2017年1月，针对邢台市人社局医保付费方式的改革，医疗保险科对两种付费方式进行了分析和对比，并积极与人社局协调，把改革后对三院效益的影响情况进行了反馈。同时，对危重症救治、开展高新技术的影响，以及可能造成转诊率升高等风险进行了反馈。按照市人社局病种分值政策规定，三甲医院系数为1，医院作为三级医院系数为0.85。三院心脑专科在省内外有较高声誉，综合学科水平达省内领先。经过医院积极协调，三院心脑血管专业的病种分值按三甲医院系数执行，病人不出邢台就能享受到高水平的医疗服务，也最大限度地保证了医院利益。8月，医院正式成立医保支付方式改革测算小组，测算小组下设工作组，病种分值工作组认真学习医保付费方式改革的相关政策规定，及时对病种分值数据进行统计、分析，积极与医保主管部门联系、沟通，争取政策上的倾斜和支持。当月，执行河北省基本医疗、生育保险诊疗项目及医疗服务设施项目目录（2016年版）。9月，开通职工医保全国异地就医联网报销业务。当月，执行国家基本医疗保险、工伤保险和生育保险药品目录（2017年版）。10月，工作组对职工医保病种分值数据按科室、病种对住院人数、总费用、医院垫付费用、预付费用、次均费用、未返款金额进行汇总统计。11 月，出台关于职工基本医疗保险的转诊管理办法、关于国家 36 种谈判药品的管理办法。当月，开通门诊社保卡就诊一卡通试运行业务。

城乡居民基本医疗保险

2007 年 2 月，经市卫生局基妇科批准，三院成为新农合定点医疗机构。3 月，出台关于新农合医保工作应知应会和参合农民住院须知。2008 年 2 月，出台内丘县新农合定点医院管理办法。4 月，制定新农合病人知情同意书。5 月，出台新型农村合作医疗管理规定和邢台市第三医院新农合工作考核细则，依据考核细则要求，对新农合住院病人冒名住院、挂床住院情况进行监管。7 月，与内丘县新农合管理中心联网开通出院即报业务。当月，出台关于新农合联网报销的管理暂行规定、新农合联网报销的财务收费管理暂行规定、新农合网络微机管理制度、各类报销人员住院须知、新型农村合作医疗政策应知应会、新型农村合作医疗政策须知。

2009 年 4 月，出台新型农村合作医疗费用控制及审核制度、新型农村合作医疗工作公示制度和参加各类医保报销的住院患者知情告知书。7 月，出台关于新农合联网报销的管理暂行规定。2010 年 10 月，制作参合农民患者入院流程图、参合农民患者出院流程图。2011 年 6 月，与沙河市新农合管理中心联网开通出院即报业务。9 月，开通儿童先心病、儿童急性淋巴细胞白血病、宫颈癌、乳腺癌、终末期肾病等新农合重大疾病报销业务。2012 年 2 ~ 7 月，分别与开发区、平乡县、威县、新河县新农合管理中心联网开通出院即报业务。

2013 年 2 月后，为实现新农合目录内药品使用率达标，出台新农合禁止及限制类药品使用管理规定，医疗保险科针对临床科室药品使用情况，每月进行汇总、分析，并提出整改建议。4 ~ 8 月，分别与南和县、广宗县、桥东区、柏乡县、巨鹿县、任县、临城县、隆尧县、宁晋县、邢台县、大曹庄、桥西区、南宫市、临西县、清河县新农合管理中心联网开通出院即报业务。5 月，开通肺癌等 14 类重大疾病等新农合重大疾病报销业务。8 月，修订新农合联网报销的财务、收费管理暂行规定和医保收费管理工作的暂行规定。11 月，制定医用高值或体内植入耗材告知同意书，提高了新农合目录内诊疗项目的使用率。12 月，修订医保工作医生应知应会和医保工作护士应知应会，制定新社保卡首次使用激活流程。2014 年 3 月，与桥东区、桥西区医保所开通城镇居民联网报销业务。10 月，开通儿童尿道下裂新农合重大疾病报销业务。2015 年 4 月，与威县城乡居民医保中心联网开通出院即报试运行业务。11 月，修订新农合参保人员就诊明白卡。2016 年 4 ~ 12 月，分别与开发区、内丘县、柏乡县、临城县、广宗县、临西县、任县、南和县、清河县、沙河市城乡居民医保中心联网开通出院即报业务。8 月，开通城乡居民生育保险网络备案登记、出院即报业务。

2017 年 1 月 1 日，城镇居民基本医疗保险与新型农村合作医疗保险合并为城乡居民基本医疗保险，开通所有县（市、区）联网报销业务。7 月，开通城乡居民建档立卡贫困人口一站式联网报销业务。

其他险种

2001 年 8 月，与人寿保险公司签订协议，成为人寿保险公司定点医院。2002 年 8 月，与中国太平洋人寿保险股份有限公司邢台支公司签署协议，成为该公司绿色救助卡定点医院。2004 年 5 月，与泰康人寿保险股份有限公司签署协议，成为该公司医疗保险指定医院。12 月，成为邢台市桥西区工伤保险定点医疗机构。2005 年 10 月，成为邢台市第一批城镇职工生育保险定点医疗机构。当月，转发邢台市市本级城镇职工生育保险就医及结算实施细则（暂行）的通知。

2006 年 2 月，出台医保生育保险就医手续审批步骤。7 月，成为邢台市工伤保险定点医疗机构。2008 年 3 月，成为邢台市供电公司定点医疗机构。2011 年 8 月，开通桥西民政优抚联网报销业务。2014 年 4 月，开通市城镇职工生育保险联网报销业务。7 月，开通桥西区城镇职工生育保险联网报销业务。8 月，开通桥东区城镇职工生育保险联网报销业务。2016 年 2 月，与市中心血站联网开通血费出院即报业务。5 月，开通开发区城镇职工生育保险联网报销业务。7 月，与河北省人社厅社保局签署服务协议，成为省工伤保险定点医疗机构。

十、财务科

（一）沿革

1975 年 5 月医院筹建时，财务工作由市卫生局代管。1978 年开展财务工作，归后勤组管理，负责人王贞田，马洪坤负责财务具体工作，工作人员 3 名，位于门诊楼 3 层。后财务科独立，马洪坤负责全面工作。1980 年，门诊收费处归财务科管理，位于门诊楼 1 层，工作人员 8 名。1981 年 4 月设立住院收费处。1986 年 8 月夏跃峰任副科长，负责全面工作。1988 年 10 月马洪坤退休。1989 年 10 月王桂香任副科长。1990 年王桂香调离。1994 年 11 月许银海任副科长。1996 年 3 月王玉敏任副科长。是月，收费处独立成科。4 月夏跃峰内退，许银海负责全面工作，年内王玉敏负责全面工作。2000 年 9 月王玉敏任科长。是月，医院改革办撤销建制，并入财务科管理。2003 年 9 月，收费科重新归入财务科管理。2004 年 12 月改革办独立成科。2006 年核算办重归财务科管理。2009 年 5 月，王玉敏退休返聘一年，继续负责财务科工作。6 月冯丽娟任副科长。9 月，心血管病医院财务室并入财务科统一管理。2010 年 5 月冯丽娟负责全面工作。2011 年 3 月张志国调离，收费科独立。2015 年 9 月搬至新病房楼南楼 17 层。2017 年 1 月收费科重归财务科管理。是年末，财务科有工作人员 9 人，收费科有工作人员 28 人。

（二）主要工作

实行“统一领导，集中管理”的财务管理体制，医院所有收支全部纳入财务科统一核算。严格贯彻国家有关财经政策、法律法规、财务制度和会计制度，严格遵守财经纪律，为医院管理提供准确的会计资料和经济信息，发挥会计控制和监督作用，对医院财务收支和经济活动的合法性、合理性进行监督，保证会计工作规范有序地进行。建立健全各项财务管理制度、内部控制制度以及岗位职责，并督促贯彻执行。财务科主要工作包括财务预决算、内控管理、会计核算、成本核算、薪酬发放、个税代扣代缴、会计档案、基建账目、物价收费等。

1987 年前，按照财务和会计制度，会计核算实行收付实现制。1988 年 1 月，开始执行财政部、卫生部制定的《医院财务制度》《医院会计制度（试行）》，由收付实现制转变为权责发生制。1999 年 1 月，开始执行财政部、卫生部颁发的《医院财务制度》《医院会计制度》。2000 年，市财政局委派科长程国平驻院指导财务工作，在其指导下开始每月对收费处进行账款核对；对总务科、药剂科、器械科库存物资余额进行对账，达到账账相符，保障资金安全，防止资产流失。2002 年，使用财星软件进行账务核算，实现了会计核算电算化。为降低采购成本，财务科参与总务科、器械科物资采购的询价、比价工作。2005 年，在程国平的指导下，会同有关部门共同对建院后全院的资产进行了彻底清理，做到了账账相符，账物相符。期间，制定、完善了一系列财务规定，并严格执行开支审批"一支笔"。2009 年 7 月底，经河北省物价局和河北省卫生厅同意参照省级医疗机构的服务价格收费。9 月，心血管病医院财务室并入三院财务科统一管理，单独设立了心血管病医院收支辅助账。2009 年末，两院收入 21825.54 万元。2010 年，按照河北省医院等级评审要求，重新完善、修订了财务各项规章制度。是年，对患者反映的收费问题进行重点监管。2011 年，协助人事科完成工资绩效改革工作。2012 年 1 月，完成财政部、卫生部《医院财务制度》《医院会计制度》的新旧制度衔接，并根据新制度要求开展工作。财务核算软件由财星系统更换为金算盘财务核算系统，同时建立了财务核算系统局域网，实现科室内部资源共享，提高了工作效率。3 月，医院对器械科和总务科进行整合，成立了设备管理/采购办和配送中心，财务科牵头会同相关部门对其所分管的固定资产和库存物资进行全面清理。4 月，开始对支出业务进行审批，并根据医院有关规定，不断完善奖金支出审批流程。是年，配合医院电子病历系统的实施，对 7669 项医疗服务项目和一次性耗材进行重新归类，保证了统计工作顺利开展。年内，参与布草洗涤核算工作的监管，建立了布草洗涤数量统计明细账。2013 年，重新梳理、修订财务制度及相关规定，完善了岗位工作目标，对 8 个岗位 17 项具体工作制定了《财务科业务质量管理控制明细方案》。是年，取消手工账和微机账并行模式（只保留现金手工日记账），实现了微机打印账页。年内，成立医药价格管理委员会，完善了物价管理工作。2014 年 2 月，为实现人财物信息一体化管理，财务科牵头多部门联合共同对 HERP 系统进行考察，于 2016 年 2 月通过招标，确定使用东软望海的人力、财务、预算、成本系统和中社的物资管理系统进行人财物信息一体化管理。2016 年 7 月，完成金算盘和望海两套财务软件的衔接工作，开始使用望海 HERP 系统开展财务工作。HERP 系统上线后，继续完善了财务成本核算工作，并在成本核算的基础上，开始完善预算编制工作。2015 年 1 月，根据省卫计委《关于做好会计科目细化和辅助核算工作的通知》要求，开展了会计科目细化和辅助核算工作，为全省卫生计生网络直报系统的实施做好准备。5 月，规范财务工作，明确财务工作职责，将养老保险、失业保险移交人事科管理。9 月，开始执行物价局、市卫生局批复的新建病房床位价格。是年，参与搬家前资产清查盘点工作；规范了财务档案管理，对 1978～2015 年的会计档案进行系统化整理，将财务资料统一分类、装盒入柜、登记建册。是年，开始编制预算。年内，停止心血管病医院收支辅助账核算工作。2016 年，配合市物价局开展医改测算工作，为医改政策的实施提供了数字依据。11 月 26 日，根据市物价局《邢台市城市公立医院医疗服务价格改革方案（试行）》文件规定，开始执行医改政策，实行药品零差价，大型医疗设备检查价格下调 10%，部分医疗服务价格上涨。年内，预算工作进一步完善，从财务科单独编制过渡到归口管理部门申报编制，提高了预算的准确性。2017 年 7 月，将住房公积金工作移交人事科管理。是月，协助医保科完成《河北省基本医疗、生育保险诊疗项目及医疗服务设施项目目录》工作，保证了医保工作的顺利开展。是年，医院成立医保支付方式改革测算小组，开始进行医保病种分值付费政策的解读、跟进及测算工作。是年，配合市审计部门完成医院改扩建项目财务的审计工作。年内，进一步完善预算管理工作，将预算编制分为业务预算和资本预算，并提交职代会审议通过。

2006～2017 年，不断加强业务学习、内控管理，不定期进行现金盘点、票据核查、银行存款对账、债权债务清理、年终资产盘点、退费核查、出院未结算病人清理、往来款项付款审核、垫付资金对账、物价核查等。期间，先后制定了《资产管理补充规定》《禁止设立“小金库”管理制度》《医药价格管理规定（暂行）》《无形资产管理制度》《经济合同管理制度》《医疗欠费管理规定》《接收社会捐赠资助管理规定》《收入合同核查规定》《借款管理规定》《资金支出审批及支付规定》《差旅费报销管理规定》；修订了《惠民病房管理规定》《住院病人费用冲减管理规定》《接受社会捐赠资助管理规定》。

2017 年医院收入 76613.4 万元，资产总额 153059 万元。

十一、核算办

（一）沿革

1996 年 3 月成立改革办公室，李江印任主任，周群拉、陈玉芹、司庆军任副主任（兼），设在门诊楼 3 层，专职工作人员 3 人。1997 年 3 月周群拉、陈玉芹、司庆军不再兼任副主任，郑玉林任副主任。2000 年 9 月，李江印因年龄原因不再担任主任职务，郑玉林调离，改革办归入财务科管理。2004 年 12 月改革办独立成科，更名为体改经营办，聂文平任副主任（兼）。2005 年体改经营办更名为核算办。2006 年重新归入财务科管理。9 月聂文平不再兼任副主任。2009 年 9 月，心血管病医院核算工作并入三院，郑海鹰负责全面工作。2010 年 3 月成立审计科，郑海鹰任副主任，核算办归入审计科管理。2015 年 9 月搬至新病房楼南楼 17 层。2017 年底，有核算人员 2 名。

（二）主要工作

1984 年 5 月开始，医院进行奖金核算。1986 年 4 月实行“定额管理、质量控制、以量计分”的经济核算办法，对各科室任务指标、质量及标准要求都作了详细规定。1993 年 2 月实行“定额管理、结余计奖、质量否定”。1996 年 3 月改革办成立后，重点对 1993～1995 年各科室收支情况进行摸底测算，为实行有限的经济核算奠定了基础。1997 年，开始对各科室进行经济核算，打破“大锅饭”，调动了职工的积极性。2000 年初，对临床科室实行药品比例上限控制，有效降低了药品比例，控制在 25% 以内。2009 年 9 月，心血管病医院财务、核算工作并入三院后，逐步统一了核算标准。2011 年 10 月，为提高职工奖金，对成本计算、分段基数、提奖系数进行了调整，同时也对急诊科、儿科等特殊科室进行了政策倾斜。2011 年 9 月至 2012 年 1 月，对 2011 年 1～8 月纯收入下降的临床和医技科室的毛利收入和支出情况统计，逐科分析毛利收入下降、支出增长的原因，着重对高风险医用耗材、手术植入性耗材做了进一步审核，涉及金额 647.6 万元。根据审核过程中发现的问题，采购办、配送中心进一步完善专用耗材的管理规定和操作流程，6 月，制订了《关于介入专用卫生材料和手术植入性卫生材料管理规定（试行）》，进一步规范医用耗材管理。2012 年 5 月，对高值耗材的成本计算方法进行调整，核算更加合理。2013 年初，对 2012 年每百元收入可变支出消耗额较 2011 年增长的临床和医技科室进行数据统计，分别对可变支出情况进行分析，查找可变支出增长的原因，提出合理化建议，减少物资浪费，提高科室经济效益。2017 年 5 月，医院开始实行药品零差价后，对临床科室药品比例上限进行重新测算和调整。年内，结合 HERP 系统的实施，实现了固定资产成本核算信息化管理，核算数据更加精准。

核算办在科室成立、合并、析置过程中，均重新核算科室成本，保证科室核算及时更新、准确。每月月底编制科室纯收入报表、临床科室结账（出院）病人经济运行情况统计报表。每年底编制各类年终报表，为医院决策提供参考依据。

十二、审计科

（一）沿革

2010 年 3 月成立审计科，位于门诊楼 3 层，郑海鹰任副科长，工作人员 1 人。2015 年 9 月搬至新病房楼 17 层。2017 年底，共有人员 3 人。

（二）主要工作

制度建设

2010 年建科后，按照《审计署关于内部审计工作的规定》和《卫生系统内部审计工作规定》要求，制定了《内部审计工作规定》《专项经费审计实施办法》《中层干部离任经济责任审计办法（试行）》和《基建、修缮工程及固定资产、物资采购项目审计实施办法》，为专项审计的开展提供了依据。2013 年，对《内部审计工作规定》和《中层干部离任经济责任审计办法（试行）》进行了修订。2014 年，制定了《重大经济事项审计办法》和《审计结果责任追究制度》。2015、2016 年，先后对《专项经费审计实施办法》《内部审计工作规定》进行了修订。

审计工作

专项经费审计　2011 年，开始对专项经费的使用管理情况进行审计，至 2017 年先后对 2010～2016 年度 98 笔专项经费进行了审计，涉及金额 7184.81 万元，规范了专项经费的使用和管理。

中层干部经济责任审计　2013 年，开始对职能科室中层干部进行离任经济责任审计工作，2013～2017 年，先后对 15 名转岗和退休的中层干部、护士长进行离任审计，提高中层干部责任心，规范了科室固定资产管理，防止了资产流失。

固定资产、物资管理审计　2013 年，开始对固定资产、物资采购程序和固定资产经济合同签订付款进行审计。至 2017 年，先后对 2012～2016 年入库的固定资产、医用耗材

/器械和后勤物资的采购程序进行审计，规范了审批和采购程序；先后对2013～2015年采购入库的固定资产经济合同签订和付款情况进行审计，单价3万元以上的固定资产进行了详查，3万元以下的进行了抽查。通过审核，经济合同付款遵循合同要求，应付的合同金额与经济合同相符，未发现多付款和提前付款现象。2014年，对医院2014年4月1日前单价3万元以上的器械类固定资产账物相符、医疗设备使用、维修保养情况进行了审计，共审计固定资产366个、金额11253.7万元，进一步规范了固定资产的管理；是年，对医院2013年4月1日前采购的单价100万元以上的64排CT、核磁、16排CT，功能科的5台超声诊断仪和心血管彩超室的4台彩色超声波诊断仪进行了经济效益审计，分析使用和收益情况，为医院决策提供了数据支撑；是年，对医院2013年7月1日至2014年2月28日各科室申请报废的固定资产和低值易耗品进行了过程审计，主要从资产报废的合理性、报废资产程序的执行情况以及处置情况进行了审计，固定资产报废的申请、鉴定、审批程序符合医院规定。2015年9月，医院搬迁至新大楼，审计科参加了医院组织的资产清查小组，对截止至2015年11月25日的固定资产进行了实物清查，通过近4个月的固定资产实地清查及后期的查阅资料、账实核对，相关部门对发现的问题进行整改，进一步完善了相关制度，固定资产管理更加规范。

工会经费收支情况审计　2015年，对2008～2014年的工会经费收支情况进行审计，针对问题提出改进建议，要求工会进行整改并落实。

布草洗涤、报废及补新审计　2012年7月，开始对布草洗涤金额的日常审核工作。每月对物业办公室报送洗涤数量与金额进行审核，确保洗涤数量与金额的准确性，防止医院资金损失。2014年11月至2016年12月，先后对2012年7月至2015年12月布草报废情况和2013年10月至2015年12月布草补新情况的准确性、合理性进行审计，进一步强化了对布草报废、补新的监管，保障了医院资金安全，防止了医院资金的流失。

收费员现金和票据审核　2011年，开始对收费员现金和票据的审核。每年对收费票据使用情况进行审核，查看收费收据号和票据号的连贯性，抽查退费票据，审核退费手续是否合规。2013年10月8日后，河北省统一更换门诊收费票据，不再留有收据，重点审核门诊退费票据。每年对住院结账票据使用情况进行审核，审核住院费用冲负、惠民减免费用。经审核，未发现缺少收据号，退票的手续齐全，门诊退费、住院费用冲负、惠民减免手续齐全，未发现私自退费现象。每季度突击性抽查收费员库存现金额，未发现私自挪用现金现象。通过对门诊和住院收退费情况审核，有效保证了资金安全。

介入专用和手术植入性医用耗材（高值耗材）审核　2012年，开始对高值耗材的使用进行日常审核工作。每月末对当月高值耗材的使用计费情况进行审核。2016年8月起，高值耗材使用改为扫码管理，审计科改变审核方式，每月末审核扫码计费额与HIS网计费额是否一致，防止了医用耗材流失。2015年，对2014年度高风险医用耗材的付款情况进行专项审计，经审计，付款审批手续完备，未发现多付款、提前付款和付错单位的情况。

委托审计监督　2007年，医院开始委托有资质的工程造价咨询有限公司（或建设项目招标咨询有限公司）对改造维修工程、零星维修签证项目结算进行审计。2007～2016年，每年委托有资质的公司对上一年（2006～2015年）的零星维修签证项目结算进行审计。2013 年开始参加对医院零星维修签证项目结算委托审计的监督工作，委托公司的造价员对现场能测量的工程量进行确认时，审计科联合总务科和监察室进行监督，降低了维修成本，提高了经济效益。

十三、医患关系办公室/法务部

（一）沿革

2010 年 10 月成立医患关系办公室，李兴任副主任，主持全面工作，位于门诊楼 3 层。2015 年 10 月搬至新病房楼 1 层。2017 年 6 月成立法务部，李兴任副主任（兼），与医患关系办公室合署办公。2017 年末共有工作人员 5 人。

（二）主要工作

1978 年后，医疗纠纷处理由医政科负责。1995 年，与河北洋溢律师事务所签署合作协议，共同参与医疗纠纷相关的医学鉴定、法院开庭以及相关调解工作。2008 年出台《医疗纠纷责任追究制度》，由医务科组织纠纷责任认定专家组对于所处理完毕的纠纷进行责任分析及追责。

医患办成立后负责处理医患纠纷、投诉、表扬以及医疗纠纷防范培训等相关事务。2010 年出台《医院投诉管理办法》，对于服务类投诉进行建档，纠纷处理更为规范。2012 年将纠纷处理纳入绩效考核。2014 年 4 月邢台市医疗纠纷调解委员会成立后，索赔金额在一万元以上的医疗纠纷统一由医调委受理调解。2015 年，开始处理三院职工有关劳动争议类案件，参与非医疗纠纷类案件的开庭、调解。2016 年，开始对医院典型案例分析，将特殊患者纳入重点质控范畴，对于所发现的相关医疗、护理、后勤管理等问题反馈给相关职能科室，并协同追踪、检查。2017 年 6 月成立法务部，增加了重大医疗事件律师见证、经济合同审查、规章制度合法性审查、所有医院相关法律案件的处理以及相关医疗法律问题处置。至 2017 年年末，共接受来访 2300 余人次，在维护医患正当利益、处理医患矛盾、防范纠纷等事务上发挥了重要作用。

十四、采购办公室（设备科）

（一）沿革

1978 年建院初期，设备耗材由药剂科统一管理。1994 年 1 月成立器械科，胡爱晨任副科长，有工作人员 4 人，位于医院北侧平房，库房 1 间，面积约 60 平方米。2004 年 12 月胡爱晨任科长。2005 年 4 月牛书聘任副科长（兼）。10 月胡爱晨退休。2006 年 3 月 2 日牛书聘任科长。2007 年 8 月搬至院区西侧（原食堂），库房 1 间，面积约 100 平方米。2009 年 8 月 25 日，心血管病医院器械科工作归三院器械科统一管理。2012 年 2 月 24 日成立设备管理/采购办，牛书聘任主任，工作人员 10 人。2014 年 5 月 16 日朱继红任副主任。2016 年 1 月搬至新医技楼 3 层，维修组搬至医技楼负 1 层。10 月 20 日牛书聘调离，陈素强任主任，药品采购组归设备管理/采购办管理。2017 年末，科室共有工作人员 18 人。

（二）主要工作

详见第十章。

十五、总务科

（一）沿革

1978 年 10 月 1 日医院设立后勤组，负责人为王贞田。下设物资采购、财务、门诊收费、库房，共有工作人员 15 名。1981 年 4 月成立总务科，王艾义任副科长。1982 年 3 月增设器械维修组。1983 年 1 月总务科下设电工组、管工组、器械维修组、司机组、库房组（采购、会计、保管）、洗衣房、基建组、小卖部、固定资产会计组、门卫、食堂等班组。3 月李江印任科长，7 月王艾义调离医院。1984 年 3 月成立木工组，是年 4 月任俊峰任副科长。1988 年 4 月食堂脱离总务科。是年，器械维修组划归药剂科。1991 年，总务科管理的客货车划归办公室统一管理。1996 年 3 月张海荣任科长，王燕任副科长，李江印调任体改办主任。4 月任俊峰内退。2002 年 2 月，霍建宏转岗到洗衣房任负责人。2003 年 8 月，张海荣任院长助理兼总务科科长。2005 年 3 月，张海荣任副院长兼总务科科长，5 月任迎军任副科长。2009 年 5 月霍建宏任副科长。2010 年底，副院长张海荣退居二线。2011 年，副院长聂文平兼总务科科长，副科长为任迎军、霍建宏。2012 年物资管理工作交器械科。2013 年 9 月 4 日，霍建宏调任物业办副主任。2014 年，副科长任迎军主持全面工作，10 月杨震民调入任副科长。2015 年 9 月，市三院新院区一期工程正式落成并投入使用，总务科人员和职能进行重大调整，医院基础设施维修实行社会化，聘请爱玛客公司为医院提供基础设施设备维修服务工作，总务科人员分流。2017 年 1 月，郭发生任总务科副科长，主持全面工作，杨震民为副科长，任迎军退休。年末有工作人员 10 名。

（二）主要工作

详见第十章。

十六、基建办

（一）沿革

2009 年 8 月 5 日成立基建办，聂文平任主任，成员 2 人，办公地点位于心血管病房楼 1 层。9 月，外聘王保林为项目总工程师。2011 年 5 月，办公地点迁至综合楼 4 层。11 月，副院长聂文平任主任（兼）。2012 年 9 月，外聘李书平为造价工程师。2013 年 5 月郭发生任副主任。2014 年 5 月郭发生调离，于献勇任副主任。至 2017 年底，基建办有工作人员 8 人（含外聘 2 人）。

（二）主要工作

负责整体改扩建项目各项手续办理及项目的具体实施。协助邢台市桥西区政府对市委党校家属院征收工作。详见专记三和第十章。

十七、收费科

（一）沿革

1978年10月1日医院开诊时即设门诊收费处，位于门诊楼1层南侧，收费员8人，归后勤组管理，王贞田负责。1980年收费科归财务科管理，马洪坤负责。1981年4月，设住院收费处，位于病房楼1层东侧，1993年4月搬至院内平房。1996年3月收费处独立成科，许银海任副科长。1997年8月，许银海辞去副科长职务，范玉萍任副科长。2003年9月范玉萍退休，收费科归财务科管理，曹兰云任组长。2006年5月，在体检中心增设收费窗口。2006年6月，增设外科住院部收费处。9月，张志国任收费科副科长，挂号室归入收费科管理。2009年9月心血管病医院财务室并入三院财务科后，收费业务也同时并入，共有28人。2011年3月张志国调离，收费科独立，肖瑞芳任副科长（主持工作），接受财务科业务指导。2015年9月搬至新楼，分设门诊、住院、急诊、儿科收费窗口，并按照分层收费要求，在新医技楼2层设置收费窗口。2017年1月，肖瑞芳调离，收费科回归财务科管理。年末，收费科共有收费员28名。

（二）主要工作

1978～2000年，实行手工收费和开票，主要办理收费、住院登记、出院结算等业务，实行24小时值班制。2001年6月和8月，分别实行住院和门诊微机收费，提高了收费准确性和工作效率。2006年9月，挂号和收费业务合并，缩短了病人等候和二次排队时间。2011年开始对收费票据进行监管，重点审核票据存根的连号情况，保证了资金安全。2012年，根据上级《医疗收费票据使用管理方法》和全省统一更换收费票据工作的要求，修订了《票据管理制度》，并将收费票据纳入微机管理，保证了票据使用规范安全，减少了收费漏洞。2013年制定《收费处业务操作规范》，规范了各项收费业务，并于2017年进行了重新修订。2013年下半年开始对票据、退费、库存现金等进行重点监管。2015年11月实行门诊“一卡通”业务，后不断完善，最终实现自助挂号、缴费、充值等业务，方便了病人就医缴费，提高了收费速度，病人就诊信息更加准确。2016年1月，医生工作站全面上线，收费员读就诊卡直接提取病人缴费信息收费，提高了收费速度，降低了差错率。2017年4月取消纸质出院通知单，实现网上办理出院审批。10月开展“社保卡一卡通”业务，实行就诊卡、社保卡两卡合一，方便医保病人就诊。11月实现门诊诊间结算。

十八、配送中心

（一）沿革

2012年2月，医院对器械科、总务科的库存物资管理职能进行整合，成立配送中心，朱继红任副主任，主持全面工作，人员7名，位于综合楼地下室。2013年8月，建立闲置资产和应急物资库房，面积约80平方米。2014年5月朱继红调离，郭发生任副主任，主持全面工作。2015年9月搬至新病房楼负1层。2017年1月郭发生调离，李腾飞任副主任，主持全面工作。11月，固定资产库房、闲置资产库房移交设备科管理。2017年末有工作人员9人。

（二）主要工作

详见第十章。

十九、物业管理办公室

（一）沿革

2013年9月4日成立物业管理办公室，霍建宏任副主任，负责全面工作，工作人员3人。位于综合楼负1层。2016年12月10日霍建宏调至保卫科，宋莉任副主任，负责全面工作。2017年末，共有工作人员7人。

（二）主要工作

详见第十章。

二十、基层服务科

（一）沿革

2005年4月18日成立市场服务部，位于门诊楼3层，王丽江任主任，工作人员1名。2013年9月3日，市场服务部更名为基层服务科，职责不变。2015年9月搬迁至新病房楼南区17层。2016年12月6日，基层服务科更名为医疗服务科。2017年2月，肖瑞芳任副科长。年末，共有工作人员2名。

（二）主要工作

2005年市场服务部成立后，明确职责，建立了联谊乡病人来源分布表、基层医院通讯录、基层医生培训登记本、基层医生进修登记本等。参与组织举办大型学术会及基层医生学习班活动。会后，补充修订基层医生的联系档案，进一步密切与基层联系，为医疗下乡活动打下基础，广泛开展医疗下乡活动。

2006年，开展了每日门诊病人、在院病人情况统计，每月对出院病人来源、手术量和介入手术量进行统计分析，寻找医院及重点学科的服务半径，为各科确定其目标市场提供信息。2017年2月，统计工作移交给质控办。

2006年后，在院内《简报》上撰写或推荐有关如何做好服务营销的文章，提高服务质量和全院干部职工的营销意识。参与组织编写了慢性病、常见病、多发病健康教育知识手册，以及急诊、急救常识的健康教育手册，并于医疗下乡时向群众发放。

2006年9月至2007年4月，与体检中心护士长有针对性地到市区金融、税务、学校、厂矿等部门联系体检事宜，介绍医院优势。在《牛城晚报》发表3篇健康体检的科普文章，扩大医院影响力。多次到市内各医疗单位调查，并结合外地医院经验，建立体检中心重点客户信息数据库，指导体检中心制定客户体检时间一览表、客户意见反馈表，完善了健康体检指南、客户体检档案等。

2016年10月，负责院长信箱工作。每天查看院长信箱，第一时间对职工反映的问题，及时与相关职能科室沟通，将职能科室反馈的意见向主管领导汇报，一周内在院长信箱回复，并监督落实情况。

2017年，重点关注医院服务及流程方面存在的问题，依据制订的《进一步改善医疗服务行动计划实施方案》，以问题为导向，以方便病人为目标，开展流程再造。根据《河北省医疗机构十大窗口服务规范》，结合医院实际，征求窗口科室意见，修订了门诊各窗口岗位工作人员文明服务用语。与监察室联合，开展就医体验活动，对发现的问题与相关科室主任沟通，制定改进措施，收到明显效果。每季度根据出院病人回访中反映服务流程问题突出的科室召开工休座谈会。会后，就反馈意见与所在科室主任、护士长进行交流，要求相关科室限期整改，并追踪落实情况。对于工休座谈会上点名表扬的工作人员，由监察室按规定给予通报表扬。

组织医疗下乡工作见第十一章。

二十一、保卫科

（一）沿革

1979年1月组建基干民兵连，指导员王毅生，副指导员胡光，连长张银岭，副连长曹志坚、鲍东钦，下设4个排。1982年8月，胡东海负责安全保卫工作。11月胡东海调离，王丙戌负责安全保卫工作。1987年成立保卫科，王丙戌负责全面工作。1989年1月王丙戌任副科长。1992年7月王丙戌任科长。1995年11月搬至门诊楼3层。1996年医院成立5人巡逻小组。1999年1月成立武装部，院长张如俭任部长（兼），王丙戌任副部长，办公室设在保卫科。2001年院长荀凤阁任武装部部长（兼）。2004年11月杨振民任副科长（兼）。2007年10月秦会民任保卫科副科长。11月王丙戌退休，秦会民负责全面工作，杨振民不再兼任副科长。2009年武装部撤销建制。2010年3月秦会民任保卫科科长。2015年9月搬至新病房楼北楼5层。2016年1月，消防中控室启用，位于新病房楼1层东侧。2月秦会民调任老干部科科长，霍建宏任副科长（兼），负责全面工作。2017年1月，边志军任副科长，协助霍建宏工作。年末，有工作人员17人，另有保安62人。

（二）主要工作

详见第十章。

二十二、预防保健科

（一）沿革

1979年10月预防保健科成立，位于门诊楼2层最南端，宋计生负责。1986年4月宋计生调离医院，6月袁继昌任副科长，成员4人。1989年1月袁继昌调离医院，杨聚年任副科长。1992年7月孔令梅任副科长，负责全面工作。1996年4月，杨聚年、孔令梅内退，王芳任副科长。1997年3月，王芳任副科长，负责全面工作，李惠莲任副科长。2000年9月，王芳任科长，李惠莲因年龄原因，不再任副科长。2009年4月王芳退休，5月，王春梅任副科长，负责全面工作。2009年11月搬至心血管病房楼1层。2011年6月搬至三院外科楼1层西侧。2015年9月搬至新病房楼北楼5层。2017年末有工作人员3名。

（二）主要工作

1979 年建科初期，主要负责全院职工的门诊开药、开具住院通知单和职工子女的预防注射等工作，制定了《职工医药费报销用药范围》《外地就诊标准等制度》。

1983 年，医院成立计划生育办公室，挂靠在预防保健科，负责医院已婚育龄职工的计划生育管理工作；对已婚育龄职工进行结婚、怀孕、出生信息登记；每月向属地计生管理部门上报相关信息。之后，按国家政策要求严格审查申请再生育职工相关证件、资料，按程序做好审批工作。1986 年，预防注射工作扩大到玻璃厂、八一西、李演庄三个居委会，增加了儿童健康体检、妇女产后随访、职工病假审批。

1995 年，负责职工义务献血组织工作。1996 年 1 月，负责《出生医学证明》管理工作。8 月，邢台地区局部出现霍乱小流行，医院陆续收治十余名霍乱病人，预防保健科昼夜值班，负责霍乱监督上报、培训医护人员、指导实施消毒等工作，做到了零死亡、零感染，所有患者均痊愈出院。2017 年末，共存放《出生医学证明》存根资料 45926 份，并实现了资料的规范化管理。

1997 年 5 月，设立肠道门诊，由防保科管理。年内，增加医院感染病例监测和上报管理、传染病网络直报、红十字会工作、残疾人就业年审、职工健康体检、干细胞血样采集、离休干部医药费报销、放射管理监督、食堂卫生、食品安全管理等工作。制定了《传染病报告管理规定》《五岁以下儿童、孕产妇死亡报告制度》《AFP 报告制度》《控制院内感染教育制度》《疫情报告登记制度》《合理使用抗感染药物的措施》。

2008 年预防保健科不再负责职工健康体检组织工作。2011 年，实现了传染病网络信息查询、电子版上报。2012 年 10 月，医院感染监测工作交由医院感染管理科负责。2013 年，进一步完善医院传染病管理各项制度及预防保健科岗位职责，制定了《传染病预检分诊制度》《传染病法规知识培训制度》《传染病疫情信息网络直报制度》《放射防护安全管理制度》《放射工作人员职业健康管理制度》《放射工作人员个人剂量监测管理制度》《放射工作人员安全培训制度》《放射工作场所及设备检测制度》《疫苗和冷链管理制度》《计划生育工作制度》等。9 月物业办公室成立后，不再管理食堂卫生、食品安全工作。

2014 年，重新负责职工健康体检组织工作。2015 年 9 月，完成了对《放射诊疗许可证》和《辐射安全许可证》的变更工作。2016 年，接管医院 3 名省劳模医药费用报销工作。8 月，增加网络直报食源性疾病工作。2017 年，医院成立公共卫生工作管理委员会，委员会办公室设在预防保健科，王春梅兼任办公室主任，增加了重点疾病监测与报告等工作。11 月，组织召开公共卫生工作管理委员会第一次会议，制定放射事故处理应急预案、重大传染病处理应急预案、食源性疾病监测与报告管理规定，修订了传染病报告制度、放射诊疗防护安全管理制度。

二十三、信息科

（一）沿革

2001 年 12 月 27 日成立网络中心，医务科副科长张方青兼负责人，工作人员 5 人，设在门诊楼 3 层东北角，总面积约 40 平方米。2006 年 5 月 24 日张方青任主任（兼）。

2007年7月王燕勃任副主任。2010年3月5日，工会主席张方青不再兼任主任。2013年5月王燕勃任主任。2012年8月，网络中心更名为信息科。2015年9月搬迁至新医技楼4层，新址总面积380平方米。2016年7月新建容灾机房，位于综合楼3层，面积35平方米。2017年末，有工作人员10人。

（二）主要工作

2000年10月，医院专题会议决定进行医院管理信息系统（HIS）建设。12月，由周群拉带队进行项目实地考察。2001年1月17日，医院与北京达因军惠网络技术有限公司签署HIS系统建设合同。1月19日，成立以院长荀凤阁任组长，副院长周群拉、李含义任副组长的医院网络工程建设领导小组，并从医、技、护、药等专业科室抽调人员，组建行政协调小组、技术保障小组、数据准备小组。5月18日，召开全院职工网络建设工作动员大会。6月13日，网络住院部分运行；8月7日，门诊挂号、收费、药房模块运行；9月17日，WORD版电子病历运行；10月末，一期工程模块全部上线，并完善了相关管理制度与操作规程、应急预案等。11月30日，工程通过验收，医院在全市率先实现了门诊、住院及财务管理信息化。

网络中心成立后，主要负责网络软、硬件系统的维护工作，保障网络运行稳定与数据安全，并根据业务发展需要对系统进行功能拓展与升级。2002年12月10日，启用ADSL宽带专线，开通了医院外网功能，实现了行政科室访问互联网的工作需要。2003年1月27日，院内网开通，医院新闻、公告通知、院务公开、电子图书馆开始线上运行。6月19日，内网服务器和电脑安装瑞星网络版杀毒软件。7月31日，急诊科门诊医生站首先启用。2005年11月，医院官网正式上线。12月17日，实施磁带机备份系统，保障了HIS系统数据安全性。2006年2月，对原党校改造后的外科楼进行综合布线，并在4层建立了容灾机房。4月，对HIS系统服务器与存储进行升级，由原单服务器单存储升级为双机单存储，安装并启用双机软件Autostart，同时在容灾机房建立数据同步服务器。9月，体检管理信息系统（网络版）上线使用。2007年6月，设备物资管理系统上线。11月，逐步对局域网内所有同时可连接内、外网的计算机加装硬盘隔离卡和内网管理软件，对内网电脑的行为控制、信息安全、资产信息等进行有效管理。2008年11月，原磁带机备份系统更换为EMC快照备份恢复系统，数据备份效率和安全性进一步提升。是月，实施LIS系统，实现了检验管理信息化。2010年11月，HIS系统软件升级到4.0版，实现了系统整体功能化提升。2011年3月，外科楼容灾机房改建完成，同时对医院HIS系统平台与数据库进行了数据升级迁移，由原WINDOWS2003SERVER + ORACLE8.1.6跨平台跨版本升级到LINUX4.0 + ORACLE10.2.4RAC平台，实现了HIS系统数据库的负载均衡。2012年12月，完成结构化电子病历升级工作，摒弃word文档电子病历复制粘贴等管理上的缺点，实现了电子病历质控、临床路径、科研统计等功能。10月，蓝蜻蜓院感管理系统上线，实现了院感管理的信息化。2013年3月，实施中药房药库管理系统和库房管理系统，实现了中药药品从入出库管理到发药的信息化管理。3月8日，正式启用市级新农合直报平台。6月，实施了抗菌药物分级管理系统。9月，开始实施BI辅助决策系统，同时接管数据统计上报工作，负责院内医疗服务报表与国家卫统报表的统计上报。2014年，协助基建办对新楼涉及的弱电系统工程进行全程跟踪。2015 年 9 月新大楼启用前，顺利完成了机房搬迁、数据迁移等工作。在医院搬迁期间，保障了网络与信息系统的正常运行。11 月，一卡通系统正式上线运行，实现门诊自助挂号、缴费等功能，方便了患者就医。是月，全院 PACS 影像系统上线，实现了医院影像数据集中存储与院内共享。2016 年 1 月，医院全面推行门诊医生工作站，实现了电子处方与电子检验检查申请单。9 月，完成中心机房与容灾机房数据双活中心建设，实现了核心业务系统的数据安全防护。是月，完成心内科介入 PCI 随访数据库的搭建对接工作。2017 年 2 月，数据统计上报工作交由质控办负责。4 月，完成全院 GPS 时钟系统的安装调试，实现了服务器、交换机、监控系统、工作站电脑的时间同步。8 月，完成社保卡一卡通的平台对接与系统改造工作。11 月，完成了重症监护与手术麻醉系统的实施。12 月 16 日，安全等级保护建设项目完工，测评认证达到了三级标准。

二十四、专门委员会

（一）医院质量与安全管理委员会

第一届成立时间：2013 年 9 月 5 日

主　　任：王连芹

副 主 任：郭立新　王敬波　王　卫　薛志广　梁景江　聂文平　张方青

委　　员：齐丽平　马美星　张燕如　孟志勇　王雪霞　冯柳芳　袁耀辉　牛书聘
陈素强　郑　伟　王燕勃　王丽江　司永霞　秦会民　王春梅　任迎军
霍建宏　吴继东　李　兴　冯丽娟　郑海鹰　贾亚男　郭发生

办公室主任：马美星

第二届成立时间：2017 年 8 月 18 日

主任委员：王连芹

常务副主任委员：薛志广

副主任委员：郭立新　王敬波　王新伟　王　卫　梁景江　聂文平　齐丽平　张方青

委　　员：马美星　张燕如　孟志勇　王雪霞　冯柳芳　袁耀辉　冯双英　陈素强
郑　伟　王燕勃　司永霞　王丽江　贾亚男　王春梅　李　兴　霍建宏
郭发生　于献勇　宋　莉　李腾飞　冯丽娟　郑海鹰　冯存民　杜远生
孔咏梅　李爱军　吉淑敏　薛振生　连彦军　苗振林　刘杏巧　孙丽英
范雪爱　任振芳　杨雪棉　郭雪钗　苗振华　黄红革　齐　赛　郑晓芳
李星亮　张晶梅

办公室主任：马美星

（二）医疗质量与安全管理委员会

第一届成立时间：2013 年 9 月 5 日

主　　任：王连芹

副 主 任：郭立新　王　卫　薛志广　张方青

委　　员：齐丽平　马美星　赵　燕　孟志勇　冯柳芳　王雪霞　袁耀辉　冯存民

冯双英　孙丽英　杜远生　魏玉清　李英毅　李爱军　吉淑敏　苗振林
张　健　姚莉芸　刘杏巧　郝进敏　苗振华　王运涛　黄红革　齐　赛
郑晓芳　郭义恒　王清虎　薛振生　夏晓君　马春生　于　强　冯国强
任振芳　王贵玲　宋炳辉　范雪爱　孟卫东　范爱英　李星亮　王京森
张建刚　吴继东　李　兴

办公室主任：孟志勇

第二届成立时间：2017 年 8 月 18 日

主 任 委 员：齐丽平

副主任委员：郭立新　王　卫　薛志广　张方青

委　　　员：孟志勇　马美星　冯柳芳　王雪霞　袁耀辉　冯双英　赵　燕　李　兴
杜远生　魏玉清　李英毅　孔咏梅　朱凌凌　刘　铭　任振芳　郝俊华
李　欣　李爱军　吉淑敏　冯国强　郝进敏　薛振生　赵忠江　连彦军
侯志强　于晶晶　马春生　夏晓君　张　健　苗振林　王清虎　刘杏巧
姚莉芸　孙丽英　郭义军　范雪爱　冯存民　于　强　王贵玲　苗振华
王运涛　黄红革　齐　赛　郑晓芳　李星亮　孟卫东　范爱英　耿春杰
张建刚　张晶梅　刘　壮

办公室主任：孟志勇

（三）护理质量管理委员会

第一届成立时间：2013 年 9 月 5 日

主　　　任：王　卫

副　主　任：王雪霞　冯柳芳

委　　　员：解会敏　李素玲　张志红　张淑娟　殷海清　张素霞　夏小丽　杨雪棉
魏敬坤　左　蕾　师丽敏　郝海红　路运华　孟秀兰　白晓蔚　汪丽珍
石素贞　公志改　冯会敏　刘俊英　李　真　李　英　赵　涛　赵伟然
冯晓利　郭　静　郭雪钗　孙宇婷　李　静

办公室主任：王雪霞

第二届成立时间：2017 年 8 月 18 日

主任委员：王　卫

副主任委员：王雪霞　冯柳芳

委　　　员：孟志勇　冯存民　郝进敏　于　强　郝俊华　汪秀英　李　英　张改峰
杨雪棉　张素霞　郝海红　汪丽珍　孙宇婷　师丽敏　路运华　公志改
赵伟然　吕英淑　冯会敏　赵聪聪　李　真　夏小丽　郭雪钗　李素玲
张志红　赵　涛　祁兴敏　石素贞　唐连敏　魏敬坤　黄红革　袁耀辉
陈素强　张晶梅　郭发生　宋　莉

办公室主任：王雪霞

（四）医疗技术管理委员会

第一届资料缺失

第二届成立时间：1994 年 6 月 7 日

主　　任：李振河　卢俊生　徐振江

委　　员：李湘岚　华振声　董金凤　李尚德　顾奉安　宁海春　张存善　郭书元
闫文双　展有志　周群拉

第三届成立时间：1998 年 1 月 12 日

主　　任：张如俭

副 主 任：荀凤阁　周群拉　李含义　张燕飞

委　　员：郝如琨　宁海春　温素芹　李风格　杨淑芳　邢德振　顾奉安　张银岭
苗秀荣　霍建军　闫文双　展有志　王丽江　王　卫　薛志广　王连芹
郭立新

第四届成立时间：1999 年 7 月 8 日

主　　任：张如俭

副 主 任：荀凤阁　李含义　周群拉　张燕飞

委　　员：郝如琨　温素芹　李风格　杨淑芳　邢德振　顾奉安　张捧玉　苗秀荣
霍建军　闫文双　展有志　王丽江　王　卫　薛志广　王连芹　郭立新

第五届成立时间：2001 年 7 月 23 日

主　　任：荀凤阁

副 主 任：李含义　周群拉　张燕飞　王连芹

委　　员：孙丽英　郑玉林　李风格　吉淑敏　邢德振　顾奉安　张捧玉　苗秀荣
霍建军　展有志　王　卫　薛志广　郭立新　赵　燕　王丽江

第六届成立时间：2004 年 10 月 30 日

主　　任：荀凤阁

副 主 任：周群拉　王连芹　郭立新　王　卫

委　　员：张燕飞　孙丽英　郑玉林　李风格　凌　鹏　邢德振　赵忠江　张捧玉
冯双英　吉淑敏　黄红革　霍建军　苗振华　张方青　聂文平　薛志广
赵　燕　王丽江

第七届成立时间：2005 年 6 月 4 日

主　　任：王连芹

副 主 任：郭立新　王　卫　薛志广

委　　员：张燕飞　孙丽英　袁耀辉　李风格　李爱军　凌　鹏　邢德振　赵忠江
张捧玉　冯双英　冯存民　吉淑敏　黄红革　霍建军　苗振华　张方青
聂文平　赵　燕　冯柳芳

第八届成立时间：2006 年 5 月 8 日

主　　任：王连芹

副 主 任：郭立新　王　卫　薛志广

委　　员：张燕飞　孙丽英　袁耀辉　李风格　李爱军　凌　鹏　邢德振　赵忠江
杜远生　冯双英　冯存民　吉淑敏　黄红革　霍建军　苗振华　张方青

聂文平　赵　燕　冯柳芳

第九届成立时间：2008 年 3 月 14 日

主　　任：王连芹

副 主 任：郭立新　王　卫　薛志广　张方青

委　　员：王清虎　赵　燕　冯柳芳　王　红　刘杏巧　孙丽英　邢德振　赵忠江　郝进敏　杜远生　魏玉清　吉淑敏　李爱军　冯双英　齐丽平　宁海春　凌　鹏　冯存民　袁耀辉　苗振华　黄红革　霍建军　齐　赛

第十届成立时间：2010 年 3 月 16 日

主　　任：王连芹

副 主 任：郭立新　王　卫　薛志广　张方青

委　　员：齐丽平　赵　燕　冯柳芳　姚莉芸　刘杏巧　孙丽英　邢德振　赵忠江　郝进敏　杜远生　魏玉清　李英毅　李爱军　吉淑敏　冯双英　宁海春　凌　鹏　冯存民　袁耀辉　苗振华　黄红革　霍建军　齐　赛

第十一届成立时间：2013 年 9 月 5 日

主　　任：郭立新

副 主 任：王　卫　薛志广　张方青

委　　员：齐丽平　马美星　孟志勇　袁耀辉　王雪霞　冯柳芳　冯双英　冯存民　孙丽英　苗振林　郝进敏　魏玉清　刘杏巧　于　强　以及相关专业专家

办公室主任：孟志勇

第十二届成立时间：2017 年 8 月 18 日

主任委员：郭立新

副主任委员：王　卫　薛志广　齐丽平　张方青

委　　员：孟志勇　马美星　袁耀辉　王雪霞　冯柳芳　贾亚男　杜远生　魏玉清　郝进敏　刘　铭　苗振林　刘杏巧　孙丽英　冯存民　薛振生　于　强　苗振华　张　健　连彦军　以及相关专业专家

办公室主任：孟志勇

注：第二届名称为“技术委员会”，第三至第十一届名称为“院技术委员会”，第十二届名称为“医疗技术管理委员会”。

（五）医院感染管理委员会

第一届资料缺失

第二届成立时间：1994 年 6 月 7 日

主　　任：卢俊生

副 主 任：孔令梅　司庆军

委　　员：周群拉　华振声　吕胜利　刘素云　张金花　李江印　崔宝英　王东文

第三届成立时间：1998 年 1 月 12 日

主　　任：张燕飞

副 主 任：王　芳　李惠莲
委　　员：冯柳芳　王　卫　郝如琨　吕胜利　郑　华　张英敏　郑素钦　苗秀荣
　　　　　张海荣　解会敏
第四届成立时间：1999 年 7 月 8 日
主　　任：张燕飞
副 主 任：王　芳　李惠莲
委　　员：冯柳芳　王　卫　孙丽英　吕胜利　郑　华　张英敏　郑素钦　苗秀荣
　　　　　张海荣　解会敏
第五届成立时间：2001 年 7 月 23 日
主　　任：张燕飞
副 主 任：王　芳　赵　燕
委　　员：冯柳芳　王　卫　张方青　吕胜利　郑　华　张英敏　郑素钦　苗秀荣
　　　　　张海荣　解会敏
第六届成立时间：2004 年 10 月 30 日
主　　任：周群拉
副 主 任：冯柳芳　王　芳
委　　员：赵　燕　张方青　张英敏　吕胜利　郭　静　赵　涛　黄红革　张海荣
　　　　　解会敏
第七届成立时间：2005 年 6 月 4 日
主　　任：王　卫
副 主 任：薛志广　冯柳芳
委　　员：王　芳　赵　燕　张方青　张英敏　吕胜利　郭　静　赵　涛　黄红革
　　　　　解会敏
第八届成立时间：2006 年 5 月 8 日
主　　任：王　卫
副 主 任：冯柳芳
委　　员：王　芳　赵　燕　张方青　张英敏　吕胜利　郭　静　赵　涛　黄红革
　　　　　解会敏
第九届成立时间：2008 年 3 月 14 日
主　　任：王　卫
副 主 任：冯柳芳
委　　员：王　芳　赵　燕　王清虎　刘　壮　吕发文　吕胜利　郭　静　赵　涛
　　　　　黄红革　李素玲　解会敏
第十届成立时间：2010 年 3 月 16 日
主　　任：王　卫
副 主 任：冯柳芳
委　　员：齐丽平　王春梅　赵　燕　孟志勇　袁耀辉　孙丽英　李爱军　姚莉芸

赵忠江　霍建宏　牛书聘　刘　壮　吕发文　唐连敏　赵建芬　郭　静
赵　涛　黄红革　李素玲　解会敏

第十一届成立时间：2013 年 9 月 5 日

主　　任：王　卫

副 主 任：冯柳芳

委　　员：孟志勇　王雪霞　王春梅　袁耀辉　牛书聘　冯存民　冯双英　孙丽英
李爱军　姚莉芸　刘杏巧　郝进敏　苗振林　苗振华　夏晓君　薛振生
冯国强　于　强　范雪爱　郭义恒　黄红革　孟卫东　霍建宏　刘　壮
李素玲　张志红　张改峰　赵　涛　唐连敏　郭　静　冯会敏

办公室主任：冯柳芳

第十二届成立时间：2017 年 8 月 18 日

主任委员：王　卫

副主任委员：冯柳芳

委　　员：孟志勇　王雪霞　李爱军　吉淑敏　赵忠江　冯存民　范雪爱　于　强
李　欣　郭义军　王清虎　孟卫东　刘　壮　李素玲　张志红　张改峰
郝海红　石素贞　赵　涛　唐连敏　祁兴敏　冯双英　王春梅　黄红革
袁耀辉　陈素强　宋　莉

办公室主任：冯柳芳

注：第二届名称为“院内感染委员会”，第三至第十届名称为“控制院内感染委员会”，第十一至第十二届名称为“医院感染管理委员会”。

（六）药事管理与药物治疗学委员会

第一届资料缺失

第二届成立时间：1994 年 6 月 7 日

主　　任：卢俊生

副 主 任：张平水　闫文双

委　　员：周群拉　杨淑芳　冯金台　宁海春　顾奉安　郑玉林

第三届成立时间：1998 年 1 月 12 日

主　　任：张如俭

副 主 任：李含义

委　　员：辛艳丽　王　卫　李庆祥　薛志广　张捧玉　马春生　闫文双

第四届成立时间：1999 年 7 月 8 日

主　　任：张如俭

副 主 任：李含义

委　　员：辛艳丽　葛春立　王　卫　李庆祥　薛志广　张捧玉　李风格　闫文双

第五届成立时间：2001 年 7 月 23 日

主　　任：荀凤阁

副 主 任：李含义

委　　员：郑玉林　辛艳丽　王　卫　李庆祥　薛志广　张捧玉　李风格　凌　鹏

第六届成立时间：2004 年 10 月 30 日

主　　任：王连芹

副 主 任：郑玉林

委　　员：袁耀辉　辛艳丽　聂文平　张　健　薛志广　张捧玉　冯双英　凌　鹏
　　　　　赵忠江

第七届成立时间：2005 年 6 月 4 日

主　　任：王　卫

副 主 任：袁耀辉

委　　员：辛艳丽　薛志广　张方青　聂文平　张　健　冯存民　吉淑敏　冯双英
　　　　　凌　鹏　赵忠江

第八届成立时间：2006 年 5 月 8 日

主　　任：王　卫

副 主 任：袁耀辉

委　　员：辛艳丽　马春生　张方青　聂文平　张　健　冯存民　吉淑敏　冯双英
　　　　　凌　鹏　赵忠江　孙丽英　王　红　刘杏巧

第九届成立时间：2008 年 3 月 14 日

主　　任：王　卫

副 主 任：梁景江　袁耀辉

委　　员：辛艳丽　王清虎　马春生　张　健　冯存民　冯双英　杜远生　魏玉清
　　　　　吉淑敏　李爱军　赵忠江　邢德振　孙丽英　王　红

第十届成立时间：2010 年 3 月 16 日

主　　任：王　卫

副 主 任：梁景江　袁耀辉

委　　员：辛艳丽　齐丽平　马美星　孟志勇　冯柳芳　马春生　张　健　冯存民
　　　　　冯双英　杜远生　魏玉清　李英毅　李爱军　吉淑敏　赵忠江　郝进敏
　　　　　邢德振　孙丽英　姚莉芸　刘杏巧

第十一届成立时间：2013 年 9 月 5 日

主　　任：王连芹

常务副主任：王　卫

副 主 任：袁耀辉　孟志勇

委　　员：马美星　王丽华　辛艳丽　冯柳芳　王雪霞　冯存民　冯双英　杜远生
　　　　　李爱军　吉淑敏　张　健　郝进敏　苗振林　孙丽英　刘杏巧　苗振华
　　　　　黄红革　夏晓君　于　强

办公室主任：袁耀辉

第十二届成立时间：2017 年 8 月 18 日

主任委员：齐丽平

副主任委员：袁耀辉　孟志勇　司永霞

委　　员：马美星　冯柳芳　王雪霞　冯双英　陈素强　王丽华　孙鑫晔　武迎磊　杜远生　李爱军　吉淑敏　连彦军　苗振林　张　健　刘杏巧　孙丽英　冯存民　郝俊华　冯国强　夏晓君　于　强　黄红革　苗振华

办公室主任：袁耀辉

注：第二至第十届名称为"药事管理委员会"，第十一至第十二届名称为"药事管理与药物治疗学委员会"。

（七）临床用血管理委员会

第一届成立时间：1998 年 1 月 12 日

主　　任：周群拉

副 主 任：王　卫

委　　员：王　芳　冯柳芳　吴继东　张　洁　展有志　尹保强　睢孟存　梁文杰　徐立果

第二届成立时间：1999 年 7 月 8 日

主　　任：张燕飞

副 主 任：周群拉

委　　员：王　卫　王　芳　冯柳芳　苗秀荣　凌　鹏　张　洁　展有志　尹保强　睢孟存　孙丽英　梁文杰　李素君

第三届成立时间：2001 年 7 月 23 日

主　　任：张燕飞

副 主 任：王　卫　王　芳

委　　员：冯柳芳　苗秀荣　凌　鹏　展有志　张方青　睢孟存　孙丽英　王军梅　黄红革

第四届成立时间：2004 年 10 月 30 日

主　　任：周群拉

副 主 任：王　卫

委　　员：冯柳芳　张方青　黄红革　凌　鹏　展有志　孙丽英　王军梅

第五届成立时间：2005 年 6 月 4 日

主　　任：王　卫

副 主 任：郭立新　薛志广

委　　员：冯柳芳　张方青　黄红革　凌　鹏　展有志　孙丽英　赵领军

第六届成立时间：2006 年 5 月 8 日

主　　任：王　卫

副 主 任：冯柳芳

委　　员：张方青　黄红革　凌　鹏　苗振华　孙丽英　夏晓君　李　芳　赵领军

第七届成立时间：2008 年 3 月 14 日

主　　任：王　卫

副 主 任：张方青
委 员：冯柳芳 王清虎 黄红革 魏玉清 吉淑敏 刘杏巧 赵忠江 苗振华 孙丽英 夏晓君 李 芳 赵领军

第八届成立时间：2010 年 3 月 16 日
主 任：王 卫
副 主 任：张方青
委 员：冯柳芳 齐丽平 黄红革 魏玉清 吉淑敏 孙丽英 刘杏巧 赵忠江 苗振华 夏晓君 李 芳 赵领军

第九届成立时间：2013 年 9 月 5 日
主 任：王 卫
副 主 任：孟志勇 黄红革
委 员：马美星 王雪霞 冯柳芳 吉淑敏 孙丽英 刘杏巧 冯存民 苗振林 苗振华 薛振生 于 强 宋炳辉 夏晓君 李素玲 赵 涛 赵领军
办公室主任：孟志勇

第十届成立时间：2017 年 8 月 18 日
主任委员：王 卫
副主任委员：孟志勇 张晶梅
委 员：马美星 王雪霞 冯柳芳 吉淑敏 苗振林 张 健 刘杏巧 姚莉芸 冯国强 侯志强 夏晓君 范雪爱 于 强 苗振华 黄红革 李素玲 赵 涛
办公室主任：孟志勇
办公室副主任：张晶梅

注：第一至第八届名称为“临床输血管理委员会”，第九、十届名称为“临床用血管理委员会”。

（八）病案管理委员会

第一届资料缺失

第二届成立时间：1994 年 6 月 7 日
主 任：徐振江
副 主 任：周群拉
委 员：李风格 朱家明 贾永志 谷成锁 秦会民 王清虎

第三届成立时间：1998 年 1 月 12 日
主 任：周群拉
副 主 任：王 卫
委 员：马春生 尹保强 谷成锁 冷毓青 范玉萍 秦会民 靳建新

第四届成立时间：1999 年 7 月 8 日
主 任：周群拉
副 主 任：王 卫

委　　员：马春生　尹保强　苗振林　谷成锁　冷毓青　范玉萍　秦会民　李卫康
靳建新
第五届成立时间：2001 年 7 月 23 日
主　　任：周群拉
副 主 任：王　卫
委　　员：马春生　张方青　苗振林　孙丽英　吉淑敏　范玉萍　秦会民　王　云
薛志广
第六届成立时间：2004 年 10 月 30 日
主　　任：王　卫
副 主 任：张方青　赵　燕
委　　员：邢德振　薛志广　凌　鹏　赵忠江　张捧玉　孙丽英　王　红　谷成锁
吉淑敏　冯双英　张　浩　王玉敏　刘世立　汪秀英　王丽江
第七届成立时间：2005 年 6 月 4 日
主　　任：王　卫
副 主 任：郭立新　薛志广
委　　员：张方青　赵　燕　邢德振　凌　鹏　赵忠江　张捧玉　孙丽英　王　红
谷成锁　吉淑敏　李爱军　冯双英　张　浩　王玉敏　刘世立　汪秀英
第八届成立时间：2006 年 5 月 8 日
主　　任：王　卫
副 主 任：张方青　赵　燕
委　　员：邢德振　凌　鹏　赵忠江　杜远生　孙丽英　王　红　谷成锁　吉淑敏
李爱军　冯双英　夏晓君　王玉敏　刘世立　汪秀英
第九届成立时间：2008 年 3 月 14 日
主　　任：张方青
副 主 任：王清虎　赵　燕
委　　员：王玉敏　汪秀英　刘世立　张　健　马春生　邢德振　赵忠江　郝进敏
杜远生　魏玉清　吉淑敏　李爱军　孙丽英　刘杏巧　冯双英　夏晓君
第十届成立时间：2010 年 3 月 16 日
主　　任：张方青
副 主 任：齐丽平　马美星　赵　燕
委　　员：冯丽娟　张　健　马春生　邢德振　赵忠江　郝进敏　杜远生　魏玉清
李英毅　李爱军　吉淑敏　孙丽英　姚莉芸　刘杏巧　冯双英　夏晓君
汪秀英　刘世立
第十一届成立时间：2013 年 9 月 5 日
主　　任：张方青
副 主 任：王　卫
委　　员：齐丽平　马美星　孟志勇　王雪霞　冯存民　李英毅　孙丽英　王清虎

薛振生 夏晓君 于 强 李 兴 于献勇

办公室主任：孟志勇

办公室副主任：于献勇

第十二届成立时间：2017 年 8 月 18 日

主 任 委 员：齐丽平

副主任委员：孟志勇

委 员：马美星 王雪霞 李 兴 李英毅 李爱军 张 健 冯存民 朱凌凌 薛振生 于晶晶 夏晓君 王清虎 郭义军 范雪爱 于 强

办公室主任：孟志勇

（九）伦理委员会

第一届成立时间：2010 年 3 月 16 日

主 任：王连芹

副 主 任：郭立新 王 卫 薛志广 张方青

委 员：齐丽平 赵 燕 袁耀辉 陈素强 牛书聘 聂文平 冯柳芳 李 兴 冯存民 张 健 孙丽英 杜远生 姚莉芸

第二届成立时间：2013 年 9 月 5 日

主 任：王 卫

副 主 任：郭立新 王敬波 薛志广 聂文平 张方青

委 员：齐丽平 张燕如 孟志勇 王雪霞 袁耀辉 陈素强 冯柳芳 冯存民 张 健 冯双英 孙丽英 姚莉芸 王清虎 李 兴 范彦芳

办公室主任：孟志勇

第三届成立时间：2017 年 8 月 18 日

主 任 委 员：薛志广

副主任委员：贾亚男

委 员：孟志勇 袁耀辉 陈素强 李 兴 张志革 姚莉芸 王雪霞 冯柳芳 范彦芳 韩琳琳 陈 晗 乔 瑜 王 涛

及相关专家

办公室主任：贾亚男

（十）医学装备管理委员会

第一届成立时间：2013 年 9 月 5 日

主 任：王连芹

副 主 任：郭立新 王 卫 薛志广 梁景江 聂文平

委 员：齐丽平 牛书聘 王燕勃 孟志勇 冯柳芳 王雪霞 朱继红 冯丽娟 郑海鹰 张森林 以及医院相关专家

办公室主任：牛书聘

第二届成立时间：2017 年 8 月 18 日

主 任 委 员：郭立新

副主任委员：王　卫　薛志广　梁景江　聂文平　齐丽平　张方青
委　　　员：陈素强　司永霞　王燕勃　孟志勇　冯柳芳　王雪霞　李腾飞
冯丽娟　郑海鹰　张森林　以及医院相关专家
办公室主任：陈素强
注：第一届名称为“医学装备委员会”，第二届名称为“医学装备管理委员会”。

（十一）继续医学教育委员会

第一届成立时间：1998 年 1 月 12 日
主　　　任：张如俭
副　主　任：荀凤阁　周群拉
委　　　员：闫文双　王　卫　王丽江　孙丽英　凌　鹏　马春生　王　红　杨淑芳
展有志　王清虎　赵忠江　王连芹　郭立新　辛艳丽　沈惠峰
第二届成立时间：1999 年 7 月 8 日
主　　　任：张如俭
副　主　任：荀凤阁
委　　　员：闫文双　王　卫　王丽江　王桂珍　孙丽英　凌　鹏　马春生　王　红
展有志　王清虎　赵忠江　王连芹　郭立新　辛艳丽　沈惠峰
第三届成立时间：2001 年 7 月 23 日
主　　　任：周群拉
副　主　任：王　卫
委　　　员：王丽江　秦会民　孙丽英　凌　鹏　张方青　赵　燕　郑玉林　谷成锁
马春生　王　红　展有志　王清虎　冯双英　郭立新
第四届成立时间：2004 年 10 月 30 日
主　　　任：周群拉
副　主　任：王　卫
委　　　员：张方青　赵　燕　秦会民　王丽江　凌　鹏　郑玉林　谷成锁　马春生
王　红　王清虎　冯双英　张　浩
第五届成立时间：2005 年 6 月 4 日
主　　　任：王　卫
副　主　任：郭立新
委　　　员：张方青　赵　燕　秦会民　凌　鹏　袁耀辉　谷成锁　马春生　王　红
王清虎　冯双英　张　浩
第六届成立时间：2006 年 5 月 8 日
主　　　任：王　卫
副　主　任：张方青
委　　　员：赵　燕　秦会民　凌　鹏　袁耀辉　谷成锁　马春生　王　红　王清虎
冯双英　夏晓君　郝进敏
第七届成立时间：2008 年 3 月 14 日

主　　　任：王　卫
副　主　任：王清虎
委　　　员：赵　燕　孟志勇　魏玉清　吉淑敏　袁耀辉　孙丽英　马春生　郝进敏
　　　　　　王　红　齐丽平　冯双英　夏晓君
第八届成立时间：2010 年 3 月 16 日
主　　　任：王　卫
副　主　任：齐丽平
委　　　员：赵　燕　孟志勇　魏玉清　吉淑敏　袁耀辉　孙丽英　马春生　郝进敏
　　　　　　姚莉芸　冯双英　夏晓君
第九届成立时间：2013 年 9 月 5 日
主　　　任：王　卫
副　主　任：齐丽平　贾亚男
委　　　员：孟志勇　王雪霞　冯柳芳　魏玉清　吉淑敏　冯存民　孙丽英　刘杏巧
　　　　　　袁耀辉　齐　赛　夏晓君　薛振生
办公室主任：贾亚男
第十届成立时间：2017 年 8 月 18 日
主任委员：王　卫
副主任委员：贾亚男
委　　　员：孟志勇　王雪霞　冯柳芳　袁耀辉　魏玉清　吉淑敏　郝进敏　刘杏巧
　　　　　　姚莉芸　孙丽英　冯存民　孔咏梅　任振芳　于　强　齐　赛　李星亮
办公室主任：贾亚男

（十二）爱国卫生运动委员会

第一届资料缺失
第二届成立时间：1994 年 6 月 7 日
主　　　任：张平水
副　主　任：李江印　杨聚年
委　　　员：冯金台　李入凯　王丙戌
第三届成立时间：1998 年 1 月 12 日
主　　　任：张平水
副　主　任：李江印　裴东兴
委　　　员：司庆军　李惠莲　张海荣　李禄凯　郑　华　冯柳芳　闫淑英
第四届成立时间：1999 年 7 月 8 日
主　　　任：李含义
副　主　任：张平水　张海荣　李江印　裴东兴
委　　　员：司庆军　李惠莲　李禄凯　郑　华　冯柳芳　闫淑英
第五届成立时间：2001 年 7 月 23 日
主　　　任：李含义

副　主　任：张海荣　田启龙

委　　　员：裴东兴　司庆军　王　芳　张方青　冯柳芳　闫淑英

第六届成立时间：2004 年 10 月 30 日

主　　　任：路大奎

副　主　任：张海荣　田启龙

委　　　员：裴东兴　司庆军　王　芳　聂文平　冯柳芳

第七届成立时间：2005 年 6 月 4 日

主　　　任：张海荣

副　主　任：路大奎　田启龙

委　　　员：裴东兴　吴继东　王　芳　聂文平　冯柳芳

第八届成立时间：2006 年 5 月 8 日

主　　　任：张海荣

副　主　任：梁景江

委　　　员：裴东兴　吴继东　王　芳　任迎军　聂文平　冯柳芳

第九届成立时间：2008 年 3 月 14 日

主　　　任：张海荣

副　主　任：梁景江

委　　　员：聂文平　裴东兴　陈素强　吴继东　王　芳　任迎军　王清虎　冯柳芳

第十届成立时间：2010 年 3 月 16 日

主　　　任：张海荣

副　主　任：梁景江

委　　　员：聂文平　裴东兴　陈素强　冯柳芳　吴继东　王春梅　任迎军　孟志勇

第十一届成立时间：2013 年 9 月 5 日

主　　　任：梁景江

副　主　任：霍建宏

委　　　员：陈素强　冯柳芳　吴继东　王春梅

办公室主任：霍建宏

第十二届成立时间：2017 年 8 月 18 日

主 任 委 员：王新伟

副主任委员：宋　莉

委　　　员：王雪霞　冯柳芳　冯双英　王春梅　霍建宏　于献勇　郭发生　李腾飞　张　伟

办公室主任：宋　莉

（十三）安全生产管理委员会

第一届资料缺失

第二届成立时间：1994 年 6 月 7 日

主　　　任：张平水

副　主　任：李江印　王丙戌

委　　　员：李振堂　胡爱晨　郑玉林　许银海　黄广新　夏跃峰　王　燕

第三届成立时间：1998 年 1 月 12 日

主　　　任：张如俭

副　主　任：路大奎

委　　　员：王丙戌　张海荣　辛艳丽　胡爱晨　裴东兴　王　卫　王丽江　闫淑英
　　　　　　杨金义　张银岭

第四届成立时间：1999 年 7 月 8 日

主　　　任：张如俭

副　主　任：路大奎

委　　　员：王丙戌　张海荣　葛春立　胡爱晨　裴东兴　王　卫　王丽江　闫淑英
　　　　　　杨金义　齐　赛

第五届成立时间：2001 年 7 月 23 日

主　　　任：荀凤阁

副　主　任：路大奎

委　　　员：王丙戌　张海荣　葛春立　胡爱晨　裴东兴　王　卫　赵　燕　闫淑英
　　　　　　杨金义　齐　赛

第六届成立时间：2004 年 10 月 30 日

主　　　任：荀凤阁

副　主　任：路大奎

委　　　员：王丙戌　张海荣　田启龙　胡爱晨　裴东兴　聂文平　赵　燕　陈素强
　　　　　　王丽江　杨金义　齐　赛

第七届成立时间：2005 年 6 月 4 日

主　　　任：荀凤阁

副　主　任：张海荣　路大奎

委　　　员：薛志广　王丙戌　田启龙　胡爱晨　裴东兴　聂文平　赵　燕　陈素强
　　　　　　王丽江　齐　赛　杨金义

第八届成立时间：2006 年 5 月 8 日

主　　　任：王连芹

副　主　任：张海荣　梁景江

委　　　员：薛志广　张方青　王丙戌　张燕如　牛书聘　袁耀辉　裴东兴　聂文平
　　　　　　赵　燕　陈素强　王丽江　齐　赛　杨金义

第九届成立时间：2008 年 3 月 14 日

主　　　任：王连芹

副　主　任：王　卫　张海荣　梁景江

委　　　员：薛志广　张方青　王清虎　秦会民　聂文平　牛书聘　袁耀辉　裴东兴
　　　　　　赵　燕　陈素强　王丽江　齐　赛　杨金义

第十届成立时间：2010 年 3 月 16 日

主　　任：王连芹

副 主 任：王　卫　张海荣　梁景江

委　　员：薛志广　张方青　齐丽平　秦会民　聂文平　牛书聘　袁耀辉　裴东兴
赵　燕　陈素强　王丽江　齐　赛　任迎军　李　兴

第十一届成立时间：2013 年 7 月 9 日

主　　任：王连芹

副 主 任：郭立新　王敬波　王　卫　薛志广　梁景江　聂文平　张方青

委　　员：齐丽平　张燕如　张　伟　孟志勇　赵　燕　冯柳芳　秦会民　牛书聘
袁耀辉　王春梅　裴东兴　陈素强　王丽江

调整时间：2013 年 12 月 16 日

主　　任：王连芹

副 主 任：郭立新　王敬波　王　卫　薛志广　梁景江　聂文平　张方青　齐丽平

委　　员：张燕如　张　伟　孟志勇　王雪霞　马美星　冯柳芳　秦会民　牛书聘
袁耀辉　王春梅　陈素强　王燕勃　任迎军　霍建宏　李　兴　郭发生
黄红革

办公室主任：梁景江

办公室副主任：张燕如　张　伟

调整时间：2014 年 11 月 20 日

主　　任：王连芹

副 主 任：郭立新　王敬波　王　卫　薛志广　梁景江　聂文平　张方青　齐丽平

委　　员：张燕如　张　伟　孟志勇　王雪霞　马美星　冯柳芳　秦会民　牛书聘
袁耀辉　王春梅　陈素强　王燕勃　任迎军　霍建宏　李　兴　于献勇
郭发生　黄红革　张建刚

办公室主任：郭立新

办公室副主任：张燕如　张　伟

调整时间：2016 年 4 月 5 日

主　　任：王连芹

常务副主任：王新伟

副 主 任：郭立新　王敬波　王　卫　薛志广　梁景江　聂文平　齐丽平　张方青

委　　员：张燕如　张　伟　孟志勇　王雪霞　冯丽娟　马美星　冯柳芳　霍建宏
牛书聘　袁耀辉　王春梅　陈素强　王燕勃　任迎军　李　兴　于献勇
郭发生　黄红革　张建刚

办公室主任：王新伟

办公室副主任：霍建宏

调整时间：2017 年 3 月 10 日

主　　任：王连芹

副　主　任：郭立新　王敬波　王新伟　王　卫　薛志广　梁景江　聂文平　齐丽平
张方青

委　　　员：张燕如　张　伟　孟志勇　王雪霞　冯丽娟　马美星　冯柳芳　霍建宏
宋　莉　陈素强　袁耀辉　王春梅　司永霞　王燕勃　郭发生　李　兴
于献勇　李腾飞　黄红革　张建刚

办公室主任：王新伟

办公室副主任：霍建宏

第十二届成立时间：2017 年 8 月 18 日

主 任 委 员：王新伟

副主任委员：郭立新　王　卫　薛志广　聂文平　齐丽平　张方青

委　　　员：霍建宏　郭发生　陈素强　袁耀辉　李腾飞　黄红革　张建刚　宋　莉
李　兴　孟志勇　王雪霞　马美星　冯柳芳　冯丽娟　王春梅　王燕勃
于献勇　张　伟

办公室主任：霍建宏

注：第二至第十届名称为“安全委员会”，第十一至第十二届名称为“安全生产管理委员会”。

（十四）公共卫生工作管理委员会

第一届成立时间：2017 年 8 月 18 日

主 任 委 员：张方青

副主任委员：王新伟　王　卫　薛志广　齐丽平

委　　　员：王春梅　霍建宏　冯存民　孟志勇　冯柳芳　冯双英　宋　莉　李爱军
吉淑敏　姚莉芸　孙丽英　郭义军　齐　赛　李星亮

办公室主任：王春梅

（十五）院务委员会

第一届资料缺失

第二届成立时间：1994 年 6 月 7 日

主　　　任：张如俭

副　主　任：薛芳林

委　　　员：李振河　张平水　卢俊生　荀凤阁　徐振江　穆桂信　李增海　李江印
闫文双　司庆军　周群拉　李振堂

第三届成立时间：1998 年 1 月 12 日

主　　　任：张如俭

副　主　任：荀凤阁

委　　　员：李含义　周群拉　张燕飞　陈玉芹　王　卫　王丽江　李江印　张海荣
司庆军　闫文双　王　芳　裴东兴　王丙戌　高文敏　王玉敏　范玉萍

第四届成立时间：1999 年 7 月 8 日

主　　　任：张如俭

副　主　任：荀凤阁
委　　　员：李含义　周群拉　张燕飞　陈玉芹　王　卫　王丽江　李江印　张海荣
司庆军　闫文双　王　芳　裴东兴　王丙戌　王玉敏　范玉萍　李禄凯
第五届成立时间：2001 年 7 月 23 日
主　　　任：荀凤阁
副　主　任：李含义
委　　　员：周群拉　张燕飞　王连芹　陈玉芹　王　卫　赵　燕　张海荣　司庆军
王　芳　田启龙　王丙戌　王玉敏　牛书聘　范玉萍
第六届成立时间：2004 年 10 月 30 日
主　　　任：荀凤阁
副　主　任：周群拉
委　　　员：王连芹　郭立新　王　卫　陈玉芹　张海荣　田启龙　张方青　聂文平
赵　燕　司庆军　王　芳　王丙戌　王玉敏　牛书聘　陈素强　王丽江
第七届成立时间：2005 年 6 月 4 日
主　　　任：王连芹
副　主　任：郭立新
委　　　员：王　卫　张海荣　陈玉芹　薛志广　田启龙　张方青　聂文平　赵　燕
冯柳芳　吴继东　王　芳　王丙戌　王玉敏　牛书聘　陈素强　王丽江
任迎军
第八届成立时间：2006 年 5 月 8 日
主　　　任：王连芹
副　主　任：郭立新
委　　　员：王　卫　张海荣　薛志广　陈玉芹　张方青　张燕如　聂文平　赵　燕
冯柳芳　吴继东　王　芳　王丙戌　王玉敏　郑　伟　陈素强　王丽江
第九届成立时间：2008 年 3 月 14 日
主　　　任：王连芹
副　主　任：郭立新
委　　　员：王　卫　王敬波　张海荣　薛志广　梁景江　张方青　王清虎　聂文平
赵　燕　冯柳芳　吴继东　王　芳　秦会民　王玉敏　郑　伟　陈素强
王丽江
第十届成立时间：2010 年 3 月 16 日
主　　　任：王连芹
副　主　任：郭立新
委　　　员：王　卫　张海荣　薛志广　梁景江　张方青　齐丽平　聂文平　赵　燕
冯柳芳　吴继东　郑　伟　陈素强　王丽江　王春梅　秦会民　冯丽娟
注：此后不再设此委员会。

（十六）院质量保证委员会

第一届资料缺失

第二届成立时间：1994 年 6 月 7 日

主　　任：徐振江

副 主 任：周群拉　司庆军

委　　员：李尚德　穆会生　李增海　闫文双　胡爱晨　顾奉安　李湘岚　华振声
宁海春　张银岭　张存善　崔宝英　郭书元　展有志　杨聚年　冯金台
郑素钦　苏丽芬　王桂珍　冯柳芳

注：此后不再设此委员会。

（十七）医疗护理质量管理委员会

第一届资料缺失

第二届成立时间：1994 年 6 月 7 日

主　　任：李振河

副 主 任：司庆军　周群拉

委　　员：李湘岚　郝如琨　李尚德　张燕飞　高文敏　郑　华　穆会生

第三届成立时间：1998 年 1 月 12 日

主　　任：周群拉

副 主 任：王　卫　王丽江

委　　员：郝如琨　王　红　邢德振　李风格　温素芹　尹保强　张金花　张　洁
冯柳芳　沈惠峰

第四届成立时间：1999 年 7 月 8 日

主　　任：周群拉

副 主 任：王　卫　王丽江

委　　员：孙丽英　王　红　邢德振　李风格　温素芹　张　健　凌　鹏　范爱国
张　洁　冯柳芳　沈惠峰

第五届成立时间：2001 年 7 月 23 日

主　　任：周群拉

副 主 任：王　卫　赵　燕

委　　员：孙丽英　王　红　邢德振　李风格　冯存民　张　健　凌　鹏　范爱国
冯柳芳　郑玉林　沈惠峰　苗秀荣　齐　赛

第六届成立时间：2004 年 10 月 30 日

主　　任：周群拉

副 主 任：王连芹　王　卫

委　　员：张燕飞　张方青　聂文平　赵　燕　邢德振　薛志广　孙丽英　凌　鹏
赵忠江　冯存民　张　健　冯双英　张　浩　王丽江　冯柳芳　范爱国
郑玉林　汪秀英　黄红革　齐　赛

第七届成立时间：2005 年 6 月 4 日

主　　任：王　卫

副 主 任：郭立新　薛志广

委　　员：张燕飞　张方青　聂文平　赵　燕　邢德振　吴继东　孙丽英　凌　鹏　赵忠江　冯存民　张　健　冯双英　吉淑敏　李爱军　张　浩　袁耀辉　冯柳芳　范爱国　汪秀英　黄红革　齐　赛

第八届成立时间：2006 年 5 月 8 日

主　　任：王　卫

副 主 任：郭立新　薛志广

委　　员：张燕飞　张方青　聂文平　赵　燕　邢德振　吴继东　孙丽英　凌　鹏　杜远生　赵忠江　冯存民　张　健　冯双英　吉淑敏　李爱军　夏晓君　袁耀辉　冯柳芳　范爱国　汪秀英　黄红革　齐　赛

第九届成立时间：2008 年 3 月 14 日

主　　任：王连芹

副 主 任：郭立新　王　卫　薛志广　张方青

委　　员：王清虎　赵　燕　冯柳芳　邢德振　吴继东　孙丽英　杜远生　魏玉清　吉淑敏　李爱军　王　红　刘杏巧　赵忠江　郝进敏　冯存民　张　健　齐丽平　冯双英　夏晓君　袁耀辉　黄红革　齐　赛　王雪霞　汪秀英

第十届成立时间：2010 年 3 月 16 日

主　　任：王连芹

副 主 任：郭立新　王　卫　薛志广　张方青

委　　员：齐丽平　马美星　孟志勇　赵　燕　冯柳芳　邢德振　吴继东　孙丽英　杜远生　魏玉清　李英毅　李爱军　吉淑敏　姚莉芸　刘杏巧　赵忠江　郝进敏　冯存民　张　健　冯双英　夏晓君　袁耀辉　黄红革　齐　赛　王雪霞　汪秀英

注：自第十一届医疗护理质量管理委员会分为“医疗质量与安全管理委员会”和“护理质量管理委员会”。

（十八）计划生育委员会

第一届资料缺失

第二届成立时间：1994 年 6 月 7 日

主　　任：张如俭

副 主 任：张平水

委　　员：董金凤　李胜芬　陈玉芹　陈雪菊　霍淑芳

第三届成立时间：1998 年 1 月 12 日

主　　任：张燕飞

副 主 任：韩文彬

委　　员：王　芳　王　红　陈雪菊　李胜芬　王桂珍　吕胜利　马春生

第四届成立时间：1999 年 7 月 8 日

主　　　任：张燕飞
副　主　任：韩文彬　陈玉芹
委　　　员：王　芳　王　红　陈雪菊　李胜芬　吕胜利　马春生
第五届成立时间：2001 年 7 月 23 日
主　　　任：张燕飞
副　主　任：韩文彬　陈玉芹
委　　　员：王　芳　王　红　陈雪菊　李胜芬　吕胜利　马春生
第六届成立时间：2004 年 10 月 30 日
主　　　任：王　卫
副　主　任：韩文彬　陈玉芹
委　　　员：张燕飞　王　芳　王　红　陈雪菊　李胜芬　吕胜利　马春生
第七届成立时间：2005 年 6 月 4 日
主　　　任：王　卫
副　主　任：陈玉芹　王　芳
委　　　员：张燕飞　王　红　陈雪菊　李胜芬　吕胜利　马春生
第八届成立时间：2006 年 5 月 8 日
主　　　任：王敬波
副　主　任：王　芳
委　　　员：张燕飞　王　红　陈雪菊　李胜芬　吕胜利　马春生
第九届成立时间：2008 年 3 月 14 日
主　　　任：王敬波
副　主　任：王　芳
委　　　员：陈雪菊　王春梅　王　红　刘杏巧　吕胜利　马春生
第十届成立时间：2010 年 3 月 16 日
主　　　任：王敬波
副　主　任：王春梅
委　　　员：王丽江　贾　亮　姚莉芸　刘杏巧　唐连敏　赵建芬　马春生
注：此后不再设此委员会。

第二章　临床科室

第一节　内科系统

大内科

沿革　1978年10月开诊时只设内科门诊，位于门诊楼1层。内科由华振声负责，有医生9名，李录凯负责护理工作，有护士7名。1979年3月，在门诊楼3层开设简易病床20张，内外科共用。华振声任副主任，负责内科工作。1981年4月病房楼启用后，成立内科病房（含儿科），设在1层，床位42张。1982年3月李湘岚任内科副主任。12月床位扩大到70张（包括儿科14张）。1983年3月宁海春任内科副主任。

1984年12月，内科分为内一科（含小儿科）、内二科（含急诊）。

内一科　1984年12月，分科后的内一科位于病房楼1层东半部，开设床位40张。华振声任主任，肖爱芹任护士长。1987年，华振声援外，卢俊生负责科室工作，高文敏任副护士长。1988年5月，儿科由内一科分出，独立建科。1989年1月，张文江任副主任，主持全面工作。10月，李湘岚任副主任。1992年7月，副主任张文江因病休息，李湘岚任主任，高文敏任护士长。1994年10月贾永志任副主任。1995年5月搬至新建内科楼2层。1996年4月，李湘岚退休，贾永志、高文敏调任其他科室。郭义恒、吴继东任副主任。郭义恒主持全面工作，袁晓惠任副护士长。1998年8月，内一科撤销建制。呼吸、肾病归干部病房，消化、血液归入内三科。郭义恒调干部病房任副主任，吴继东调内三科工作。

内二科　1984年12月分科后的内二科位于病房楼1层西半部，开设床位40张，李湘岚任主任，李惠莲任护士长。1987年10月，李湘岚、李惠莲调至干部病房任职，由卢俊生负责科室工作，郁培莲负责护理工作。1989年1月郁培莲任副护士长。1990年3月华振声任主任。1992年7月，华振声调至干一病区任职，宁海春任主任，朱家明任副主任。是年，确定内二科专业为神经内科。

业务发展　1978年10月，只设门诊，开展内科、儿科常见病、多发病门诊诊治。1979年3月，与外科共用20张简易病床，开始收治内科常见病、多发病病人的诊治。1981年4月建立内科病房，收治内科各专业及儿科常见病、多发病病人诊治及危重症病人抢救。

1984年，内科分为内一科、内二科，将儿科专业归内一科，急诊归内二科。两个科室收治病人不分专业。随着科室业务发展和救治能力的不断提升，两科室在收治病种上各有侧重，内一科侧重呼吸、消化、肾病等专业，内二科侧重心内科、神经内科等专业。

干部病房

沿革　1987年10月，干部病房楼投入使用。先开放干一病区，位于1层，开设床位24张。李湘岚任主任，李惠莲任护士长。1988年8月李湘岚调离，朱家明任副主任，主持全面工作。10月开放干二病区，位于干部病房楼2层，开设床位24张，科主任统一管理干一、干二病区，各病区护理单元独立设置，申树云任干二病区副护士长。

1989年9月，荀凤阁任干部病房副主任，主要负责干二病区工作。申树云调离，马芳任干二病区副护士长。1990年，开放干三病区，位于干部病房楼3层，开设床位24张。荀凤格任副主任，袁晓惠任副护士长。1991年马芳调走，苏丽芬任干二病区副护士长。1992年7月，朱家明调至内二科任副主任，华振声任干一病区主任，李风格任干二病区副主任，荀凤阁任干三病区主任。11月初，干一病区用于邢台市心血管医院内科病房。11月11日，荀凤阁任副院长，不再在干部病房任职，副主任李风格负责干二、干三病区全面工作。

1994年1月，干三病区改为内三科（以内分泌、消化专业为主）。杨淑芳任副主任，主持全面工作，袁晓惠任副护士长。11月，恢复干一病区，主任华振声主要负责干一病区医疗工作，李惠莲任护士长。是月，苏丽芬调离干二病区，赵燕任干二病区副护士长。1995年5月，华振声任干一病区主任。

1997年3月27日，杨淑芳任内三科主任，李风格任干部病房主任。4月1日，撤销干一病区，成立康复医学科，张捧玉任副主任，范爱国任副护士长，床位24张。是月，干二病区更名为干部病房。

1998年8月7日，郭义恒任干部病房副主任。2000年9月，赵燕任干部病房护士长。10月，赵燕调护理部任职，刘建华任干部病房护理负责人。2002年初，撤销干部病房，成立内四科（以呼吸、肾病专业为主），李风格任主任，郭义恒任副主任，刘建华任护理负责人。

业务发展　1987年干部病房成立后，主要为领导干部提供医疗服务，1层收治市级离退休干部，二、三层收治在职干部。以治疗内科系统各科疾病为主，外科疾病由外科相关专业医生与干部病房医护人员共同管理。

1993年7月地市合并后，干部需求变化，干部病房职能逐步归入内科系统，按专业分科收治病人。从1994年1月至2002年初，原干一病区改为康复医学科，原干二病区改为内四科，原干三病区改为内三科。内三科负责消化、内分泌、血液病专业，内四科负责呼吸、老年病、肾病专业。至此，内科系统学科设置更加完善，由原来一级学科发展为二、三级学科。

一、心内科

沿革　2008年12月邢台市第三医院与邢台市心血管病医院合并，心内科归入三院临床科室。1992年11月建科至2008年12月，心内科沿革与业务发展详见心血管病医院志第二章。

2009年初，心内科有心内科一病区和心内科二病区，床位119张，其中CCU17张。2011年3月21日心内科三病区成立，位于心血管病医院门诊楼3层，床位24张。任振芳负责全面工作，左蕾负责护理工作。

2015年9月，心内科一病区、心内科二病区、心内科三病区分别搬迁至新住院楼6、7、8层，各设床位50张。成立标准化CCU，病区独立建制，位于新医技楼4层，床位18张，郝俊华任副主任，负责全面工作，夏小丽任副护士长。

2016年1月9日心内科四病区成立，位于新住院楼16层，床位50张，郝俊华任副主任，负责全面工作，王宏斌任副主任，杜雪红负责护理工作。

2017年11月27日，成立心律失常亚专业，设在心内科三病区。

业务发展 2008年12月邢台市心血管病医院并入市三院，心内科随之并入三院临床科室。此时，心内科的两个病区没有进行专业细分，收治病人病种相同，实行独立核算。各病区在原来基础上，积极谋划发展，继续形成合力，进一步做大做强心内专科，紧盯国内外心血管发展前沿，及时跟进《诊疗指南》和《专家共识》，加强心血管病规范化诊疗。各病区积极引进和开展新技术项目，先后开展了埋藏式心律转复除颤器（ICD）植入术，房颤射频消融术和三维标测下进行室上速及室早、室速、房速、房扑、房颤的射频消融术，冠脉旋磨术等。2009年，心血管病介入手术，如择期和急诊冠脉支架植入术、起搏器植入术、射频消融术等，手术量在河北省位居前列。是年，全国首次介入技术准入时，心内科冠脉介入、射频消融根治快速心律失常、起搏器安装和先心病介入治疗等四项技术全部获得准入。王连芹、冯双英、齐丽平、穆金兴、王宏斌获冠脉介入资质；王连芹、程艳敏获起搏器安装和射频消融介入资质，齐丽平获先心病介入资质。至2017年，任振芳、周松、崔振川先后获冠脉介入资质，任振芳获起搏器安装和射频消融介入资质。

2010年12月，经河北省卫生厅批准，成立“邢台市心血管病介入治疗中心”，主任王连芹，副主任冯双英、齐丽平。2014年成立邢台市心血管病介入质控中心，牵头开展全市心血管病介入质控工作。同时，积极推进心内科多病区医疗规范化、同质化，建立了严格的技术准入、质控标准和管理制度，每月召开质控会，开展危重、疑难病例和介入病例讨论，至2017年未发生一起医疗事故。2017年，在省病历评比及合理诊疗评价比赛中，心内科介入病历获第一名。齐丽平牵头从细节入手，优化和改造急诊PCI救治流程，大大缩短了门球时间，得到省质控中心的高度评价，并多次在省心血管病介入质控大会上介绍经验，并参加了中国心血管远程教育学院，定期开展网络学习。

2014年12月齐丽平牵头开始筹建“胸痛中心”。2015年成为中国急性心肌梗死救治项目合作研究单位和分中心单位。2016年2月“胸痛中心”正式成立。中心整合急诊、院前急救、心内各病区、心外科、呼吸科、介入科及相关医技科室，完善设施设备，优化流程，同时构建了由23家基层医院参加的区域化协同救治网络。11月通过中国胸痛中心认证委员会认证，批准为“中国胸痛中心”，是为河北省三级医院中第一家通过认证的医院，D2B达标率91.19%，平均D2B时间由74.33分钟下降到63.97分钟。

2015 年新住院楼投入使用后，普通病区由 3 个扩大到 4 个，建立了独立规范的 CCU 病房。心内科配备有先进的医疗设备，构建合理化的人才梯队，学科带头人齐丽平、任振芳获邢台市市管优秀专家称号。各病区通力协作，急危重病人集中规范化管理，综合救治能力显著提高，达省内领先水平，年心脏介入手术量位居河北省前列，品牌效应更加凸显，社会影响力明显扩大。2012 年被评为“河北省重点专科培育单位”，分别于 2012 年、2016 年被评为邢台市重点学科。2017 年 7 月，医院牵头与全市 37 家三级和二级医院联合成立了“邢台市第三医院心脑血管专科联盟”。

2012 年 6 月 2 日以心内科为依托成立邢台市医学会心电生理与起搏专业委员会，王连芹任主任委员，齐丽平、任振芳为副主任委员。2016 年 5 月承接中国医师协会主办“急性冠脉综合征规范化诊疗和随访管理项目”，为冠心病患者提供随访和管理。6 月参加了由北京阜外医院教授乔树宾牵头组织的“铭复乐溶栓药物的全国多中心临床研究”项目。2009 年 1 月至 2017 年 12 月，举办国家级继续医学教育学术会 8 期，省级继续医学教育学术会 9 期，基层医生培训班 4 期；在核心期刊发表论文 203 篇，完成科研成果 18 项，其中获河北省科技进步二等奖 3 项、河北省科技进步三等奖 1 项、河北省中医药学科学技术二等奖 1 项、邢台市科技进步一等奖 1 项、邢台市科技进步二等奖 2 项、邢台市科技进步三等奖 6 项。先后荣获 2008 年度市卫生工作先进科室，2009 年市五一奖状，2014、2015 年“河北省青年文明号”称号，2015 年市文明窗口建设标兵，2017 年市五一巾帼标兵岗等称号。

至 2017 年末，心内科有 4 个病区和 1 个 CCU 病区，床位 218 张。是年，心内科门诊量 56534 人次，出院病人 9390 人次，介入手术量 5829 例。

2009 年 1 月至 2017 年 12 月邢台市第三医院心内科工作量统计表

表 2—1　　　　单位：例

年份	门诊人次	出院人数	冠脉造影术	冠脉支架植入术	永久起搏器安装术	射频消融术	其他	手术小计
2009	20580	4165	1157	752	39	142	11	2101
2010	23668	4243	1208	807	51	129	18	2213
2011	25261	4693	1415	958	40	127	13	2553
2012	28959	5299	1698	1122	44	141	23	3028
2013	29091	5504	1839	1194	67	152	23	3275
2014	33152	5700	2101	1362	70	149	19	3701
2015	36542	6884	2505	1586	74	148	26	4339
2016	43451	8832	3042	1764	93	162	44	5105
2017	56534	9390	3479	2063	98	149	40	5829
合计	297238	54710	18444	11608	576	1299	217	32144

（一）心内科一病区

沿革　心内科一病区成立于 2006 年 9 月，隶属心血管病医院临床科室。2008 年 12 月邢台市第三医院与邢台市心血管病医院合并，归入市三院临床科室，副主任齐丽平负责全面工作，护士长为朱继红，谷艳侠负责 CCU 护理工作。2009 年 3 月，齐丽平任主任兼医务科科长。5 月，郝俊华任副主任。2012 年 3 月，朱继红调至配送中心，夏小丽任护理负责人。12 月，齐丽平兼任院长助理。2013 年 5 月夏小丽任副护士长。2015 年 9 月搬迁至新住院楼 6 层，床位 50 张，其中抢救室床位 7 张。同月，郝俊华、夏小丽调至心内科 CCU，谷艳侠任副护士长。12 月，齐丽平任副院长、党委委员，兼任心内科一病区主任。2017 年 5 月，齐丽平不再兼任主任职务。6 月心内科 CCU 副主任朱凌凌调入，任副主任，主持全面工作。至年末，共有医生 10 人，护士 16 人，其中高级职称 4 人，中级职称 2 人。

业务发展　科室主要诊疗冠心病、心力衰竭、各种心律失常、高血压病、心肌病、瓣膜性心脏病、肺动脉栓塞、下肢静脉血栓形成、下肢动脉粥样硬化性闭塞症、肺动脉高压等心内科常见病、多发病，以及心血管急危重症的救治，开展了择期及急诊冠状动脉造影、择期及急诊 PTCA + 支架植入术、肾动脉支架植入术、临时及永久起搏器安装术、永久起搏器更换术、心内电生理检查 + 射频消融术，医疗技术达国内先进、省内领先水平。

2009 年 5 月，在全市率先开展了日间门诊经桡动脉冠脉造影手术，留院观察时间短，省去办住院手续的程序，减少了患者经济负担，填补了邢台市空白。7 月开展经左侧桡动脉路径的介入治疗，11 月为重症心衰患者实施床旁血滤。是年，心内科被省卫生厅批准开展全部四项心血管病介入诊疗技术，成为全市惟一一家可以开展永久起搏器植入治疗和先天性心脏病介入诊疗的医院。高难技术、高危病人手术增加，全年左主干介入治疗 19 例，并发心衰病人介入治疗 35 例，合并肾功能不全病人介入治疗 4 例。独立 PCI 及射频消融例数明显增加。2013 年 1 月，成功为冠心病、陈旧性心肌梗死、室颤患者实施埋藏式心律转复除颤器（ICD）植入术，有效地防止了心衰患者随时出现恶性心律失常所致的猝死风险。2014 年，独立完成冠脉和经桡动脉介入治疗均达 96.3%。10 月应用无创正压呼吸机抢救急性左心衰患者成功，为心衰患者无创正压通气治疗积累了宝贵经验。2015 年心血管介入医疗水平进一步提高，医疗质量及安全进一步提升，急诊 PCI90 分钟内开通血管率达 91.7%。主任齐丽平主持召开中国急性心肌梗塞救治项目邢台区域交流和培训会议，科室成为中国急性心肌梗死救治项目合作研究单位和分中心单位。2016 年 4 月，首次在全院开展了三维标测下房颤射频消融术，平均手术时间 2 个多小时，X 射线暴露时间缩短到 9.5 分钟，实现技术项目新突破。11 月 4 日，心内科通过“中国胸痛中心”认证，科室作为核心成员，建立并完善急性心肌梗塞患者急诊介入治疗的绿色通道，并优化了流程，门球时间平均 61 分钟。是年“急性冠脉综合征规范化诊疗和随访管理项目”正式启动，患者周一集中到体检中心随访，节省了门诊等待时间。2017 年 3 月，副院长齐丽平主持首次成功开展应用药物球囊扩管治疗反复支架内再狭窄。4 月与心脏彩超室协作，开展经食道超声心动图检查。8 月根据最新心血管疾病诊疗指南及专家共识，重新修订了心内科诊疗规范，心内科各病区诊疗同质化，为疾病诊疗提供强有力的依据，保证了医疗质量及医疗安全。12 月，在专家指导下，在全市首次成功开展了冠脉旋磨术，危重患者救治能力和水平明显提高。进一步加强“胸痛中心”建设，构建急性胸痛的协同救治体系，实现高危胸痛患者的实时远程会诊；协调院前急救和救护车配备，实现与院内绿色通道的无缝衔接；与多个学科密切协作，医疗质量得到进一步提高。组织参加“远大康程”中国心血管远程教育学院网络学习及病例讨论。加强心血管介入质控工作，实现精细化指标管理，网络上报率、人均支架个数、介入并发症和死亡率、急性心肌梗死急诊介入治疗 D2B 时间等多个关键指标和介入手术质量持续改进，多次在全国、全省质控会议上做经验介绍。三院心内科学科发展始终居国内先进、省内领先水平。

自 2006 年 9 月分科至 2017 年年末，先后有 3 人到北京阜外医院进修心内科重症，学习先进工作经验及治疗方法，为患者精细化治疗及个体化治疗积累了经验，医疗技术进一步提高，科室医疗水平上了一个新台阶。与心内科其他病区共同举办国家级继续教育学术会 11 期，省级继续教育学术会 10 期，基层医生培训 9 期。全科发表论文 61 篇，完成科研成果 4 项，其中获邢台市科技成果一等奖 1 项、二等奖 1 项、三等奖 1 项，获河北省医学会科技成果二等奖 1 项。

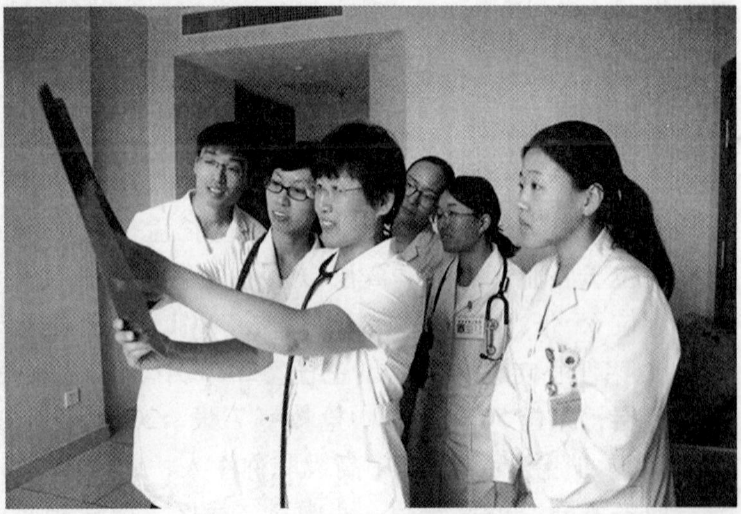

2017 年 8 月，心内科一病区副主任朱凌凌（左三）带领团队查房

2017 年，全年出院病人 2384 例，手术 1577 例，其中冠脉造影 959 例，介入治疗 557 例，永久起搏器安装 16 例，射频消融术 35 例，其他 10 例。

2006 年 9 月至 2017 年邢台市第三医院心内科一病区工作量统计表

表 2—2　　　　单位：例

年份	出院人数	冠脉造影术	支架植入术	永久起搏器安装术	射频消融术	其他	手术小计
2006	460	34	50	5	12	2	103
2007	1611	369	193	20	51	10	643
2008	1869	528	320	20	66	19	953
2009	2026	592	395	18	65	6	1076
2010	2108	631	412	23	70	10	1146
2011	1871	573	395	14	40	7	1029
2012	1880	607	396	10	43	8	1064
2013	1899	714	478	21	37	15	1265
2014	2069	846	571	28	52	13	1510

续表

年份	出院人数	冠脉造影术	支架植入术	永久起搏器安装术	射频消融术	其他	手术小计
2015	2399	910	557	27	42	14	1550
2016	2267	887	502	26	39	15	1469
2017	2384	959	557	16	35	10	1577
合计	22843	7650	4826	228	552	129	13385

（二）心内科二病区

沿革　心内科二病区成立于2006年9月，隶属心血管病医院临床科室。2008年12月邢台市第三医院与邢台市心血管病医院合并，归入市三院临床科室，主任为冯双英，副护士长杨雪棉负责护理全面工作，副护士长孟祥荣主要负责CCU护理工作。2009年心内科二病区位于心血管病房楼2层以及心血管门诊楼2层。设门诊、普通病房、重症监护病房，床位65张，其中CCU床位8张。2013年9月冯双英因病休假，刘铭主持科室工作。11月刘铭任心内科二病区副主任。2015年5月孟祥荣调至心血管门诊部。9月迁至新住院楼7层，床位50张，其中抢救室7张。2016年10月周松任副主任。2017年末共有医生10人，护士16人，其中高级职称4人，中级职称6人。

业务发展　2009年后，心内科二病区主要诊治心血管的常见病、多发病，如心肌病、主动脉夹层、难治性高血压、肺栓塞及顽固性心绞痛，顽固性心衰及各种心律失常的药物治疗，并对急危重患者的细致观察调整用药及护理、心理疏导等方面有独特经验。至2017年，年均收治急危重病人达300余人次，抢救成功率为98%。继续开展急性心肌梗塞静脉溶栓及急性肺栓塞的溶栓治疗、急性心肌梗塞的急诊PCI、临时起搏器安装术，其中冠脉介入手术治疗98%由科室独立完成。独立完成食道电生理检查及起搏器程控，在北京阜外医院专家指导下开展了心内电生理检查及射频消融术（有室上性心动过速和三维标测技术完成室速及频发室性早搏射频消融）、永久起搏器安装术、ICD。对心脏骤停、急性心肌梗死抢救、心肌梗死所致的心衰、恶性心律失常等方面积累了丰富的经验。对疑难危重症的诊治已达到国内先进水平。

2008年后，全面独立开展经桡动脉冠脉介入治疗，成功率达96%。开展了冠脉慢性闭塞病变、左主干、分叉病变等高危、高难度冠脉介入治疗。2015年5月15日在北京专家的协助下开展了顽固性心衰患者行植入型心脏同步化治疗及心律转发除颤器（CRT－D）手术，同年开展了肾动脉狭窄所致的顽固性高血压行肾动脉介入治疗，收到良好疗效。能独立完成单腔及双腔起搏器安装术。参与了2016年医院胸痛中心建设，积极到社区医院及县级医院培训讲课，构建急性胸痛的协同救治体系，实现了院外及院内绿色通道无缝衔接，病区急诊PCI门球时间平均为68.4分，较往年明显下降。是年开展了急诊PCI中使用血栓抽吸导管血栓抽吸。重新修订心内科规范化治疗及流程，科室病历书写及规范化治疗、合理用药进一步完善，2014年在河北省卫生系统病历评比及合理治疗评比中获心内科冠脉介入病历第一名，并多次在院内病历评比中名列前茅。在全院首先针对顽固性心衰病人应用了重组人脑利钠肽或左西孟旦治疗，心衰晚期患者生活质量明显提高，延长了患者生命，减低了患者死亡率。2017 年参加了由北京大学人民医院双心医学临床技能培训，并在三院率先开展了双心病人的诊治，更人性化服务及心理安抚使急性心肌梗死、顽固性心衰、顽固性心绞痛、顽固性高血压病人预后明显提高。做好心内科的慢病患者管理工作，建立了冠心病 PCI 术后、高血压病、心衰患者的微信群，定期对患者进行健康教育，解答问题。先后与心内科一病区举办国家级继续教育学术会 11 期，省级继续教育学术会 10 期，基层医师培训 9 期。先后有 3 人次到北京阜外医院及河北省白求恩医院进修心内科重症、冠脉介入治疗。2017 年出院病人 2299 人次，手术 1506 例。至 2017 年，共发表论文 33 篇，完成科研成果 5 项，其中 3 项获河北省医学会贰等奖。

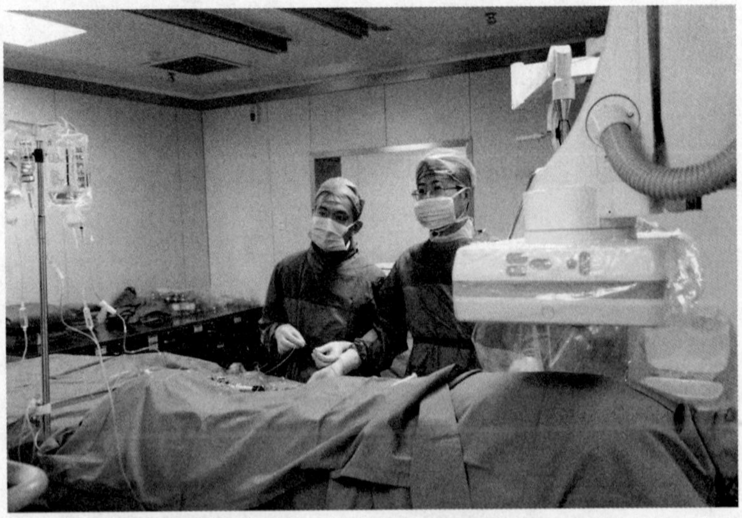

心内科二病区副主任周松（右）为不稳定心绞痛患者行冠脉介入治疗

2006 年 10 月至 2017 年邢台市第三医院心内科二病区工作量统计表

表 2—3　　单位：例

年份	出院人数	冠脉造影术	支架植入术	永久起搏器安装术	射频消融术	其他	手术小计
2006	457	72	48	3	19	5	147
2007	1835	316	197	17	70	8	608
2008	1938	466	314	20	62	12	874
2009	1938	563	357	22	76	6	1024
2010	1930	572	395	28	59	8	1062
2011	1749	547	356	20	64	4	991
2012	1695	639	401	18	59	9	1126
2013	2061	620	395	31	59	12	1117
2014	1961	679	423	23	61	13	1199
2015	2333	772	469	20	52	11	1324
2016	2167	717	384	30	41	16	1188
2017	2299	888	530	35	35	18	1506
合计	22363	6851	4269	267	657	122	12166

（三）心内科三病区

沿革　2011 年 3 月 21 日成立心内科三病区，位于心血管楼 3 层，床位 24 张，其中监护病房6张，任振芳任负责人，左蕾任护理负责人，有医生5名、护士7名，其中高级职称2名，中级职称2名。9月8日搬至心血管楼1层，床位40张，其中监护病房床位6张。11月，任振芳任副主任，主持全面工作，左蕾任副护士长。2015年9月搬至新住院楼8层，床位50张。2017年8月，王灵群任副主任。2017年末，有医生12名，护士16名，其中高级职称2名，中级职称9名。

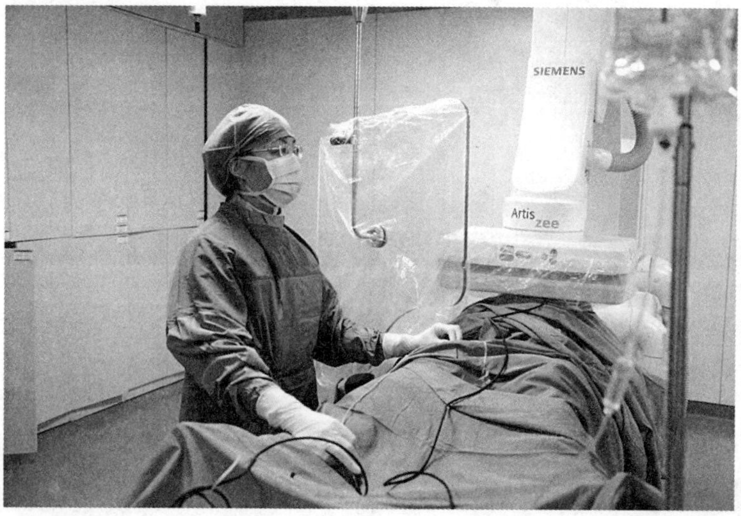

心内科三病区副主任任振芳正在为阵发性室上性心动过速患者行射频消融术

业务发展　2011年科室成立时主要开展冠心病、高血压病、心肌病、瓣膜性心脏病、主动脉夹层、肺栓塞、肺动脉高压、各种心律失常、心力衰竭等心内科常见病多发病的诊治及危重症的抢救，开展冠状动脉造影、PTCA＋支架植入术、心内电生理检查＋射频消融术、临时起搏器安装术、永久起搏器植入术等心脏介入手术。

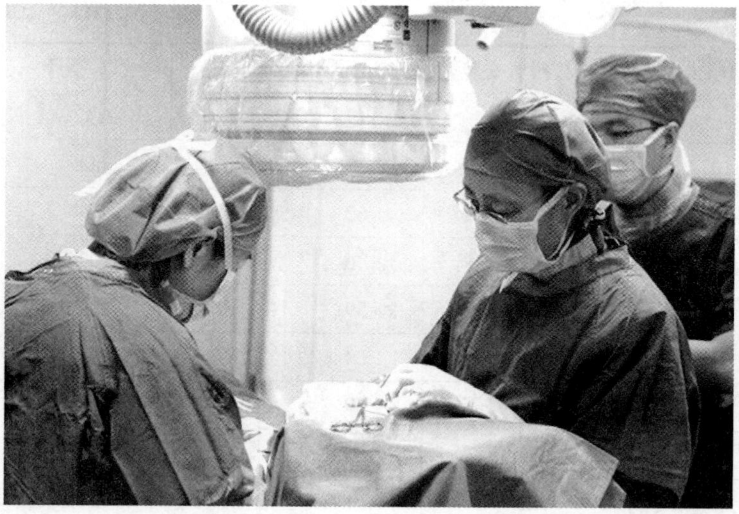

心内科三病区副主任任振芳（右二）为患者行永久起搏器植入术

2012年4月13日，在全院首次成功为一位冠心病陈旧性心肌梗死室速患者实施了埋藏式心律转复除颤器（简称ICD）植入术。2013年1月在全院首次采用经尺动脉途径完成了冠脉介入治疗。是年，增加闭塞病变、左主干病变等高技术难度介入治疗例数，80%冠脉介入手术经桡动脉途径完成。2014年继续稳妥开展冠心病介入治疗、快速心律失常射频消融术、起搏器植入术及ICD置入等介入手术。提高疑难危重疾病的诊治水平，抢救成功率、患者生存率、生活质量有了明显提高。2015年科室独立完成91%的冠脉介入手术，经桡动脉途径完成手术比例达92%。2016年作为核心科室参加国家胸痛中心建设，2016年11月通过国家胸痛中心认证评审，科室急诊PCI平均门球时间61分钟，急性心肌梗死介入治疗成功率在96%。2016年开展三维标测下射频治疗复杂心律失常，减少X射线辐射，倡导“绿色电生理”的理念。2017年1月11日，在三维标测技术支持下，完成1例阵发性房颤、

1 例阵发性房扑、2 例室上速射频消融术，4 台手术 X 线曝光总时间仅 5 分钟。11 月 27 日成立心律失常专业，科室除收治全院心律失常患者外，还可收治其他心内科疾病。

2011～2017 年加强科室人才培养，先后选派 9 名医生护士到北京阜外医院、北京大学人民医院等多家医院进修培训学习。科室独立申请并成功举办国家级继续教育项目 3 项、省级继续教育项目 3 项。在核心期刊发表论文 37 篇，完成科研成果 4 项，其中 2 项分别获邢台市科学技术进步一等奖、三等奖。

2017 年共收治病人 2205 人次，完成心脏介入手术 1220 例。

2011 年 3 月至 2017 年 12 月邢台市第三医院心内科三病区工作量统计表

表 2—4 单位：例

年份	出院人数	冠脉造影术	支架植入术	永久起搏器安装术	射频消融术	其他	手术小计
2011	863	277	204	6	23	5	515
2012	1513	444	325	16	39	6	830
2013	1625	499	321	15	56	1	892
2014	1776	557	368	18	36	1	980
2015	1973	642	419	25	54	0	1140
2016	2103	598	395	16	48	7	1064
2017	2205	705	417	30	63	5	1220
合计	12058	3722	2449	126	319	25	6641

（四）心内科四病区

沿革 2016 年 1 月 9 日成立心内科四病区，位于新住院楼 16 层，床位 50 张，其中抢救室床位 7 张。心内科 CCU 副主任郝俊华调入任副主任，负责全面工作，王宏斌任副主任，杜雪红任护理负责人。共有医护人员 22 名，其中高级职称 2 人，中级职称 5 人，硕士以上研究生 5 人。2017 年 1 月，杜雪红任副护士长。2017 年末，共有医生 11 人，护士 16 人，其中高级职称 2 人，中级职称 11 人，硕士以上研究生 8 人。

业务发展 科室成立后，主要诊疗冠心病、各种心律失常、心力衰竭、高血压病、心肌病、瓣膜性心脏病、肺栓塞等心内科常见病、多发病及心血管急、危重症患者的救治。开展了择期及急诊冠状动脉造影、PTCA + 支架植入术，临时起搏器安装术、永久起搏器植入术、永久起搏器更换术、心内电生理检查、二维及三维标测下进行室上速及室早、室速的射频消融术等。开展了复杂冠脉病变及冠脉慢性闭塞病变（CTO）、左主干、分叉病变等高危、高难度介入手术。经桡动脉路径完成冠脉介入成功率在 96%。2017 年 3 月开展了房颤的射频消融术。医疗技术达国内先进、省内领先水平。

科室以医疗质量为主线，严格落实核心制度，成立了医疗及护理质控小组，定期召开质控会，在医院历次医疗质量检查中均名列前茅，并 2 次获得总排名第一名、1 次第二名、1 次第三名的好成绩。修订了心内科诊疗规范及操作规范，并组织全科人员培训学习，保证医疗质量。全科医生参加了中国心血管远程教育学院，定期开展网络学习及病历讨论，整体医疗水平不断提高。2016 年 11 月心内科通过“中国胸痛中心”认证，建立了急性心肌梗塞患者急诊介入治疗的绿色通道，作为胸痛中心核心成员，持续改进优化急性心肌梗死的抢救治疗流程，缩短急诊冠脉介入治疗的门球时间，2016 年，急性心梗门球时间平均为 63 分钟。科室人员深入基层医院及社区进行宣教，提高了人们对胸痛救治的认识，构建急性胸痛的协同救治体系，对胸痛患者进行实时远程会诊，急性胸痛患者的救治关口前移，抢救更及时。每月召开一次介入质控会，实行精细化指标管理，介入手术质量持续改进。2017 年 1 月对外出检查陪检制度进行修改并运用，提高了优质护理服务质量及患者外出检查时的安全。每周为患者及家属召开一次心血管疾病健康教育知识讲座，提高患者对心血管疾病的防治意识。开展了“急性冠脉综合征规范化诊疗和随访管理项目”，对冠心病、PCI 术后出院患者定期进行随访。至年末，全科共发表论文 15 篇，完成的 1 项科研成果获邢台市科技进步叁等奖。

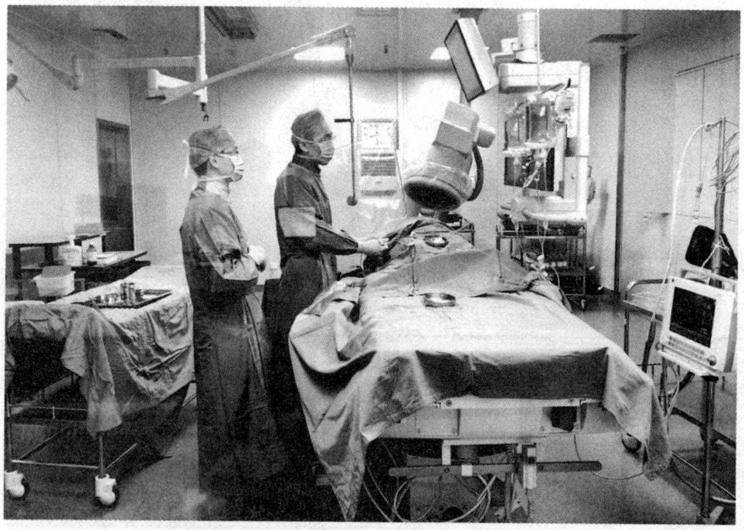

心内科四病区副主任王宏斌（右）、医生王计亮进行介入治疗

2017 年全年出院病人 2290 人次，手术 1527 例，其中冠脉造影 917 例，介入治疗 562 例，射频消融术 16 例，永久起搏器 19 例，临时起搏器等 13 例。

2016 年 1 月至 2017 年 12 月邢台市第三医院心内科四病区工作量统计表

表 2—5　　单位：例

年份	出院人数	冠脉造影术	支架植入术	永久起搏器安装术	射频消融术	其他	手术小计
2016	2248	822	473	20	32	9	1356
2017	2290	917	562	19	16	13	1527
合计	4538	1739	1035	39	48	22	2883

（五）心内科 CCU

沿革　2015 年 9 月 20 日心内科 CCU 独立成科，位于医技楼 4 层，面积 427.68 平方米，床位 18 张。郝俊华任副主任，夏小丽任副护士长。共有医生 10 名，护理人员 21 名，其中高级职称 2 名，中级职称 5 名。

2016 年 1 月，郝俊华调离，朱凌凌任副主任。2017 年 6 月，朱凌凌调离，李欣任副主任。2017 年末，共有医生 9 名，护士 26 名，其中高级职称 2 名，中级职称 7 名。

业务发展　2015 年 9 月心内科 CCU 独立成科后，各个心内科普通病房不再收治危重症患者。心内科CCU制定了入出标准，对危重病人集中救治。进一步完善了CCU危重症抢救流程、诊疗规范、危重症病历书写制度、危重症讨论制度、死亡病历讨论制度。心内科危重症管理更加规范化，治疗个体化、护理精细化，各项技术水平均不断提升。创新开展了经桡动脉有创血压监测；经中心静脉压力监测+漂浮导管压力+桡动脉有创动脉血压监测应用于血流动力学不稳定病例增多，精准地指导了容量管理、血管活性药物合理应用。无创呼吸机辅助通气治疗急性左心衰的技术广泛应用，可迅速缓解患者症状，提高患者生存率；急诊PCI术中处理冠脉复杂病变能力提升，包括左主干病变、冠脉多支病变等病例明显增多；对冠脉急诊PCI术后护理、急性心肌梗死并发症的预测及处理能力不断提高；应用新一代溶栓药物治疗急性ST段抬高性心肌梗死及高危肺栓塞患者，明显提高了血栓通率，减少了出血风险；广泛应用静脉β受体阻滞剂及其他抗心律失常药物终止室速电风暴，减少电除颤次数，保护了心肌，明显提高生存率；临时起搏器植入成功抢救多例尖端扭转性室速患者；IABP继续应用于严重冠脉病变合并心源性休克患者；床旁血滤技术治疗应用于重度心衰、心衰合并肾功能衰竭、重型心肌炎、利尿剂抵抗等患者，有效清除中小分子毒素，清除炎症介质，排除了体内多余的水分，患者有较好的耐受性，取得药物治疗难以达到的效果；应用新型药物重组人脑利钠肽及左西孟旦治疗顽固性心衰取得了明显疗效，多项技术达到国内领先水平，危重病人抢救的成功率明显提高。

2016年2月1日，医院成立“中国胸痛中心”，作为胸痛中心的核心成员，心内科CCU负责急性心肌梗死患者从接诊、诊断、病情告知、抢救到术后监护整个过程的实施，严格控制关键时间节点，不断加强质控管理，深挖细节，优化流程，进一步畅通了急性心肌梗塞患者急诊介入治疗的绿色通道，为“中国胸痛中心”成功认证发挥了举足轻重的作用。6月12日参加了由北京阜外医院教授乔树宾牵头组织的铭复乐溶栓药物的临床试验。

至2017年，心内科CCU成为邢台市惟一一家独立、专业化心内科重症监护病房。设床位18张。设有GE公司的中央监护系统，配有Philip除颤仪、Drager有创及无创呼吸机、BIPAP无创呼吸机、临时起搏器、床旁血滤、IABP等抢救治疗设备。至年末，心内科CCU病区可诊治急性心肌梗死、不稳定性心绞痛、急性心力衰竭、重度心衰、心源性休克、急性肺栓塞、恶性心律失常等急危重症。

通过危重症患者集中救治，心内科CCU培养了一支配合默契、抢救实战经验丰富的医护人员队伍。2016年6月开始接收心内科青年医生及全院护理骨干轮转学习，为每名医务人员制定详细个体化的培训方案，手把手带教，业务水平及应急能力大幅度提高。至2017年12月底，共培训医生7名，护士26名。共发表论文57篇，完成科研成果1项，并获市级科技进步二等奖。

2015年9月至2017年12月底，心内科CCU共救治3375名危重症患者。

二、神经内科

沿革　1978年10月设立内科，包含神经内科专业。1984年12月，内科分为内一科和内二科，内二科专业分工是心内科和神经内科。

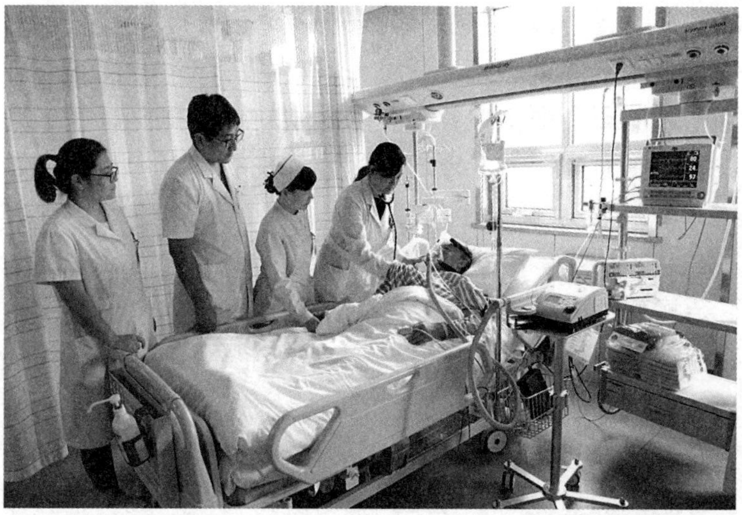

2017年8月20日，心内科CCU副主任李欣（右一）正在查房。

1992年，内二科确定为神经内科专业，位于病房楼1层，床位40张，设有抢救室。7月，宁海春任主任，朱家明任副主任，郑素钦任护理负责人。1995年5月，搬至内科楼1层，床位39张，抢救床3张。8月朱家明退休。1996年4月凌鹏任副主任，张金花任副护士长。1997年4月1日，将干一病区改为康复医学科，位于干部病房楼1层，床位24张，张捧玉任副主任，范爱国任副护士长。6月，康复医学科与内二科合并为内二科（神经内科），分为东、西两个病区，分别有床位42张、24张。主任宁海春总负责，副护士长张金花负责两个病区护理工作。东病区由副主任张捧玉负责，副护士长范爱国负责护理工作；西病区由副主任凌鹏负责，张金花负责护理工作。1998年6月2日，宁海春任内二科名誉主任，凌鹏、张捧玉任副主任，凌鹏负责全面工作，张金花任护士长。1999年5月13日，宁海春到专家门诊工作，不再担任内二科名誉主任职务；张金花调CT室，袁晓惠任内二科副护士长。同日，院长办公会确定内二科分为神经内科和康复医学科，凌鹏任神经内科副主任，袁晓惠任副护士长；张捧玉任康复医学科副主任，范爱国任副护士长。5月23日两科正式分开运行，位置、床位不变。2000年2月13日，宁海春任脑血管病治疗中心主任，顾奉安、凌鹏、张捧玉任副主任。9月，袁晓惠任神经内科护士长。是月，神经内科监护室成立，床位5张，单独设护理班次。2002年神经内科成立二病区，位于内科楼2层，设单间病房14间，床位14张。2003年4月26日，神经内科、儿科病区改建为“非典”隔离病区，凌鹏任主任，谷成锁任副主任，袁晓惠、刘素云任护士长、宋莉任副护士长。6月，神经内科病区恢复工作，凌鹏任主任，袁晓惠任护士长，宋莉任副护士长。10月，宋莉调急诊科任副护士长。2004年3月，康复医学科改称内一科，神经内科改称内二科。2006年3月，杜远生任内一科副主任，张捧玉因身体原因不再管理科室工作。8月，魏玉清任内二科副主任。是月，范爱国任内一科护士长。9月，康复医学科从内一科（康复医学科）独立出来成科，位于内科楼3层，未设病床，王贵玲为负责人；内一科更名为神经内一科，原科室副主任、护士长留任；内二科更名为神经内二科，凌鹏调至脑血管病治疗中心，原副主任、护士长留任。2008年7月，张淑娟任神经内一科护理负责人；袁晓惠调护理部，汪丽珍任神经内二科护理负责人。11月范爱国调离神经内一科。2009年3月，张淑娟任神经内一科副护士长，汪丽珍调任神经外一科副护士长，殷海清任神经内二科副护士长。2009年3月19日，成立神经内三科，位于内科楼2层，床位43张。李英毅任副主任，张素霞任副护士长。5月，杜远生任神经内一科主任。2010年4月，康复医学科开设病房，位于内科楼3层，床位41张，王贵玲任副主任，刘俊英任副护士长。2011年7月14日，魏玉清任脑血管病治疗中心主任（兼）。2015年9月，各科搬至新住院楼，神经内一科、神经内二科、神经内三科分别更名为神经内科一病区、神经内科二病区、神经内科三病区。12月成立神经内科四病区，位于新住院楼14层，孔咏梅任副主任，郝海红任副护士长。是月，闫喜格任神经内科一病区副主任。

业务发展　1978年为综合内科，当时医疗设备只有心电图机、吸引器等常规设备，业务上主要治疗神经内科常见疾病。20世纪90年代初，科室开展的"颈动脉给药治疗急性脑血栓"及"锥颅术治疗脑出血"等新技术、新项目，提高了脑血管意外抢救成功率，降低了致残率及死亡率。神经内科的专科水平和知名度逐渐提升，并有多项科研成果在省内获奖，达到省内先进水平，进一步扩大了神经内科的影响和社会声誉。

1987年，宁海春、郁培莲、郑素钦、凌鹏等开展"颈动脉给药术治疗急性脑梗塞"，达到省内先进水平。之后每年500例。

1993年，宁海春、郑素钦、李英毅等开展"锥颅术治疗急性脑出血"，达到省内先进水平，每年300例。1995年，凌鹏等开展"脑脊液置换术治疗蛛网膜下腔出血及脑室出血"，达到省内先进水平，每年约100例。

1997年，宁海春和魏玉清在南京军区总医院、苏州医学院附属二院学习"脑梗死动脉溶栓"，年内开展"超早期动脉内介入治疗急性脑梗塞"新技术，达到国内先进水平，每年约50例。1998年，凌鹏等开展"微量泵入肝素治疗短暂脑缺血发作及进展性脑梗死"，达到省内先进水平，每年约800例。2001年魏玉清开设帕金森病专科门诊，填补了邢台市空白。2001年，于强在国内首次提出"多发性硬化伴周围神经病"。

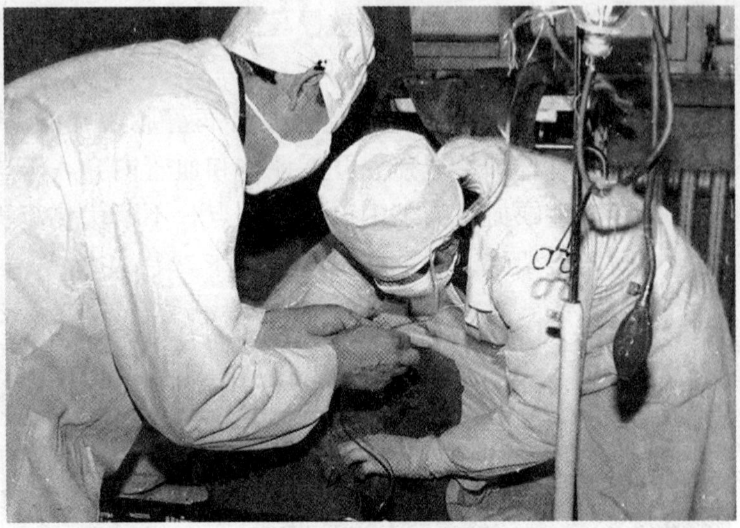

1989年1月，神经内科开展的颈动脉给药术试验成功

2003年，李英毅、凌鹏、魏玉清等开展"全脑血管造影及脑动脉支架成形术"，达到国内先进水平，每年约70例。当年，李英毅、凌鹏等开展脑动脉支架成形术。年内，于强在国内首先提出"近端肌强直性肌病"，并对其病理生理改变、临床症征、相关辅助检查进行了描述。

1978～2006年，全科完成科研成果5项，其中获河北省科技进步奖二等奖1项，河北省科技进步奖三等奖4项。发表论文43篇。

（一）神经内科一病区

沿革　神经内科一病区起源于1997年成立的康复医学科。2004年3月康复医学科改称内一科。2006年9月，内一科分为神经内一科和康复医学科。神经内一科位于干部病房楼1层，床位45张。杜远生任副主任，负责全面工作，范爱国任护士长。有医生7名、护士9名，其中高级职称4名，中级职称5名。2008年7月张淑娟任护理负责人，11月范爱国调出。2009年3月张淑娟任副护士长。5月，杜远生任主任。2015年9月搬至新住院楼13层，更名为神经内科一病区，床位52张。12月闫喜格任副主任。2017年末，有医生10名，护士17名，其中高级职称4名，中级职称5名。

业务发展　2006年9月神经内科一病区成立后，将工作重点进一步转移到脑血管病诊治、高新技术开展和急危重症救治上，同步开展脑血管病早期康复工作。主要诊治措施有脑梗死超早期静脉溶栓、动脉介入溶栓、全脑血管造影、颅内外血管支架、急性期抗血小板、抗凝、降纤治疗、中医中药治疗以及脑卒中的早期康复治疗。

2007年继续在脑血管病诊治、高新技术开展和急危重症救治上求发展。对新进年轻医务人员认真进行传、帮、带，使他们全部熟练独立掌握了全脑血管造影术和有关基础护理技能，并能积极配合完成血管内治疗等高新技术开展。

2008年，开始注重多学科合作联合诊治，同时兼顾疑难杂病诊治，努力做大做强脑血管病诊治这一特色，始终把提高医疗质量和加强医疗安全意识贯穿于工作的始终。

2009年，在新技术开展中，由杜远生、闫喜格为主的科室技术团队在北京医院专家王大明、刘加春，天坛医院教授马宁指导下，继续深入探索和开展动脉介入溶栓、接触溶栓、碎栓等新技术。

2010～2014年，继续围绕脑血管病静脉溶栓、动脉溶栓、支架植入、危重病抢救等开展工作。有选择性地独立开展评估和血管内介入溶栓、接触溶栓、碎栓、支架术等高新技术。以急性缺血性脑卒中诊治为重点，不断优化流程，深入开展静脉溶栓，桥接动脉溶栓、血管内支架术、危重病抢救等工作。

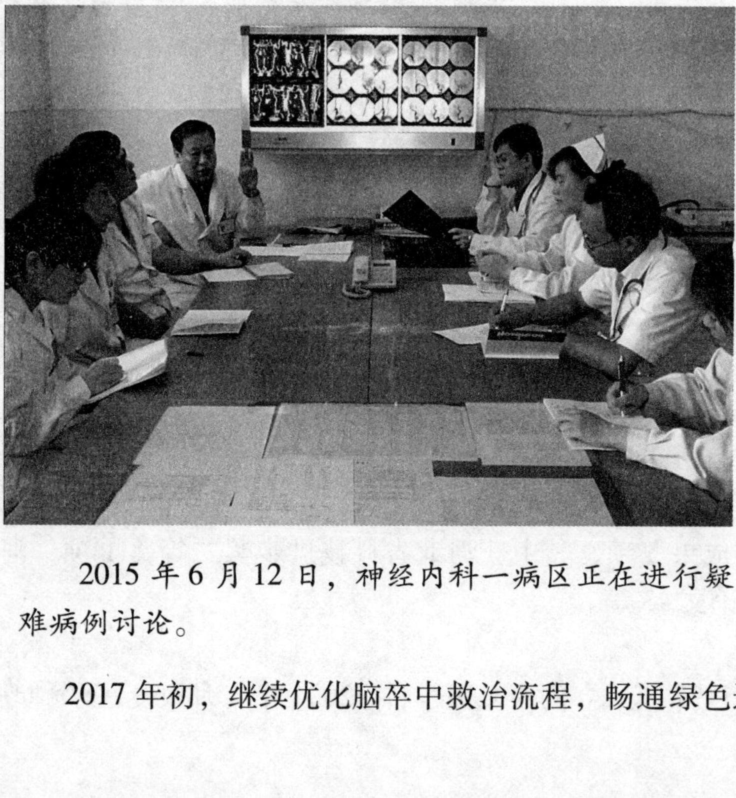

2015年6月12日，神经内科一病区正在进行疑难病例讨论。

2015年9月搬入新住院大楼后，取消重症监护室，病区开展的主要工作是急性脑血管病诊治、神经介入新技术、多学科联合诊治、复杂疑难病诊治。开始尝试和引进动脉血栓拉栓技术。同时，全面开启病区医护质量控制提高新模式。

2016年，积极参与并完成《省级医学重点发展学科》和《市级医学重点学科》评审和再审工作。高新技术静、动脉溶栓、联合溶栓、大血管拉栓、急诊支架等新技术开展又有新突破。

2017年初，继续优化脑卒中救治流程，畅通绿色通道，实施多学科联合协作，静脉溶栓关口前移至急诊室，明显缩短了DNT和OTT时间，整个脑血管病治疗中心在急性脑卒中救治中的溶栓率和好转率明显提高。同时，实施精准治疗策略，采用适宜的静脉溶栓、桥接动脉内血管治疗、支架拉栓、急诊支架植入等复合技术，挽救了许多急危重脑卒中患者。

技术开展　2006年新神经内一科成立后，先后实现了颅内、外血管介入支架成形术和急性脑梗死超早期急诊血管内支架术零突破。3月，由李英毅主导，杜远生、曹晓莉为辅合作完成了全院首例大脑中动脉支架术，术后高灌注出血转入脑外科，行锥颅术后病人恢复良好，未再复发，率先开始了多学科联合诊治模式。此后，在北京天坛医院专家杜彬、宣武医院专家焦力群不定期来科指导参与下，不到3个月的时间，完成神经介入DSA 98例，支架术9例，抢救危重病11例。其中，首开日行3例支架手术记录。12月，由李英毅主导，杜远生、胡鹏飞参与，成功实施一例急诊锁骨下动脉狭窄支架术。

2007年主要开展的新技术项目有超早期静脉溶栓和动脉介入溶栓、颅内外脑血管支架术、机械疏通联合尿激酶接触溶栓术、超早期溶栓后急诊支架、急性期静脉泵持续肝素化抗凝治疗、危重症及多脏器损伤抢救和监护、全脑血管造影术。4月，由李英毅主导，杜远生协助，神经外科薛振生参与，开展1例88岁高龄老人右颈内动脉次全闭塞合并左椎动脉开口重度狭窄双支架术，填补了全省、全市高龄、高风险、多支架技术空白。6月，李英毅、杜远生、胡鹏飞共同合作，首开全市急诊动脉介入溶栓后并支架植入，手术非常成功。11月，开展一例导管内接触溶栓术，效果很好。

2008年2月，由李英毅、杜远生、胡鹏飞联合协作，开展“双导引导管+双微导丝进行Ⅱ型路径的脑血管狭窄支架术”和“基底动脉狭窄支架术”。12月，率先开展“连续血管内抽吸、接触贯穿溶栓及球囊机械扩张技术治疗急性脑梗塞”技术。全年神经介入（包括脑血管造影、溶栓、支架术）323例，其中支架成形术33例，抢救急危重病人136余例。

2009~2014年，在北京多位专家教授不定期来院指导并参与下，继续围绕脑血管病静脉溶栓、动脉溶栓、支架植入、危重病抢救等积极开展工作。年轻医生李利峰、陈玉涛在闫喜格带教下，很快熟练地掌握了全脑血管造影技术，科室独立开展新技术（血管内支架术）能力不断增强。2010年开展支架术21例。2011年4月由闫喜格主导，杜远生协助，医生李利峰、陈玉涛、华卫东和护士张淑娟共同参与，实施一例急诊介入紧急支架术，成功抢救一例因脑干主要血管闭塞病变引起的呼吸心跳骤停病人。2012年独立开展全脑血管造影219例，2013年独立开展动脉溶栓术13例，2014年独立开展支架术19例。同年，数例神经内科杂病重症脑炎、格林巴利综合征、急性脊髓炎等，经治疗后也均取得了相当满意的治疗效果。

2015年，市三院脑血管治疗病中心对急性脑卒中救治流程再次进行优化改进，急性期静脉溶栓关口前移至急诊室，院前OTT时间和静脉溶栓DNT明显缩短，提高了静脉溶栓的成功率和有效率。同时，带动了动脉血管内治疗技术如：桥接、大血管拉栓、急诊支架植入等新技术开展，重大新技术开展连续获重大突破和进展。2月，由闫喜格主导，陈玉涛、李利峰共同合作，成功治疗了一例院前急诊静脉溶栓，院后桥接动脉介入溶栓、球

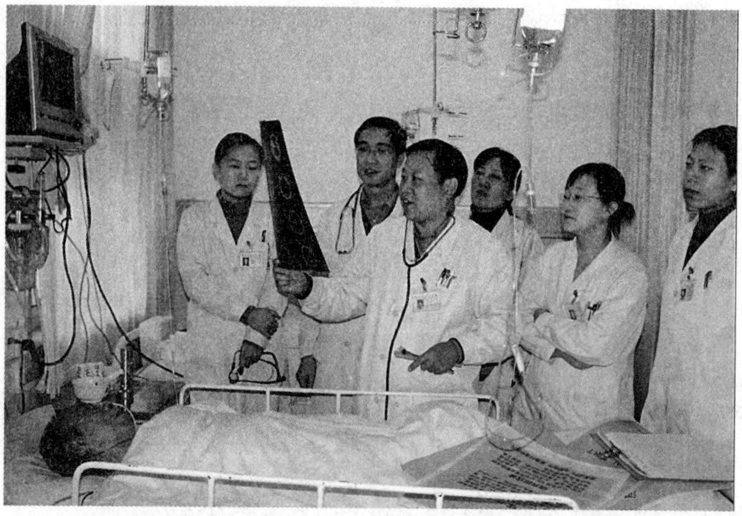

神经内科一病区副主任杜远生（中）在查房

囊扩张后并置入支架复合手术。4月，独立开展了病区首例急性脑卒中拉栓术，手术取得成功，且当月连续进行3例手术。此后独立开展机械取栓、桥接治疗和急诊支架术例数逐渐增多，当年实施该项新技术治疗患者12例。至2017年年底，开展机械拉栓25例，桥接治疗9例，动脉溶栓38例，急诊支架7例。

2006～2017年，病区共完成省级科研项目5项，其中获河北省中医药学会二等奖1项，市级科技进步一等奖1项、二等奖1项、三等奖1项。发表核心期刊论文33篇，主编、参编或编译著作7部。

（二）神经内科二病区

沿革 神经内科二病区起源于1984年成立的内二科（包括心内和神经内科专业），1992年内二科确定为神经内科专业。2006年9月，内二科（神经内科）更名为神经内二科，位于内科楼1层和2层，1层为普通病房和监护室，2层为单间病房，共有床位57张，其中监护室6张。魏玉清任副主任，负责全面工作，袁晓惠任护士长。有医生10人、护士19人，其中高级职称2人，中级职称3人。2008年7月袁晓惠调至护理部，汪丽珍任护理负责人。2009年3月，内科楼2层病区划归新成立的神经内三科。同月，汪丽珍调至神经外一科，殷海清任副护士长。5月，魏玉清任主任。2011年7月14日，魏玉清任脑血管病治疗中心主任（兼）。2015年9月，搬至新住院楼14层，更名为神经内科二病区，床位52张。2017年末，有医生14人、护士19人，其中高级职称4人，中级职称13人。

业务发展 2006年开展微导管静脉窦置埋介入溶栓治疗静脉窦血栓形成。年内开展TCD检查。2007年6～9月，副主任魏玉清在卫生部北京医院、首都医科大学宣武医院、北京天坛医院进修学习神经介入，年内开展脑血管造影及脑动脉支架术。同年开展多途径联合介入治疗静脉窦血栓形成。2009年开展神经介入联合多种药物治疗进展性脑梗死。年底开展肌电图检查。2011年开展神经电刺激治疗面神经炎。2012年开展经颅超声溶栓治疗急性脑梗死。

2014年底，魏玉清、孔咏梅率先在邢台市开展阿替普酶静脉溶栓治疗。2015年，魏玉清、孔咏梅在神经外科主任薛振生辅助下率先在邢台市开展支架取栓治疗；是年，魏玉清、孔咏梅率先开展静脉溶栓桥接血管内治疗，填补了邢台市该项技术的空白。是年，被中国卒中学会授予首批“卒中中心联盟”单位，国家脑防委授予首批“高级卒中中心建设”单位。同年开展脑脊液细胞学，参与国家大型科研项目“第三次中国国家卒中登记

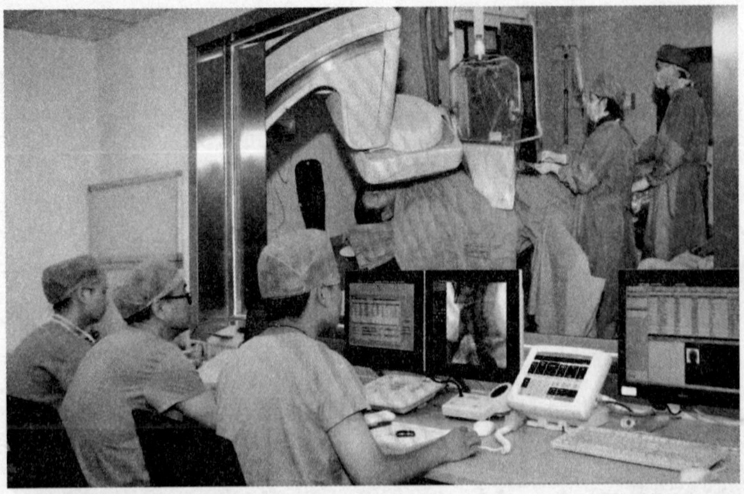

神经内科二病区主任魏玉清（右二）正在为急性脑梗死患者实施支架取栓术

研究及亚组课题研究”、“远隔缺血适应治疗症状性颅内动脉粥样硬化性狭窄的有效性及安全性的随机、双盲、平行对照、多中心临床研究”。

2016 年开展支架机械取栓术治疗超早期脑梗死。是年，参与中国卒中学会“急性缺血性脑血管病侧支循环评估与预后的队列研究”。2017 年与神经内科四病区共同开展急性中重度脑梗死阿替普酶静脉溶栓桥接血管内治疗。2 月，在急诊科设立全市首个急诊溶栓室，由各神经内科医师组建溶栓团队，魏玉清为负责人。同年参与北京天坛医院“急性缺血性卒中血管内治疗关键技术及急救流程改进研究”。

至 2017 年，病区共发表论文 38 篇。

2007～2017 年邢台市第三医院神经内科二病区业务量统计表

表 2—6　　单位：例

年份	收治病人数	静脉溶栓	动脉溶栓	脑血管造影	脑动脉支架
2007	1975	0	26	344	31
2008	2219	0	30	357	22
2009	1794	0	20	412	42
2010	1709	0	13	331	32
2011	1718	0	23	324	33
2012	1919	0	27	428	61
2013	2025	0	32	353	77
2014	2162	0	17	274	82
2015	2171	70	11	258	80
2016	2159	100	13	259	80
2017	2253	458（全院）	14	201	80

（三）神经内科三病区

沿革　2009 年 3 月 19 日，成立神经内三科，位于内科楼 2 层，床位 42 张，李英毅任副主任，负责全面工作，张素霞任副护士长。有医生 7 名、护士 12 名，其中高级职称 5 名，中级职称 3 名。2011 年 12 月 28 日李英毅任主任。2015 年 9 月搬至新住院楼 15 层，更名为神经内科三病区，床位 53 张。2017 年末，有医生 10 名、护士 16 名，其中高级职称6名，中级职称4名。

业务发展　2009年2月，神经内三科主要开展脑血管病、神经系统炎症、神经系统变性病及遗传等神经杂病诊治，特别是颅内缺血性脑血管病的血管内治疗，在全国享有较高的知名度。3月，首例采用“套管加双微导丝技术”成功完成基底动脉重度狭窄支架置入术；5月，“阿波罗球扩支架阶梯释放技术”应用于颅内血管狭窄的血管内治疗。

2009年后，科室长期接受邢台市及周边县市包括巨鹿、威县、内丘、沙河、临城、南宫、邢台县，邯郸魏县、曲周等的医务技术人员到科进修学习神经介入技术，对冀南地区脑血病的介入治疗的开展及普及起到了带动和推广作用。并与北京、石家庄、山东、河南的多家医院建立了长期互相交流的机制。

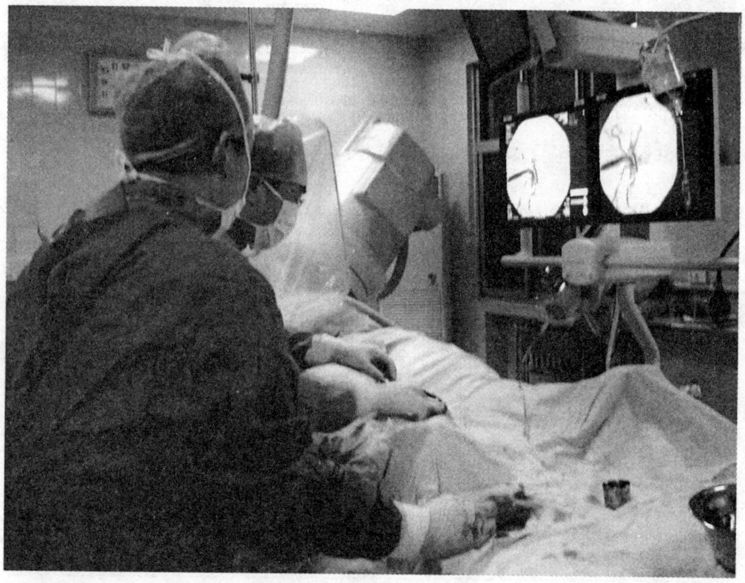

神经内科三病区主任李英毅（左一）带领科室团队进行急诊动脉取栓术

2010年5月，以三院为依托成立“邢台市医学会神经介入专业委员会”，李英毅任主任委员。同月组织召开“第一届冀南地区神经介入论坛”，中国工程院院士李春岩，河北省人民医院、北京宣武医院、北京天坛医院、河北医科大学第二医院及山东、河南等地教授学者参会。年内首例应用“三入路加右侧颈动脉保护技术”治疗右侧锁骨下动脉闭塞盗血综合征获得成功。2012年采用“多球囊、多微导丝边支保护技术”成功完成全院首例颅内三支病变血管内手术治疗。

2011年5月，依托市三院成立“邢台市脑血管病学会”，李英毅任副理事长。于2011年、2013年、2015年5月先后召开第二届、第三届、第四届“冀南地区神经介入论坛”。2013年10月，李英毅任“邢台市神经介入质控中心”主任。2014年引进颅脑磁电治疗仪，对神经系统功能缺损症状进行辅助治疗。成功开展颈动脉支架、大脑中动脉M1段支架，基底动脉支架等高难度颅内外支架手术。2017年，成功承办“河北省神经介入高峰论坛暨第五届冀南地区介入质控沙龙”。

至2017年末，举办国家、省级学术会6期，完成科研2项，发表论文22篇，其中两篇SCI。

2009~2017年邢台市第三医院神经内科三病区业务量统计表

表2—7　　单位：例

年份	收治病人数	全脑血管造影术	支架治疗	溶栓
2009	1043	251	32	13
2010	1487	352	62	13
2011	1734	419	88	29
2012	1793	506	136	31
2013	1947	501	119	31
2014	1977	408	139	17
2015	2234	530	193	12
2016	2252	421	151	10
2017	2058	374	123	4

（四）神经内科四病区

沿革　2015年12月15日成立神经内科四病区，位于新住院楼14层，床位49张。孔咏梅任副主任，负责全面工作，郝海红任副护士长。有医生8名，护士14名，其中高级职称2名，中级职称6名。2017年末，有医生11名，护士19名，其中高级职称3名，中级职称6名。

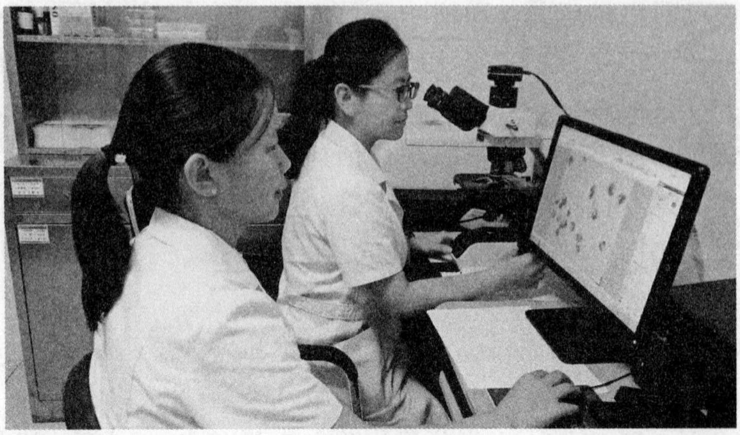

2017年7月5日，神经内科四病区医生在做脑脊液细胞学分析。

业务发展　2015年建科时，收治神经内科常见病、多发病及相关疑难、危重症患者，可开展脑动脉造影、脑动脉支架及急诊血管内治疗。2016年6月，与中国卒中学会签订合作协议，开展急性缺血性脑血管病侧支循环评估与预后的队列研究，积极筛选入组病例。是年，引进英国Shandon公司制造的细胞玻片离心沉淀仪（Cytospin－4型）及日本制造的光学显微镜（OLYMPUS）等机器，开展脑脊液细胞学检查，增强了对神经系统感染性疾病、脑膜癌病等的诊治水平。

2017年2月，积极配合高级卒中中心建设工作，开展急诊静脉溶栓及桥接取栓工作。是年，共完成脑脊液细胞学69例，对结脑、病脑、脑膜癌病等疾病的诊治有重大辅助价值。脑脊液细胞学的开展，填补了邢台市脑脊液相关检查方面的空白。年内，开展的新技术项目有急性中重度脑梗死阿替普酶静脉溶栓桥接血管内治疗，完成手术13例。至2017年末，举办省级学术会1期，完成科研1项，发表论文25篇。

2015～2017 年邢台市第三医院神经内科四病区业务量统计表

表 2—8 单位：例

年份	收治病人数	脑动脉造影	急诊血管内治疗	脑动脉支架
2015	76	6	0	0
2016	1857	134	3	37
2017	1861	124	13	25

三、消化/内分泌/血液内科

（一）沿革

消化/内分泌/血液内科起源于 1990 年成立的干三病区。1994 年 1 月将干三病区改为内三科，设消化和内分泌专业，定编床位 30 张，位于干部病房楼 3 层，杨淑芳任副主任，负责全面工作，袁晓惠任副护士长。同时内镜室由内三科管理。1995 年 7 月，贾永志从内一科调入任副主任，袁晓惠调至内一科，郑素钦任副护士长。1997 年 3 月 27 日杨淑芳任主任，郑素钦调至门诊部，张珺任副护士长。1998 年 6 月贾永志调至社区服务部。8 月内一科撤销后，其血液专业并入内三科。2000 年 3 月杨淑芳内退，吉淑敏任副主任，负责全面工作。2004 年 10 月，张珺至调门诊部，魏敬坤任副护士长。2009 年 3 月神经内科三病区成立（也称内三科），内三科更名为内五科。2011 年吉淑敏任主任。2013 年 5 月，魏敬坤调至门诊部，李静任护理负责人。2015 年 9 月 22 日搬至新住院楼，更名为消化/内分泌/血液内科，床位 49 张。12 月 29 日，李静任副护士长。2017 年 1 月，内镜室独立。2017 年末，有医生 11 名，护士 13 名，其中高级职称 4 名，中级职称 11 名。

（二）业务发展

1994 年内三科成立后，由消化和内分泌两个专业组成。1 月，购入 1 台胃肠功能治疗仪，用于治疗胃肠功能紊乱。1995 年 4 月成功抢救首例急性重症胰腺炎合并休克患者。10 月，内三科成立内分泌化验室，开展胰岛素释放实验测定、糖耐量实验、甲状腺功能 4 项测定，当时主要采用手工操作进行放射线计数测定。1996 年 8 月，成功救治 2 例霍乱病人。1997 年开展抗甲状腺微粒、抗甲状腺球蛋白抗体测定。1998 年 5 月，γ－放免计数仪测定代替了手工操作；同时，引进骨密度检测仪，为骨质疏松的诊断提供依据。7 月，乙肝五项定量测定，为肝炎治疗及观察提供了可靠的依据，并填补了邢台市的空白。8 月起开始收治各种贫血、白血病、血小板等相关血液系统常见病的患者。2000 年 3 月每周五下午开展“糖尿病健康宣教”，增加了糖尿病患者的依从性。2001 年 4 月，首次成功抢救 I 型糖尿病酮症酸中毒合并甲状腺功能减退的患者。7 月，首次成功抢救甲亢危象合并急性肝损害的患者。2002 年 9 月，首次成功抢救甲状腺机能减退并急性上呼吸道梗阻窒息的患者。2003 年 4 月，开展 AFP 定量测定、24 小时尿微量白蛋白的测定，分别为肝癌及糖尿病肾病的早期诊断提供了依据。5 月，首例完成腹水浓缩回输治疗肝硬化并发顽固性腹水患者。2004 年 3 月，人胰岛素及胰岛素类似物先后应用替代动物胰岛素，更好地模拟了人体胰岛素的分泌过程，平稳降低糖尿病患者的血糖。2004 年增设重症监护室，设立床位 4 张，为消化道大出血、肝性昏迷、急性胰腺炎、甲亢危象、糖尿病酮症酸中毒、高渗昏迷等危重病人的抢救工作提供了固定场所。同时，制定了相关疾病的抢救方案及护理常规，并能够熟练应用三腔二囊管压迫止血抢救门静脉高压引起的消化道大出血及胃镜下止血的治疗手段。

至2005年，内三科医护人员分别在河北医科大学第二附属医院、北京人民医院、北京空军总医院、北京306医院、上海长海医院进修学习。2005年北大人民医院知名专家教授及中日友好医院的知名专家教授吴晶新、戴希真定期在内三科进行教学查房、疑难病例会诊等工作。同年9月，14C呼气实验用于检测HP，为幽门螺杆菌感染相关性疾病的诊治提供了可靠的依据。

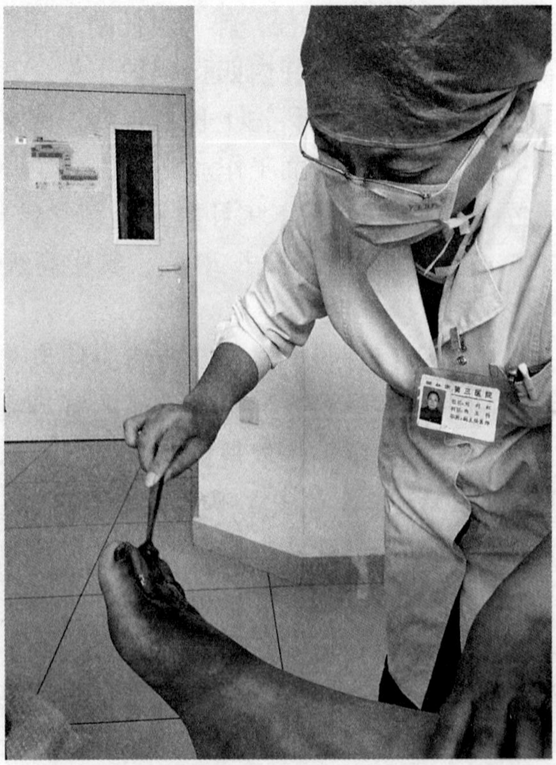

消化/内分泌/血液内科副主任医师刘利红在为糖尿病足病患者换药

2007年，成功实施首例下肢血管介入治疗，降低患者截肢平面，填补了邢台市空白；同年，首次使用胰岛素泵调节血糖，为糖尿病急症、妊娠期糖尿病及糖尿病围手术期、应激状态的血糖调治奠定了基础。年内引进糖化血红蛋白仪器进行糖化血红蛋白的检测，对糖尿病治疗及评估提供依据。2012年，科室化验室将放射免疫计数仪更新为化学发光法进行检测，并增加了性激素六项、肿瘤标记物及HCG检测。2014年引进雷兰动态血糖监测仪器，首次进行动态血糖监测。同年，科室将每周五下午的糖尿病健康教育调整为每天下午一次，并带领病人一天两次进行糖尿病运动。2015年定期开展糖尿病健康教育门诊。同年引进美敦力动态血糖监测仪，可持续监测血糖变化并及时发现低血糖，为糖尿病血糖调治提供安全保障。是年引进的血酮监测，为糖尿病酮症酸中毒病人的酮体纠正提供了可靠依据。2016年引进德国13C呼气试验测试仪进行幽门螺杆菌的检测，此项检查安全适用范围更广。2017年10月，联合骨科、中医科、介入科、超声室等多学科成立“糖尿病足病联合诊治小组”，为糖尿病足患者治疗奠定了基础。12月获CDS认证的“糖尿病示范管理医院”称号。同年科室引进迈能MPET双光子治疗仪，用于治疗糖尿病下肢血管及神经病变，促进了伤口的愈合。2017年收治住院病人1394人次，门诊25550人次。

至2017年12月，全科共发表论文24篇，完成科研6项，其中，获河北省卫生厅科技进步二等奖1项，邢台市科技进步三等奖1项。

四、呼吸/老年病/肾内科

（一）沿革

2002年年初，干二病区更名为内四科（以呼吸、老年、肾病专业为主），开放床位

28张，李风格任主任，郭义恒任副主任，刘建华任护理负责人。2003年10月，刘建华调离内四科，王雪霞任内四科副护士长。2005年4月，李爱军任内四科副主任。2006年3月，王雪霞任内四科护士长。年内，郭义恒任血液透析室副主任。2009年2月李风格退休，李爱军主持全面工作。5月王雪霞调往护理部，师丽敏任副护士长。2011年12月李爱军任主任。2015年9月搬迁至新住院楼13层，更名为呼吸/老年病/肾内科。2017年末，有医生10人，护士20人，其中高级职称4人，中级职称10人。

（二）业务发展

内四科以呼吸、老年及肾病为特色专业，开展的业务为动态心电图监测、心功能监测、血液流变学检查等内科疾病的疑难病症诊治。2005年开展的胸腔积液穿刺同时注射尿激酶减少胸膜粘连取得良好效果，小剂量免疫抑制剂加用激素及广谱抗生素治疗间质性肺炎。2005年5月成立呼吸重症监护室，设有4张床位。成立重症监护病房后，减少了呼吸衰竭病人的死亡率，呼吸老年病专业特色治疗逐渐凸显，病人明显增加，2006年床位由28张增加至34张。2007年科室引进英国迈克科技公司的Microlap肺功能仪，开展肺功能检测，填补三院一项检查空白。2008年购入振动排痰机，首先用于肺部疾病病人的辅助治疗。2009年后，科室危重病人逐渐增多，至2014年，先后购进3台德国DRAGER呼吸机，提高了对呼吸衰竭病人的救治能力。2015、2016年购入2台德国万曼VENTImotion无创呼吸机用于临床病人治疗。购入二氧化碳检测仪，对2型呼吸衰竭病人进行临床检测，减少多次复查血气的穿刺痛苦。2016年派人员外出学习纤维支气管镜技术，回院后成功开展临床检查和治疗工作。2017年10月，呼吸/老年病/肾内科与国家呼吸临床研究中心中日医院、河北省医科大学第二医院建立了呼吸科医联体。呼吸/老年病肾病科在三院已成为一个技术全面、规模较大的综合科室。年末开放床位49张，抢救床6张，年收治病人1648人。科室主治医师以上人员绝大多数在北京各大医院进修学习过，呼吸专业的多项诊疗技术在省市内处于领先地位。科主任李爱军兼任河北省医学会呼吸分会委员，邢台市医学会呼吸分会副主任委员，河北省医学会老年分会常委，邢台市医学会老年分会副主任委员，科室多人在省医学会担任委员。

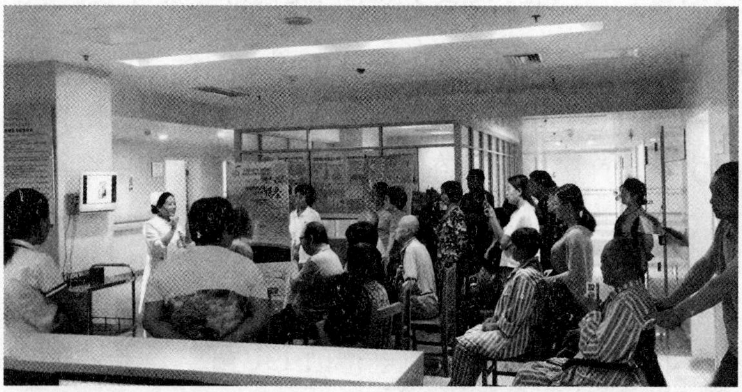

2017年7月11日，呼吸/老年病/肾内科在组织健康教育讲课。

附：血液透析室

沿革　1995年7月，医院筹备建立人工肾，选派祁兴敏、孟祥英、李荷香先后去北京、石家庄进修学习血液透析技术。血液透析室设在干部病房楼2层西侧，郭义恒任副主任，隶属内一科管理。1996年3月，引进美国COBE、百特450透析机各1台，开始接收病人。1998 年 8 月内一科撤销建制，并入干二病区。郭义恒任干二病区副主任，主管肾病、血液透析。2006 年 9 月改建血液透析室，由干部病房楼 2 层搬迁至外科楼 1 层西侧。2011 年 12 月，祁兴敏任血液透析室副护士长。2015 年 9 月搬迁至新医技楼 3 层。2017 年 2 月，郭义恒退休，李爱军负责透析室全面工作。年末，血液透析室共有医生 3 人，护士 7 人，其中高级职称 3 人，中级职称 6 人。

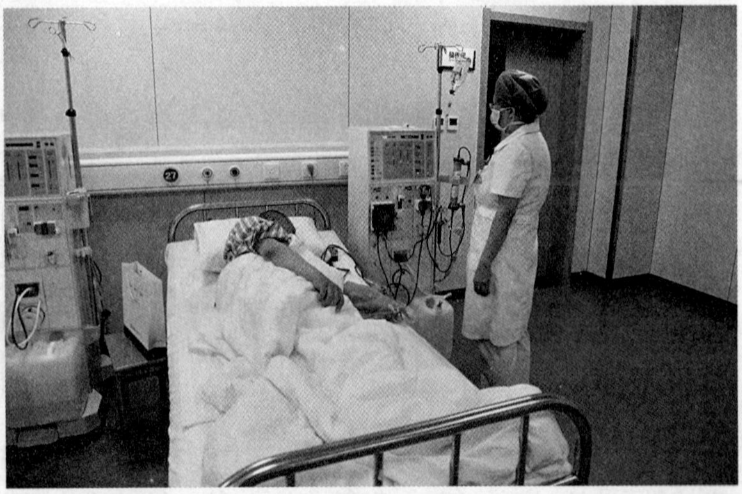

透析治疗中

业务发展　1996 年 3 月，血液透析室开诊，首次诱导透析治疗成功。1998 年开展血液灌流 + 血液透析治疗急性药物中毒技术。2000 年 11 月，购进费森尤斯 4008B 血液透析机 2 台，原透析机报废。2009 年 4 月，对透析室进行改造，并完善了规章制度、工作流程，复用间与水处理间分开，建立独立治疗室。2008 年 10 月，更换仁和惠康反渗透水处理系统 1 台，由单极反渗改为双极反渗，提高了透析用水质量。2009 年 5 月，购进瑞典金宝 CRRT 机 1 台，7 月首例 CRRT 治疗重症急性胰腺炎，同时首次开展中心静脉穿刺置管术。2010 年 5 月，按卫生部《关于对医疗机构血液透析室实行执业登记管理的通知》的要求，进行全面改造，布局规划更为合理，诊疗流程更加规范，人员、设备、设施配备到位，规章制度健全，培训到位。8 月 31 日通过省卫生厅审核验收。是年，开展全国血液净化病例信息登记上报，并开始进行内毒素、化学污染物的监测。2011 年，取消血液透析器复用，全部使用一次性血液透析器。2012 年购进血液透析滤过机，开展在线血液透析滤过治疗新模式，提高中分子毒素的清除率。2014 年 12 月成功完成首例肾脏穿刺活检，填补三院技术空白。2015 年 2 月设置隔离透析区，开展乙肝隔离透析。2016 年 5 月设置丙肝隔离透析区。2017 年 11 月开展带涤纶套的透析导管置入术。至年末，血液透析室有透析机 12 台（含血液透析滤过机 2 台），CRRT 机 1 台，开展血液透析、血液灌流、血液透析滤过、床旁血滤等血液净化项目，全年透析 4319 人次。至年末，全室共发表论文 50 余篇，完成科研成果 7 项，其中获河北省医学会科技进步二等奖 3 项，邢台市科技进步三等奖 1 项。

第二节　外科系统

一、普通外科

沿革　1978 年 10 月设立大外科，其中包括普通外科、胸外科、骨科及麻醉科专业，只开设门诊，位于门诊楼1层，并在门诊楼2层设立门诊手术室。曹金库任负责人，司庆军任护理负责人，有医护人员22人（含手术室4人）。1979年3月在门诊楼3层设简易病床20张，主要收治内、外科病人。6月曹金库任主任。1981年4月病房楼启用，在病房楼3层设立外科病区，床位50张。1982年3月司庆军任护士长。6月李英华调入任副主任。8月曹金库因病去世，李英华负责全面工作。1983年，翟继田负责筹建泌尿外科专业工作。6月李英华因车祸去世。1984年4月徐振江任副主任，侯玉书任副主任，张国英任副护士长。是月陈轩调入三院，开始筹建骨科。是月麻醉专业及人员从外科剥离，建立手术麻醉科。6月床位调整为65张。8月骨科专业及人员从外科剥离，建立骨科，徐振江调任骨科副主任。9月，司庆军调任医院副总护士长。1987年8月王东文任护士长。1988年4月，翟继田任外科副主任，张国英调离医院。8月侯玉书调离医院。1989年1月汪宗歧任副主任。9月翟继田、汪宗歧调离医院。10月李尚德任副主任，负责全面工作。1992年7月，外科分为外一科（胸外及肿瘤专业）和外二科（普外及泌尿外科专业）。李尚德任主任，负责外一科及外二科工作。李庆祥任外一科副主任，冯柳芳任副护士长。康俊生任外二科副主任，李君任副护士长。是月王东文调任门诊部护士长。1993年底李君调离，徐立果任外二科护士长。1994年10月李丰森任外二科副主任。1995年4月，外二科分为普外科和泌尿外科，薛志广任普外科副主任，徐立果任副护士长，医护人员18人，迁至病房楼1层西侧，设床位20张。李丰森任泌尿外科副主任，刘庆敏负责护理工作。1996年1月李尚德退休，不再设大外科主任。1997年4月薛志广任普外科主任。1998年6月李素君任普外科护理负责人，徐立果调任院外急救组副护士长。1999年5月，泌尿外科撤销建制并入普外科，薛志广任主任，马春生任副主任，李素君任副护士长。2000年9月李素君调离，李英任护理负责人。2011年增设监护室，设监护病床4张。2004年12月，聂文平任副主任（兼）。2006年6月，搬至原党校改造后外科住院部2层，床位55张。12月李英任副护士长。2008年普外科和泌尿外科各自独立，共用一个护理单元。2009年5月宋炳辉任普外科副主任。2011年薛志广不再兼任普外科主任，宋炳辉负责全面工作。3月普外科分为腺体胃肠组和肝胆普外组，宋炳辉全面负责腺体胃肠组和肝胆普外组工作。徐焕博任腺体胃肠组组长，侯志强任肝胆普外组组长。2014年8月徐焕博不再任腺体胃肠组组长。2015年9月搬至新住院楼北区10层。10月15日分成腺体胃肠外科及肝胆普外科。宋炳辉任腺体胃肠外科副主任，负责全面工作。侯志强任肝胆普外科副主任，负责全面工作。李英负责腺体胃肠外科和肝胆普外科护理工作。12月，吕英淑任腺体胃肠外科护理负责人，张兰任肝胆普外科护理负责人。2016年1月，李英调任护理部副护士长。8月腺体胃肠外科分为腺体外科和胃肠外科。宋炳辉任胃肠外科副主任，负责全面工作。于晶晶任腺体外科副主任，负责全面工作。

业务发展 1978年，外科只能开展一些门诊小手术。开展项目以普外科为主，可以行纤维瘤、脂肪瘤、腋臭等手术，开展膀胱镜检查。1979年在门诊手术室，由曹金库、侯玉书、冯金台为一位57岁直肠脱垂的内科病人行直肠悬吊术。同年曹金库开展了对尿毒症患者行腹膜透析。1981年在病房楼建立大外科病房，1982年徐振江与方占朝开展第一例胃大部分切除术，其后翟继田在上消化道溃疡行胃大部分切除术方面做了大量工作，积累了丰富经验。同时普外科还可开展阑尾切除术、疝修补术、胆囊切除术、胃大部分切除术、甲状腺腺瘤摘除术、肠吻合术、肝脾破裂修补术、脾切除术等手术。同年翟继田开展膀胱全切、用回肠代替膀胱术、静脉高营养疗法取得成功，并填补了邢台市空白。1984年4月陈轩调入医院，开始收治骨科病人，筹建骨科。是年陈轩、徐振江、苗振林开展小儿麻痹后遗症的手术治疗。1987年购置1台经尿道前列腺电切镜，随即翟继田开展经尿道前列腺电切术，取得了良好的疗效，当时处于邢台市领先水平。1988年王绍英与翟继田开展了第一例门脉高压病人的脾肾静脉分流术。同年顾奉安开展脑出血的手术治疗，并开展横切口腹膜外疝囊高位结扎治疗小儿腹股沟疝。汪宗岐开展贲门癌胸腹联合切口，切除贲门、胰腺尾部及脾脏。1989年张如俭、李尚德开展胃癌根治术、结肠癌根治术、甲状腺次全切除术、乳腺癌根治术、胆总管探查术、胆总管切开取石术、门脉高压症的门奇静脉断流术。张如俭与靳建新开展首例全胃切除术，张如俭与薛志广开展首例小儿肝母细胞瘤切除术。张如俭开展髂内动脉结扎加直肠癌根治术、肝脓肿超声引导下穿刺引流术和经皮肝穿刺引流术。1993年薛志广与李丰森独立开展肝脏血管瘤的肝脏第二、三段切除术。1996年薛志广独立开展胰十二指肠切除术。1999年薛志广独立开展肝癌根治术；腹膜后巨大肿瘤切除术，术中切除大小不等的肿瘤共9个。2000年靳建新开展股浅静脉第一个瓣膜窦壁环包治疗原发性下肢静脉瓣膜功能不全。2001年薛志广独立开展甲状腺癌根治术加颈淋巴结清扫术。能够开展下肢静脉倒流症腘静脉代瓣术、甲状腺癌根治术加颈淋巴结清扫术、肝癌根治术、胰十二指肠切除术、全结肠切除术、晚期直肠癌联合脏器切除术（切除直肠、乙状结肠、子宫、阴道及淋巴组织）、晚期结肠癌联合脏器切除术（切除一个至三个肝段、脾脏、胰尾、结肠及淋巴组织）、肝门部胆管癌根治术、胆囊癌根治术、巨大腹膜后肿瘤切除术、复杂性肠瘘修补术、门奇静脉断流术、肾癌根治术、肾盂输尿管成形术、膀胱癌根治术、前列腺切除术、直肠癌全系膜切除术、胃癌全系膜切除术、人工补片疝修补术、腹腔镜下胆囊切除术、腹腔镜下肝囊肿开窗术等手术。在腹部闭合损伤（肝脾破裂）的治疗方法上进行积极的研究，在开腹手术和保守治疗上积累了丰富的经验，部分病人免除了开腹手术的痛苦。对危重的胃肠道病人的术后营养进行了研究，根据病人的病情分别实施静脉营养和胃肠内营养，病人安全度过危险期，促使病人早日康复。2003年薛志广开展直肠癌全系膜切除术、胃癌全系膜切除术。2004年薛志广独立开展肝门部胆管癌根治术和腹腔恶性肿瘤侵及多脏器后行多脏器联合切除术。2005年薛志广开展腹腔镜胆囊切除术、腹腔镜阑尾切除术、腹腔镜肝囊肿开窗术，同时利用胆道镜开展了开腹胆道镜探查术加胆道镜取石术，并经窦道行残余结石取出术。2006年薛志广开展首例溃疡性结肠炎病人的全结肠切除术 + 回肠直肠吻合术。3月在教授的指导下，侯志强开展全院第一例CT引导下肝癌射频消融术。2009年，毕荣欣在河北省医科大学第二医院专家指导下开展十二指肠镜检查技术、经十二指肠胰胆管造影术（ERCP）、十二指肠乳头切开取石术（EST）、经十二指肠镜胆总管引流术（ENBD）、经十二指肠镜胆总管支架植入术（ERBD）；2010年毕荣欣可以独立完成以上工作。2009年，宋炳辉在外院专家指导下完成门脉高压症患者首例远端脾肾静脉分流术，同年独立完成首例婴幼儿的先天性肥厚性幽门狭窄的幽门肌切开术，同时开展婴幼儿患者的全胃肠外营养；2011年，宋炳辉在外院专家的指导下完成先天性巨结肠的手术治疗和小儿盆底肿瘤经骶尾部切除术，并独立完成婴幼儿肠套叠的手术治疗；2013 年，独立完成婴幼儿阴道直肠瘘修补术。2015 年徐焕博在河北医科大学第四医院专家指导下完成腹腔镜直肠癌根治术。

至 2015 年，普外科医护人员先后到北京大学第一医院、中国人民解放军总医院、天津医科大学肿瘤医院等地进修学习。同时科室与北京大学人民医院、中国人民解放军总医院、北京大学第一医院、天津肿瘤医院的知名专家教授建立有长期的合作关系，定期到医院进行手术和讲学活动。每年门诊病人约 12000 人次，出院病人 3000 人次，手术量约 700 台，其中三、四级手术量占 45% 左右。普外科共完成科研成果 4 项，发表学术论文 15 篇，举办省级继续医学教育学术会议 2 期。2017 年 1 月，普外科被邢台市卫计委评为新一批邢台市重点学科。

（一）肝胆普外科

沿革　2014 年 3 月 10 日，普外科分为肝胆普外组和腺体胃肠组，床位不分，经济独立核算，普外科成本支出和护士奖金由肝胆普外组和腺体胃肠组各负担一半。侯志强任肝胆普外组组长，有医生 6 人，位于党校改造后的外科楼住院部 2 层北侧，2015 年 9 月 25 日搬至新病房楼 10 层北侧。10 月 15 日肝胆普外科成立，侯志强任副主任，负责全面工作，搬至新病房楼 11 层北侧，与泌尿外科共用床位 49 张。副护士长李英负责护理全面工作。12 月，张兰任肝胆普外科、泌尿外科护理负责人。2016 年 1 月，李英调至护理部任副护士长。2017 年 1 月，张兰调至神经外科三病区任副护士长，李士雪任肝胆普外科、泌尿外科副护士长。2017 年末，有医生 6 人，护士 12 人，其中高级职称 3 人，中级职称 5 人。

业务发展　2014 年 3 月 10 日分组当天，肝胆普外组即设立电子病历工作站，腺体胃肠组仍沿用普外科工作站。当天有 7 人住院，3 月 20 日住院病人增加到 30 多人。5 月，在教授帮助下完成全院第一例大隐静脉分段结扎切除术、深静脉瓣膜环缩术。8 月 10 日开展全院第一台腹腔镜肝癌切除术。10 ~ 12 月开展胰十二指肠切除术 3 台。12 月，薛志广开展全院第一例腹腔镜腹股沟疝完全腹膜外修补术（TEP）。主要仪器设备有胆道镜 2 台，半导体激光治疗仪 1 台。2015 年 1 月，薛志广开展全院第一例腹腔镜经腹腔途径腹膜前补片植入术（TAPP）和第一例腹腔镜小儿疝修补术。4 月，薛志广开展全院第一例腹腔镜切口疝修补术。10 月侯志强开展全院第一例大隐静脉高位结扎，激光腔内闭塞术。2016 年 1 月 17 日在教授指导下完成全院第一台腹腔镜胰十二指肠切除术。6 月在外院教授帮助下开展全院第一例腹腔镜、胆道镜联合胆囊切除、胆总管探查取石术。11 月 8 日在外院教授指导下完成全院第一例腹腔镜胰体尾加脾切除术。2017 年 11 月侯志强、马春生、毕荣欣、李飞开展全院第一例胰体尾切除、脾切除、部分横结肠切除、右肾部分切除术。12 月，在外院教授的帮助下完成全院第一例腹腔镜胰腺肿物剥除术。全年共完成手术 347 台，其中腹腔镜及 ERCP 手术 179 台，四级手术（包括 ERCP）85 台。

肝胆外科成立后，技术水平发展较快，腹腔镜、十二指肠镜、经皮肝穿刺、经皮胆囊穿刺等微创手术成为主流，三级手术、四级手术数量明显增多，腹腔镜手术比例占腹部手术 90% 以上。至 2017 年，全科共完成科研成果 3 项，发表学术论文 40 余篇。

（二）腺体胃肠外科

沿革　2014 年 3 月 10 日，普外科分为肝胆普外组和腺体胃肠组，床位不分，经济独立核算，普外科成本支出和护士奖金由肝胆普外组和腺体胃肠组各负担一半。徐焕博任腺体胃肠组组长。8 月，徐焕博不再任腺体胃肠组组长。2015 年 9 月搬至新病房楼 10 层。10 月 15 日腺体胃肠外科成立，宋炳辉任副主任，负责全面工作，副护士长李英负责护理全面工作。有医生 9 人。12 月吕英淑任腺体胃肠外科护理负责人。2016 年 1 月李英调至护理部任副护士长。8 月，腺体胃肠外科分为腺体外科和胃肠外科，共用一个护理单元。2017 年 1 月，吕英淑任胃肠外科和腺体外科副护士长。年底，共有医生 9 人，护士 13 人，其中高级职称 4 人，中级职称 3 人。

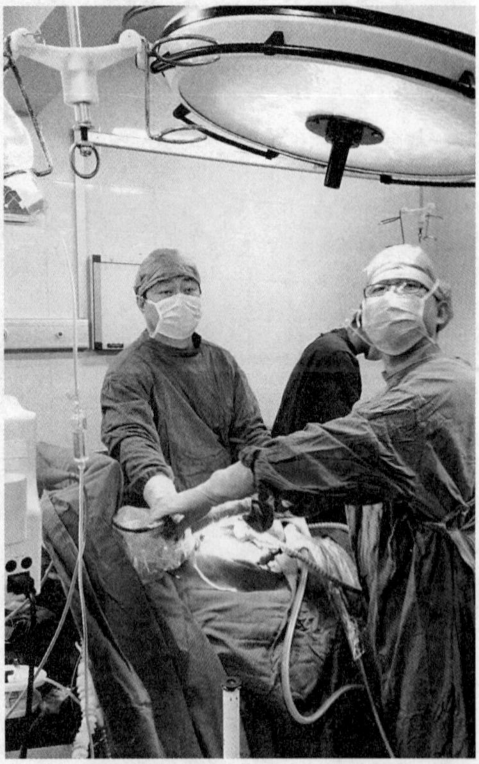

2015 年 3 月 3 日，肝胆普外科副主任侯志强（左一）行腹腔镜胆囊切除术。

业务发展　2015 年引进乳腺穿刺活检枪，开展乳腺肿物活检病理检查，医生于术前能够及时明确病人的肿物性质，完善术前诊断，提高手术效果，减少了病人痛苦。至 2016 年 8 月，腺体胃肠外科的三级及四级手术量明显提高。年内开展甲状腺部分切除术、甲状腺腺叶切除术、甲状腺癌根治术、甲状腺癌淋巴结清扫术、乳腺癌根治术、胃癌根治术、结肠癌根治术、直肠癌根治术、肛管癌切除术、腹膜后肿瘤切除术、复杂肠瘘的手术治疗。同时继续开展胃肠道疾病的微创治疗，开展了腹腔镜下阑尾切除术、腹腔镜探查术、腹腔镜结直肠癌根治术。2016 年 8 月分科前，腺体胃肠外科拥有床位 49 张，其中抢救室 6 张床位，拥有腹腔镜器械、超声刀、乳腺穿刺活检设备、乳腺透照仪、微波治疗仪、肛周疾病射频治疗仪。至 2017 年，每年门诊病人约 6000 人次，出院病人 1500 人次，手术量约 500 台，其中三、四级手术量占 50% 左右。完成科研成果 1 项，发表学术论文 10 余篇。

1、腺体外科

沿革　2016 年 8 月 26 日，腺体胃肠外科分为腺体外科和胃肠外科，于晶晶任腺体外科负责人，医生 5 人，与胃肠外科共用一个护理单元，护士 13 人，位于新住院楼 10 层，共用床位 49 张。12 月吕英淑任胃肠外科和腺体外科护理负责人。2017 年 1 月于晶晶任副主任，负责全面工作，吕英淑任胃肠外科和腺体外科副护士长，负责护理全面工作。2017 年末，有医生 5 人，护士 13 人，其中高级职称 2 人，中级职称 3 人。

业务发展　2016 年于晶晶去天津肿瘤医院乳腺整形科进修学习，回院后，开展了乳腺癌保乳术即刻转移背阔肌肌瓣修补乳房缺损术。同月在北京协和医院整形外科教授龙笑指导下，于晶晶完成全院首例乳腺癌保乳术即刻转移背阔肌肌瓣修补乳房缺损术。2017 年，主任医师薛志广主刀、副主任医师于晶晶辅助完成全市第一例腹腔镜辅助下乳腺癌保

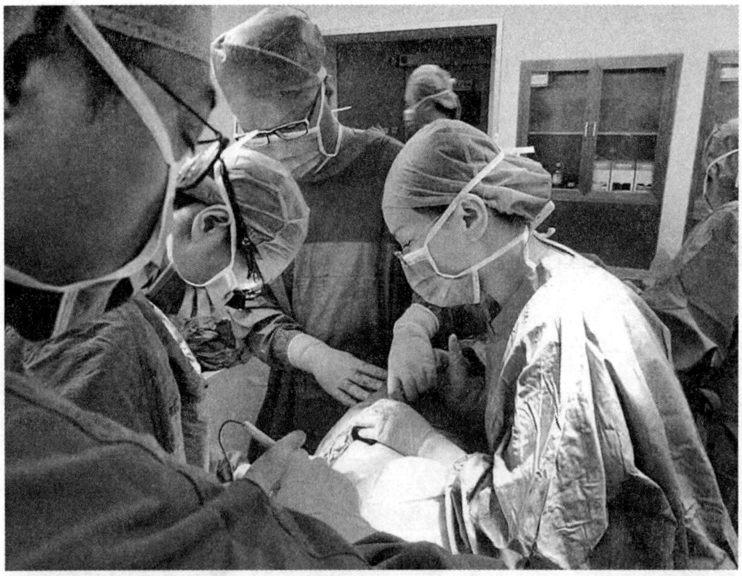

2017 年 6 月，腺体外科副主任于晶晶（右一）开展三院首例乳腺癌整形再造术。

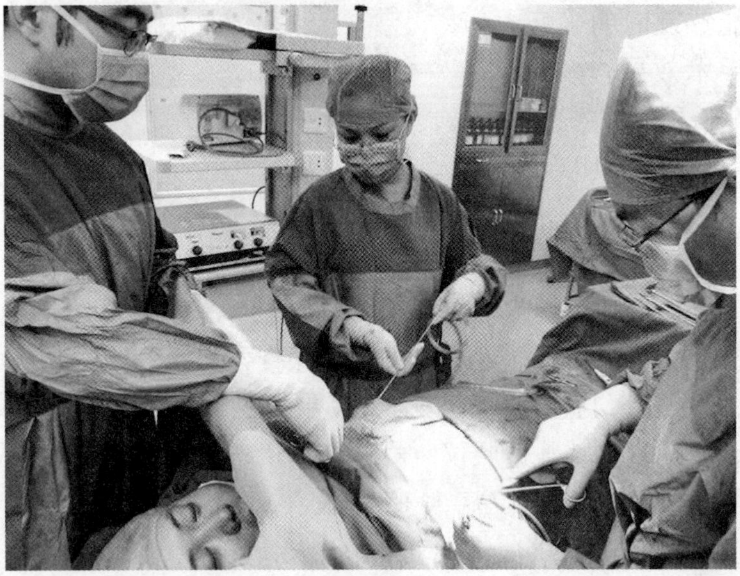

2017 年 9 月，腺体外科副主任于晶晶（中）为患者实施乳腺吸脂成形术。

乳术即刻大网膜置入乳腺成型术。2017 年在龙笑帮助下，于晶晶开展全院首例保留乳房皮肤的乳腺全切术即刻背阔肌肌瓣修补乳房缺损术 + 前哨淋巴结活检术。同年，薛志广主刀、于晶晶辅助完成了全院首例面神经解剖功能保留腮腺癌根治术。

至 2017 年底，乳腺外科开展的乳腺诊疗项目有各种术式的乳腺手术，包括乳腺癌改良根治术、早期乳腺癌保乳手术、早期乳腺癌的前哨淋巴结活检术、乳房微小病灶定位活检术、乳房切除术后即刻乳房再造术以及超声引导下真空负压辅助乳腺肿物旋切术和腹腔镜辅助下乳腺癌保乳术即刻大网膜置入乳腺成形术等手术，形成了以手术为主，结合术前辅助化疗和术后乳房整形、再造术于一体的乳腺专业科室。开展的甲状腺诊疗项目有：甲状腺肿瘤的综合治疗，在甲状腺癌的外科治疗中，强调个体化治疗和功能保全外科治疗，开展多功能保留颈淋巴结清除术、甲状旁腺自体移植术、甲状腺肿物摘除术、甲状腺腺叶切除术、全甲状腺切除术及甲状腺癌功能性颈淋巴结清扫术等手术。开展的腮腺、颌下腺诊疗项目有：各种腮腺良恶性肿物的手术切除、颌下腺肿物切除术等手术。腺体外科护理团队开展了利用多媒体对乳腺癌患者术后康复操。

2017 年，出院病人 721 人次，门诊 7109 人次，完成手术 269 台。

2、胃肠外科

沿革 2016 年 8 月 26 日，腺体胃肠外科分为胃肠外科和腺体外科，宋炳辉任胃肠外科副主任，负责全面工作，医生 5 人，与腺体外科共用一个护理单元，护士 13 人，位于新住院楼 10 层，共用床位 49 张。10 月，引进博士连彦军任胃肠外科主任。12 月吕英淑任腺体外科和胃肠外科护理负责人，负责护理全面工作。2017 年 1 月吕英淑任胃肠外科和腺体外科副护士长。2017 年末，共有医生 8 人，其中高级职称 3 人，中级职称 1 人。与腺体外科同一个护理单元，有护理人员 13 人，其中中级职称 2 人。

业务发展　业务范围主要为胃肠道疾病及腹膜后肿瘤的诊治，常规开展阑尾切除术、消化道穿孔修补术、胃癌根治术、结直肠癌根治术、腹膜后肿瘤切除术，以及肛肠疾病的手术治疗，并独立开展了腹腔镜下阑尾切除、消化道穿孔修补手术，在省四院专家帮助下开展了腹腔镜辅助结直癌根治术。2016 年 10 月从江苏省泰州市人民医院（南通大学附属第五医院）引进博士连彦军任胃肠外科主任，宋炳辉任副主任，科室的技术水平及业务量均得到进一步提升，独立开展了腹腔镜下胃癌根治术、结肠癌根治术、直肠癌前切术、重建盆底腹膜的直肠癌 Miles 手术，以及“双镜联合”手术、经肛门微创手术（TAMIS），腹腔镜手术成为常态化，微创手术比例达 70% 左右。同时，科室开展了规范化的胃肠肿瘤综合治疗及营养支持治疗。

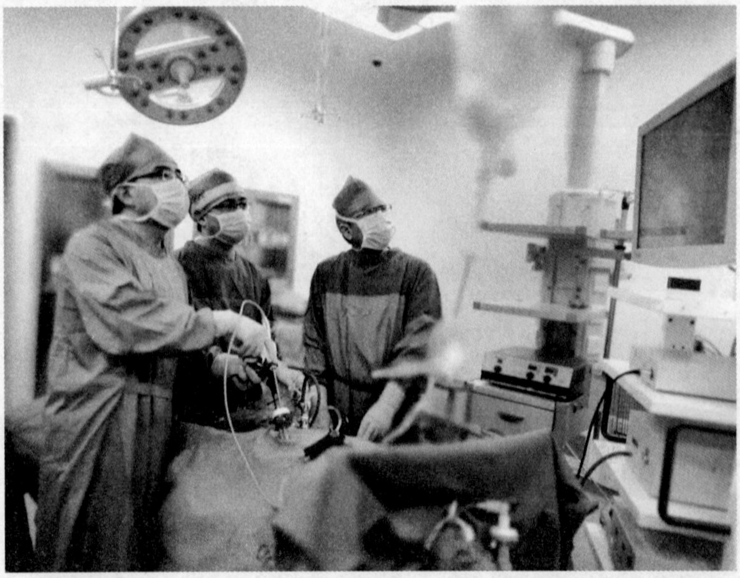

2017 年 8 月，胃肠外科主任连彦军（左一）、副主任宋炳辉（右一）为患者实施腹腔镜胃癌手术。

二、心外科

（一）沿革

心外科成立于 1993 年 12 月，隶属邢台市心血管病医院临床科室。2008 年 12 月，邢台市心血管病医院并入市三院，心外科也随之并入三院临床科室管理。郭立新任主任（兼）、夏晓君任副主任。解会敏任护士长，张改锋任副护士长，负责 ICU 工作。床位 37 张，其中 ICU 床位 8 张。医护人员 26 名。

2009 年 10 月，王铁瑞任副主任。2011 年 6 月，郭立新不再兼任主任，作为学科带头人继续负责全面业务工作，夏晓君主持行政管理工作。2015 年 9 月，搬至新住院楼 5 层南区，床位 32 张。ICU 位于医技楼 5 层，床位 9 张。2017 年 6 月，解会敏调离，张改锋任护士长，张娜任副护士长，负责 ICU 工作。

2017 年末，有医生 8 名、护士 25 名，其中高级职称 10 名、中级职称 8 名；医学博士 1 名、硕士研究生 3 名。

（二）业务发展

2008 年前的业务工作见《心血管病医院志》。

2009 年，与北京大学人民医院心脏外科冠心病技术协作项目圆满完成。年底，北京

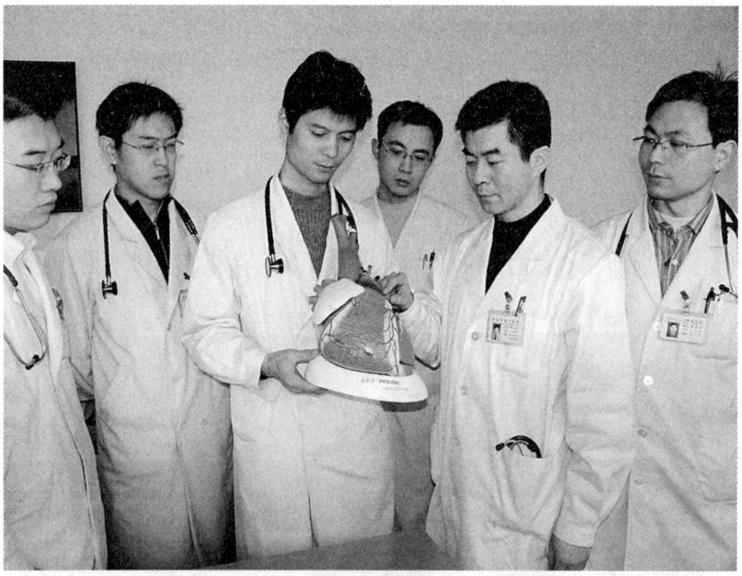

心外科在研究冠状动脉解剖

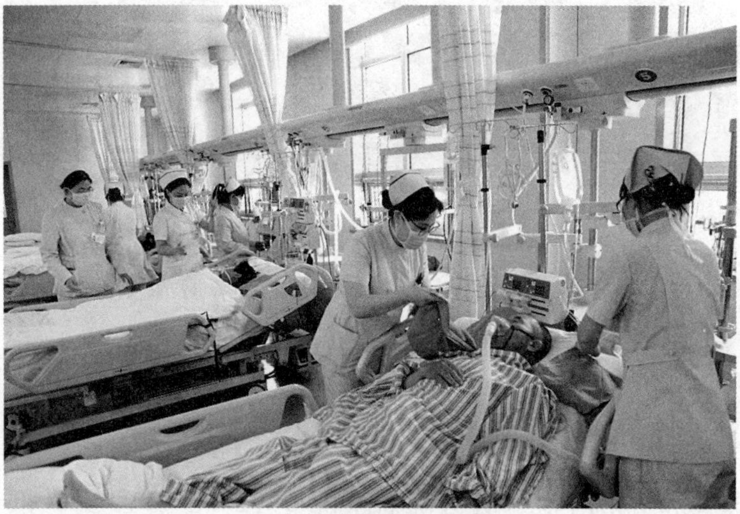

心外科 ICU 护理

大学人民医院心脏外科教授王京生、陈彧不再定期来院工作，改为个别疑难病例会诊工作。郭立新开始带领团队完全独立开展冠状动脉旁路移植（CABG）手术。2010 年，CABG 手术量超百例，其后手术例数逐年明显增长。全科医护人员积极探讨冠心病发病机理、手术治疗及术后循环特点等理论知识，不断总结经验，实现了病源结构由先心病向冠心病为主的治疗模式转变。2011 年，开展了主动脉覆膜支架植入、主动脉全弓置换象鼻子等一系列心脏大血管手术。主动脉夹层、动脉瘤等复杂大血管手术逐年增多。2009～2017 年，张云涛、李瑞冰先后参加北京阜外医院举办的结构性心脏病介入治疗培训班，获国家介入手术资质，开始独立开展先心病介入治疗。期间，开展了单极、双极射频消融改良迷宫术治疗心房纤颤等多元化手术，自体心包加宽瓣叶等多元化二尖瓣及主动脉瓣成形手术，瓣膜成形手术病例逐年增多。期间共完成手术 3982 例，其中 CABG 1603 例，占总手术量的 40.3 %。开展手术种类有各种先天性心脏病、心脏瓣膜病、冠状动脉旁路移植、心脏肿瘤及各种大血管手术 40 多种。2017 年，全年实现 CABG 零死亡。病源覆盖晋、冀、鲁、豫周边地区及湖北、湖南、江苏、江西、陕西、辽宁、黑龙江、内蒙古、新疆、四川等多个省市区。2009 年被卫生部、共青团中央命名为国家级青年文明号。

2009～2017 年，共发表论文 108 篇（SCI1 篇），完成科研 11 项，其中获市厅级科技进步一等奖 1 项、二等奖 7 项，三等奖 1 项。先后有 27 名医护人员到阜外医院等医院进修学习。

2009～2017年邢台市第三医院心外科完成心脏手术统计表

表2—9　　单位：例

年份	冠状动脉旁路移植术	法乐氏四联症根治术	先心病介入	复杂大血管术	瓣膜术	先心及其他术	合计	全年死亡率（%）
2009	86	9	52	13	85	186	431	0.3
2010	99	13	66	7	63	192	440	0
2011	117	17	68	5	45	221	473	0
2012	150	15	51	6	60	187	469	0.8
2013	183	13	53	6	63	163	481	0.9
2014	222	2	65	12	45	59	405	0.2
2015	235	3	86	10	59	61	454	0.4
2016	273	3	76	19	53	21	445	0.4
2017	238	3	79	8	43	47	418	0.2

附：心手麻科

沿革　2008年12月，邢台市心血管病医院并入市三院，心手麻与心外科一起并入三院，仍隶属心外科管理。位于心血管门诊楼4层。有医护人员11人，其中医生5人、护士6人。其中中级职称7人。李芳任副主任，李素玲任护士长。2012年1月李芳调离。2015年10月搬入新医技楼5层，设有2个百级手术间，1个体外循环准备间，1个一次性物品库，1个无菌敷料室。2017年末，有医生5人、护士8人，其中高级职称4人，中级职称7人。

业务发展　2009年1月，开展双头灌注、腋动脉插管体外循环技术，为大血管手术提供了安全保障。2010年，冠状动脉旁路移植术明显增多，老年病人比例明显增加，对麻醉及体外循环提出了更高要求，全科加强业务培训，尽快适应了以冠状动脉旁路移植术为主的手术模式。2011年，配合心外科开展了首例Bentall＋象鼻子全主动脉弓置换术。2015年，开展脑部血氧饱和度监测技术，降低了体外循环过程中脑循环不足引起的并发症。

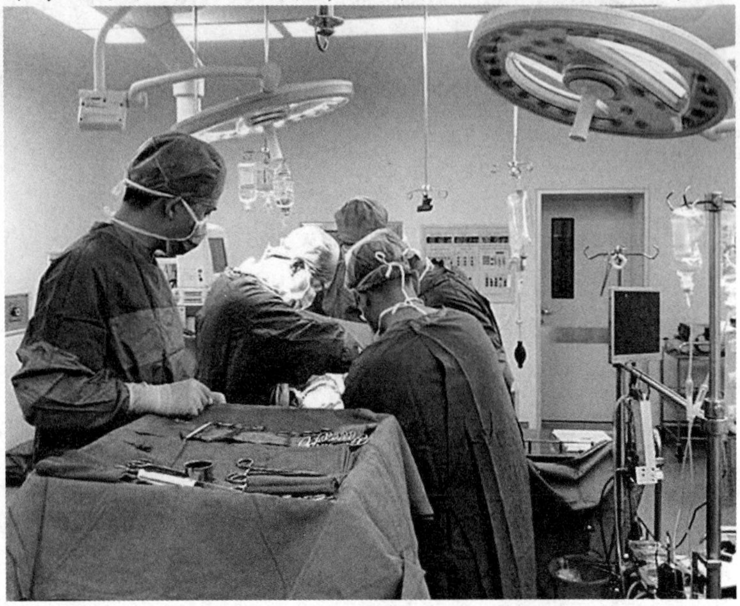

心手麻科配合心外科进行冠状动脉搭桥手术

2017年，体外循环采用HTK灌注液，延长心肌保护时间，减少术中灌注次数。7月开展食道超声术中监测技术，应用于瓣膜成形的手术。年底手术麻醉信息化系统上线，实现手术室电子表格一体化。至年末，共发表论文34篇，完成科研9项，其中获市厅级二等奖1项，三等奖1项。参加省、市专科护士培训5人，外出进修11人。

三、神经外科

沿革　1989年，骨科设置神经外科学组，床位5张。1991年5月设置独立病区，位于外科楼负1层，顾奉安负责全面工作，霍旭升负责护理工作，共有医生5人，护理人员8人，床位28张，其中抢救床位2张。1992年7月成立神经外科，顾奉安任副主任，霍旭升调离，张淑贤任副护士长，共有医生7人，护士11人。1994年1月张淑贤调离，汪秀英任护理负责人。1995年搬至门诊楼3层，年内，又搬至心血管门诊楼3层。1996年4月顾奉安任主任，汪秀英任副护士长。1997年3月尹保强任副主任。5月成立监护室，设床位6张。9月汪秀英调离，任海珍任副护士长。10月，聘请中国人民解放军第304医院神经外科原主任王翚为名誉主任。2001年5月搬至外科病房楼2层，床位44张，其中监护室床位9张。9月，赵忠江、郝进敏任副主任。2002年10月顾奉安退休，赵忠江主持全面工作。2006年6月搬至原党校改造后的外科住院部4层和5层，床位72张，其中监护室床位12张。11月任海珍调离，张素霞任副护士长。2008年1月王翚回京，不再任名誉主任。5月设第二监护室，床位12张。2009年3月8日，分为神经外一科和神经外二科，赵忠江任神经外一科副主任，汪丽珍、孟建红任副护士长，汪丽珍负责护理全面工作，孟建红负责监护室护理工作。郝进敏任神经外二科副主任，张素霞调离，石素真、郭雪钗任副护士长，石素真负责护理全面工作，郭雪钗负责监护室护理工作。2009年5月13日，赵忠江任神经外一科主任，郝进敏任神经外二科主任。2013年3月9日成立神经外三科，薛振生任副主任，石素真、郭雪钗任副护士长，石素真负责护理全面工作，郭雪钗负责监护室护理工作。护理部副主任王雪霞兼任神经外二科护士长，孙宇婷任护理负责人。2015年9月成立重症监护病房（NICU），赵忠江任主任，郭雪钗、孟建红任副护士长，郭雪钗负责护理全面工作。

2017年末，神经外科拥有四个病区（普通病区3个，重症监护病区1个），床位168张，其中监护病床24张。共有医生36人，护士76人，其中高级职称19人，中级职称23人。

业务发展　1988年，顾奉安开展脑出血、外伤性颅内血肿等神经外科手术。1989年，完成颞叶脑血管畸形切除手术。1991年5月成立神经外科学组，开展了脑膜瘤、胶质瘤、脑积水、椎间盘突出等手术。1992年7月神经外科成立后，陆续开展垂体瘤、听神经瘤、小脑髓母细胞瘤、椎管神经鞘瘤、脊髓脊膜膨出、后颅窝畸形等手术，同时开展了脊髓造影术、经颈动脉穿刺全脑血管造影术、外伤性颈内动脉假性动脉瘤介入栓塞术等。2000年5月开展CT引导下脑出血、脑脓肿、脑内病变活检等立体定向手术。8月，开展脑动脉瘤、脑血管畸形介入栓塞和开颅显微手术治疗。2001年2月，开展颈动脉内膜剥脱术等缺血性脑血管病治疗。10月，开展经鼻蝶入路垂体瘤切除术、颈动脉海绵窦瘘介入栓塞术。2004年独立完成颅内动脉瘤夹闭术。2006年6月，开展面肌痉挛、三叉神经痛显微血管减压术和帕金森病、癫痫外科治疗。8月，开展颅内外血管搭桥术。2007年10月，开展脑干出血开颅血肿清除术和立体定向血肿排空术。12 月，开展烟雾病动脉－脑膜－脑融通术。2008 年 8 月，开展巨大斜坡脊索瘤切除术。2010 年 3 月开展神经内镜辅助脑室内血肿清除术、经鼻蝶入路垂体瘤切除术、脑积水第三脑室造瘘术。12 月，独立开展面肌痉挛、三叉神经痛和舌咽神经痛显微血管减压术。2016 年 5 月开展颈总动脉闭塞复合开通术。2017 年 1 月开展寰枢椎半脱位枕颈融合术。2017 年出院病人 2659 人次，完成开颅手术 887 例，介入手术 474 例。

2002 年 2 月，神经外科被评为邢台市重点学科。2010 年 5 月，邢台市医学会神经介入专业委员会依托市三院成立，薛振生任副主任委员。2011 年 5 月，邢台市脑血管病学会依托市三院成立，郝进敏任常务副理事长，赵忠江、薛振生任副理事长，冯国强于 2016 年任副理事长。2011 年 5 月，邢台市脑血管病治疗中心依托市三院成立，郝进敏任常务副主任。12 月 9 日，邢台市医学会显微神经外科专业委员会依托市三院成立，郝进敏任主任委员。2016 年 12 月 22 日，邢台市中西医结合学会神经外科专业委员会依托市三院成立，郝进敏任主任委员。

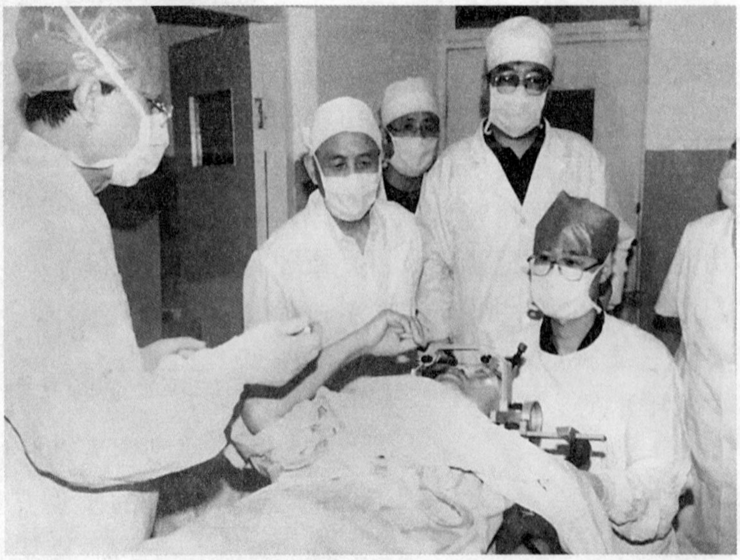

神经外科正在进行立体定向手术

至 2017 年末，全科共选送 50 余名医护人员到北京天坛医院、北京宣武医院、中国人民解放军总医院等医院进修学习。发表期刊论文 300 余篇，出版著作 6 部，完成省级科研成果 18 项，其中获省级科技进步三等奖 1 项，市级科技进步一等奖 6 项、二等奖 5 项、三等奖 2 项。

（一）神经外科一病区

沿革　2009 年 3 月 8 日神经外科分为神经外一科和神经外二科。神经外一科位于原党校改造后的外科住院部 4 层，监护室位于 5 层，床位 52 张，其中监护室床位 12 张。赵忠江任副主任，汪丽珍任副护士长，负责护理全面工作，孟建红任副护士长。共有医生 7 人，护士 18 人，其中高级职称 3 人，中级职称 2 人。5 月 13 日赵忠江任主任，冯国强任副主任。2010 年 9 月，床位调整为 46 张，其中监护室 6 张。因原监护室并入重症医学科，2012 年 10 月监护室床位增至 10 张。11 月 1 日冯国强负责全面工作。11 月 29 日，赵忠江调门诊部任职。2013 年 9 月库洪彬任副主任。2015 年 9 月搬至新病房楼 9 层，床位 46 张，科室更名为神经外科一病区。是月，孟建红调离。2017 年末，共有医生 10 人，护士 15 人，其中高级职称 6 人，中级职称 6 人。

业务发展　2009～2015 年，以微侵袭技术为主要技术发展方向。开展了经鼻蝶入路神经内镜下垂体瘤切除术和脑室镜下三脑室底造瘘术等内镜手术；单次手术夹闭双侧多发动脉瘤手术、高血压脑出血侧裂入路显微镜下血肿清除术、脑干血肿清除术、脑动静脉畸形介入＋显微切除术、烟雾病及缺血性脑血管病的颅内外血管连通术等；开展了单切口双侧额颞叶脑挫裂伤血肿清除术和有创颅内压监测技术；开展了各种静脉窦和大脑镰旁、功能区肿瘤显微切除术、丘脑肿瘤切除术、脑干肿瘤切除术；开展了三叉神经痛及面肌痉挛微血管减压术等；开展了一次手术完成多发动脉瘤的介入栓塞、基底动脉顶端动脉瘤的Y型支架辅助栓塞手术、巨大宽颈动脉瘤的覆膜支架手术等。2015～2017年，微侵袭技术得到进一步发展和提高，多种复杂高难度动脉瘤、肿瘤、介入手术完全独立开展。新开展了脑积水腰大池—腹腔分流术；颅内动脉瘤的外侧眶上入路手术；神经内镜下脑内血肿及脑室血肿清除术；超声引导下脑深部病变切除术等；烟雾病及缺血性脑血管病的颅内外血管搭桥手术等；镰幕区肿瘤显微切除术、窦汇区大型脑膜瘤的肿瘤全切和破裂静脉窦修补手术、脑干腹侧巨大胆脂瘤切除术、延髓肿瘤切除术等；开展了三叉神经痛合并面肌痉挛的手术、后颅窝胆脂瘤合并三叉神经痛手术、基底动脉压迫导致的面肌痉挛的显微血管减压术、三叉神经痛的微球囊压迫术等；LVIS支架辅助宽颈动脉瘤栓塞术、大型动静脉畸形出血脑疝的血肿清除＋介入栓塞＋畸形团切除的复合手术；与疼痛科联合开展了脊柱内镜下椎间盘切除手术。

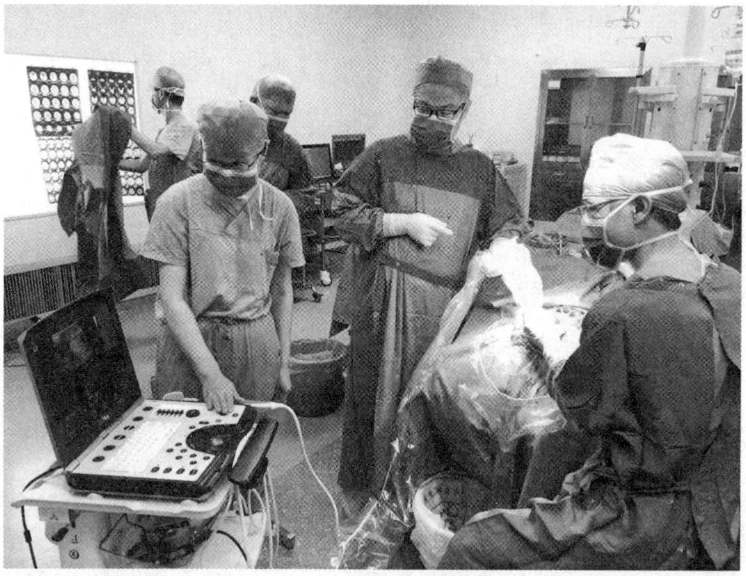

2017年8月，神经外科一病区主任冯国强（右一）完成医院首例超声引导下脑深部肿瘤切除术。

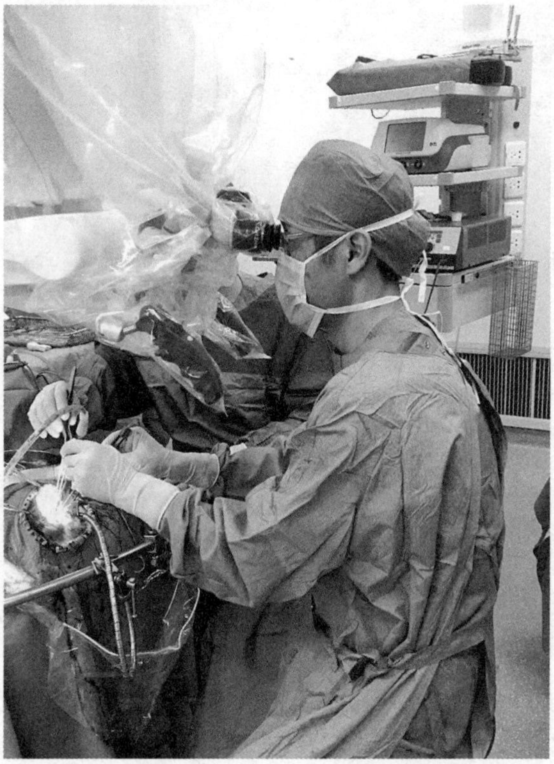

2016年12月，神经外科一病区主任冯国强（右）为患者做颅内动脉瘤夹闭术。

2009～2017年，科室安排7名医生到北京天坛医院、中国人民解放军总医院等神经外科中心进修学习。安排6名护士到北京天坛医院、中国人民解放军总医院进修学习。期间共完成省市级科研成果4项，其中获河北省医学科技一等奖2项，二等奖1项，邢台市科技进步三等奖1项。发表学术论文47篇，其中中文核心期刊论文4篇，科技核心论文39篇。

（二）神经外科二病区

沿革 2009年3月8日神经外科分为神经外一科和神经外二科。神经外二科位于原党校改造后的外科住院部4层，床位57张，其中监护床位9张。郝进敏任副主任，石素真任副护士长，负责护理全面工作，郭雪钗任监护室副护士长。共有医生7人，护士17人，其中高级职称3人，中级职称3人。5月13日，薛振生任副主任。2010年9月监护室由5层搬至4层，设床位6张。是年，成立第二监护室，床位13张。将3间的医办室隔开，增加5张普通病床。共有床位53张。2011年9月16日，在心血管病医院门诊楼3层成立南病区，床位31张，其中监护病房6张。南北两个病区共有床位84张，医疗护理工作统一管理。2012年9月，郝进敏到河北医科大学攻读博士研究生，薛振生负责科室的日常工作至12月。

2013年3月9日，神经外二科分为神经外二科和神经外三科。神经外二科位于原党校改造后的外科住院部2层，床位56张，其中监护床位10张。郝进敏任主任，王雪霞任护士长（兼），孙宇婷任护理负责人，共有医生6人，护士17人，其中高级职称3人，中级职称3人。5月9日崔世忠任副主任。2015年9月搬至新病房楼10层，更名为神经外科二病区，原神经外二科监护病房护理人员全部到新成立的神经外科ICU病区。12月29日，王雪霞不再兼任护士长，孙宇婷任副护士长。2017年末，共有医生10人，护士15人，其中高级职称4人，中级职称7人。

业务发展 2009～2013年，陆续开展了矢状窦重建术、巨大胼胝体胶质瘤切除术、室管膜瘤切除术、巨大斜坡脊索瘤切除术、神经内镜辅助鼻蝶入路垂体瘤切除术、颅内复杂动脉瘤开颅夹闭术和介入栓塞术、鞍区巨大海绵状血管瘤切除术、烟雾病EDAS术、舌咽神经痛微血管减压术等。2013年后，介入工作由郝进敏、戴科芳和张向辉开展，能完成镜像动脉瘤介入栓塞术、基底动脉顶端宽颈巨大动脉瘤双支架介入栓塞术等。2015年7月，郝进敏博士研究生毕业，获得医学博士学位。2017年1月，开展寰枢椎半脱位枕颈融合术、斜坡复发巨大脊索瘤切除术。4月，开展延髓背侧巨大血管母细胞瘤切除术。10月，开展右侧巨大丘脑胶质瘤切除术。12月，开展经神经内镜辅助鼻蝶入路垂体瘤切除鞍底骨瓣成形术。

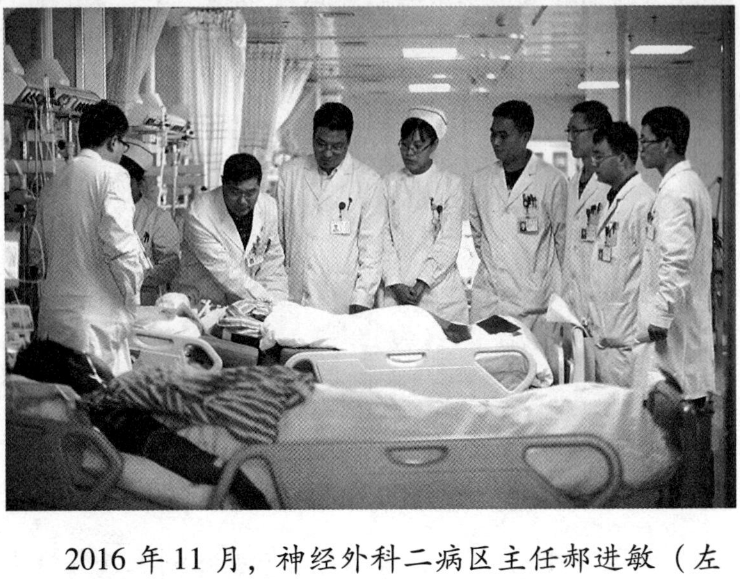

2016年11月，神经外科二病区主任郝进敏（左三）带领科室人员查房。

2009～2017年，共安排医护人员进修12人次。完成省级科研成果4项，其中获市科技进步一等奖1项，省医学科技一等奖1项，省医学科技二等奖2项。发表学术论文65篇。

（三）神经外科三病区

沿革 2013年3月9日成立神经外三科，位于原党校改造后的外科住院部4层，床位52张，其中监护床位12张。薛振生任副主任，石素真任副护士长，负责护理全面工作，郭雪钗任监护室副护士长。共有医生7人，护士19人，其中高级职称2人，中级职称5人。2013年9月郭雪钗调离。5月9日，宋志俊任副主任。2015年9月25日搬至新住院楼12层，更名为神经外科三病区，床位46张。11月20日，床位增至49张。2017年1月19日石素真调离，张兰任副护士长。2017年末，共有医生10人，护士15人，其中高级职称4人，中级职称5人。

业务发展 神经外科三病区重点发展出血性脑血管病的介入和微创手术、缺血性脑血管病的外科治疗，重症脑干出血的微创手术，规范引领脑出血的外科治疗。2013年3月25日，薛振生首次采取徒手锥颅行脑干血肿置管排空术，成功救治呼吸衰竭重症脑干出血患者；6月，独立完成大脑后动脉P1段复杂动脉瘤栓塞术。11月，宋志俊独立顺利完成经鼻蝶垂体瘤切除术。11月4日，宋志俊首次椎管内注入碘帕醇CT扫描确定脑脊液鼻漏瘘口位置。2014年11月，宋志俊首次独立成功完成颈动脉内膜剥脱手术。2015年4月薛振生开展了巨大动脉瘤Lvis支架辅助栓塞、应用Willis带膜支架治愈颈动脉海绵窦瘘，利用Lvis支架成功治愈外伤性颈内动脉假性动脉瘤；薛振生首次开展Arnold－Chiari畸形保留蛛网膜不开放新术式。率先在全市成功开展了小脑后下动脉头袢动脉瘤夹闭手术。2016年薛振生相继率先开展夹层动脉瘤、微小动脉瘤双支架置入，小脑后下动脉瘤双导管保护PICA栓塞；首次成功开展枕动脉－大脑后动脉吻合术，治疗后循环缺血发作；薛振生首次独立完成颞浅动脉－大脑中动脉直接吻合术；采取拉栓、抽吸血栓，微导管置入持续溶栓治疗颅内多发静脉窦血栓形成。5月15日，宋志俊开展颈总动脉闭塞复合开通手术。2017年首次开展围手术期多普勒监护下颈动脉内膜剥脱术；薛振生首次采取“冰激凌”技术成功栓塞基底动脉顶端复杂动脉瘤。是年，病区完成颅内动脉瘤、脑血管畸形栓塞等介入治疗手术105例，开颅夹闭颅内动脉瘤48例，颈动脉内膜剥脱46例，颅内外搭桥11例。出院894人次，开颅手术299例，定向锥颅手术98例，介入手术342例。

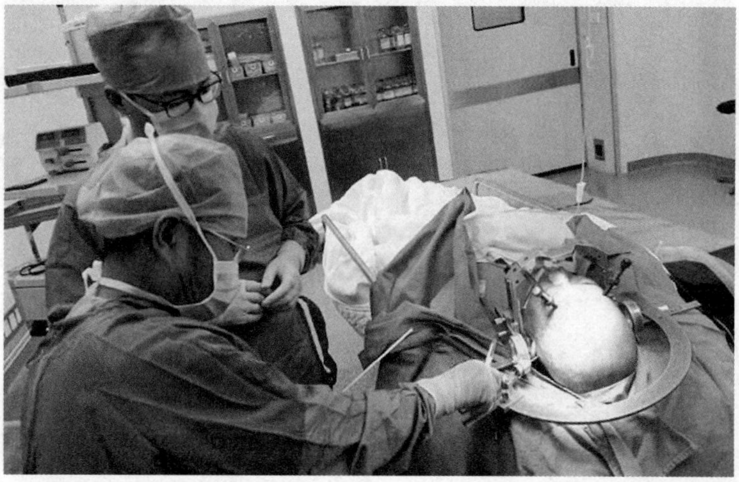

2015年11月8日，神经外科三病区副主任薛振生（左一）为患者进行脑干出血立体定向血肿排空术。

2013～2017年，共有6名医生先后到解放军总医院、北京宣武医院、天坛医院等医院进修学习。共完成省级科研2项，其中1项获河北省医学会科技进步一等奖。共发表学术论文42篇，其中核心期刊30篇。

（四）神经外科ICU

沿革　2015年9月成立神经外科ICU，位于新住院楼11层，床位30张。赵忠江任主任，郭雪钗任副护士长，负责护理全面工作，孟建红任副护士长。共有医生6人，其中3人为神经外科三个病区医生，护士28人，其中高级职称4人，中级职称5人。

2017年末，共有医生6人，3人为神经外科三个病区医生，护理人员31人，其中高级职称5人，中级职称5人。

业务发展　神经外科ICU是邢台市最大的独立神经外科亚专业重症监护病房，主要收治神经重症及围手术期病人，配有30张多功能床、30台监护仪（其中芬兰进口有创监护仪5台）、30台输液泵及微量泵、1台除颤仪、1台心电图机、1台氦氖激光治疗仪、1台肺部物理治疗仪、8台物理降温毯等。

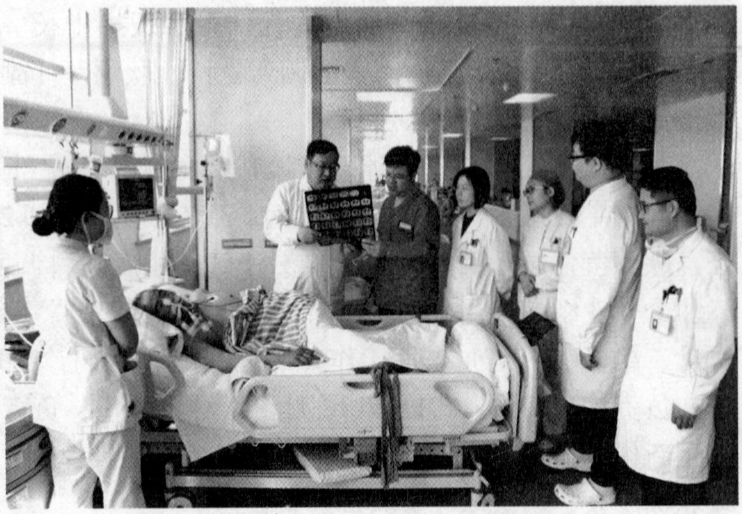

2017年7月，神经外科ICU主任赵忠江（右六）带领医护人员查房。

2015年9月科室成立后，开展了生命体征支持技术、亚低温脑保护技术，气道管理、俯卧位通气、深静脉置管及容量管理、营养支持、镇静镇痛管理、水电酸碱平衡失调处理技术、神经源性高血钠处理技术、重度获得性肺炎管理、下肢深静脉血栓处理及急性肺栓塞处理技术，各种脑出血、颅脑创伤、脑肿瘤、各类缺血性脑血管病、功能神经外科等围手术期管理技术。护理管理方面，2016年，形成了护士长－责任组长－责任护士三级管理框架，各组护理人员由不同层级护理人员组成。建立了以护理监测目标为导向的质控管理体系和检查路径。完善了科室制度及护理常规，制作了神经外科专科的重症护理记录，落实了《危重患者转运制度》、下肢深静脉血栓预防措施。2017年全面落实医院获得性肺炎各项防范措施。

2015~2017年先后选派4名护理人员去天津医科大学总医院神经外科重症监护病房学习，参加河北省ICU专科护士及北京市护理学会ICU专科护士培训。完成科研成果3项，其中获河北省医学科技进步一等奖1项、二等奖1项。发表论文24篇，其中核心期刊4篇，出版论著2部。

四、骨科

（一）沿革

骨科的前身为邢台市第三医院大外科，始建于1978年。1984年8月17日正式建立骨科（含神经外科专业），设立病房及门诊，病房设在病房楼2层，设35张床位。徐振江任副主任，李东君负责护理工作。10月，骨科迁入病房楼地下室，设40张床。月内李东君调出骨科，由穆会生负责护理工作。1985年，骨科从地下室迁入病房楼3层，设34张床。1986年，骨科再次迁入病房楼地下室。1989年1月徐振江任骨科主任。1990年，骨科从地下室迁入病房楼2层，设34张床。1991年5月神经外科专业从骨科分离，成立神经外科。1992年7月，徐振江任骨科主任，乔殿国任主任助理，穆会生任护士长。12月徐振江任副院长，主任助理乔殿国为骨科负责人。1994年11月，穆会生调至护理部，张洁任副护士长。1996年4月，邢德振任副主任，负责全面工作。1997年4月邢德振任主任。1999年5月，苗振林任副主任，张洁任护士长。1999年骨科迁入外科楼2层西部，设30张床。2000年9月，张洁调离骨科，耿丽莹任副护士长。2002年骨科迁至心血管门诊楼3层，设30张床。

2006年6月骨科迁至原党校改造后的外科住院部1层北区，设床位43张，有医生8名，其中主任医师1名，副主任医师3名，主治医师2名。邢德振任主任，苗振林任副主任，耿丽莹任护士长。2010年3月王清虎由医务科调回任副主任。5月骨科分为骨一、骨二两个专业组，共用一个护理单元。苗振林负责骨一组（脊柱组）全面工作，王清虎负责骨二组（关节组）全面工作，邢德振调骨科门诊，耿丽莹调离骨科，冯晓利任副护士长，负责护理工作。2011年12月苗振林任主任，负责骨科全面工作。2015年9月，骨科搬至新住院楼9层北区，设床位49张。2017年12月，有医生11人，护士12人，其中高级职称5人，中级职称7人。

（二）业务发展

1984年建立骨科后，开展业务范围主要以治疗创伤为主，包括四肢骨折内、外固定，脊柱骨折合并截瘫去椎板减压，棘突钢板内固定，四肢肿瘤切除，截肢（指）术，腰椎间盘切除术，脑外伤清创缝合术，颅内血肿清除术等常见手术。在副院长陈轩带领下开展了膝关节、髋关节置换，小儿麻痹后遗症手术等。1984年开展了大网膜颅内移植治疗脑膜炎后遗症和骨折多功能外固定支架治疗等高难度手术。1994年开展了股骨头无菌坏死介入溶通术。1995年开展了胸椎管肿瘤切除术、带旋髂深血管蒂骨膜移植术、腰椎骨折合并截瘫去椎板减压脊髓探查RF椎弓根钉内固定术。1997～1999年在北京教授指导下开展了脑瘫腰段超选择脊神经后根切断（SPR）术、RF椎弓根钉内固定、腰椎体骨巨细胞瘤切除骨水泥填充术、脊柱测弯Hanington棒、Luyue棒内固定术、腰椎转移瘤椎体切除、人工椎体置换术、脊髓损伤合并截瘫减压术后介入溶通治疗术。2000年骨科购入国产（好克牌）关节镜，开展了关节镜下行膝关节半月板损伤修整和盘状半月板切除术。2001～2003年在北京教授指导下开展了颈椎前路椎间盘切除、植骨融合、钢板内固定术，肱骨头骨巨细胞瘤切除肱骨头置换术。2004年4月购入美国产Stryker关节镜，王清虎进修后开展关节镜下韧带重建术。2005年开展了全膝关节表面置换术。2006年后，对椎体骨折、椎体骨折合并截瘫的患者行去椎板减压脊髓探查内固定治疗以及椎管内肿瘤手术治疗不断完善，进一步改善脊髓损伤合并截瘫患者的功能恢复。对椎间盘突出依据患者自身情况，采取不同的治疗方案。保守治疗无效者，采用腰椎间盘手术椎板减压、人工椎板固定技术等。高龄股骨颈骨折患者在心脑血管科的大力支持下，顺利完成人工股骨头置换、全髋关节置换、全膝关节置换等手术，还完成邢台市首例百岁老人股骨颈骨折股骨头置换术。关节镜手术例数明显增多，膝关节镜各种技术逐一开展，先后开展了游离体取出、前后交叉韧带同时重建、各种滑膜炎滑膜切除、关节镜下髌骨半脱位、膝关节内骨折复位等手术。2014 年苗振林进修后开展颈胸椎去椎板减压人工椎板固定。2015 年开展了踝关节镜手术，同时改变了以往钢板固定股骨粗隆间骨折手术方式为股骨粗隆间骨折 γ3 髓内针内固定术。2016 年开展了关节镜下肩袖损伤修补术、股骨粗隆间骨折人工股骨头加长柄置换术、椎间孔镜椎间盘髓核摘除术等。2017 年开展了糖尿病足横向骨搬移手术。至 2017 年，骨科多名医疗技术人员先后到北大人民医院、河北省医科大学第三医院、中国人民解放军总医院、北医三院、北京医科大学第一医院、第二医院、浙江省省立医院进修学习。

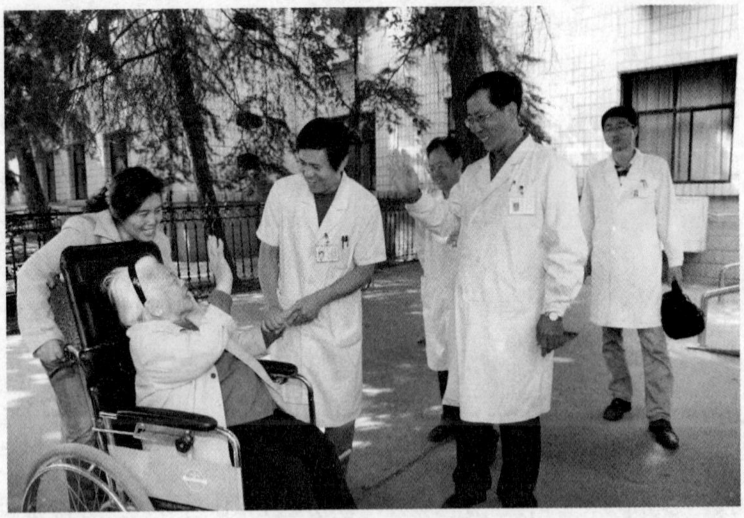

骨科成功为 101 岁高龄的徐全凤老人实施“人工股骨头置换术”，2012 年 9 月 17 日康复出院。

至 2017 年，全科共发表论文 85 篇，论著 5 部，完成科研 15 项，其中获河北省科技进步二等奖 1 项，河北医学会二、三等奖各 1 项，省卫生厅医学科技进步三等奖 1 项，邢台市科技进步一等奖 1 项。

五、胸外科

（一）沿革

胸外科起源于 1978 年创建的大外科，包括胸外科等专业。1992 年 7 月，外科分为外一科（胸外及肿瘤专业）和外二科（普外及泌尿外科专业），李尚德任主任，李庆祥任外一科副主任，冯柳芳任副护士长。1994 年初，外一科更名为胸外科，李庆祥任副主任，冯柳芳任副护士长。1997 年 3 月，冯柳芳任护理部副主任兼胸外科护士长。1998 年 6 月，李庆祥外出进修，张健任负责人，冯柳芳调任护理部副主任，不再兼任护士长。耿丽莹任副护士长。1999 年 5 月，张健为副主任，负责全面工作。2000 年 9 月，耿丽莹调骨科任副护士长，罗晓棠任护理负责人。2005 年 5 月，罗晓棠调门诊部，焦志英任护理负责人。

2006 年 6 月，搬至原党校改造后的外科住院部 2 层。9 月，张健任主任，焦志英任副护士长。2011 年 6 月，焦志英调离胸外科，赵伟然任护理负责人。12 月赵伟然任副护士长。2013 年由 2 层搬至 1 层，床位由 44 张减为 30 张。2014 年撤销科室小监护室。5 月李庆祥退休。2015 年 9 月 22 日，搬至新住院楼 12 层北区，病区设置 49 张床。2017 年 1 月郑海峰任副主任。2017 年末，共有医生 9 名，护士 11 名，其中高级职称 6 名，中级职称 2 名。

（二）业务发展

1978 年的大外科期间，开展的有阑尾切除、疝修补、胆囊切除、胃大部切除、肝脾修补等常规手术。至 1989 年，在侯玉书、汪宗岐的带动下，逐渐开展了贲门癌、食管癌、肺叶切除等剖胸手术。1989 年李庆祥首先开展肺癌根治术。1991 年张健、李庆祥开展食管癌颈、胸、腹三切口手术。1992 年胸外科成立后，在张健、李庆祥带领下，科室人员均送上级医院培训进修，手术操作逐渐规范、正规化，手术种类和手术例数明显增加。当年张健独立完成贲门胃癌经腹全胃切除术。同年独立完成贲门胃癌经胸全胃切除术。1993 年张健成功开展全市首例自发性食管破裂一期修补术。1994 年胸外科购入微波热疗机。1996 年陈国栋独立开展右全肺切除术。1997 年张健独立开展食管狭窄扩张及食管支架植入术。1998 年陈国栋、张健开展全院首例胃癌根Ⅱ式手术。2000 年张健、李庆祥成功抢救一胸部严重挤压伤患儿，完成邢台市首例支气管成型术。2001 年陈国栋首先开展小切口剖胸术。2002 年张健独立完成食管癌颈、胸两切口手术。2003 年张健独立完成左全肺＋心包、心房部分切除术。同年，张健独立完成医院首例胸腔镜手术。2004 年张健、李庆祥开展肺动脉切开成型术；陈国栋开展同期双侧剖胸术。

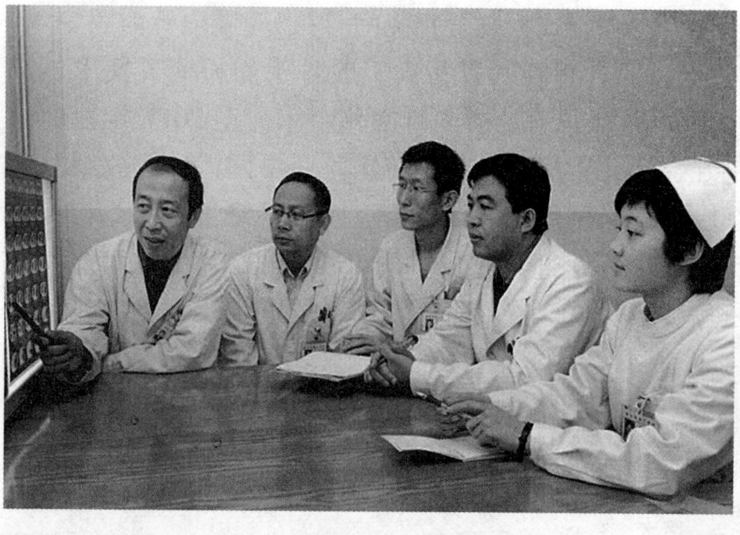

2011 年 12 月，胸外科主任张健（左一）组织科室医护人员进行病例讨论。

2005 年，胸外科开放床位 22 张，医务人员先后在中国人民解放军总医院、北大医院、中国医科院肿瘤医院、天津肿瘤医院、北京大学人民医院进行过多次进修培训，胸外科的医疗技术水平得到长足发展。年末，胸外科设有抢救室、重症监护室、微波治疗室。配备有胸腔镜、纤维支气管镜、多功能热疗仪、呼吸机、监护仪等先进医疗设备，住院病人能得到良好的检查和治疗。在科室专业方面，胸外科开展有贲门癌根治、各段食管癌根治、肺癌各式肺叶切除、全肺切除加淋巴结清扫、纵膈肿瘤切除、胸膜纤维板剥脱、贲门失弛症、膈疝修补、胃癌根Ⅱ式等手术。2000 年后，科室与中国人民解放军总医院、北京大学第一附属医院合作，在省内率先开展胸部微创外科（胸部小切口及胸腔镜手术），其特点为切口微创、美观、术后疼痛轻、恢复快。其范围涵盖了普通胸外科的所有手术，如食管癌、肺癌、纵膈肿瘤等。5 年内，胸外科已完成各类小切口剖胸治疗胸部疾患数百例，得到广大患者的赞誉。胸外科作为医院的一个综合科室，在进行手术治疗的同时，对一些肿瘤患者的术后化疗、晚期患者的全身化疗、局部介入化疗、热疗等综合治疗积累了丰富的经验，提高了病人的生存期。同时开展哑铃型气囊扩张及钛镍记忆金属支架植入手术，食管癌术后吻合口狭窄、晚期肿瘤狭窄、贲门失弛缓症、食管胸膜瘘患者得到良好的治疗，改善了生存质量。

2008 年，派选郑海峰到北大人民医院专修胸腔镜技术操作，回院后开展了胸腔镜肺大泡结扎胸膜固定术、恶性胸水滑石粉胸膜固定术、胸腔镜肺气肿肺减容术、胸腔镜肺叶切除术 + 淋巴结清扫术、包裹性胸腔积液病灶清除 + 胸膜剥脱术。2009 年开展了胸腺瘤重症肌无力胸腔镜胸腺瘤扩大切除术。2010 年，副护士长焦志英在胸外科开展 PICC 穿刺技术。2014 年开展了胸腔镜食管癌根治术。2017 年 6 月，聘请中国人民解放军海军总医院主任医师王伟为胸外科名誉主任及客座教授，定期来院工作，指导开展了单操作孔胸腔镜肺叶切除、复杂肺大泡切除 10 余例，全部获得成功。

至 2017 年 12 月，全科共发表论文 82 篇，完成科研成果 9 项，其中获河北医学科技二等奖 1 项，邢台市科技进步三等奖 5 项。

六、泌尿外科

（一）沿革

1983 年，翟继田负责筹建泌尿外科专业。1988 年 4 月翟继田任外科副主任，负责泌尿外科专业工作，有医生 2 人，位于病房楼 3 层。1989 年 9 月翟继田调离医院。1992 年 7 月，外科分为外一科（胸外及肿瘤专业）和外二科（普外及泌尿外科专业）。康俊升任外二科副主任，李君任副护士长。1993 年底李君调离，徐立果任副护士长。1994 年 10 月李丰森任外二科副主任。1995 年 4 月外二科分成普外科和泌尿外科，李尚德负责全面工作，李丰森任泌尿外科副主任，刘庆敏负责护理工作，有医生 5 人。年内搬至外科楼 1 层西侧，设病房 5 间，抢救室 1 间，床位 20 张。1996 年 1 月李尚德退休，不再设大外科主任。1996 年 4 月马春生任泌尿外科副主任，刘庆敏任副护士长。1996 年 12 月李丰森调离医院，马春生负责全面工作。1999 年 5 月泌尿外科撤销建制并入普外科。薛志广任主任，马春生任副主任，李素君任副护士长。2006 年 6 月，搬至原党校改造后的外科住院部 2 层北侧，病床 48 张。12 月李英任副护士长。2008 年普外科和泌尿外科各自独立，共用一个护理单元，李英负责护理工作。马春生任泌尿外科副主任。2015 年 9 月，搬至新住院楼北楼 10 层。10 月 15 日搬至 11 层，与肝胆普外科共用一个护理单元，李英负责护理工作。12 月，张兰任肝胆、泌尿外科护理负责人。2016 年 1 月，李英调护理部任副护士长。2017 年 1 月，李士雪任肝胆、泌尿外科副护士长，张兰调离。2017 年末，有医生 2 人，护士 12 人，其中高级职称 1 人，中级职称 3 人。

（二）业务发展

1978 年医院购入膀胱镜，开展的手术以普通外科为主，可行膀胱镜检查。1981 年逐步开展阑尾切除术、腹股沟疝修补术、胆囊切除术、胃大部切除术、甲状腺腺瘤切除术、肠吻合术、肝脾破裂修补术、脾切除术等常见手术。泌尿外科开展的常见手术有鞘膜积液翻转术、睾丸引降术、精索静脉结扎术等。同年翟继田开展膀胱全切、用回肠代替膀胱术、静脉高营养疗法取得成功，并填补了邢台市空白。1987 年购置前列腺电切镜，翟继田随即开展了经尿道前列腺电切术，当时处于邢台市领先水平。1988 年王绍英与翟继田开展了第一例门脉高压病人的脾肾静脉分流术。1990、1991 年，李尚德开展前列腺动脉缝扎止血项目，解决了前列腺术中大出血问题。1991 年购入体外震波碎石机，在邢台市率先开展体外冲击波碎石术，在非手术治疗尿路结石方面取得好成绩。1992 年开展经尿道膀胱结石液电碎石术，开创了一种新的治疗膀胱结石方法。同年马春生在北京医科大学第三附属医院教授杨文质指导下开展男性病、男性不育等方面的诊治工作。1993 年马春生赴北京医科大学第三附属医院进修学习泌尿外科和男科，回院后于 1994 年开展耻骨上前列腺切除术新止血方法—叠缝合止血法，解决了开放手术切除前列腺出血问题，术中不再需要输血，该成果通过河北省科技成果鉴定并获邢台市科技进步二等奖。1995 年开始收治肾上腺、肾、输尿管、膀胱、尿道以及男性生殖系统的各种病人，在先天畸形、肿瘤、外伤等手术方面取得较大进步，手术种类达到了三甲医院泌尿外科专业要求。1996 年，在邢台市率先开展精液分析，在男性不育病因诊断方面处于领先水平。1999 年，马春生赴上海中山医院、仁济医院进修学习肾移植、腹腔镜、输尿管镜腔内碎石。2001 年泌尿外科开展医院首例器官移植手术—双肾动脉狭窄肾性高血压，行双肾切除 + 自体肾移植术，术后恢复良好。2002 年泌尿外科购入同位素肾图，开展了同位素肾图检查工作。同年更换体外震波碎石机。2006 ~ 2017 年逐步开展的新项目有腹腔镜肾囊肿开窗术、肾上腺切除术，经输尿管镜输尿管结石碎石术、经皮肾镜碎石术，以及腹腔镜肾癌根治术、腹腔镜肾盂癌根治术、腹腔镜半尿路切除术、腹腔镜肾盂成形术、腹腔镜输尿管切开取石术等微创手术。

第三节 妇产科

沿革 1978 年 5 月成立妇产科，董金凤任负责人，医生 7 人，当时只开设门诊，位于门诊楼 1 层。1979 年 6 月董金凤任副主任。1980 年 7 月孔令梅任护理负责人。1981 年 4 月成立妇产科病房，位置在外科楼 2 层，床位 24 张，设抢救室 1 间。1982 年 3 月孔令梅任护士长。1983 年床位增至 54 张。1984 年 4 月邢玉枝任副护士长。6 月，床位调整为 45 张。8 月邢玉枝调离三院。9 月苏丽芬任副护士长。1987 年 8 月王清芳任副主任，孔令梅调至护理部任副主任。10 月，董金凤援外两年，王清芳负责全面工作。12 月床位调整为 35 张。1988 年 12 月王清芳调离三院，刘宝金任临时负责人。1989 年 9 月，董金凤回国后继续任主任。10 月刘宝金任副主任。1990 年苏丽芬任护士长。1992 年 7 月张燕飞任主任助理，苏丽芬调任干部病房护士长，王桂珍任副护士长，吕胜利任副助产长。1993 年 4 月刘宝金调离三院。1994 年张燕飞任副主任。1995 年 2 月董金凤退休，张燕飞负责全面工作，床位调整为 43 张。5 月搬至外科楼 3 层，病床 51 张，建立起独立产房、待产室、隔离产房、温馨待产室并设置母婴同室高级病房。1996 年 4 月张燕飞任主任。1997 年 3 月王红任副主任。7 月，医院聘请北京大学人民医院妇产科专家万焕忠为客座主任。1998 年 6 月路运华任护理负责人，王桂珍调至继续教育办公室。2000 年 9 月路运华任副护士长。2006 年 6 月搬至原党校改造后的外科住院部 3 层，床位增至 84 张。8 月孟秀兰任护理负责人。9 月张燕飞任名誉主任，王红任主任。10 月妇产科分为妇产一科、妇产二科。王红任妇产一科主任，路运华任副护士长，唐连敏任产房组长，医护人员27人，位置在3层南部，床位42张；刘杏巧任妇产二科副主任，孟秀兰任代理副护士长，吕胜利任助产长，医护人员27人，位置在3层北部，床位42张。产房在3层北部，设待产室2间，床位8张（含隔离待产室1间，床位2张），分娩室2间，分娩床3张（含隔离分娩室1间，床位1个），新生儿洗澡间1间。2009年3月唐连敏任妇产一科副助产长，孟秀兰任妇产二科副护士长，赵建芬任妇产二科副助产长。4月吕胜利退休。11月王红因援外任务培训半年，姚莉芸任妇产一科副主任。2010年5月王红援外2年。2011年10月，将妇产科重新划分为妇科和产科。刘杏巧任妇科主任，白晓蔚任护理负责人，医护人员21人，位置在3层南北走廊，床位36张。姚莉芸任产科主任，同时将产科划分为产一科、产二科。石国素任产一科副主任，路运华任副护士长，唐连敏任副助产长，医护人员20人，助产士6人，位置在3层南部，床位42张。高妍任产二科副主任，孟秀兰任副护士长，赵建芬任副助产长，医护人员22人，助产士6人，位置在3层北部，床位42张。

业务发展　1978年建科时仅设1张床，没有规章制度，缺少基本的医疗设备和器械。1979年，董金凤建立了各项规章制度，大搞计划生育工作，培养了计生技术人员。1981年，董金凤首次开展输卵管结扎术、剖宫产术、子宫次全切除术、子宫全切术。主要开展妇产科常见病、多发病的诊治、产前检查等，开展子宫肌瘤、卵巢囊肿、宫外孕、剖宫产手术，正常产及难产的处理。计划生育开展输卵管结扎术、中期引产、大月份钳刮等手术。1989年，董金凤、张燕飞开展首例子宫脱垂阴式子宫切除术，首例先天性无阴道无子宫的自身皮肤代阴道成形术。1991年，张燕飞在外院教授指导下开展首例子宫内膜癌的筋膜外全子宫双附件及盆腔淋巴结切除术。1992年科室人员集资购置邢台地区唯一一台B超，开展妇科专科超声检查。1993年，张燕飞在外院教授指导下开展首例宫颈癌广泛全子宫双附件及盆腔淋巴结切除术。1994年，张燕飞在外院教授指导下开展首例先天性无阴道无子宫的结肠代阴道成形术。1994年3月，妇产科病房翻新、产房扩建及产科病房高间建立，为创建爱婴医院打下了基础。同年，科室人员集资购置无痛分娩仪、胎心监护仪，开展了耳针无痛分娩及电子胎心监护。1995年主要开展的业务有复杂的子宫全切术、卵巢癌根治术、宫颈癌的根治术、绒癌的综合治疗、显微外科在妇科领域的开展如输卵管吻合术、计划生育复杂并发症的处理、不孕症的综合治疗、内分泌诱发排卵技术的应用等。产科开展新生儿阿普加评分，产房新生儿气管插管抢救措施及产程图的应用、腹膜外剖宫产手术，高危妊娠的监测、产科危重症的急救及处理。高危婴儿的处理，产科出血、产科感染、并发症的处理等。制定妇产科各种疾病的治疗方案及诊疗常规。1997年，王红在教授指导下开展首例腹膜代阴道成形术，同年杨亚安、徐振江开展首例输卵管结扎术后的输卵管再通术。1998年，张燕飞、王红开展首例卵巢癌的肿瘤细胞减灭术，同年张燕飞、王卫在教授万焕忠指导下开展邢台市首例夫精人工授精，填补了邢台市的空白。同年刘杏巧独立开展首例腹部横切口剖宫产术。1999年，王红、张如俭开展首例产后大出血的髂内动脉结扎术。2000年，张燕飞、王红独立开展首例子宫内膜癌的筋膜外全子宫双附件及盆腔淋巴结切除术。2001年购置双床位胎心监护仪并开展电子胎心监护。2003年，门诊购置不孕症治疗仪，开展不孕症的物理治疗。2004年，门诊开展笑气无痛人流术。年内刘杏巧在教授指导下开展首例宫外孕的腹腔镜下输卵管切除术，填补了医院的空白。同年刘杏巧在教授的指导下，开展首例卵巢囊肿手术、子宫肌瘤剥除术。2005年病房购置经皮测疸仪，开始新生儿经皮测胆，妇产科成立监护室。10月，刘杏巧独立开展首例腹腔镜输卵管妊娠手术及腹腔镜卵巢囊肿手术、腹腔镜子宫肌瘤剥除术。2006年4～6月，刘杏巧在首都医科大学妇产医院进修学习宫腔镜、腹腔镜技术，10月独立开展医院首例腹腔镜下子宫全切术、子宫次全切除术等；同年独立开展医院首例经阴道子宫全切术后阴道骶棘韧带悬吊术。是年，妇产科进一步规范各项规章制度及流程，规范门诊产前检查流程，开办孕妇学校，开展高危妊娠的持续监测，病房规范产程管理，开展宫颈Bishop评分，促宫颈成熟，进一步完善产程图的应用。2007年1月，刘杏巧开展医院首例宫颈癌根治术。5月，刘杏巧独立开展首例宫颈冷刀锥切术。10月购置宫腔镜后，刘杏巧独立开展医院首例宫腔镜检查及宫腔镜下子宫黏膜下肌瘤电切术，并逐步独立开展宫腔镜下子宫内膜息肉电切术、宫腔镜下子宫肌瘤电切术、宫腔粘连分离术、子宫中隔切除术等各种宫腔镜手术。11月，刘杏巧独立开展首例卵巢癌分期手术。购置电子阴道镜后开展电子阴道镜检查。2009年选派高妍、赵建芬随麻醉科苗振华到北京大学第一医院进修学习硬膜外镇痛分娩，回院后于5月开展硬膜外给药镇痛分娩。9月购进宫颈环形电切刀（LEEP）后，刘杏巧独立开展医院首例宫颈环形电切术。8～11月，姚莉芸在首都医科大学妇产医院进修学习宫、腹腔镜技术，回院后独立开展各种妇科腹腔镜手术及妇科肿瘤手术。2010年5月姚莉芸独立开展首例妊娠中期宫颈环扎术。

1978～2011年，妇产科共完成科研项目9项，2项荣获市厅级奖励，发表论文20余篇，参与编写专著2部。召开省级继续医学教育学术会20余期。

2006～2011年邢台市第三医院妇产科分娩及手术量统计表

表2—10　　　　单位：例

年　份	2006	2007	2008	2009	2010	2011（1～10月）
妇科手术	293	410	430	449	428	355
顺　产	788	1339	1259	1527	1090	1362
剖宫产	812	755	1304	1518	1584	1421

一、妇科

沿革　2011年10月，将妇产科重新划分为妇科和产科。刘杏巧任妇科主任，白晓蔚任护理负责人，有医护人员18人，其中高级职称1人，中级职称2人，位于原党校改建后的外科住院部3层，床位36张。设术后监护室1间，床位6张。2012年初设立不孕症门诊。3月，白晓蔚任副护士长。2013年1月开始筹建生殖医学科。2015年9月搬至新住院楼北楼2层，床位增至46张。12月成立生殖医学科，位于新医技楼2层及3层，张志革任负责人，有医护人员6人。2016年3月妇科搬至新住院楼北楼16层，床位46张。11月，生殖医学科独立经济核算，行政管理隶属妇科。2017年末，妇科（生殖医学科除外）有医生10人，护士14人，其中高级职称3人，中级职称4人，床位46张。

业务发展　2011 年 10 月后，妇科进一步完善各项规章制度和诊疗常规及临床技术操作规范，发展妇科肿瘤、妇科内镜、子宫内膜异位症、不孕不育、盆腔器官脱垂等诊疗技术，妇科手术量及复杂手术逐年增多。12 月门诊启用 GB－800 盆腔炎治疗仪，开展盆腔炎的物理治疗。2012 年以微创技术为中心，以腔镜技术及阴式手术代替传统开腹手术，开展了腹腔镜下宫外孕手术、卵巢囊肿手术、子宫内膜异位症手术、子宫肌瘤剥除手术、子宫全切手术。继续独立开展子宫内膜癌分期手术、宫颈癌根治术、卵巢癌分期手术及肿瘤细胞减灭术。继续开展宫腔镜下子宫内膜息肉电切术、子宫肌瘤电切术、子宫中隔电切术、宫腔粘连分离术、嵌顿节育器取出术、剖宫产切口憩室切开引流术、宫腔镜手术等。继续开展阴式子宫切除术、阴道前后壁修补术、腹膜代阴道成形术。继续发展不孕不育的规范治疗。2013 年首次编撰妇科诊疗常规。6 月在教授指导下，刘杏巧开展医院首例腹腔镜下宫颈癌根治术及子宫内膜癌分期手术。9 月，刘杏巧独立完成医院首例腹腔镜下骶骨韧带悬吊术、腹腔镜下瘢痕妊娠清除术。2014 年 11 月，刘杏巧在教授指导下，开展医院首例腹腔镜下阴道骶骨固定术。2015 年 6 月启用 SA9800 生物刺激反馈仪开展盆底器官脱垂的生物反馈治疗。12 月，刘杏巧独立开展医院首例腹腔镜下子宫内膜癌分期手术（筋膜外全子宫双附件及腹主动脉旁、盆腔淋巴结切除术）。2014、2015 年先后派 5 名医生、2 名护士到北京大学第三医院、郑州大学第一附属医院学习辅助生殖技术—夫精人工授精技术、男科及人工授精实验室技术，并取得资质。2016 年 3 月在教授指导下，刘杏巧开展医院首例经闭孔无张力尿道中段悬吊术及经闭孔阴道前壁无张力悬吊术。8 月，夫精人工授精技术通过国家评审，生殖医学科开始试运行。9 月重新修订了妇科诊疗常规。至 2017 年底，妇科开展的特色诊疗项目有子宫肌瘤、卵巢囊肿等良性肿瘤，宫颈癌、子宫内膜癌、卵巢癌、外阴癌等恶性肿瘤，葡萄胎、侵蚀性葡萄胎、绒癌手术及规范化疗；子宫内膜异位症、子宫腺肌病、异常子宫出血药物及手术治疗；排卵障碍、输卵管积液、伞端闭锁、宫腔粘连、子宫畸形等药物及手术治疗；女性压力性尿失禁、阴道壁脱垂、子宫脱垂的物理治疗及手术治疗；宫颈癌筛查、宫颈糜烂、宫颈上皮内瘤变、宫颈癌治疗；全麻下无痛流产术、高危妊娠流产术；腹腔镜、宫腔镜（微创）治疗妇科良恶性肿瘤、子宫内膜异位症、不孕不育；各种复杂妇科手术如宫颈癌根治术，卵巢肿瘤细胞减灭术、子宫内膜癌分期手术、外阴癌根治术、复杂子宫内膜异位症手术、腹膜代阴道术、阴式子宫切除术、盆底重建手术等，开展剖宫产瘢痕妊娠的手术及动脉栓塞和妇科内分泌、不孕不育的诊断和治疗。妇科学术地位及学术影响不断提升，妇科各类

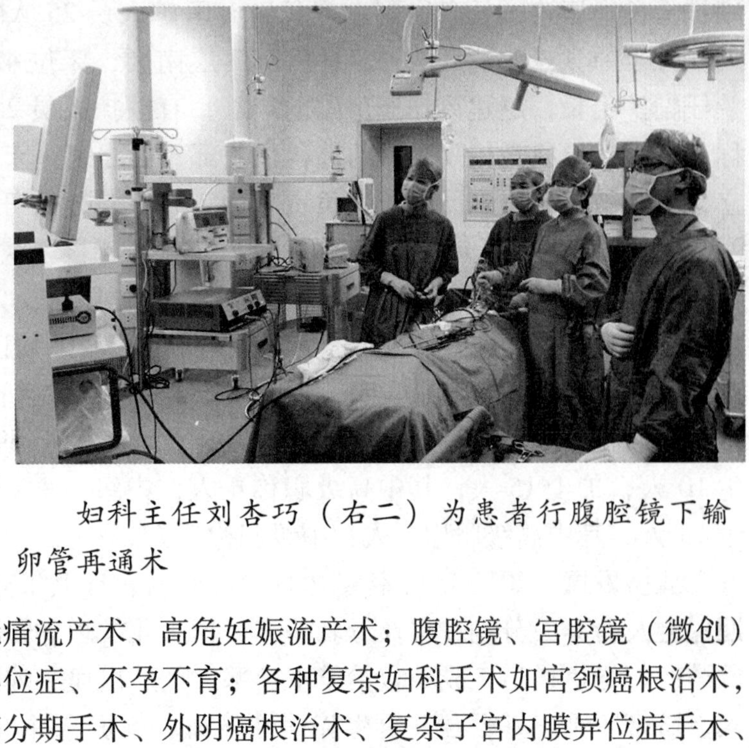

妇科主任刘杏巧（右二）为患者行腹腔镜下输卵管再通术

手术技术、住院人数及手术量在邢台市处领先水平。妇科门诊每日接待病患百余人，涉及病种有普通妇科、妇科肿瘤、盆腔器官脱垂、宫颈疾病、妇科内分泌、不孕不育、计划生育等。门诊设有宫腔镜室、阴道镜室、LEEP 刀手术室、微波理疗室、盆底治疗室（物理治疗轻度阴道前后壁脱垂、轻度子宫脱垂及女性压力性尿失禁）。

计划生育门诊作为全国妇女发展基金会开展的流产后关爱项目支持单位，以全麻下无痛为特色，开展流产后计划生育、流产后咨询及流产后生殖健康服务，宣传避孕知识，落实有效避孕方法，让病人远离重复流产造成的伤害。

2012～2017 年，每年召开一次河北省继续医学教育学术会，每次参会 200 人左右。完成科研成果 2 项，1 项获邢台市科技进步二等奖。发表论文 30 余篇。2014 年邢台市医学会以三院为依托成立妇科内镜专业委员会，刘杏巧任主任委员。

2012～2017 年邢台市第三医院妇科手术量统计表

表 2—11　　单位：例

年份	2012	2013	2014	2015	2016	2017
手术量	544	609	675	759	824	939

二、产科

沿革 2011 年 10 月，将妇产科重新划分为妇科和产科，同时将产科分为产一科和产二科。姚莉芸任产科主任，负责产一科和产二科工作。石国素任产一科副主任，路运华任副护士长，唐连敏任产房副助产长，有医护人员 25 人，其中高级职称 3 人，中级职称 4 人，位于原党校改造后的外科住院部 3 层南区，床位 42 张。高妍任产二科副主任，孟秀兰任副护士长，赵建芬任产房副助产长，有医护人员 25 名，其中高级职称 4 人，中级职称 2 人，位于原党校改造后的外科住院部 3 层北区，床位 42 张。2015 年 7 月 15 日产房独立，唐连敏任产房副助产长，负责全面工作，赵建芬任产房副助产长，协助唐连敏工作。9 月，产一科搬至新住院楼北楼 3 层，更名为产科一病区，设床位 46 张。产二科搬至新住院楼北楼 4 层，更名为产科二病区，设床位 46 张。2016 年 4 月 16 日成立产科温馨病区，位于新住院楼北楼 2 层，设床位 46 张（产科一病区和产科二病区各 23 张）。医疗由产科一病区和二病区分别负责，设独立护理单元，崔妍任护理负责人，有护士 11 人，其中中级职称 1 人。产科一病区、二病区床位均增加至 69 张。2017 年底，产科一病区有医生 10 人，护士 15 人，其中高级职称 4 人，中级职称 6 人。产科二病区有医生 10 人，护士 15 人，其中高级职称 5 人，中级职称 7 人。

业务发展 2011 年科室成立后，每周六、日上午开办孕妇学校，主要向孕妇讲解孕期保健及营养、分娩过程及母乳喂养、新生儿护理等知识。加强高危孕产妇管理，开通高危孕产妇绿色通道，成功救治羊水栓塞、产后出血、凶险性前置胎盘、胎盘早剥、胎盘植入、脐带脱垂、妊娠合并再生障碍性贫血、妊娠合并心功能衰竭、子痫、HELLP 综合征等高危孕产妇。胎膜早破方面，规范抗生素合理应用，严格掌握终止妊娠指征。妊娠期高血压疾病方面，注重孕期保健，2012 年开展妊高征预测，对高危孕产妇重点管理。进一步规范妊娠期糖尿病的管理，注重孕期营养，并进一步规范管理，严格控制孕期血糖，加强胎儿监测。年内，全面开展产前筛查工作。2014 年规范妊娠期甲状腺疾病的管理，开展早期筛查，一旦诊断立即开始治疗，并定期监测。加强爱婴医院日常监管，提高母乳喂养率，并顺利通过爱婴医院复审检查。2015 年，选派郝俊兰到秦皇岛妇幼保健院进修学习产后康复、乳房按摩等知识，回院开展乳房按摩和腹部保健按摩。2016 年，产科被定为邢台市桥西区高危孕产妇救治中心，对所辖桥西区、邢台县、临城县、内丘县、柏乡县、临西县实行对口管理。4 月 25 日开展产后盆底功能评估及盆底肌康复治疗，同日，新生儿游泳室正式启动，开展新生儿游泳、洗澡及新生儿抚触。2017 年 8 月，落实政府免费优惠政策，全面实施免费唐氏筛查项目。

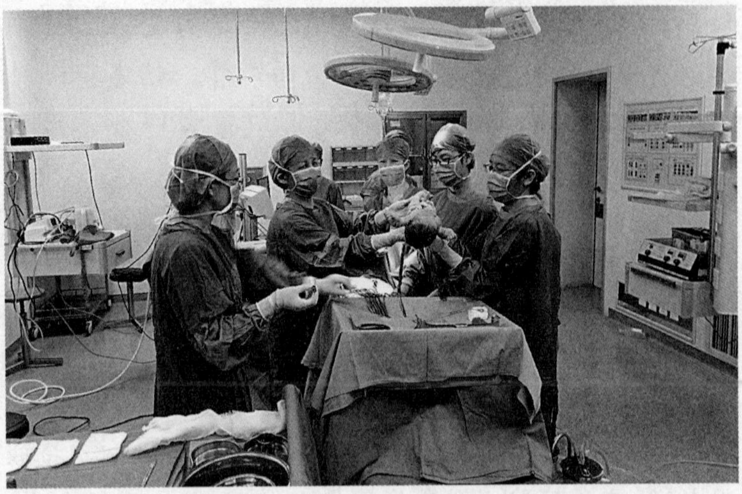

2016 年 3 月 10 日，产科主任姚莉芸（左二）、产科一病区副主任石国素（左三）为孕妇行剖宫产术。

2012～2017 年底，共召开国家级继续医学教育学术会 7 期，省级继续医学教育学术会 2 期。完成科研成果 5 项，2 项荣获河北省医学会科学技术二等奖，发表学术论文 160 余篇。

2011～2017 年邢台市第三医院产科分娩量统计表

表 2—12　　单位：例

年　份	2011（11～12）	2012	2013	2014	2015	2016	2017
顺　产	229	1484	1371	1509	915	2380	2245
剖宫产	242	1866	1779	1967	1327	2911	3242

附 1：产房

沿革　1983 年有助产人员 4 人，由妇产科孔令梅负责管理工作。1984 年 4 月，由妇产科邢玉枝负责管理工作。9 月，由妇产科苏丽芬负责管理工作。1992 年 7 月设立产房，吕胜利任副助产长，归属妇产科管理，位于外科楼 2 层西侧。1994 年 5 月 8 日，产房搬至外科楼 3 层东侧，设待产床 4 张，产床 2 张。2006 年 6 月，搬迁至原党校改造后的外科住院部 3 层北侧，设待产床位 8 张，产床 3 张。9 月吕胜利任助产长。10 月，妇产科分为妇产一科和妇产二科，产房人员分为 2 组，唐连敏任妇产一科产房组长，有助产人员 5 人，归属妇产一科管理；吕胜利任妇产二科产房助产长，有助产人员 5 人，人员归属妇产二科管理。2009 年 3 月，唐连敏任妇产一科副助产长，赵建芬任妇产二科副助产长。4 月吕胜利退休。2011 年 10 月 26 日，将妇产科重新划分为妇科和产科，同时产科分为产一科和产二科。唐连敏任产一科产房副助产长，人员归产一科管理；赵建芬任产二科产房副助产长，人员归产二科管理。2015 年 7 月 15 日，产一科和产二科产房人员合并，产房独立。唐连敏任副助产长，负责全面工作；赵建芬任副助产长，协助唐连敏工作。9 月 20 日搬至新病房楼北楼 5 层，待产床位增至 14 张，产床增至 4 张。2017 年底有助产人员 13 人，其中高级职称 2 人，中级职称 6 人。

业务发展 1983 年产科开展正常产接生及难产处理，由医护人员共同完成。1992 年 2 月开展新生儿洗澡工作。1997 年开展电子胎心监护工作。2001 年 6 月，开展先天性甲状腺功能低下、苯丙酮尿症两种新生儿疾病筛查。2004 年开展笑气镇痛分娩。2009 年选派高妍、赵建芬随麻醉科苗振华到北京大学第一医院进修学习硬膜外镇痛分娩，回院后开展硬膜外给药镇痛分娩。2012 年 5 月，侯春芳参加河北省护理技能竞赛获三等奖。2013 年修订完善《专科护理技术操作标准》，并在原岗位职责的基础上制定《护理人员岗位说明书》，完善了护士分层管理及护理绩效考核制度。2014 年进行“品管圈”的 PDCA 管理，并重新修订了《护理人员岗位说明书》。2015 年 9 月，开展家属陪产和自由体位分娩及会阴无保护接产术。10 月，侯春芳参加“河北省第一期助产专业护士培训班”，回院后对全体助产士进行培训，制定导乐服务规范，开展产程中的导乐服务，提升难产接生及新生儿复苏技能，减轻了孕妇的痛苦。2016 年 1 月开展分娩球、分娩凳的使用，制定和实施会阴组织评估技术，降低了会阴侧切率。3 月开展分娩期体位管理，制定和实施肩难产助产技术，减少了新生儿锁骨骨折发生率及臂丛神经损伤发生率。6 月，产房与孕妇学校联合开展参观产房工作，孕妇学校学员到产房进行情景模拟分娩过程，减轻产妇分娩恐惧，促进了自然分娩。2017 年 1 月，开始利用早交班时间每周进行两次分娩期并发症抢救及新生儿复苏抢救的模拟演练，提高了产后出血、胎盘早剥等分娩期并发症及新生儿窒息的抢救成功率，提高了助产士整体专业水平。12 月开展脉冲波（导乐）分娩镇痛工作。

附 2：产科特色服务

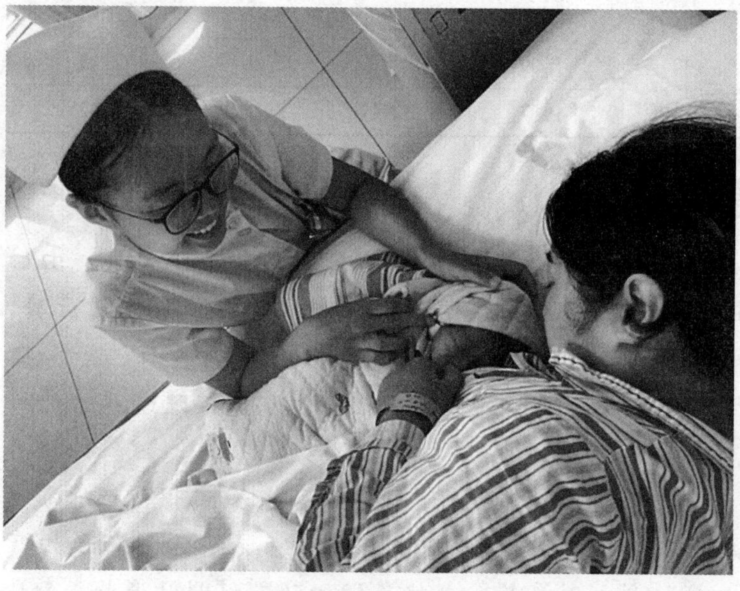

产科温馨病区护士指导母乳喂养

沿革 2016 年 4 月设立产科保健门诊，位于新医技楼 2 层产科门诊内，郝俊兰任护理负责人，成员 2 人。4 月 25 日，婴儿游泳室正式运行。5 月 28 日，孕妇学校搬至新医技楼 2 层妇科门诊内，归产科保健门诊管理。2017 年 1 月 10 日，郝俊兰任副护士长。2017 年末，有护理人员 8 人，其中高级职称 1 人，中级职称 2 人。

业务发展 2016 年 4 月 25 日，购置生物反馈治疗仪，开展产后康复项目，主要功能为产后盆底功能评估及盆底肌功能的康复，提高了产妇的生活质量。5月28日，产科一病区、产科二病区孕妇学校归产科门诊统一管理，开展孕妇课堂、孕期运动、孕妇瑜伽课、手工课、参观等工作。孕妇课堂内容有孕期营养、轻松快乐分娩、预防乳腺炎、新生儿出院后的管理、儿童保健、糖尿病及妊娠合并糖尿病的预防治疗等，为孕妇提供系统知识。10月26日，产科病区的乳腺保健按摩项目及腹部保健按摩项目交由产科门诊负责。

三、生殖医学科

（一）沿革

2013年1月由妇科开始筹建生殖医学科。2015年12月14日成立生殖医学科，张志革任副主任，有医护人员6人，隶属妇科管理。实验室、门诊分别位于新医技楼2层、3层，总面积580平方米，其中洁净手术区260平方米。2016年11月，生殖医学科经济独立核算，行政仍隶属妇科管理。2017年底，有医生3人，护士1人；实验室有检验师1人，产科主治医师1人，其中高级职称2人，中级职称2人。

（二）业务发展

1998年张燕飞、王卫在教授万焕忠指导下开展邢台市首例夫精人工授精，填补了邢台市的空白。2000年，因场地受限停止开展夫精人工授精技术。2013年11月，医院正式向省卫生厅提交“关于申报人类辅助生殖技术的申请”，同月，省卫生厅科教处批准医院筹备夫精人工授精技术。2014、2015年先后从妇科、泌尿外科、检验科选派5名医生、2名护士到北京大学第三医院、郑州大学第一附属医院学习辅助生殖技术，均获得从事夫精人工授精技术的资质。2015年12月生殖医学科成立，副主任张志革负责筹备辅助生殖技术—夫精人工授精技术申报的具体工作。2016年3月，成立并召开了第一次生殖医学伦理委员会，薛志广任主任委员，刘杏巧副主任委员。4月开始进行精子的存活试验。5月，精子存活试验成功。6月，向省卫计委妇幼处递交了“申请开展夫精人工授精技术”的申报材料。7月15日，省卫计委妇幼处组织国家级评审专家组来院进行现场评审。8月4日，省卫计委批准医院夫精人工授精技术试运行，三院成为邢台市惟一拥有此项资质的公立三级综合医院。年内，购置了相差显微镜及精子检验相关软件，辅助生殖技术电子病历及认证设备、自助取精仪、干式恒温孵育器，并增加了精液支原体、衣原体、淋球菌化验项目。2017年7月，向省卫计委递交了“夫精人工授精技术正式运行”的申请。9月19日，省卫计

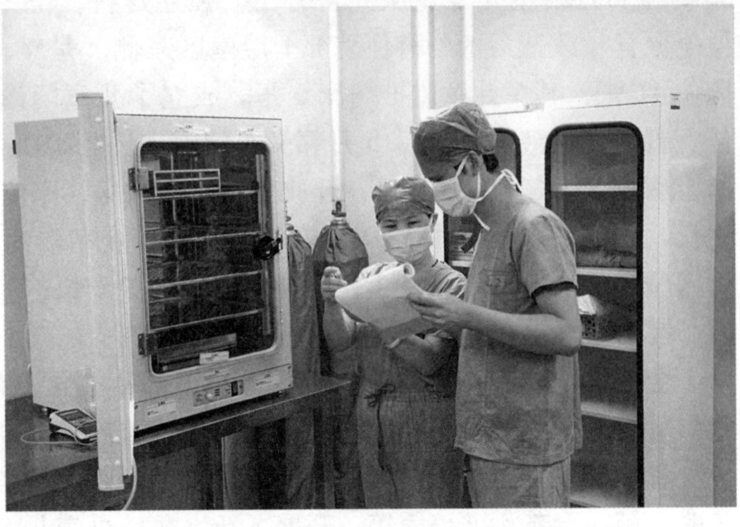

生殖医学科副主任张志革（左一）与人工授精实验室工作人员核对患者的精液标本

委妇幼处组织国家级评审专家组来院进行现场评审，并准予正式运行。夫精人工授精技术的正式运行为医院试管婴儿技术的申请奠定了基础。2016 年 7 月至 2017 年底，日均门诊 30 人次。共实施人工授精 58 例，91 周期，妊娠 14 周期，妊娠成功率 15. 38%。已分娩 8 例，其中双胎妊娠 1 例，男婴 5 例，女婴 4 例，各项指标均符合国家要求。

第四节　儿　科

沿革　1978 年建院初期儿科门诊共有 3 名医师。1983 年 3 月，儿科病房设在内科，床位 10 张。1984 年 12 月，内科分为内一科和内二科，儿科设在内一科。1987 年 8 月郝如琨任副主任。1988 年 5 月儿科从内一科分出独立建科，郝如琨任副主任，刘素云任护理负责人，病房设在外科楼 1 层，床位 14 张。1989 年 1 月，郝如琨任主任，刘素云任副护士长。1995 年 3 月搬至内科楼西 3 层，床位 34 张。1999 年 5 月，孙丽英任副主任，刘素云任护士长。2000 年 4 月，郝如琨退休，副主任孙丽英主持全面工作。2003 年 4 月 28 日至 2004 年 3 月 2 日，儿科病房改建为“非典”病区。期间儿科病房暂时设在内科楼 2 层，使用 4 个病室。2003 年 7 月谷成锁任副主任。2004 年 3 月 3 日原儿科病房重新启用，床位 39 张。2004 年 7 月儿科设新生儿专业组，床位 10 张，设儿童重症监护病房（NICU 和 PICU)，床位 8 张，其中新生儿监护床位 6 张。2006 年 6 月儿科迁至原党校改造后的外科住院部 1 层南区，孙丽英任主任，谷成锁任副主任，刘素云任护士长，床位 40 张。2006 年 8 月，护士长刘素云调离，公志改任护理负责人。9 月，公志改任代理副护士长。是年为满足患儿需求，经过内部改造和外部扩张，开放床位最高达 124 张。2007 年 7 月 PICU 独立设置，床位 4 张，NICU 床位 25 张。2008 年谷成锁离院。2009 年 3 月，公志改任副护士长，冯会敏任 ICU 副护士长。5 月甄庆丰任副主任。2012 年 3 月甄庆丰调离。2013 年 4 月新生儿专业从儿科分出，独立建科，范雪爱任副主任，冯会敏任副护士长，位于原党校改造后的外科住院部 1 层南区东侧。是年，儿科病房搬至心血管门诊楼 3 层，床位 41 张，其中儿童监护病床 6 张。成立了儿童门诊输液室，设在门诊楼 1 层，郝为敏任负责人，输液位 51 个。5 月郭义军任副主任。2015 年 9 月 21 日，儿科迁至新住院楼 7 层，床位 55 张。10 月 9 日，开放 8 层儿科病房，床位 55 张。12 月 29 日，郝为敏任副护士长，协助公志改工作。2016 年 3 月儿科输液室取消。是月儿科分为两个病区，儿科一病区位于 7 层，孙丽英任主任，公志改任副护士长；儿科二病区位于 8 层，郭义军任副主任，郝为敏任副护士长。

业务发展　1978 年建科初期，儿科开展小儿常见病、多发病诊治工作。1987 年独立建科后逐步开展较危重患儿如中重度脑病、重症肺炎、中枢神经系统感染、腹泻脱水、肾炎、肾病的监护与救治。同时开展了硬膜下穿刺、后囟取血、股静脉穿刺取血技术。1992 年购入第一台新生儿培养箱，开展了新生儿、早产儿疾病治疗。是年开展对小儿腹泻病的微生态疗法及药物贴脐治疗。1993 年首次对腹泻病脱水患儿开展静脉输液泵治疗。1993 年始，医院先后派出多名医生赴首都儿科研究所附属儿童医院、北京儿童医院、湖南儿童医院进修学习血液、新生儿专业、儿童急救、重症监护技术等专业，儿科的整体诊疗水平有了显著提高。1996 年 10 月，孙丽英率先在邢台市开展儿童血液病诊疗如白血病 VDLP 化疗、头皮针胸骨柄骨髓穿刺法、中西医结合治疗再障和特发性血小板减少性紫癜以及各种贫血的诊断、鉴别诊断。1997 年，首次引进小剂量肝素抗凝法治疗顽固性肾病和过敏性紫癜，氧泵雾化吸入糖皮质激素及 β 受体兴奋剂治疗儿童喘息性疾病，开展了心内膜弹力纤维增生症、小儿心肌炎、各种先天性心脏病合并严重并发症的治疗。1998 年甄庆丰进修回院，进一步规范了小儿哮喘的诊疗等。1999 年 9 月，孙丽英进修后进一步规范了新生儿疾病和儿科重症疾病临床诊断和治疗，医院儿科诊疗步入规范化、系统化轨道。在早产儿管理中，建立“保持体温、改善呼吸、预防感染、合理喂养、早期干预黄疸、防止出血等并发症”的综合治疗管理新概念和工作规范，提高了早产儿的成活率，其中抢救成活的 1 例体重最小的早产儿仅 1.05 公斤。是年开展了双面光疗治疗新生儿高胆红素血症，静脉用丙种球蛋白治疗新生儿溶血病。2000 年后，先后聘请北京儿童医院感染专业教授邓文碧、小儿危重症急救专家陈贤楠来院工作，定期和不定期来院查房、讲课及会诊，儿科诊疗水平明显提升。2002 年 11 月，在陈贤楠指导下，在全省首次引进经鼻持续呼吸末正压给氧技术（NCPAP）治疗重症新生儿呼吸困难等疾病。并开展了重症脑炎的激素抗炎和免疫支持疗法、大剂量丙种球蛋白冲击疗法治疗川崎病、传染性单核细胞增多症的诊治。2004 年 7 月 16 日率先在邢台市成立儿童重症监护病房，并广泛开展了新生儿 NCPAP 无创呼吸支持技术。2004 年末购置邢台市首台小儿专用有创呼吸机，逐步开展新生儿和儿童的有创呼吸机支持治疗技术，建立了比较完善的儿童危重症生命支持系统。2005 年 6 月，科室开展了儿童危重症休克的早期识别和规范诊治。8 月，范雪爱带领科室开始独立气管插管操作，儿童重症的救治技能得到进一步提升。儿科危重症抢救技术达到省内先进水平。儿科医生开始进入产房进行正规新生儿窒息复苏，成规模开展新生儿重症肺炎、新生儿重症胎粪吸入综合征、湿肺、低出生、超低出生体重早产儿的呼吸窘迫综合征的机械通气，呼吸功能不全的 NCPAP 呼吸支持。

2006 年开展了儿童室上性心动过速的诊断治疗。2006 年张发海进修回院后开展了大剂量甲强龙冲击疗法用于重症脑炎；2007 年开展了猪肺磷脂气管内注入配合 NCPAP 用于早产儿呼吸窘迫综合征、布地奈德氧泵雾化用于气管插管拔管后喉头水肿；2009 年 7 月开展了首例重症手足口病肺出血多脏器功能衰竭病儿的机械通气并综合救治；是年被指定为“手足口病定点医院”。2010 年被指定为“手足口病危重症定点医院”，对口接收邢台市 9 个县的危重症转诊患儿。在手足口病爆发期间，共完成手足口病人诊治 8000 多例，住院病人 2500 多例，危重症手足口病救治 400 多例，开展了手足口病的危重症无创 NCPAP 呼吸支持 300 例、机械通气呼吸支持治疗 80 余例。2012 年，郭义军进修后开展了双通道新生儿换血疗法。2014 年与心手麻科联合对严重循环障碍患儿开展中心静脉压监测血流动力学指导抢救治疗，并开展了小儿幽门螺旋杆菌感染规范诊治。2015 年开展了 PICU 危重症儿童的镇痛镇静疗法。

2011 年，在省厅组织的全省三级医院业务技能竞赛中，儿科专业获集体一等奖，1 个获个人二等奖。2012 年被评为市级重点发展学科。2013 年在河北省病历评比中，2 人分获第一名和第八名，诊疗合理性评比获第二名。2014 年在河北省诊疗合理性评比中获第三名。2015 年 2 人分获河北省病历书写质量评比第三名和第五名。2016 年获河北省病历评比第三名。至 2016 年 3 月，开展并完成省市级科研成果 15 项，获邢台市科技进步奖和省医学会奖励 12 项，在国家级及核心期刊发表论文 110 余篇，出版论著 20 余部。举办各级各类学术会议 15 期。

一、儿科一病区

（一）沿革

2016 年 3 月儿科分为儿科一病区和儿科二病区。儿科一病区位于新病房楼北楼 7 层，孙丽英任主任，公志改任副护士长，医护人员 21 人，其中高级职称 1 人，中级职称 3 人。床位 55 张，其中儿童监护床 5 张。2017 年底，设床位 55 张，有医生 7 人，护士 17 人，其中高级职称 3 人，中级职称 2 人。

（二）业务发展

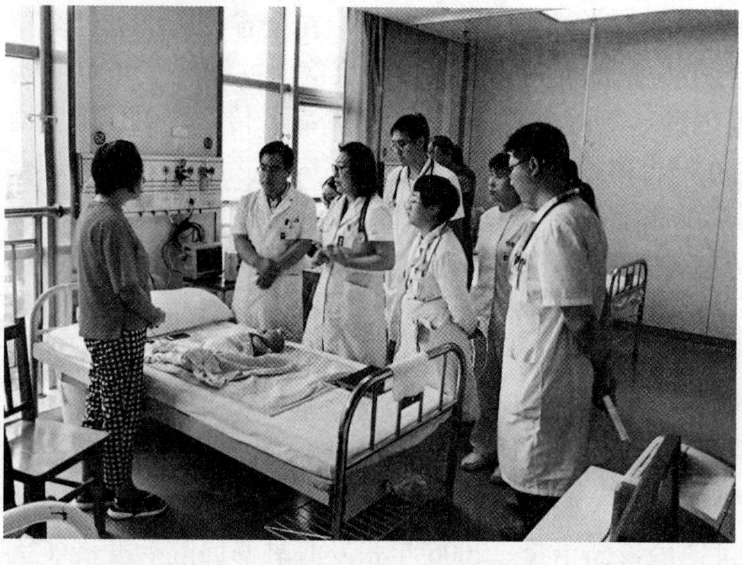

儿科一病区主任孙丽英（左三）正在查房

2016 年 4 月，与神经外科三病区合作开展脑外伤患儿术前术后生命体征监护及液体管理；开展化脓性脑膜炎硬膜外穿刺引流术，开展严重休克患儿的骨髓输液，年内还开展了肾上腺素雾化治疗喉头水肿和高渗盐水降颅压治疗。2017 年开展了糖皮质激素早期用于重度支原体肺炎，在难治性支原体肺炎的早期识别、早期干预方面积累了较丰富的经验，病人的预后明显改善，降低了 70% 的转院率。

2016 年在省病历质量评比中，病区医生个人获一等奖 2 人，获三等奖 1 人。全病区发表国家级及核心期刊论文 10 余篇，完成市级科研成果鉴定 1 项，承担市级科研项目 3 项。2017 年收治病人 3085 人次。

二、儿科二病区

（一）沿革

2016 年 3 月儿科分为儿科一病区和儿科二病区。郭义军任儿科二病区副主任，负责全面工作，郝为敏任副护士长。床位 55 张，医护人员 21 人，其中高级职称 2 人，中级职称 2 人。2017 年末，病区床位 55 张，有医生 7 人，护士 17 人，其中高级职称 2 人，中级职称 6 人。

（二）业务发展

2016年病区以小儿呼吸、消化、心脏、神经专业为主，兼顾其他小儿内科专业。在儿童休克、呼吸衰竭、心力衰竭、哮喘持续状态、小儿室上性心动过速等各种急危重症病人的抢救治疗上积累了丰富的临床经验。年内开展了电复律治疗心律失常、非甾体类消炎药辅助治疗手足口病、抗生素+激素联合气道管理治疗肺实变等技术项目。当年即被评为邢台市重点发展学科。2017年开展癫痫患儿诊治，对癫痫病人的治疗走向规范化。至年末，发表论文及著作10余篇（部），开展科研2项。2017年收治病人2802人次。

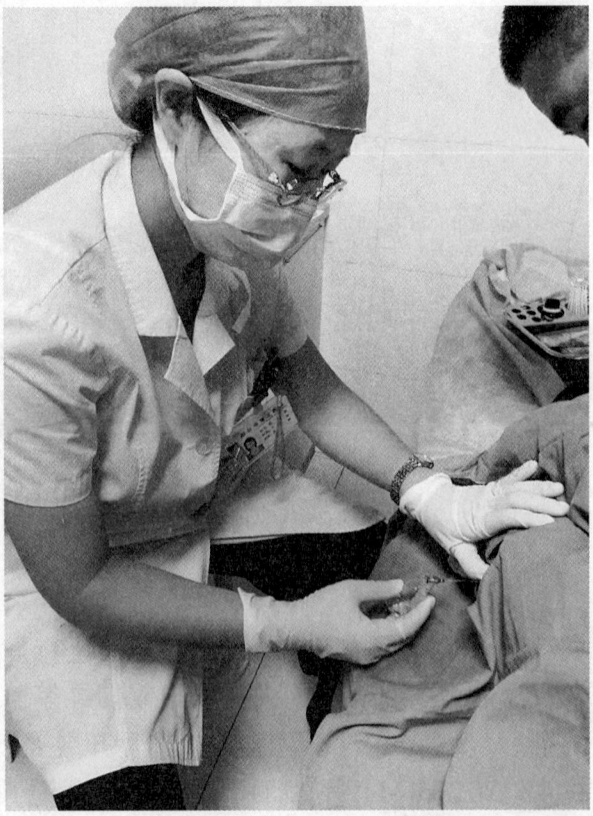

儿科二病区医生范小颖在为患儿进行腰椎穿刺术

三、新生儿科

（一）沿革

2013年4月3日新生儿科成立，位于原党校改造后的外科住院部1层南区，床位20张，范雪爱任副主任，冯会敏任副护士长，有医生5人，护士17人，其中高级职称2人，中级职称1人。2015年9月搬至新病房楼北楼6层，床位51张，其中NICU床位36张，母婴同室床位15张。2016年成立儿童保健门诊。2017年底有医生11人，护士26人，其中，高级职称3人，中级职称13人。

（二）业务发展

2013年4月科室成立之初即建立规章制度，明确人员岗位职责。11月17日，在外院专家的指导下，副护士长冯会敏开展了早产儿PICC置管术；12月31日，副主任范雪爱完成首例早产儿脐静脉置管技术，新生儿科在极低、超低出生体重早产儿全静脉营养方面再上新台阶。期间1例胎龄25周零4天极早早产儿得到成功救治，创邢台市胎龄最小早产儿成活记录。2014年12月27日，副主任范雪爱开展高频震荡通气技术，成功救治肺动脉高压、胎粪吸入性肺炎危重新生儿。2015年10月26日开展经鼻

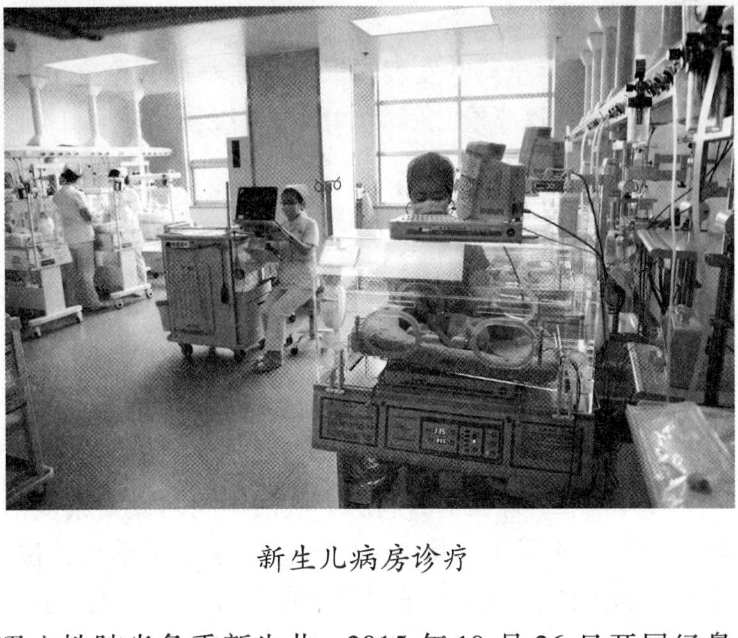

新生儿病房诊疗

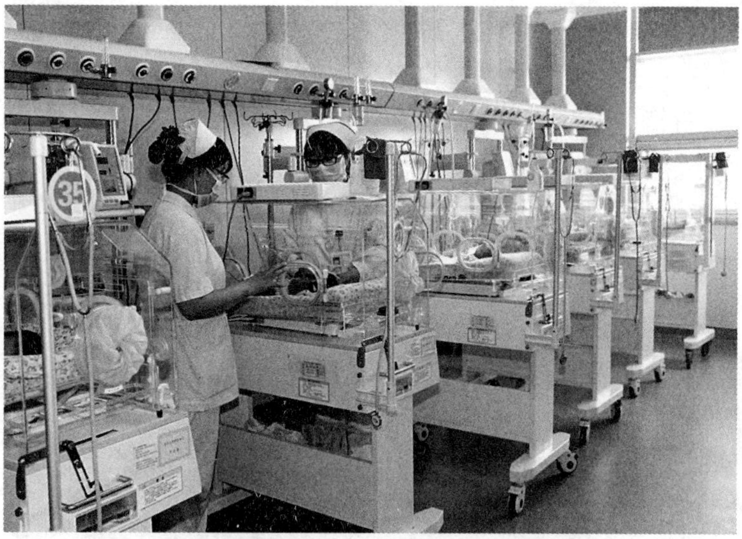

新生儿监护室护理

高流量无创通气技术，同期开展LED冷光源治疗仪治疗新生儿高胆红素血症，减少换血的风险。新生儿常频及高频通气技术和早产儿脐静脉置管技术及PICC置管技术成熟。11月，一例700克早产儿得到成功救治，创邢台市出生体重最低早产儿成活记录。2016年4月25日，儿童保健门诊取得河北省卫计委资质认证，开始运行。系统开展了高危新生儿出院后的随访工作，加强了住院患儿档案管理；开展高危儿童早期综合评价、干预及指导工作，适时进行发育及营养状况评价，早期发现姿势异常和运动发育落后者进行相应的强化和康复训练等，减少脑瘫儿、残疾儿的发生率，改善了高危儿的预后。7月30日，副主任范雪爱开展亚低温治疗新生儿缺氧缺血性脑病、脑功能监护技术。2017年11月20日，副主任范雪爱开展首例一氧化氮吸入治疗新生儿肺动脉高压，成功救治重度肺动脉高压的患儿，该项技术填补邢台市空白。期间，新生儿学科在邢台市、河北省地位位居前列，危重新生儿救治工作全面开展。出生体重分别是800克、850克、900克的早产儿三胞胎姐妹得到成功救治。年末，开展了新生儿听力筛查、骨密度检测、智力测查、营养评估、四病防治及遗传代谢性疾病咨询工作，对小儿营养状况、生长发育适时监测、评估，做到早发现、早诊断及早干预，更为系统和规范。同期开展骨龄评测系统、维生素D检测、视力筛查等新技术项目，新生儿科承担了全院所有新生儿听力筛查复筛工作。

至2017年全科共发表国家级及核心期刊论文70篇，著书17部。完成市级科研成果1项，获河北省医学会二等奖。承担市级科研项目1项。2017年收治病人1667人次，门诊接诊10266人次。

第五节　康复医学科

一、沿革

1996年12月在干部病房1层活动间内设置康复治疗室1间，张捧玉为康复治疗负责人。1997年4月1日将干一病区改为康复医学科，位于干部病房楼1层，床位24张，张捧玉任副主任，范爱国任副护士长，有医生3人，护士4人，康复治疗师3人。1997年6月17日，康复科与内二科合并为内二科（神经内科），分为东、西两个病区，康复科为东病区，内二科为西病区。主任宁海春总负责，副护士长张金花负责两个病区的护理工作；东病区副主任张捧玉负责，副护士长范爱国负责护理工作。1998 年设立作业疗法室，设在 1 层病房西头。1999 年 5 月，康复医学科分离，独立建制，单独核算。2000 年 2 月，床位增加至 32 张，康复医学科隶属脑血管病治疗中心。2004 年 3 月，康复医学科改称内一科。2005 年末，有床位 43 张，康复治疗室 3 个。2006 年 9 月内一科分为神经内一科和康复医学科，同时门诊针灸科并入康复医学科。神经内一科留在原址，康复医学科迁至内科楼 3 层，面积约 500 平方米，工作人员 10 人，设有运动治疗室、作业治疗室、推拿治疗室、针灸室、理疗室。王贵玲任康复医学科副主任，有针灸医师 3 人，治疗师 6 人。2010 年 4 月，针灸室归属康复医学科管理，4 月 12 日康复医学科扩大，在内科楼 3 层开设病房，床位 41 张，有医生 3 人，护士 6 人，其中高级职称 1 人，中级职称 12 人，病房与治疗区经济独立核算。是日，刘俊英任副护士长。2013 年 7 月理疗科王德海退休，理疗科归属康复医学科管理，经济独立核算。2015 年 9 月，康复科搬至新住院楼 3 层南区，床位 42 张，康复治疗区约 1000 多平方米。2017 年末，开放床位 50 张，有医务人员 40 人，其中医生 7 人，护士 14 人，康复治疗师 14 人，针灸医师 4 人，推拿医师 1 人。有高级职称 5 人，中级职称 12 人。

二、业务发展

1997 年成立康复医学科后，制定了各项规章制度、诊疗方案和操作流程；康复治疗均进行一对一训练，开展脑血管病的临床治疗与康复，科室业务不断发展。

1998 年开展脑卒中维持性康复治疗、脑瘫康复治疗、失语症的康复治疗、周围神经损伤康复治疗、骨关节手术后康复治疗、6～16 周岁儿童韦氏智测。1999 年开展吞咽障碍的针灸治疗，一叶秋碱对周围损伤的穴位注射治疗，开展神经科杂病的治疗。2000 年配合脑血管病治疗中心开展超早期动脉溶栓治疗，开展了按摩治疗、颈椎牵引、手功能训练。

2001 年开展了认知障碍的康复治疗，购置肌电生物反馈治疗仪。2002 年开展心理治疗和心理咨询工作，开展了吞咽障碍的手法康复治疗和咽拭子冰刺激、肩手综合症的康复治疗，购置微波治疗仪。2003 年与放射科合作开展吞钡造影对神经元性吞咽障碍的评估，实行个体化的吞咽训练方案。开展了关节松动治疗及脑卒中抑郁症的药物和心理治疗。2004 年运用康复手段、多种传入刺激促醒重症脑损伤病人；配合脑血管病治疗中心开展脑血管造影术。2005 年，康复科聘请北京天坛医院朱镛连、北京中康博爱医院王瑞华、河北省人民医院曲镭等著名康复专家，作为客座主任和客座教授，开展排针滚动性针刺治疗脊髓损伤。

2006 年康复医学科分科后，继续把神经康复作为重点项目，偏瘫患者综合康复是科室最具特色和效果显著的技术项目，卒中后吞咽障碍康复治疗是邢台市惟一一家，同时不断扩大康复疾病种类，骨科康复、脑瘫康复等各项治疗技术不断提高。2007 年科室康复业务量明显扩大，王贵玲等开展了医患互动康复模式，提高患者自理能力，获邢台市科技进步二等奖；尹伟华、王贵玲等开展良肢位摆放结合特殊推拿按法对肩痛起到有效的防治作用，获邢台市科技进步三等奖；同年开展帕金森病康复。2010 年王金果、窦丽辉等开展肌电生物反馈刺激结合针灸治疗尿失禁、尿储溜；尹伟华、王贵玲、刘俊英、贾亮等开展了利用咽反射咳嗽反射原理进行卒中后吞咽障碍康复治疗技术，获河北省医学会科技进步二等奖。

2011 年成立脑瘫康复训练室，开展引导式训练、行为矫治训练、感觉统合训练，诊治脑瘫儿童数量逐渐增加。王贵玲、贾亮、刘俊英等采用银杏叶针联合综合康复方案治疗脑出血术后患者，治疗效果提高，获河北省中医药学会科技进步二等奖。2012 年被评为邢台市康复医学重点学科、河北省康复医师培训基地。2013 年，依托三院成立邢台市物理医学与康复专业委员会，王贵玲任主任委员，魏玉清任副主委，贾亮任秘书，此后组织高水平的学术会议 6 次。李秀丽、王贵玲、吉小进等开展了痉挛性脑瘫患儿核心肌群训练技术。2014 年编写了《康复科常见病诊疗规范》《康复科技术操作规范》。科室购置主被动训练系统开展主被动康复训练。2015 年购置智能失语症评定与训练系统，开展人机互动失语症治疗。年内购置了磁治疗仪、超短波治疗仪、吞咽障碍治疗仪、温热低周波。

2016 年，在邢台市重点学科复审工作中，三院康复科再次以科教研实力胜出，成为全市惟一一家市级康复医学重点学科。是年购置减重悬吊系统，开展偏瘫患者减重下早期步态训练技术；贾亮、王贵玲等开展神经肌肉电刺激联合康复训练治疗帕金森病，效果好。开展呼吸功能康复、运动康复、膝关节腔内注射技术、微针刀疼痛治疗技术等。2017 年，郭克勤开展了银质针治疗急慢性疼痛。规范床旁及透视下吞咽功能评估技术，王贵玲、窦丽辉、尹伟华开展环咽肌失迟缓球囊扩张治疗技术。派王贵玲、窦丽辉、范丽倩到郑州大学第一附属医院学习间歇经口置管管饲进食技术（LOE），此后在科室开展顺利，开创了三院吞咽障碍患者管饲新理念。

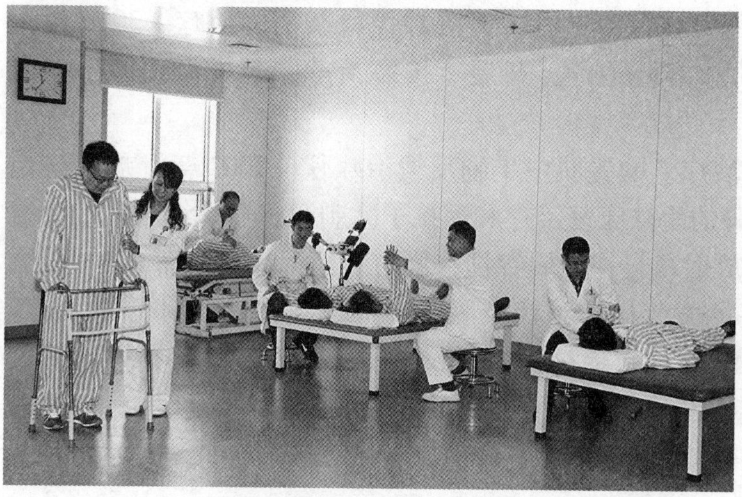

康复师为患者进行康复治疗

至 2017 年底，康复治疗范围包括神经系统的脑卒中、脑外伤、脑肿瘤手术后功能障碍及周围神经病患者；骨科：周围神经损伤、脊髓损伤、骨折等术后功能障碍患者；儿童：脑瘫、运动发育障碍、自闭症等；老年病：颈肩腰腿痛患者，运动损伤康复；韦氏智力测试等。主要治疗技术有运动疗法、作业疗法、言语矫治、吞咽训练、认知训练、手功能训练、平衡功能训练、本体感觉障碍促通疗法、减重支持步态训练、主被动训练、心理治疗与心理咨询、儿童韦氏智力测验、生物反馈治疗、高中低频治疗、四肢循环泵治疗、电刺激、普通针刺、银质针、微针刀、牵引、按摩、熏蒸、麦肯基疗法、关节松动术、龙氏手法治疗、小儿推拿等。

至 2017 年，康复医学科举办国家级继续教育学术会 4 期、省级继续教育学术会 6 期，完成科研成果18项，出版著作10部，发表论文44篇。

附：针灸室

沿革　1978年5月成立针灸室，设在门诊楼2层，隶属于中医科管理。人员1名。1984年7月，针灸室归属理疗科。1988年10月针灸室归门诊部管理，2010年4月归属康复医学科，人员2名。2017年末，有医务人员4人，其中高级职称1人，中级职称2人。

业务发展　1978年建科后，逐渐开展了普通针灸、电针、拔罐、刮痧、理疗等治疗项目，主要治疗偏瘫、面瘫、颈肩腰腿疼等常见病、多发病。主要器材有骨质增生治疗仪、微波治疗仪、针灸电蚂蚁、神灯等。2016、2017年，郭克勤先后开展了微针刀、银质针技术，主要应用于颈肩腰腿痛患者。

第六节　重症医学科

一、沿革

2010年9月2日，在神经外科监护室基础上筹建重症医学科，王灵群任负责人，郭雪钗任副护士长。9月6日，医院成立重症医学科筹备组，于强任组长，王雪霞、王灵群任副组长，位于原党校改造后的外科住院部5层，床位13张，医生7人，护士15人，其中高级职称6人。12月29日通过省卫生厅验收，成立重症医学科，于强任副主任，王雪霞任护士长（兼）。2011年1月，王雪霞不再兼任护士长，赵伟然任护理负责人。4月，赵伟然调离，李真任护理负责人。12月李真任副护士长。2015年9月21日迁入新医技楼5层，病床19张。2017年1月，赵金霞任副主任，协助于强工作。2017年末，有医生10人，护士29人，其中高级职称2人，中级职称7人。

二、业务发展

2010年建科初期，病人来源以神经外科危重症和神经外科全麻术后病人为主。科室逐渐完善各种相关制度和流程。10月，开展利用呼吸机监测气道压力、气道阻力、顺应性、内源性呼吸末正压。测定动脉血气分析时行桡动脉Allen试验，监测气管插管或气切套管的气囊压力，并将脑死亡判定方法应用于临床，进行腹腔压力监测，以监测腹内压。还开展了动脉内血压监测、中心静脉置管测定中心静脉压力（CVP）、液体反应性试验等。

2011年5月购置血气分析系统，开展了床旁动脉血气分析。2012年7月，开展了徒手鼻空肠管置入术。11月，应用光电纤维支气管镜开展了纤维支气管镜吸痰，冲洗支气管及检查，明显改善肺不张和肺实变病人的肺部状况，提高抗生素使用的准确率，缩短抗生素使用时间和ICU留置时间。12月，使用颅内压无创检测分析仪进行颅内压监测。开展动脉血乳酸监测，完善了重症病人的氧代谢监测。

2013年9月28日至12月8日，先后修订了《临床诊疗规范（重症医学科分册）》

《危重症抢救流程（重症医学科分册）》《工作制度与职责（重症医学科分册）》《临床用药指南（重症医学科分册）》以及《常见疾病宣教手册（重症医学科分册）》，规范了医护人员的医疗行为，加强了科室规范化管理。

2015 年 7 月 1 日，签署“邢台市第三医院与河北医大四院、北京协和医院重症专家团队技术合作暨 ICU 规范化建设示范项目”协议书，聘请河北医科大学第四医院重症医学科教授胡振杰为科室名誉主任，北京协和医院重症医学科教授王小亭、河北医科大学第四医院重症医学科教授刘丽霞为外聘专家，提升了科室规范化管理、病人诊疗水平。10 月 15 日购置心肺复苏机 1 台，提高了心肺复苏的效率。

2016 年 5 月 9 日成立床旁持续血液净化（CRRT）小组，使用连续性血液净化装置对肾功能衰竭患者行 CRRT 治疗。利用呼吸机进行呼吸力学曲线及呼吸环测定，以进一步评价呼吸力学改变，为更好地调整呼吸机参数、了解呼吸功、减少人机对抗、缩短机械通气时间提供了保证。9 月，张瑞英进修后，为脑炎突发心脏骤停患者实行亚低温治疗。10 月开展高流量系统氧疗。

2017 年 8 月修订了《临床诊疗规范（重症医学科分册）第二版》。11 月安装重症监护系统，实现了重症病人实时监测和病情分析的自动化，更准确地掌握病人病情的发展。9 月，张会超进修后，对严重肺炎、肺实变、呼吸机辅助通气患者实施俯卧位通气。转运呼吸机用于危重症病人的院内转运和外出检查，降低了病人的医疗风险。

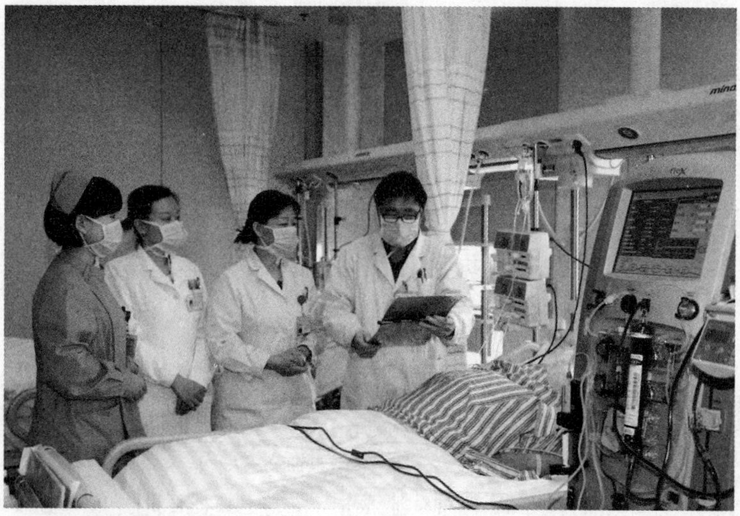

2016 年 5 月 9 日，重症医学科实施全院第一例持续床旁血液净化治疗。

2017 年末，科室逐步健全了规章制度，收治病种扩大，逐渐扩展到各临床科室的危重症疾病。各种抢救技术、治疗手段逐渐扩展到多个领域，如呼吸机有创、无创序贯治疗，镇痛镇静、亚低温、肠内肠外营养，持续性血液净化，纤维支气管镜检查与治疗和血流动力学监测等。选送骨干人员在北京协和医院 ICU、北京大学人民医院 ICU、省四院 ICU、河北省人民医院 ICU 进修学习。所有医师均掌握重症病人重要器官、系统功能监测和支持的理论与技能及相关技术操作。举办了河北省和邢台市继续教育项目 4 期。共完成科研成果 2 项，出版论著 6 部，发表医疗论文 77 篇。

第七节　急诊科

一、沿革

1978年建院初期，急诊科未独立设置，由肖爱芹负责，急诊工作由门诊护士负责分诊到各门诊诊室。1982年设置急诊室，位于门诊楼1层，备有血压计、听诊器、简易洗胃装置，初步处理一些急诊病人。1984年，急诊室由内二科代管，由内二科主任李湘岚负责，护士长为肖爱芹，另有医生2人。1985年急诊室扩大规模，设有诊室、抢救室和4张观察床，卢俊生任副主任，由内科门诊医师轮流值班。1987年郭风岐任负责人，张金花任副护士长。1988年4月，急诊室独立运行，郭风岐任副主任。设抢救床1张，观察床10张，医生5人，护士8人，医生均来自内科，外科急诊由病房医生承担。1991年7月，温素芹任负责人，郑素钦任副护士长。1992年7月成立急诊科，温素芹任副主任，郁培莲任副护士长，设观察床13张，医务人员16人，医生5人，护士11人。1996年4月，温素芹任主任，郁培莲任护士长。2001年2月，温素芹退休，冯存民任负责人。同年增设急诊重症监护室，床位5张。2002年3月，郁培莲辞去护士长职务，王雪霞任副护士长。2003年6月，冯存民任副主任，王雪霞调离，宋莉任副护士长。2005年年底，外科医师轮流到急诊值班，外科急诊纳入急诊科管理。2006年8月3日，急诊科迁至外科楼1层，床位24张（含4张EICU），门诊换药室、门诊手术室纳入急诊科管理。2006年9月冯存民任主任。2008年7月8日，宋莉调离，刘俊英任副护士长。2010年4月7日，刘俊英调离，冯晓利任副护士长。6月5日，冯晓利调离，郝海红任副护士长。2011年8月8日，院外急救组并入急诊科，同时增设急诊调度室。急诊科有医护人员26名，急救车司机6人，调度员3人，床位32张（含6张EICU）。12月30日，杨素云任副主任。2012年12月，高压氧舱纳入急诊科管理。2015年7月，高压氧舱独立。9月20日，新大楼投入使用，急诊科门诊迁至新医技楼1层，有抢救床7张。急诊住院病区迁至新住院楼南2层，床位49张（含急诊留观床位8张、EICU床位7张）。急诊科有医护人员49人，其中高级职称3人，中级职称11人。12月7日，郝海红调离，赵聪聪任护理负责人。2016年1月30日，路翔任护理负责人，协助赵聪聪工作。2017年1月赵聪聪任副护士长，负责全面工作；路翔任副护士长。共有70人，其中高级职称4人，中级职称13人，急救车4辆，急救车司机6人。

二、业务发展

1978年建院初期，急诊病人由护士负责分诊，由相应专业门诊医生负责处置。1982年成立急诊室后，由内科医生承担急诊任务，只能处理一般内科急诊，对危重患者由相应科室处理。1985年，急诊工作制度和抢救制度日益完善，成功抢救大量有机磷农药中毒、淹溺、自缢、消化道出血等危重症病人。1988年，危重病人救治能力明显提高，成功抢救一批疑难、复杂病人。年内在麻醉科支持下开展了气管插管术。1993 年在普外科帮助下行大隐静脉切开术和大量口服有机磷农药危重病人开腹洗胃术。1994 年在脑外科帮助下行气管切开术；同期开始独立行气管插管术。1995 年应用有创呼吸机抢救各种呼吸衰竭的病人（主要包括肺性脑病、哮喘、有机磷农药中毒引发的中间综合征）。1997 年开展脑出血锥颅术治疗。1998 年实施了清醒病人非麻醉状态下气管插管。2001 年成功抢救了大量毒鼠强中毒患者，无一例死亡。同年开展了呼吸机加小剂量阿托品治疗中间综合征。2002 年与透析室联合，开展了血液灌流加二巯基丁二酸钠治疗重症毒鼠强中毒。2004 年开始应用无创呼吸机成功抢救呼吸衰竭病人。2005 年，与内镜室合作开展了急诊胃镜治疗上消化道大出血。2006 年成功救治百草枯中毒病人。2008 年，在麻醉科帮助下开展深静脉穿刺技术。2010 年独立开展深静脉穿刺技术。2011 年率先在全市开展床旁血液灌流治疗药物中毒技术。2012 年开展中心静脉监测技术。2013 年，应用床旁血液灌流治疗高甘油三酯血症引发急性胰腺炎。同年应用静脉溶栓术成功救治大面积肺栓塞病人。2015 年开展 TnI、NT - ProBNP 等床旁监测（POCT）技术。2016 年医院启动胸痛中心、卒中中心创建工作，急诊科作为中心的前沿，围绕中心建设，对各种流程进行再造，实现了急救车心电图微信平台传输，值班医生及时掌握患者病情，根据心电图结果准备相应急救措施，绿色通道更为畅通、高效。2017 年 2 月成立急诊溶栓室。

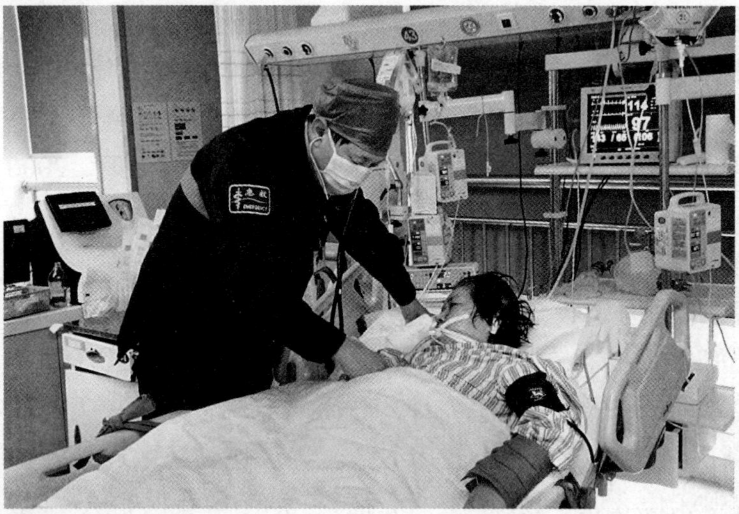

2016 年 8 月 16 日，急诊科主任冯存民（左一）为危重病人查体。

院外急救并入急诊科后，实现了由护士转运到医护救治的转变，形成了集院外急救、急诊门诊、急诊抢救、急诊病房、EICU 五位一体的急诊医疗模式。2012 年 11 月应用铲式担架转运外伤病人，应用车载呼吸机远程转运危重病人。2014 年开展急救车多参监护系统，对病人实施实时监测。2016 年 3 月急救车建立远程心电监护系统。

至 2017 年，先后有 8 名医生、13 名护士轮流到北京协和医院、北大人民医院、北京朝阳医院进修学习。所有医师均熟练掌握了重症病人重要器官、系统功能监测和支持的理论与技能，特别是在百草枯中毒、有机磷中毒、鼠药中毒、一氧化碳等中毒的救治，达省内领先水平。在昏迷、急性心衰、支气管哮喘、呼吸衰竭、上消化道出血、糖尿病酮症酸中毒、乳酸酸中毒和高渗昏迷的救治方面也积累了丰富的临床经验，抢救成功率达 90% 以上。可独立完成心肺复苏术，人工气道建立与管理，机械通气技术，深静脉置管技术，胸、腹、腰、骨穿术，电复律与心脏除颤术，血液灌流，急诊溶栓等技术。2017 年 4 月，急诊科主任冯存民牵头成立邢台市医学会门急诊专业委员会，并当选为第一任主任委员。承担省级继续医学教育项目6期。连续两年在全省医疗系统基本技能竞赛中位列前十名，并先后取得了集体三等奖（冯存民、孔咏梅），个人二等奖（杨素云、许长庆）、三等奖（冯存民、李兰兰）的好成绩，护士赵东获河北省急诊急救临床实践说课比赛一等奖，全国急诊急救临床实践说课比赛优秀奖。在发展业务的同时积极开展科教研工作，2017年完成科研6项，获河北省中医药学会二等奖2项，邢台市科技进步三等奖1项。发表论文66篇，专著8部。2017年接待急诊病者31489人，收治住院病人3118人，院外急救出车3575次。

附：院外急救组

沿革　1998年2月11日，医院组建院外急救组，设在急诊科，值班室在外科楼1层大厅西侧，隶属急诊科领导，刘庆敏任急救组负责人，有救护人员5人，由司机班值班人员负责出车，3月26日开始工作。6月刘庆敏调离，徐立果任急诊科副护士长，负责院外急救组工作。1999年2月迁至门诊楼1层北侧。3月，院外急救组独立成科，徐立果任急救组副护士长，有急救人员6人，司机3人。2000年12月搬至医院北侧平房，用房2间。2011年8月8日并入急诊科。

业务发展　1998年院外急救组成立时，设呼救电话1部，急救电话2623333，有救护车2辆及急救设备，主要负责院外急救出诊任务，承担院外急、危、重症病人现场救护及转运，重要赛事及会议等活动的医疗保障、突发事件、事故及自然灾害的救援工作。

1999年3月急救组独立后，实行专科、专医出诊制度，各临床科室专业技术人员轮流值班出诊，并建立健全各项急救工作制度、流程及操作规程，保障了急救工作效率和质量以及急救绿色通道的畅通。

2001年，急救组除承担日常急救工作外，开始负责下乡走访宣传工作，与700余名村医建立了密切联系。8月并入急诊科。

第八节　手麻科

一、沿革

1978年10月医院开诊后即着手筹建手术室。当时麻醉医生有李清河，护理人员3名，麻醉专业医生及手术室隶属外科领导。1981年4月病房楼启用，外科设床位50张，李清河为手术室麻醉负责人。1984年4月，手麻科自外科分离独立建科，位于外科楼3层，开设3个手术间，李清河任副主任，郑华任副护士长。1992年7月，郑华任护士长。1994年1月，李清河辞去副主任职务，展有志任副主任。6月，搬至心血管门诊楼3层，设4个手术间。1996年4月，郑华调供应室任护士长，张英敏任手麻科副护士长。2004年10月，展有志任主任，苗振华任副主任，赵涛任代理副护士长，张英敏调感染管理科任护士长。

2006年4月展有志退休，副主任苗振华负责全面工作。6月14日，搬至原党校改造后的外科楼住院部4层南侧，共设手术间5个，其他用房18间。2007年，苗振华任主任，赵涛任副护士长。2015年9月，手麻科和心血管手麻科（简称心手麻）共同搬至新医技楼5层，心手麻继续归心外科管理。设手术间14间，其中4间归心手麻使用。

2017年末，麻醉科共有麻醉医师16人，护士28人，其中高级职称7人，中级职称8人。心手麻科共有麻醉医师5人，护士8人，其中高级职称4人，中级职称7人。

二、业务发展

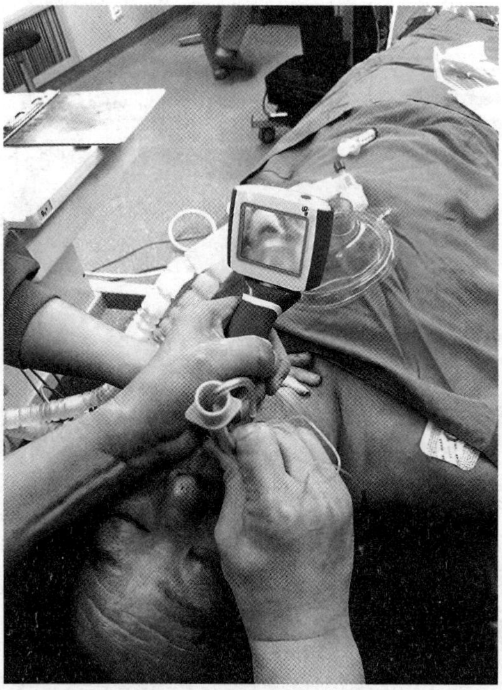

麻醉师正在为患者做气管插管

1978年手麻科建立后得到快速发展。麻醉及护理人员不断充实，业务技术不断提高，手术用房得到增加，设备不断更新，各方面均已达标。建院初期以局麻为主，仅开展一些较小的手术，以普外科手术为主，如纤维瘤、脂肪瘤、阑尾、疝气等。1981年后，伴随外科手术的开展，麻醉方法以神经阻滞为主，多采用硬膜外麻醉及乙醚开放点滴全麻。1983年，手麻科开展臂神经丛阻滞（以锁骨上限阻滞为主）、骶管阻滞、鞍区麻醉、颈丛麻醉等方法，除用乙醚开放点滴全麻外，还开展了气管内插管、乙醚循环紧闭式麻醉、静脉普鲁卡因复合麻醉、静脉利多卡因复合麻醉等。1985年，相继开展了单侧腰大肌间隔麻醉、双腔气管内插管全身麻醉。1990年基本停止使用乙醚开放点滴全身麻醉方法，改用静脉普鲁卡因复合麻醉加吸入麻醉，以氨氟醚吸入全麻，以琥珀胆碱、硫贲妥钠、安定、氯胺酮、杜冷丁、芬太尼静脉全麻药为主。1995年全麻、椎管内、神经阻滞等各类麻醉方法全面开展。1996年，教授许广汾在科内开展首例出生9天的新生儿脑脊膜膨出手术，手麻科开始新生儿麻醉。1998年开始使用术后镇痛泵。2000年，普鲁卡因、利多卡因静脉麻醉基本停止使用，全身麻醉以静脉复合麻醉加吸入麻醉及用氟哌利多、芬太尼、氯胺酮、羟基丁酸钠、硫贲妥钠、潘库溴氨、维库溴氨、阿曲库胺、万可松静脉全麻为主。1998年，在门诊楼2层南侧开设专门疼痛门诊，派有经验的麻醉医师应诊并具体实施操作，采取硬膜外镇痛泵及静脉镇痛泵镇痛，治疗各种原因引起并用其他方法治疗无效的三叉神经痛，枕大神经、枕小神经痛，腰腿痛，肩周炎等顽固性疼痛，取得了令人满意的效果。2000年，疼痛门诊因缺乏麻醉科人员而撤销。2003年，去极化肌松药已很少使用，由非去极化肌松药代替。硫喷妥钠、羟丁酸钠、安定已由力月西、异丙酚、氟哌利多取代。购置微量泵后，三院开始了全凭静脉麻醉时代。另外开展了中心静脉压监测技术，2004年4月，购买美国产 striker 腹腔镜。2006年购太空监护仪2台，开展了有创动脉监测技术，同期，术中麻醉监测增加血糖、体温及血气分析指标，术中麻醉管理更加规范，更加有力地保障了患者围术期安全，急危重患者的麻醉更加安全。2006 年手术种类已基本全覆盖，可为外科系统各科各类手术提供安全的麻醉技术。年内，全麻、椎管内、神经阻滞等各类麻醉方法全面开展，并进一步完善。2007 年，杨香平到北京儿童医院进修学习小儿麻醉，回来后开展小儿外科麻醉，并且逐渐开展高龄患者手术麻醉以及危重症手术麻醉。患者年龄跨度从年龄最小的仅 3 天到年龄最大的 103 岁。麻醉水平有了飞跃发展。年内开展了无痛分娩技术。2008 年开展了功能神经外科手术麻醉，并开展绿色通道手术，高危患者的救治更加通畅。椎管内麻醉药物使用，从利多卡因到碳酸利多卡因、丁卡因、左布比卡因、罗哌卡因，麻醉效果逐渐完善，毒副作用显著减小。同年购置神经刺激仪后，神经阻滞麻醉成功率显著提高。2010 年购买纤维支气管镜，双腔气管插管技术更完善。2013 年，购买北京思路高靶控输入泵 2 台，全静脉麻醉得到飞速发展；随着丙泊酚、瑞芬太尼、阿曲库铵等一系列中、短效药物的使用，全麻病人术中麻醉平稳，术毕快速清醒，降低了全身麻醉风险及并发症的发生率。2014 年购置可视喉镜，改善了困难插管技术。2015 年搬至新手术间，并购买欧美达麻醉机 5 台，Dragger 麻醉机 1 台，飞利浦监护仪 5 台，并先后购置靶控泵共 4 台。麻醉监测新增 BIS、呼末 CO_2、肌松监测等。并于 2015 年 12 月 26 日开设疼痛门诊，主要治疗各种疼痛、癌痛、无痛胃肠镜、无痛人流。2017 年购置血液回输机 1 台，3 月开展自体回输技术，当月正式启用麻醉恢复室，加快了手术间的手术周转，保证了病人的安全，年收治病人 83 例。年内购置加温毯，围术期安全水平又上新台阶。

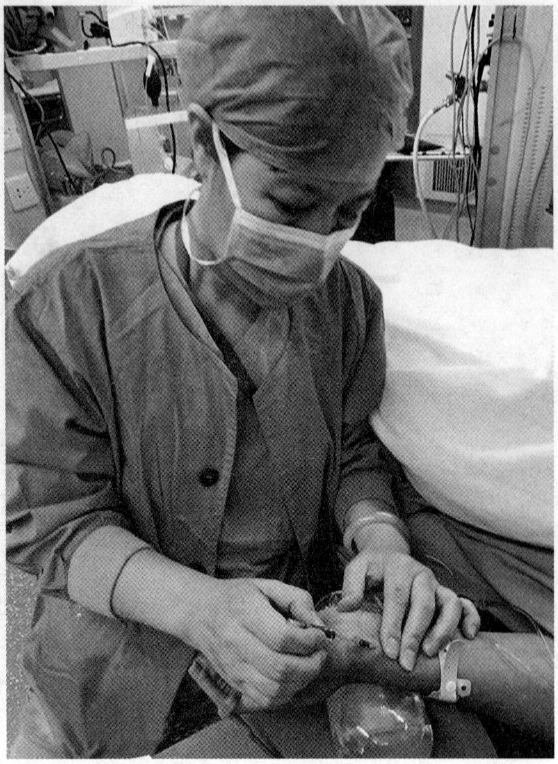

麻醉师正在为患者进行动脉穿刺，监测有创血压

手麻科自 1984 年由大外科分出建立后，至 2017 年，已发展成为设备一流、技术力量雄厚、临床经验丰富、服务完善的科室，其中脑外科可实施动脉瘤夹闭、颅血管瘤切除、颈动脉斑块剥脱、肿瘤切除等手术；胸外科可实施胸腔镜、食管肿瘤、肺癌根治等手术；普外科可实施胰十二指肠切除、肝叶全切除、腹部肿瘤根治等手术；妇产科可实施腹腔镜妇科恶性肿瘤根治、阴式子宫切除等重大手术；骨科可实施全髋置换，膝关节置换，肩关节置换，颈、胸、腰脊柱手术及肩、髋、膝关节镜手术。麻醉技术的飞速发展为各类重大手术的开展提供了安全保障，为外科的发展提供了坚实的平台。至 2017 年共完成手术麻醉 6533 台。

至 2017 年全科共发表论文 84 篇，完成科研成果 7 项，其中获河北医学科技二等奖 1 项，获邢台市科技进步三等奖 2 项。

附：疼痛科

沿革 1998 年在门诊楼 2 层开设疼痛门诊，隶属手麻科管理。2000 年因人员缺乏，疼痛门诊撤销。

2015 年 12 月 26 日，疼痛门诊再次开诊，仍隶属手麻科管理，位于新医技楼 3 层，有 2 名医生。2017 年末有 3 名医生，其中高级职称 2 人，中级职称 1 人。

业务发展 1998～2000 年，疼痛门诊采用神经阻滞、神经毁损、硬膜外镇痛泵治疗三叉神经痛、枕大神经与枕小神经痛、腰腿痛、肩周炎等顽固性疼痛。

2015 年再次开诊后，主要开展无痛人流、无痛胃肠镜、无痛经食道心脏超声（TEE），采用神经阻滞疗法治疗各种慢性疼痛。2016 年 1 月，癌痛患者管理由便民门诊转入疼痛门诊。9 月，购置德国多尼尔体外冲击波治疗仪 1 台，开展体外冲击波治疗，应用于各种骨组织疾病和软组织慢性损伤性疾病治疗中，治疗有效率 95%。2017 年 11 月开展椎间孔镜手术治疗腰间盘突出症。

2015 年 12 月至 2017 年 12 月，门诊诊治 567 人次，开展无痛内镜 218 人次、无痛人流 48 人次、冲击波治疗 231 人次、癌痛患者建档 71 人次。

第九节 感染性疾病科

一、沿革

1997 年 5 月设立肠道门诊，位于医院南门南侧，隶属防保科管理，出诊医生由内三科安排。2003 年 4 月 19 日将社区服务部改建成发热门诊、肠道门诊，设隔离观察床 3 张，隶属社区服务部管理。2005 年更名为传染病分诊点。2006 年 12 月韩雪兰退休。2009 年 3 月高文敏退休。5 月刘素云接管传染病分诊点工作，搬至门诊楼 1 层南侧，更名为感染性疾病科，发热门诊出诊医生由呼吸/老年病科安排，肠道门诊出诊医生由消化/内分泌科安排。2013 年 10 月刘素云退休，感染性疾病科归入门诊部管理。2017 年 5 月在原址对感染性疾病科进行改扩建，期间肠道门诊、发热门诊及隔离观察室临时设在新医技楼 1 层。

二、主要工作

2003 年 4 月抗“非典”期间，增配 3 名护士到发热门诊工作，制定了《医护人员防护程序》《发热门诊消毒隔离制度》等一系列工作制度和流程。配备相应的医疗器械和药品，对医务人员加强了培训。抗“非典”期间对发热病人就诊发挥了重要作用，并多次接受省、市有关部门的检查。根据卫生部《关于二级以上综合医院感染性疾病科建设的通知》，对发热门诊进行改造，基本上达到了建设要求，承担了发热和肠道患者的就诊工作。2009 年对感染性疾病科进行改扩建，选址在门诊楼 1 层南侧，占用门诊楼 1 层南侧部分建筑，同时在门诊楼院内、原 CT 室前新建部分建筑。5 月 12 日开工，5 月 18 日竣工，新建的感染性疾病科占地 1000 余平方米，位置相对独立，内部结构布局合理，分区清楚，便于患者就诊，符合医院感染预防与控制要求。19 日投入使用。启用后进一步完善了工作制度和工作流程，进行多次培训，对提高传染病的筛查、预警和防控能力，实现对传染病的早发现、早报告、早治疗，及时控制传染病的传播发挥了巨大作用。2015 年感染性疾病科在原 CT 室、医院东南角处再次改建。改扩建期间，发热门诊、肠道门诊和隔离观察室暂设在急诊科北侧，承担发热、肠道病人筛查和就诊工作。

第三章 医技科室

第一节 医学影像

一、放射科

（一）沿革

1978年7月放射科成立，10月4日开诊。张银岭任负责人，科室医务人员共7人，位于门诊楼2层北侧，用房13间，面积约340平方米。1984年9月张银岭任副主任，负责全面工作。1987年5月至1988年5月，张银岭在CT室参与筹建和工作。1996年4月张银岭任主任。1998年6月，张银岭不再担任主任职务，齐赛任负责人，负责全面工作。1999年5月齐赛任副主任，负责全面工作。2011年12月齐赛任主任。

2015年9月，迁至新医技楼1层，用房25间，面积1200平方米。2017年末，共有医务人员19人，其中高级职称5人，中级职称6人。

（二）业务发展

1978年建院时，仅有1台东方红200毫安双管双床X光机，开展常规X线摄影、透视、消化道造影、胆囊造影、静脉肾盂造影等检查。1980年，开展膝关节造影术。1981年2月安装上海医疗器械厂XG-500毫安X三管双床光机，并投入使用。1982年2月开展多轨迹体层摄影技术，该技术为国内先进技术，拓展了放射科检查项目，提高了肺癌的X线检出率。下半年开展钡胶浆支气管造影术，属省内先进技术。当年还开展了消化道双重对比造影和低张力造影，提高了呼吸系统和胃肠道疾病的诊断。1984年开展脑血管造影。

1992年，购置日本ME-800毫安遥控X光机1台，开展遥控胃肠道气钡双对比造影术检查及其他特殊造影检查，与以前X光机相比，透视、造影由暗室检查改为明室检查，图像质量和疾病检出率大大提高。

1993年配合心内科专家，在遥控X光机下完成了全院首例心脏永久起搏器的安装，之后配合心内科完成了多例介入诊疗项目。

1999年，放射科在原有科室管理制度的基础上，进一步完善修订科室各项规章制度和操作规程，科室的X线摄影质量及诊断质量得到提高。制定X线报告审核及签审制度，保障了X线诊断的准确率。

2001年，购置的美国GE-VR（50千瓦）超高频X光机投入使用，摄影胶片质量有了很大提高。年内开展低张力胃肠道双对比造影术及小肠插管法双对比造影术，属国内先进技术水平，其中小肠插管法双对比造影术填补了邢台市空白，提高了疾病的检出率及诊断符合率。

2003 年 3 月，购置万东 HF81 -2 + GOLD - ONE 数字图像处理系统 80KW 数字化胃肠机，系统开展了数字化胃肠道造影检查、数字化碘油子宫输卵管造影、数字化泌尿系造影等技术。

2004 年，碘油子宫输卵管造影改为泛影葡胺子宫输卵管造影，缩短了检查时间，该技术属于邢台市首创。

2005 年 5 月，购置的万东新东方 1000DR 及德国 AGFA CR - SOLO 投入使用，放射科检查与诊断进入数字化时代，其中北京万东新东方 1000 DR 为邢台市首家拥有的直接数字化摄影装置，其摄影质量在全市处于领先水平，曾获全市胶片质量评比一等奖。同期放射科局域 PACS 网络建成，科室工作效率与疾病的检出率显著提高，图像存储改为数字化光盘存储，节省了大量的 X 线胶片存储空间，科室实现信息化管理。

2008 年购置芬兰普兰梅德 Sophie Classic 乳腺 X 光机，开展数字化乳腺钼靶 X 线摄影检查，填补了全院空白。

2015 年购置德国西门子 Multix Fusion 奕龙（80 千瓦）数字化医用 X 射线摄影系统、德国西门子 AXIOM Lumions dRF（80 千瓦）大尺寸平板数字化 X 射线诊断系统。同年实施全院级 PACS 系统及胶片报告自助打印系统，科室增配 5 台 Barco 3 兆专业竖屏显示器、1 台 5 兆专业竖屏显示器，放射科诊断进入数字化阅片诊断时代。年末购置美国锐珂 CR7600 口内影像板扫描处理系统。放射科实现了全面数字化检查和信息化管理。

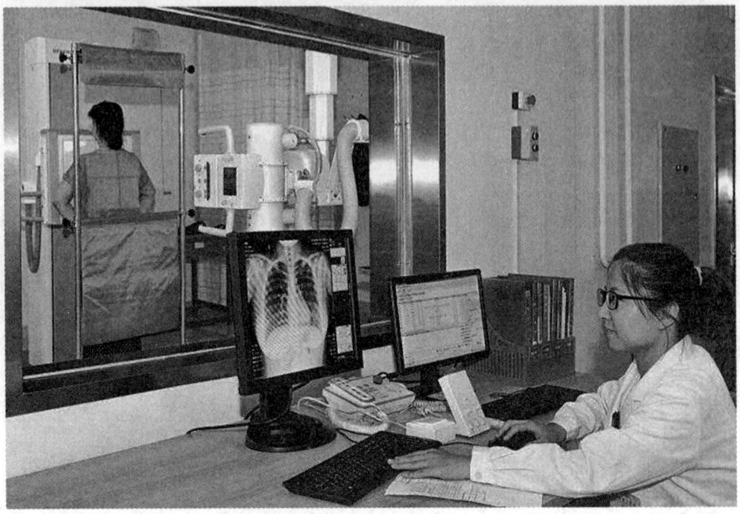

2016 年 7 月，放射科技师任贝贝在为患者做胸部 X 线摄影检查。

2017 年购置的美国锐珂数字化口腔全景 X 光机及测颅系统投入使用，拓展了科室的检查项目，提高了对临床科室的技术支持。至年末，放射科主要设备有德国西门子 Multix Fusion 奕龙（80 千瓦）数字化医用 X 射线摄影系统、德国西门子 AXIOM Lumions dRF（80 千瓦）大尺寸平板数字化 X 射线诊断系统、芬兰普兰梅德 Sophie Classic 乳腺 X 光机、万东 HF81 -2 + Gold - one 数字图像处理系统 80 千瓦数字化胃肠机、日本佳能 CXDI 55G 数字化 X 线成像系统、美国 GE - VR（50 千瓦）超高频 X 光机、德国 AGFA CR35 - X、AGFA5500 干式热敏相机（3 台）、岛津 MUX - 10J 移动式 X 光机（2 台）、防护型 SMX - II 齿科 X 射线机、美国锐珂 CR7600 口内影像板扫描处理系统。

放射科与临床密切沟通，协同会诊，不断提高诊断符合率，做到了与临床医学同步发展。齐赛任邢台市医院协会医学影像中心管理分会副主任委员。至2017年末，科室7人先后到中国人民解放军总医院和北京人民医院进修学习，推动了科室的业务发展。科室共发表论文82篇，完成科研7项，举办省级继续医学教育项目1项。

二、CT/核磁科

（一）沿革

1987年5月，医院投资78万元，引进美国整新EMI－5005全身CT机1台，成立了CT室。是为省内少有、邢台市首台CT机和邢台市首家CT影像中心。中心位于医院西北角平房，由后勤办公室改造而成，用房8间，面积约180平方米。7月正式开诊，由医务科副科长郭书元负责，放射科副主任张银岭参与筹建CT室技术工作一年。1988年4月，郭书元任CT室副主任，免去医务科副科长职务。1994年11月，苏丽芬任CT室副护士长，1995年CT室不再设护士长职务，自动免职。1997年3月，王京森任CT室副主任，郭书元不再任CT室副主任。2000年8月搬至前院东南角平房，用房10间，建筑面积约220平方米。

2014年3月，王京森退休后医院两个CT室合并管理，由64排CT室副主任李星亮负责全面工作，两个科室仍独立运营核算。2015年9月，CT室和64排CT室迁至医技楼1层，统一核算管理，更名为CT/核磁科，用房15间，建筑面积900平方米。

2015年12月林江霞任CT/核磁科副护士长。2016年12月，李星亮任CT/核磁科主任，杨志宏任副主任，负责诊断组工作；李志凯任副主任，负责技术组工作。2017年末，共有医务人员29人，其中高级职称8人，中级职称6人。

（二）业务发展

1987年7月，市三院在邢台市率先开展颅脑、胸部、腹部等部位CT平扫检查，提升了医院诊断和治疗水平。1992年2月，更新购置GE MAX640全新第三代CT机1台，图像质量明显提高。1999年，和神经外科联合开展的颅内血肿定向检查技术，填补全院此项技术空白。2000年9月，更新GE PROSPEED AI临床研究型螺旋全身CT机，开展CT动态增强扫描检查技术，为病变早期发现和定性诊断提供了可靠依据，CT诊断准确率明显提高。同期增加GE SIGNA PROFILE 0.2T永磁核磁共振，结束了三院无磁共振历史。开展了磁共振常规平扫、增强扫描、头颈部动静脉磁共振血管成像（MRA/MRV）、心脏电影成像、磁共振水成像等检查技术。2001年，和胸外科联合开展CT引导下肿块穿刺活检技术，填补三院该项技术空白。2005年7月，CT室配备工作站，图像改为数据光盘存储，不再存储病人胶片。2006年，和普外科联合开展CT引导下肝癌射频消融治疗术，填补邢台市该项技术空白。

2011年，单排CT更新为16排螺旋CT后，扫描速度明显加快，设备功能更强，图像可以实时进行多平面重建和三维重建。同年更新飞利浦Achieva双梯度1.5T高端核磁共振机。开展了弥散加权成像、磁敏感加权成像、脑灌注加权成像、弥散张量成像、波谱成像、全身类PET成像、脑脊液电影成像及三叉神经高分辨成像等技术。丰富了影像诊断手段，对临床各项工作的开展提供了有力支持。其中，杨志宏开展的磁敏感加权成像在脑梗死再灌注损伤的临床应用和三叉神经高分辨核磁成像技术在三叉神经痛微创减压术的临床应用，填补了邢台市该项技术空白。1.5T 高场磁共振安装在 64 排 CT 室并归 64 排 CT 室管理。

设备更新、人员增加后，CT 室不断建立和完善各项规章制度。全部诊断人员轮流到北京或上海等大医院进修深造，科室诊断技术水平不断提高，在邢台医学影像界处于领先地位。

2015 年 10 月，为配合神经外一科脑积水病人手术治疗，开展脑脊液电影检查技术，填补了邢台市该项技术空白。2016 年 3 月，在全市率先安装使用自助取片系统。10 月 25 日，新增 3.0T 高场磁共振。2016 年全院 PACS 系统投入使用。年内，和肝胆外科联合开展 CT 引导下胆囊脓肿穿刺引流治疗术，填补三院该项技术空白。2017 年，杨志宏率先在 3.0T 磁共振设备上开展大脑中动脉高分辨核磁成像技术，用于大脑中动脉狭窄病人血管分析，填补了邢台市该项技术空白；5 月，张玉强开展的 3.0T 磁共振颈动脉斑块成份分析技术，定量分析斑块成份和性质，判定斑块稳定性，填补了邢台市该项技术的空白。10 月 28 日，由李星亮主持并牵头承办的邢台市医院协会医学影像中心管理分会成立并挂靠市三院，李星亮任主任委员，李志凯任副主任委员，杨志宏任秘书长，郭宇任副秘书长，林江霞、崔凯任委员。

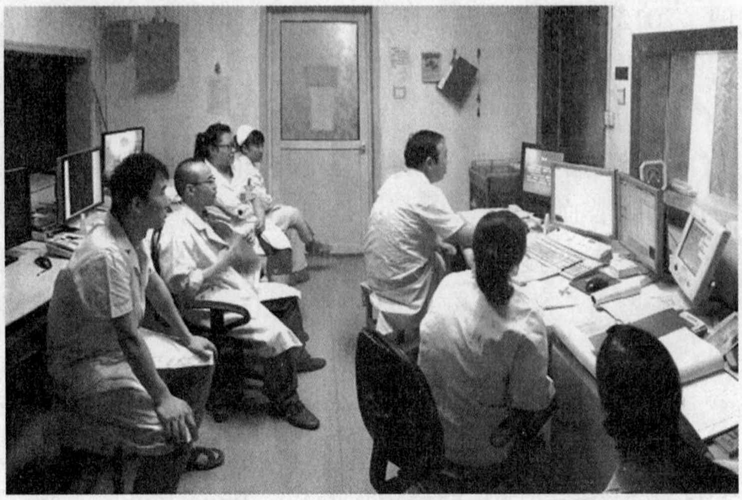

2014 年 7 月 7 日，64 排 CT 室副主任李星亮（左三）在组织科室人员学习。

至 2017 年末，CT/核磁科有 16 排和 64 排螺旋 CT 机各 1 台；1.5T 和 3.0T 磁共振各 1 台。有工作人员 30 人，其中高级职称 8 人，中级职称 6 人。发表学术论文近 20 篇，完成省市级科研成果 8 项，其中获省医学会二等奖 1 项，获市科技进步奖二等奖 3 项、三等奖 2 项。

2006～2017 年邢台市第三医院 CT 核磁检查统计表

表 3—1　　单位：例

年份	CT	核磁	年份	CT	核磁
2006	16770	3442	2012	48570	9041
2007	19268	4029	2013	54976	12815
2008	25757	4712	2014	62855	15968
2009	32418	5038	2015	67806	17360
2010	38092	5489	2016	79607	17829
2011	39753	5560	2017	93603	30762

三、功能科

（一）沿革

1978年5月成立心电图室，位于门诊楼2层，用房2间，约30平方米，隶属门诊部管理。10月正式开诊，有医务人员2人。1982年6月增设超声室。7月功能科成立，包括超声室、心电图室，由赵凤仪负责。1985年3月赵凤仪调离，功能科隶属门诊部管理。1986年增设脑电图室。1992年7月，张存善、王芳任副主任，张存善负责全面工作。年内胃镜室归功能科。1994年胃镜室分出归内三科。1996年4月王芳调离，张存善任主任。2004年3月郑晓芳任副主任。2006年张存善退休。8月，郑晓芳负责全面工作。2008年妇科超声室归功能科。2009年12月新增肌电图室，人员1名。2011年12月，郑晓芳任主任。年内脑电图室、肌电图室分出归神经内二科。2014年心电图室分出，归门诊部管理。2015年9月搬至新医技楼2层，用房15间。2017年末，功能科共有工作人员24人，其中高级职称2人，中级职称5人。

（二）业务发展

心电图室　1978年购置心电图机和血流图仪，开展常规心电图、心得安试验及脑血流图、四肢血流图。1986年开展了术中心电监护（手术室购置心电监护仪后停止）。1990年开展踏车试验，用于早期冠心病诊断（心血管心电图室成立后，踏车试验及四肢血流图停止检查）。2000年6月购置ECG—6353三导心电图机，心电检查与诊断质量不断提高。2014年分出归门诊部管理。

超声室　1982年6月购置上海CS—3 A型超声诊断，开展A型超声检查。1984年购置绵阳华西870 B型超声诊断仪，开展了腹部实质性脏器常见病的一般诊断。1992年购置日立EOB—305 B型超声诊断仪，进一步提高了腹部实质性脏器诊断率，并尝试开展水囊法甲状腺超声的初步检查。1999年，郑晓芳进修学习后，开展了腹部超声疑难病、复杂病的超声诊断及彩色超声常规检查。2000年5月ALOKA－900B型超声诊断仪及彩超机Aucson 128xp—10c（与心脏彩超室合用）的应用，开展了腹主动脉、甲状腺超声常规检查，超声诊断水平有了明显提高。2004年购置彩超ALOKA3500，添置单机版超声工作站，实现超声图文报告打印，结束手工书写报告的历史，并实现了影像报告的电子存储。是年郑晓芳进修学习后，开展颈部血管、乳腺及小儿腹部超声检查，为临床工作提供了有力的保证。

2006年超声室开展介入超声，郑晓芳和泌尿外科马春生在手术室开展超声引导下经皮肾镜碎石术，并取得圆满成功。后续开展了超声引导下腰部寒性脓肿穿刺引流术、超声引导下肾积水置管引流术、超声引导下前列腺癌术后患者膀胱造瘘重置引流管术等。2006年开始，介入超声正式成为超声科常规检查项目之一。

2009年购置高端彩色超声仪器GE VOLUSON730Prov，妇产科开始彩色超声检查和妇科监测排卵工作。同年购置西门子Acuson sequoia 512，开展肾动脉狭窄、胡桃夹综合征等肾血管疾病的超声诊断，提高了腹部占位病变与周围脏器位置的分辨能力。

2011年10月科室开始实行24小时在院值班制度，缩短了急重病人等待时间。2013

年建立起科室局域网，实现了影像与病例资源共享。与骨科、皮肤科先后尝试开展肌骨超声诊断及浅表皮肤疾病的超声诊断。是年，参与由北京协和医院联合开展的“建立适合中国国情的乳腺癌筛查模式”活动（“十二五”国家课题），分阶段不定期、持续3年承担每年1000例女性乳腺彩超筛查任务，提高了早期乳腺癌的诊断率。

2014年10月，郑晓芳与内四科张广璐成功开展了超声引导下肾脏穿刺活检术。11月，郑晓芳与肝胆普外科侯志强成功开展了PTCD术（经皮肝穿刺胆道引流术）。超声室与妇产科开展了超声引导下清宫术、超声术中定位及监测等多项新技术。

2015年10月，购进便携式彩色超声诊断仪，开展了床旁胎儿脐血流S/D值的测量，为晚孕宫内胎儿缺氧评估提供了另一项重要指标。搬迁至新大楼后，实现PACS系统和排队叫号系统和影像数据院内共享，改善了检查排队的秩序。

2017年末，科室各项工作严格按照三级甲等医院的PDCA循环模式进行管理，工作制度不断健全和完善。共发表学术论文50余篇，出版著作5部。完成科研成果10项，其中获河北省医学会医学科技二等奖1项，邢台市科技进步一等奖1项，邢台市科技进步二等奖1项。

脑电图室　1986年购置国产ND82B脑电图机，开展了八导脑电图常规检查。1998年购置脑电图机、脑地形图仪，开展十导、十二导脑电图检查。2011年5月，购置上海诺诚数字化脑电图仪。脑电图检查更加全面，增加到十四导、十六导，并且单极导联、双极导联均可自由选择，增加了二项诱发试验、过度换气及闪光刺激等检查。2011年分出前归神经内二科。

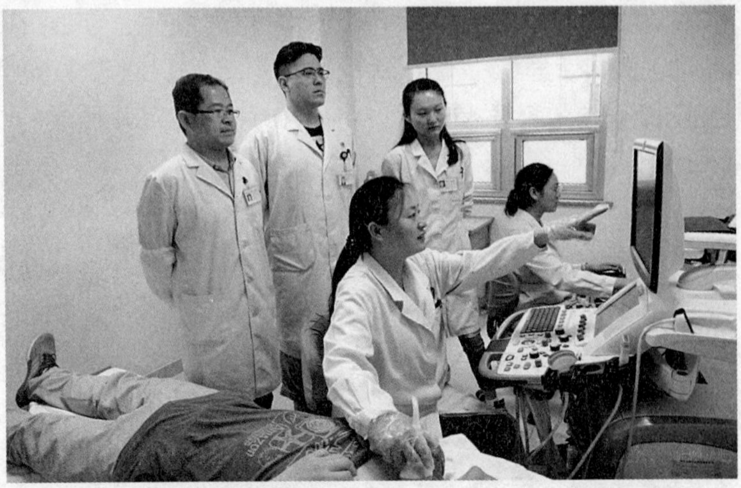

功能科主任郑晓芳（左三）在进行超声诊断教学

肌电图室　2009年12月，肌电图室购置NDI－200P＋型肌电图/诱发电位仪，先后外聘石家庄市三院专家吕新志、省三院专家梁俊花来院指导工作。开展了针电极肌电图、神经传导速度、F波、H反射、视觉诱发电位、听觉诱发电位、点刺激治疗等临床项目。2011年分出前归神经内二科。2012年7月专家离院后肌电图室开始独立开展工作。

附：免费超声筛石检查

2008年“三鹿奶粉事件”发生，国家决定对食用三鹿奶粉的婴幼儿进行免费超声筛石检查，这给超声室带来史无前例的巨大考验，三院超声室共5名医生，不仅要担负起筛查婴幼儿结石的任务，还要保障日常住院及门诊病人的检查，以及体检中心超声检查工作的正常开展，派一名大夫下乡支援筛石工作。全体超声室工作人员加班加点，超负荷工作，历时一个月余，共筛查约12000余人次，圆满完成任务。

四、心血管超声室

（一）沿革

1993 年成立心血管超声室，隶属邢台市心血管病医院医技科室。2008 年 12 月两院合并时，邢台市第三医院心血管彩超室与邢台市心血管病医院彩超室合并。2015 年 9 月 21 日迁至新医技楼 1 层，暂与心血管门诊、心电图共用一区域，拥有彩超检查室 5 间，面积 100 平方米。2017 年 1 月，心血管彩超室独立成科，彭红兵任副主任。4 月 26 日，神经内科二病区的 TCD 室归心血管彩超室。12 月，科室有彩超诊室 8 间，工作人员 18 人（医师 10 人），其中高级职称 2 人，中级职称 2 人。

（二）业务发展

2009 年开展肾动脉超声检查。2012 年 12 月，武清菊进修学习回来后，开展了新生儿颅脑检查。包括新生儿颅内出血、缺血缺氧性脑病、脑积水、早产儿脑白质病变等新生儿各种常见及危重症疾病。结束了新生儿颅脑病变仅依靠 CT 检查的历史。2015 年 5 月购进床旁超声检查仪，开展了床旁血管、新生儿颅脑检查。9 月搬至新大楼后实施 PACS 系统和排队叫号，提高工作效率，改善检查秩序，实现了影像数据的共享。2016 年 3 月，在河北省医科大学第二临床医院超声科专家尹洪宁等支持下，开展无痛经食道超声检查，填补了邢台市在此技术上的空白。10 月，科室开始实行 24 小时值班制度，为临床急危重症患者的及时诊治提供了保障。2017 年 3 月在宣武医院博士刘蓓蓓指导下开展颈动脉内膜剥脱术前、术后超声的评估及术中的监测。李俊青、齐珊珊进修学习回来后逐步独立完成此项工作。5 月购进经颅多普勒超声仪（德利凯－9PB），开展了经颅彩色多普勒（TCCD）及经颅多普勒（TCD）联合诊断颅内血管。用于颅内动脉狭窄的诊断和颅内侧支循环的评价等，进一步提高了颈部及脑血管疾病的诊治水平。6 月彭红兵进修学习后开展了发泡试验，用于隐匿性卒中偏头痛及脑白质病变的病因诊断，2017 年 10 月列为常规检查项目。7 月刘一欣进修学习后，开展了规范化胎儿超声心动图检查。7 月彭红兵独立开展了经食道心脏外科瓣膜术中监测，10 月独立完成经食道超声检查及无痛经食道超声检查。至 2017 年 12 月，科室共发表论文 9 篇，参与完成科研项目 3 项，其中获河北省医学会科技进步二等奖 3 项，邢台市科技进步一等奖 1 项。

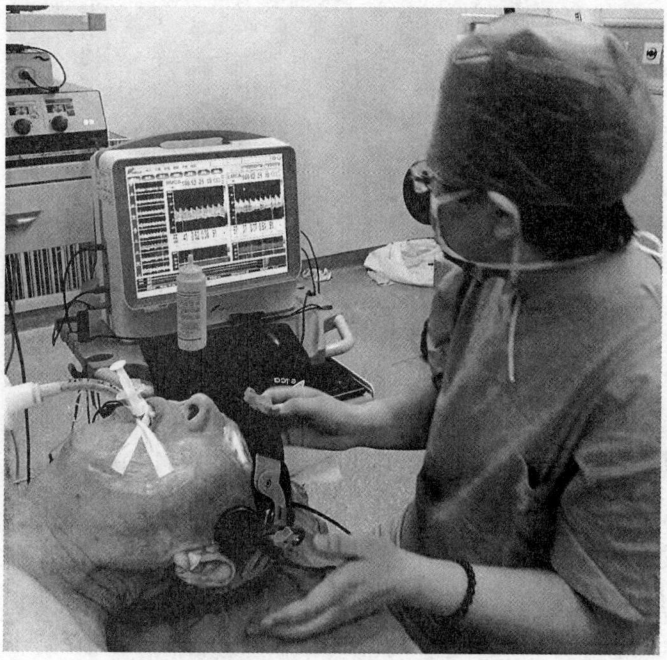

心血管功能科在进行颈动脉剥脱术中 TCD 监测

第二节　药剂科

一、沿革

1978年5月药剂科成立，张淑琦、李清阁负责，工作人员17人，设有门诊西药房和中药房，位于门诊大厅西南角，用房8间，建筑面积约105平方米，只设中药库1个，未设西药库，采购的药品直接入西药房。1979年6月，张淑琦任副主任。1980年7月，筹建普通制剂室，用房3间。1981年3月，病房楼启用，病房药房设在病房楼2层中厅南侧，用房3间，建筑面积约40平方米。1981年4月李清阁任副主任。1982年2月张淑琦离院。3月李淑芳任主任。1984年4月李淑芳退休。1985年5月，食堂大餐厅改造成药库，建筑面积约100平方米。9月李清阁离岗，郑玉林负责药剂科工作。1986年1月郑玉林任副主任。1988年5月，干部病房楼启用，药剂科组建干部病区药房。1990年3月，闫文双任主任。1992年3月，办公区及药库搬至医院北侧平房，药库建筑面积240平方米。1997年4月，闫文双、郑玉林分别调至继教办、体改办任职，副院长李含义兼任主任，辛艳丽任副主任。1999年5月，葛春立任副主任。2000年9月，郑玉林任主任；李含义不再兼任主任职务，葛春立调任监察室副主任。12月门诊中、西药房合并。2001年4月，撤销内科病区药房，将其合并到住院药房。9月葛春立任副主任。2003年10月袁耀辉任副主任（兼）。2005年5月，郑玉林调院志办，袁耀辉任主任。

2006年1月制剂室撤销。6月，住院药房，析为内科药房和外科药房，外科药房位于原党校改造后的外科住院楼2层。内科药房位于干部病房楼2层。2007年9月，办公室及药库全部搬至院区西侧平房。药库分常温库、阴凉库和麻醉药品库，建筑面积约150平方米。2009年8月，心血管病医院药房并入市三院药剂科，有工作人员27人。

2011年12月，王丽华任副主任。因医院整体改扩建，2015年6月至2016年1月，药剂科分别在综合楼4层、新医技楼3层临时办公。2015年9月，新住院大楼和医技楼启用，设住院药房，位于新住院楼1层；急诊儿科药房位于急诊大厅南侧；门诊药房临时搬至新住院楼1层东侧；药库搬至新住院楼负1层，共用8间房屋，总建筑面积约200平方米。2016年6月辛艳丽退休。10月，武迎磊为药品采购负责人，药品采购工作归采购办统一管理，业务工作受药剂科指导。11月，静脉输液集中调配中心（PIVAS）投入使用，由孙鑫晔负责。2017年1月，武迎磊任药剂科副主任，孙鑫晔任静配中心副主任。

2017年底药剂科共有人员47人（含静脉输液集中调配中心13人）。

二、业务发展

1978年医院开诊时，负责中、西药调剂工作。1980年7月，开展30余种普通制剂的配制、检验分析。1986年，编印《基本用药品种目录》及5期《临床药讯》。1991年1月，医院31种制剂批准文号获市卫生局批准。4月，河北省卫生厅颁发普通制剂“制剂许可证”，有效期至1994年12月。1992年6月，市物价局批准医院33种普通制剂“企业定价许可证”。1998年2月编发《临床基本用药目录》。2001年6月开通HIS局域网，药库和病区药房开始使用微机管理药品，取消了住院手工普通处方，实行电子医嘱发药。9月，制剂室通过了GPP检查。同时，按照相关法律法规要求，建立和完善了各项规章制度，加强了在库药品质量管理，定期进行质量检查，确保了全院药品质量，未出现过期失效药品。是年3、6、12月，自主进行3次药品招标采购，大幅度降低了药品采购及销售价格，让利于病人。10月，成立临床药学组，王丽华负责。12月，河北省药品监督管理局颁发普通制剂“制剂许可证”，有效期至2005年12月底。2002年1、6月，门诊、住院药房及药库的药品实现了计算机网络管理，取消了手工账本。9月开始按照邢台市首次药品集中招标采购要求采购药品。2003年2月，在医院局域网开通“药品信息”发布窗口，下设《新药信息发布》《药品价格变更通知》《停用药品通知》《药品不良反应》《安全用药知识》《药品信息动态》等栏目。2004年1月，实施药品网上采购。2005年7月，增设阴凉库，改善药品贮藏条件，通过了邢台市药监局的验收达标。

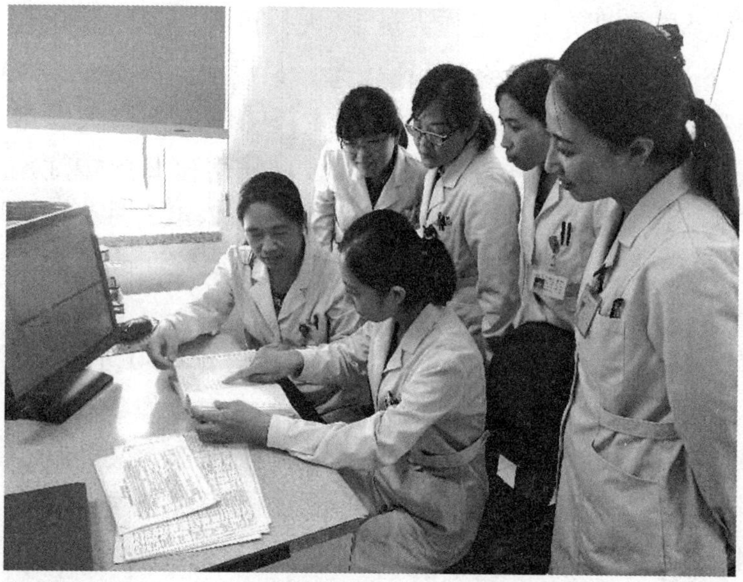

药剂科临床药师在对门诊处方点评结果进行讨论

2006年2月，严格执行麻醉、一类精神药品的“五专管理”，对相关科室进行专项培训和考核，相关科室实行专人、双锁管理，严格交接班。药剂科每月对科室管理情况进行检查。针对高危药品管理，医院药事管理与药物治疗学委员会出台《高危药品管理规定》，按要求严格管理，确保了患者用药安全。全院麻醉、精神药品及高危药品等特殊使用、管理均得到上级部门认可，取得新印鉴卡。3月，医院获2005年度“ADR监测工作先进单位”称号，7人获得先进个人称号。2007年1月，医院成立专门组织，制定相关制度，对抗菌药物、重点监控药品等进行评价。是月，医院麻醉药品实行网上采购。4月起，医院所有药品不良反应病例实行网络填报。5月，修订印发《医院基本用药目录》。2008年11月，首次系统规范了药剂科规章制度及职责并印制成册。2009年2月，印发《中药注射剂临床使用管理制度》及临床使用基本原则，规范了中药注射剂的临床应用。12月24~31日，袁耀辉作为评审专家参加了河北省卫生厅组织的第一批医院等级评审工作。2011年5月，医院开展“抗菌药物临床应用专项整治活动”，有效促进了抗菌药物临床合理使用。是月，开始执行河北省医疗机构药品集中招标采购，修订了医院基本用药目录。6月，重新修订印发了医院《围手术期预防性使用抗菌药物管理规定》和《抗菌药物分级管理规定》，进一步规范了抗菌药物临床应用。2012年1月开始，深入到临床科室进行抗菌药物合理使用相关法律法规及各项指导原则的培训。4 月，王丽华、孙鑫晔、武迎磊等代表邢台市参加了河北省卫生厅医院药事质量管理与控制中心组织的“2012 年金钥匙杯案例演讲比赛”河北省赛区比赛，获得优秀奖。7 月，成功举办全市首次药学继续教育学术讲座，至 2017 年连续举办 6 期。2013 年 7 月，孙鑫晔取得抗感染专业国家级临床药师资格，属全市首位。12 月成立中药煎药室，开展中药代煎工作。2016 年 2 月，药事管理与药物治疗学委员会印发《急救等备用药品管理和使用规定》，规范了临床科室备药管理。9 月，印发了《医院超说明书用药管理规定》，规范了超说明书用药管理，确保患者用药安全。11 月，静脉输液集中调配中心开始试运行，试点科室为呼吸/老年病/肾内科病区和胸外科病区。11 月 26 日零时起，按市医改办要求，医院药品全部实行零差价销售。2017 年 2 月，启动临床科室多余药品的回收工作，回收的药品专库存放、专账登记，用于社会公益事业。3 月，全院住院患者口服药实行单剂量自动分装。医院所有住院患者口服药告别人工摆药模式，提高了工作效率，发放药品更加准确，患者用药更加安全，依从性进一步提高，服务质量明显改善。5 月，开展对临床用量大、用药总金额高、单价较高的 18 种药品实施重点监控。高价药、辅助性用药等用量大幅降低。

临床药学工作　2001 年 10 月成立临床药学组，开展药师查房、会诊、参加院内疑难病例讨论、药品不良反应报告和监测、临床用药咨询、临床用药调查等合理用药工作。2002 年 8 月至 2003 年 2 月，王丽华到北京大学人民医院进修半年，进一步提高了业务工作能力。2003 年 3 月，为更好地宣传合理用药知识，进一步丰富了《药讯》内容，变单页为册。7 ~ 9 月，王丽华通过国家药品监督管理局培训中心举办的《药师临床药学知识函授培训班》课程学习，进一步提升了专业素质。10 月开始，作为邢台市药品不良反应报告和监测哨所单位开展药品不良反应报告和监测工作，连续多年被评为市药品不良反应监测工作先进单位，多名医师和药师被评为药品不良反应监测工作先进个人。2004 年，自第 5 期《药讯》开始改版为《医院药学通讯》，设药监动态、药物与临床、合理用药、药物不良反应、药品销售统计、科普知识、细菌耐药、指南与实践、学习园地等栏目，更好地宣传合理用药工作，促进临床安全合理用药。2004 年 12 月，购置“合理用药监测系统（PASS）”软件，推动了医院临床药学工作的开展。2006 年 3 月，制定处方、医嘱点评工作表，修订合理用药评价标准，对抗肿瘤药物、中药注射剂、质子泵抑制剂等重点药物进行专项点评和住院患者用药的综合点评，合理用药水平大幅提高。2009 年 2 月，印发《中药注射剂临床使用管理制度》及临床使用基本原则，规

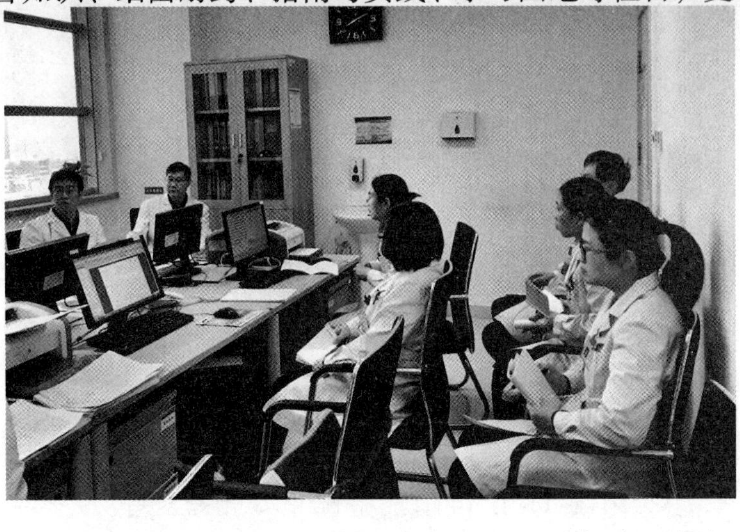

2016 年 3 月 9 日，药剂科对全院医师进行抗菌药物合理使用培训。

范了中药注射剂的临床应用。2010 年 3 月，作为河北省临床药师制工作试点单位，开展临床药师制工作，临床药学组人员深入临床，参与查房、危重病人抢救和疑难病例讨论。

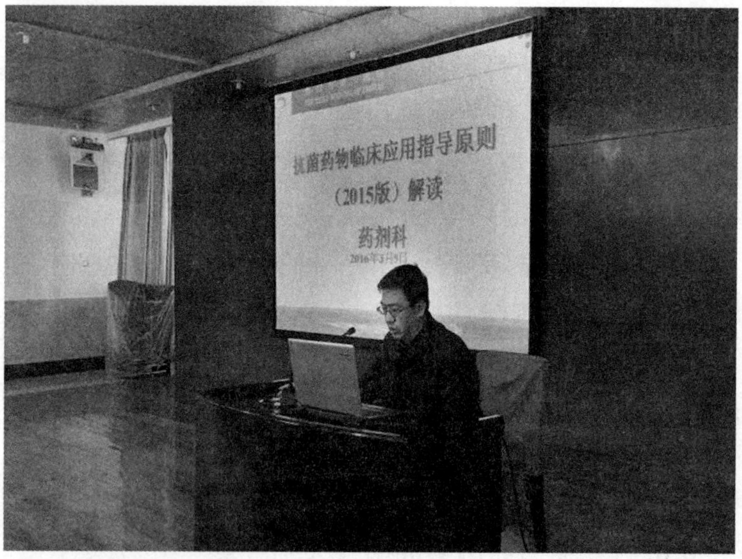

2017 年 12 月 27 日，药剂科临床药学组针对Ⅰ类切口抗菌药物预防应用进行科室宣讲。

2011 年 5 月，医院开展“抗菌药物临床应用专项整治活动”，重新修订了《围手术期预防性使用抗菌药物管理规定》和《抗菌药物分级管理规定》等规章制度，重点围绕围手术期预防应用等加强抗菌药物临床用药管理和处方（医嘱）专项点评，奖优罚劣，有效促进了抗菌药物临床合理使用。2012 年开始，每年举办一次继续药学教育项目，并采取多种方式对全员进行合理用药知识培训，提高了医院整体的合理用药水平。9 月，先后选派 5 人外出进修学习并分别取得了抗感染、重症、心内、抗肿瘤和神经内科专业临床药师资格，更加深入地开展了临床药师参与患者药物治疗方案设计、用药指导、危重症病人救治和疑难病例讨论以及处方（医嘱）点评等工作，进一步提高了全院合理用药意识和合理用药水平。

附：静脉用药调配中心

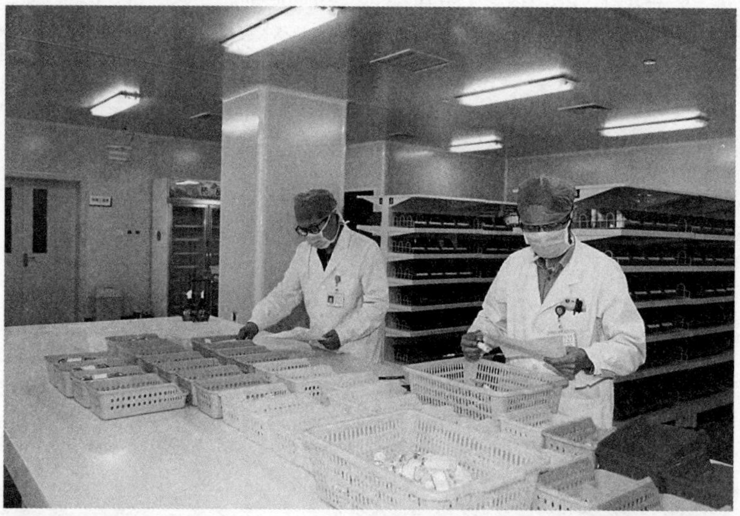

2016 年 11 月 14 日，静配中心开始对呼吸/老年病/肾内科、胸外科开展审方、收费、摆药、贴签工作。

沿革　2015 年 9 月，静脉用药调配中心（以下简称静配中心）建成。2016 年 6 月 15 日，孙鑫晔任静配中心负责人，负责静配中心的筹备，归药剂科管理。11 月投入使用，位于新病房楼北楼 1 层，建筑面积 980 平方米。设有一个“抗生素及细胞毒性药品配置间”和一个“肠外营养及普通药物配置间”，采用两套独立的净化设备。

2017 年 1 月 10 日，孙鑫晔任静配中心副主任，韩萌任静配中心副护士长。年末，静配中心共有工作人员 13 名。

业务发展　建科之初，根据卫生部《静脉用药集中调配质量管理规范》建立了《静脉用药调配工作制度》《静脉用药混合调配操作规程》《质量管理制度》《仪器设备维修保养工作制度》等一系列规章制度和工作流程。

2016 年 10 月 15 日，邀请院感科、护理部人员为中心人员进行院感相关知识及液体配置操作等培训和考核。10 月 17～22 日，6 名人员赴河北医科大学第二医院静配中心进行岗前培训。10 月 24 日至 11 月 7 日，对工作人员进行药品、仪器、配置操作及各种安全消防知识培训，并对各种应急预案进行演练。11 月 8～10 日，连续三天做洁净区沉降菌检验，三次结果均达标。11 月 11 日，副院长王卫组织医务科、护理部、两个试运行科室主任、护士长、药剂科、静配中心相关人员召开开科前协调会。11 月 14 日，正式开始对呼吸/老年病/肾内科、胸外科长期静脉滴注液体配置工作。

2017 年 2 月 14 日，增开神经内科四个病区长期静脉滴注液体的配置工作。6 月 7 日，静配中心在原针剂库加装空调，正式改为阴凉库，温度保持 17～18℃（阴凉库温度要求不高于 20℃）。9 月 16 日，承办邢台市第一次静配中心学术会（药剂科继续教育项目）。10 月 13 日，开始配置全院科室的化疗药物及肠外营养（新生儿科除外）。

第三节　检验科

一、沿革

1978 年 5 月检验科成立，10 月开诊。检验科位于门诊楼 1 层南侧，工作用房 6 间，使用面积约 130 平方米。赵玉敏任负责人，科室人员 5 名。检验科分为化验和病理两个专业组。1982 年 3 月，赵玉敏任副主任。1985 年病理从检验科分离独立建科，段秀琦负责。1987 年 8 月李金铎任主任。1992 年 7 月崔宝英任副主任。1993 年 3 月赵玉敏退休。1994 年 9 月李金铎离休，崔宝英负责。1995 年 9 月，检验科搬到外科病房 2 层西侧。1996 年 4 月，苗秀荣任副主任，解聘崔宝英检验科副主任职务。2000 年 1 月，医院在门诊楼西南侧新建 16 间平房，面积约 350 平方米，供检验科与病理科使用。2003 年 10 月，黄红革任市三院检验科副主任兼心血管病医院检验科副主任，主持全面工作，苗秀荣任副主任。2005 年 7 月苗秀荣退休。2008 年 12 月，邢台市心血管病医院检验科并入市三院检验科，实验室用房及设备并入市三院检验科继续使用。2011 年 8 月，心血管病医院检验科设备搬至市三院检验科。12 月，黄红革任主任。2015 年 9 月，搬至新医技楼 2 层，面积约 1600 平方米。2016 年 12 月 10 日，血库从检验科分离成立输血科，张晶梅任副主任。2017 年 4 月，采血室由检验科分离划归门诊部管理。2017 年末，检验科有职工 27 人，其中高级职称 5 人，中级职称 11 人。

二、业务发展

1978 年开诊时，检验科开展的主要是常规项目（血、尿、便、体液常规）、血沉、潜血、肝功、血糖、电解质、尿素氮、病理切片等检查。1982 年，开展细菌培养及鉴定、药敏试验、两对半定性。1983 年，开展 β 脂蛋白的测定。1984 年 8 月，血库结束自供自采血，血液制品由血站统一发放。1986 年，检验科开展“免疫球蛋白、类风湿、抗链 O”定性等项目。

1996 年引进电解质分析仪，血清钾、钠测定由火焰分光光度法改为电极法，具有操作安全、简便，结果准确等优点；引进意大利 BT224 半自动生化分析仪，生化检验由手工检测改为半自动检测，同时开展了高密度脂蛋白、血清铁、血清镁、血清锌、心肌酶谱四项、血尿酸、胆碱酯酶、肝功酶谱、纤维蛋白原、无机磷、γ－谷氨酰基转肽酶等检验项目；引进德国罗氏血糖仪，开展了快速血糖的检验项目；开展了 PCR，进行病毒性疾病的检测，主要检测项目有乙肝病毒、丙肝病毒、解脲支原体、沙眼衣原体等。

1997 年，引进日本 F－820 全自动血球计数仪，血常规由手工操作改为全自动分析，分析项目增加至 15 项；开展了精液分析、丙肝、出血热、脑囊虫、优生优育四项、唾液酸、尿快速淋球菌检测。1998 年，开展了艾滋病抗体、肝炎系列、解脲支原体培养、结核抗体、抗核抗体、C－反应蛋白、新型隐球菌涂片等检测项目。1999 年，引进德国 BC－4 血凝仪，开展了凝血酶原时间和部分凝血活酶时间的检测。2000 年，引进长春迪瑞尿液分析仪，增加了尿液干化学的分析，尿常规的检测项目增多，结果更准确。

2001 年，引进武汉中达 DH－505A 电解质分析仪，该仪器可一次同时检测出钾、钠、氯、钙四个项目，同时也把氯的检测方法由手工滴定升级为电极法，提高了检测速度和检验结果的准确性；开展了 RH 血型鉴定。2002 年引进日本光电 6318K 全自动血细胞分析仪，血常规项目增加至 19 项；引进日本奥林巴斯 AU400 全自动生化分析仪（测试速度：400 测试/小时），同时开展了低密度脂蛋白、载脂蛋白 A、载脂蛋白 B、总胆汁酸等项目。所有生化项目的检测实现自动化检测，提高了工作效率，实现当天采血、当天取报告。2003 年 1 月，引进深圳康立二氧化碳分析仪，二氧化碳结合力由手工滴定改为仪器测定，操作便捷性和结果准确性得到提高。2005 年 4 月，二级生物安全实验室通过邢台市专家组鉴定。2006 年 4 月，艾滋初筛实验室通过河北省专家鉴定。9 月引进 IRMA TRUPOINT 血气分析仪，开展了“血气分析”检验项目。

2008 年 6 月，引进日本奥林巴斯 AU2700 全自动生化分析仪，该仪器速度快，达到 1600 测试/小时，并增加了离子模块；引进日本希森美康 CA1500 全自动凝血分析仪（测试速度：180 测试/小时），新增加“纤维蛋白原浓度”和“凝血酶时间”两个检测项目，“凝血测定”由两项增加为四项；引进了日本希森美康 UF1000i 全自动尿有形成份分析仪，尿沉渣检测由手工改为全自动分析，测试项目由 11 项增加到 33 项；引进日本希森美康 XT1800 全自动血液分析仪（测试速度：80 测试/小时），血常规白细胞分类由三分群变为五分类，白细胞分类更为精准；11 月，三院在全市首家引进科华实验室信息管理系统（LIS），住院患者血液标本实现条码化管理，同时检验报告实现信息化管理，报告单实现标准化打印，结束了手写检验报告单的落后模式。2009 年 4 月，开展“免疫球蛋白”和“炎症反应三项”的定量检验，开展“肺炎支原体”检测；6 月，开展“血型反定型鉴定”；8 月开展“不规则抗体筛查”检测；12 月，血库引进血浆恒温循环解冻箱、血小板恒温摆动保存箱，冷冻血液制品的解冻和血小板的存储实现自动化管理，保证了临床用血安全。

2010年1月开展“D－二聚体”和“血HCG”的检测。11月，成为河北省临床检验室内质控实时比对实验室。2011年7月，接收神经内四科的半自动血流变分析仪，开展“血流变”检测；11月，引进众驰全自动血流变测试仪，提高了血流变检测的工作效率和结果的准确性。2012年2月，开展“全血C反应蛋白”的检测，具有用血量少、出结果快的优点；6月，引进日本光电MEK－7222K全自动血细胞分析仪，替代了日本光电6318K全自动血细胞分析仪，血常规检测由三分群升级为五分类，主要用于门诊儿童末梢血检验；引进鑫科血液细菌培养仪，血培养实现自动化；8月，引进希森美康XE－2100D全自动血液分析仪（测试速度：120测试/小时），由于该设备的速度优势，保证了临床血常规检测结果的及时性；9月，引进北京博晖血液微量元素分析仪，开展了微量全血“微量元素”的检测；12月开展“轮状病毒检测”的检验项目。2013年8月，开展“支原体培养及药敏”的检验项目。

2014年4月，引进迪尔全自动细菌鉴定仪，细菌鉴定及药敏试验实现了自动化操作；6月开展“新生儿溶血病检测”的检验项目；10月，引进深圳国赛特定蛋白分析，全血C反应蛋白检测实现自动化；12月，引进北京热景上转发光分析仪，开展了“降钙素原”的检测项目。2015年1月，开展“β2－微球蛋白”、“同型半胱氨酸”的检验项目；8月，“便潜血”试验升级使用化学法和免疫法两种检测方法；9月，引进河北众康医用超纯水机，铺设纯水管道，辐射到仪器设备和使用点，供应检验科全部实验的用水，保证了科室用水质量；引进贝克曼AU680全自动生化分析仪，用于急诊生化检验；11月，引进日本希森美康CA－7000全自动凝血分析仪（测试速度：500测试/小时），该设备具备高速分析能力，满足了临床检验标本时效性的需求；新增一台日本光电MEK－7300P全自动血细胞分析仪，保证了门诊血常规报告及时性；12月，引进海尔的试剂冷藏库，确保试剂质量。2016年5月，新楼检验科二级生物安全实验室通过邢台市专家组鉴定。2017年3月，引进美国伯乐D－10糖化血红蛋白分析仪，开展“糖化血红蛋白”的检验项目；4月，引进日本希森美康XT－4000i全自动血液分析仪，该设备增加了体液细胞的分类计数和网织红细胞的分类计数的功能，使这两个项目实现由手工向自动化的转变，提高了检验结果的准确性；检验信息管理系统（LIS）由科华更换为北京众智汇医公司的实验室信息管理系统（LIS），全院所有检验标本实现条码化管理，检验报告实现了远端打印和自助打印；8月，新楼艾滋初筛实验室通过河北省专家组鉴定；9月，引进希森美康CS－5100全自动凝血分析仪，该设备自动化程度高，多项目检测速度快，满足临床检验结果的准确和及时；引进科美LiCA500自动光激化学发光检测仪，免疫八项检测项目由定性分析改为定量分析，满足临床的需要；引进深圳Tenfly Blot－C全自动蛋白印迹仪，开展了“抗核抗体谱检测”检验项目；引进瑞典BioSystems A25全自动特定蛋白分析仪，开展了“尿微量白蛋白/肌酐”的检验项目。

三、主要检验项目

体液 尿常规、尿妊娠试验、尿快速淋球菌检测、尿本周蛋白、尿艾迪氏计数、便常规、便潜血、轮状病毒检测、脑脊液常规、胸水常规、腹水常规、心包积液常规、精液常规、前列腺液常规、胃液潜血等。

血液 血常规、血型鉴定、C反应蛋白、血涂片、网织红细胞计数、嗜酸细胞计数、凝血测定、D－二聚体测定、血沉、血流变、血液疟原虫检查、血液微丝蚴检查、微量元素、血气分析、红斑狼疮细胞检查、骨髓细胞学检查、骨髓组化染色检查等。

生化 肝功能（谷丙转氨酶、谷草转氨酶、总胆红素、直接胆红素、间接胆红素、总蛋白、白蛋白、球蛋白、白球比、碱性磷酸酶、乳酸脱氢酶、谷氨酰基转移酶、胆碱酯酶、总胆汁酸），肾功能（尿素、肌酐、尿酸、β2－微球蛋白），血脂（总胆固醇、甘油三脂、高密度脂蛋白胆固醇、低密度脂蛋白胆固醇、载脂蛋白、载脂蛋白B），心肌酶谱（肌酸激酶、肌酸激酶同工酶、谷草转氨酶、乳酸脱氢酶、α－羟丁酸脱氢酶），免疫球蛋白（免疫球蛋白A、免疫球蛋白G、免疫球蛋白M），炎症反应三项（C反应蛋白、类风湿因子、抗链球菌溶血素“O”），电解质（钾、钠、氯、钙）；同型半胱氨酸，血糖，糖化血红蛋白，总二氧化碳，碳氧血红蛋白，乳酸；24小时尿蛋白测定，尿白蛋白/尿肌酐比值，淀粉酶，脑脊液生化，胸水生化，腹水生化，心包积液生化，降钙素原，铁，磷等。

免疫 免疫八项（乙型肝炎病毒表面抗原、乙型肝炎病毒表面抗体、乙型肝炎病毒e抗原、乙型肝炎病毒e抗体、乙型肝炎病毒核心抗体、丙型肝炎病毒抗体、人类免疫缺陷病毒抗体（1+2）、梅毒螺旋体抗体），肝炎系列（甲型肝炎病毒抗体、乙型肝炎病毒表面抗原、丙型肝炎病毒抗体、戊型肝炎病毒抗体），优生四项（风疹病毒抗体、弓形虫抗体、巨细胞病毒抗体、单纯疱疹病毒（Ⅱ型）抗体），抗核抗体谱检测（抗双链DNA测定、抗核小体抗体测定、抗组蛋白抗体测定、抗SM抗体测定、抗nRNP抗体测定、抗核糖体抗体测定、抗SS－A/Ro60抗体测定、抗SS－A/Ro52抗体测定、抗SS－B/La抗体测定、抗着丝点B抗体测定、抗ScL－70抗体测定、抗JO－1抗体测定），肿瘤二项（癌胚抗原、甲胎蛋白），伤寒测定，肺炎支原体抗体，结核抗体，丙型肝炎病毒抗体，乙型肝炎病毒核心抗体IgM，快速血浆反应素。

微生物 细菌培养及鉴定、真菌培养及鉴定、药敏试验、支原体培养+药敏、涂片检查、院感环境卫生监测。

血库 交叉配血试验、新生儿溶血病检测、不规则抗体筛查。

2016年12月检验科成为邢台市重点发展学科。先后派遣17人外出进修学习，推动了科室的业务发展。至2017年末，科室共发表核心期刊论文141篇，完成论著6部。第一完成人的科研10项，其中获河北省医学会河北医学科技二等奖5项，邢台市科技进步一等奖1项。举办省级继续医学教育项目3期。

第四节　输血科

输血科成立前，输血工作由检验科负责。2016 年 12 月 10 日输血科成立，张晶梅任副主任，位于医技楼 5 层，用房 10 间，面积 350 平方米。2017 年末，共有工作人员 4 人，其中高级职称 3 人，中级职称 1 人。

科室成立后，在原有血库工作基础上，根据输血相关法律法规严格掌握输血适应症，完善科室各项规章制度，建立了特殊用血及特殊血型登记回报制度。继续开展血型鉴定、交叉配血、不规则抗体筛查等项目，增加新生儿溶血病的检测频次，满足临床对患儿的诊治需求。规范开展室内质控，参加了卫生部和河北省的室间质评并 100% 通过。2017 年 8 月引进全自动血型分析仪，实现血型自动化检测，升级输血管理系统软件，完善了输血记录。同年 12 月开展抗人球蛋白卡交叉配血，提高了临床用血的安全性。

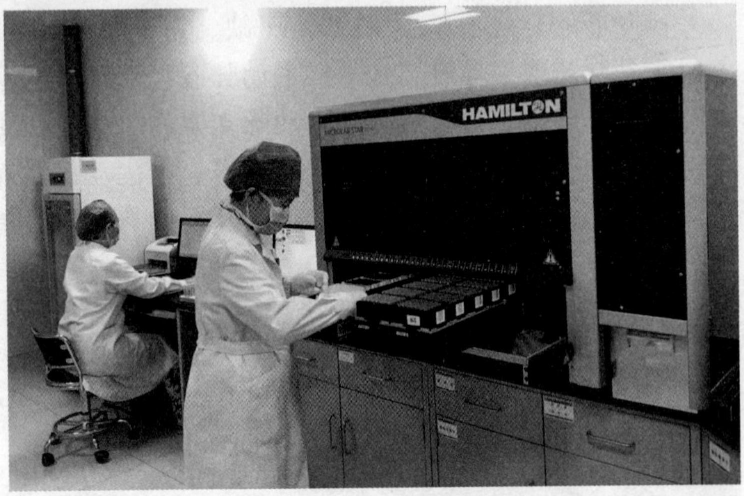

输血科工作人员在为血型分析做准备工作

供应临床的血液品种有去白悬浮红细胞、洗涤红细胞、RH（D）阴性红细胞、新鲜冰冻血浆、去白普通冰冻血浆、普通冰冻血浆（病毒灭活）、单采血小板、单采少白细胞血小板、冷沉淀等。先进的设备保证血液始终处于冷链状态，确保了血液安全和质量。

2017 年全年血型检测 16373 人次、交叉配血 2521 人次、新生儿溶血病检测 345 人次、不规则抗体筛查 3225 人次、直接抗人球蛋白试验 266 人次。输血科全年用血：去白悬浮红细胞 4594U、解冻红细胞 6U、洗涤红细胞 50U、血浆 262050 毫升、冷沉淀 406U、血小板 28 治疗量，成分输血率 100%。

第五节　介入医学科

一、沿革

在 2008 年 12 月前介入科隶属心血管病医院管理。2008 年 12 月，邢台市第三医院与邢台市心血管病医院合并，介入医学科隶属市三院管理，王运涛任副主任，负责全面工作，护士长张志红负责护理工作。2010 年 3 月王运涛任介入科主任。2015 年 7 月，王运涛办理退休手续并继续任介入科主任。9 月搬至医技楼 4 层，设立 3 个导管室、2 个控制间、2个设备间，另有库房及工作人员办公用房14间，建筑面积680平方米。2017年12月，科室有医技人员14人，其中高级职称1人，中级职称5人。

二、业务发展

介入科负责全院外周血管及肿瘤介入治疗，同时配合心内科、心外科、神经内科、神经外科完成各项介入诊疗。2011年11月，在心血管病房楼4层西侧修建临时机房并安装飞利浦FD20血管造影机。2015年9月，在医技楼4层介入科第1手术间安装西门子Zee Ceiling血管造影机，搬迁西门子FA造影机于第2手术间，最后搬迁飞利浦FD20于第3手术间。2016年4月，配合心内科开展首例房颤三维射频消融术。2017年12月，配合心内科开展首例冠脉旋磨术。

至2017年，配合心内科开展的项目有冠状动脉造影术、冠状动脉PTCA、冠状动脉支架置入术、血栓抽吸、冠脉旋磨，室上性心动过速、房颤、房扑、房速、室早、室速、射频消融术，永久起搏器（含ICD）置入术，临时起搏器置入术，肾动脉支架成形术。配合心外科开展的有先心病封堵术（房缺、室缺、PDA、窦瘤封堵）、二尖瓣狭窄球囊扩张术、肺动脉瓣狭窄球囊扩张术、主动脉覆膜支架封堵术等。配合神经内科开展的有全脑血管造影术、脑动脉球囊扩张术、动脉支架成形术、脑动脉溶栓术、脑动脉机械取栓术。配合神经外科开展的有颅内动脉瘤栓塞术、颅内动静脉畸形栓塞术、颅内动静脉瘘栓塞术、颅内静脉窦血栓溶栓术。介入科独立开展的有各种外周介入治疗，包括外周动脉造影术、子宫动脉栓塞术、下肢动脉支架成形术、前列腺动脉栓塞术、肝癌、肺癌、胃癌、食管癌、胰腺癌、宫颈癌等恶性肿瘤化疗栓塞术。

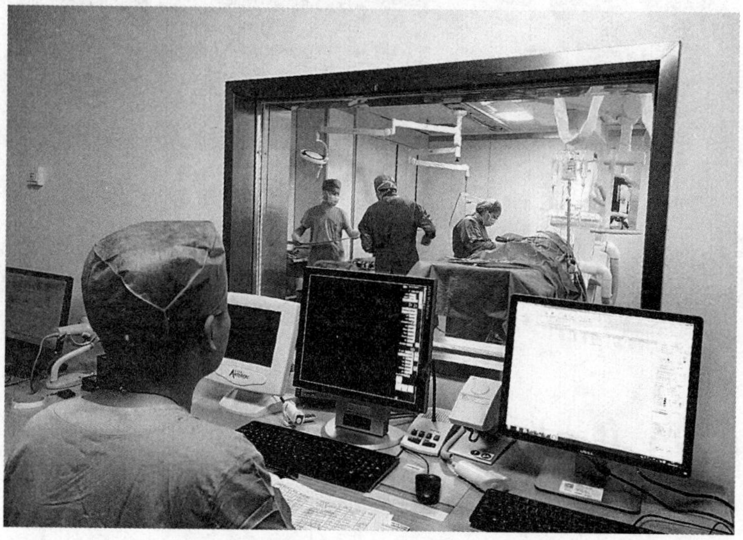

介入医学科工作人员在工作中

2012年实施心脏介入手术3106例，神经介入手术1659例，外周介入手术18例，全年共5023例。2017年，实施心脏介入手术5913例，神经介入手术1711例，外周介入手术42例，全年共7666例。

2008～2017年，介入科改进了血管造影机、高压注射器、监护仪、除颤仪、空气消毒机等仪器的操作规程，制定了《介入科放射事故应急预案》，进一步制定完善了介入科一系列规章制度。介入科发表论文25篇，出版论著1部。先后接收外院2名护士和3名技师到介入科进修学习。

2009～2017年邢台市第三医院介入医学科开展手术统计表

表3—2　　单位：例

年份	心内科	心外科	神经内科	神经外科	外周介入
2009	2104	67	852	145	38
2010	2213	79	958	181	35
2011	2556	75	1080	177	34
2012	3021	85	1335	274	21
2013	3269	71	1371	288	18
2014	3683	93	1226	406	35
2015	4326	69	1406	443	28
2016	5097	70	1297	549	16
2017	5819	94	1237	474	42

第六节　病理科

一、沿革

1978年建院初期，病理工作由检验科负责，检验科分为化验组和病理组，病理组只有1人。1985年，病理专业由检验科分离出来，独立建科，位于门诊楼2层，用房2间，面积26平方米，段秀琦任负责人，有工作人员2人。1992年7月，段秀琦任病理科副主任。1994年10月，霍建军任病理科副主任，主持全面工作。1995年6月，病理科迁至外科楼3层，用房10间。1996年12月段秀琦退休。2000年1月迁至门诊楼西南侧，用房6间。2004年7月，病理科迁至医院内科楼北侧平房，用房6间。2008年迁至外科楼3层西侧，用房10间，面积约200平方米。2013年5月，张建刚任副主任，主持全面工作。2014年10月霍建军退休。2015年9月迁至医技楼4层，用房16间，建筑面积增至350平方米。2017年12月，病理科有8人，其中高级职称1人，中级职称4人。

二、业务发展

1978年，病理组设备有国产切片机、国产显微镜、OLYMPUS－FHT型显微镜等。开展石蜡切片、细胞学涂片等常规病理诊断。1993年购置国产自动脱水机，标本处理由手工转为机器自动化处理，节省了人力，提高了工作效率。1994年购置半导体制冷冰冻切片机，开展术中冰冻病理诊断，优化临床手术方案。同年开展组织特殊染色20余种，提高病理诊断准确率。1994年7月至1995年7月，张建刚到上海第二军医大学第一附属医院长海医院病理科进修免疫组化及病理诊断。1995年9月，开展免疫组织化学技术，共计60余种抗体，用于病理诊断与鉴别诊断，三院成为邢台市第一家开展此项技术的单位。1998年引入病理图像分析软件，由手写病理报告改为病理图文报告，丰富并规范了病理

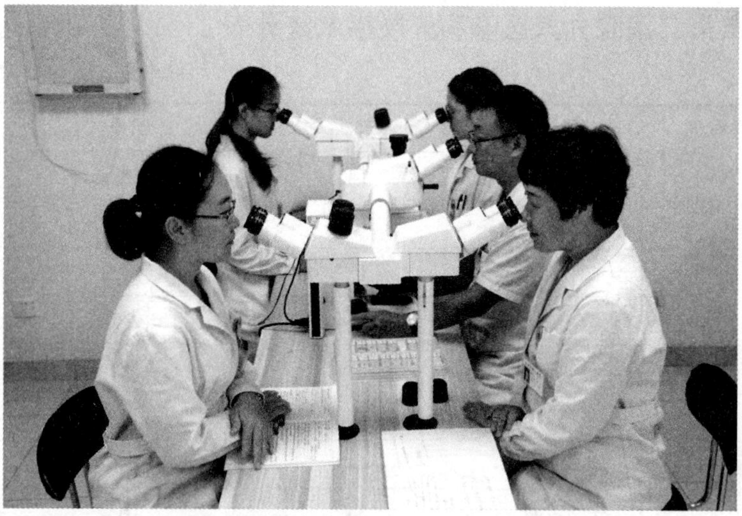

病理科在对病例进行集体阅片

报告内容。2000 年 9 月，霍建军、张建刚和王恩杰共同编写了《邢台市第三医院病理科工作规范》文稿，大部分内容被河北省卫生厅印制的《河北省医院病理科规范化管理质量控制细则》引用。2009 年 10 月至 2010 年 1 月，张建刚在广宗县医院病理科对口支援，开展免疫组织化学技术，填补该院技术空白。2010 年 2 月，开展液基薄层细胞制片技术。2013 年，增添甲状腺、涎腺、皮肤、肝胆、泌尿等部位的术中病理诊断。2014 年 9 月，开展体液细胞蜡块技术，提高了细胞学阳性检出率。2015 年 2 月，购进 HD－350 型超声波脱水仪，开展快速石蜡病理诊断，报告时间由 3～5 个工作日缩短为 2 个工作日。2015 年 10 月，开始使用朗珈 PathQC 病理质控和资料管理系统软件，病理质控更加规范、安全。2017 年 5 月开展病理远程会诊，患者足不出户即可得到国家级病理专家教授的会诊报告。是年 6 月，开展尿肿瘤细胞学筛查，利于尿路肿瘤早发现、早治疗。

至 2017 年，病理科完成科研成果 4 项，其中获省级二等奖 1 项，省级三等奖 1 项；发表论文 37 篇，出版著作 1 部。

第七节　内镜室

一、沿革

1987 年 7 月设立内镜室，位于门诊楼 2 层，有 1 间诊室，面积 30 平方米。院长刘兰亭牵头开展工作，5 名医护人员轮流在内镜室辅助工作。1988 年 3 月有固定人员 2 人。1992 年归入功能科管理，房间面积扩大为 45 平方米。1994 年 1 月归入内三科管理。2013 年 1 月搬至门诊楼 1 层，面积扩展到 60 平方米。2015 年 9 月搬至新医技楼 3 层，总面积达 740 平方米。2017 年 1 月内镜室独立成科，刘壮任副主任，负责全面工作，有医护人员 6 人，其中高级职称 1 人，中级职称 2 人。

二、业务发展

1987 年 7 月建室时，院长刘兰亭从邢台市第一医院带来胃镜、肠镜、高频电治疗仪各 1 套，开展了纤维胃镜、纤维结肠镜检查及高频电息肉电切术，内镜下高频电及药物止血术、异物取出术。采用流水型三槽消毒法进行消毒。1989 年 5 月开展经内镜治疗食管恶性狭窄。1995 年开展食管静脉曲张硬化剂静脉栓塞术。1996 年在麻醉科配合下首次开展了无痛胃镜检查技术。2000 年开展食管狭窄内镜下水囊扩张术及支架置入术。2001 年 3 月购置日本产奥林巴斯 GIF－V 电子胃镜、CF－VI 电子结肠镜、纤维支气管镜，并开展了相应的检查及治疗。2004 年 7 月购置日本产奥林巴斯 GIF－160 电子胃镜。9 月购置五槽式胃镜、肠镜洗消水槽、储镜柜。2005 年 5 月购置超声清洗消毒机和 NG－B 型内镜吹干机，消毒液不再重复使用，避免了交叉感染。2008 年 2 月购置日本产奥林巴斯 TJF－160R 电子十二指肠镜，开展了逆行胆总管造影及十二指肠乳头切开术、胆总管取石术。2011 年 10 月购置胶囊内镜系统，开展胶囊内镜检查，填补了消化道小肠部分的内镜检查方法。2013 年 1 月购置日本产奥林巴斯 260 型电子胃、肠镜，并在原有电子内镜基础上增配日本产奥林巴斯 1T150 型电子支气管镜，支气管镜检查有了图文报告。2015 年 8 月购置顺元医疗 SY－600－1 型全自动清洗消毒机，并配备 5 槽内镜洗消设备，安装了内镜洗消追溯系统，达到软式内镜洗消规范要求；是年，增添日本产奥林巴斯 260 型电子胃、肠镜，胃、肠镜检查可以同步开展，缩短了病人的等待时间。11 月，购置德国爱尔博 VIO200S＋APC 电外科工作站，内镜治疗工作更加精准、安全。

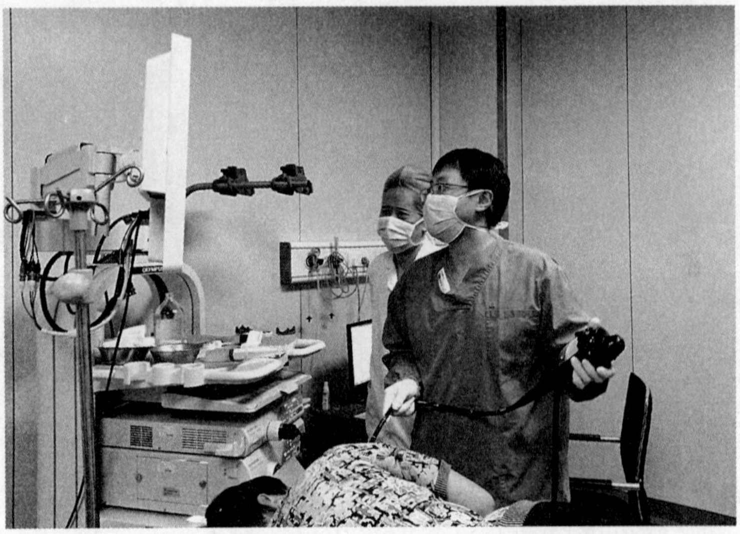

内镜室工作人员为患者进行胃镜检查

内镜室在设备与人员增多后，加强与临床沟通，协同会诊，科室业务量逐年增长，专业技术水平不断提高。2017 年内镜室诊治病人 6400 多例。至 2017 年底，共发表论文 20 余篇。

第八节　高压氧治疗室

一、沿革

2001 年 3 月组建高压氧治疗室，位于医院北面平房西侧，由药库改建而成，面积约 80 平方米。5 月 29 日，高压氧舱经河北省质量技术监督局检验验收合格后，颁发《压力容器使用证》。6 月 4 日正式启用。有医务人员 2 人，另有兼职技师 1 人，归门诊部管理。2011 年 7 月，因医院改扩建需要，搬至医院北面平房东侧，由车库改建而成，面积约 40 平方米。2012 年 12 月，高压氧治疗室改由急诊科管理。2014 年 11 月 21 日搬至综合楼北面，独立建造，建筑面积约260平方米。12月27日，新舱经河北省质量技术监督局检验验收合格后正式启用。2015年7月，高压氧治疗室独立成科，李华任负责人。2016年7月，李华任高压氧治疗室副主任。2017年12月，共有医务人员2人，其中中级职称2人，另设兼职技师1人。

二、业务发展

2001年成立时，配置卧式医用高压氧舱，容积13立方米，为6人舱。主要采用二级吸氧方式，治疗一氧化碳中毒的病人。2004年开始收治脑外伤、脑出血术后、突发性耳聋等病人。2014年12月更换新舱，容积67.4立方米，为16人舱。可采用一级吸氧方式，并开始收治气管切开的昏迷病人，疗效良好。

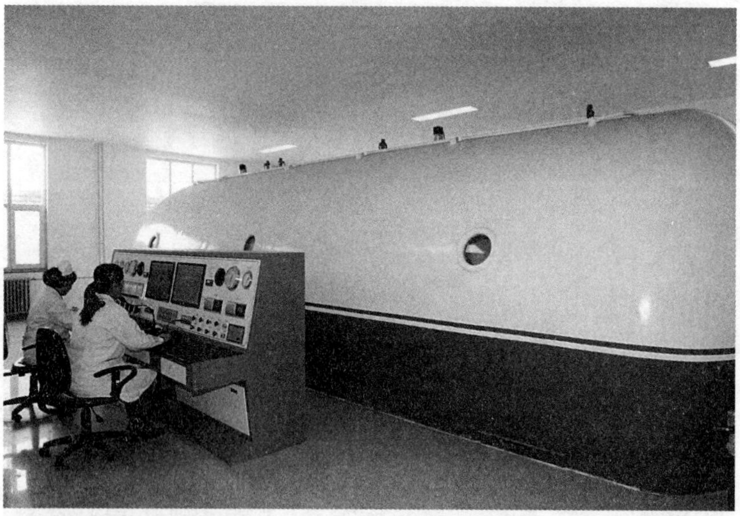

高压氧治疗室工作人员为患者进行高压氧治疗

科室制定有完善的多项规章制度，并认真落实执行，保证了安全、有效治疗。工作人员按规定定期培训，取得上岗证，人人持证上岗。设备按照要求由河北省质量技术监督局进行年检，保障安全。

2015年收治病人3200人次，收入216152元。2016年收治病人4140人次，收入380664元。2017年收治病人4262人次，收入414756元。收治病人逐年增多，并达到了良好的治疗效果。至2017年，科室共发表论文6篇。

第九节　供应室

一、沿革

1980年医院筹建供应室，由申改玲负责，位于门诊楼2层，建筑面积约45平方米。1981年申改玲调离，梅国新负责。1985年供应室正式成立，搬至外科楼1层北侧，建筑面积约110平方米。梅国新离院，李录凯任护士长。1991年李录凯调至食堂，刘增娥任副护士长，主持工作。1992年搬至医院南门东侧干部病房小食堂，建筑面积约300平方米。刘增娥退休，张金花任护士长，1995年张金花调至CT室，高文敏任护士长。1996年4月高文敏调至门诊部，郑华任护士长。2004年10月郑华退休，郭静任代理副护士长，主持工作。2006年8月郭静任副护士长。2010年11月，在医院南门西侧新建供应室，建筑面积560平方米。2015年9月16日搬迁至新医技楼4层，建筑面积1160平方米。2017年6月5日，郭静调至放射科，石素真任副护士长，主持全面工作。2017年底，共有工作人员22人，其中高级职称2人，中级职称7人。

二、业务发展

1981年，负责全院的吊瓶、玻璃注射器、针头、漏斗等清洗及消毒灭菌工作，拥有手提式消毒锅1个，备有腰穿包、腹穿包、胸穿包各3个。1985年新增洗针机、电热干燥箱各1台。1991年增加下排气式灭菌器1台。1992年，灭菌包内放置灭菌指示卡，无菌包有了明确的灭菌质量依据。1995年，更新下排气式灭菌器1台，辅料、器械分类灭菌，负责全院无菌纱布的制作和供应，以及回收使用后的输液器、注射器并送锅炉房焚毁。1997年7月，对各科室实行下收下送。2003年，新增单扉脉动预真空高压蒸汽灭菌器1台，承担“非典”病房的全部消毒灭菌工作，圆满完成抗击“非典”任务。是年，承担全院医疗废物的回收、登记等工作。2006年8月，更换下排气式灭菌器为单扉脉动预真空高压蒸汽灭菌器1台，岗位设置有清洗、包装、灭菌、下收下送。2010年11月，安装全自动快速清洗消毒机2台、过氧化氢低温等离子体灭菌器1台、干燥柜1台、水处理设备1台、超声清洗机1台、硬式内镜超声清洗池1组、带光源放大镜的器械检查包装台4个、医用热封机1台、包装材料切割机1台。更新双扉脉动预真空高压蒸汽灭菌器2台，配有报包系统，中央空调及层流送风系统。依据三级甲等医院评审要求，依据国家下发的2009年版医院消毒供应中心三个行业标准，制定了岗位职责、操作规程、《消毒隔离制度》《质量管理制度》《各项监测制度》《职业安全防护管理制度》及突发事件应急预案，对岗位进行调整，新增发放岗。是年，顺利通过河北省卫生厅对供应室的检查。2011年2月，手术室、介入科复用器械纳入供应室集中管理，并制定相关制度及流程。2012年5月，门诊相关科室复用器械纳入供应室集中管理，并制定相关制度及流程。2015年9月16日，新增低温等离子体灭菌器1台、全自动快速清洗消毒机2台、脉动预真空高压蒸汽灭菌器2台、小型超声清洗机1台、器械检查包装台4个、医用热封机1台；更新纯水和软水处理设备各1台、硬式内镜超声清洗池1组。2017年6月，依据国家2016版《医院消毒供应中心行业标准》和《口腔器械消毒灭菌技术操作规范》，进一步规范各项操作规程，制订各项质量评价标准，工作质量进一步提升，细化了清洗消毒和灭菌质量追溯记录，灭菌

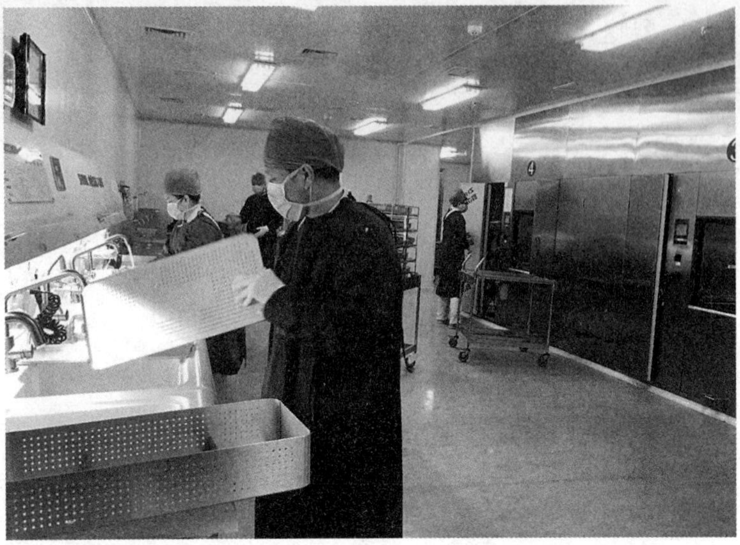

供应室去污区清洗岗工作人员正在进行器械器具清洗消毒处置工作

物品的安全性进一步得到保障。2017 年 7 月，落实《呼吸机管道、湿化瓶等清洗消毒管理制度》《外来医疗器械与植入物管理规定》，实现了呼吸机管道和湿化瓶全院集中回收供应工作，外来医疗器械与植入物的管理进一步规范。11 月，新增绝缘检测仪 1 台，对带绝缘层的器械进行绝缘性能测试，确保了病人和手术医师的安全。12 月，新增过氧化氢低温等离子体五类卡灭菌挑战装置，提高低温灭菌安全系数。是月，新增极速生物阅读器 1 台，过氧化氢低温等离子体灭菌生物检测结果由 48 小时提速到 1 小时判断。2017 年底，科室共发表专业论文 3 篇；到北京、省级等上级医院进修学习 10 人。

第十节 支具室

一、沿革

1993 年成立支具室，位于心血管病房楼北侧平房，有工作人员 2 人，隶属骨科管理。1995 年迁至心血管病医院门岗北侧，隶属护理部管理。1997 年迁至医院南车棚西侧平房。2002 年霍旭升负责全面工作，独立核算。是年霍建宏调出。2015 年迁至 64 排 CT 室西侧平房。2017 年末，共有工作人员 1 人。

二、业务发展

1993 年，三院骨科与协和医院支具矫形治疗中心联合成立支具室，协和医院派一名技师到三院指导工作，主要开展四肢骨折外固定支具、脊柱骨折外固定支具、脊柱侧弯、先天性斜颈矫形支具等。1995 年初，骨科护士霍建宏到北京 306 医院支具室进修学习后，支具室开始能独立开展工作，北京派驻人员撤离。2003 年，新增开小儿“O”型腿、“X”型腿、“K”型腿、小儿足内翻、足外翻、扁平足（成人、小儿）等支具外固定治疗以及截瘫病人行走支具制作。1995 ~ 2017 年接诊支具外固定治疗 6000 余人次。

第四章　门　诊

第一节　门诊设置

1978 年医院开诊时，设有内科、外科、妇产科、中医科、口腔科、五官科、理疗室、针灸室等门诊科室。1982 年内科门诊区设儿科诊室。1984 年 8 月增设骨科门诊，12 月内科门诊分为内一科、内二科两个门诊。1989 年增设消化、心脑血管、呼吸、新医正骨、老干部门诊。1991 年 5 月增设神经外科门诊。1992 年 3 月增设胸外科、泌尿外科门诊。9 月增设门诊手术室和换药室。1994 年 1 月增设内三科门诊。1996 年 3 月增设眼科、皮肤科门诊。1997 年 5 月增设肠道门诊。1997 年 6 月，内二科门诊改为神经内科门诊。2001 年 3 月增设神内专家、骨科专家、消化专家门诊，年内成立司法鉴定中心门诊。2002 年增设呼吸科门诊。2003 年 4 月增设发热门诊。2006 年 9 月，神经内科分病区后各科设有自己门诊，是年增设妇产科专家门诊。2008 年 12 月两院合并后，心血管门诊心内科、心外科归入三院门诊。3 月，内三科门诊改为内五科门诊。2011 年 10 月，成立妇科门诊。原妇产科门诊改为产一、产二科门诊。

2015 年 9 月搬迁至新大楼后，普外科门诊分设肝胆外科和腺体胃肠外科门诊，内五科门诊分设消化科门诊、内分泌门诊，内四科门诊分设呼吸内科、肾内门诊，12 月，增设生殖医学科门诊、疼痛门诊。2016 年 3 月增设儿童保健门诊、多学科门诊。是年 8 月，腺体/胃肠外科门诊分开设置。是年 11 月，多学科门诊增加血液科门诊业务。2017 年末，门诊共有 27 个专业、54 个诊室。

第二节　门诊管理

一、行政事务管理

1978 年建院时，门诊各科室归属医务科管理。1984 年 4 月门诊部成立后，接管门诊科室并负责门诊挂号、分诊及专家门诊管理工作。

1992 年 7 月，医院开展健康体检工作并归门诊部管理。1996 年 3 月，眼科、皮肤科未设主任，归门诊部管理。1998 年，增设门诊注射/输液室后，开始对门诊注射、输液工作进行统一管理。2000 年 3 月，新增的高压氧舱归属门诊部管理，2012 年 12 月，归急诊科管理。

2005年7月，加挂体检中心的标牌，进一步完善体检流程，加强了对健康体检的管理；2006年8月邢台市健康体检中心成立后，体检工作从门诊部分离。2007年，针灸科管理归入康复科。2008年12月，两院整合，心内科门诊、心外科门诊、心采血室、心电图室、心脏彩超室归门诊部统一管理。2013年，感染性疾病科归门诊部管理，主要是发热门诊、肠道门诊管理及预检分诊工作。是年，三院心电图室从功能科分离，与心血管心电图室整合，归门诊部统一管理。2015年9月，理疗科门诊归入康复科管理。

2017年1月，皮肤科、中医科、心彩超室独立，不再归门诊部管理。4月成立的采血室归门诊部管理。7月24日，从收费处接管诊断证明审核盖章工作。

二、服务质量管理

1986年4月设服务台和意见箱，供应开水。1994年，按照“二甲”标准，对门诊管理制度、工作流程进行修订，并规范了门诊手术室和换药室的管理。1995年实行院长接待日，现场解决患者投诉和接受建议，促进医院服务质量的提高。1998年，为方便门诊病人打针输液，增设了门诊注射/输液室。是年，在门诊增配担架车、轮椅和导诊人员。2001年8月，医院实行门诊挂号、收费、药房信息化，提高了工作效率，减少了患者等候时间。2002年3月，实行“一医一患”制度，并开展“门诊诊室吸烟”专项治理，改善了门诊秩序，提高了服务质量。2004年10月，对门诊环境进行整治，更换垃圾桶，卫生间实行专人管理，并加强门诊导医礼仪和服务培训。11月，检查床安装轨道布帘，保护病人隐私。2005年7月，建立便民服务站，设专人负责便民服务和咨询。并实行职能科室主任周值班制度，由职能科室主任在服务台轮流值班为患者解决问题。2008年，以晋升三级综合医院为契机，按照最新评审标准，修订门诊管理制度、岗位职责、工作流程和标准，落实《门诊首问负责制》，优化了门诊服务流程。实行门诊“一站式服务”，为行动不便患者提供轮椅，急危重患者陪检并护送住院。收费大厅使用“一米线”隔栏，并设便民服务箱，备有老花镜、纸笔、针线、信封、浆糊、剪刀、一次性纸杯等物品。2014年，在“一站式服务”基础上继续开展优质护理服务，制定相关方案，进一步优化导诊、就诊流程，开展了门诊挂号预约工作，缩短患者就诊等待时间。2015年搬至新楼后，门诊环境明显改善，标识清楚，分区明确，并按需设置有儿童、门诊、急诊药房，各楼层重点区域设置收费挂号窗口，方便患者就医。实行由分诊护士负责的诊区管理，对急危重患者绿色通道进一步畅通，候诊患者病情观察，对急危重患者给予优先处置和护送转运；开展了门诊患者满意度调查工作，对调查结果及时反馈科室并督导改进。医技科室开展门诊、住院患者检查预约，合理安排住院患者、门诊患者错峰检查，提高了效率，改善了医技科室检查秩序。加大门诊信息化力度，先后实施门诊分诊排队叫号系统、门诊医生工作站和“门诊就诊一卡通”系统，门诊开始使用电子病历、电子处方、电子检查检验申请单，实现无纸化办公，患者通过自助设备进行办卡、挂号、缴费，各候诊区提高了工作效率，改善了门诊秩序和患者就医体验。是年，在门诊便民服务点增置雨伞等物品，方便患者使用。制定《分诊工作制度》《轮椅/平车租借制度》《急危重患者优先处置制度》

《自主叫号系统故障应急预案》《医生门诊工作站故障应急预案》等。2016 年 3 月，加大门诊宣教工作力度，在各候诊区增加相关疾病健康教育手册，每周两次糖尿病专题多媒体健康宣教，每周一次准妈妈孕期及产后讲座。是年，放射科和 CT 室实现患者自助打印结果和胶片。2017 年 4 月门诊采血室成立后，制定相应管理制度、工作流程以及门诊患者晕针/晕血、低血糖、采血工作站故障等应急预案，针对人员短缺问题从临床招集护理人员组成采血外援团队，保障采血工作顺利开展。对采血窗口进行功能分区，设置儿童、糖耐量试验等特殊采血窗口，实现了 LIS 系统门诊采血信息化和报告自助打印功能，门诊采血和报告发放更为精准和快捷。年末，实现社保卡、诊疗卡两卡合一，并开通诊间缴费功能，方便了医保病人就医。

三、医疗质量管理

1992 年 7 月，开设院外专家门诊，聘请北京等外地专家、教授出诊。1994 年，按照“二甲”标准，修订了门诊质量管理制度和质控标准，并加大质控力度，重点整治门诊处方和门诊病历书写质量。1996 年 4 月开始规范出诊医生，要求高年资以上医生才具出门诊资格。2004 年 1 月，科主任及具有高级职称的医师定期出门诊，提高了门诊诊疗质量。2008 年，按照三级医院标准，修订和完善了门诊核心制度，重点督导首诊负责制、门诊疑难病例会诊、“一医一患”等制度的落实；配合质控办，加强了对门诊处方、检查检验申请单、门诊病历书写质量的检查，并落实奖惩措施。2010 年，开始对门诊病人流量进行监测，高峰期调配病区医生增援门诊，保障门诊诊疗质量。2016 年门诊医生工作站上线运行，门诊病历、门诊处方和检查检验申请单开始通过网络进行质控和点评，门诊质量得到进一步提升。2017 年 3 月门诊质量归医务科管理。

第三节 口腔科

一、沿革

1978 年 5 月，邢台市第三医院整体接收市一院移交的口腔科，成立邢台市第三医院口腔专业，设有口腔门诊及技工室，位于门诊楼 3 层北侧，用房 9 间，面积约 110 平方米，有医护人员 12 人，孙玉太为负责人（退休时间不详），隶属五官科管理，是年 10 月开诊。1982 年，口腔门诊迁至 2 层南侧。1984 年 4 月口腔科成立，魏荣矿为负责人。1986 年 3 月魏荣矿任副主任。1992 年 7 月，张学英任副主任，魏荣矿主持科室工作。1994 年 12 月，因口腔科以承包形式进行管理，免去魏荣矿、张学英副主任，聘任吕法文为副主任，负责全面工作。4 月张学英调离医院。1996 年 8 月，口腔科不再实行承包，重新纳入医院统一管理。

2011 年 12 月，孟卫东任副主任，主持全面工作。2015 年 5 月，吕法文退休。9 月，口腔科迁至医技楼 3 层，用房 9 间，面积 180 平方米。2017 年末，口腔科有医护人员 8

人，其中高级职称 3 人，中级职称 3 人。

二、业务发展

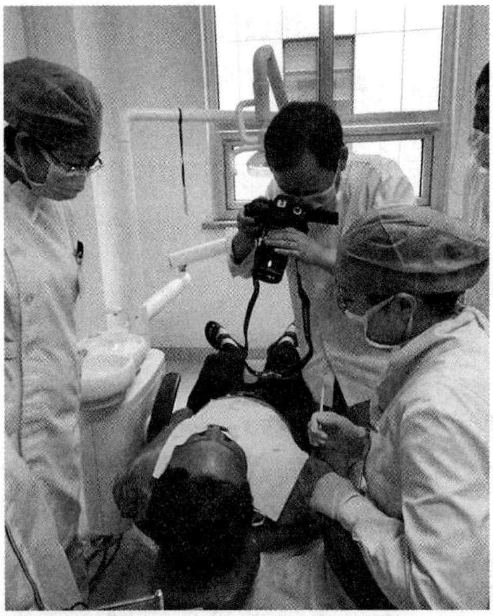

口腔科副主任孟卫东（中）在为患者进行激光牙齿美白治疗后，拍照对比

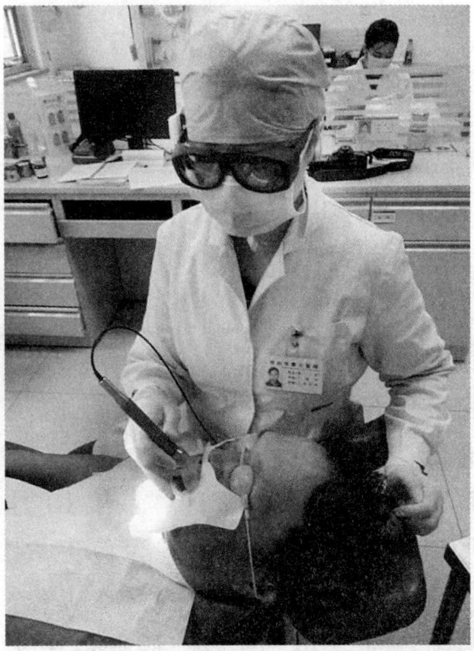

2017 年 8 月，口腔科开展激光牙齿美白新技术。

1978 年建院时，主要开展的工作为牙体牙髓治疗、牙槽外科及义齿制作修复。1980 年，购进北京手术器械厂生产的 YKZ－4 高速涡轮牙钻机，提高了工作效率。1984 年，开展活动矫治技术及无缝冠锤造修复技术。1987 年，胡静涛开展 Beg 细丝弓固定矫治技术。1993 年，副主任张学英开展唇裂修复手术。1994 年许玉平进修学习后，开展了头影测量及方丝弓矫治技术，错颌畸形矫治逐步走向规范。司玉芳进修学习后与普外科主任薛志广合作完成口腔科首例颌下腺切除手术。1995 年，副主任吕法文率先在邢台市开展隐形义齿制作及修复技术。2003 年孟卫东进修学习后，开展了铸造、烤瓷修复技术。年内购置山东新华压力蒸汽灭菌器 1 台，临床操作实行“一人一针一钻一器械”，口腔器械消毒灭菌逐步走向规范。

2004 年口腔科告别传统手工锤造冠桥及胶连义齿修复技术，正式通过外加工方式开展铸造桩核，铸造冠、桥，铸造支架及烤瓷冠、桥修复技术，开始口腔精密修复。2007 年开展附着体义齿修复技术。孟卫东进修学习后，于 2008 年开展了牙周病系统化诊疗工作，许玉平开展直丝弓矫正技术。2009 年开展超声龈下刮治等规范化牙周基础治疗，牙周病诊疗步入正轨。2010 年开展翻瓣术、牙冠延长术、根向复位瓣等牙周手术。2012 年 4 月，口腔科器械消毒灭菌工作由医院供应室负责。2012 年开展全瓷修复技术、喷砂洁牙和根管长度测量技术，根管治疗技术逐步走向规范。2013 年开展了超强纤维复合树脂松牙固定术及自锁托槽矫正技术。2014 年开展铸造嵌体和全瓷嵌体修复技术。2 月，通过了口腔种植技术专家组评审，成为河北省首批获准开展口腔种植技术的医院，孟卫东和许玉平成为河北省首批口腔种植资质医师。2015 年 9 月，董欣进修学习后开展了镍钛根管预备和热牙胶充填新技术。12 月购买美国锐柯 CS7600 数字化口内影像板扫描处理系统，交付放射科管理使用，口腔放射进入数字化时代。2017 年 11 月，口腔科成为河北省口腔专科联盟成员单位。是月购置的美国锐柯 CS9000C 数字化口腔全景机（含投影测量及升级 CBCT 功能）投入使用，口腔科医学影像诊断能力得到提升。

至 2017 年末，全科共发表论文 45 篇，完成科研成果 2 项，其中获河北省医学会医学科技二等奖 1 项，邢台市科技进步三等奖 1 项。

第四节　耳鼻喉科/眼科

一、沿革

1978 年 5 月设立五官科，其中包括耳鼻喉专业、口腔专业和中医眼科专业，仅设门诊。刘明亮任负责人，负责全面工作，医生 19 人。耳鼻喉门诊和中医眼科门诊在门诊楼 2 层，口腔门诊在门诊楼 3 层，用房共 13 间。1979 年 6 月刘明亮任副主任。1981 年 7 月，市卫生局将中医眼科医务人员整建制调至邢台市中医院。1982 年口腔门诊搬至门诊楼 2 层。1983 年 3 月，在妇科病区内设床位 16 张。1984 年 4 月吕先春任副护士长，是月口腔门诊独立成科，5 月撤销床位。1988 年 1 月刘明亮退休，五官科归入门诊部管理。1992 年 7 月，王春林任耳鼻喉门诊负责人，眼科门诊仍归门诊部管理。1994 年 7 月吕先春调出医院。1996 年 4 月王春林任耳鼻喉门诊副主任。1998 年王春林病故。6 月肖玲巧任五官科负责人，负责全面工作，眼科门诊重新归入五官科管理。1999 年 5 月肖玲巧任副主任。2011 年 6 月肖灵巧退休，12 月范爱英任副主任，负责全面工作。2015 年 9 月搬至新医技楼 3 层，耳鼻喉门诊用房 12 间，眼科门诊用房 6 间，总面积 436. 56 平方米。至 2017 年底，有医护人员 7 人，其中高级职称 6 人，中级职称 1 人。

二、业务发展

（一）耳鼻喉门诊

1978 年建院初期，耳鼻喉科只开展一些常规工作。1983 年开展耳鼻喉科常见病、多发病的诊断治疗，扁桃体摘除、鼻息肉摘除、下鼻甲部分切除等手术。2003 年 4 月购置微波治疗仪，开展慢性鼻炎及鼻出血的微波治疗。2004 年开展咽喉疾病雾化治疗。2006 年开展过敏性鼻炎选择性神经切断，耳前瘘管切除、耳廓粉瘤切除等手术，术后病人住胸外科。2012 年 8 月周丽华外出进修学习电测听技术，同月购置耳声阻抗测量仪和听力计，正式开展电测听检查，耳聋、耳鸣及分泌物中耳炎的

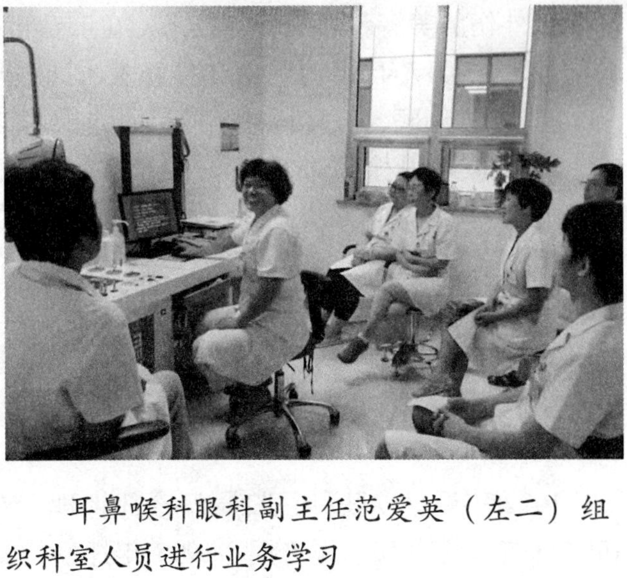

耳鼻喉科眼科副主任范爱英（左二）组织科室人员进行业务学习

诊断和治疗。9月购置医用内窥镜摄像系统及内窥镜，开展了硬性喉镜、耳内镜及鼻内镜检查。11月，在河北医科大学第二医院教授单春光指导下，开展了鼻内镜下鼻中隔偏曲矫正术、鼻息肉切除术及经鼻内镜鼻窦手术，术后病人住急诊科。2013年12月，范爱英开展良性阵发性位置性眩晕的手法复位治疗。2015年11月购置纤维喉镜，开展了纤维喉镜检查技术。2016年8月购置便携式睡眠记录系统，开展了睡眠呼吸监测检查技术。11月购置VNG系统。12月，选派范爱英和周丽华在北京医院进修学习，回院后开展了前庭功能检查技术，对良性阵发性位置性眩晕、前庭神经元炎、梅尼埃病、前庭功能低下、前庭性偏头痛等眩晕疾病开展了规范化诊治。2017年2月开展助听器验配。8月购置呼吸机，开展睡眠呼吸暂停综合征病人持续正压通气治疗技术。

（二）眼科门诊

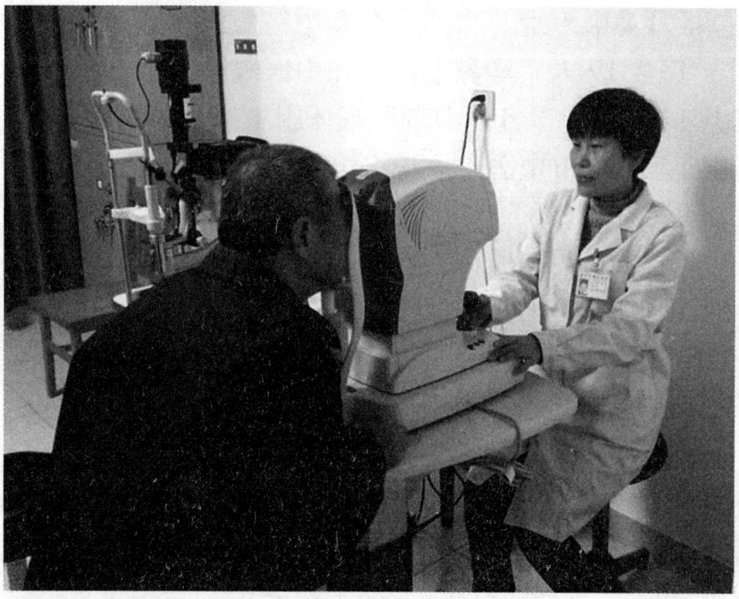

眼科副主任医师赵素霞（右）在为患者做眼压监测

1992年，眼科门诊只能用手电筒粗略地检查眼表的一些疾病，进行普通视力检查。1997年底李腊军调入眼科后，开始筹备验光配镜室。1998年7月开展验光配镜工作。1999年购置裂隙灯显微镜后，能细微地观察眼前节的病变，为角膜病、白内障、葡萄膜炎等眼前节疾病的诊断提供了可靠的依据。同年开展部分外眼手术。2005年购置交流电眼底镜，开展了眼底检查、屈光不正的验光配镜。2014年1月购进电脑视野计，开展了视野检查。2015年赵素霞调入后开展了头面部、眼部复杂外伤的美容整形缝合等技术，在邢台市处于领先水平。同年开展了渐近多焦点镜片验配技术。2017年10月购置非接触眼压计，开展了青光眼的诊断。

至2017年底，五官科共完成科研成果12项，其中2项获河北省医学会医学科技二等奖，发表论文30余篇。

第五节　皮肤科

一、沿革

1992年设立皮肤科，归属门诊部管理，有医生1人，位于门诊楼2层，诊室1间。1994年迁至干部病房楼1层。1995年迁回门诊楼2层。2015年9月搬至新医技楼2层，

12 月搬至新医技楼 3 层。2017 年 1 月皮肤科独立成科，耿春杰任副主任，负责全面工作。至年底，有医护人员 4 人，其中高级职称 1 人，中级职称 1 人。

二、业务发展

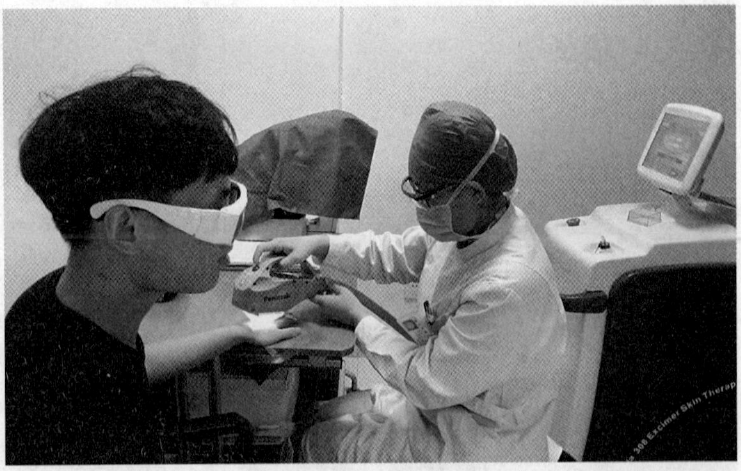

2017 年 12 月，皮肤科开展 308 准分子光治疗白癜风。

1992 年建科时仅有 1 台双目显微镜。当年邀请北京医科大学第一医院皮肤科主任马圣清、王端礼和北京协和医院皮肤科教授张保如定期来院指导工作。1994 年，北京友谊医院皮肤科教授王桂珍在三院工作 1 年。1995 年在开展常见皮肤病、性病和部分疑难病症诊治的同时，还开展了真菌检查、梅毒螺旋体荧光检查。开展“手术切开埋置法治疗扁平疣”获得成功后，田启龙又将手术切开埋置法改良为“强化穿刺置疣术治疗扁平疣”，用于治疗尖锐湿疣，取得较好疗效。2003 年购置微波治疗仪，开展皮肤赘生物的微波治疗。2010～2013 年，购置奥林巴斯显微镜、过敏原检测设备，开展了一批技术简单、占用空间不大的技术项目，基本的皮肤诊治技术得以开展。2014 年，耿春杰去北京大学第一医院皮肤科进修学习 1 年，师从全国著名皮肤科专家朱学俊、涂平、李航等，系统学习了皮肤外科、皮肤美容激光、皮肤病理、皮肤内科等相关知识，掌握很多皮肤科前沿的技术。2015 年耿春杰进修回院后，陆续购置一批先进的激光仪器，如吉林科英的超脉冲二氧化碳点阵激光、Q 开关激光，武汉奇志的光子嫩肤仪，德国沃曼的全身全仓 NB－UVB（邢台市惟一一家进口 UVB），先后开展了光子嫩肤、点阵激光技术、调 Q 激光祛斑技术、UVB 治疗新技术等。2016 年，在邢台市率先开展了以治疗尖锐湿疣、痤疮为主的光动力治疗的新技术，填补全市该项治疗技术空白。5 月，选派耿春杰到太原市中心医院考察学习，回院后开展了火针治疗、离子导入、光子治疗酒渣鼻等新技术，填补了医院空白。年底，皮肤科被批准具备了性传播疾病的诊疗资格。2017 年，重点发展银屑病、白癜风及重度痤疮的特色治疗。10 月，中华医学会皮肤性病学分会授予邢台市第三医院皮肤科首批银屑病专病门诊资格，成为邢台市首家获此资质的医院。11 月，购置夏普红蓝光治疗仪，开展了红蓝光治疗新技术项目。12 月，购置半岛 308 高能紫外光治疗仪，为开展白癜风及其他疾病的治疗增加了新手段。

2006 年全科门诊量 6890 人次，2017 年增至 15657 人次。至 2017 年底，累计开展头面部良恶性肿物的美容切除、腋臭微创手术切除、皮肤表浅良恶性肿物切除、瘢痕切除、扁平疣种植等皮肤外科手术 700 多例，愈后均良好，无明显并发症。全科完成科研成果 5 项，发表论文 10 余篇。

第六节　中医科

一、沿革

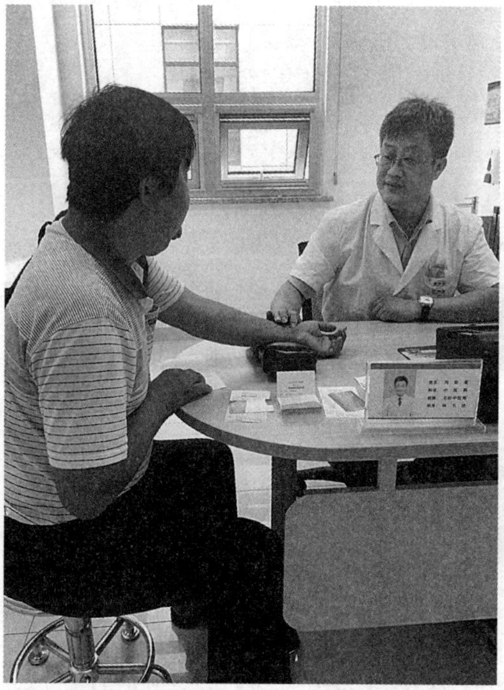

中医科副主任冯晓英（右）在为患者诊脉

1978年7月中医科成立，位于原门诊楼2层，共有中医医生10人，针灸、理疗医生3人。设有中医门诊、针灸室和理疗室，未设病房。10月开诊。王贵有任负责人。1979年6月王贵有任副主任。1992年4月，经邢台市人事局批复，王贵有延缓离休3年，专职从事专业技术工作。7月陈凤珍任中医科副主任。1997年3月，张进新任中医科副主任，陈凤珍不再任中医科副主任。2005年搬至门诊楼1层，同时承担便民门诊业务，归门诊部管理。2012年11月中医门诊重设，位于门诊楼2层。2015年9月搬至医技楼3层。2017年1月独立建科，冯晓英任副主任，设诊室2间，未设病房。有工作人员2人。

二、业务发展

建科初期，医务人员较多，最高时达13人，开展有中医内科门诊、针灸、理疗等业务。1984年7月，理疗、针灸业务从中医科分离独立建科。2005年，中医科门诊和便民门诊整合。2012年11月冯晓英调入后，开展了中医内、外、妇、儿科的门诊治疗，特别是在脾胃病、肾脏疾病、失眠中医治疗上疗效显著，患者就诊日益增多，中药房重新启用，并为患者代煎中药。2013年11月，副主任医师王金果除开展中医内科疾病诊疗外，还开展中医治疗肿瘤类疾病。

2016年门诊量4685人次。2017年门诊量8500余人次，增长81.4%。至2017年末，科室共发表论文56篇，开展科研8项。

第七节　理疗科

一、沿革

1978年5月成立针灸室、理疗室，位于门诊楼2层，人员1人，归中医科管理。1984

年7月，理疗科独立建科，马秀英任负责人。1988年10月马秀英退休，理疗科归门诊部管理。1992年7月，王德海任理疗科副主任。1999年5月，王德海辞去理疗科副主任职务，理疗科归门诊管理。2010年4月针灸室并入康复医学科，2015年6月王德海退休。2015年9月，搬至医技楼3层，归康复科管理。2017年末共有人员1名。

二、业务发展

1978年医院开诊时，针灸及理疗室主要开展超短波、紫外线、针灸等治疗工作。1992年7月后，理疗科设骨疗室，增加了腰椎牵引床、颈椎牵引器、骨质增生治疗仪、中药熏蒸床等设备，开展了腰椎牵引、颈椎牵引、中药熏蒸及颈、腰椎病的诊治；理疗室开展了激光治疗仪、超短波、五官超短波、紫外线、磁疗、神灯等治疗；针灸室开展针灸治疗。

副主任医师王德海擅长通过正骨的方法治疗颈椎病、急性腰扭伤、腰椎间盘突出症等疾病。主治医师郭胜林擅长以针刺配合推拿手法治疗颈椎病、腰椎间盘突出症、膝关节骨性关节炎等疾病。

2017年，科室主要设备有颈椎牵引椅、腰椎牵引床、微波治疗仪、中药离子导入治疗机、中药熏蒸机等。至年末，共发表论文3篇。

第八节　邢台桥西司法医学鉴定中心

一、沿革

2001年7月13日，河北省司法厅批准医院设立“邢台市法医鉴定中心”，隶属邢台市第三医院。2003年9月23日，河北省司法厅批准“邢台市法医鉴定中心”更名为“邢台桥西司法医学鉴定中心”。12月31日，“邢台桥西司法医学鉴定中心”挂牌成立，设在门诊楼2层，用房3间。是月，成立“邢台桥西司法医学鉴定中心”组织，荀凤阁任主任，周群拉、王卫任副主任；委员有苗振林、徐振江、司庆军、张方青。下设鉴定中心门诊，苗振林任负责人，徐振江协助开展工作，有鉴定人员31人。2005年，荀凤阁任法定代表人，周群拉任机构负责人，鉴定人员30人。2006年，王连芹任法定代表人，王卫任机构负责人。2010年搬至心血管病医院门口北侧，用房3间。2015年9月搬至新医技楼3层，用房3间。2017年底，鉴定人员减至10人。

二、业务发展

2001年5月10日，医院向邢台市司法局提出《关于成立邢台市司法医学初级鉴定中心的请示》。7月13日，河北省司法局准予医院设立“邢台市法医鉴定中心”，允许开展法医病理鉴定和法医临床鉴定业务，为独立行使鉴定权的综合性司法医学鉴定机构。中心隶属邢台市第三医院，行业上受河北省、邢台市两级司法鉴定委员会协调和指导。鉴定中心的职责是根据委托对刑事、民事、行政诉讼案件中的医学问题进行鉴别和判断，做出鉴定结论，为案件的公正处理提供科学证据。鉴定中心负责指导、协调中心鉴定人员开展司法医学鉴定工作。鉴定中心下设门诊，门诊工作人员行政隶属门诊部，业务上受医务科指导，负责完成司法医学鉴定中心门诊负责人安排的接待、业务咨询、档案管理、日常事务等具体工作。2004 年，配备和完善了鉴定中心的软硬件设施，完善了规章制度、申请司法医学鉴定须知、工作流程示意图等，并将河北省司法鉴定管理条例、邢台桥西司法医学鉴定中心司法鉴定暂行规定上墙公示。司法医学鉴定的范围包括人身伤害程度鉴定、交通事故受伤人员伤残评定、职工工伤与职业病致残程度鉴定、保险公司各种伤残评定。2014 年，鉴定中心鉴定业务范围变更为法医临床鉴定。

2003 ~2017 年共受理鉴定 1432 例，接待咨询 7623 人次，法律援助 33 例。所出具的鉴定结论采信率达 100%，无一投诉。2011 ~2016 年参加了司法部司法鉴定科学技术研究所举办的法医临床学损伤程度鉴定及法医临床学伤残程度鉴定，评定结果均为满意、通过。至 2017 年底，司法鉴定人员每年均参加河北省司法厅及邢台市司法局举办的培训班，考核均合格。

第五章　邢台市健康体检中心

第一节　建设背景与目的

随着人民群众生活方式的改变和环境因素的影响，心脑血管疾病、高血压、糖尿病、恶性肿瘤等慢性病逐年增多，对疾病及患病因素早发现、早治疗的健康体检和健康管理显得尤为重要。医院将治病与防病相结合，始终致力于把医院建设成以医疗、康复、预防为一体的综合医院，决定建立邢台市健康体检中心，以满足广大人民群众的需求。2006 年 8 月成立健康体检中心，10 月 13 日顺利通过河北省卫生厅审核、验收、批准，正式命名为“邢台市健康体检中心”，为邢台市第三医院的第三名称，与医院实行人才共享、资源共用。经过发展，已成为一所集健康评估、疾病预警、健康干预及健康管理为一体的邢台市龙头健康管理机构。

第二节　沿　革

2006 年 3 月，医院选派陈国栋、张珺筹建体检中心，先后赴北京、石家庄考察体检中心开展情况。8 月 21 日成立健康体检中心，位于外科楼 3 层，面积约 1200 平方米。陈国栋任副主任，张珺任护士长，参加体检工作人员 60 人，专职工作人员 5 人，83% 为中、高级职称。10 月 13 日，经河北省卫生厅批准，正式命名为“邢台市健康体检中心”。2007 年 1 月建立体检二区，面积扩大至 1360 平方米。2009 年 6 月陈国栋任主任。2015 年 9 月，由于新建健康体检中心尚未完工，搬至新病房楼 4 层，面积 1453 平方米。2017 年末有工作人员 216 人，其中专职人员 30 人。在专职人员中，高级职称 5 人，中级职称 13 人。同时，邢台市第三医院各专业百余名专家定期参与体检和健康管理工作。先后派出医护人员 18 人次参加全国高端健康管理交流活动和学术会议，不断提升服务能力。至 2017 年，发表论文 32 篇，完成科研成果 5 项，其中获省医学会二等奖 1 项，获市级三等奖 1 项。

第三节　科室设置与体检项目

2006年8月在外科楼3层开展体检工作，主要接待邢台市党政机关和企事业单位团体体检任务。中心开设内科、外科、眼科、口腔科、耳鼻喉科、B超室、心电图室、采血室、身高体重血压检查室等诊室，并设有候诊大厅、接待室和贵宾室，场所独立、设备专用，有专门人员负责接待、检查管理。2007年1月建立体检二区，增设妇科检查室、妇科B超室。同时设立体检收费处。是月开展入职体检。3月，成立安静独立的总检室，开展检后咨询工作。4月，建立经颅多普勒检查室（TCD），开展颈部和颅内血管检查。是月，建立彩超室，开展腹部彩色超声检查。9月成立胸透室，客户不再到医院放射科去排队检查。2008年9月成立乳腺钼靶检查室，开展妇女乳腺检查。是月成立报告室，设专人负责体检报告分类、整理、建档。2011年7月成立检验室，开展血流变检验，之后陆续开展胃幽门螺旋杆菌抗体检测、血同型半胱氨酸检测、胃蛋白酶原检测等。9月，建立骨密度检测室和动脉硬化检测室。是月，设心电图室2室和B超2室。2012年6月成立乳腺血氧检查室。2013年12月成立人体成分检测室。2015年10月建立彩超2室、彩超3室，开展了以彩超为主的腹部、浅表器官、妇科超声检查。12月建立眼底照相室。2016年2月建立细胞病理室，独立开展了普通刮片病理工作。4月开展了液基细胞学检查。12月开展13C呼气试验新项目。2017年12月，独立开展心脏、颈部血管和妇科超声工作。2017年末共设有21个诊查室，除CT、核磁和检验项目与医院共享外，其他项目均可在体检中心独立完成。

第四节　设备设施

健康体检中心成立后，先后独立配置了西门子动态平衡多功能数字化X射线诊断设备、日本欧姆龙身高体重测量仪及血压脉搏测量仪、十二道自动分析心电图机、日本阿洛卡超声波骨密度测定仪、韩国InBody人体成分分析仪、Sophie classic乳腺钼靶机、德国卡尔蔡司眼底照相机、动脉硬化测定仪、单通双深CBS－Ⅱ普通型经颅彩色多普勒诊断仪、GJM－GT6B乳腺血氧功能影像检查仪、美国GE VE80彩色超声诊断仪、ZL6000i自动血流变测试仪、自动血沉压积测试仪等设备36台/件。同时与医院共享西门子3.0T磁共振成像系统、1.5T磁共振成像系统、飞利浦256排计算机断层扫描系统、64排计算机断层扫描系统、美国飞利浦彩色超声波诊断仪、动态心电分析仪、奥林巴斯全自动生化分析仪、日本希森美康全自动血细胞分析仪、日本奥林巴斯电子显微内窥镜分析仪等，为准确诊断提供了保障。2018年10月，新建的邢台市健康体检中心竣工，总面积3132平方米。位于门诊楼的1层、3层，设有独立出入口，且分区明确，1层设有负责接待、咨询的服务台、早餐室，3层设有采血大厅、女宾区、公共区、VIP区，VIP区设有接待室、采血室、早餐室、更衣洗澡室及常规项目诊查室。

第五节　流程与服务

体检中心成立时，开展了服务理念、服务礼仪、沟通技巧等培训，树立“无功便是过，体检客户不满意就是错”的服务理念，把“客户满意”落实到体检工作的每个细节，对工作人员进行分工，制定体检中心工作制度、岗位职责、体检流程、科室质量管理控制制度及考核标准，建立危急值、《重大疾病报告制度》《制定晕针抢救处置预案》等，体检工作及早步入系统化、规范化、专业化，保证了体检质量。2010 年，邢台市卫生局依托邢台市健康体检中心，成立了邢台市健康体检质量管理与控制中心，陈国栋任主任委员。2012 年，为解决上午体检人员集中排队时间长问题，制定并实施《错时体检制度》，根据体检项目、团队人数等分批次进行体检，减少了受检者的等待时间。2014 年，与医院 LIS 系统对接，实现了检验结果实时上传。2017 年，全面落实《河北省健康体检质量管理与控制指标》。优化服务流程，实行检前、检中、检后一站式服务。检前有告知，接待大厅内显示屏循环播放体检须知及注意事项，使受检者对体检项目了然于心。体检区域设有导检员，主动对体检客户按照体检流程对餐前、餐后项目进行合理安排、全程导诊，避免“二长一短”（登记长、排队长、检查短）问题发生。增设智能排队叫号系统，为有序、畅通体检创造了良好的条件。受检者检查结束后，请其填写满意度调查问卷，并根据客户意见建议积极改进。开展了免费为受检者提供轮椅、开水、早餐、针线包等温馨服务。对一些特殊人群、高端客户进行全程导检。对有需求的受检者，体检报告与历年体检结果对比，对可干预因素开出健康处方（饮食、运动等）。为外地体检客户提供快递发送报告服务，对团检报告限时分批发送，并派总检医师现场集中解读报告，提供检后健康咨询、健康指导。

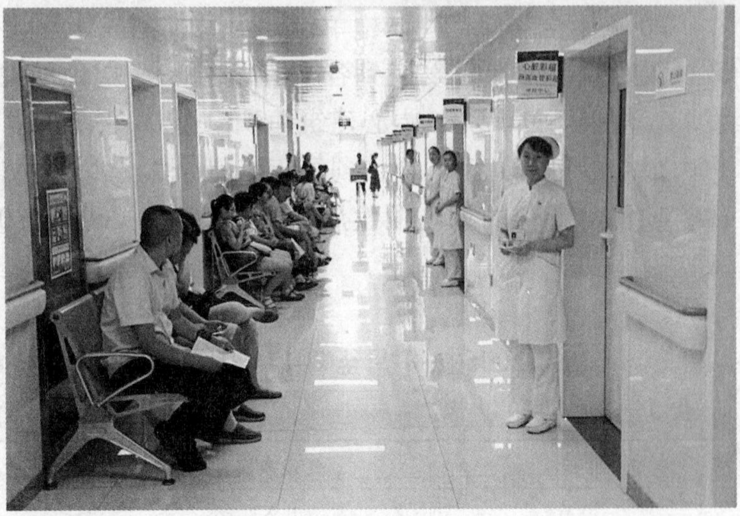

邢台市健康体检中心工作人员在接待体检客户

第六节　健康管理

中心成立初期，以单纯体检为主，2012 年开始向健康管理转变，从细微入手，突出

“慢性病风险干预”和“慢性病的规范管理”两个核心内容。检前负责联系、安排体检单位和散检客户，针对受检人群的不同情况，制定了多种体检套餐类别，有专门医护人员结合受检者的个人史、既往史及家族史为其进行个性化体检项目的推荐和选择，亦可利用自助选项机进行自助选项、自助交费。根据体检报告对体检资料实行信息化管理，建立了永久性电子档案，方便受检者随时查阅、与健康管理师进行实时互动交流，及时得到完整的健康咨询和医疗专业化指导，实现了检后健康管理的信息化、个性化、专业化。

针对团检，中心不定期安排专科医生走进单位，为受检员工提供疾病防控及健康知识普及讲座；针对个检客户，提供一对一检后报告咨询和健康指导方案。对于受检人员查出的慢性疾病，和历年检查结果对比，提出个性化健康管理方案，包括详尽的饮食指导、运动处方和药物治疗及定期随访等，使每位慢病患者客户得到专业、精准的健康管理服务。对于危急值和重大疾病的筛出，及时通知受检者及家属，为其安排绿色通道进一步检查、专家会诊，以明确诊断，提供诊疗方案。至2017年，中心组织心血管、脑血管、糖尿病、乳腺疾病、妇科疾病等专业的专家团队，走进单位和社区，为员工和居民免费举办53场健康知识讲座，普及健康知识及常见慢性疾病的防控措施。2015年3月起，与心内科合作开展冠心病出院患者慢病管理工作。

2017年全年共接待体检单位325家，完成体检3万余人次。体检客户由最初市区党政机关、企事业单位发展到各县（市、区）党政机关、企事业单位。中心经过十余年的发展，规模不断壮大。中心建筑面积由1200平方米扩到2017年的3132平方米。体检客户由最初的每年几千人增加到每年3万余人，参检单位由最初的几十个增加到300余家；体检项目由最初的十几项发展项目选择库。2006～2017年，累计接待体检人数33万余人次。

2006年8月至2017年邢台市健康体检中心体检人次统计表

表5—1　　　　　　　　　　　　　　　　　　　　　　　单位：万人

年份	受检人次	年份	受检人次
2006	0.8	2012	3.21
2007	2.4	2013	2.96
2008	2.85	2014	2.87
2009	3.05	2015	2.76
2010	3.01	2016	2.91
2011	3.06	2017	3.16

第六章 护 理

第一节 护理管理

一、行政管理

1978 年 10 月医院正式开诊后，护理管理隶属医政科，建立有急诊室制度和医护人员工作职责。1987 年成立护理部，主要工作是建立制度和对护理人员培训。1991 年首次招聘合同护士。1992 年 10 月，护理人员开始自学护理大专课程。1993 年，护理部印发《护士长工作手册》，规范了护士长管理，方便了护士长记录工作内容。1994 年，医院创建二级甲等医院，根据评价细则要求，护理部实行护士长夜班值班制，了解护士的夜间值班情况，掌握全院的护理动态，利于夜间抢救和人员调配。1995 年，医院开始签署《邢台市第三医院聘用临时护理员协议书》，对双方责任与义务进行规定，加强了合同护士管理。医院先后三次对合同进行修订并更名，2002 年更名为《邢台市第三医院聘用合同护理人员劳动合同协议书》，进一步提高了合同护士待遇。

1997 年开展整体护理，充分发挥护理专业在健康维护和健康促进方面的作用，进一步提高了护理服务质量。建立整体护理模式病房，首批试点科室为骨科、神经康复科、心内科。主要是开展健康教育、鼓励护士走进病房，主动与患者交流。召开座谈会，了解、解决临床问题。重新定岗和修订岗位职责，明确各岗工作内容。通过查找护理问题、制定护理措施并落实、书写护理病历等一系列护理工作的开展，提高护士系统解决问题的能力，护理队伍得到强有力的锻炼，全院的护理水平上了一个新台阶。同时，供应室消毒物品实行下收下送，让护理人员把更多时间用于护理患者。是年，首次开展护士注册工作，让护士做到依法执业。1998 年，以模式病房为模板，推动全院护理工作的整体发展。重新修订护理病历表格，缩短护理记录时间，增加护士为病人服务的时间。制定健康宣教材料，并利用文艺节目的形式进行演示。实行护理人员陪检，设立医务人员服务监督台等措施，让患者体会到“以病人为中心”的护理模式，提高护理人员的整体素质。2001 年，制定五年实施整体护理规划，建立整体护理评价体系，重点检查“以病人为中心”便民措施落实情况。2002 年，倡导人性化服务，门诊诊室床单实行“一日更换制”，免费提供轮椅、平车及咨询服务。尊重患者的隐私权，取消床头卡诊断一栏。住院病人检查实行陪送制等。

2003 年，为了使护士长更好地履行自己的职责及工作程序，护理部规定护士长每天要写工作日志，当天发现问题当天解决，并要及时分析问题发生的原因，制定防范措施。

2004 年，通过问卷形式，了解患者及家属服务需求，患者对护理服务满意度达 92% 以上。是年，对护士的着装、仪表、行为进行规范，进行专题讲座，并印发《护理服务规范手册》。

2006 年，再次修订《邢台市第三医院聘用合同护理人员劳动合同协议》，提高了合同护士经济待遇，同时明确合同护士享有外出进修学习机会，鼓舞了护理人员工作热情。2008 年 5 月 12 日《护士条例》正式执行，护理部对全院护理人员进行培训，增强护理人员法律意识，对落实情况进行督导检查，护理人员做到了依法执业。是年，对合同护士的待遇再次进行调整，效益工资原则上与所在科室同级同类同岗位的正式人员实现了同工同酬，享受医疗、养老、生育保险待遇。

2009 年 3 月，护士长实行竞聘上岗，有 5 名护士竞聘到护士长岗位，其中 2 名为合同护士，为邢台市首家。是月，为适应新的管理要求，经过护理质理管理委员会成员反复讨论研究，启用新的《护士长手册》，手册内容包括护士长管理记录和护士长工作记录，规范了护士长的管理行力，明确了护士长的工作范畴。

2010 年，开展优质护理服务示范工程活动。结合医院实际情况，制定《优质护理服务示范工程实施方案》和《优质护理服务示范病房评价标准》，加强医院临床护理工作，夯实基础护理。将内五科、心外科确定为第一批示范病房，实行护士岗位责任制，同时为各临床科室配备基础护理项目所需护理设施。年内，护理部多次召开会议，统一思想，明确临床护理服务项目和服务内涵，制定完善基础护理服务规范 17 项和临床护理技术服务规范 24 项。护理部将基础护理服务项目操作录制成光盘，利用多媒体对全院护理人员进行培训，每月下科督导保证制度落实。年末，有 23 名护士被评为患者最满意护士，对全院优质护理服务深入开展起到了推动作用。

2011 年，制定《护士长客观指标考核办法》，对护士长进行客观指标的考核，每季度反馈，使护士长起到自我控制、自我管理的作用，提高了护士长管理工作的主动性。积极稳妥推进优质护理服务，制定《护理人员分层次管理指导意见（试行）》，重新设置护士岗位，制定《护理人员岗位说明书》，明确了岗位职责、工作标准和工作流程。制定《护理人员绩效考核细则》，对护士进行绩效考核，实现优绩优酬、多劳多得，充分调动了护士积极性。是年，内五科被评为河北省优质护理服务先进病区，并在《河北省优质护理服务高峰论坛暨工作经验交流会议》上进行经验交流。2012 年，首次举办“专科护理研讨会”，就本科室优质护理服务开展情况进行经验交流，培养了护理人员综合素质及能力。8 月，随着最后一批（第四批）病房顺利开展，实现优质护理服务病房覆盖率达 100%，在院患者满意度由 91.93% 上升至 94.67%。是年，重症护理记录单、监测记录单、一般护理记录实现电子录入，提高了工作效率。

2013 年 6 月 27 日，医院印发《临床护理岗位合同护士薪酬管理办法（试行）》的通知，合同护士有条件享受正式职工相应岗位工资待遇，稳定了护理队伍。对使用频率低的科室抢救车实行封闭管理，节约了护士交接时间。是年，开展读一本好书活动，召开护理人员读书交流会，提高了团队凝聚力。开展评选“患者最满意护士”和“优秀带教老师”评选活动，促进护理服务与带教质量。

2014 年，开展护士长日常工作评价和相关科室护理工作互评，提高护士长履职能力和科室沟通协作能力。4 月 14 日，以心内二科、产一科、神经外二科为试点科室，开展 5S 管理工作，制定了推进计划，先对库房、值班室进行规范，主要对科室闲置资产进行处理，医用耗材实行周配送，减少科室库存量。制定了库房物品放置规定、物品放置平面图、定位标识等。护理部对试点科室进行多次现场指导。11 月 5 日，护工实现社会化管理，增加非正常时间应急人员，解决非正常上班时间标本运送问题。制定了辅医各岗位职责及评价标准，每月对落实情况进行检查评价，保证辅医人员职责落实到位。是年，重新修订《护士长管理考核办法》，对护士长管理目标进行量化考核，并定期采用问卷方式，了解护士长日常管理工作落实情况。护理部对供应室、手术室、介入科及与上述科室有工作接触的临床科室采取工作互评，加强了科室之间更好协作，提高护理工作质量及效率。根据工作内容不同，制定了不同问卷，并定期进行调查。对满意度不高、存在问题较多的科室，护理部召开协调会，沟通协调解决问题，护士长履职能力、工作态度明显改善，并能主动与兄弟科室沟通协调问题，促进了护理质量提升，为护士创造了良好工作环境。

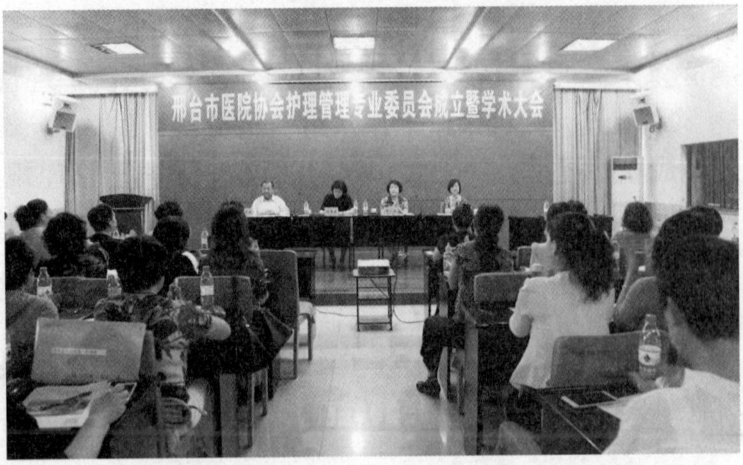

2016 年 5 月，邢台市医院协会护理管理专业委员会依托邢台市第三医院成立，王雪霞任主任委员。

2015 年搬迁至新大楼后，对医务人员服装、床上用品及手术等布草进行更新，采用租赁形式由社会公司管理，护理部参与考查，并对医务人员服装款式进行规定，对布草洗涤质量进行监管。充分利用医疗安全不良事件上报系统软件（URM），对护士长日常管理工作进行调查及科室互评，采用无记名电子问卷，护士无顾虑，保证问卷真实性，又能快速提取数据。

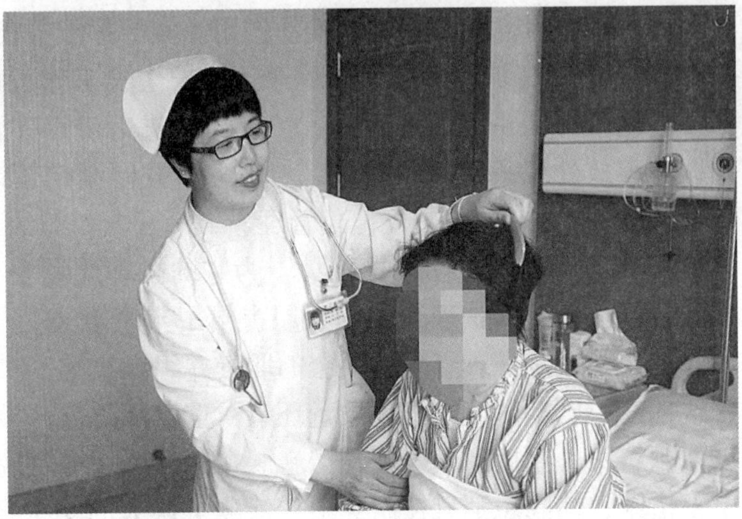
心外科护士李彩虹正在为患者梳头

2016 年，对新提拔的 7 名护士长进行集中培训，内容包括人事管理、感控、设备管理、医保政策、人员培训及护理管理等。制定《关于对优秀护士奖励的规定和说明》，每年按照规定对护理竞赛获奖人员进行奖励，进一步激发护理人员工作及学习动力。4月6日，邢台市医院协会护理管理专业委员会挂靠三院成立，王雪霞任主任委员，医院护理管理上了一个新台阶。

2017年，门诊采血工作从检验科分离，纳入门诊部管理。对门诊采血岗实行动态管理，成立外援采血护士库，制定了《外援护士管理规定》，对机动采血人员进行培训考核，持证上岗，同时给予外援护士一定经济补偿。6月，推进中央运送工作。成立调度中心，实现了对全院标本的运送。制定相应制度与流程，对落实情况进行检查，保障落实到位。9月，在线考试系统上线，完成了护理题库维护、人员培训、考核等工作。10月，配合手麻、重症监护模块上线工作，重新修订了护理记录表格及评估表，对实施情况进行监督评价。

二、质量管理

1978年10月医院开诊时，医护归急诊室统一管理，制定医护人员职责、急诊室规章制度。1979年3月制定《三查七对制度》，1980年建立治疗室、换药室规章制度，并对护理人员进行培训。1982年开展颈动脉穿刺。1987年开展责任制护理，每周一次护理大查房，让科室之间互相学习，共同提高。

1994年，完善妇产科护理各项规章制度、护理操作统一标准。成立第二届医疗护理质量管理委员会。1996年建立信息反馈，通过收集的信息资料，完善了护理质量检查标准。针对护理五种表格的填写进行了正规化的培训，对落实情况进行检查，并进行相应的经济处罚。全年填写合格率达93.5%以上，质量有了明显改善。

1997年，建立二级质量控制体系，护理部成员与各病区护士长组成质控小组，制定质量检查标准和考试方法，并对护理工作中出现的问题进行指导、咨询。建立互检互查制度，将各科护士长分成12个小组，每月对全院护理工作进行互检，并向全院护士长通报，对提高护理质量起到了积极的推动作用。实行护士长夜间值班制，加强了夜间检查督导。

2000年制定护理岗位工作程序，如护士长工作程序、手术室岗位工作程序和护理差错事故调查等一系列工作程序，护理工作进一步程序化、制度化、规范化。2002年，新的医疗事故处理条例开始施行，与医务科共同制定了《医护人员医疗、护理质量扣分考核办法》，进一步加强了规范化管理。

2005年，成立以临床护理骨干为主的护理质量督导组，制定了督导组成员职责，并召开督导会议，对护理工作的开展提出了宝贵意见，充分发挥了临床科室护理骨干的作用。制定了医院护理管理委员会的职责并组织实施，对护理病历质控取得了一定效果。每月定期和不定期对全院护理质量环节、重点部门进行检查、分析、评价、反馈。制定护理工作预警报告制度及预警干预措施。在护理工作中发现隐患，及时预警报告，采取相应的干预措施，使隐患消灭在萌芽中，保障了病人的安全，最大限度减少了护患纠纷。是年，依据《河北省医院管理评价实施细则》，建立健全护理工作制度、技术操作标准23项。

2007年，将护理质控小组分成技能操作、病房管理、危重病人管理、护理文件书写四个小组，调动质控成员的积极性，质量控制做到了深抓细管。

2009年成立护理压疮小组，实施对高风险患者皮肤评估制度，小组成员对发生压疮的患者及时给予指导，规范了患者皮肤管理。是年，按照《河北省三级综合医院评审标准》（试行），修订、完善规章制度和应急预案16项，制定程序和流程4项，制定常用护理技术操作告知程序63项，对下发制度组织培训，利用每月质控活动，督导落实情况。

2010年成立糖尿病管理专业小组和静脉输液管理专业小组，进一步加强了糖尿病患者护理、静脉输液管理。专业小组按照计划每季度组织活动一次，对临床科室提供专业指导，保障患者安全。是年，护理部设置基础护理合格率、危重患者护理合格率、抢救物品管理合格率、护理文书书写合格率、护理工作满意度、年褥疮发生率6个护理质量重点指标，并对重点指标进行监管、分析评价，促进了护理质量提高。2012年，护理部修订护理人员调配制度、护理人力资源紧急调配预案，对24名护理应急小组成员进行相关技能培训2次，加强护理应急人员管理，提高了应急能力。

2013年1月，根据护理质量管理需要，将护理质量管理指标由6项调整为11项。6月，设立糖尿病咨询门诊，对门诊糖尿病患者及出院复诊、住院糖尿病患者开展健康指导。7月成立康复护理小组，对偏瘫患者良肢位摆放进行全院培训、指导，摆放正确率从50%上升至89%，进一步提高了康复护理质量。11月，开展新生儿PICC穿刺置管技术，解决了新生儿长期静脉治疗的难题。是年，制定《护理岗位护理质量考核及评价标准》，落实了岗位管理要求，项目质控改为岗位质控，提高了护理人员岗位职责落实。护理部制定《夜间岗位质量考核及评价标准》，根据值班护士长所在专业安排所查科室，进一步促进夜间护理质量管理。年末，制定了《临床护理技术操作并发症与应急处理》《抢救车封闭管理规定及流程》，修订《护理技术操作程序及考核标准》《疾病护理常规》《疾病健康教育手册》《输血管理制度及流程》《重点护理环节应急预案及流程》等制度流程20种，护理质量管理做到有章可循。

2014年，三院由静脉治疗小组组织培训、考核，督导落实国家卫计委《静脉治疗护理技术操作规范》。制定了《药物渗出处理流程》《化疗药物外溢的处理流程》《给药制度及流程》并将肠外营养液由在各科室治疗室配置统一到新生儿科净化工作台进行配置，保障用药安全，加强了对化疗药物配置防护与注射流程的规范管理，直到医院静配中心成立。开展护理“品管圈”操作培训，护士长初步掌握了“品管圈”操作步骤，提高了使用管理工具进行科室质量管理能力。对专业小组实行目标管理，通过量化指标的管理，进一步发挥各专业小组职能，促进临床专科护理水平，促进小组发展。开展了相同专业科室护理联合培训工作，专业相同科室实现护理质量同质化管理。加强不良事件管理，每年对全院护理人员进行警示教育培训，通过护理不良事件分析，补充完善6项管理制度如《住院患者口服药发放管理规定》《手术标本管理制度》等，对全院护理人员进行培训，督导落实到位，进一步保障了患者安全。

2015年3月成立气道护理管理小组，规范全院气道开放患者护理，对危重病人护理能力得到明显提高。增设专科护理质量控制指标，制定检查评价方法，进一步促进专科质量发展。是年，开展多学科护理联合健康教育工作，首先是消化内分泌科与神经内科、心内科进行联合，糖尿病患者健康教育达到了同质化。开展“三人行”活动，通过软件管理，出院后患者血糖管理更规范，减少并发症的发生。2016年，开展“品管圈”竞赛活动，有23个护理单元提交参赛项目，通过初审有10个圈进入决赛，最终评出一等奖1名、二等奖2名、三等奖3名，并给予表彰。通过活动，进一步提高了护士主动发现问题、解决问题的能力。

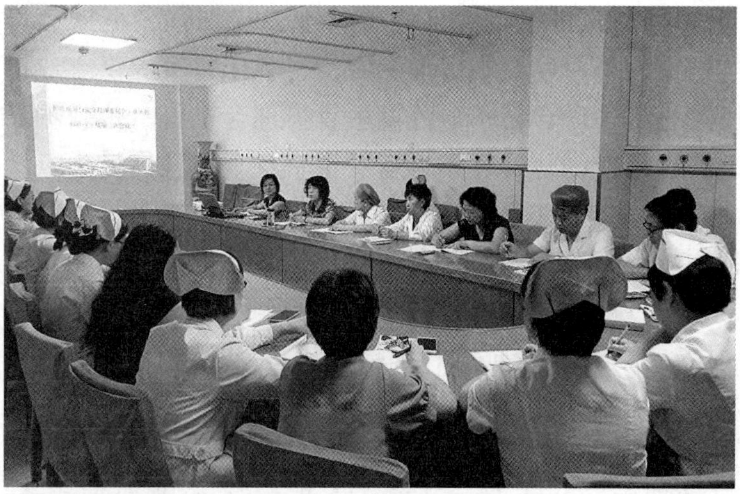

2017年度护理质量管理委员会召开第一次会议

2017年，按照河北省护理质控中心设定的护理敏感指标，结合医院实际情况，经过护理质量与安全委员会讨论并通过27个护理质控指标纳入监控管理。每月护理部安排各质控小组成员对本组检查存在问题进行分析和讲评，并抽2名护士长对本科室质量开展情况在护理部组织的讲评会上进行通报，对质控组长进行点评，让护士长相互学习交流。另外护理部每月参加2、3个科室内部质控分析会，有针对性地指导和帮助，提高了护士长质控及分析能力。5月将护理质控人员按专业进行分组，选择专业能力强的护士长进行质量控制。并将静配中心、产科保健门诊、生殖中心纳入质控范围，提升了护理质控内涵。

至2017年末，护理部设9个质控组、1个技能考核组、5个专业小组。质控组分别为特殊护理单元质控组、责任岗位质量质控组、危重病人岗位质控组、医嘱班岗位质控组、治疗班岗位质控组、护理安全质控组、护理文件书写质控组、护士长岗位质控组、急救药品物品质控组；专业小组分别为压力伤管理小组、静脉治疗小组、糖尿病管理小组、康复护理小组、人工气道管理小组。各小组均设组长、副组长、专业委员，由小组长负责，每组按年初计划开展工作。每月对科室进行质量控制，并负责追踪本组上月质控问题改进情况，每月质量讲评，提出改进意见和下月质控重点，为全院护理质量管理起到保驾护航作用。

2013～2017年邢台市第三医院护理监控指标情况统计表

表6—1　　单位：%

年　份	2013	2014	2015	2016	2017
分级护理合格率	99.9	100.0	100.00	100.00	100.00
危重病人护理合格率	99.8	99.9	100.00	100.00	100.00
急救物品、药品完好率	99.1	99.8	100.00	100.00	99.99
护理文件书写合格率	99.3	99.9	100.00	100.00	100.00
在岗护理人员三基培训覆盖率	100.0	98.4	97.1	100.00	100.00
在岗护理人员三基培训合格率	98.2	99.6	100.00	99.47	99.79

续表

年　份	2013	2014	2015	2016	2017
核对程序正确执行率	95.0	97.8	98.6	99.56	99.50
住院患者护理满意度	93.53	96.9	97.7	97.68	98.33
非计划拔管发生率	0.04	0.04	0.04	0.08	0.06
住院患者压疮发生率	0.03	0.05	0.08	0.055	0.04
住院患者跌倒/坠床发生率	0.02	0.05	0.05	0.03	0.04

第二节　护理队伍

1978 年 10 月 1 日医院正式开诊时，有护理人员 20 人左右，其中中专毕业 2 人，其他为护理员。

1981 年 9 月，医院在册护士 40 ~ 50 人。1985 年 12 月，医院有护士 50 人，护理员 48 人。1991 年，首次招聘合同护士 12 人。1992 年，首次招聘护理大专生 1 人。2004 年，首次招聘护理本科生 1 人。

2008 年，心血管病医院并入三院管理，三院共有护士 354 人，其中高级职称 5 人，中级职称 86 人。本科学历 45 人。正式 180 人、合同 174 人。

2012 年，首次招聘护理硕士。2017 年末有护士 735 人，其中高级职称 43 人，中级职称 143 人。硕士 2 人，本科学历 508 人。正式 317 人、合同 418 人。

2000 ~ 2017 年邢台市第三医院护理人员结构统计表

表 6—2　　　　单位：人

年份	护士总数	编制		学历结构					职称结构				
		正式	合同	硕士	本科	大专	中专	高中及以下	正高	副高	主管护师	护师	护士
2000	212	136	76										
2001	223	137	86										
2002	234	147	87										
2003	239	149	90										
2004	240	145	95			1	2						
2005	266	161	105										
2006	278	171	107		26	129	60	12		3	72	152	
2007	313	177	136		29	146	60	12		3	70	68	
2008	354	180	174		45	224	74	11		5	86	202	
2009	387	186	201		330		50		7		87	294	

续表

年份	护士总数	编制		学历结构					职称结构				
		正式	合同	硕士	本科	大专	中专	高中及以下	正高	副高	主管护师	护师	护士
2010	423	194	229	374			44		5		83	292	
2011	456	208	248	434			20		2		87	330	
2012	484	215	269	1	153	312	17	1	2	12	84	120	261
2013	516	236	280	2	173	324	16	1	2	8	84	138	279
2014	564	255	309	2	276	274	11	1	3	20	89	228	218
2015	615	275	340	2	298	306	9		3	27	83	240	256
2016	681	299	382	2	328	343	8		3	27	82	240	328
2017	735	277	458	2	356	369	8		3	40	143	293	256

第三节 护理教学

一、人员培训

1978年后，护理部通过各种形式、多种渠道，对护理人员进行培训，提高了护理人员业务能力。

1979年，护理人员多数为高中毕业，医院举办学习班集中进行培训，提高了专业知识和操作技能。1987年举办了全市护士长学习班。

1993年实行院科两级培训体系，采用集中授课、现场演示、举办知识竞赛等形式进行全员培训。7月首次派1人到北京上级医院进修。9月首次派1人参加国家级学术会。下发《护理理论知识问题300题》，护士长人手一册。6月全院护理人员从原来不定期进行“三基”理论知识和技术操作考试，改为每年2次。11月举办护理技术操作比赛。1997年3月护理部安排6名护士长到北京大学人民医院参加护理礼仪讲座学习班，回院后进行全员培训，组织了护士风采展示现场演示，对护士着装、坐、立、行走、拾物、推车等行为进行了规范，邢台市电视台作了专题报道，并在全市卫生系统推广，护士良好的精神面貌提升了护理工作的影响力。10月建立“护理示教室”，配备了模拟人等示教模具，开展大练兵活动。

1998年2月，制定并下发邢台市第三医院《护理技术操作标准》。4月特邀北医人民医院护理部主任曲维香、副主任李银雪就有关整体护理理论及知识进行了学术讲座。10月在全省整体护理研讨会上就医院的整体护理开展情况和护理队伍的建设进行了经验交流。2000年对新毕业护士进行了岗前理论、技能培训，并开始进行为期一年的轮转。2001年医院为全院护士订阅《现代护理报》，方便护士及时了解护理学科发展的新动态，掌握护理新知识。2002年4月，安排护理人员到心内CCU、急诊科等科室进行院内轮训，

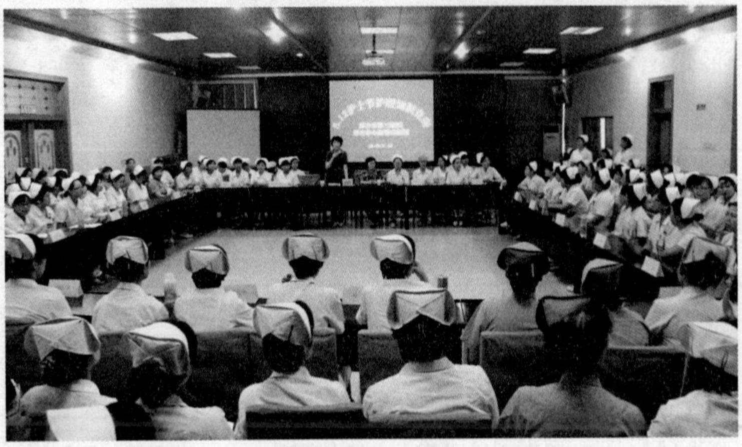

2012 年全院护理知识竞赛现场

提高了护理人员对急危重患者抢救和处置的能力。5 月首次开展护理业务查房。9 月同医务科共同制定《医护人员医疗、护理质量扣分考核办法》。开始实行多部门合作对医疗工作进行评价。是年，制定《护理理论考试的有关规定》，将考试结果与岗位调整结合，激发了大家学习的积极性。2004 年制定并下发《护理服务规范》手册，进一步规范了护士服务行为。2008 年开始建立技术档案，首次将考试成绩计入技术档案。2009 年制定了《护理关键技术准入制度》，首次进行《关键技术准入资质》理论、技能考试，并对成绩合格者颁发《关键技术资质证书》。12 月下发《护理文件书写规范》。2010 年 6 月护理部首次举办“鱼水工程”学术会（学术会议情况见第八章）。

2012 年 8 月，制定《护士规范化培训实施细则》，并修订培训手册，针对不同层级护理人员制定培训考核办法。对护理人员开始分层培训。10 月开展专科护士培养，选派护士参加全国各类专科护士培训。2013 年，编写《护理关键技术准入操作手册》，加强护理关键技术管理，保障了患者安全。制定《院内轮训管理规定》，明确护士长管理责任，并要求科室轮训率达 10%，进一步提高了护理人员抢救、危重症病人护理能力及外出进修效果。同时还明确规定，凡是科室申请护士外出进修的，首先要完成院内轮训。2014 年，进一步规范护理业务查房，院级业务培训由每月 1 次改为每月 2 次，护理会诊和疑难病例讨论按需组织，实行了常态化管理。2016 年 7 月，按照《新入职护士培训大纲（试行）》要求，进一步完善、修订《护士规范化培训实施细则》及培训手册，调整补充培训内容，规范了新入职护士培训工作。2017 年 11 月首次使用在线系统进行考试。同月启动《护理技术操作程序及考核标准》修订工作，成立编写小组，12 月完成了初稿。年内，建立了规范的护理培训体系，开展规范化培训，采用集中培训、现场演示、护理会诊、疑难病例讨论、业务查房等多种形式，进行分层级全

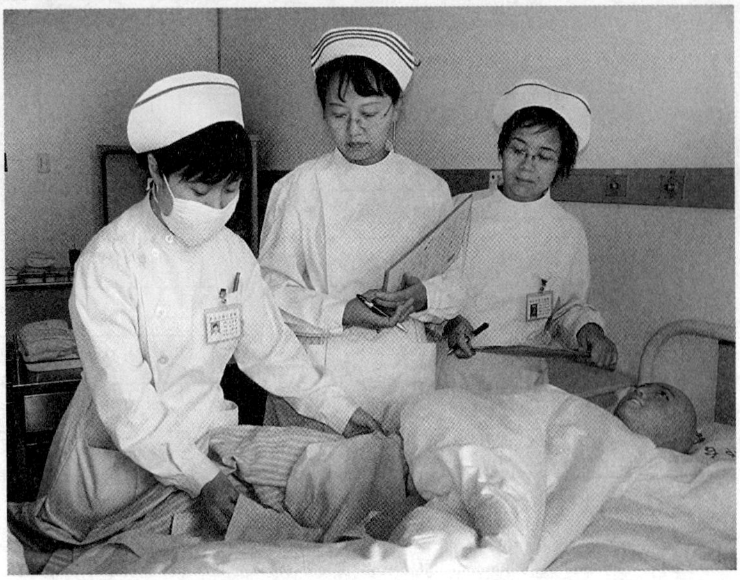

护理部副主任冯柳芳（中）对护士进行强化“三基三严”训练考核

院培训，有效提高了护理能力。至12月，共有203人外出进修，1500余人次外出参加各种学术会议；举办学术会议17期；18人参加了专科护士培训并取得了国家、省级颁发的专科护士资格证书。

1993～2017年邢台市第三医院护理人员进修登记表

表6—3

科　室	姓　名	进修单位	进修专业	进修时间
胸外科	冯柳芳	北京大学第一医院	普外科及管理	1993－07－28～1994－02－19
护理部	刘庆敏	北京大学第三医院	泌尿科及管理	1994－07－15～1995－01－15
干二科	罗晓棠	北京大学第三医院	泌尿科及管理	1994－07－15～1995－01－15
干二科	祁兴敏	北京北郊肿瘤医院	人工肾	1995－07－12～08－10
干一科	孟祥英	北京北郊肿瘤医院	人工肾	1995－07－12～08－10
脑外科	耿丽莹	北京大学第一医院	ICU及管理	1995－08－19～1996－02－19
脑外科	汪秀英	北京大学第一医院	脑外科及管理	1995－08－19～1996－02－19
胸外科	祁兴敏	石家庄和平医院	人工肾	1995－10－18～1996－02－16
干一科	孟祥英	石家庄和平医院	人工肾	1995－10－18～1996－02－16
普外科	徐立国	北京大学第一医院	普外科及管理	1996－04－11～11－04
护理部	范爱国	北京大学第一医院	神经内科及管理	1996－04－11～11－04
内二科	宋新杰	北京博爱医院	康复治疗	1996－04－07～11－04
儿　科	尹卫华	北京博爱医院	康复治疗	1996－04－07～11－04
干一科	赵　燕	北京大学第一医院	心内科及管理	1996－05－03～11－04
妇产科	赵建芬	北京大学第一医院	妇产科	1996－05－03～11－04
骨　科	张　杰	北京大学第一医院	普外科及管理	1996－06－17～12－12
内三科	杨光军	北京大学第一医院	消化内科	1996－06－17～12－12
儿　科	刘素云	北京大学第一医院	儿科及管理	1996－09－02～1997－03－03
内二科	张金花	北京大学第一医院	神经内科及管理	1996－09－02～1997－03－03
内一科	袁晓惠	北京大学第一医院	人工肾、呼吸及管理	1996－11－04～1997－05－11
急诊科	郁培莲	北京大学第一医院	急诊及管理	1996－11－04～1997－05－11
护理部	王丽江	北京大学第一医院	护理部及管理	1996－11－08～1997－04－30
药剂科	李素君	北京大学第一医院	普外科及管理	1996－11－08～1997－04－30
产　房	张春兰	中国人民解放军总医院	产科、无痛分娩	1997－02－17～07－07
胸外科	耿　冰	北京大学第一医院	普外科	1998－02－08～08－09
手麻科	张英敏	北京大学第一医院	手术室管理	1998－02－09～05－11
内三科	张　珺	北京大学第一医院	消化内科	1998－05－11～11－11
康复科	宋　莉	中国人民解放军总医院	康复、神经内科	1998－07～1999－01
儿　科	公志改	北京大学第一医院	儿科	1998－11～1999－05

续表1

科 室	姓 名	进修单位	进修专业	进修时间
手麻科	郭 静	北京大学第一医院	手术室	1999-02~08
干二科	王英姝	北京大学第一医院	心内科 CCU	1999-02~08
骨 科	李 英	北京大学第一医院	骨科	1999-05-10~11-15
脑外科	任海珍	北京大学第一医院	神经外科、ICU	1999-11-09~2000-05-09
骨 科	李俊兰	北京大学第一医院	骨科、ICU	1999-11-09~2000-05-09
妇产科	路运华	北京大学第一医院	妇科	1999-11-09~2000-05-09
康复科	曹世玉	河北省人民医院	康复	2000-07-17~10-16
内三科	孟秀兰	北京大学第一医院	消化内科	2000-05-08~11-08
普外科	张素霞	北京大学第一医院	普外科、ICU	2000-05-08~11-08
康复科	宋兰英	北京大学第一医院	康复、CCU 神经内科	2000-10~2001-04
手麻科	赵晓天	中国人民解放军总医院	手术室	2001-02-21~2002-08-21
妇产科	刘景蕊	北京大学第一医院	妇产科	2001-05~2001-11
内二科	邱 实	宣武医院	神经内科	2001-05-08~08-08
内二科	邱 实	宣武医院	神经内科	2001-05-08~08-08
儿 科	孔新平	北京儿童医院	新生儿的抢救及护理	2001-08-16~2002-02-16
内二科	焦振玲	宣武医院	神经内科	2001-08-06~11-06
脑外科	焦志英	中国人民解放军总医院	神经外科、ICU	2002-02-21~08-21
普外科	赵 博	北京大学第一医院	普外科护理、ICU	2002-03-05~09-05
急诊科	宋 莉	北京大学第一医院	急诊	2002-05-27~08-27
内二科	张红梅	宣武医院	神经内科、ICU	2002-05-08~08-08
神经外科	马顺利	中国人民解放军总医院	ICU	2002-07~2003-01
内三科	魏敬坤	北京大学第一医院	ICU、内分泌	2002-08-27~2003-02-27
手麻科	赵 涛	北京大学第一医院	腹腔镜手术配合	2002-08-27~2003-02-27
内二科	刘俊英	宣武医院	ICU	2002-10-30~2003-04-30
儿 科	郝立荣	北京儿童医院	急诊科急救室	2002-11-06~2003-05-06
妇产科	唐连敏	北京大学第一医院	产科、无痛分娩	2003-02-25~11-30
脑外科	郭雪钗	北京大学第一医院	脑外科、ICU	2003-02-25~11-30
康复科	郝海红	北京大学第一医院	康复护理	2003-02-25~11-30
手麻科	刘慧娟	北京大学第一医院	神经外科	2003-02-25~11-30
内二科	刘建华	北京人民医院	PICU	2003-10-17~2004-04-17
儿 科	公志改	北京儿童医院	NICU	2003-10-28~2004-04-28
儿 科	冯丽娟	北京儿童医院	PICU	2003-10-28~2004-04-28
儿 科	冯会敏	北京儿童医院	NICU	2004-01-08~07-08
普外科	李 英	北京人民医院	肝胆外科、ICU	2004-02-10~08-10

续表2

科　室	姓　名	进修单位	进修专业	进修时间
手麻科	肖玉华	北京人民医院	手麻科	2004-02-10~08-10
神经外科	路　娜	北京人民医院	神经外科、ICU	2004-02-10~08-10
内四科	安惠旒	北京人民医院	呼吸科	2004-02-10~08-10
骨　科	刘　辉	北京人民医院	创伤 ICU	2004-02-10~08-10
胸外科	罗晓棠	北京人民医院	胸外科 ICU	2004-05-18~11-18
神经外科	李　静	北京人民医院	神经外科、ICU	2004-05-18~11-18
急诊科	刘书平	北京人民医院	急诊科	2004-08-10~2005-02-10
内二科	戴　琳	北京天坛医院	神经内科	2004-10-18~2005-04-18
脑外科	吴菁佩	北京人民医院	神经外科、ICU	2005-02-22~08-22
妇产科	杨瑞冰	北京人民医院	产房	2005-02-22~08-22
普外科	赵　红	北京人民医院	肝胆外科、ICU	2005-02-22~08-22
儿　科	吴丽英	北京儿童医院	NICU	2005-03-08~09-08
手麻科	黄俊会	北京大学第一医院	手术室	2005-07-04~2006-01-04
神经外科	孟建红	北京人民医院	神经外科、ICU	2005-08-23~2006-02-23
急诊科	陈敬霞	北京人民医院	急诊科	2005-08-23~2006-02-23
手麻科	蔡永娟	中国人民解放军总医院	手术室	2006-02-16~08-16
神经外科	苏向晖	北京天坛医院	神经外科	2006-03-01~09-01
内四科	张建立	北京朝阳医院	RICU	2006-03-06~09-06
神经外科	王丽红	北京人民医院	神经外科重症监护	2006-03-08~09-08
妇产科	付翠芳	北京大学人民医院	妇产科健康宣教	2006-08-15~2007-02-15
手麻科	吕　静	北京大学人民医院	腹腔镜、髋关节置换	2007-02-27~08-27
神内二科	张淑娟	北京天坛医院	卒中中心	2007-03-01~09-01
儿　科	陈冰冰	北京儿童医院	急救中心，PICU	2007-03-20~09-20
儿　科	张江华	北京儿童医院	急救中心，PICU	2007-03-20~09-20
胸外科	焦志英	北京大学第一医院	胸外科	2007-03-05~09-05
内二科	王京满	宣武医院	神经内科 ICU	2007-12-12~2008-06-17
儿　科	刘丽艳	北京儿童医院	急救科	2008-02-14~08-14
产　房	赵建芬	北京大学第一医院	产房	2008-02-18~08-18
内四科	殷海清	北京人民医院	呼吸内科	2008-02-18~08-18
骨　科	司建峰	北京人民医院	脊柱关节	2008-02-19~08-19
普外科	张　丽	北京积水潭医院	烧伤整形	2008-02-25~08-25
神经外科	刘艳红	北京天坛医院	神经外科	2008-03-03~08-11
心内二科	吴　静	阜外医院	心血管内科监护	2008-03-03~09-03
心内一科	袁　莹	阜外医院	心血管内科监护	2008-03-03~09-03

续表3

科　室	姓　名	进修单位	进修专业	进修时间
内一科	赵　萌	宣武医院	神经内科	2008-03-03~09-03
心外科	王雅琼	阜外医院	心外科 ICU	2008-05-13~11-13
手麻科	韩兴思	北京北大医院	手术室	2008-06-25~12-25
产　房	侯春芳	北京大学人民医院	产科	2008-09-02~2009-03-22
心外科	闫平平	阜外医院	心外科 ICU	2008-11-03~2009-05-03
血液透析	安惠旒	北京大学人民医院	血透	2009-02-24~08-24
内四科	马庆先	北京朝阳医院	呼吸内科	2009-03-03~09-03
心手麻科	王　欢	阜外医院	手术配合与护理	2009-06-15~12-15
手麻科	苏　菲	北京大学第一医院	手术室	2009-07-02~2010-01-02
产　房	董　燕	北京人民医院	产房	2009-08-31~2010-02-03
胸外科	刘志红	北京人民医院	胸外科	2010-02-23~05-23
骨　科	路　萌	北京人民医院	骨关节	2010-02-23~05-23
神经外二科	崔春叶	北京天坛医院	神外护理	2010-04-01~10-01
神经外一科	刘英彩	北京天坛医院	神外护理	2010-04-01~10-01
神经外一科	邱彩虹	中国人民解放军总医院	神外 ICU	2010-07-15~2011-01-16
心内一科	王　莹	阜外医院	心血管内科监护	2010-09-06~2011-03-06
心外科	陈丽萍	阜外医院	心外科 ICU	2010-09-06~2011-03-06
重症医学科	李　真	河北省四院	重症医学科	2010-09-09~2011-03-09
重症医学科	赵伟然	河北省人民医院	重症医学科	2010-10-13~2011-01-13
儿　科	常丽丽	北京儿童医院	PICU	2011-01-05~07-05
普外科	李　颖	北京儿童医院	外科 ICU	2011-01-05~07-05
重症医学科	赵聪聪	河北省四院	ICU	2011-02-10~08-10
内三科	王晓莉	北京天坛医院	神经介入	2011-04-1~09-30
心外科	袁　园	阜外医院	心外科 ICU	2011-04-11~10-11
急诊科	郝海红	河北省二院	急诊科	2011-05-17~08-17
儿　科	冯彩丽	白求恩国际和平医院	新生儿科	2011-07-18~08-20
儿　科	郝为敏	白求恩国际和平医院	血液病	2011-08-02~11-02
儿　科	卢言言	白求恩国际和平医院	新生儿科	2011-08-20~09-20
心外科	刘　佳	阜外医院	心外科 ICU	2011-12-05~2012-05-31
神经外二科	石素真	中国人民解放军总医院	神经外科管理	2012-02-08~08-08
骨　科	冯晓利	北京人民医院	骨科	2012-01-30~04-30
急诊科	马丽丽	北京人民医院	急诊科	2012-01-30~04-30
重症医学科	武如菊	北京人民医院	重症医学科	2012-01-30~06-30
手麻科	王　凯	北京大学第一医院	手麻科	2012-02-20~08-20

续表4

科室	姓名	进修单位	进修专业	进修时间
内二科	殷海清	宣武医院	神经内科	2012-02-28~05-28
神经外一科	孟晓平	北京天坛医院	神经外科	2012-04-05~09-30
急诊科	张志磊	北京人民医院	急诊科	2012-05-06~08-06
骨科	杨雪芬	河北省三院	重症监护（创伤）	2012-06-18~09-19
重症医学科	杨育红	北京人民医院	重症医学科	2012-08-08~2013-02-08
护理部	王雪霞	北京人民医院	护理管理	2012-08-08~11-08
内二科	陈静霞	北京人民医院	重症医学科	2012-08-08~11-07
产一科产房	李小芝	首都医科大学附属妇产医院	妇产科	2012-08-26~2013-02-25
神经外三科	李士雪	北京天坛医院	神经外科	2012-10-08~2013-03-31
急诊科	刘静	北京人民医院	急诊科	2012-11-07~2013-02-06
重症医学科	李华	北京协和医院	ICU	2013-01-28~07-27
妇科	白晓蔚	北京人民医院	妇科微创	2013-02-19~05-20
急诊科	文丽	北京人民医院	急诊 ICU	2013-02-19~05-19
骨科	王世博	河北省三院	创伤急救	2013-03-18~06-17
骨科	潘晓迪	河北省三院	脊柱骨科	2013-02-25~05-24
急诊科	贾珊	北京人民医院	重症医学科	2013-05-21~08-20
心内一科	夏小丽	阜外医院	心血管内科监护	2013-06-03~09-02
心内一科	石宏娟	阜外医院	心血管内科监护	2013-06-03~09-02
内二科	郭娟	中国人民解放军总医院	神经内科	2013-07-16~2014-01-15
神经外一科	刘璐	中国人民解放军总医院	神经外科	2013-07-16~2014-01-15
重症医学科	王岚	北京协和医院	ICU	2013-08-19~2014-02-18
急诊科	冯倩文	北京人民医院	急诊重症	2013-08-19~11-20
急诊科	刘翠平	北京人民医院	急诊重症	2013-11-20~2014-02-19
心内三科	张丽	阜外医院	心内科监护	2013-12-02~2014-03-01
新生儿	耿宝	河北省儿童医院	新生儿科重症监护	2014-01-12~04-13
普外科	李静	河北省三院	微创外科	2014-02-07~05-06
神经外一科	刘莹	中国人民解放军总医院	神经外科	2014-02-17~08-16
重症医学科	申爱爱	北京协和医院	ICU	2014-02-17~08-16
骨科	冯娜	河北省三院	骨科	2014-02-17~05-16
内二科	孟文娟	宣武医院	神经内科重症监护	2014-02-25~08-24
神经外二科	张兰	北京天坛医院	ICU	2014-04-01~09-30
新生儿科	高美娜	河北省儿童医院	新生儿科重症监护	2014-03-11~06-10
心外科	张娜	阜外医院	心外科 ICU	2014-05-28~11-27

续表5

科 室	姓 名	进修单位	进修专业	进修时间
内四科	师丽敏	河北省二院	呼吸科	2014-06-25~08-23
心内二科	邢凤英	阜外医院	心内科 CCU	2014-05-26~08-25
心内一科	张彦辉	阜外医院	心内科 CCU	2014-05-28~08-27
胸外科	耿 丽	中国人民解放军总医院	胸外科	2014-07-16~2015-01-15
内五科	李 静	北京人民医院	内分泌和血液	2014-08-12~11-11
心内三科	申 瑶	阜外医院	心内科 CCU	2014-08-25~11-24
内三科	王国玲	北京宣武医院	神经内科	2014-08-26~2015-02-25
儿 科	冯彦敏	河北省儿童医院	儿童重症监护室	2014-10-10~2015-01-09
内二科	王秋丽	北京天坛医院	神内监护室	2014-10-08~2015-03-31
妇 科	李 娜	河南郑州第一附属医院	生殖	2015-01-04~04-03
儿 科	刘 雪	河北省儿童医院	儿科 ICU	2015-01-13~04-12
神经外一科	高蓝雅茹	中国人民解放军总医院	神经外科 ICU	2015-03-02~09-01
胸外科	元 博	中国人民解放军总医院	肿瘤内科	2015-03-02~09-01
心手麻科	耿明明	阜外医院	心血管外科手术配合	2015-03-07~09-06
内二科	周 薇	宣武医院	神经内科监护室	2015-03-03~09-03
神经外二科	李 洋	北京天坛医院	神经外科	2015-04-01~07-01
神经外三科	王 敏	北京天坛医院	神经外科监护室	2015-04-01~09-30
新生儿科	王婷婷	河北省儿童医院	新生儿护理	2015-04-13~07-12
儿科	卢言言	河北省儿童医院	儿童重症监护室	2015-04-11~07-10
新生儿科	耿 宝	河北省儿童医院	新生儿重症监护室	2015-01-12~04-13
产一科	郝俊兰	秦皇岛妇幼保健院	产科	2015-05-05~08-05
产二科	崔 妍	石家庄第四医院	产科	2015-05-05~08-05
妇 科	韩 越	北京大学第三医院	生殖	2015-06-01~09-01
心内三科	杜雪红	阜外医院	心内科监护	2015-06-01~09-30
小儿科	李 芳	河北省儿童医院	儿科重症监护	2015-07-13~10-11
产二科	孟艳晓	秦皇岛妇幼保健院	产科	2015-08-03~11-02
心外科	吴亚楠	阜外医院	心外科 ICU	2015-09-07~2016-03-06
重症医学科	杨秀荣	河北省四院	重症监护	2016-02-29~08-30
神外 ICU	王 谦	天津医科大学总医院	神外 ICU	2016-05-03~07-31
耳鼻喉科	焦振玲	河北省二院	电测听、助听器验配技术	2016-05-23~06-23
心内 CCU	李玉洁	河北省人民医院	心内监护室	2016-07-04~10-04
重症医学科	任小翠	河北省医科大学第四医院	重症监护	2016-09-05~2017-03-05
供应室	石素真	北京人民医院	消毒供应中心	2017-03-01~06-01

续表 6

科 室	姓 名	进修单位	进修专业	进修时间
神经外科 ICU	郭蓓利	天津医科大学总医院	神经外科 ICU	2017－04－10～07－10
重症医学科	徐亚茹	河北省四院	重症医学科	2017－03－06～09－06
呼吸老年病科	毕甜甜	中日友好医院	呼吸与危重医学科	2017－03－01～05－31
重症医学科	陈新乐	北京协和医院	重症监护	2017－08－30～2018－03－02

2008～2017 年邢台市第三医院专科护士培训登记表

表 6—4

姓 名	起止时间	组织单位或地点	学习班内容
李 静	2011－10－10～11－30	河北省护理学会、北京护理学会	ICU 专科护士资格认证培训班
郭雪钗	2013－11－07～11－13	河北省护理学会	PICC 专科技术培训班
赵伟然	2014－11－02～12－29	河北省护理学会	第一期肿瘤专业护士培训
李 真	2015－04－08～06－07	河北省护理学会	第二期重症监护专业护士培训班
赵聪聪	2015－04～2015－06	河北省护理学会	第二期重症监护专业护士培训班
吕英淑	2015－06－09～08－03	河北省护理学会	第一期糖尿病专业护士培训班
冯会敏	2015－06－02～08－02	河北省护理学会	第一期新生儿专业护士培训班
侯春芳	2015－10－10～12－10	河北省护理学会	第一期助产专业护士培训班
夏小丽	2016－04－05～06－05	河北省护理学会	第三期重症专业护士培训班
武如菊	2016－04－05～06－05	河北省护理学会	第三期重症专业护士培训班
王丽红	2016－04－05～06－05	河北省护理学会	第三期重症专业护士培训班
韩兴思	2016－04－05～06－05	河北省护理学会	第二期手术室专业护士培训班
冯会敏	2016－05－19～26	河北省护理学会	PICC 认证
冯彩丽	2016－11－06～12－30	河北省护理学会	河北省新生儿专科护士培训班
张丽飞	2017－03－13～04－30	河北省护理学会	省第二期糖尿病专科护士培训班
石海涛	2017－04－09～06－09	河北省护理学会	省第三期手术室专业护士培训班
王 欢	2017－04－09～06－09	河北省护理学会	省第三期手术室专业护士培训班
韩聃聃	2017－07－23～09－28	北京护理学会	第十五期 ICU 专科护士培训班

二、实习、进修

1993 年，医院首次接收来自邢台市卫生学校、邢台市职工卫校护理中专学历实习生 20 人；7 月首次接收来自县、乡护理人员进修 6 人。2002 年首次接收中国人民解放军九二五〇九部队见习学员 51 人。至 2017 年末，共接收来自大专、本科院校、中国人民解放军九二五〇九部队护理实习生 2460 人，接收进修人员 736 人。

在接受实习生、进修生的带教工作前，护理部均制定带教计划、临床教学管理制度、带教质量评价标准，明确了带教老师的资质，在实习结束时，评选出优秀实习生及优秀带教老师。

第四节 护理科研

1997年5月，聘请北京大学人民医院护理部主任曲维香、副主任李银雪为护理人员进行护理科研有关知识的培训，提高了护理科研能力和论文写作水平。2000年5月22日成立护理科研小组并进行了第一次活动。2002年第1项护理科研《更换留置气囊尿管时间选择的临床护理研究》，获河北省科研成果，冯柳芳为第一主研人，2003年获邢台市科技进步三等奖。

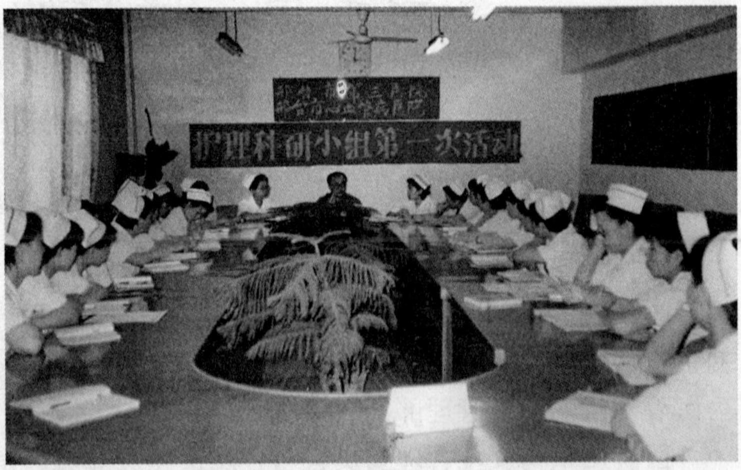

2000年5月22日成立的护理科研小组第一次活动

至2017年末，全院护理人员共发表论文1018篇，出版论著149部，完成科研成果16项，其中获市厅级科技进步二等奖6项、三等奖7项。

第七章 医疗质量管理

第一节 质控体系建设

2006 年质控办成立前，医院的质量管理由各职能部门负责。2006 年成立质控办，最初负责病案质控、单病种、临床路径管理，2013 年 9 月，质控办职能进行重大调整，成为医院专门的质量管理部门。

医院质量与安全管理委员会与各质量相关委员会是医院质量管理的决策机构，第一届委员会资料缺失。1994 年成立第二届院务委员会、医疗护理质量管理委员会、计划生育委员会、爱国卫生运动委员会、技术委员会、院内感染委员会、药事管理委员会、病案管理委员会、安全委员会、院质量保证委员会等十个委员会。1998 年第三届增加临床输血管理委员会、继续医学教育委员会，2010 年第十届增加伦理委员会，2013 年 9 月，第十一届医院质量与安全管理委员会等十二个委员会规范名称，增加了医学装备委员会，并首次在文件中明确了各委员会的工作职责。2017 年 8 月，召开医院质量与安全管理委员会会议，选举产生了第十二届医院质量与安全管理委员会、医疗质量与安全管理委员会、护理质量与安全管理委员会、医疗技术管理委员会、医院感染管理委员会、药事管理与药物治疗学委员会、临床用血管理委员会、病案管理委员会、伦理委员会、医学装备管理委员会、继续医学教育委员会、爱国卫生运动委员会、安全生产管理委员会、公共卫生工作管理委员会。第一届到第十一届委员会在医疗质量管理中发挥了积极作用，但是工作开展不够规范，第十二届委员会进一步明确了各委员会职责和工作要求，各项工作步入正常轨道，各委员会积极开展工作，真正发挥了在医院质量管理中的作用。第十二届委员会成立后，院科两级质控转为各质量委员会、各职能部门、各科室质控小组院科两级三层质控体系。

2006 年质控办成立后，质控管理职能不断完善。到 2017 年，各委员会功能更加完善，工作更加有力，各职能部门按照等级评审细则的要求，进一步细化质控标准，开展质控工作，各质控小组进一步完善，有效开展科室质控工作。质控由单项质控管理逐步转向全院大质控管理，较完善的质控体系形成。

邢台市第三医院质量管理架构图

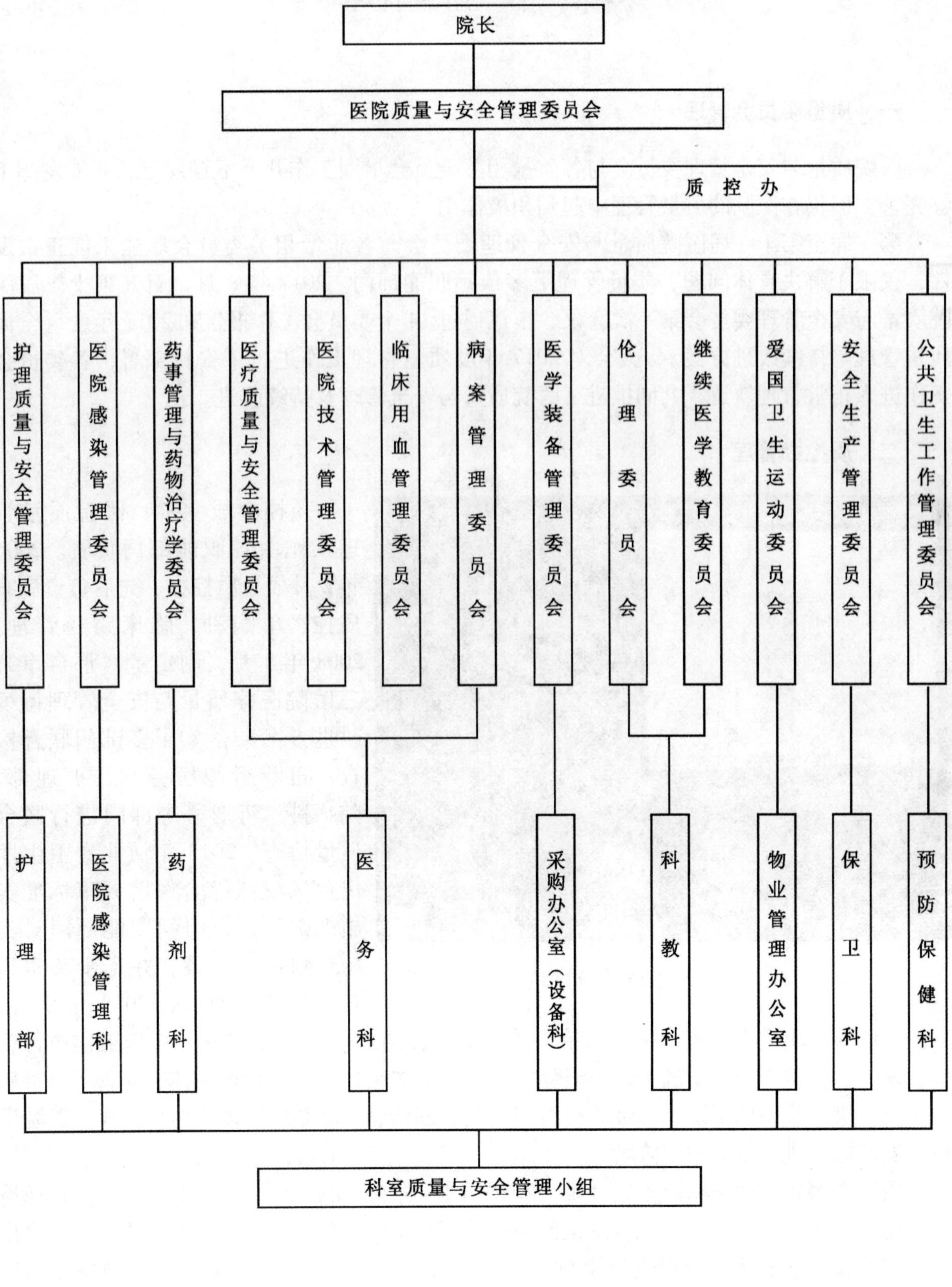

第二节　质量管理

一、质量委员会管理

医院质量与安全管理委员会与各质量相关委员会早期工作开展不够规范，职能发挥不够完善，但仍在医院的质量管理中起到积极作用。

第一届至第十一届医院质量与安全管理委员会与各质量相关委员会职能未能正常发挥，仅限于解决具体问题，质量管理更多依赖职能部门。2017 年 8 月，召开第十二届医院质量与安全管理委员会第一次会议，审议通过 14 个委员会工作报告和 2017 年度《全面质量管理与持续改进方案》，大会对 2017 年度质量管理工作进行了安排部署，各委员会工作进入正常管理轨道，共同推进了医院质量与安全管理及持续改进。

二、质控办管理

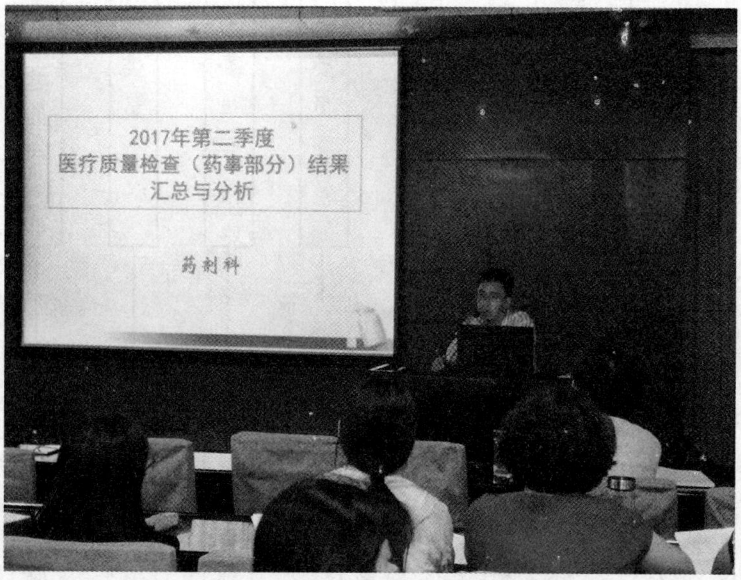

药剂科参加医院医疗质量通报大会

质控办成立前，医院质量管理工作由各职能部门负责。2006 年 2 月成立质控办，先后负责病案质控、单病种、临床路径管理。2008 年 9 月，制定了《邢台市第三医院医疗质量与安全管理持续改进方案》落实了多部门联合检查，间断组织医务科、护理部、院感科、药剂科等部门进行联合质量检查。2013 年河北省卫生厅出台《三级综合医院评审标准实施细则》后，组织职能部门对实施细则进行解读，并逐步落实到日常管理工作中。2013 年 9 月，质控办职能做出重大调整，由原来单项质控管理转向对全院质量与安全管理工作履行审核、评价、监督，同时明确了各职能部门为分管工作质量与安全管理主体，完善了科级质控小组，进一步明确了院科两级质控组织成员和职责，“大质控”体系初步形成，医院质量与安全管理进入全面质控阶段。

质控办每年年初根据国家卫计委发布的行业质控标准和上年度医院实际质量管理情况，制定该年度《邢台市第三医院全面质量管理与持续改进方案》。2013 年的方案中提出实行“全面质量管理和全程质量控制”，制定了医院质控指标 82 项和各职能科室质量管理目标，下发到职能科室和全院各科，督促职能科室加强监管，抓好落实。并开始每月对质量指标完成情况及质量检查结果进行整理汇总，对问题进行分析，提出整改意见，形成月质量报告，每年形成年度质量报告，有效促进了质量的持续改进。2014 年 3 月，组织各职能部门进行医疗质量联合检查并形成《医疗质量联合检查通报》，同时将医疗质量检查纳入行政查房，将检查结果形成《行政查房通报》，在院内网公开通报，及时跟进问题整改情况，追踪整改效果。第二季度开始每季度召开一次质量通报会，对问题进行点评，并提出整改意见和要求。2015 年开始不定期组织相关科室召开质控分析会，对存在的安全隐患和质量问题进行根因分析，提出整改意见和要求，责任到科室，有效促进了医疗质量的持续改进。2017 年 4 月制定了《多部门质量管理协调机制》，协调解决质量管理中的重大问题和难题，提高了管理效能。5 月，对等级评审条款进行任务分解，确定各条款的责任院领导和职能部门，组织各部门进行自评，了解医院质量管理的现状，组织医院部分人员到其他医院学习管理经验，并运用到日常管理中，促进了医院日常管理的标准化、规范化建设。12 月开始，质控办深入临床，现场检查核心制度的落实情况，先后检查了危急值管理、病案质量、急救类生命支持类装备完好率，督促相关职能科室修订制度、流程，完善评价标准和监管资料，对落实结果进行检查，进一步加强对职能科室质量管理工作的监管，整改效果明显。

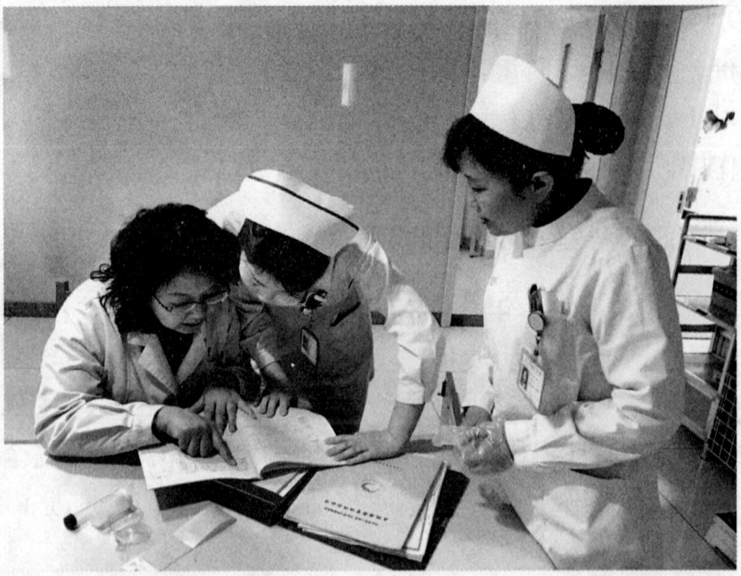

医院感染管理科主任冯柳芳（左一）对临床科室进行医院感染质量督导检查

2013 年 9 月开始以医疗安全（不良）事件管理为抓手进行质量管理，及时发现安全隐患，促进了医疗安全。2014 年 1 月开展全院培训，提高了职工不良事件知晓率和上报意识。7 月启用不良事件上报系统进行信息化管理，支持匿名报告，方便了职工上报。10 月制定《邢台市第三医院医疗安全（不良）事件与隐患缺陷报告制度》，明确激励机制和非惩罚制度，对及时发现隐患、避免医疗差错和伤害发生、提出合理化建议的首报者，给予经济奖励，提高了职工上报的积极性。质控办对不良事件及时统计、汇总，实时监控，对有重大隐患的事件马上处理，监管督促职能部门立行整改，现场追踪整改落实情况。通过上述措施，杜绝了类似不良事件的发生，有效减少了医疗差错与纠纷，保障了患者安全。不良事件上报例数由 2013 年的 68 例（8.5 件/百张床）增至 2017 年的 319 例（27.26 件/百张床）。

三、职能科室管理

在医院“大质控”体系形成前，各职能科室分别负责分管工作的质量管理。2013 年

9月，质控办职能转变后，各职能科室仍为分管工作质量与安全管理主体，按照各自职责，履行医疗质量管理责任。在质控办的统筹安排下，根据医院等级评审标准实施细则，对负责的条款进行解读，完善制度、流程，开展质控工作，将标准落实到日常质量管理工作中。职能科室具体工作见相关章节。

四、科室质控小组管理

1978～2005年，科室质控未系统开展，科主任为质量管理的责任人，以落实核心制度为主，包括病历质量、三级医师查房、手术安全等。2005年9月成立临床科室质控小组，负责对本科室质量进行管理。2008年成立医技科室质控小组，科级质控更趋完善。2013年11月，科室质控小组按照《邢台市第三医院全面质量管理与持续改进方案》要求开展质控工作，建立科室质控活动记录，有效促进了科室质量的持续改进，保障了患者安全。

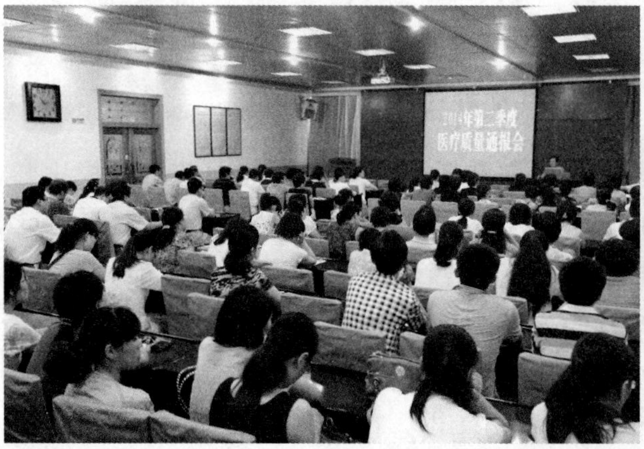

2014年7月24日，医院召开医疗质量通报会。

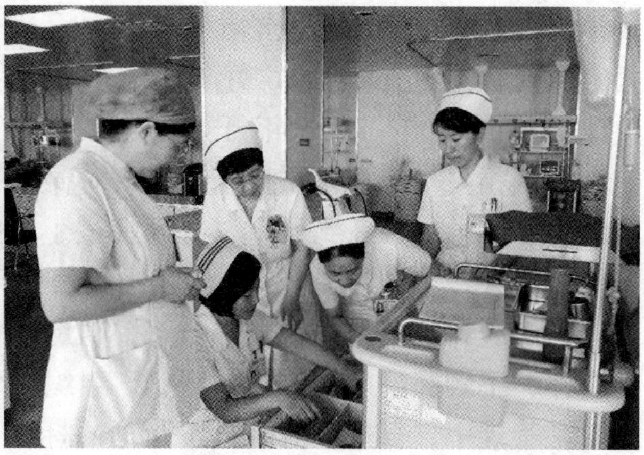

护理部在对临床护理质量进行检查

2013～2017年邢台市第三医院质量与安全管理主要指标完成情况统计表

表7—1

监控指标	2013年	2014年	2015年	2016年	2017年
平均住院日≤10天	10.16	9.90	9.80	9.45	9.10
住院患者死亡率≤0.8%	1.07	1.05	0.97	0.75	0.67
外科手术人次占外科出院人次比例≥65%	—	—	—	—	48.22
微创手术占外科手术比例≥30%	—	—	—	—	42.49
清洁手术切口甲级愈合率≥97%	99.02	97.40	96.43	97.08	97.67
恶性肿瘤手术前诊断与手术后病理诊断符合率≥95%	—	99.03	100	100	100
甲级病案率≥90%	99.69	99.99	99.98	100	100
患者出院后，住院病历在3个工作日之内回归病案室≥90%	—	80.16	91.05	90.20	90.95

续表1

监控指标	2013年	2014年	2015年	2016年	2017年
择期手术患者术前平均住院日≤3天	—	2.56	2.43	2.41	2.48
手术安全核查制度执行率100%	—	100	100	100	100
患者知情同意书签署率100%	—	100	100	100	100
手术冰冻与石蜡诊断符合率≥95%	—	99.79	99.62	99.61	99.62
输血适应证合格率≥95%	—	100	99.87	100	100
急诊检验出报告时限符合率（临检≤30分钟，生化≤2小时、免疫≤2小时）100%	—	临检98.05 生化99.04	临检99.64 生化99.96	临检99.71 生化99.98	临检99.83 生化99.79
CT、MRI检查阳性率≥60%	CT 82.81 MRI 90.26	CT 96.94 MRI 89.66	CT 81.95 MRI 91.83	CT 83.64 MRI 94.01	CT 83.35 MRI 93.30
大型X光机检查阳性率≥50%	—	96.97	96.59	95.21	92.99
ICU非预期24/48小时重返率（%）	—	0.12	0.17	0.23	0
重症监护患者（ICU）危重程度评分率100%	—	100	100	100	100
危重症抢救成功率≥80%	—	86.55	87.52	88.12	84.17
术后非预期再手术率≤0.6%	—	0.30	0.35	0.32	0.23
麻醉死亡率≤0.02%	—	0	0	0	0
住院患者使用抗菌药物百分率≤60%	41.84	43.14	38.44	39.81	39.99
门诊就诊患者使用抗菌药物百分率≤20%	11.72	10.03	10.00	8.95	8.32
I类切口手术预防性抗菌药物使用率≤30%	51.00	51.94	49.04	48.55	53.76
处方合格率≥99%	99.11	98.13	99.13	99.18	99.64
门诊病历书写合格率≥90%	77.50	92.37	94.83	95.14	93.75
检查申请单合格率≥90%	85.00	94.62	95.75	95.00	94.08
药品收入占医疗总收入比率≤30%	26.89	27.34	27.49	27.26	25.89
分级护理合格率≥90%	99.88	100	100	100	100
护理文件书写合格率≥95%	99.32	99.90	100	100	100
急救物品、药品完好率100%	99.09	99.76	100	100	99.99
住院患者院内压疮发生率≤0.05%	0.032	0.053	0.083	0.055	0.04
住院患者跌倒/坠床发生率≤0.05%	0.021	0.046	0.048	0.03	0.04
医院感染发病率≤6%	2.00	1.20	1.41	1.02	1.20
Ⅰ类切口手术部位感染率≤1.5%	0.57	0.19	0.65	0.28	0.58
重点科室留置导尿管相关泌尿系感染发病率≤2‰	2.22	1.22	0.96	0.96	1.49
重点科室呼吸机相关肺炎发病率≤15‰	26.43	17.27	3.76	6.17	5.69
重点科室血管导管相关血流感染发病率≤3‰	1.75	1.02	0.59	0.37	0.66
无菌物品灭菌合格率100%	100	100	100	100	100
出院患者对医疗服务满意度≥90%	99.69	99.72	99.40	99.49	99.82

续表2

监控指标	2013年	2014年	2015年	2016年	2017年
医务人员对医疗安全（不良）事件报告制度的知晓率100%	100	100	100	100	100
医疗安全（不良）事件每百张床年报告≥20件	8.50	27.63	30.75	24.25	27.26
患者投诉按时处理反馈率≥90%	100	100	100	100	100
医院锅炉、电梯、配电、污水、水化验等基础设施完好率≥95%	98.00	98.00	98.00	98.00	98.00
在用、备用状态生命支持和急救设备完好率100%	100	100	100	100	100
在用甲乙类大型医用设备维护率≥90%	100	100	100	100	100
压力等特种设备完好率100%	100	100	100	100	100
消防安全器材完好率100%	100	100	100	100	100

第八章　科教研

第一节　职工培训

一、住院医师规范化培训

1997年开始实行住院医师规范化培训工作。培训将医院实际与继续医学教育相结合，明确了所有大学本科及专科毕业的、到医院从事临床工作的医师及医士，均需参加住院医师规范化培训，完成读书笔记、译文、综述等相关内容。2002年8月对新毕业的医师轮转专业、轮转时间、考核作出了具体要求，制定了《轮转医师管理规定》，所有医师必须经过临床轮转后方可定科。2008年，针对不同年限的住院医师细化年度考核标准，制定了《住院医师考核管理规定》，保障住院医师培训效果。2011年12月，经过省卫生厅实地评审，医院内科、外科、妇产科、儿科、急诊科、神经内科、康复医学科、麻醉科、医学影像科、医学检验科被确定为首批省级住院医师规范化培训基地。2013年制定19个专业的《临床住院医师规范化培训大纲》，规定周四下午为固定医师培训日，住院医师培训考核内容更加具体细化。至2017年底，医院共有360名医师进行了住院医师规范化培训，院内专业知识培训600余场次。

二、继续医学教育

1978年建院初期继续医学教育工作由医务科管理，主要负责医务人员基础知识培训等。1996年6月，成功获批第一项省级继续医学教育项目“浅谈我国心脏外科的发展”。1997年3月，继续医学教育办公室单独成立后负责继续医学教育工作，包括全院卫生技术人员的继续医学教育学分、档案管理，继教项目申报和承办，待岗人员的培训和管理等工作。制定了《关于专业技术人员继续教育的管理制度》等文件，明确了医院所有属于继续医学教育的对象，医、药、技、护等卫生专业技术人员每年必须完成25学分，并将其作为评聘、晋级的重要依据。1998年6月，成功获批两项国家级继续医学教育项目“妇产科内分泌理论与临床实践新进展”和“国际心血管疾病学术研讨会”。2001年3月，医院成立继续医学教育委员会，周群拉任主任委员，王卫任副主任委员，主要负责继续医学教育工作的组织实施、监督管理和考核。7月，继续医学教育办公室撤销建制，继续医学教育工作重归医务科管理。2013年9月科教科成立后，继续医学教育工作归入科教科管理。年内，按照河北省卫生厅《河北省继续医学教育信息化管理实施方案》的要求，正式使用由北京健康在线技术开发有限公司开发的“继续医学教育管理系统（IC-

ME）”进行学分管理，继续医学教育实现了信息化管理。2017 年，制定《继续医学教育管理规定》《继续医学教育经费管理规定》文件，进一步规范了继续医学教育的管理。1996～2017 年底，医院共获批国家级继续医学教育项目 47 项，省级继续医学教育项目 171 项，市级继续医学教育项目 118 项。

三、外出进修、学习

建院初期，医、药、技人员外出进修、学习由医务科管理。1992 年 10 月，制定《关于医疗技术人员外出进修、参加短期学习班及各类学术活动的暂行规定》，并前后进行了四次修订，最终更名为《关于医务人员外出进修学习的管理规定》，进一步规范了医务人员外出进修、学习的管理。2004 年 12 月，魏玉清作为高级访问学者，赴加拿大英属哥伦比亚大学进行学术交流。2007 年 7 月，郭立新作为访问学者赴美国明氏苏达心脏中心进行 6 个月的心血管外科研修。2013 年 9 月科教科成立后，外出进修、学习管理工作归入科教科管理。1978～2017 年，医院共选派 420 余名医、药、技人员赴北京、上海、天津、石家庄等上级医院进修，累计参加各级各类学术会议 2800 余人次。

1978～2017 年邢台市第三医院外出进修学习人员登记表

表 8—1

姓　名	进修单位	进修专业	进修时间
王春平	安国中药栽培、鉴定师资培训班	中医	1978－03～1979－02
曹春生	河北省四院放射科	放射	1978～1979
郑玉林	峰峰矿务局总医院药剂科	药物分析	1979－02～1980－01
李小斌	邢台市人民医院检验科	检验	1979－06～1980－05
田启龙	河北省眼科医师进修班	眼科	1979～1980
李风格	河北省医院老年病科	老年病	1979～1980
范淑宏	天津	心电图	1979～1980
张进新	邢台地区卫生局学习班	中医	1980－04～09
李英民	河北省四院	检验	1980－05～10
王贵有	北京医院	中医	1980－06～1981－05
常首生	上海医院	内科	1980－06～1981－05
展有志	河北省胸科医院	麻醉	1980－10～1981－09
李小彬	邢台人民医院病理科	病理	1980－10～1982－03
王运涛	天津市第一医院放射科	放射	1980～1981
杨兰军	邢台地区卫校	中医	1981－04～1982－03
李翠珍	邢台地区卫校	中医	1981－04～1982－03
王顺兰	医士进修班	超声诊断	1981～1982
张进新	邢台地区卫校	中医	1982－05～1983－04

续表 1

姓　名	进修单位	进修专业	进修时间
韩雪兰	邢台地区卫校	中医	1982－05～1983－04
曹志坚	河北省四院放射科	放射	1982～1983
张　志	邢台市人民医院	麻醉	1982～1983
李庆祥	开封市第一医院	外科	1982～1983
侯玉书	河北省结核病医院	外科	1983～1984
翟继田	河北医科大学附属二院	外科	1983～1984
韩日新	河北省四院放射科	放射	1983～1984
赵晓爱	安国中药栽培、鉴定师资培训班	中医药	1984－04～1985－01
徐　彬	山东省人民医院	内科	1984～1985
张淑惠	邢台市人民医院手术室	麻醉	1984～1985
黄秀云	河北省人民医院	神经内科	1984～1985
顾春安	上海华山医院	外科	1985～1987
李庆祥	河北省结核病医院	外科	1986－03～1987－02
宋勤敏	保定职工医学院附属医院	产科	1986－03～1987－02
张　志	河北省三院	麻醉	1986～1987
郭书元	南宁市医院	CT 操作及诊断	1987－02～04
李春增	南宁市医院	CT 操作及诊断	1987－02～04
董福玲	承德	检验	1987－06
尹保强	河北省三院	神经外科	1987～1988
王德海	北京空军总医院正骨科	骨科	1988－04～1989－03
李风格	北京安贞医院	心脏内科	1988～1989
贾永志	白求恩国际和平医院	消化内科、内分泌科	1988～1989
王　芳	河北省医院	心电图	1989－03～1990－02
张　健	重庆第三军医大学附属一院	胸外科	1989－11～1990－10
张跃武	白求恩国际和平医院	消化内科、内分泌科	1989～1990
李风格	白求恩国际和平医院	呼吸内科	1989
张　志	省卫生厅主办的《麻醉专业证书》班	麻醉	1989～1990
董连英	邢台地区医院	外科	1989
展有志	卫生厅主办的《麻醉专业证书》班	麻醉	1990－09～1991－08
郝在祥	第三军医院大学	消化内科	1990～1991
张燕飞	上海妇产科医师提高班	妇产科	1991－05～06
李桂生	河北医学院第三人民医院	内分泌	1991～1992
郭立新	阜外医院	心外科	1991～1992
张燕飞	河北省二院	妇产科	1992－01～12

续表2

姓　名	进修单位	进修专业	进修时间
胡静涛	石家庄人民医院口腔科	口腔	1992－01～06
任群安	天津胸科医院	胸外科	1992－02～1993－01
李丰森	河北省二院	外科	1992－03～06
薛志广	河北医科大学附属二院	外科	1992－04～1993－03
李志凯	美国驻北京 GE 公司	CT 维修	1992－05～06
李春增	美国驻北京 GE 公司	CT 维修	1992－05～06
黄红革	阜外医院检验科	检验	1993－01～1993－06
曹长明	河北医学院麻醉系	麻醉	1993－02～1994－01
吕法文	河北省医科大学口腔系专业证书班	口腔	1993－02～1994－01
靳建新	河北医科大学附属二院	外科	1993－03～1994－02
杨亚安	河北省第二人民医院	产科	1993－03～1994－02
马春生	北京医科大学三院泌尿外科	泌尿外科	1993－03～1994－02
赵领军	河北省二医院检验科	检验	1993－04～1993－09
杨志宏	河北省人民医院放射科	放射	1993－06～1994－05
尹保强	解放军 304 医院	神经外科	1993－06～1994－05
郭义恒	北京友谊医院肾内科	肾内	1993－11～1994－10
凌　鹏	河北医大二院	神经内科	1993－12～1994－11
王春梅	河北医学院第二临床医院	儿科	1993～1994
许玉平	北京医科大学口腔医学院	正畸、口腔黏膜病	1994－03～1995－02
司玉芳	天津口腔医院	口腔	1994－03～1995－02
宁学军	河北省人民医院	皮肤	1994－04～1995－03
张书凯	河北省人民医院	CT 诊断	1994－06～1995－03
陈国栋	北京大学附属第一医院	胸外科	1994－08～1995－07
赵忠江	宣武医院	神经外科	1994－10～1995－09
崔寒英	河北省二院检验科	骨髓像诊断	1995－03～08
张建刚	上海第二军医大学长海医院	病理科	1995－07～1996－06
王清虎	北京大学第一临床学院	脊柱外科及关节镜专业	1995－08～1996－07
魏玉清	河北医大研究生班	神经内科	1995－10～1996－09
孙丽英	首都儿科疾病研究所附属医院	儿科	1995～1996
鲁　山	天津肿瘤医院	胸外科	1996－01～12
吉淑敏	河北省医科大学第二医学院附属医院	内科	1996－03～1997－02
冯国强	北京医科大学附属医院北大一院	神经外科	1996－04～1997－03
张捧玉	北京中国康复研究中心附属博爱医院	神经康复	1996－04～09
冯存民	北京人民医院	急诊医学	1996－06～11

续表 3

姓　名	进修单位	进修专业	进修时间
刘杏巧	中国人民解放军总医院	妇科	1996－07～1997－06
苗振林	北京大学第一临床学院	脊柱外科	1996－09～1997－08
张捧玉	北京中国康复研究中心附属博爱医院 OT	神经康复	1996－10～1997－03
张捧玉	全国第十届康复技术培训班	神经康复	1996
薛志广	北京人民医院	外科	1997－02～1998－01
张春兰	中国人民解放军总医院	产科	1997－02～07
赵金霞	北京人民医院	消化内科	1997－03～1998－02
路　峰	北京中国康复研究中心附属博爱医院 ST	神经内科	1997－10～1998－03
赵殿志	北京中国康复研究中心附属博爱医院 PT	神经康复	1997－10～1998－03
史淑红	北京人民医院妇产科	妇产科	1997－10～1998－09
甄庆丰	首都儿科疾病研究所附属医院	儿科	1997～1998
张　伟	北京中国康复研究中心附属博爱医院	神经康复科	1998－10～1999－03
孙丽英	北京儿童医院	儿科	1998～1999
李英毅	北京医科大学人民医院	急诊	1998－02～07
李庆祥	中国人民解放军总医院	胸外科	1998－02～1999－01
杨志宏	北京人民医院	放射	1998－02～1999－01
张　磊	中国人民解放军总医院检验科	检验科	1998－02～07
王京森	北京人民医院	CT、MRI 诊断	1998－02～1999－01
魏玉清	中国人民解放军总医院	神经内科	1998－10～1999－09
于　强	宣武医院	神经内科	1998－12～2000－02
苗振华	北京大学第二人民医院	麻醉	1998～1999
郑晓芳	北京人民医院	B 超	1999－02～2000－01
姚莉芸	北京人民医院妇产科	妇产科	1999－02～2000－01
王金国	北京人民医院	急诊医学	1999－02～07
赵忠江	中国人民解放军总医院	神经外科	1999－02～2000－01
郝进敏	中国人民解放军海军总医院	神经外科	1999－02～2000－01
靳建新	中国人民解放军总医院	外科	1999－02～2000－01
张方青	第四军医大学唐都医院	骨科	1999－03～2000－02
凌　鹏	北京天坛医院	神经内科	1999－03～08
吉淑敏	北京人民医院	内分泌科	1999－03～2000－02
范爱英	保定职工医学院附属医院	耳科	1999－08～2000－07
祝云淑	保定职工医学院附属医院	眼科	1999－08～2000－07
贾永志	北京人民医院	急诊内科、消化内科	1999－09～2001－02
司玉芳	中国人民解放军 466 医院口腔科	正畸	1999－09～2000－08

续表4

姓　名	进修单位	进修专业	进修时间
马春生	上海中山医院	泌尿外科	1999-10～2000-09
邢德振	浙江省省立医院	关节镜	1999-10～12
杜远生	宣武医院	神经内科	1999-12～2000-11
宋炳辉	北京人民医院	泌尿外科	2000-02～2001-01
李馨蔚	中国人民解放军总医院	泌尿外科	2000-02～2001-01
聂文平	北京人民医院	外科	2000-02～2001-01
冯存民	北京人民医院	急诊医学	2000-02～2001-01
齐　赛	中国人民解放军总医院	普放、CT及介入治疗	2000-02～2001-01
薛振生	中国人民解放军总医院	神经外科	2000-03～08
李志凯	美国驻北京GE公司的MRI操作及诊断学习班	医学影像	2000-03～04
张玉强	美国驻北京GE公司的MRI操作及诊断学习班	医学影像	2000-03～04
王贵玲	北京中国康复研究中心附属博爱医院	神经康复	2000-05～10
李星亮	河北医科大学第二人民医院	MRI诊断	2000-06～11
于　强	上海中山医院	神经内科	2000-10～2001-09
闫喜格	河北医科大学	神经内科	2000-10～2001-09
李元栋	天津肿瘤医院	外科	2000-12～2001-11
王京森	中国人民解放军总医院	MRI诊断	2001-02～07
张　健	中国人民解放军总医院	胸外科	2001-02～2002-01
杨香平	中国人民解放军总医院	麻醉	2001-02～2002-01
马　芳	河北医大附属二院检验科	微生物	2001-02～2001-07
周丽华	邢台市眼科医院	耳鼻喉、眼科	2001-03～2003-02
吴艳君	北京人民医院	B超诊断	2001-08～2002-07
李　伟	北京人民医院	耳鼻喉科	2001-08～2002-07
张书凯	中国人民解放军总医院	MRI诊断	2001-08～2002-01
刘杏巧	上海妇产医院	妇科	2001-09～2002-08
白炜玮	第四军医大学唐都医院	神经内科	2001-09～2002-08
李馨蔚	北京大学第一附属医院	泌尿外科	2001-10～2002-09
李英毅	宣武医院	神经内科	2001-12～2002-11
谷成锁	北京大学妇儿医院	儿科	2001～2002
冯国强	北京天坛医院	神经外科	2002-01～06
张志卓	中国人民解放军总医院	麻醉	2002-02～2003-01
刘红霞	北京人民医院	麻醉	2002-02～2003-01
马春生	首都医科大学附属友谊医院	泌尿外科	2002-03～2003-03
孟卫东	河北医科大学口腔医院	口腔修复	2002-03～2003-03

续表 5

姓　名	进修单位	进修专业	进修时间
李星亮	卫生部北京医院	CT、MRI 诊断	2002－03～08
魏玉清	北京外国语学院	强化英语	2002－03～08
赵建清	北京人民医院内分泌科	内分泌科	2002－03～2003－03
李卫康	河北省举办的“全科医师培训班”	全科	2002－07～09
马美星	北京人民医院	呼吸内科	2002－08～2003－07
张　熚	北京人民医院	普外科	2002－08～2003－07
郑海峰	北京人民医院	胸外科	2002－08～2003－07
崔　凯	北京大学第一医院	CT、MRI 操作及诊断	2002－08～2003－07
郑晓芳	中国人民解放军总医院和北京大学人民医院	B 超	2002－08～2003－07
王丽华	北京人民医院	临床药学	2002－08～2003－01
郝进敏	北京大学医学部、北京大学第二临床医学院	神经外科	2002－09～2003－08
王恩杰	北京人民医院	病理	2002－10～2003－09
陈国栋	北京大学附属第一医院	胸外科	2002－10～2003－03
谷成锁	北京新东方实用英语学院	英语	2002～2003
葛春利	北京人民医院药剂科	临床药学	2003－02～07
王彦平	上海第二医科大学附属瑞金医院	X 线、CT、MRI 操作及诊断	2003－02～2004－01
王清虎	北京大学第二临床学院	关节镜	2003－02～09
苗振华	宣武医院	麻醉	2003－02～2004－01
王增录	河北省人民医院	皮肤	2003－02～2004－01
张世敏	北京人民医院	急诊医学	2003－02～07
薛志广	天津肿瘤医院	外科	2003－02～04
侯志强	中国人民解放军总医院	外科	2003－02～2004－01
刘利红	北京人民医院	内分泌科	2003－03～2004－02
吉淑敏	北京人民医院	急诊内科	2003－03～08
张建刚	上海复旦大学肿瘤医院	病理	2003－06～2004－05
张民峰	北京医科院肿瘤医院	胸外科	2003－07～2004－06
王晓冰	北京人民医院	放射	2003－07～12
李　琳	北京人民医院检验科	血液	2003－07～12
李　娜	北京人民医院检验科	细菌	2003－10～2004－03
魏立杰	北京人民医院	CT、MRI 操作及诊断	2003－10～2004－09
于改革	北京人民医院	肾内科	2003～2004
孙丽英	北京儿童医院	儿科	2003～2004
库洪彬	中国人民解放军总医院	神经外科	2004－02～2005－01
辛艳丽	宣武医院药剂科	临床药学	2004－02～07

续表 6

姓　名	进修单位	进修专业	进修时间
常国梁	北京人民医院	放射科	2004－03～08
李爱军	北京朝阳医院	呼吸内科	2004－03～2005－02
杨素云	北京人民医院	急诊医学	2004－03～2005－02
刘海英	北京人民医院	妇产科	2004－03～2005－02
李思纪	北京人民医院	麻醉	2004－03～2005－02
范爱英	河北省二院	耳科	2004－05～10
李英毅	北京天坛医院	神经介入	2004－07～2005－06
黄红革	中国人民解放军总医院检验科	微生物	2004－07～2005－06
张玉强	上海第二医科大学附属瑞金医院	CT、MRI 操作及诊断	2004－08～2005－07
洪　燕	北京人民医院	病理	2004－09～2005－08
王金国	北京人民医院	呼吸内科	2004－09～2005－08
崔世忠	北京三博脑科复兴医院	神经外科	2004－11～2005－04
魏玉清	作为高级访问学者，赴加拿大哥伦比亚大学（UBC）脑研究中心、帕金森研究中心	脑与神经疾病的学习和研究	2004－12～2005－11
郭义军	北京儿童医院	儿科	2004～2005
要丽君	北京儿童医院	儿科	2004～2005
崔玉增	北京大学第二临床学院	骨创伤	2005－02～2006－07
邢德振	北京大学第二临床学院	关节置换技术	2005－02～03
祝云淑	邢台眼科医院	眼科	2005－02～2006－07
宁学军	北京人民医院	皮肤科	2005－02～2006－01
刘　莎	北京医科大学第一医院	X 线、CT、MRI 操作及诊断	2005－02～2006－01
王　彦	北大附属第一医院	麻醉	2005－02～2006－01
王云池	北京天坛医院	神经内科	2005－03～2006－02
王占奎	上海长海医院	消化内科	2005－03～2006－02
马春生	北京大学第三附属医院	泌尿外科	2005－04～2006－04
魏玉清	赴美国加州 Davis 医院参观学习	神经内科	2005－12
张发海	北京儿童医院	儿科	2005～2006
张　萍	北京人民医院	B 超诊断	2006－02～08
蔡永娟	中国人民解放军总医院	手术室	2006－02～07
崔世忠	中日友好医院	神经外科	2006－02～05
窦丽辉	石家庄博爱医院	神经内科	2006－03～06
刘杏巧	首都医科大学附属北京妇产医院	妇产科	2006－04～10
闫喜格	首都医科大学附属北京天坛医院	神经内科	2006－04～2007－04
魏玉清	宣武医院	神经内科	2006－07～10

续表 7

姓 名	进修单位	进修专业	进修时间
菅晓辉	北京人民医院	B 超诊断	2006-08~2007-02
宋炳辉	首都医科大学附属北京儿童医院	普外科	2006-08~2007-02
郭 宇	北京大学第一医院	CT 影像诊断	2006-08~2007-08
杨香平	首都医科大学附属北京儿童医院	麻醉科	2007-02~08
李 晖	北京人民医院	骨 科	2007-02~08
赵金霞	北京人民医院	消化科内镜	2007-02~08
毕荣欣	北京积水潭医院	普外科	2007-02~08
孔咏梅	北京天坛医院	神经内科	2007-03~2008-04
曹晓莉	北京天坛医院	神经内科	2007-07~2008-04
谷成锁	首都医科大学附属北京儿童医院	儿 科	2007-08~2008-02
郭 宇	阜外医院	CT 影像诊断	2007-08~2008-02
路海兰	北京人民医院	检验科	2007-09~2008-03
李星亮	北京大学第一医院	CT 影像诊断	2007-10~2008-01
梁日晶	河北省四院	放射影像诊断	2007-11~2008-02
左玮玮	河北省四院	放射影像诊断	2008-01~02
杨 华	北京人民医院	检验科	2008-02~08
郭全周	北京第一医院	麻醉科、SICU	2008-02~11
李 飞	北京人民医院	肝胆外科	2008-02~2009-01
石国素	北京人民医院	妇产科	2008-02~2009-01
高 妍	北京人民医院	妇产科	2008-02~2009-01
路 峰	中国人民解放军总医院	神经内科	2008-02~2009-01
刘进辉	北京人民医院	小儿骨科	2008-02~2009-01
华卫东	北京天坛医院	神经内科	2008-04~2009-04
郑海峰	北京人民医院	胸外科（胸腔镜）	2008-09~12
周 松	阜外医院	介入科	2009-01~2010-01
张云涛	阜外医院	心外科	2009-01~2010-01
刘利红	中国人民解放军空军总医院	糖尿病足	2009-02~08
郭义军	湖南省儿童医院	新生儿科	2009-02~08
孙红娟	北京人民医院	妇产 B 超	2009-02~08
孙鑫晔	北京人民医院	临床药学	2009-02~08
杨 华	北京朝阳医院	呼吸科	2009-02~2010-02
齐永霞	北京朝阳医院	急诊科	2009-02~2010-02
张志革	河北省四院	妇科宫腔镜	2009-03~05
彭红兵	北京安贞医院	血管彩超	2009-06~07

续表 8

姓　名	进修单位	进修专业	进修时间
刘红霞	中国人民解放军总医院	麻醉科	2009－07～10
李晓增	中国人民解放军空军总医院	心内科	2009－07～2010－07
姚莉芸	首都医科大学附属北京妇产医院	宫腔镜	2009－08～11
于晶晶	中国医学科学院肿瘤医院	腹部外科	2009－08～2010－02
李国锋	宣武医院	神经内科	2009－08～2010－08
胡鹏飞	宣武医院	神经内科	2009－08～2010－08
王　彦	中国人民解放军总医院	麻醉科	2009－10～2010－01
尹志辉	河北省二院	检验科	2010－01～07
张永红	北京朝阳医院	呼吸科	2010－02～10
张志卓	中国人民解放军总医院	麻醉科	2010－03～06
毕荣欣	河北省二院	微创外科	2010－03～09
武迎磊	北京天坛医院	药剂科	2010－03～09
李瑞冰	阜外医院	心外科	2010－03～2011－03
孟卫东	首都医科大学附属北京口腔医院	牙周黏膜科	2010－04～10
王新月	中国人民解放军空军总医院	妇产科	2010－07～2011－06
梁日晶	中国人民解放军总医院	放射影像诊断	2010－07～2011－07
赵金霞	河北省四院	重症医学科	2010－09～2011－03
郭　宇	北京天坛医院	影像诊断	2010－10～2011－01
曹明善	北京人民医院	骨髓检验	2011－02～08
王　松	中国人民解放军总医院	神经外科	2011－02～2012－01
李　欣	北京人民医院	心内科骨干培训	2011－02～2012－01
武铁军	北京人民医院	胸外科	2011－02～2012－02
孟志勇	北京人民医院	医政管理	2011－03～06
李兰兰	北京朝阳医院	急诊科	2011－03～09
刘常娟	河北省二院	重症医学科	2011－03～09
于晶晶	天津市肿瘤医院	乳腺外科	2011－03～2012－01
董　欣	首都医科大学附属北京口腔医院	口腔内科、口腔修复科	2011－04～2012－04
王　栋	阜外医院	心内科	2011－05～11
王继宏	阜外医院	麻醉科	2011－05～2012－05
张志革	首都医科大学附属北京妇产医院	妇产科	2011－06～2012－05
王双豹	中国人民解放军总医院	神经外科	2011－07～2012－07
郝现伟	河北省二院	小儿内科	2011－08～2012－02
刘亚林	北京天坛医院	神经内科	2011－09～2012－02
戴科芳	天津市肿瘤医院	神经外科	2011－09～12

续表9

姓　名	进修单位	进修专业	进修时间
郝进敏	首都医科大学三博脑科医院	脑室镜	2011 - 09 ~ 11
冯国强	北京天坛医院	脑室镜	2011 - 09 ~ 11
牛　翠	北京协和医院	检验科	2011 - 10 ~ 2012 - 04
贺　焱	阜外医院	心外科	2011 - 12 ~ 2012 - 12
何　昆	北京人民医院	内分泌科	2012 - 01 ~ 2013 - 01
郝利亚	河北省四院	临床药学	2012 - 02 ~ 08
赵　天	河北省人民医院	临床药学	2012 - 02 ~ 08
李晓强	北京天坛医院	神经内科	2012 - 03 ~ 2013 - 03
李瑞冰	阜外医院	心外科	2012 - 04 ~ 2013 - 04
刘慧丽	首都医科大学附属北京妇产医院	产　科	2012 - 05 ~ 10
卢东方	首都医科大学附属北京妇产医院	妇科（生殖中心）	2012 - 06 ~ 11
闫建敏	中国人民解放军总医院	神经外科	2012 - 07 ~ 2013 - 07
祖兴旺	中国人民解放军总医院	神经外科	2012 - 07 ~ 2013 - 07
王金宝	中国人民解放军总医院	泌尿外科	2012 - 07 ~ 2013 - 07
孟卫东	首都医科大学附属北京口腔医院	种植科	2012 - 08 ~ 2012 - 10
孙鑫晔	河北省人民医院	药学部	2012 - 08 ~ 2013 - 08
范雪爱	首都医科大学附属北京儿童医院	新生儿中心	2012 - 09 ~ 2013 - 03
林国兴	北京协和医院	急诊科	2012 - 09 ~ 2013 - 03
武迎磊	河北省人民医院	药学部	2012 - 10 ~ 2013 - 10
杜晓敏	北京人民医院	重症医学科	2013 - 02 ~ 08
牛翠丽	中国人民解放军总医院	妇产科	2013 - 02 ~ 2014 - 01
周　亮	中国人民解放军总医院	胸外科	2013 - 02 ~ 2014 - 01
李海冰	北京人民医院	骨创伤、骨关节、脊柱外科	2013 - 02 ~ 2014 - 02
齐　东	宣武医院	神经内科	2013 - 02 ~ 2014 - 03
宋志俊	宣武医院、中国人民解放军总医院	缺血脑血管病外科治疗	2013 - 03 ~ 06
左玮玮	河北省四院	乳腺钼靶	2013 - 03 ~ 09
周　哲	北京协和医院	急诊科	2013 - 03 ~ 09
成云云	首都医科大学附属北京妇产医院	妇产科	2013 - 03 ~ 2014 - 02
赵丽娟	北京人民医院、中国人民解放军空军总医院	内分泌科	2013 - 03 ~ 2014 - 02
李利峰	北京天坛医院	神经内科	2013 - 03 ~ 2014 - 03
徐焕博	河北省四院	普外科	2013 - 05 ~ 11
贾相科	阜外医院	急重症中心	2013 - 05 ~ 11
杨湛南	阜外医院	急重症中心	2013 - 05 ~ 11
窦丽辉	中国康复研究中心北京博爱医院	神经康复	2013 - 06 ~ 12

续表10

姓 名	进修单位	进修专业	进修时间
夏晓君	北京人民医院	心外科	2013-07~10
甄文剑	中国人民解放军总医院	神经外科	2013-07~2014-07
张向辉	宣武医院	神经介入	2013-08~2014-02
汪凤勃	北京人民医院	超声科	2013-08~2014-02
申立强	北京协和医院	重症医学科	2013-09~2014-09
周 松	阜外医院	心内科介入	2013-10~2014-10
毕荣欣	宣武医院	肝胆微创外科	2014-01~07
王 松	河北省二院、宣武医院	神经外科	2014-02~09
耿春杰	北京人民医院	皮肤科	2014-02~12
王秉涵	北京人民医院	骨 科	2014-02~2015-02
王 莉	北京人民医院、北京天坛医院	麻醉科	2014-02~2015-02
马 琳	北京大学第三医院	生殖医学、实验室	2014-02~2015-02
贾宝铭	中国人民解放军总医院	神经外科	2014-02~2015-02
王国杰	中国人民解放军总医院	放射诊断	2014-02~2015-02
戴科芳	北京天坛医院	神经外科	2014-03~08
王彦平	北京儿童医院	儿童CT、MRL	2014-03~08
许玉平	河北省一院	口腔正畸	2014-04~07
王昕光	北京积水潭医院	放射诊断	2014-04~10
张志革	河北省四院	四级妇科内镜培训	2014-05~06
郭 宇	北京大学第一医院	医学影像	2014-05~08
付长江	阜外医院	心外科	2014-05~2015-05
李秀丽	河北省儿童医院	脑瘫康复	2014-06~07
张卫民	宣武医院	神经外科	2014-08~2015-02
王嫄嫄	北京人民医院	消化科	2014-08~2015-08
崔 波	北京人民医院	呼吸内科	2014-08~2015-08
翟 磊	北京人民医院	重症医学科	2014-08~2015-08
刘建晓	北京协和医院	检验科	2014-09~2015-03
石志娜	河北省人民医院	临床药学	2014-09~2015-09
杨素云	河北省二院	高压氧	2014-10~11
左玮玮	河北省四院	放射科	2014-10~2015-01
戴科芳	北京天坛医院	神经介入	2014-10~2015-03
陈洪波	阜外医院	心律失常介入治疗	2014-12~2015-06
崔振川	阜外医院	心内急重症	2014-12~2015-06
张志革	郑州大学第一附属医院	丈夫精液人工授精技术	2015-01~04

续表 11

姓 名	进修单位	进修专业	进修时间
乔少彬	郑州大学第一附属医院	丈夫精液人工授精技术	2015-01~04
高 敏	北京大学第三医院	生殖医学	2015-03~06
张卫民	宣武医院	显微外科	2015-03~06
张子健	北京协和医院	急诊急救	2015-03~09
郝现伟	北京儿童医院	重症医学科 PICU	2015-03~09
冀京雷	北京大学第一医院	NICU	2015-03~09
张 翡	中国人民解放军总医院	神经外科	2015-03~2016-01
王利波	中国人民解放军总医院	骨 科	2015-03~2016-01
张瑞燕	北京天坛医院	神经内科	2015-03~2016-03
唐灵涛	北京天坛医院	神经内科	2015-03~2016-03
宇文利霞	河北省四院	抗肿瘤药物	2015-03~2016-03
牛翠丽	河北省四院	四级妇科内镜培训	2015-04~05
甄文剑	中日友好医院	神经外科	2015-05~08
牛 翠	河北省二院	临检中心	2015-05~08
宋纪宁	中国人民解放军总医院	神经外科	2015-07~2016-07
李振莲	北京人民医院	电生理	2015-08~11
骆海坤	河北省二院	神经内科药剂学	2015-08~2016-08
许长庆	北京协和医院	急诊科	2015-09~2016-03
张瑞英	阜外医院	内科 ICU	2015-09~2016-09
修 晨	中国协和医院	妇科	2015-09~2016-09
王金宝	郑州大学第一附属医院	丈夫精液人工授精技术	2015-11~2016-02
范爱英	河北省二院	鼻窦内窥镜技术	2015-11~2016-02
卢振东	中国康复研究中心北京博爱医院	运动疗法	2015-11~2016-05
李振莲	阜外医院	心律失常介入治疗	2015-12~2016-06
霍毅中	阜外医院	心外科	2015-12~2016-12
李 鑫	中国人民解放军总医院	放射诊断科	2016-02~2017-01
杨利辉	中国人民解放军总医院	神经外科	2016-02~2017-01
张向辉	北京天坛医院	神经外科	2016-03~08
回立远	北京大学第一医院	新生儿科	2016-03~09
贾 亮	中国康复研究中心北京博爱医院	神经康复	2016-04~10
杨志宏	宣武医院	核磁共振	2016-05~07
郝晓锋	复旦大学附属华山医院	麻醉科	2016-05~11
张玉强	郑州大学第一附属医院	核磁共振	2016-06~07
于 强	北京协和医院	内科 ICU	2016-06~07

续表 12

姓 名	进修单位	进修专业	进修时间
李志凯	河北省四院	核磁 3－0 操作	2016－06～07
崔振川	白求恩国际和平医院	心血管介入	2016－06～08
崔 波	河北省二院	支气管镜	2016－06～09
冯 刚	北京积水潭医院	康复科	2016－06～09
要丽君	首都儿科研究所附属儿童医院	儿童保健科	2016－07～10
高海晓	中国人民解放军总医院	神经外科	2016－07～2017－07
李 曼	中国康复研究中心北京博爱医院	康复技术	2016－08～11
李秀丽	中国康复研究中心北京博爱医院	康复医学	2016－08～2017－02
吉小进	中国康复研究中心北京博爱医院	小儿脑瘫康复	2016－09～2017－03
张会超	北京协和医院	重症医学科	2016－09～2017－09
高艳周	阜外医院	心内急重症	2016－11～2017－02
张俊彪	阜外医院	麻醉科	2016－12～2017－12
齐珊珊	宣武医院	血管超声	2017－01～04
李俊青	宣武医院	血管超声	2017－01～04
牛振楠	中国人民解放军总医院	消化内镜中心	2017－02～08
张坤西	宣武医院	神经内科	2017－02～2018－02
陈志强	中国人民解放军总医院	神经外科	2017－02～2018－02
杨笑一	中国人民解放军总医院	放射诊断	2017－02～2018－02
郭 华	北京儿童医院	新生儿中心 NICU 专业	2017－03～09
刘一欣	河北省儿童医院	先天性心脏病超声诊断	2017－04～07
霍艺超	北京中医药大学东直门医院	推拿科	2017－04～09
吴 棣	北京大学第三医院	产 科	2017－04～10
孙 智	北京大学第三医院	骨 科	2017－04～2018－04
窦丽辉	中山大学附属第三医院	康复科	2017－07～09
郑 洋	中国人民解放军总医院	消化内科	2017－07～2018－07
崔世忠	首都医科大学三博脑科医院	功能神经外科	2017－08～10
宋志岗	福建省立医院	胃肠外科	2017－08～2018－08
赵 岗	北京大学第一医院	产 科	2017－09～2018－03
陈志岭	河北省口腔医院	口腔正畸	2017－09～2018－09
时绘绘	河北省四院	通科临床药学	2017－10～2018－04

第二节　学术活动

一、举办论坛、讲座、学术会议

学术活动主要包括各专业高层次的学术论坛，国家级、省级和市级继续医学教育学习班和基层医生培训班。目的是满足不同层次医务人员业务学习的需求。

1993年3月24日，医院举办“首届全国缺血性脑卒中临床研究协作会”，会议邀请了世界高血压联盟主席、中华医学会心血管病学会主任委员、阜外医院教授刘力生来院授课。1996年底，医院对举办的各级各类学术活动不收取任何费用，包括会务费、资料费、住宿费及餐费等，称为“鱼水工程学术会”，受到了广大基层医务人员的欢迎。12月11日，医院举办第一期“鱼水工程学术会”，会议邀请了北京第一医院教授邵耕、中日友好医院教授支启华等来院授课。1998年6月，医院举办第一期国家级继续医学教育学术会，会议邀请了北京人民医院教授万焕忠、王山米等来院授课。2001年9月，举办了第一期“基层医生培训班”，由医院冯存民、顾奉安为基层医生讲课。2007年7月，医院在学术报告厅安装的远程教育卫星接收系统进入试运行，活跃了学术气氛。2010年4月，医院举办“邢台市神经介入专业委员会成立大会暨首届冀南地区神经介入论坛”，至2017年底共举办五届。2011年5月13日，举办“邢台市脑血管病学会成立暨首届脑血管病论坛”，至2017年底，共举办七届。2011年5月26日，开始举办“邢台市心血管病规范化诊疗系列讲座”。2012年7月，举办“抗菌药物规范化管理与临床合理应用”药学方面学术讲座，属全市首次。2017年4月，由北京脑血管病防治协会、中国研究型医院学会眩晕专业委员会、比格岛医疗眩晕工作室主办的“中美眩晕论坛”（邢台站）在医院举办。至年底，医院共举办各专业高层次学术论坛17期，国家级、省级和市级继续医学教育项目学习班250期，基层医生培训班92期，邀请的专家来自北京、上海、天津、山东、山西和河北等地，参加培训的学员来自邢台、邯郸、衡水、石家庄等地，共计60000余人次。

二、学术团体任职

至2017年，邢台市医学会、邢台市医院协会、邢台市中西医结合学会和邢台市科协挂靠医院成立了14个专业委员会，其中郭立新任心血管外科专业委员会主任委员，李英毅任神经介入专业委员会主任委员，郝进敏任显微神经外科专业委员会主任委员，王连芹任心电生理与起搏专业委员会主任委员，王贵玲任物理医学与康复专业委员会主任委员，刘杏巧任妇科内镜专业委员会主任委员，冯柳芳任医院感染控制专业委员会主任委员，王雪霞任护理管理专业委员会主任委员，聂文平任后勤管理专业委员会主任委员，冯存民任门（急）诊管理专业委员会主任委员，李星亮任医学影像中心管理专业委员会主任委员，李兴任医疗法制专业委员会主任委员，郝进敏任邢台市中西医结合神经外科专业委员会主任委员，魏玉清任脑血管病学会理事长。

1978～2017年邢台市第三医院在学术团体任职人员名表

表8—2

姓 名	性别	任职学术团体	职 务	任职年月
吕明正	男	邢台市营养学会	理事长	1990
刘兰亭	男	河北省消化协会第一、二、三届	副主任委员	不详
		河北省消化协会肝病学会	常务委员	不详
		“消化性溃疡病研究”全国协作网	副主委委员	不详
		中国胃病专业委员会	副会长	不详
		福州军区肿瘤专业组	组 长	不详
张如俭	男	邢台市医学会外科学会	主任委员	1992
荀凤阁	男	河北省医院管理学会第一届理事会	理 事	2000
		邢台市医学会	副会长	2000
王连芹	女	河北省电生理学会	常务理事	2000
		河北省电生理学会邢台市办事处	主任委员	2000
		邢台市医学会心血管病专业委员会	副主任委员	2001
		现代电生理学杂志	编 委	2002
		河北省医学会医学科研管理学会	委 员	2003
		河北省医学会心血管病学会介入学组	委 员	2005
		河北省医师协会心血管内科医师分会第一届	委 员	2007－09
		河北省医学会心电生理和起搏学分会第三届	常务委员	2007－09－16
		河北省医学会心血管病学分会第五届	委 员	2007－09－16
		邢台市医学会第一届心电生理和起搏专业委员会	主任委员	2012－06－02
		邢台市药学会第六届理事会	副理事长	2012－08－14
		河北省医学会心电生理和起搏学分会第四届	常务委员	2012－11－23
		河北省医学会心血管病学分会第六届	委 员	2012－11－23
		中国医院协会疾病与健康管理专业委员会	委 员	2012－12－11
		河北省医学会第七届理事会	理 事	2013－01－21
		邢台市医学会第三届心血管专业委员会	副主任委员	2013－05－10
		河北省女医师协会第二届	副会长	2013－11－03
		河北省医院协会第三届理事会	常务理事	2014－07－26
		邢台市医学会第六届理事会	副会长	2016－09－30
		河北省医学会心血管病学分会第七届	委 员	2017－11－10
卢俊生	男	中华医学会河北分会	委 员	1980
任秋海	男	中华医学会河北分会	理 事	1980

续表1

姓　名	性别	任职学术团体	职　务	任职年月
陈　轩	男	中国残疾人康复协会	理　事	1986
		中国骨伤科外固定学会	副理事长	1986
		中国肢体残疾脊髓损伤研究会	理　事	1986
		中国脑瘫研究会	副主任委员	1986
苏文斌	男	邢台市医学会	理事长	1986
徐振江	男	河北省外固定学会	副秘书长	1986
		河北省骨科学会	委　员	1996
		邢台市外固定学会	副主任委员	1997
张燕飞	女	邢台市妇产科专业委员会	副主任委员	2003
		邢台市医学会理事会	常务理事	2003
		中国女医师学会河北省女医师学会	常务委员	2004
周群拉	男	邢台市医疗质量管理委员会	副主任委员	2004
郭立新	男	河北省生物医学工程体外循环协会	副主任委员	2004
		河北省心胸血管外科学会	委　员	2004
		邢台市心血管外科专业委员会	主任委员	2005
		河北省生物医学工程学会第二届体外循环专业委员会	副主任委员	2008－12
		中国医师协会心血管外科医师分会第三届委员会	委　员	2011－04
		中国医师协会心血管外科医师分会第三届委员会所属大血管学术委员会	委　员	2011－06
		中国医师协会心血管外科医师分会第三届委员会所属瓣膜病学术委员会	委　员	2011－08
		河北省医学会胸心血管外科学分会第六届委员会	委　员	2013－08－23
		河北省临床医学工程学会第二届理事会	常务理事	2014－08－30
王敬波	男	河北省医院协会医院文化专业委员会	委　员	2014－10－11
		河北省医院协会人力资源管理专业委员会	委　员	2016－12－23
薛志广	男	河北省青年科学技术协会	委　员	1995
		河北省胰腺血管外科学组	委　员	2002
		河北省医学会小儿外科学分会第四届委员会	委　员	2006－09
		河北省医学会内镜学分会微创外科学组第二届	委　员	2007－08－31
		邢台市医学会第一届乳腺肿瘤专业委员会	副主任委员	2011－07－24
		河北省医学会外科学分会第七届委员会	委　员	2011－10－20
		河北省抗癌协会胰腺癌专业委员会第一届	常务委员	2013－12－19
		河北省医学会消化内镜学分会外科学组第三届	委　员	2013－12－21
		河北省抗癌协会肝癌专业委员会	常务委员	2014－04－26
		河北省医学会肿瘤学分会肝癌专业委员会	常务委员	2014－04－26

续表2

姓　名	性别	任职学术团体	职　务	任职年月
薛志广	男	中国医疗保健国际交流促进会健康科普分会第一届委员会	常委委员	2015-05-23
		河北省医学会外科学分会第八届委员会	委　员	2015-11-27
		邢台市临床肿瘤学会专业委员会第一届	副理事长	2016-06-18
		邢台市医学会第六届理事会	常务理事	2016-09-30
		邢台市医院协会第一届医疗质量管理专业委员会	副主任委员	2017-03-19
		邢台市医院协会第一届医院肿瘤管理专业委员会	副主任委员	2017-03-19
		邢台市第一医院（邢台市肿瘤医院）肿瘤专科联盟	副理事长	2017-08
		河北省医学会外科学分会第二届腹腔镜—内镜外科学组	委　员	2017-10-13
聂文平	男	邢台市医院协会首届后勤管理专业委员会	主任委员	2017-08-19
齐丽平	女	邢台医专临床医学系临床医学（全科医学方向）专业建设指导委员会	副主任委员	2011-06-11
		邢台市医学会第一届心电生理和起搏专业委员会	副主任委员	2012-06-02
		中国医院协会疾病与健康管理专业委员会	委　员	2012-12-11
		邢台市医学会第三届心血管病专业委员会	常务委员	2013-05-10
		河北省心脏健康教育联盟（AA-hebei，China）	常务委员	2014-09-19
		河北省女医师协会心血管病专业委员会第一届委员会	委　员	2014-12-04
		邢台市医学会第一届内科学专业委员会	副主任委员	2015-12-12
		中国老年保健协会心血管专业委员会	委　员	2016-07
		邢台市医学会第三届心血管内科专业委员会	副主任委员	2017-05-06
		河北省临床医学工程学会心脑介入技术分会	常务委员	2017-07
		河北省医师协会高血压科医师分会第一届委员会	委　员	2017-10
		河北省急救医学会第一届胸痛专业委员会	常务委员	2017-10
张方青	男	河北省医院管理学会信息管理专业委员会	常务委员	2005
		河北省卫生信息协会第一届理事会	理　事	2008-04-09
		河北省卫生信息协会第二届理事会	理　事	2014-12-26
		邢台市医院协会信息管理委员会	副主任委员	2016-05-14
张存善	男	河北省超声医学会	委　员	1989
李庆祥	男	邢台市抗癌协会	副理事　秘书长	1993
		邢台医学会骨科委员会脊柱与关节专业组	组　长	2001
		河北省骨质疏松学会	委　员	2002
郝如琨	男	中华医学会河北省儿科分会	理　事	1995
		中华医学会河北省内科分会	委　员	1996
霍建军	男	河北省医学会第六届病理学学会	常务委员	2000
		邢台市医疗质量管理委员会病理专业组	组　长	2004

续表3

姓　名	性别	任职学术团体	职　务	任职年月
顾奉安	男	河北省医学会神经外科专业委员会	委　员	2000
张捧玉	男	邢台市康复医学会	常务理事	2001
		河北康复医学会	理　事	2005
肖玲巧	女	邢台市医学会眼科专业医学会	常务委员	2002
郑玉林	男	邢台市医疗质量管理委员会药学专业组	副组长	2004
展有志	男	邢台市麻醉协会	副主任委员	2004
		邢台市医疗质量管理委员会麻醉专业组	副组长	2004
李凤格	女	邢台市医学会呼吸专业委员会	副主任委员	2005
凌　鹏	男	邢台市医学会神经病学分会	副主任委员	不详
		河北省神经病学会	委　员	不详
宁海春	男	河北省神经科学会	委　员	1998
		河北省神经科学会	理　事	2000
苗秀荣	女	河北省检验医学会	委　员	2002
		河北省免疫协会	委　员	2004
吴继东	男	邢台市血液病协会	理　事	2005
冯柳芳	女	邢台市医疗质量管理委员会医院感染专业组	副组长	2004
		中国医院协会医院感染管理专业委员会	青年委员	2009－10－19
		河北省医院协会医院感染控制专业第二届委员会	常务委员	2011－11－18
		河北省预防医学会消毒与医院感染控制委员会	常务委员	2012－10－27
		邢台市预防医学会医院感染管理与控制专业委员会	副主任委员	2013－05－16
		河北省医院协会第三届医院感染控制专业委员会	常务委员	2015－11－20
		邢台市医院协会首届医院感染控制专业委员会	主任委员	2016－03－10
		邢台市医院协会首届护理管理专业委员会	副主任委员	2016－05－31
		邢台市医院协会首届护理质量管理专业委员会	常务委员	2016－10－28
王雪霞	女	邢台市五官科护理学会第一届理事会	副理事长	2014－09
		邢台市肿瘤护理专业委员会第一届	副主任委员	2015－01
		邢台市医院协会首届医院感染控制专业委员会	常务委员	2015－03－10
		河北省血管健康与技术协会血管护理专业委员会第一届委员会	副主任委员	2016－05－21
		邢台市医院协会首届护理管理专业委员会	主任委员	2016－05－31
		河北省护理学会第九届理事会	理　事	2016－09－23
		邢台市医院协会首届护理质量管理专业委员会	副主任委员	2016－10－28

续表4

姓　名	性别	任职学术团体	职　务	任职年月
袁耀辉	男	河北省第二届中医药学会中药专业委员会	委　员	2005
		邢台市药学会	常务理事	2005
		河北省药学会第四届医院药学专业委员会	委　员	2008－01－10
		邢台医专医药营销专业第一届专业建设指导委员会	副主任委员	2010－09－10
		河北省药学会第七届理事会	常务理事	2011－01
		邢台市药学会第六届理事会	常务理事	2012－08－14
		河北省药理学会第三届理事会	常务理事	2012－09－23
		河北省医学会临床药学分会第一届委员会	委　员	2014－03－02
		中国医药教育协会临床合理用药专业委员会第一届	常务委员	2014－09－29
		邢台市医院协会药事管理专业委员会	副主任委员	2014－11－16
		河北省药学会静脉用药安全调配专业委员会第一届委员会	常务委员	2015－10－31
		河北省药学会药物经济学专业委员会第一届委员会	常务委员	2016－05－14
袁耀辉	男	河北省抗癌协会抗癌药物专业委员会第二届委员会	常务委员	2016－08－12
		河北省药理学会临床药理专业委员会第一届委员会	常务委员	2016－08－20
		河北省药理学会第四届理事会	常务理事	2016－08－20
		河北省药学会药学品质管理专业委员会第一届委员会	常务委员	2016－10－23
		河北省药学会抗肿瘤药物专业委员会第一届委员会	副主任委员	2017－03－10
		河北省药学会药学科普专业委员会第一届委员会	副主任委员	2017－03－11
		河北省中医药学会第三届中药专业委员会	常务委员	2017－04－23
		河北省药学会药物警戒专业委员会第一届委员会	副主任委员	2017－06－10
		河北省药学会风湿免疫药学专业委员会第一届委员会	常务委员	2017－06－25
		河北省药学会内分泌代谢药学专业委员会第一届委员会	委　员	2017－07－01
		河北省药师协会第二届理事会	常务理事	2017－08
		北京医学奖励基金会药学专业委员会	委　员	2017－09－09
马美星	女	河北省病案专业质量管理与控制中心	常委委员	2012－04－12
		河北省医院协会医疗质量管理专业委员会第一届	委　员	2014－12
		邢台市医院协会第一届医疗质量管理专业委员会	常务委员	2017－03－19
赵　燕	女	河北省护理学会内科专业委员会	委　员	2004
		邢台市护理学会	副理事长	2004
		邢台市医疗质量管理委员会护理专业组	副组长	2004
		邢台市护理学会第六届理事会	副理事长	2008－09
		邢台市护理学会第七届理事会	副理事长	2012－07
		河北省护理学会第八届理事会	理　事	2012－09

续表5

姓　名	性别	任职学术团体	职　务	任职年月
王燕勃	男	河北省医院协会信息管理专业委员会	常务委员	2011－06－30
		河北省卫生信息协会医院信息分会	常务委员	2011－06－30
		河北省卫生信息协会医院信息分会	常务理事	2014－12－26
		邢台市医院协会信息管理专业委员会	常务委员秘书长	2016－05－14
孟志勇	男	河北省医院协会医疗质量管理专业委员会第一届	委　员	2014－12
		河北省医院协会病案管理专业委员会	委　员	2015－11－21
		河北省医学会临床流行病学暨循证医学分会第一届委员会	委　员	2015－12－20
		邢台市医院协会医疗技术应用专业委员会	副主任委员	2017－11－24
		河北省京津冀大数据产业协会健康医疗大数据委员会	委　员	2017－11－30
冯双英	女	邢台市医院协会门（急）诊管理专业委员会	副主任委员	2017－04－22
王丽华	女	河北省药学会药物经济学专业委员会第一届委员会	委　员	2016－05－14
		河北省药学会抗肿瘤药物专业委员会第一届委员会	委　员	2017－03－10
		河北省药学会药物警戒专业委员会第一届委员会	常务委员	2017－06－10
郭发生	男	邢台市医院协会首届后勤管理专业委员会	秘书长	2017－08－19
于献勇	男	邢台市医院协会首届后勤管理专业委员会	常务委员	2017－08－19
武迎磊	男	河北省药学会静脉用药安全调配专业委员会第一届委员会	委　员	2015－10－31
		河北省药学会药物经济学专业委员会第一届委员会	委　员	2016－05－14
		河北省药学会药学科普专业委员会第一届委员会	委　员	2017－03－11
		河北省药学会儿科药学专业委员会第一届委员会	委　员	2017－11－11
		河北省药学会肾病药学专业委员会第一届委员会	常务委员	2017－11－17
宋　莉	女	邢台市预防医学会医院感染管理与控制专业委员会	副主任委员	2013－05－16
		邢台市医院协会首届后勤管理专业委员会	常务委员	2017－08－19
杨震民	男	邢台市医院协会首届后勤管理专业委员会	常务委员	2017－08－19
朱凌凌	女	河北省中西医结合学会第二届络病专业委员会	委　员	2016－10－21
		河北省中医药学会第二届心脑血管病专业委员会	常务委员	2017－04－23
任振芳	女	邢台市医学会第一届心电生理和起搏专业委员会	副主任委员	2012－06－02
		河北省医学会心电生理和起搏学分会第四届委员会	青年委员	2015－05－29
		中国医疗保健国际交流促进会心律与心电分会第一届委员会	全国委员	2015－06－12
		河北省生物医学工程学会心律学分会第一届委员会	委　员	2016－05－20
		河北省中西医结合学会第二届络病专业委员会	委　员	2016－10－21
		河北省医学会心电生理和起搏学分会第五届委员会	委　员	2016－12－23
		邢台市医学会第三届心血管内科专业委员会	常务委员	2017－05－06
李　欣	女	河北省中西医结合学会第二届络病专业委员会	委　员	2016－10－21
		河北省中医药学会第二届心脑血管病专业委员会	委　员	2017－04－23

续表6

姓　名	性别	任职学术团体	职　务	任职年月
杜远生	男	河北省中老年保健协会第一届老年痴呆及相关疾病专业委员会	委　员	2009-09-19
		邢台市医学会第一届神经介入专业委员会	常务委员	2010-04-23
		河北省医学会老年痴呆与相关疾病学分会第一届委员会	委　员	2010-09-18
		邢台市脑血管病学会第一届理事会	副理事长	2011-05-13
		邢台市中西医结合学会神经内科专业委员会第一届委员会	副主任委员	2011-06-18
		邢台市脑血管病治疗中心	副主任	2011-07-14
		邢台市医学会第三届神经内科专业委员会	常务委员	2011-08-26
		河北省医学会老年痴呆与相关疾病学分会第二届委员会	委　员	2014-09-20
		邢台市医学会老年痴呆与相关疾病学分会第一届委员会	副主任委员	2015-10-31
		邢台市脑血管病学会第二届理事会	副理事长	2016-08-13
		邢台市医学会第二届神经介入专业委员会	常务委员	2016-10-22
		邢台市抗癫痫协会	副理事长	2017-01-12
		邢台市抗癫痫协会脑心同治专业委员会	副主任委员	2017-06-01
魏玉清	女	河北省神经科学学会第一届理事会	理　事	2009-05-23
		河北省电生理学学会第三届委员会	主任委员、常务理事	2009-06-05
		邢台市脑血管病学会第一届理事会	理事长	2011-05-13
		邢台市中西医结合学会神经内科专业委员会第一届	副主任委员	2011-06-18
		邢台市脑血管病防治研究所	副所长、副理事长	2011-06-18
		邢台市医学会第三届神经内科专业委员会	副主任委员	2011-08-26
		河北省心理卫生学会心身医学专业委员会第二届委员会	常务委员	2012-04-21
		河北省医学会神经病学分会第八届委员会	委　员	2012-10-11
		河北省医学会行为医学分会第一届委员会	委　员	2013-03-30
		河北省中老年保健协会帕金森病及相关疾病专业委员会第一届专业委员会	常务委员	2015-03-28
		中国卒中学会重症脑血管病分会第一届委员会	委　员	2015-12-05
		中国卒中学会脑静脉病变分会第一届委员会	委　员	2016-06-24
		中华医学会行为医学分会第六届委员会行为临床学组	委　员	2016-08
		河北省医学会神经病学分会第一届脑血管病学组	委　员	2016-08-24
		河北省医学会神经病学分会第九届委员会	常务委员	2016-09-02
		河北省医师协会神经内科医师分会第三届委员会	委　员	2016-09-03
		邢台市医学会第二届神经介入专业委员会	副主任委员	2016-10-22

续表 7

姓　名	性别	任职学术团体	职　务	任职年月
李英毅	男	邢台市医学会第一届神经介入专业委员会	主任委员	2010－04－23
		邢台市脑血管病学会第一届理事会	副理事长	2011－05－13
		中国卒中学会神经介入分会	委　员	2015－06－25
		邢台市脑血管病学会第二届理事会	副理事长	2016－08－13
		河北省血管健康与技术协会脑血管介入专业委员会第一届委员会	常务委员	2016－08－28
		邢台市医学会第二届神经介入专业委员会	主任委员	2016－10－22
		北京神经内科学会神经介入分会第一届委员会	常务委员	2017－08－11
孔咏梅	女	邢台市脑血管病学会第一届理事会	副秘书长	2011－05－13
		邢台市医学会老年痴呆与相关疾病学分会第一届委员会	常务委员	2015－10－31
		邢台市脑血管病学会第二届理事会	副理事长	2016－08－13
		中华医学会行为医学分会第六届委员会行为临床学组	委　员	2016－08
		邢台市脑血管病学会第二届理事会	副理事长	2016－08－13
		邢台市医学会第二届神经介入专业委员会	常务委员	2016－10－22
		河北省老年医学会脑血管病专业委员会	常务委员	2016－11
		邢台市抗癫痫协会脑心同治专业委员会	常务委员	2017－06－01
		中国卒中学会卒中与眩晕分会第一届委员会	委　员	2017－06－24
闫喜格	男	邢台市医学会第一届神经介入专业委员会	常务委员	2010－04－23
		邢台市脑血管病学会第一届理事会	常务理事	2011－05－13
		河北省心理卫生学会心身医学专业委员会第二届委员会	委　员	2012－04－21
		邢台市脑血管病学会第一届理事会	副秘书长	2011－05－13
		邢台市脑血管病学会第二届理事会	副秘书长、常务理事	2016－08－13
		河北省血管健康与技术协会脑血管介入专业委员会第一届委员会	委　员	2016－08－28
		邢台市医学会第二届神经介入专业委员会	常务委员	2016－10－22
		邢台市抗癫痫协会脑心同治专业委员会	常务委员	2017－06－01
王贵玲	女	河北省康复医学会第三届理事会	理　事	2006－09－14
		河北省康复医学会第五届理事会	理　事	2011－05－06
		邢台市脑血管病学会第一届理事会	副理事长	2011－05－13
		邢台市脑血管病治疗中心	副主任	2011－07－14
		河北省社区康复医学会第一届理事会	常务理事	2012－03－24
		河北省医学会物理医学和康复学分会第五届	常务委员	2012－12－15
		邢台市康复医学会第三届委员会	副理事长	2013－05－11
		邢台市医学会第一届物理医学与康复专业委员会	主任委员	2014－04－19

续表8

姓　名	性别	任职学术团体	职　务	任职年月
王贵玲	女	河北省社区康复医学会邢台分会第一届委员会	副会长	2015－06－12
		河北省康复服务协会	常务理事	2015－11－05
		邢台市医院协会第一届医疗康复机构管理专业委员会	副主任委员	2016－04－22
		河北省康复医学会第五届理事会	常务理事	2016－05－22
		邢台市脑血管病学会第二届理事会	副理事长	2016－08－13
		河北省社区康复医学会第二届理事会	常务理事	2017－03－25
		河北省社区康复医学会第一届运动疗法专业委员会	副主任委员	2017－06－03
		河北省医师协会第一届骨科医师分会康复学组	委　员	2017－09－15
李爱军	女	邢台市医学会第二届呼吸专业委员会	副主任委员	2008－04－23
		河北省医学会老年医学分会第六届委员会	常委委员	2009－10－29
		邢台市医学会第一届老年医学专业委员会	副主任委员	2010－04－22
		河北省医学会呼吸病学分会第七届委员会	委　员	2010－09－10
		邢台市医学会第一届结核病专业委员会	副主任委员	2011－05－31
		河北省中西医结合学会呼吸病学专业委员会第三届	委　员	2013－05－11
		河北省医学会呼吸病学分会第八届委员会	委　员	2014－10－18
		河北省医学会老年医学分会第七届委员会	常务委员	2014－12－05
吉淑敏	女	河北省内分泌学会邢台市糖尿病学分会	副主任委员	2005
		邢台市医学会糖尿病专业委员会	副主任委员	2008－04－11
		河北省医师协会营养医师分会第一届委员会	委　员	2011－04－15
		邢台市医学会第二届糖尿病专业委员会	副主任委员	2013－10
		河北省急救医学会第一届内分泌专业委员会	委　员	2015－12
		河北省药学会内分泌代谢药学专业委员会第一届委员会	委　员	2017－07－01
		河北省中西医结合学会第三届内分泌专业委员会	常务委员	2017－10－28
冯存民	男	邢台市医疗质量管理委员会急救专业组	副组长	2004
		邢台市医学会急诊学专业分会	副主任委员	2005
		河北省医学会急诊医学分会第三届委员会	委　员	2012－10－12
		河北省医师协会急诊医师分会第一届委员会	委　员	2013－03－15
		河北省急救医学会第一届呼吸专业委员会	委　员	2013－12
		邢台市医学会第二届急诊医学专业委员会	副主任委员	2013－08－23
		河北省老年医学会神经病学专业委员会	常务委员	2016－11－12
		河北省医学会急诊医学分会第四届委员会	委　员	2017－01－20
		河北省医师协会急诊科医师分会第二届委员会	委　员	2017－01－21
		邢台市医院协会门（急）诊管理专业委员会	主任委员	2017－04－22
		河北省医师协会第一届心肺复苏委员会	委　员	2017－11－18

续表9

姓　名	性别	任职学术团体	职　务	任职年月
杨素云	女	河北省医师协会急诊科医师分会第一届委员会	青年委员	2014-05-29
		邢台市医院协会门（急）诊管理专业委员会	副主任委员	2017-04-22
夏晓君	男	中国管理科学研究院学术委员会	特约研究员	2004
		中华中西医杂志专家编辑委员会	常务编委	2004
		邢台市心血管外科专业委员会	常务委员	2005
		河北省医学会血管外科分会	委　员	2014-10
		邢台市医学会第一届血管外科专业委员会	副主任委员	2014-12-13
		河北省医师协会血管外科分会	委　员	2015-03
		国际血管联盟中国分部河北分会第一届委员会	常务委员	2016-05
		中国医疗保健国际交流促进会血管外科分会河北专家组	学组委员	2016-08-23
冯国强	男	邢台市抗癌协会神经肿瘤专业委员会第一届	常务委员	2014-11
库洪彬	男	邢台市脑血管病学会第一届理事会	常务理事	2011-05-13
		邢台市医学会第一届显微神经外科专业委员会	秘书长	2011-12-09
		邢台市脑血管病学会第二届理事会	常务理事	2016-08-13
郝进敏	男	河北省医学会神经外科分会	委　员	2004
		邢台市脑血管病学会第一届理事会	副理事长	2011-05-13
		邢台市医学会第二届神经外科专业委员会	常务委员	2011-05-13
		邢台市医学会第一届显微神经外科专业委员会	主任委员	2011-12-09
		河北省抗癌协会神经肿瘤专业委员会第一届委员会	常务委员	2013-06-28
		河北省医师协会神经外科医师分会第二届委员会	委　员	2013-11-30
		邢台市抗癌协会神经肿瘤专业委员会第一届	副主任委员	2014-11
		河北省医学会神经外科学分会第五届委员会	委　员	2015-09-29
		河北省中西医结合学会第一届小儿神经外科学专业委员会	常务委员	2016-04-22
		河北省血管健康与技术协会脑血管介入专业委员会第一届委员会	委　员	2016-08-28
		中国医药教育协会医疗器械管理专业委员会	委　员	2017-03-25
		中国医药教育协会医疗器械管理专业委员会神经外科器械学组	常务委员	2017-03-25
		河北省医师协会神经外科医师分会第三届委员会	委　员	2017-08-19
薛振生	男	邢台市医学会第一届神经介入专业委员会	副主任委员	2010-04-23
		邢台市脑血管病学会第一届理事会	秘书长	2011-05-13
		邢台市医学会第一届显微神经外科专业委员会	常务委员	2011-12-09
		邢台市脑血管病学会第二届理事会	副理事长	2016-08-13
		河北省血管健康与技术协会脑血管介入专业委员会第一届委员会	副主任委员	2016-08-28

续表10

姓　名	性别	任职学术团体	职　务	任职年月
薛振生	男	河北省医学会神经外科学分会第一届神经介入学组	副组长	2016－10－14
		邢台市医学会第二届神经介入专业委员会	副主任委员	2016－10－22
宋志俊	男	邢台市医学会第一届显微神经外科专业委员会	常务委员	2011－12－09
		河北省血管健康与技术协会第一届理事会	理　事	2015－09－09
		中国老年医学学会脑血管病分会第一届青年委员会	委　员	2016－01
		中国微循环学会周围血管疾病专业委员会颈动脉学组第一届	常务委员	2016－04－22
		邢台市脑血管病学会第二届理事会	秘书长、常务理事	2016－08－13
		河北省中西医结合学会第一届神经外科专业委员会	委　员	2016－09－24
		河北省中西医结合学会第一届神经外科专业委员会青年学组	委　员	2016－09－24
		河北省医学会神经外科学分会第一届神经介入学组	委　员	2016－10－14
		河北省医学会神经外科分会第五届青年学组	副组长	2017－08－18
		中国卒中学会复合介入神经外科分会第一届委员会	委　员	2017－11－23
		河北省卒中学会缺血性卒中外科分会	副主任委员	2017－12－01
赵忠江	男	中华医学会邢台市神经外科学会	副主任委员	2005
		邢台市脑血管病学会第一届理事会	副理事长	2011－05－13
		邢台市医学会第一届显微神经外科专业委员会	副主任委员	2011－12－09
		邢台市医学会第三届神经外科专业委员会	副主任委员	2015－09
		邢台市脑血管病学会第二届理事会	副理事长	2016－08－13
		邢台医学会第二届神经介入专业委员会	常务委员	2017－10－22
张　健	男	邢台市医学会第一届胸外科专业委员会	副主任委员	2006－11－24
		河北省抗癌协会第二届肺癌专业委员会	委　员	2011－12－21
		邢台医学会放射治疗分会	副主任委员	2012－03
		河北省中西医结合胸心外科专业委员会	常务委员	2015－09
		邢台市抗癌协会第一届肺癌专业委员会	副主任委员	2017－07－30
		邢台市第一医院（邢台市肿瘤医院）肿瘤专科联盟	常务理事	2017－08
郑海峰	男	邢台市抗癌协会第一届肺癌专业委员会	常务委员	2017－07－30
苗振林	男	邢台市医学会第一届手外科专业委员会	副主任委员	2014－12－26
		邢台市肉瘤专业委员会第一届	常委委员	2015－04
		邢台市康复医学会第一届脊柱脊髓专业委员会	副主任委员	2015－05－24

续表 11

姓　名	性别	任职学术团体	职　务	任职年月
王清虎	男	河北省医师协会手外科医师分会第二届委员会	委　员	2012-10-26
		邢台市医学会骨科学分会第三届委员会	副主任委员	2013-11-16
		邢台市医学会第一届运动医学（关节骨科）专业委员会	副主任委员	2014-12-26
		邢台市肉瘤专业委员会第一届委员会	副主任委员	2015-04
		邢台市中西医结合学会骨伤专业委员会第一届	副主任委员	2015-05-08
		邢台市医学会第一届创伤学专业委员会	副主任委员	2017-12-25
连彦军	男	邢台市第一医院（邢台市肿瘤医院）肿瘤专科联盟	常务理事	2017-08
		河北省医师协会肛肠科医师分会第一届委员会	委　员	2017-12-02
侯志强	男	邢台市抗癌协会肝癌专业委员会第一届	常务委员	2013-10
		国际血管联盟中国分部河北分会第一届委员会	委　员	2016-05
		邢台市医学会外科分会第一届疝与腹壁外科学组	副组长	2016-07-29
		河北省血管健康与技术协会静脉曲张防治委员会第一届委员会	常务委员	2016-12-17
于晶晶	女	中国医疗保健国际交流促进会乳腺疾病分会	委　员	2015-05-21
		中国医疗保健国际交流促进会健康科普分会第一届委员会	青年委员	2015-05-23
		邢台市抗癌协会乳腺癌专业委员会第一届	副主任委员	2015-07
		北京乳腺病防治学会青年学术专业委员会	委　员	2016-07-22
		邢台市医院协会第一届医院肿瘤管理专业委员会	常务委员	2017-03-19
		邢台市临床肿瘤学会甲状腺癌专业委员会第一届	副主任委员	2017-11-12
		河北省预防医学会妇科及乳腺肿瘤多学科诊疗与预防专业委员会第一届	常务委员	2017-12
马春生	男	河北省泌尿外科学会	委　员	1999
		河北省医学会泌尿外科学分会第六届委员会	委　员	2006-09
		河北省医学会泌尿外科学分会第七届委员会	委　员	2011-06-10
		河北省抗癌协会泌尿男生殖系肿瘤专业委员会第一届委员会	委　员	2011-09-17
		邢台市抗癌协会泌尿男生殖系肿瘤专业委员会第一届	副主任委员	2014-06
		河北省医学会泌尿外科学分会第八届委员会	委　员	2014-06-13
刘杏巧	女	邢台市医学会第一届计划生育与优生学专业委员会	副主任委员	2013-10-12
		邢台市医学会第一届妇科肿瘤学分会	副主任委员	2013-10-13
		邢台市医学会生殖专业委员会	副主任委员	2014-05
		邢台市医学会第一届妇科内镜专业委员会	主任委员	2014-11-11
		中国医疗保健国际交流促进会妇产科专业委员会第一届	委　员	2015-01

续表 12

姓　名	性别	任职学术团体	职　务	任职年月
刘杏巧	女	河北省医学会妇产科学分会第十届委员会	委　员	2015－10－22
		河北省医学会妇产科学分会第二届妇科腔镜学组	学组委员	2016－03－10
		河北省医学会妇产科学分会第一届盆底学组	学组委员	2016－03－19
		邢台市医学会第二届妇产科专业委员会	副主任委员	2016－05－14
		河北省医学会妇科腔镜学组	委　员	2016－04
		河北省医师协会妇科肿瘤专业医师分会第一届委员会	常务委员	2016－11－05
		河北省生殖健康学会第一届理事会	理　事	2016－12－10
姚莉芸	女	河北省医院协会妇产医院管理分会第一届委员会	委　员	2014－10－17
		邢台市医学会第二届围产医学专业委员会	副主任委员	2015－11－14
		邢台市医学会第二届妇产科专业委员会	常务委员	2016－05－14
		河北省预防医学会出生缺陷防治专业委员会第一届	常务委员	2016－11
		河北省优生优育协会孕妇健康教育专业委员会第一届委员会	常务委员	2017－11－11
张志革	女	邢台市医学会第一届妇科内镜专业委员会	常务委员	2014－11－11
		邢台市抗癌协会妇科肿瘤专业委员会第一届	常务委员	2015－03
		河北省生殖健康学会第一届	常务理事	2016－12－10
		邢台市生殖医学专业质量管理与控制中心	副主任	2017－07
石国素	女	河北省预防医学会出生缺陷防治专业委员会第一届	委　员	2016－11
		河北省优生优育协会孕妇健康教育专业委员会	委　员	2017－11－11
高　妍	女	河北省预防医学会出生缺陷防治专业委员会第一届	委　员	2016－11
		河北省优生优育协会孕妇健康教育专业委员会	委　员	2017－11－11
孙丽英	女	邢台市儿科学会	副主任委员	不详
		河北省医师协会儿科医师分会第一届委员会	委　员	2007－11
		河北省医学会儿科学分会第九届	委　员	2007－11－25
		邢台市医学会第一届围产医学专业委员会	副主任委员	2010－05－15
		河北省急救医学会第一届儿科专业委员会	委　员	2012－11－16
		河北省中西医结合学会第四届儿科专业委员会	委　员	2014－09－28
		河北省医师协会儿童重症医师分会第一届委员会	常务委员	2015－12－26
		河北省医学会儿科学分会第一届儿童保健学组	委　员	2016－05－14
郭义军	男	河北省中西医结合学会第四届儿科专业委员会	委　员	2014－09－28
		河北省预防医学会微生态专业委员会	委　员	2014－12－05
		河北省儿童健康学会	理　事	2015－12－28
		河北省中西医结合学会第一届小儿消化专业委员会	委　员	2017－04－15

续表 13

姓　名	性别	任职学术团体	职　务	任职年月
范雪爱	女	邢台市医学会第一届新生儿专业委员会	副主任委员	2010-09-24
		河北省急救医学会第一届儿科专业委员会	委　员	2012-11-16
		河北省医师协会新生儿专业医师分会第一届委员会	委　员	2014-03-14
		河北省医学会围产医学分会第五届委员会	青年委员	2014-03-15
		河北省医院协会妇产医院管理分会第一届委员会	委　员	2014-10-17
		中国医师协会新生儿科医师分会第二届神经专业委员会	委　员	2015-03
		邢台市医学会第二届新生儿专业委员会	副主任委员	2015-10-24
		邢台市医学会第二届围产医学专业委员会	副主任委员	2015-11-14
		邢台市医院协会首届医院感染控制专业委员会	常务委员	2016-03-10
		河北省预防医学会出生缺陷防治专业委员会第一届	委　员	2016-11
		河北省康复医学会第一届儿童发育与康复专业委员会	常务委员	2016-12-10
		河北省中西医结合学会第一届新生儿专业委员会	常务委员	2017-08-25
于　强	男	河北省医学会重症医学分会第一届委员会	委　员	2012-08-31
		河北省医师协会重症医学医师分会第一届委员会	委　员	2014-06-27
		河北省中西医结合学会第一届营养专业委员会	委　员	2014-12-13
		邢台市医院协会首届医院感染控制专业委员会	副主任委员	2016-03-10
		邢台市医学会第一届重症医学专业委员会	副主任委员	2016-08-19
		河北省医学会重症医学分会第二届委员会	常务委员	2016-09-02
苗振华	男	邢台市医学会麻醉专业委员会	副主任委员	2006-12-30
		邢台市医学会第一届疼痛专业委员会	常务委员	2010-12-11
		河北省抗癌协会肿瘤麻醉与镇痛专业委员会	委　员	2012-08-12
		邢台市抗癌协会肿瘤麻醉与镇痛专业委员会第一届	副主任委员	2014-03
		河北省抗癌协会镇痛与麻醉分会专业委员会	委　员	2014-08
		邢台市抗癌协会镇痛与麻醉分会专业委员会	副主任委员	2014-10
		邢台市医学会第三届麻醉科专业委员会	副主任委员	2016-09-24
		邢台市疼痛质控委员会	副主任委员	2017-5
		河北省心胸血管麻醉学会急救与复苏分会首届委员会	常务委员	2017-09
王继宏	男	中国心胸血管麻醉学会青年委员会	委　员	2015-09
		河北省首届心胸血管麻醉学会	副会长	2015-10

续表 14

姓　名	性别	任职学术团体	职　务	任职年月
陈国栋	男	河北省健康体检质量管理与控制中心	委　员	2008－08
		邢台市健康体检质量管理与控制中心	主任委员	2012－04－12
		中国医院协会疾病与健康管理专业委员会	委　员	2012－12－11
		河北省体检协会第一届委员会	常务委员	2013－12－28
		河北省健康服务业协会营养与健康促进专业委员会第一届委员会	副主任委员	2015－12－25
		邢台市体检协会第一届委员会	副会长	2016－09－23
		邢台市医院协会疾病与健康管理专业委员会第一届委员会	副主任委员	2016－09－23
		中国医师协会整合医学医师分会整合健康学专业委员会（学组）第一届委员会	委　员	2017－04
黄红革	女	河北省医学实验室质量管理学会	理　事	2003
		河北省输血协会	理　事	2004
		邢台市医学会第二届检验专业委员会	副主任委员	2008－07－18
		河北省生物化学与分子生物学学会临床生化专业委员会第一届委员会	委　员	2009－06－13
		河北省检验医学管理协会第二届	理　事	2010－07－14
		河北省医学会医学生化分会第六届委员会	委　员	2011－09－24
		河北省医学会检验分会第十届委员会	委　员	2012－08－11
		河北省生物化学与分子生物学学会第八届专业委员会	委　员	2016－03
		河北省生物化学与分子生物学学会临床生化第二届专业委员会	委　员	2016－03
		河北省检验医学管理协会第三届理事会	理　事	2016－06－21
张晶梅	女	邢台市医学会第一届临床输血学专业委员会	副主任委员	2017－04－15
范爱英	女	中国抗癌协会康复会河北省头颈肿瘤专业委员会	委　员	2017－09－17
吕法文	男	邢台市口腔医学会	常务理事	2005
		邢台市口腔医学会第二届理事会	副会长	2010－01－31
孟卫东	男	邢台市口腔医学会第三届理事会	常务理事	2015－12－27
		河北省口腔医学会第一届口腔种植专业委员会	委　员	2015－12－12
		邢台市口腔医学会第三届理事会	常委理事	2015－12－27
		河北省口腔医学会第一届全科口腔医学专业委员会	委　员	2017－10－21
冯晓英	男	中国中医药研究促进会仲景医学研究分会	理　事	2016－10－22
		河北省中医药学会第二届心脑血管病专业委员会	常务委员	2017－04－23
		河北省中医药学会	委　员	2017－04－22
		河北省中医药学会李车垣学术思想研究会	常务委员	2017－11－11

续表 15

姓　名	性别	任职学术团体	职　务	任职年月
耿春杰	男	邢台市中西医结合皮肤专业委员会第一届	副主任委员	2014－11－30
		河北省中西医结合学会第六届皮肤性病专业委员会	委　员	2015－06－27
		河北省中医系结合学会第一届皮肤与激光美容专业委员会	委　员	2016－04－09
齐　赛	男	邢台市医疗质量管理委员会医学影像专业组	副组长	2004
		邢台市医学会第三届放射专业委员会	副主任委员	2011－10－21
		邢台市抗癌协会肿瘤影像专业委员会第一届	常务委员	2013－09
		邢台市临床肿瘤学会专业委员会第一届	常务理事	2016－06－18
		邢台市放射医师协会第一届	副主任委员	2016－10－21
		邢台市医学会放射学专业委员会第四届委员会	常务委员	2016－10－21
		邢台市临床肿瘤学会肿瘤影像专业委员会第一届委员会	副主任委员	2016－11－04
王京森	男	邢台市放射学会	副主任委员	2002
		邢台市肿瘤影像专业委员会第一届	常务委员	2013－09
李星亮	男	邢台市肿瘤影像专业委员会第一届	副主任委员	2013－09
		河北省神经科学学会第一届神经放射学分会	常务委员	2016－05－14
		邢台市医学会放射学专业委员会第四届委员会	副主任委员	2016－10－21
		邢台市临床肿瘤学会肿瘤影像专业委员会第一届委员会	常务委员	2016－11－04
		邢台市医院协会医学影像中心管理分会第一届委员会	主任委员	2017－10－28
杨志宏	男	邢台市医院协会医学影像中心管理分会第一届委员会	秘书长	2017－10－28
李志凯	男	邢台市医院协会医学影像中心管理分会第一届委员会	副主任委员	2017－10－28
郑晓芳	女	邢台市医学会超声分会	副会长	2004
		河北省医学会超声医学分会第三届委员会	委　员	2013－07－13
		邢台市医学会第二届超声医学专业委员会	副主任委员	2014－10－31
		河北省血管健康与技术协会血管超声专业委员会第一届委员会	委　员	2016－05－20
		河北省医师协会第二届超声科医师分会基层学组	委　员	2017－09－15
		河北省中西医结合学会第一届超声专业委员会	常务委员	2017－10－13
彭红兵	女	河北省预防医学会出生缺陷防治专业委员会第一届产前超声专家委员会	委　员	2017－10
		河北省中西医结合学会第一届超声专业委员会	常务委员	2017－10－13
郭义恒	男	河北省医学会肾脏病学分会第五届委员会	委　员	2012－09－07
		河北省医学会风湿病学分会第三届委员会	委　员	2012－12－29

续表16

姓　名	性别	任职学术团体	职　务	任职年月
张建刚	男	河北省预防医学会分子病理与儿童疾病预防专业委员会第一届	委　员	2015－04－10
		河北省妇幼保健协会首届病理专业委员会	委　员	2015－12
		河北省抗癌协会肿瘤病理专业委员会第一届	委　员	2015－12－18
		河北省中西医结合学会第一届病理专业委员会	常务委员	2017－03－25
		河北省中西医结合学会第一届肿瘤精准病理诊断与治疗专业委员会	常务委员	2017－06－10
		中国医学装备协会病理装备分会第二届委员会	委　员	2017－09
		河北省预防医学会妇科及乳腺肿瘤多学科诊疗与预防专业委员会第一届	常务委员	2017－12
刘　壮	男	河北省消化内镜学会	委　员	2001
		邢台市医疗质量管理委员会内窥镜专业组	副组长	2004
		邢台市医学会第一届消化内镜专业委员会	常务委员	2006－10－07
		邢台市肿瘤内镜专业委员会第一届	副主任委员	2016－05
		河北省医学会消化内镜分会第一届结直肠学组	委　员	2016－11－25
汪秀英	女	邢台市医院协会首届护理管理专业委员会	常务委员	2016－05－31
李　英	女	邢台市医院协会首届护理管理专业委员会	常务委员、秘书长	2016－05－31
杨雪棉	女	河北省血管健康与技术协会血管护理专业委员会第一届委员会	委　员	2016－05－21
		邢台市医院协会首届护理管理专业委员会	常务委员、副秘书长	2016－05－31
郝海红	女	河北省护理学会第八届急门诊护理专业委员会	委　员	2013－05
		河北省血管健康与技术协会血管护理专业委员会第一届委员会	委　员	2016－05－21
赵聪聪	女	河北省护理学会第九届急诊护理专业委员会	委　员	2017－04
吕英淑	女	河北省血管健康与技术协会	青年委员	2017－05
郭雪钗	女	邢台市护理学会第六届理事会静脉输液专业委员会	副主任委员	2012－05
		河北省中西医结合学会第一届神经外科专业委员会护理学组	委　员	2016－09－24
		邢台市中西医结合神经外科护理专业委员会	常务委员	2016－12
孟建红	女	河北省中西医结合学会第一届神经外科专业委员会护理学组	委　员	2016－09－24
公志改	女	河北省护理学会第八届儿科护理专业委员会	委　员	2013－05
赵　涛	男	邢台市护理学会第六届理事会手术室护理专业委员会	副主任委员	2012－06
汪丽珍	女	邢台市中西医结合神经外科护理专业委员会	副组长	2016－12
石素真	女	河北省血管保健与技术协会血管护理专业委员会第一届委员会	委　员	2016－05－21
		河北省中西医结合学会第一届神经外科专业委员会护理学组	委　员	2016－09－24

续表 17

姓　名	性别	任职学术团体	职　务	任职年月
石素真	女	河北省中西医结合学会第一届神经外科专业委员会第一届委员会	委　员	2016－12－22
		邢台市护理学会消毒供应专业委员会	副主任委员	2017－05
张　阳	女	邢台市医院协会首届医院感染控制专业委员会	常务委员、秘书长	2016－03－10
赵　天	女	河北省药学会肾病药学专业委员会第一届委员会	委　员	2017－11－17
郝利亚	女	河北省药学会肾病药学专业委员会第一届委员会	委　员	2017－11－17
石志娜	女	河北省药学会药学品质管理专业委员会	委　员	2016－10
路　峰	女	邢台市脑血管病学会第一届理事会	常务理事	2011－05－13
		邢台市脑血管病学会第二届理事会	常务理事	2016－08－13
陈玉涛	男	河北省医学会神经病学分会第八届委员会	青年委员	2014－03－01
李晓强	男	中国老年医学学会神经医学分会第一届青年委员会	委　员	2016－03
王　玉	女	中国老年医学学会神经医学分会第一届青年委员会	委　员	2016－03
阴均涛	男	中国老年医学学会神经医学分会第一届青年委员会	委　员	2016－03
王　云	女	邢台市医学会第一届神经介入专业委员会	副主任委员	2010－04－23
		河北省血管健康与技术协会脑血管介入专业委员会第一届委员会	委　员	2016－08－28
胡鹏飞	女	邢台市医学会第一届神经介入专业委员会	秘书长	2010－04－23
		河北省血管健康与技术协会脑血管介入专业委员会第一届委员会	委　员	2016－08－28
唐灵涛	男	河北省血管健康与技术协会脑血管介入专业委员会第一届委员会	委　员	2016－08－28
郭医杰	女	河北省老年医学会睡眠与情绪障碍专业委员会	委　员	2016－11－12
郭文乾	男	河北省社区康复医学会邢台分会第一届委员会	委　员	2015－06－12
贾　亮	男	河北省社区康复医学会第二届理事会	理　事	2017－03－25
尹伟华	女	河北省康复医学会第一届康复治疗专业委员会	委　员	2011－05－06
王金国	男	河北省医学会变态反应学分会第一届委员会	委　员	2008－10－31
		邢台市医学会第一届老年医学专业委员会	常务委员	2010－04－22
		邢台市医学会第一届结核病专业委员会	常务委员	2011－05－31
		河北省医学会呼吸病学分会危重症与感染学组第一届	学组委员	2015－10－30
贾永志	男	邢台市医学会消化学会	副主任委员	2005
		邢台市医学会第一届消化内科专业委员会	副主任委员	2006－10－07
		邢台市医学会第一届感染病学专业委员会	副主任委员	2010－05－06
于改革	女	河北省医师协会免疫吸附学组第一届学组	委　员	2016－09－03
		河北省药学会肾病药学专业委员会第一届委员会	委　员	2017－11－17
戴科芳	男	河北省血管健康与技术协会脑血管病介入专业委员会第一届青年委员会	委　员	2016－08－28

续表18

姓 名	性别	任职学术团体	职 务	任职年月
王 松	男	邢台市中西医结合学会神经外科专业委员会第一届委员会	副秘书长	2016－12－22
尹保强	男	邢台市脑血管病学会第一届理事会	常务理事	2011－05－13
		邢台市脑血管病学会第二届理事会	常务理事	2016－08－13
鲁 山	男	邢台市抗癌协会食管癌专业委员会第一届	常务委员	2014－12
张民峰	男	河北省中西医结合学会	会 员	2016－12－30
		邢台市抗癌协会第一届肺癌专业委员会	常务委员	2017－07－30
武铁军	男	邢台市抗癌协会食管癌专业委员会第一届	常务委员	2014－12
		河北省中西医结合学会胸心外科专业委员会第一届青年委员会	委 员	2017－10－20
周 亮	男	河北省中西医结合学会胸心外科专业委员会第一届青年委员会	委 员	2017－10－20
毕荣欣	男	河北省中西医结合学会第三届普通外科专业委员会	委 员	2017－12－16
宋计平	女	邢台市医学会第三届麻醉科专业委员会	常务委员	2016－09－24
闫世伟	男	河北省心胸血管麻醉学会专业委员会	理 事	2015－09
郝现伟	男	河北省中西医结合学会第一届儿科急症专业委员会	常务委员	2016－09－10
		河北省健康教育与康复学会第一届儿科专业委员会	常务委员	2017－05
		河北省医学会儿科学分会第一届血液学组	委 员	2017－08－04
		河北省儿童健康学会神经专业委员会	常务委员	2017－12－22
张 丽	女	河北省健康教育与康复学会第一届儿科专业委员会	委 员	2017－05
冀京雷	男	河北省中西医结合学会第一届新生儿专业委员会	委 员	2017－08－25
林国兴	男	邢台市医院协会门（急）诊管理专业委员会	常务委员	2017－04－22
王金果	女	河北省中西医学会	委 员	2012－03
		邢台市中医学会治未病专业委员会第一届	副主任委员	2015－08－08
		邢台市中西医结合学会神经外科委员会	常务委员	2016－11
祝云淑	女	邢台市眼视光学会第一届理事会	常务理事	2013－10－29
许玉平	女	河北省口腔医学会口腔修复专业委员会	委 员	2015－12
		河北省口腔医学会第一届全科口腔医学专业委员会	委 员	2017－10－21
郭 宇	男	邢台市医院协会医学影像中心管理分会第一届委员会	副秘书长	2017－10－28
吕修臣	男	邢台市医学会第二届神经介入专业委员会	常务委员	2016－10－22
		邢台市医院协会第一届医院肿瘤管理专业委员会	常务委员	2017－03－19
吴艳君	女	邢台市超声医学工程学会	副会长	2005
		邢台市超声医学工程学会	副会长	2013－06
王恩杰	女	河北省中西医结合学会第一届肿瘤精准病理诊断与治疗专业委员会	委 员	2017－06－10

续表 19

姓　名	性别	任职学术团体	职　务	任职年月
张　磊	女	邢台市医院协会疾病与健康管理专业委员会第一届委员会	常务委员	2016－09－23
张　洁	女	邢台市医院协会疾病与健康管理专业委员会第一届委员会	常务委员	2016－09－23
赵　博	女	邢台市医院协会疾病与健康管理专业委员会第一届委员会	常务委员	2016－09－23
戴　林	女	邢台市医院协会疾病与健康管理专业委员会第一届委员会	常务委员	2016－09－23
苏　菲	女	邢台市医院协会疾病与健康管理专业委员会第一届委员会	常务委员	2016－09－23
刘建华	女	邢台市护理学会消毒供应专业委员会	常务委员	2017－05
郝　斌	男	邢台市医院协会首届后勤管理专业委员会	常务委员	2017－08－19

注：不含市级学术团体委员；排名不分先后。

第三节　临床教学

1993 年，医院开始接收外院进修人员及医学院校学生来院实习，主要是邢台卫校和地区卫校的实习学生。1998 年 9 月，医院成为河北省职工医院教学医院。

2002 年 3 月，医院对乡镇卫生院来院进修人员进修费、住宿费减免 50%。2004 年 6 月，医院成为邢台医学高等专科学校教学医院。

2008 年，医院落实市政府的“春雨工程”，对对口帮扶县、区内乡镇卫生院的技术人员进行不少于一个月的免费进修、培训，同时选派技术骨干到基层医疗机构坐诊、巡诊。医院与沙河市、临城县、内丘县、新河县签订了对口帮扶承诺书，并对邢台市区域内的基层医院实行进修学习全免费，圆满完成了任务。

2008～2014 年，医院承接市卫生局安排的专项培训项目 5 个，其中“春雨工程”培训学员 260 余人次；“降低孕产妇死亡率和新生儿破伤风项目”培训学员 60 人，派出蹲点专家 10 余人；“城市社区卫生人员培训项目”培训学员 100 余人次；“全科医师转岗培训项目”培训学员 60 人；“县级医院骨干医师培训项目”培训学员 40 人。2010 年 9 月，医院成为承德医学院附属医院（非隶属）。

1993～2017 年，医院累计接收普通基层进修人员 1900 余人次，专项培训学员 460 余人次，医学院校实习医生 1100 余人次，见习医生 555 人次。

第四节 科 研

一、科研成果及奖励

1978年建院初期，没有专门的科研管理机构，主要由医务科负责协助医务人员申报科研项目及奖励。随后，医院不断完善科研的日常管理工作，使论文的发表，科研成果和奖励的申报，资料归档等环节管理逐步规范化和制度化。为了鼓励全院医务人员深入开展科学研究工作，进一步调动医务人员开展科研活动的积极性、创造性，奖励在科研工作中成绩突出的医务人员，医院于1998年制定了《关于新技术、新项目、论文评审标准及奖励办法》，2000年制定了《重审鼓励开展科研的办法》，并于2014年进一步修订，更名为《科研、论文奖励管理制度》。科研成果不断丰富，完成的科研项目逐年增加。1978年～2017年，医院共完成科研成果219项，获得科技奖励149项，其中荣获河北省科技进步奖11项（二等奖1项，三等奖10项），河北省医学会医学科学技术奖53项（一等奖2项，二等奖44项，三等奖7项），河北省中医药学会科学技术奖13项（二等奖7项，三等奖6项），邢台市科技进步奖72项（一等奖23项，二等奖13项，三等奖36项）。

1979～2017年邢台市第三医院科研成果、奖励一览表

表8—3

年份	项目名称	主研人	所在科室	获奖级别	获奖时间
1984	大网膜颅内移植治疗脑膜炎后遗症	陈 轩	骨 科	市厅级壹等奖	1985-02-14
	多功能外固定支架	陈 轩	骨 科	市厅级壹等奖	1985-02-14
1986	64例早期胃癌临床资料分析	刘兰亭	普外科	市厅级贰等奖	1987
1987	颈动脉周围交感神经网剥脱切除治疗脑隆瘫痪	陈 轩	骨 科		
	股骨髁上截骨多针弹性髓腔固定	陈 轩	骨 科		
1990	颈动脉给药术治疗脑梗塞	宁海春	神经内科	市厅级壹等奖	1991-07-11
1991	高血压患者心脏舒张功能改变与细胞内离子变化之间的关系及硝苯吡啶对其影响	于 强	神经内科	市厅级贰等奖	1995-08-20
1993	治疗急性脑梗塞速效技术临床研究	宁海春	神经内科	市厅级壹等奖	1994-07-21
				省级叁等奖	1994-12-29
1994	新锥颅术并护脑液治疗脑出血研究	宁海春	神经内科	市厅级壹等奖	1995-07
				省级叁等奖	1995-12
1996	脑复苏术治疗急性脑梗塞临床研究	宁海春	神经内科	市厅级壹等奖	1997-07
				省级叁等奖	1997-12

续表 1

年份	项目名称	主研人	所在科室	获奖级别	获奖时间
1998	对叠缝合止血法在耻骨上经膀胱前列腺切除术中的应用研究	张如俭	普外科	市厅级贰等奖	1998-06-19
	带旋髂深血管蒂骨膜移植治疗股骨颈骨折研究	邢德振	骨　科		
	脑卒中维持性康复临床研究	张捧玉	神经内科	市厅级壹等奖	1999-07-10
1999	十二指肠溃疡旷置术的改进	张如俭	普外科	市厅级叁等奖	1999-07-10
	强化超早期选择性脑动脉内脉冲式溶栓术和脑保护液治疗急性脑梗塞研究	魏玉清	神经内科	市厅级壹等奖	2000-07-20
				省级叁等奖	2000-12-25
	眩晕静速效技术治疗眩晕症临床研究	魏玉清	神经内科	市厅级壹等奖	2001-07-01
				省级叁等奖	2003-05-28
2000	灯盏花、多巴胺与酚妥拉明联合治疗重症肺心病临床研究	温素芹	神经内科	市厅级叁等奖	2000-07-20
	近期感染与缺血性脑卒中发作关系研究	李国庆	神经内科	市厅级叁等奖	2000-07-20
	对 AMI 的三种致病机理的探讨与治疗	闫文双	继教办		
	儿童体格发育及铁缺乏状况与血液营养成份关系的研究	孙丽英	儿　科	市厅级壹等奖	2001-07-01
2001	立体定向多靶点治疗不规则形脑出血临床研究	郝进敏	神经外科		
	股浅静脉第一个瓣膜窦壁环包治疗原发性下肢深静脉瓣膜功能不全	靳建新	普外科		
	中西医多技术综合治疗痉挛型脑瘫的临床研究	黄秀云	老干部病房	市厅级叁等奖	2004-07
	三氯醋酸治疗宫颈糜烂的研究	史淑红	妇产科	市厅级叁等奖	2002-07-01
	急性阑尾炎合并糖尿病急诊手术与中西医结合治疗的对比研究	薛志广	普外科		
2001	微波热疗配合介入化疗治疗中晚期周围型肺癌临床研究	李庆祥	胸外科	市厅级叁等奖	2004-07-01
	脊髓损伤后继发损伤的介入溶通治疗	邢德振	骨　科		
	肢体消肿泵在四肢手术后消肿止痛的应用研究	邢德振	骨　科		
2002	剖宫产硬膜外曲马多复后液镇痛对催乳素及初乳影响的临床研究	苗振华	手麻科		
	治疗眩晕症速效技术 980 例研究	魏玉清	神经内科	市厅级壹等奖	2002-07-01
				省级叁等奖	2003-05-28
	打包法包扎预防乳腺癌术后皮下积液	靳建新	普外科	市厅级叁等奖	2003-09-01
	更换留置气囊尿管时间选择的临床护理研究	冯柳芳	护理部	市厅级叁等奖	2003-09-01
	脑卒中后抑郁对近期康复预后的影响临床研究	张捧玉	神经内科	市厅级叁等奖	2003-09-01
2003	脑梗死急性期针灸治疗的临床研究	于　强	神经内科	市厅级叁等奖	2004-07-01
	2658 例急性脑血管病血压调制技术对照研究	凌　鹏	神经内科	市厅级壹等奖	2004-07-01
				省级贰等奖	2005-01-26

续表2

年份	项目名称	主研人	所在科室	获奖级别	获奖时间
2004	宫腔内人工授精两种洗涤方法比较的临床研究	王　卫	妇产科		
	5316例急性脑血管病早期高血糖调治技术研究	于　强	神经内科	市厅级壹等奖	2005－06－01
				省级叁等奖	2005－10－31
2005	胃左动脉滞留导管连续给药治疗晚期贲门癌30例	张　健	胸外科	市厅级叁等奖	2006－08－01
	笑气联合卡孕栓用于高危人工流产的临床研究	刘杏巧	妇产科	市厅级叁等奖	2006－08－01
	多发性硬化伴周围神经病临床研究	贾永志	内五科		
	低分子肝素钙治疗急性心肌梗死的安全性评价及临床疗效研究	袁耀辉	药剂科		
	急性脑血管病多学科一体化治疗模式对照研究	王连芹	脑血管病研究所	市厅级壹等奖	2006－08－01
				省级叁等奖	2006－12－21
	补片防止Miles术后造瘘口旁疝的临床研究	薛志广	普外科	市厅级叁等奖	2006－08－01
2006	吞钡造影在神经源性吞咽障碍评估中的应用	陈国栋	体检中心		
	医用生物胶粘合食管胃吻合术应用研究	李庆祥	胸外科		
	小剂量卡孕栓、米索前列醇、缩宫素促宫颈成熟医疗效果对比研究	刘杏巧	产一科		
	鼻内镜下脑脊液鼻漏修补的医疗研究	范爱英	耳鼻喉科		
	肝素钠胸腔内注入治疗结核性渗出性胸膜炎的医疗研究	黄秀云	医保科		
	进展性脑梗塞超早期溶栓技术医疗研究	王连芹	院办室	市厅级壹等奖	2007－07－01
				省级叁等奖	2008－03－23
2007	介入技术在断肢（指）再植术后血管危象抢救中的医疗应用	张方青	骨　科		
	糖尿病眼底并发症早期发现的医疗研究	祝云淑	眼　科		
	颈椎前路异型骨植骨自体骨条固定术的医疗应用	王清虎	骨　科		
	重症脑血管病，脑损伤综合康复治疗医疗研究	杜远生	内一科		
	舒血宁联合低分子肝素钙及都可喜治疗椎－基底动脉供血不足性眩晕医疗研究	张世敏	急诊科	市厅级贰等奖	2013－03－29
	氟伐他汀治疗高尿酸血症肾病医疗研究	郭义恒	血液透析室	市厅级叁等奖	2009－06－01
	654－2灯花盏联合治疗糖尿病足的疗效观察	吉淑敏	内五科		
	卡孕栓、米索前列醇、催产素在防治高危妊娠择期剖宫产术中、术后出血之医疗研究	姚莉芸	产一科		
	HGB酶联免疫测定的建立应用研究	李云霞	检验科		
	脑膜瘤中凋亡相关基因Survivin和P53的表达研究	郝进敏	神外二科	市厅级贰等奖	2008－06－08
	胰岛素强化治疗初发2型糖尿病医疗观察	赵建清	内四科		
	基层医师规范化院前救治在急性中毒抢救中作用的医疗研究	冯存民	急诊科		

续表 3

年份	项目名称	主研人	所在科室	获奖级别	获奖时间
2007	早期腰大池持续引流对动脉瘤性蛛网膜下腔出血术后并发症的疗效观察	赵忠江	神外一科	市厅级贰等奖	2009－06－01
	星状神经节阻滞治疗复发性口腔溃疡医疗研究	许玉平	口腔科	市厅级叁等奖	2008－08－22
	颈椎旁神经阻滞加葛汤治疗颈源性头痛的医疗研究	苗振华	手麻科	市厅级叁等奖	2008－08－22
	经鼻持续气道正压通气对肺疾患新生儿心肺功能影响的医疗研究	孙丽英	儿　科	市厅级壹等奖	2011－06－03
	超小剂量甲基强的松龙辅助治疗毛细支气管炎的对比医疗研究	孙丽英	儿　科	市厅级贰等奖	2012－05－15
	急性破裂颅内动脉瘤的早期综合救治研究	冯国强	神外一科	市厅级叁等奖	2008－08－22
	回顾性分析子宫浆液性癌在诊刮中的诊断及鉴别诊断	王恩杰	病理科		
	良肢体摆放和被动活动对防止脑卒中后肩的医疗研究	尹伟华	康复科	市厅级叁等奖	2010－06－21
	强化穿刺置疣术治疗扁平疣对症研究	宁学军	皮肤科	市厅级叁等奖	2008－08－22
	血管内支架成形术治疗脑血栓狭窄和急性闭塞的风险与收益研究	王连芹	院办室	市厅级壹等奖	2008－08－22
2008	SD 系统性脱敏疗法对分娩方式影响的研究	赵建芬	产二科		
	辛伐他汀对老年 2 型糖尿病颈动脉内中膜厚度影响的医疗研究	刘利红	内五科		
	吸入用布地奈德混悬液、苯海拉明联合雾化吸入治疗过敏性哮喘疗效观察	焦红星	药剂科		
	动脉瘤性蛛网膜下腔出血的急诊综合救治研究	薛振生	神外二科		
	前列腺联合部切开联合膀胱造瘘术治疗高龄前列腺增生疗效观察	李馨蔚	泌尿外科		
	医患互动模式对偏瘫康复预后影响的医疗研究	王贵玲	康复科	市厅级贰等奖	2010－06－21
2009	吸痰过程中冲管液更换时间选择的医疗研究	冯柳芳	院感科	市厅级叁等奖	2009－06－01
	清开灵及小剂量甲基强的松龙雾化吸入治疗毛细支气管炎医疗研究	甄庆丰	儿　科	市厅级叁等奖	2009－06－01
	医疗护理路径在心血管介入治疗中的应用研究	谷艳侠	心内一科		
	医疗护理路径教学法在妇产科进修人员带教中的应用研究	孟秀兰	产二科		
	卡孕栓联合利多卡因及针刺用于宫腔镜术前扩张宫颈及止痛的效果观察	高　妍	产二科		
	星状神经节阻滞联合针灸治疗失眠医疗研究	刘红霞	手麻科		
	糖尿病并发虹膜睫状体炎的医疗研究	祝云淑	眼　科	市厅级叁等奖	2011－05－10
	胺碘酮联合颉沙坦、氟伐他汀预防阵发性房颤复发的医疗研究	王宏斌	心内科	市厅级叁等奖	2010－06－21
	甲乙煎抗肝癌转移的医疗研究	王金果	中医门诊		
	预防脑梗死再发联合治疗方案 5 年对照研究	王连芹	院办室	市厅级壹等奖	2010－06－21
				省级叁等奖	2010－12－14
	品质管理在分娩室护理缺陷控制中的应用	吴胜敏	产二科		
	自拟宁心汤治疗妊娠期频发室性早搏的医疗研究	程艳敏	心内门诊	市厅级叁等奖	2010－06－21

续表4

年份	项目名称	主研人	所在科室	获奖级别	获奖时间
2010	循证护理干预对血液透析患者透析并发症及心理的影响研究	祁兴敏	血液透析室		
	循证护理辅助 OREM 模式在脑动脉支架成形术术后护理的应用研究	刘建华	供应室		
	紫丹活血片治疗突发性耳聋耳鸣的医疗研究	范爱英	耳鼻喉科	市厅级贰等奖	2012－04－18
	改良剥脱术在大隐静脉曲张并浅静脉血栓手术中的医疗应用	徐焕博	普外科		
	磁敏感加权成像对脑梗死再灌注损伤的医疗应用研究	杨志宏	CT 室	市厅级贰等奖	2011－06－03
	健康体检对糖尿病患者视力损伤价值的医疗研究	祝云淑	眼　科	市厅级贰等奖	2012－06－15
	医疗护理路径在肾内科住院病人健康教育中的应用及效果研究	安惠旒	血液透析室		
	大关节运动操护理干预老年糖尿病人血糖的医疗研究	汪秀英	护理部	市厅级叁等奖	2011－06－03
	医疗护理路径在脑血管支架术中的应用效果研究	睢孟存	内二科		
2011	宫颈细胞学在绝经后出血病变筛查中的应用	王恩杰	病理科	市厅级叁等奖	2013－05－21
	银杏达莫联合低分子肝素钙及西比灵治疗椎基底动脉供血不足	石云丽	内一科	市厅级贰等奖	2012－04－18
	C 反应蛋白、血沉、抗链“O”在风湿性心脏病手术中的应用研究	张晶梅	检验科	市厅级贰等奖	2012－06－15
	鉴定输液告知书对门诊护理安全管理影响的研究	焦振玲	急诊科		
	症状性脑动脉狭窄未行支架植入患者多类药物一体化治疗的研究	王连芹	院办室	市厅级壹等奖	2012－05－15
	联合吸入支气管舒张剂并服用金水宝对慢阻肺稳定期治疗作用	王金国	内四科	市厅级贰等奖	2012－04－18
	尼克地尔对直接 PCI 治疗急性心肌梗塞患者预后的疗效研究	朱凌凌	心内一科	市厅级贰等奖	2012－05－15
	老年糖尿病并发感染医疗研究	赵建清	内四科		
2012	左卡尼汀联合可调钠透析治疗透析肌肉痉挛的医疗研究	于改革	血液透析室	市厅级贰等奖	2013－05－21
	磁敏感加权成像对脑梗死侧枝循环的医疗应用研究	杨志宏	CT 室	市厅级贰等奖	2013－05－06
	利用咽反射咳嗽反射等对脑卒中后吞咽障碍进行康复治疗的医疗研究	尹伟华	康复科	市厅级贰等奖	2015－05
	三氧联合消炎镇痛液椎旁阻滞治疗带状疱疹后遗神经痛的医疗研究	王　彦	手麻科	市厅级贰等奖	2013－05－21
	瓣膜病术后 ICU 滞留因素分析	李瑞冰	心外科	市厅级贰等奖	2014－05
	VEGF 及血清激素水平在围绝经期无排卵性功能失调性子宫出血中的研究	张志革	妇　科	市厅级叁等奖	2017－05－10
	CT 引导腰交感神经射频毁损联合阿米替林治疗反射性腰交感神经萎缩症研究	郭全周	手麻科		

续表5

年份	项目名称	主研人	所在科室	获奖级别	获奖时间
2012	血液透析不同的回血速度对老年人循环系统影响的医疗研究	安惠旒	血液透析室	市厅级贰等奖	2014－05
	缺血修饰白蛋白在早期诊断心脑血管疾病中的变化及意义	崔　波	内四科		
	"J"型切口在乳腺癌保乳术中修补乳房缺损的医疗研究	于晶晶	普外科	市厅级贰等奖	2013－05－21
	脑梗死合并2型糖尿病患者个体化目标血糖研究	黄红革	检验科	市厅级贰等奖	2013－05－21
	连续性护理排班模式在优质护理服务中的医疗研究	赵　燕	护理部	市厅级贰等奖	2013－05－21
	围术期心理干预对老年冠状动脉旁路移植术（CABG）患者的影响	解会敏	心外科	市厅级贰等奖	2013－05－21
	糖尿病合并脑梗死患者3项指标联合检测的医疗价值研究	杨　华	检验科	市厅级贰等奖	2014－05
	胸部直接数字化X线摄影（DR）在体格检查中的医疗应用	齐　赛	放射科	市厅级叁等奖	2013－05－21
	星状神经节置管连续阻滞治疗突发性耳聋的医疗研究	张志卓	手麻科		
	血β－HCG亚单位联合肾功能监测在预测妊娠期高血压疾病的医疗研究	李云霞	检验科	市厅级贰等奖	2013－05－21
	危重病人早期肠内营养对疾病影响医疗研究	赵金霞	重症医学科	市厅级贰等奖	2014－05
	黄芩苷对肺腺癌治疗的效果与机制研究	郑海峰	胸外科	市厅级贰等奖	2013－05－21
	颈内动脉支架置入术前影像学评估与询证研究	李英毅	内三科	市厅级壹等奖	2014－05－16
	原发性脑干出血规范化治疗的医疗研究	郝进敏	神外二科	市厅级壹等奖	2013－05－06
	心房颤动患者根据不同评分危险分层后抗凝治疗的医疗表现	任振芳	心内三科	市厅级叁等奖	2013－05－06
2013	银杏达莫联合654－2治疗糖尿病足介入术后的医疗研究	郑晓芳	功能科	市厅级贰等奖	2013－05－21
	穴位针刺联合紫丹活血片治疗突发性耳聋的医疗研究	范爱英	耳鼻喉科	市厅级贰等奖	2013－03－29
	氟哌噻吨美利曲辛治疗心肌梗死后心绞痛心理障碍患者医疗研究	刘　铭	心内二科	市厅级贰等奖	2013－05－21
	微创中空钉内固定结合植骨治疗跟骨骨折的医疗研究	苗振林	骨　科	市厅级贰等奖	2014－05
	患者标本周转时间在医疗诊断与治疗中的应用研究	赵领军	检验科	市厅级壹等奖	2015－03－18
	药敏选择性抗生素在老年福氏志贺菌感染中的应用研究	焦红星	药剂科	市厅级贰等奖	2014－05
	先天性心脏病术后并发症的介入治疗研究	张云涛	心外科	市厅级贰等奖	2014－05
	水化疗法预防合并心功能不全老年患者对比剂肾病的医疗研究	王丽江	医疗服务科	市厅级贰等奖	2014－05
	40岁以下宫颈脱落细胞学的医疗病理研究	王恩杰	病理科	市厅级贰等奖	2014－05
	体外循环回路对预充液中舒芬太尼浓度的影响	李　芳	心手麻科		

续表 6

年份	项目名称	主研人	所在科室	获奖级别	获奖时间
2013	腔镜联合内镜序贯性治疗老年胆石病的医疗应用研究	李 飞	普外科	市厅级贰等奖	2014－05
	碘伏在妇科术前阴道准备中的作用研究	王新月	产二科		
	导致神经功能缺损的小量基底节脑出血的早期立体定向治疗研究	尹保强	神外 ICU	市厅级贰等奖	2014－05
	桡动脉采血前局部冰敷对缓解患者疼痛程度的医疗研究	张建芬	消化内分泌科		
	针灸、药物联合心理干预方案治疗耳鸣患者医疗研究	李 伟	耳鼻喉科	市厅级叁等奖	2014－04－10
	PCI 术前高负荷剂量氯吡格雷对非 ST 段抬高型 ACS 患者的疗效与安全性评价研究	齐丽平	心内一科	市厅级叁等奖	2014－05－16
	肺间质纤维化合并肺气肿病人血清 TNF－α、IL－10、CRP 作用意义与吸烟相关性研究	马美星	质控办	市厅级贰等奖	2014－05
	丁苯酚及针刺联合高压氧治疗急性一氧化碳中毒后迟发性脑病	李兰兰	急诊科	市厅级叁等奖	2015－03－26
	BNP 与急性心肌梗死合并心律失常的相关分析	朱凌凌	心内一科	市厅级贰等奖	2014－05
	胃十二指肠溃疡穿孔合并糖尿病患者腹腔镜修补术临床研究	宋炳辉	普外科	市厅级贰等奖	2015－05
	短节段固定联合骨水泥强化伤治疗胸腰椎爆裂型骨折的研究	刘进辉	骨 科	市厅级叁等奖	2016－05－05
	脑干出血患者中枢性高热综合治疗的临床研究	郭雪钗	神经外科		
2014	心电编辑在 64 排 CT 冠状动脉成像中的应用价值	郭 宇	CT/核磁科		
	小儿心脏病术后急性呼吸窘迫综合征的治疗分析	贺 焱	心外科	市厅级贰等奖	2015－05
	银杏叶针联合康复治疗对脑出血术后患者功能预后的影响	王贵玲	康复科	市厅级叁等奖	2015－03－26
	ICU 护士睡眠障碍与职业倦怠的相关性研究	李彩虹	心外科		
	加强医院消毒供应中心管理控制医院感染的护理研究	郭 静	供应室	市厅级叁等奖	2015－03－18
	肝酶比联合同型半胱氨酸与透明质酸监测在糖尿病伴非酒精脂肪肝中的价值研究	杨 华	检验科	市厅级贰等奖	2015－05
	缬沙坦联合芪苈强心胶囊治疗慢性心力衰竭临床研究	刘 铭	心内科		
	芪参益气滴丸联合曲美他嗪治疗左室射血分数保留性心衰的临床研究	李 欣	心内科	市厅级叁等奖	2015－03－26
	颅底颈内动脉及椎动脉血管影像学的对比研究	李星亮	CT/核磁科	市厅级叁等奖	2015－03－18
	不同透析模式、按摩及药物在透析中肌肉痉挛的临床应用	王 瑞	血液透析室		
	颞部入路立体定向手术在老年重症脑桥出血治疗中的应用价值	库洪彬	神外一科	市厅级叁等奖	2015－03－18
	长托宁－地佐辛－丙泊酚联合用于无痛 ERCP 的临床研究	郭全周	手麻科	市厅级叁等奖	2015－03－18

续表 7

年份	项目名称	主研人	所在科室	获奖级别	获奖时间
2014	加用中药蜡泥热敷治疗的综合疗法治疗慢性盆腔炎疗效观察	高　妍	产二科	市厅级贰等奖	2015-03-26
	第四脑室外引流在全脑室出血铸型治疗中的价值	库洪彬	神外一科	市厅级壹等奖	2015-05
	急性大面积脑梗死血栓的磁敏感加权成像与临床的相关性研究	杨志宏	CT/核磁科	市厅级贰等奖	2015-03-18
	通心络胶囊联合麝香保心丸治疗顽固性心绞痛的临床研究	王灵群	心内三科	市厅级贰等奖	2015-03
	后腹腔镜手术治疗上尿路疾病合并糖尿病患者的临床研究	王金宝	生殖中心	市厅级贰等奖	2015-05
2015	三维 MRI 成像技术对血管压迫性三叉神经痛的临床应用研究	梁日晶	放射科		
	缩宫素联合穴位针刺预防中晚期引产后出血的临床研究	唐连敏	产　房	市厅级叁等奖	2016-03-30
	彩色多普勒超声联合弹性成像诊断男性乳腺肿块的临床研究	郑晓芳	功能科	市厅级壹等奖	2016-06-02
	医院感染监测体系在综合医院手术部位感染中的应用研究	宋　莉	物业办	市厅级叁等奖	2016-06-02
	透析参数设置对维持性血液透析患者生存质量影响的临床研究	祁兴敏	血液透析室	市厅级贰等奖	2016-05-05
	0-125% 聚维酮碘 + 维生素 E 用于新生儿去胎脂的临床研究	刘景蕊	产　房	市厅级贰等奖	2016-05-05
	缺血后处理在冠状动脉旁路移植手术中的作用	付长江	心外科	市厅级贰等奖	2016-06-02
	冠状动脉前降支多处局限性狭窄的外科治疗策略	张云涛	心外科	市厅级贰等奖	2016-06-02
	乳腺癌 MRI 三维动态强化 SI-time 曲线特点、诊断相关性分析与应用的研究	李志凯	CT/核磁科	市厅级贰等奖	2016-05-05
	新生儿脐部感染预防的临床研究	路运华	产一科	市厅级叁等奖	2016-05-05
	舒适护理在合并心功能不全老年冠脉介入治疗患者卧床期的应用研究	王丽江	医疗服务科		
	缬沙坦联合曲美他嗪治疗冠心病所致心力衰竭的疗效观察	李贵龙	心内四科	市厅级贰等奖	2016-05-05
	中西医结合无缝隙综合治疗中晚期肝癌临床研究	吕修臣	介入科		
	舒血宁、低分子肝素钙联合高压氧治疗急性一氧化碳中毒临床研究	张世敏	医务科	市厅级叁等奖	2016-03-30
	ICU 与普通病房铜绿假单胞菌 MIC 和耐药性比较及抗菌药物治疗效果评价的研究	孙鑫晔	静配中心	市厅级贰等奖	2016-05-05
	神经肌肉电刺激联合康复训练治疗帕金森的疗效观察	贾　亮	康复科		
	显微镜与神经内镜下经蝶窦手术切除垂体腺瘤的临床研究	王　松	神外三科	市厅级贰等奖	2016-05-05
	老年失能脑卒中患者康复因素的临床研究	谷艳侠	心内一科	市厅级贰等奖	2016-05-05
	颅内压监测、脑灌注压在丘脑出血破入脑室中的应用	尹保强	神外一科	市厅级壹等奖	2017-03

续表 8

年份	项目名称	主研人	所在科室	获奖级别	获奖时间
2016	产后穴位按摩预防晚期产后出血的临床研究	刘慧丽	产一科	市厅级贰等奖	2017－03
	替罗非班联合硝苯地平控释片、曲美他嗪治疗顽固性心绞痛疗效观察	王宏斌	心内四科	市厅级叁等奖	2017－03
	肺间质纤维化合并肺气肿患者吸气功能训练的疗效观察	杨　华	医务科	市厅级叁等奖	2017－03
	冠状动脉粥样硬化性心脏病心绞痛患者应用综合护理的效果研究	左　蕾	心内三科	市厅级贰等奖	2017－03
	血尿酸与非致残性脑血管事件的相关性研究及干预措施	李利峰	神内一科	市厅级叁等奖	2017－03
	冠状动脉旁路移植术心肌保护的临床研究	霍毅中	心外科	市厅级贰等奖	2017－03
	参芪扶正注射液联合硝酸甘油治疗心力衰竭的疗效临床研究	杨雪棉	心内二科		
	测定 CT 值变化对少量渗血出血性脑梗死的影像学研究	李星亮	CT/核磁科	市厅级叁等奖	2017－03
	血脂管理在冠状动脉粥样硬化性心脏病患者中的临床意义	任振芳	心内三科	市厅级壹等奖	2017－03
	PACS/RIS 系统在健康体检中的应用价值	齐　赛	放射科	市厅级叁等奖	2017－03
	急性脑梗死尿激酶溶栓术后的早期抗凝治疗研究	闫喜格	神内一科	市厅级贰等奖	2017－03
	糖尿病心肌病中脑钠肽、超敏 C－反应蛋白的水平变化及危险因素分析	赵丽娟	消化内分泌科		
	孕前治疗牙周炎与降低早产发生的临床研究	孟卫东	口腔科	市厅级贰等奖	2017－03
	对慢性充血性心力衰竭患者进行疾病管理效果的评价	王连芹	院办室		
	颅内压监测下持续腰大池引流在进展型外伤性硬膜下积液中的价值	张颜礼	神外一科	市厅级贰等奖	2017－03
	颅顶部体表定位穿刺引流治疗破入脑室的丘脑出血临床研究	库洪彬	神外一科	市厅级壹等奖	2017－03
	锥形束 CT（CBCT）测量下颌前牙移动骨量在反牙合正畸治疗中的应用研究	王国杰	放射科		
	呼吸机联合丁苯酞治疗一氧化碳中毒的临床研究	林国兴	急诊科		
	安列克联合缩宫素预防重度子痫前期剖宫产术后出血的临床研究	石国素	产一科	市厅级贰等奖	2017－03

续表9

年份	项目名称	主研人	所在科室	获奖级别	获奖时间
2017	替格瑞洛联合替罗非班用于急诊经皮冠状动脉介入治疗临床研究	周　松	心内二科		
	无创呼吸机联合药物治疗慢性阻塞性肺疾病稳定期的疗效观察	张永红	呼吸老年病科		
	脑灌注压在急性高血压性脑出血治疗中的应用	尹保强	神外一科		
	肺泡－动脉氧分压差在小儿重症肺炎肺功能监测中的应用研究	郝现伟	儿一科		
	良恶性脑膜瘤以及对脑膜瘤病理分型的 DWI 及 ADC 值的临床观察	张建刚	病理科		
	普罗布考联合他汀类药物对大动脉源性脑梗死患者血流动力学及血脂的影响	齐珊珊	心脏彩超		
	学龄前儿童单纯性肥胖患病模式与防控措施的临床研究	徐　冉	儿二科		
	炎症反应性指标的检测在妊娠期高血压疾病中的应用	刘建晓	检验科		
	加味葛根汤联合龙氏治脊疗法等多元化技术治疗颈椎病临床研究	郭文乾	康复科		
	特殊类型乳腺癌的分子分型和临床研究	于晶晶	腺体外科		
	PTGCD 序贯 GLLC 微创联合治疗老年急性重症结石性胆囊炎的临床研究	李　飞	肝胆外科		
	实验室标本周转时间在提高 rt－PA 溶栓患者治疗效果中的应用研究	尹志辉	检验科		
	加用康复炎胶囊及盆腔炎治疗仪的综合治疗盆腔炎所致慢性盆腔痛疗效观察	王新月	产二科		

二、主要科研项目简介

颈动脉给药术治疗脑梗塞

研究单位：邢台市第三医院神经内科

主 研 人：宁海春　郁培莲　郝俊华　李风格　赵小巧　刘　玲　徐　彬　于　强　李英毅　程艳敏　朱　颖

获奖级别及时间：1991 年 7 月获邢台市科技进步一等奖。

项目简介：国内外学者认为脑血管病是目前人类中发病率最高、危害最大的一种疾病。文献报告，颈动脉给药术能将有关药物直接进入脑血管及脑组织，局部药物浓度高、作用快、效果好。颈动脉给药术能将有关药物直接进入脑血管组织，局部药物浓度高、作用快、效果好。早期颈动脉内溶栓术可引起血栓溶解，血流恢复，减少梗塞体积和神经功能的缺失；偏瘫液能直接缓和扩张脑血管，解除血管痉挛，增加脑灌注压、改善脑组织的血液循环，使脑缺氧得到一定程度的改善，对急性脑梗塞的早期可以保护半影区和增加半影区局部的血流量，使该区神经细胞恢复功能，缩小梗塞面积，改善临床症状，并认为颈动脉给药治疗急性脑梗塞是一种安全可靠、效果满意的新法。

关键技术和创新点：本法操作简单，容易掌握，只需按照严格的操作步骤、方法进行，不出现毒副作用和并发症。严密观察滴速至关重要，滴速过快过慢均会影响治疗效果。

治疗急性脑梗塞速效技术临床研究

研究单位：邢台市第三医院神经内科

主 研 人：宁海春　郑素钦　朱家明　凌　鹏　赵小巧　吴继东　朱　颖　雎梦存　赵桂菊　宋新杰

获奖级别及时间：1994 年 7 月获邢台市科技进步一等奖；1994 年 12 月获河北省科技进步三等奖。

项目简介：近年来研究证实，脑梗塞再灌流性损害，是自由基连锁反应所引起，使脑组织缺血性损伤加重，造成严重的迟发性神经功能损害。脑梗塞早期应用溶栓、抗凝、清除自由基和切断自由基的连锁反应是治疗脑梗塞的首要条件，也是纠正迟发性低灌注治疗脑缺血的关键之一。脑梗塞在一定时间内，选择多种药物联合应用，可使闭塞血管再通，提高脑的血流量，建立侧枝循环，增加缺血性半暗带区的血流量，改善血管损害，并减少梗塞体积和神经功能缺损或得到恢复。目前国内还没有在临床上取得这方面经验的报道。然而我们自己研制的急性脑梗塞速效技术—MMD. Co，在国内还属首创，该方法选用药物具有抵制自由基、溶栓、抗凝、降粘和改善增加脑血液循环的综合配方，并且药物直接作用于病变区，此项技术研究取得初步成功，给脑梗塞的治疗向前推进了一步。

关键技术和创新点：病例入选要求在发病 48 小时内的急性脑梗塞患者；灌注技术的选择；速效技术的程序；后续治疗。

新锥颅术并护脑液治疗脑出血临床研究

研究单位：邢台市第三医院神经内科

主 研 人：宁海春　吴继东　郑素钦　朱家明　李英毅等

获奖级别及时间：1995 年 7 月获邢台市科技进步一等奖；1995 年 12 月获河北省科技进步三等奖。

项目简介：脑出血是临床常见的急症，发病急骤、病情凶险。常规的内、外科治疗脑出血的新技术研究虽有不少的报告，但其技术上存有一定问题，效果仍不满意。为探索更理想的治疗脑出血的新技术，我们自 1992 年 10 月开始进行新锥颅术并护脑液治疗脑出血的研究。截止 1994 年 10 月，共收治中、重型脑出血患者 88 例，随机分为新锥颅术并护脑液组 36 例，单纯药物组 32 例和开颅术组 20 例。以单盲方法对其临床疗效进行研究、观察和评定，结果证实，新锥颅术并护脑液治疗脑出血取得了满意的临床效果。近年来研究证明，大量脑出血时，一是颅内压明显增高，呈现急性脑占位性损害；二是脑血肿周围脑组织发生缺血性损害，并且持续存在，血肿邻近脑组织血液循环障碍和代谢紊乱以及酸中毒，同时引起自由基连锁反应，促发脂质过氧化物增加等生化改变，进一步加剧脑损害，这种变化并不完全依赖于脑血肿占位是否继续存在。因而，并不能单靠脑血肿清除术来治疗、预防或减少脑损害。研究证明：脑血肿发生后，在血肿清除术治疗之前，及时应用某些药物，如抗自由基和活血化瘀等药物，能够改善脑缺氧、改善微循环，又有促进瘀血溶化吸收、保持脑组织及其功能，达到促使其较快康复的目的。

关键技术和创新点：经临床实际疗效确切可靠，效果甚为显著，尤对降低致残率与死亡率和提高存活与生活质量方面满意，具有推广应用前景，达到国内领先水平。

脑复苏术治疗急性脑梗塞临床研究

研究单位：邢台市第三医院神经内科

主 研 人：宁海春 凌 鹏 荀凤阁 张如俭 睢梦存 赵桂菊 郑素钦 宁学军 杜丽娟 于 强 魏玉清 王世宏 王桂玲

获奖级别及时间：1997 年 7 月获邢台市科技进步一等奖；1997 年 12 月河北省科技进步三等奖。

项目简介：脑梗塞是一种严重危害人民健康最常见的疾病，其致残率和死亡率很高。IMC. CO 药液加激光治疗脑梗塞新技术的研究，就是为了使社会上广大脑梗塞病人提高生活质量，达到减轻社会和家庭负担的目的。本研究是我们自己独创的综合性新的治疗技术。急性脑梗塞病人治疗后，能有效地对抗和消除自由基，保护和改善缺血性半暗带区，并有效地使纤维蛋白原、血小板聚集性下降，增强纤溶活性和红细胞的变形性，降低血液粘稠度，改善血液动力学和调整机体的免疫功能，从而在临床上显示出快速而显著的治疗效果。临床研究证明，本技术对急性脑梗塞病人治愈率高，明显地降低了致残率和死亡率，这个技术经济效益高，社会效益更为可观。

关键技术及创新点：IMC. CO 药液三种型号组方的研制和临床适应症的选择；采用简易的介入治疗技术，将药液以独特的方法射入到病灶处，达到强化、增效的治疗效果；依病情同时加用不同功率激光血管内照射，使其更好地发挥药液的整体治疗作用。

脑卒中维持性康复临床研究

研究单位：邢台市第三医院康复科

主 研 人：张捧玉 荀凤阁 周群拉 宋新杰 尹卫华 范爱国 张 伟 路 峰 赵殿志 赵焕彦

获奖级别及时间：1999 年 7 月获邢台市科技进步一等奖。

项目简介：脑卒中是高发的疾病，有逐年上升的趋势，致残率达 75%。单纯的药物治疗对患者功能恢复有很大的局限性，而目曦的康复治疗多限于亚急性期。也有些学者做了早期康复的研究，但早期概念不一，对出院后患者的康复未加管理。我们从 1995 年开始应用以 Bobath 技术为主的康复治疗措施以及 Fugl—Meyer 评分、Barthel 指数等评定方法，对脑卒中患者从急性期开始药物治疗的同时强化训练并连续维持性康复至一年。根据神经恢复理论及临床实践提出：早期康复应从脑卒中发病后 10 天内开始，维持性康复至一年以后，甚至更长。前 6 周处于神经恢复的高峰期，给予强化训练，通过功能重建使患者得到最快最好的恢复，维持性康复进一步改善残存机能，使神经功能缺损得到替代、补偿，取得了良好效果。

关键技术：脑卒中神经功能缺损程度评分；严格按 Barthel 指数、Fugl - Meyer 评分标准评分；严格执行一对一的康复训练；随访资料的统计学处理。

创新点：早期康复对脑卒中偏瘫患者生活自理能力影响的时间和运动功能恢复程度及达到最大程度的时间，国内未见报道；维持性康复对进一步改善运动功能及日常生活能力、减少远期并发症的意义，国内未见报道。

强化超早期选择性脑动脉内脉冲式溶栓术和脑保护液治疗急性脑梗塞研究

研究单位：邢台市第三医院神经内科

主 研 人：魏玉清 张如俭 荀凤阁 宁海春 王运涛 吕修臣 温素芹 王连芹 范爱国 王 卫 张志红 杜丽娟 王贵玲 袁晓惠

获奖级别及时间：2000 年 7 月获邢台市科技进步一等奖；2000 年 12 月获河北省科技进步三等奖。

项目简介：研究超早期、超选择、脑动脉内脉冲式溶栓术和护脑液治疗急性脑梗塞效果，选择发病 6 小时之内的脑血栓病人，利用先进的大型 C 形臂心血管造影机，进行数字减影血管造影，确定闭塞血管，将特制的微导管插至相应的大脑前、中动脉以及基底动脉的分支血管处，采用脉冲式灌注尿激酶和围术期护脑液治疗，使闭塞的血管溶通，恢复脑细胞的正常生理功能，达到即刻恢复脑血流和神经功能的效果而治愈。

关键技术：溶栓距发病的时间、溶栓药物的剂量和灌注术的方法、再灌注脑损伤的防治（护脑液的应用）

创新点：溶栓药的剂量选择及采用与众不同的脉冲式给药法，将大大提高溶栓药的效果和血管溶通率；围术期应用有独特功效的护脑液，将有助于防治再灌注脑损伤，使损伤的脑细胞恢复正常的生理状态，从而提高溶栓药的疗效。术后继续应用溶栓药，巩固疗效，在降低再闭塞率上有价值。

眩晕静速效技术治疗眩晕症临床研究

研究单位：邢台市第三医院神经内科

主 研 人：魏玉清 张如俭 荀凤阁 宁海春 范爱国 袁晓惠

获奖级别及时间：2001 年 7 月获邢台市科技进步一等奖；2003 年 5 月获河北省科技进步三等奖。

项目简介：研究眩晕静速效技术治疗眩晕症临床效果，选择各种眩晕症并除外器质性病变所致的眩晕，缓慢静推眩晕静液 I 号，同时静点眩晕静液 II 号，采用静推与静点同时给药相结合方法，使血液药物浓度即有高峰期又有长效持续期，从而达到改善微循环、改善内耳循环，减轻内耳淋巴水肿，改善前庭感受器功能，明显提高治疗后第 1、2、3 天治愈率，真正达到了速效、高效缓解眩晕的目的。

关键技术：严格入选标准，眩晕液 I 号、II 号的应用以及采用静推与静点相结合给药方式。

创新点：研制出了具有缓解小血管痉挛，减轻神经水肿，改善前庭感受器功能的眩晕静液 I 号，并采用静推方式给药，提高了血液药物浓度，从而提高了眩晕症的治疗效果；

眩晕静液Ⅱ号具有活血化瘀、降低血液粘度、改善侧枝循环功能，可保护急性缺血缺氧神经组织；采用静推与静点相结合方式，使血液药物深度既有高峰期又有长效持续期，提高了眩晕症的治愈率和总有效率。

治疗眩晕症速效技术980例研究

研究单位：邢台市第三医院神经内科

主 研 人：魏玉清 宁海春 周群拉 范爱国 凌 鹏 张捧玉 袁晓惠 王贵玲 杜丽娟 王广玲 张丽敏

获奖级别及时间：2003年获邢台市科技进步一等奖；2003年5月获河北省科技进步三等奖。

项目简介：眩晕是神经内科的常见病，发病率高，严重地影响了病人的正常生活与工作，给病人带来了极大的痛苦。自1996年开始，我们把研究的着眼点放在了如何能使眩晕病人迅速解除痛苦、快速地得到康复上。经反复调研，依据眩晕的病理基础，筛选出了数种药物，此后，又经多次临床实践终于探索出了治疗眩晕症短时间内立即见效恢复正常的速效、高效新技术——治疗眩晕症速效技术。经六年的临床实践证明，该项新技术具有速效和高效的特色，见效快、效果好，能使眩晕病人早日重返社会、创造财富，大大地减轻了家庭和社会负担，对提高人民物质文化生活和健康水平方面是一个大的贡献。本项新技术治疗眩晕症见效快速、高效，副作用小，临床治愈率高，实为目前治疗眩晕症的理想新技术。眩晕病发病率较高，对人们的正常生活影响较大，本技术在全国各医院的广泛临床应用，必将为人类的健康做出更大的贡献。

关键技术和创新点：研制出具有缓解血管痉挛、改善微循环、改善前庭感受器功能等多种作用于一体的眩晕静液Ⅰ号，并采用静推方式给药，提高了血液药物浓度，从而提高了眩晕症的治疗效果；眩晕静液Ⅱ号具有活血化瘀、降低血液粘度、改善侧肢枝循环、保护了急性缺血缺氧的神经细胞；采用静推与静点相结合给药方式使血液药物浓度既有高峰期又有长效持续期，提高了眩晕症的快速治愈率。

2658例急性脑血管病血压调治技术对照研究

研究单位：邢台市第三医院神经内科

主 研 人：凌 鹏 荀风阁 李英毅 宁学军 袁晓惠 于 强 魏玉清 王云池 刘素霞 宋 莉 华卫东 孔咏梅 张林静

获奖级别时间：2004年7月邢台市技术进步一等奖；2005年1月获河北省科技进步二等奖。

项目简介：急性脑血管病血压的处置比较棘手并存在争议，其在临床的影响及对其应对措施上，目前国内外尚无统一意见，亦无人进行大宗的临床研究。本研究将急性脑血管病患者的基础血压系统地进行了个体化分型，研究出了三个类型的目标血压，是关键所在；并探索出了三种类型血压调治应对技术，按不同的目标血压进行分类调治，使血压达到持续稳定在理想目标血压范围，极大地提高了治愈率和总有效率，降低了死亡率。居国内领先水平，达到了国际先进水平。

关键技术：对急性期脑血管病血压的合理调治，应该怎样进行综合分析，如何针对不同个体进行调治至关重要。

创新点：摒弃了以往在脑血管病治疗中盲目地进行降压治疗。在急性脑血管病患者中，对于不同的血压、不同个体综合分析后，对血压实施科学的合理有效的调治，大大的提高了治疗效果。

5316例急性脑血管病早期高血糖调治技术研究

研究单位：邢台市第三医院神经内科

主 研 人：于 强 荀凤阁 王连芹 魏玉清 王云池 吉淑敏 凌 鹏 王贵玲 宁晓红 黄红革 闫喜格 张捧玉 刘俊英 魏敬坤

获奖级别及时间：2005年6月获邢台市科技进步一等奖；2005年10月获河北省科技进步三等奖。

项目简介：急性脑血管病（ACVD）是导致残疾、甚至残废的主要疾病之一。ACVD后36.3%～53%的病人血糖水平增高。过高血糖不仅导致临床表现重，而且对其预后也有不良的影响。因此，弄清ACVD时发生高血糖的原因，使不同水平的高血糖经个体化的调治，达到维持理想的目标血糖水平，对ACVD的治疗和预后有着非常重要的意义。

关键技术和创新点：摸索了早期小剂量普通胰岛素的持续静脉泵入的科学使用方法；8+点法和5+点法适时地监测血糖，以便指导用药；益气调糖合剂能进一步增强胰岛的功能；调整心理应激，改善机体的内环境。

儿童体格发育与铁缺乏状况与血液营养关系的研究

研究单位：邢台市第三医院儿科

主 研 人：孙丽英 苗秀荣 王天友 荀凤阁 张燕飞 甄庆丰 李云霞 刘素云 谷成锁 孔新萍

获奖级别及时间：2001年获邢台市科技进步一等奖。

项目简介：儿童铁缺乏症和缺铁性贫血，是常见营养缺乏症。近年我国普查7岁以下儿童贫血发病率在40%左右。因此，预防、诊断和治疗儿童铁缺乏症和缺铁性贫血，是儿童保健学和血液学的一项重要任务。此课题属于儿童保健学和血液学领域，主要应用于儿童铁缺乏症和缺铁性贫血的防治。课题按照“北方地区儿童铁缺乏状况的调查”课题设计要求，运用流行病学调查的方法，在邢台城乡选点调查，获取数据；并利用所获取数据进行分析处理，揭示儿童体格发育及铁缺乏状况与血液营养成份之间的相关性，总结现阶段少年儿童身体发育和铁缺乏状况的一般规律，为儿童保健特别是儿童缺铁性贫血和铁缺乏症的防治提供依据。该研究成果可有两方面的应用价值：一是学术价值，它可为国内同行在本领域的研究提供一些基础数据和观点参考；二是临床价值，可为铁缺乏症、缺铁性贫血的诊断和防治提供参考依据。

关键技术：实施了大样本（2576例）、大范围（城区、郊区、山区）、宽年龄段（0

~15 岁)、多项指标（25 项有关指标）的流行病学调查；进行了体格发育与血营养指标特别是与血 ZPP 的相关性分析；进行了血 ZPP 与红细胞系成份的相关性分析；提出了身高、体重、HB、MCV、MCH、ZPP 等生长发育指标和血液营养成份指标与年龄之间的回归方程。

创新点：表现在进行了儿童体格发育与血液营养指标相关性分析及血液 ZPP、RBC 等成份的相关性分析，提出了儿童 ZPP 的断界值，研究对象样本大、范围广、年龄段宽，检查和检测指标多。经文献检索，较国内同类或相近课题有新的补充、新的提高和发展，有较高的学术价值，达到了本领域研究的国内领先水平。

急性脑血管病多学科一体化治疗模式对照研究

研究单位：邢台市第三医院脑血管病研究中心

主 研 人：王连芹　荀凤阁　李英毅　宁学军　郝进敏　薛振生　王贵玲　路　峰　李星亮　李国峰

获奖级别及时间：　2006 年 8 月获邢台市科技进步一等奖；2006 年 12 月获河北省科技进步三等奖。

项目简介：急性脑血管病（ACVD）起病急、进展快、并发症多、死亡率和致残率高，给家庭和社会带来沉重负担。医院 2000 年成立脑血管病治疗中心，在中心统一管理下，综合神经内科、神经外科、神经介入、神经康复、监护病房等医疗资源，组成多学科一体化治疗模式课题组，制定了医疗流程和治疗指南，对 ACVD 进行规范化管理和治疗，经过 5 年大量病例的观察和评定，与常规传统治疗模式比较，证明多学科一体化治疗方式是治疗 ACVD 的最佳模式。

关键技术：建立完善的多学科一体化治疗的组织网络体系，共入选 ACVD 患者 7202 例，其中，将 2000 年 6 月至 2005 年 6 月在脑血管病治疗中心住院的 ACVD 患者共 4089 例作为治疗组（多学科一体化治疗），1995 年 5 月至 2000 年 5 月住院的 ACVD 患者共 3113 例作为对照组（以往常规治疗法）。观察指标是神经功能缺损评分（NI HSS）、生活能力评分（BI）、牛津残障评价（OHS）、住院时间、病死率及合并症和出院后 6 个月残障评价。经 SPSS Windows10.0 统计学方法进行分析。结果治疗组 NI HSS -4.59 ± 4.68、BI29.53 ± 24.40、OHS -1.29 ± 0.95 对照组 NI HSS -1.97 ± 2.17、BI6.94 ± 21.41、OHS -0.84 ± 1.09 两组比较有极显著意义（$P < 0.001$），临床治愈率提高 31.92%，平均住院日缩短 8.8 天，病死率降低 12.27%，并发症降低 12.52%，致残率降低 31.92%。结论：多学科一体化治疗模式能提高治愈率、减少并发症、降低病死率和致残率、提高了患者的生活质量，是适合中国的 ACVD 的治疗模式。

创新点：多学科一体化治疗模式是以脑血管病治疗中心为核心的救治网络体系，是融合神经内科、神经外科、神经介入、神经监护、神经康复及影像等多学科为一体的协作团队；本研究体现了人性化的服务理念，一体化治疗模式为患者提供了立体化医疗，在一定程度上改善医患关系，促进社会文明进步；多学科一体化治疗模式新加入了神经外科和神经介入科，使治疗群体更加全面，更适合中国医疗现状；本研究注重神经监护及康复训练。

进展性脑梗塞超早期溶栓技术研究

研究单位：邢台市第三医院脑血管病研究中心

主 研 人：王连芹　王　云　宁学军　田启龙　赵　燕　袁晓惠　凌　鹏　王云池　王贵玲　魏玉清　张淑娟

获奖级别及时间：2007 年 7 月获邢台市科技进步一等奖；2009 年 3 月获河北省科技进步三等奖。

项目简介：进展性脑梗塞（PCI），是指急性脑梗塞发病 6 小时后，经常规医疗后神经功能缺失症状逐渐进展，呈阶梯式加重，属于难治性的急性脑血管病，其致残率和死亡率很高，并且容易产生医疗纠纷。本研究课题组于 2000 年 3 月至 2006 年 10 月，摸索出 PCI 采用超早期溶栓术与脑保护液联合，对 846 例 PCI 患者进行临床对照观察，率先在国内外探索出 PCI 超早期溶栓为主的综合治疗新理念，为 PCI 的治疗提供了一项理想的新技术，经过 6 年多的临床实践证实，效果显著、可靠、安全实用。

关键技术：选择医院脑血管病研究中心住院治疗的 846 例患者随机分为治疗组 423 例，男 279 例，女 144 例，年龄 30 ~ 74 岁，平均 55.23 岁；对照组 423 例，男 284 例，女 139 例，年龄 32 ~ 75 岁，平均 56.18 岁。两组患者年龄、性别、脑 CT 表现状况、高血压、糖尿病、高血脂症、心脏病等病史，治疗前神经功能缺损程度评分等方面，无明显差异（$P > 0.05$）。治疗组：首次病情进展至溶栓时间≤3 小时，溶栓前、后应用脑保护液治疗；对照组：首次病情进展至溶栓时间 3 ~ 6 小时，溶栓前、后未应用脑保护液治疗。两组均采用动或静脉溶栓及抗凝强化治疗，常规治疗相一致。治疗后 10 天、30 天分别进行临床疗效评定，治疗后 6 个月进行日常生活能力随访。结果：治疗组采用超早期溶栓技术治疗后的治愈率、总有效率、神经功能缺损恢复的程度和安全性均明显优于对照组（$P < 0.01$）。结论：本技术能显著提高进展性脑梗塞的治愈率、降低死亡率，减少并发症，提高患者的生存质量。

创新点：研究组用 6 年的临床观察和研究，率先在国内外探索出 PCI 超早期溶栓为主的综合治疗新理念；探索出脑保护液能有效的预防脑缺血和再灌注后脑损伤；提高临床治愈率、降低死亡率，减少并发症，降低致残程度。

血管内支架成形术治疗脑血栓狭窄和急性闭塞的风险与收益研究

研究单位：邢台市第三医院脑血管病研究中心

主 研 人：王连芹　李英毅　杜远生　魏玉清　胡鹏飞　白炜玮　王运涛　路　峰　石云丽　宁晓红　刘亚林　辛　辉

获奖级别及时间：2008 年 8 月荣获邢台市科技进步一等奖。

项目简介：脑动脉狭窄是引起脑组织缺血及至坏死的主要原因，传统的药物治疗对脑动脉高度狭窄的病人有明显局限性。血管内支架术是在狭窄血管部位置入一种管状支撑物，使病变血管畅通，改善脑组织血供，降低脑缺血事件发生率。随着各种介入器械不断改进，支架成形术已经成为治疗缺血性脑血管病的重要手段，在临床上的应用发展迅速，但也存在高风险性。本研究通过探讨缺血性脑血管病病人接受颅内血管支架成形术和颅外血管支架成形术技术操作的难易度，结合围手术期的治疗观察，进行风险与收益的评估。结果表明血管内支架成形术是治疗症状性脑动脉狭窄的有效方法，已经逐渐被应用于临床且取得良好疗效，但存在较高风险，尤其是颅内血管支架成形术，要组成有经验的、经过正规培训的多学科一体化的治疗团队，严格进行术前准备及讨论，进行费用——效益和风险——效益评估，减少风险，提高患者收益。

关键技术：选择医院神经内科 2004 年 8 月至 2007 年 5 月接受经皮腔内支架成形术的 51 例病人分成颅内段、颅外段两组，颅内血管 22 例，颅外 29 例。支架置入点均为引起缺血事件的“责任”血管，颅内血管狭窄率均在 50% 以上，颅外血管狭窄率 60% 以上。其中急性血管闭塞应用微导管接触溶栓 + 微导丝机械疏通 + 支架成形术治疗 8 例（颈内动脉开口 2 例，颈内动脉 C6 段 1 例，大脑中动脉 5 例）。对两组病人技术操作、术后并发症、短期随访（平均 21 ± 10.3 个月）分别进行统计学处理。结果：颅外 29 例技术操作全部成功，术中并发症 2 例。颅内 22 例技术操作 21 例成功。随访 6 个月，ESS 评分 95 分以上。结果显示：颅内血管支架成形术技术操作难度大，存在一定的风险性；颅外血管支架置入成形术可操作性相对较大，成功率较高，风险相对较小，收益较大；急性脑血管闭塞应用微导管接触溶栓 + 微导丝机械疏通 + 支架成形术治疗效果好，患者受益最大。

创新点：血管内支架成形术是治疗症状性脑动脉狭窄的有效方法，但风险高，通过研究确定了治疗过程中的注意事项；明确了血管内支架成形术的手术适应症；明确了血管内支架成形术治疗脑血栓狭窄和急性闭塞的风险与收益比。

预防脑梗死再发联合治疗方案 5 年对照研究

研究单位：邢台市第三医院脑血管病研究中心

主 研 人：王连芹　宁海春　魏玉清　赵丽娟　王贵玲　王雪霞　何福岭　李国锋　沈惠峰　孔咏梅

获奖级别及时间：2010 年 6 月获邢台市科技进步一等奖；2010 年 12 月获河北省科技进步三等奖。

项目简介：针对脑血管病已成为国民第一位死因和致残原因，预防脑梗死再发，其长期二级预防显得十分重要。2003 年 1 月，三院开始研究“预防脑梗死再发的个体化高血压调治技术，联合抗血小板方法及脑梗死危险分层下小剂量辛伐他汀达标的三大类药物治疗方案”，经过 7 年多临床观察，总结出了预防脑梗死再发联合治疗方案，在脑梗死二级预防中能显著降低脑梗死再发率、心脏事件发生率和病死率，提高了功能健康水平。患者对药物依从性好，而且安全性也好。为脑梗死的长期二级预防提供了一个理想的治疗方案，使广大脑梗死患者受益。

关键技术：选择医院住院的初发性脑梗死患者 978 例，随机分为治疗组 626 例，对照组 352 例，治疗组给予个体化血压调治技术，联合抗血小板治疗及危险分层下小剂量辛伐他汀达标，三大类药物构成一体化的治疗方案。对照组给予降压、单纯阿司匹林抗血小板及危险分层下小剂量辛伐他汀达标的治疗方案。比较两组 3 年和 5 年后脑梗死再发率、终点事件发生率、不良反应及依从性情况，结果，治疗组治疗后3年和5年脑梗死再发率、心脏事件发生率均明显低于对照组，5.4% vs 13.6%、7.8% vs21.0%、5.8% vs 11.6%（$P<0.01$），治疗后5年总病死率低于对照组4.2% vs 7.1%（$P<0.05$）。治疗组治疗后3年和5年功能健康水平均高于对照组（$P<0.05$）。治疗组头痛发生率高于对照组（$P<0.05$）。两组脑出血、肝酶升高、消化道出血、癌症的发生率差异均无统计学意义（$P>0.05$）。对照组退出率高于治疗组13.6% vs 5.3%（$P<0.01$）。

创新点：总结出了降压药物与他汀类药物和抗血小板药物共同构成预防脑梗死再发一体化的联合治疗方案；制定了个体化5个层次的目标血压、2个层次的目标血脂和阿司匹林联合双嘧达莫融为一体的具有协同作用预防脑梗死再发最新预防方案；摸索出了双嘧达莫25~50毫克餐后即刻服用方法；研究出了三大类药物小剂量用药方法，且药物组方价格低廉。

经鼻持续气道正压通气对肺疾患新生儿心肺功能影响的临床研究

研究单位：邢台市第三医院儿科

主 研 人：孙丽英　要丽君　范雪爱　甄庆丰　郭义军　刘素云　孔新平　谷成锁　王春梅　公志改　郝现伟　谢楠楠　杨　宁　郝为敏

获奖级别及时间：2011年6月获邢台市科技进步一等奖。

项目简介：肺源性疾病所导致的呼吸困难是新生儿呼吸衰竭的主要原因，应用经鼻持续呼吸道正压通气（NCPAP）治疗新生儿呼吸衰竭。为减少和减轻呼吸衰竭的发生，三院早期应用NCPAP供氧对收治的肺源性呼吸困难新生儿进行治疗，通过与头罩氧疗方法进行比较。结果显示NCPAP早期应用可使肺源性呼吸困难新生儿肺功能很快得到有效改善，有效减少、减轻或防止呼吸衰竭的发生，是治疗新生儿呼吸困难和潜在性呼吸衰竭并预防呼吸衰竭的有效方法，减低上机率，同时也尽量避免了在高体积分数、高压力氧疗下可能带来的不良反应，并降低呼吸困难导致的多脏器衰竭的发生。

关键技术：选取2000年1月至2002年11月采用头罩吸氧治疗的肺源性新生儿呼吸困难90例为对照组（采用头罩氧，小号头罩，氧流量6 L/min，露孔数为3孔，平均FiO_2达到59%。）；2002年12月至2006年12月采用NCPAP治疗的110例新生儿为治疗组（采用KD－300CPAP吸氧仪NCPAP供氧，NCPAP参数初始流量6~8 L/min，吸氧体积分数（FiO_2）30%－50%，NCPAP压力0.195~0.488kPa，根据患儿病情及监测经皮氧饱和度（$TcSO_2$）情况逐渐调整参数）。观察二组患儿治疗后4、24及72小时动脉血氧分压〔pa（O_2）〕、动脉血二氧化碳分压〔pa（CO_2）〕、氧合指数（OI）、呼吸频率（RR）及其治愈率。结果与对照组比较，治疗组NCPAP支持后24及72小时后的pa（O_2）明显升高（$Pa<0.01$），治疗4、24及72小时后pa（CO_2）明显降低（$Pa<0.01$），治疗后24及72小时二组RR及OI比较有显著性差异（$Pa<0.01$）。对照组治愈率60.0%，上机率15.6%，病死率20.0%；治疗组治愈率82.7%，上机率5.5%，病死率4.54%，二组治愈率、上机率及病死率比较均有显著差异（$Pa<0.01$）。

创新点：NCPAP是一项通过鼻塞使有自主呼吸的患儿在呼气及吸气相均能保持持续

呼吸道正压的呼吸支持技术，藉此可使萎陷的肺泡得以扩张，增加肺内气体容积和功能残气量，减少呼吸道阻力，增加肺顺应性，并减少肺泡内液体渗出，降低呼吸功，刺激自主呼吸，从而改善通气和换气功能，起到提高氧合、纠正低氧、排出二氧化碳、降低呼吸频率的作用，使呼吸困难得到有效缓解，早期使用可减少机械通气的应用。

症状性脑动脉狭窄未行支架植入患者多类药物一体化治疗的研究

研究单位：邢台市第三医院脑血管病研究中心

主研人：王连芹　吉训明　魏玉清　王　玉　孔咏梅　彭红兵　李国峰　王　云　李俊青　殷海清　李英毅　王贵玲　李　英

获奖级别及时间：2012 年 5 月获邢台市科技进步一等奖。

项目简介：血管内支架置入术是症状性脑动脉狭窄患者最有效的治疗方法，但是由于种种原因，约 90% 的患者不能行此治疗，国内外对症状性脑动脉狭窄患者在药物治疗方面尚无好的治疗措施。该项目研究旨在为症状性脑动脉狭窄未能行支架植入术患者找出较理想、又适合国情的治疗方案。实施以调治血压为核心，联合抗血小板及调治血糖、血脂、纤维蛋白原 5 类药物融为一体的治疗方案，结果显示，症状性脑动脉狭窄未行支架植入患者多类药物一体化治疗方案，显著降低了脑梗死发生和复发、心脏事件、出血性表现和低血糖的不良反应，提高了功能健康水平，效果显著，使用安全，患者依从性好。

关键技术：选择初发症状性脑动脉狭窄患者 1126 例，随机分为治疗组 787 例，对照组 339 例。治疗组给予个体化分层血压调治技术，联合抗血小板及分层下调治血糖、血脂、纤维蛋白原的多类药物小剂量一体化协同治疗。对照组给予降压、单纯阿司匹林抗血小板、降糖、降脂、降纤的治疗方案。比较两组治疗后 3 年和 5 年健康功能水平、责任颈动脉狭窄区斑块内部回声特征、终点事件、不良反应、依从性情况。结果治疗组 3 年和 5 年脑梗死发生和复发、心脏事件、出血性表现、低血糖的发生率均明显低于对照组 6.0% vs 13.3%、9.5% vs 19.2%、5.8% vs 12.4%、1.9% vs 6.2%、2.3% vs 7.1%（$P<0.01$）。治疗组 3 年和 5 年健康功能水平均高于对照组（$P<0.05$）；超声复查斑块均较对照组稳定（$P<0.05$）；治疗后 5 年病死率低于对照组 4.2% vs 7.4%（$P<0.05$）。两组头痛发生率差异有统计学意义（$P<0.05$）。对照组退出率高于治疗组 13.6% vs 5.3%（$P<0.01$）。

创新点：该研究实施以调治血压为核心，联合抗血小板及调治血糖、血脂、纤维蛋白原 5 类药物融为一体的治疗新方案；创造出了个体化 8 个层次最佳目标血压，3 个层次的目标血糖，2 个层次的目标 Fib，目标血脂水平，据情给予实施；探索出阿司匹林联合双嘧达莫小剂量餐后即刻服用的最新方法；在国内外率先采用了多类药物小剂量协同叠加用药方法，且所有药物组方价格低廉，患者依从性好。

原发性脑干出血规范化治疗的临床研究

研究单位：邢台市第三医院神经外科

主研人：郝进敏　赵　燕　宋纪宁　要建民　孟志勇　戴科芳　祖兴旺　郭雪钗

吉文飞　张红霞　薛振生

获奖级别及时间：2013 年 5 月获邢台市科技进步一等奖。

项目简介：本研究共纳入 262 例原发性脑干出血病人作为研究样本。全部经 64 排 CT 扫描，获得立体血肿影像，根据出血部位和形态分为中央型、偏侧型、横贯型、破溃型、复合型；再根据出血是否继续分为稳定型和进展型。血肿小于 5 毫升的病人保守治疗有效；血肿大于 5 毫升的病人依据病情、血肿部位、血肿量、影像学分型、发展趋势采用不同手术入路和方式。开颅手术入路有颞下入路、枕下乙状窦后入路、枕下正中入路，开颅手术病人术中取标本送病理检查；立体定向手术入路有枕下入路、颞下入路、顶枕入路等。本研究课题在国内率先开展对原发性脑干出血规范诊断和规范治疗方面的研究，尤其是规范原发性脑干出血的手术适应症、术前术后综合有效处理、早期康复等，对于有效治疗脑干出血、降低死亡率、提高生存率和生存质量均具有重要的意义。

关键技术：对于出血量大于 5 毫升的病人，采取立体定向置管血肿排空术和开颅血肿清除术两种手术的生存率，统计学分析比较，$\chi 2 = 0.0881$，$P = 0.7666$，两者在生存率方面没有差别，在 3 个月后生存质量 ADL 评分，统计学分析比较 $t = -1.65$，$P = 0.1017$，两者也没有差别。原发性脑干出血影像学分型有利于手术的选择，对于偏侧型的脑干血肿行开颅手术更为方便，中心型脑干血肿行立体定向手术可能更有优势。开颅手术可行病理检查，能够明确出血原因，有利于下一步针对病因进行处理。采取重症监护、早期康复介入等积极的综合治理措施是保证病人能够在术后尽快神经功能恢复、降低肺部感染、泌尿系感染等并发症的有效手段。

创新点：规范化治疗。对原发性脑干出血进行临床和影像学方面科学分型，根据分型选择规范的治疗方法；对原发性脑干出血进行了新的影像学诊断分型；原发性脑干出血手术入路创新。确定了不同的出血部位、出血量和出血的发展方向、是否有活动性出血作为选择手术方式的适应症，实施不同的手术方案；原发性脑干出血采取综合治疗的措施是病人改善预后的重要措施；外科血肿清除术可以留取标本送病理检查，进一步明确出血的原因，为后续治疗奠定基础。

颈内动脉支架置入术前影像学评估与循证研究

研究单位：邢台市第三医院神经内科

主 研 人：李英毅　王　云　胡鹏飞　张素霞　张兰平　李春秀　张红梅　唐灵涛　齐　东　刘亚林　白炜玮　于春雷

获奖级别及时间：2014 年 5 月获邢台市科技进步一等奖。

项目简介：脑梗死是导致残疾、甚至死亡的最重要病因之一，而颈动脉狭窄是脑梗死的重要病因。颈动脉支架成形术是治疗颈动脉狭窄的有效方法之一，在临床开展仅十余年，是一项临床新技术，具有创伤小、可操作、可视性等优点，但也存在风险大、费用高等特点。本研究通过总结近 10 余年来三院完成的 177 例颈动脉支架成形术的 DSA、CTA、MRI、TCD、颈部血管超声等影像学资料，术前进行多学科参与的风险－效益评估，结合术后随访结果，总结出影像学在该手术中所提供的重要循证支持，避免国内外支架治疗的

“盲从性”，总结出“症状性颈动脉”高度狭窄（75%以上），颅内 Willis 环不完整且代偿机制未建立；病变血管为“双重责任”血管；症状性串联狭窄的颈内动脉等五类手术绝对适应症，为颈动脉支架成形术提供了更准确的、更科学的循证依据，使颈动脉支架治疗得以更规范的发展。

关键技术：一般采用 seldinger 穿刺技术穿刺股动脉，并置入 8F 动脉鞘，采用 0.35 超滑导丝导引与 5F 和 8F 导管同轴技术配合下，将 8F 导引导管置于患侧颈总动脉；保护装置及支架采用美国 ev3 或 Abbott 植入性材料；支架置入前先行球囊预扩，置入后残狭率小于 20%，如果大于 40% 则行球囊后扩张。

创新点：提出症状性颈动脉高度狭窄（75%以上），颅内 Willis 环不完整，代偿机制未建立者为支架治疗适应症；提出颅内虽无梗死灶，但狭窄段斑块不稳定，特别是溃疡性斑块者为支架治疗适应症；提出病变血管虽有部分被代偿，但仍明显低灌注，且相应供血区存在明显低灌注或已形成腔隙性梗死灶者为支架治疗适应症；提出病变血管为“双重责任”血管的病例为支架治疗适应症；提出症状性串联狭窄的颈内动脉病例为支架治疗适应症。

患者标本周转时间在临床诊断与治疗中的应用研究

研究单位：邢台市第三医院检验科

主 研 人：赵领军　尹志辉　刘　丽　张燕如　王清虎　曹明善　毛志芳

获奖级别及时间：2015 年 3 月获邢台市科技进步一等奖。

项目简介：该研究目的是通过分析标本周转时间的影响因素，通过采取一系列措施，结合实际情况得出最佳标本周转时间值，以控制医院临床科室与实验室的服务质量。结果本研究得出，本实验室最佳总标本周转时间为血气标本 44min，血常规标本 50min，凝血标本 79min 及生化标本 81min。该研究建立了控制措施，加强了对临床护士培训与管理，减少不合格标本比例；增强了检验人员的责任心，对收到的急诊标本室要及时签收，尽早上机测试；对于机器维护、质控及定标避开标本高峰，对分析数据尽快审核，如遇异常结果及时查找原因并立即复查；将 LIS 系统未处理报警时间由 30min 下调至 20min；保证网络畅通，与信息科合作定期对全院网络的稳定性和安全性进行检查。该研究方法效果可靠，提高了标本处理效率和改善患者和医生对实验室评价的效果明显，且不增加额外工作量。居国内领先水平，适宜在基层医院广泛推广。

关键技术：通过不同科室的数据分析，新设立急诊检验室将距离检验科较远科室的标本周转时间缩短 10min；控制实验室外标本处理时间措施，加强对临床护士培训与管理，提高其对标本采集的及时性和规范性的认识，减少不合格标本比例；统一标本盛放容器，减少送检过程中造成标本不合格；保证网络畅通，与信息科合作定期对全院网络的稳定性和安全性进行检查；控制实验室内标本处理时间措施：增强检验人员的责任心，对收到的急诊标本室要及时签收，尽早上机测试；对于机器维护、质控及定标避开标本高峰，对分析数据尽快审核，如遇异常结果及时查找原因并立即复查，将 LIS 系统未处理报警时间由 30min 下调至 20min。

创新点：以星期为周期分析，发现休息日较工作日延迟明显，同时第二个工作日较其他工作日差异明显，通过在休息日和第二个工作日增加人力得到解决；以每天不同时间段分析，实验室内标本周转时间变化不大，影响总标本周转时间主要是实验室以外因素；制定一套缩短 TAT 的规范措施；建立符合实际能够监测标本处理及时性的质量控制指标。

第四脑室外引流在全脑室出血铸型治疗中的价值

研究单位：邢台市第三医院神经外科

主 研 人：库洪彬 王双豹 孟建红 闫建敏 石素真

获奖级别及时间：2015 年 5 月获河北省医学科技一等奖。

项目简介：全脑室出血铸型是中国中老年人群的多发病之一，其发病急剧，发病后第 1 年的存活率只有 38%，缺乏有效可靠的治疗方法。为了解决这一临床常见的难题，三院创新使用立体定向第四脑室外引流术，对全脑室出血铸型患者行急诊手术治疗，置入第四脑室外引流管，联合应用双侧脑室外引流，可快速排空脑室内血肿，使脑脊液循环尽快通畅，降低了发生脑积水、颅内感染、脑疝等并发症，明显提高患者生存率和生存质量，降低住院时间，减轻了患者经济负担。

关键技术：患者在入院后即刻局麻下行双侧额角侧脑室外引流，然后行经幕下入路立体定向第四脑室引流术。术中以第四脑室中心为穿刺靶点，选择枕下皮肤切口，在定向仪适配器的定位下将内径 4 毫米的引流管送至靶点，轻度抽吸血肿，至抽吸产生阻力时停止。缝合固定引流管接无菌引流袋。根据患者发病时间，于发病后 12 小时在双侧脑室引流管、第四脑室引流管各注入 5 万单位的尿激酶，每 12 小时注入尿激酶 1 次，每日引流量控制在 300 毫升左右。拔出脑室引流管的指征：颅内压恢复正常，脑脊液循环再通，脑脊液澄清透明；头颅 CT 示脑室内积血明显减少，脑室内高密度影消失，试夹闭脑室外引流管观察 24 小时无明显颅内压增高。

创新点：本课题率先对全脑室出血铸型的患者实施急诊立体定向第四脑室外引流，联合双侧脑室外引流，可迅速清除脑室系统积血，减轻减轻脑室血肿对脑细胞的毒性，尽快恢复脑脊液循环，减少脑积水发生机会，减少颅内带管引流时间，从而降低颅内感染发生率；第四脑室外引流引流管位于枕骨大孔以上，即使引流速度较快，也不会导致因颅内压和椎管压力梯度差导致的枕骨大孔疝，引流安全性大大提高；本课题提出脑室内纤溶时间为发病后 12 小时，每根引流管注入纤溶药物为尿激酶 5 万单位，治疗效果良好，再出血并发症明显减少，为类似病人的治疗提供了规范化治疗的途径。

彩色多普勒超声联合弹性成像诊断男性乳腺肿块的临床研究

研究单位：邢台市第三医院功能科

主 研 人：郑晓芳 付赵虎 菅晓晖 孙红娟 汪凤勃

获奖级别及时间：2016 年 6 月获邢台市科技进步一等奖

项目简介：乳腺癌是常见的危害女性健康的恶性肿瘤之一，但十年来，男性乳腺疾病的发病率和就诊率也明显增多。在对其病因尚不明确的情况下，惟一减少乳腺癌死亡率的方法是早发现、早治疗。本研究以病理诊断为金标准，探讨彩色多普勒血流显像（CDFI）与实性弹性组织成像（URTE）联合应用对诊断早期乳腺癌的价值。收集三院近十年因乳腺疼痛、乳腺肿块、乳头溢液、乳头凹陷等症状或无任何症状健康体检，在检出乳腺肿块并住院治疗患者，使用高频彩色超声，采用经体表直接检查法，注意观察病灶位置、数目、大小、形态、内部回声、细小钙化等，重点观察病灶内部及周边血流信号及频谱等，采用 Adler 半定量法对病灶的血流分级。同时，使用超声弹性成像模式获取弹性图像，取联合诊断标准。结果显示：单独应用彩色多普勒超声血流显像或实性弹性组织成像技术诊断准确率约 80%，两者联合应用诊断准确率达 90%，与 CDFI 或 URTE 单纯相比，差异均有统计学意义（$P < 0.05$）。

关键技术：收集三院近十年检出乳腺肿块并住院治疗患者，使用高频彩色超声，采用经体表直接检查法，注意观察病灶位置、数目、大小、形态、内部回声、细小钙化等，重点观察病灶内部及周边血流信号及频谱等，采用 Adler 半定量法对病灶的血流分级。0 ~ Ⅰ级：判定为良性病灶；Ⅱ ~ Ⅲ级：判定为恶性病灶。同时，使用超声弹性成像模式，取样框（即感兴趣区）大于病灶范围约 2 倍，手持探头在病灶部位作微小振动，使压力 BAR 的数字控制在 3 ~ 4 为宜，获取弹性图像，采用由 Itoh 、Taylor K 等提出的弹性成像评分 5 分法，对乳腺实性病灶进行评分，1 ~ 3 分为良性病灶，4 ~ 5 分为恶性病灶。CDFI、URTE 均由两名经验丰富的超声医师独立完成，多次评分、分级取平均值。

创新点：超声检查具有无创、便捷、实用、检查费用较低无辐射等优点。超声可作为男性乳腺疾病的首选检查方法；彩色多普勒血流显像（CDFI）技术成熟，诊断可靠。新发展的实性弹性组织成像（URTE）技术为乳腺内实性病灶的诊断提供了另一种全新的影像学资料；联合应用多普勒血流显像（CDFI）和实行弹性组织成像（URTE），提高乳腺癌早期诊断率、符合率及准确率，提高患者日后的生活质量。

颅内压监测、脑灌注压在丘脑出血破入脑室中的应用

研究单位：邢台市第三医院神经外科

主 研 人：尹保强 贾宝铭 孟志勇 闫建敏 杨利辉

获奖级别及时间：2017 年 3 月获河北省医学科技一等奖

项目简介：丘脑出血破入脑室是全国老年人群多发病之一，严重危及患者生命质量。近十年来在老年高血压脑出血、血压控制方面多数研究认为，同时过行 ICP、CCP 监测比单纯的 ICP 监测更有临床意义。对 CCP 的监测可以反映患者脑血流量的变化，CCP 高低决定了脑血流量的大小，而脑组织对脑缺血缺氧非常敏感，监测 CCP 和 ICP ，控制适当血压水平，保证适当的脑灌注对改善老年高血压出血患者预后至关重要。此课题经临床对比等科学分析验证说明：在保证脑灌注压、颅内压监测、血压控制下行立体定向微创术可改善老年高血压患者预后，可最大程度减少患者并发症。病人可得到最大获益，为促进肢体早期恢复打造了良好恢复平台，缩短病程，减少住院时间和医疗费用，提高病人生活质量，减少医源性浪费，有较高的社会经济效益，为以后推广应用提供科学的理论根据。推广应用前景：该项技术简便有效，判断准确，治疗效果肯定，病人易于接受。操作简便，

在有 CT 的基层医院均可进行推广。

关键技术：在保持保证颅内压及脑灌注压基础下行丘脑出血立体定向微创手术，把再出血及脑缺血、血管源性水肿、感染等并发症控制在极低的范围。同时早期高压氧及康复等综合治疗措施，及时改善受损脑组织的缺氧状态，半暗带的恢复使脑功能得到早期充分恢复。减少长时间卧床、意识障碍、偏瘫等所导致的各种并发症。此研究与国内同类技术比较具有一定的创新性和先进性。

创新点：在保持保证颅内压及脑灌注压基础下行立体定向微创手术，把再出血及脑缺血、血管源性水肿、感染等并发症控制在极低的范围。同时早期高压氧及康复等综合治疗措施，及时改善受损脑组织的缺氧状态，半暗带的恢复使脑功能得到早期充分恢复。减少长时间卧床、意识障碍、偏瘫等所导致的各种并发症。

颅顶部体表定位穿刺引流治疗破入脑室中的应用

研究单位：邢台市第三医院神经外科

主 研 人：库洪彬　王双豹　孟建红　张颜礼　赵伟然

获奖级别及时间：2017 年 3 月获河北省医学科技一等奖。

项目简介：重症丘脑出血破入脑室起病急，即刻可引起严重的意识障碍及颅内高压，发病第 1 年病死率达 50% 以上。在缺乏微创、迅速、有效清除丘脑血肿从而缓解病情手术方式的情况下，为了解决这一临床常见的难题，三院创新使用颅顶部体表定位丘脑出血穿刺引流，联合双侧脑室外引流术，对重症丘脑出血破入脑室患者进行急诊实施。通过尽快排空丘脑及脑室内血肿，降低脑室内压力，恢复脑脊液循环，减轻红细胞崩解后释放的血管毒性物质对脑细胞的毒性作用，可最大限度保存脑功能。此手术微创，患者易于接受，同时操作简便，安全，并发症少，为重症丘脑出血破入脑室的治疗开创了一条安全有效、简便易行的新途径。

关键技术：重症丘脑出血破入脑室的患者，入院后均即刻局麻下行双侧额角穿刺脑室外引流术，然后即刻行颅顶部体表定位丘脑血肿穿刺引流术。术中患者仰卧位，取丘脑血肿同侧中线旁开 2.5 厘米，冠状缝后 0.5 厘米处为穿刺点。局麻后于穿刺点切开头皮各层至颅骨，用颅钻钻孔，清除碎骨沫，十字状刺穿硬膜，将内径 4 毫米带硬芯引流管平行于矢状面，向双侧外耳道假象连线方向穿刺，深约 9 厘米可达丘脑血肿中心部位。应用 5 毫升注射器轻度抽吸血肿，并试转动引流管进行调整，不可来回进退，至抽吸产生阻力时停止，缝合固定引流管接无菌引流袋。手术 12 小时后给予侧脑室软通道注入含 5 万 U 的尿激酶生理盐水 5 毫升，并反复推吸使之与脑脊液充分混合，闭管 2 小时后开放。丘脑血肿残余量小于 5 毫升，头颅 CT 检查第三脑室侧壁无受压闭合，即可拔除丘脑血肿引流管。颅内压恢复正常，脑脊液循环再通，脑脊液澄清透明，头颅 CT 检查脑室内积血明显减少，脑室内高密度影消失，试夹脑室引流管观察 24 小时无明显颅内压增高，即可拔除脑室引流管。

创新点：对重症丘脑出血破入脑室的患者实施急诊颅顶部体表丘脑定位穿刺引流，联合双侧脑室外引流术，国内外文献未见报道；首次提出丘脑血肿穿刺引流体表定位的方法，解决了丘脑出血危重病人无法脱离监护抢救设备到CT室定位性丘脑血肿引流的难题，在床旁即可操作；本课题国内首次提出丘脑血肿引流术的拔管指征。

血脂管理在冠状动脉粥样硬化性心脏病患者中的临床意义

研究单位：邢台市第三医院心血管内科

主 研 人：任振芳　王秀玲　李振莲　杨湛南　王灵群　卫瑞芳　左　蕾

获奖级别及时间：2017年3月获河北省医学科技一等奖。

项目简介：该研究选择在三院心内科住院的冠心病患者182例，所有患者均经冠脉造影术或冠脉CTA证实为冠状动脉粥样硬化性心脏病患者，随机分为强化降脂治疗组和常规治疗组，其中强化降脂治疗组根据患者TG水平分为单纯他汀类药物治疗组和他汀类联合贝特类药物治疗组。所有患者均给予饮食及生化方式干预。分别于出院后1个月、3个月、6个月、1年、1.5年门诊随访，统计患者血脂相关指标与MACE事件的相关性，各组间的不良事件是否存在统计学意义。结果对急性冠脉综合症患者患者，经择期冠脉造影术证实至少有1支血管（前降支、回旋支或右冠脉）影像学上狭窄≥70%，并行药物洗脱支架植入术患者，进行研究，随访观察术后6~9个月复查冠脉造影情况、血脂残余风、冠心病相关炎症因子相关指标。研究结果显示，治疗前两组之间性别、年龄、血脂及炎症相关炎症指标差异无统计学意义（$P>0.05$）。在LDL-C< 1.8mmol/L患者中TG、HDL-C水平与冠脉支架再狭窄独立相关。该研究处于国内领先水平。

关键技术：所有患者均经冠脉造影术或冠脉CTA证实为冠状动脉粥样硬化性心脏病患者，随机分为强化降脂治疗组和常规治疗组；所有患者均给予饮食及生化方式干预。常规治疗组给予阿托伐他汀钙20mg 1/晚或辛伐他汀40mg 1/晚 口服；强化治疗组根据患者随访过程中血脂水平给予调整药物剂量；对急性冠脉综合征患者，分别给予单纯阿托伐他汀治疗和阿托伐他汀钙联合普罗布考治疗，分别在治疗后1个月、3个月、6个月随访观察，结果显示治疗后3个月和6个月，联合治疗组总胆固醇（TC）、甘油三酯（TG）水平明显降低（$P<0.05$），治疗后6个月除总胆固醇（TC）、甘油三酯（TG）水平外，冠脉相关炎症指标Chemerin水平明显下降，两组差距有统计学意义（$P<0.05$）。药物相关不良事件，两组之间血脂差异无统计学意义（$P>0.05$）。

创新点：本研究通过随访研究强化降脂治疗对冠心病患者的收益及风险，观察血脂相关指标与冠心病不良心血管事件的相关性，为冠心病患者的血脂管理提供理论依据；研究血脂残余风险、血浆Chemerin与急性冠脉综合征患者冠脉支架再狭窄的相关性，为治疗和预防支架内再狭窄提供理论依据；研究血脂、血浆PTX3与急性冠脉综合症冠脉非犯罪血管的相关性，探讨其对急性冠脉综合征患者预后的影响；研究普罗布考联合阿托伐他汀钙对急性冠脉综合征患者血脂和chemerin的影响，从而改善冠心病患者的预后。

三、学术论文

学术论文是科研成果的具体表现形式。为了协助医院科技人员检索最新的医学信息，1985年医院创建了图书馆，几经搬迁，2002年定位于综合楼3层西侧，同年医院购置中国知网“CNKI全文镜像期刊数据库”，为邢台市卫生系统首家使用。2016年增加了“CNKI博硕论文数据库”、“CNKI工具书图书数据库”和“中国知网英文数据库（外网，Pubmed）”。另外，为了方便医院科技人员识别和查找合适、正规的期刊，2013年医院根据《中国科技期刊引证报告》《中文核心期刊要目总览》，万方数据知识服务平台和中国知网，编写了《邢台市第三医院核心期刊要目总览》，每年更新一次，2017年已经是第五版。1978～2017年共发表学术论文2750余篇，其中SCI文章7篇，专著11部。收录的所有论文均经过“中国知网”和“万方数据知识服务平台”查证；专著均经过“中华人民共和国国家新闻出版广电总局”CIP查证。

1978～2017年邢台市第三医院发表论文、著作登记表

表8—4

年份	论文（著作）名称	发表期刊	前二名作者
1979	苦参薏仁汤治疗急性肝炎	河北新医药	李湘岚
1980	对血尿检验方法和诊断标准的探讨	河北医药	曹金库、赵玉敏
1987	停用皮质激素致失语1例	河北医药	李湘岚
	貌似腔隙性梗塞的小量脑出血5例报告	实用内科杂志	宁海春
	美丽筒线虫病例综合报道	中国寄生虫学与寄生虫病杂志	张印东
1990	股骨髁上截骨多针弹性髓腔固定	小儿麻痹研究	徐振江、陈　轩
	颈动脉给药术总结体会	临床荟萃	宁海春、郁培莲
	颈动脉给药最佳滴速与效果探讨	中国实用护理杂志	郁培莲
1991	小脑出血的研究	河北医药	李湘岚
1992	颅锁骨发育不全1例报告	实用放射学杂志	曹志坚、张银岭
	双下肢进行性瘫痪伴左胸痛	综合临床医学	郝如琨、郭义军
1993	读片窗	实用放射学杂志	曹志坚、王运涛
	本期读片窗答案	实用放射学杂志	曹志坚、王运涛
	老年人医院内感染性肺炎的危险因素	国外医学	华振声、王占魁
	急性脑梗塞速效技术临床研究	临床荟萃	宁海春、郑素钦
	212例剖宫产指征分析	中国优生与遗传杂志	周金枝、刘杏巧
	剖宫产用于产前子痫42例临床分析	河北医药	董金凤
	一氧化碳中毒54例心电图分析	人民军医	温素芹、李荷香
1994	内分泌系统肠肽类及其临床应用选择	上海医药	闫文双
	食管血管畸形1例报告	内　镜	刘　壮
	一个半综合征四例	临床神经病学杂志	刘增禄
	巨大肾积水伴感染出现液平征1例报告	实用放射学杂志	曹志坚
	急性脑梗塞速效技术与护理研究	实用护理杂志	郑素钦、宁海春

续表1

年份	论文（著作）名称	发表期刊	前二名作者
1994	内镜诊断十二指肠胆管瘘1例报告	内　镜	刘　壮
	异搏定致糖尿病发作1例报道	综合临床医学	华振声
	综合征型黑棘皮病1例	中国皮肤性病学杂志	郝在祥
	急性有机磷中毒“反跳”先兆的观察体会	邯郸医专学报	乔改芹
	有特殊临床表现的急性心肌梗塞2例报道	综合临床医学	华振声
1995	急性心肌梗塞22例临床治疗分析	实用心脑肺血管病杂志	程艳敏
	一种小儿快速鼻饲管的下法	邯郸医专学报	乔改芹
	成人中专放射专业教学的几点体会和建议	临床医学影像杂志	曹志坚
	颈部软组织指骨样异常骨化一例	中华放射学杂志	曹志坚
	对我院1990至1994年抗生素用药情况的调查分析	上海医药	闫文双、闫　磊
	右股骨及髋关节孢子丝菌病	中华放射学杂志	曹志坚
1996	对手术室空气消毒的探讨	中国民政医学杂志	李俊兰、郑　华
	甲醛熏箱在综合性手术室中的应用	中国民政医学杂志	李俊兰、郭　华
	原发性滑膜骨软骨瘤病（附31例报告）	实用放射学杂志	曹志坚、王运涛
	老年人心功能不全的特点及治疗原则	实用心脑肺血管病杂志	李风格
	以呼吸系统症状为突出表现的过敏性紫癜1例	中国实用内科杂志	冯存民
	实行一院两制 创办依托型心血管病专科医院的尝试	中国医院管理	周群拉、陈素强
	成年人软骨母细胞瘤1例报告	实用放射学杂志	曹志坚
	食管囊肿并胆固醇性肺炎	实用放射学杂志	曹志坚
	对叠缝合止血法在耻骨上前列腺切除术中的应用	河北医药	张如俭、马春生
	胃部环形胰腺并逆行性胃套叠1例	实用放射学杂志	鲁　山
1997	经内镜微波治疗进展期食管癌67例	中华消化内镜杂志	刘　壮、孙丽丽
	脑复苏术治疗急性脑梗塞的临床研究	河北医药	宁海春、凌　鹏
	伴有三系病态造血的原发性急性髓细胞白血病研究	医学综述	崔寒英
1998	小儿肢体运动功能障碍的康复治疗	中国康复医学杂志	张捧玉、吴艳青
	全面推进劳动人事制度改革的实践	中国医院管理	周群拉
	带旋髂深血管蒂骨膜移植治疗股骨颈骨折37例	河北医药	邢德振、苗振林
	寰枢椎半脱位的临床诊治体会	颈腰痛杂志	王德海
	早期强化训练对急性脑卒中患者生活自理能力的影响	中国康复医学杂志	张捧玉、荀凤阁
	经皮空心螺钉持续减压治疗新鲜股骨颈骨折	临床骨科杂志	邢德振、张方青
	急性有机磷农药中毒抢救中阿托品中毒昏迷32例临床观察	中国煤炭工业医学杂志	温素芹、冯存民
	氯安合剂试用于临床	中国民政医学杂志	苗振华

续表 2

年份	论文（著作）名称	发表期刊	前二名作者
1999	脑卒中维持性康复 100 例疗效观察	现代康复	张捧玉、荀凤阁
	十二指肠溃疡旷置术的改进	中国局解手术学杂志	张如俭
	十二指肠溃疡旷置术的改进	河北医科大学学报	张如俭、薛志广
	以脑膜刺激征为突出表现的过敏性紫癜 1 例	中国实用内科杂志	温素芹、周群拉
	诚年月泰用于人工流产术镇痛效果临床分析	中国计划生育学杂志	张燕飞、王　卫
	浅析 21 例下肢骨折内固定失误的原因	邯郸医学高等专科学校学报	王清虎
	介入治疗断肢（指）再植术后血管危象二例	中华显微外科杂志	张方青、邢德振
	献给护士的歌	山西护理杂志	张　洁、王丽江
	介入技术在断肢（指）再植术后血管危象抢救中的应用	中华骨科杂志	张方青、邢德振
	寄生虫性子宫内膜炎 4 例	中国实用妇科与产科杂志	王　卫
	抗帕金森病的新药－COMT 抑制剂：托卡朋与安托卡朋	脑与神经疾病杂志	魏玉清
	昏迷病人气管切开术后呼吸系统细菌感染分析	上海医学检验杂志	梁文杰、冯国强
	海绵窦三角的显微外科解剖	军医进修学院学报	薛志广
	近期感染与缺血性脑卒中发作关系研究	中国全科医学	张捧玉
	诱发缺血性脑卒中发作的急性感染临床特征分析	中国慢性病预防与控制	闫文双
2000	强化超早期选择性脑动脉内溶栓术治疗急性脑梗塞研究	脑与神经疾病杂志	魏玉清、张如俭
	精液无头精子检测的临床意义	中国航天工业医药	梁文杰
	男性不育患者精液中检出大比例无头精子 1 例报告	中国煤炭工业医学杂志	梁文杰
	闭锁综合征，一个半综合征二例报告	实用心脑肺血管病杂志	魏玉清
	脑卒中偏瘫早期康复及维持性康复的临床研究	中华物理医学与康复杂志	张捧玉、荀凤阁
	从因数看固定时间法检测的化学本质	陕西医学检验	梁文杰
	立体定向多靶点置管治疗破入脑室的基底节脑出血	中国微侵袭神经外科杂志	郝进敏
	荟萃分析评价呼吸系统感染促发缺血性脑中风的危险性	中国慢性病预防与控制	闫文双
	脑梗死发病中的循环免疫复合物及其与近期感染的关系	中国慢性病预防与控制	闫文双
	感染诱发的脑梗死发作时的循环免疫复合物	实用心脑肺血管病杂志	闫文双
	下肢静脉性溃疡的外科治疗	现代临床医学生物工程学杂志	靳建新
	胃切除术中医源性脾损伤的处理	河南诊断与治疗杂志	靳建新
2001	2327 名儿童血锌原卟啉的测定及分析	河北医学	甄庆丰、孙丽英
	肢体静脉泵消除四肢骨折肿胀的临床应用	护理研究	张　洁、邢德振
	立体定向多靶点治疗不规则形脑出血术后肢体功能恢复疗效分析	现代康复	郝进敏
	打包法包扎预防乳癌术后皮下积液	河北医学	靳建新
	第三腰椎横突综合征的治疗体会	颈腰痛杂志	王德海

续表 3

年份	论文（著作）名称	发表期刊	前二名作者
2001	急性阑尾炎合并糖尿病的对比治疗观察	河北医科大学学报	薛志广
	急性阑尾炎合并糖尿病 64 例诊治分析	中国局解手术学杂志	薛志广
	原发性下肢深静脉瓣膜功能不全的治疗——附 48 例临床分析	邯郸医学高等专科学校学报	靳建新
	卵巢颗粒细胞瘤激素受体与 DNA 倍体的研究进展	中华实用医学	史淑红
	ILEX94－2 电解质分析仪常见故障及排除法	陕西医学检验	王军梅
	手法整复胸椎后关节紊乱症 288 例报告	颈腰痛杂志	王德海
	多发性硬化伴周围神经病	中国临床医学	于　强
	近期感染与缺血性脑卒中发作关系的 Meta 分析	中国卫生统计	张捧玉
	眼眶炎性假瘤病理分型的探讨	中国实用眼科杂志	霍建军
2002	脑卒中后抑郁的早期干预对近期康复预后的影响	中国临床康复	张捧玉、白炜玮
	颅内动脉瘤 GDC 栓塞并发症分析	脑与神经疾病杂志	冯国强、薛振生
	多发性硬化伴周围神经病临床分析	中国临床神经科学	于　强
	300 例女性不孕症的子宫内膜病理分析	诊断病理学杂志	董军华
	近端肌强直性肌病的临床研究进展	国外医学	于　强
	治疗眩晕症速效技术 980 例研究	脑与神经疾病杂志	魏玉清、于　强
	阔韧带和子宫肌瘤囊性变误诊为死胎	临床误诊误治	刘杏巧、姚莉芸
	更换留置气囊尿管时间选择的临床护理研究	河北医学	冯柳芳
	宫角妊娠四例误诊原因分析	临床误诊误治	薛平格
	B 超诊断先天性巨大输尿管一例	临床超声医学杂志	郑晓芳
	40 岁以下妇女子宫内膜癌	中华实用医学	刘杏巧
	不稳定型心绞痛患者血清尿酸水平增高	中国动脉硬化杂志	杜丽娟
	两种椎管内麻醉在剖宫产术中的应用比较	张家口医学院学报	耿丽莹
2003	闭合性肝损伤 38 例保守治疗体会	中国普外基础与临床杂志	聂文平
	PR、FSH 在卵巢颗粒细胞瘤中的相关性研究	中华实用医学	史淑红
	针灸疗效评价中盲法和安慰剂的选择	中西医结合心脑血管病杂志	于　强
	学校教育中贯彻《公民道德建设实施纲要》之我见	卫生职业教育	司永霞
	硬膜外静脉曲张破裂－血肿致不全瘫 1 例	实用骨科杂志	邢德振、孟志勇
	我院植物药的应用及经济学分析	中华临床医药杂志	王丽华
	脑梗死急性期的针灸治疗（附 150 例报告）	脑与神经疾病杂志	于　强、凌　鹏
	糖尿病教育对胰岛素依从性的近期观察	辽宁实用糖尿病杂志	吉淑敏、刘利红
	卵巢颗粒细胞瘤的 ER、PR 和 FSH 表达情况及 DNA 倍体的研究	中国肿瘤临床与康复	史淑红
	神经节苷脂 GM1 对新生缺氧缺血性脑损伤大鼠发育及神经行为的影响	新生儿科杂志	谷成锁

续表4

年份	论文（著作）名称	发表期刊	前二名作者
2003	丹参单体 IH764－3 对胆总管结扎大鼠胶原降解的作用及其机制	胃肠病学和肝病学杂志	王占魁
	Lelffler 心内膜炎的临床及超声心动图特征	中华内科杂志	杜丽娟
	儿童发育状况与血锌原卟啉等血液营养成分的相关性分析	临床荟萃	李云霞
2004	2658 例急性脑血管病血压调治技术对照研究结果	脑与神经疾病杂志	宁海春、凌　鹏
	补阳还五汤合逍遥散治疗非化脓性肋软骨炎 46 例	浙江中医杂志	薛志广
	脊髓硬脊膜动静脉瘘误诊 5 例分析	中国误诊学杂志	李英毅
	左旋咪唑致白质脑病的临床体会	脑与神经疾病杂志	李英毅
	基质金属蛋白酶组织抑制因子与肝纤维化	国外医学	王占魁
	吞钡造影在神经源性吞咽障碍评估中的应用	中国康复医学杂志	齐　赛、张捧玉
	宫角妊娠 20 例分析	中国妇产科临床杂志	王　卫
	丹参单体 IH764－3 抗肝纤维化作用研究	中国中西医结合消化杂志	王占魁
	近端肌强直性肌病与营养不良性肌强直的鉴别	临床神经病学杂志	于　强
	尼莫地平对蛛网膜下腔出血后再出血的影响	中国脑血管病杂志	闫喜格
	医疗改革不能忽视病人营养治疗问题	中国医院	田国会
	肺组织活检术对弥漫性间质性肺疾病诊断价值的临床研究	中国危重病急救医学	马美星
2005	中老年急性脑血管病早期高血糖调治技术 3544 例研究	脑与神经疾病杂志	于　强、荀凤阁
	α－双氢麦角隐亭 A 在帕金森病治疗中的作用	医药导报	魏玉清
	急性脑血管病早期应激性高血糖治疗的理想范围	临床荟萃	于　强、宁海春
	5316 例急性脑血管病早期高血糖调治技术研究（英文）	中国现代医学杂志	于　强、荀凤阁
	补片防止 Miles 术后造瘘口旁疝 43 例临床分析	中国肿瘤临床与康复	薛志广
	补阳还五汤合金锁固精丸加减治疗前列腺炎 36 例	浙江中医杂志	薛志广
	笑气联合卡孕栓用于高危人工流产的临床研究	中国妇产科临床杂志	刘杏巧
	中药注射剂临床应用需注意的问题	中国药物与临床	王丽华、袁耀辉
	阿奇霉素静滴致速发型过敏反应 1 例	中国医院药学杂志	王丽华、袁耀辉
	烹调烟雾对人体健康危害研究	环境科学动态	于改革
	克林霉素注射剂临床应用安全性调查与评价	中国药房	辛艳丽
	克林霉素预防术后感染 98 例的安全性调查	药物不良反应杂志	辛艳丽
	数字减影全脑血管造影操作体会	中华实用中西医杂志	李英毅
2006	足月新生儿脐血瘦素水平测定及其与胰岛素的关系	实用儿科临床杂志	范雪爱
	吞钡造影评估 30 例脑卒中吞咽障碍患者吞咽各期的功能状态	中国临床康复	李星亮
	急性脑血管病多学科一体化治疗模式对照研究	脑与神经疾病杂志	王连芹、荀凤阁
	螺旋 CT 对不典型肺结核的诊断价值	河北医药	李志凯
	糖尿病性眼外肌麻痹的临床特点及病因分析	中外健康文摘·医药学刊	祝云淑
	多学科卒中一体化管理模式下高血压性脑出血的治疗效果	中国临床康复	郝进敏、薛振生

续表 5

年份	论文（著作）名称	发表期刊	前二名作者
2006	血管内支架成形术失败 2 例分析	临床荟萃	李英毅
	腹膜后巨大囊性淋巴管瘤 1 例	临床放射学杂志	李星亮、郭　宇
	艾滋病误诊为多发性脑梗死一例	临床误诊误治	杜远生、李星亮
	急性脑卒中最佳治疗模式研究	中国民康医学	宁学军
	糖尿病视网膜病变彩色多普勒应用的临床意义	中华实用中西医杂志	祝云淑
	咽后脓肿误诊误治 1 例	中外健康文摘·医药学刊	范爱英
	上颌第一磨牙牙半切术及截根术后固定修复的疗效分析	中外健康文摘·医药学刊	孟卫东
	肩关节被动运动预防脑卒中肩痛效果观察	护理学杂志	尹伟华
	Observation on early effects of systematic treatment model with subjects for ACVD	Chinese Journal Of Medicine	王连芹
	急性硬膜下血肿术中脑膨出诊治体会	浙江创伤外科	孟志勇
	先天性左膈肌左肺缺如误诊 1 例	中华胸心血管外科杂志	张　健
	医用生物胶黏合食管胃吻合术应用研究	中华实验外科杂志	李庆祥、齐　赛
	过滤氧气及双氧水伤口持续冲洗治疗气性坏疽附 1 例报告	中国急救医学	王清虎
	早期非典型蛛网膜下腔出血 33 例 CT 误诊分析	中国临床研究	李星亮
	新生儿呼吸困难 99 例	实用儿科临床杂志	孙丽英、郭义军
	肝素钠胸腔内注入治疗结核性渗出性胸膜炎的临床观察	临床荟萃	黄秀云
	落实科学发展观，建设节水型社会	河北水利	梁景江
	低分子肝素治疗肺心病疗效观察	中国误诊学杂志	马美星
	椎－基底动脉支架置入术后再狭窄 1 例分析	中国误诊学杂志	李英毅、王云池
	早期腰大池持续引流对动脉瘤性蛛网膜下腔出血术后并发症的疗效观察	中华老年心脑血管病杂志	赵忠江
	颈椎旁神经阻滞复合葛根汤治疗颈源性头痛临床观察	中国现代医药杂志	杨香平
	动脉瘤性蛛网膜下腔出血的急诊综合救治	中华老年心脑血管病杂志	薛振生、冯国强
	血栓性血小板减少性紫癜误诊为脑梗死 1 例分析	中国误诊学杂志	于改革
	骨科患者肺栓塞的治疗及预防体会	中华医学实践杂志	路　军
	早期显微外科手术治疗颅内前循环破裂动脉瘤	中国医师进修杂志	郝进敏
	瑞芬太尼复合丙泊酚全麻下行神经介入手术 27 例的体会	中国临床医药研究杂志	杨香平
	经皮腔内血管支架成形术治疗颅内外血管狭窄 16 例	中国现代医学杂志	李英毅、孔咏梅
	低分子肝素联合阿魏酸钠治疗糖尿病肾病的疗效观察	实用诊断与治疗杂志	于改革
	残角子宫妊娠死胎 1 例	中外健康文摘·医药月刊	宋爱华
	我院 65 例药品不良反应报告分析	中国现代应用药学	王丽华、袁耀辉

续表6

年份	论文（著作）名称	发表期刊	前二名作者
2006	缬沙坦联合氟伐他汀治疗慢性尿酸性肾病临床观察	实用诊断与治疗杂志	郭义恒、于改革
	维持性血透患者并发药物性精神障碍23例分析	中国误诊学杂志	郭义恒、于改革
	皮下脂膜炎样T细胞淋巴瘤1例	中国误诊学杂志	王恩杰
	子宫浆液性癌及内膜上皮内癌临床病理分析	临床与实验病理学杂志	王恩杰
	Susac综合征	临床荟萃	于 强
	未萌出恒牙畸形中央尖折断2例	现代口腔医学杂志	孟卫东
	血红蛋白酶联免疫测定的建立及应用研究	河北医药	李云霞
2007	重型脑外伤早期及恢复期综合康复治疗临床评价	河北医学	杜远生、李英毅
	星状神经节复合茎乳孔阻滞治疗Hunt综合征9例报告	现代口腔医学杂志	孟卫东、苗振华
	幼年型颗粒细胞瘤1例	中国误诊学杂志	王恩杰
	股骨颈骨折手术患者的护理体会	中外健康文摘·医药卫生版	李腊军
	年轻人颈椎前路术后功能恢复不良原因分析（附4报告）	中华临床医药	王清虎
	重症脑血管病、脑损伤综合康复治疗临床研究	脑与神经疾病杂志	杜远生、王贵玲
	654－2及灯盏花素联合治疗糖尿病足的疗效观察	实用糖尿病杂志	吉淑敏、郑晓芳
	经皮腔内血管支架成形术治疗颅外血管狭窄12例	中风与神经疾病杂志	胡鹏飞、李英毅
	医学检验人员应具备的素质探讨	中国误诊学杂志	崔寒英
	因青光眼发现大动脉炎1例分析	中国误诊学杂志	曹晓莉、杜远生
	邢台市健康体检者血清总胆红素水平调查	中国综合临床	崔寒英
	咽炎含片治疗急性咽炎300例临床观察	河北医药	袁耀辉
	加强基层医师培训在急性一氧化碳中毒救治中的作用	中华医学百科杂志	杨素云
	进展性脑梗死超早期溶栓技术研究	脑与神经疾病杂志	王连芹
	经皮腔内血管支架成形术治疗颅外动脉狭窄12例临床分析	华北国防医药	杜远生、李英毅
	尿激酶联合低分子肝素治疗急性肺血栓栓塞32例	河北医药	袁耀辉
	颅内压监测在老年高血压脑出血患者救治中的应用价值	中华老年心脑血管病杂志	库洪彬
	灯盏花素联合654－2治疗糖尿病周围神经病变56例分析	中国误诊学杂志	赵金霞
	早期康复对重症脑卒中患者肌张力的影响	中国误诊学杂志	路 峰、李 伟
	糖尿病眼部并发症健康体检201例分析	中国误诊学杂志	祝云淑
	针灸配合星状神经节阻滞治疗失眠76例	河北医学	冯 华
	注射用双黄连治疗单疱病毒性角膜炎120例报告	山东医药	祝云淑
	综合康复对重症脑卒中患者残疾功能改善的作用	实用诊断与治疗杂志	杜远生、李 伟
	经皮血管内支架成形术治疗颅内动脉狭窄11例	临床误诊误治杂志	李英毅、杜远生
	初发2型糖尿病胰岛素强化治疗后长期血糖控制28例分析	中国误诊学杂志	赵建清
	老年2型糖尿病患者低血糖昏迷误诊为脑梗死12例分析	中国误诊学杂志	赵建清

续表7

年份	论文（著作）名称	发表期刊	前二名作者
2007	进展性脑梗死溶栓治疗时效分析	中国民康医学	王　云
	找准构建和谐社会切入点，切实维护群众的根本利益	河北工人报	梁景江
	颈椎旁神经阻滞治疗颈源性头痛52例疗效观察	临床医学与护理杂志	杨香平
	替罗非班治疗PCI后急性血栓形成3例临床观察	中国当代医学	朱凌凌
	早期手术治疗大面积脑梗死的临床分析	中华老年心脑血管病杂志	库洪彬
	腕部转移癌1例报道	实用诊断与治疗杂志	王清虎
	预防性应用抗生素在防治子宫切除术后感染的临床研究	中国保健营养	姚莉芸
	以腹痛就诊的甲状旁腺腺瘤1例分析	中国误诊学杂志	赵金霞
	2型糖尿病患者下肢血管病变超声检查临床指导意义	中国误诊学杂志	郑晓芳、吉淑敏
	卡孕栓、米索前列醇、缩宫素预防巨大胎儿择期剖宫产产后出血的临床研究	中外健康文摘·医药卫生版	姚莉芸
	急性脑血管病发生脑心综合征异常心电图的临床分析	中外健康文摘·临床医药版	王云池
	腔闭式引流在创伤性血胸中的治疗作用	中外健康文摘·医药月刊	张民峰
	颈椎旁神经阻滞复合葛根汤治疗颈源性头痛的临床研究	中华医学研究杂志	杨香平
	脑膜瘤组织中Survivin和PCNA的表达	医学创新研究	崔世忠
	上消化道溃疡穿孔52例保守治疗体会	现代保健·医学创新研究	聂文平
	锁孔入路治疗破裂的前循环动脉瘤	中国临床神经外科杂志	冯国强、尹保强
	Survivin和p53在脑膜瘤中表达及临床意义	中国实用医药	郝进敏
	颅内静脉窦血栓形成21例临床分析	中国民康医学	王　云
	单克隆抗体法和愈创木酯法在便潜血检测中的应用探讨	中国医师杂志	李云霞
	星状神经节阻滞治疗青年学生复发性口腔溃疡	实用诊断与治疗杂志	许玉平、孟卫东
	星状神经节阻滞治疗复发性口腔溃疡105例临床分析	中国医药导报	许玉平
	三种方法治疗复发性口腔溃疡疗效分析	山东医药	许玉平
	心脏介入手术患者常见心理问题调查	中国误诊学杂志	郭　静
	基底节少量出血的立体定向治疗	中国医师进修杂志	冯国强
	基层医师规范化院前救治在急性中毒抢救中作用的临床研究	中国临床医药研究杂志	冯存民
	石蜡油在神经内科导尿术中的应用	中国保健医学研究	刘建华
	Survivin在脑膜瘤中的表达及其与p53、PCNA相关性研究	脑与神经疾病杂志	郝进敏
	脑膜瘤中凋亡相关基因Survivin和p53的表达研究	中国现代医生	郝进敏、薛振生
	颅内动脉瘤急性破裂的早期综合治疗	中国综合临床	冯国强
	阿魏酸钠治疗早期糖尿病视网膜病变疗效观察	中国误诊学杂志	吉淑敏
	上颌窦炎致嗅觉丧失误诊1例	中国误诊学杂志	李　伟
	东菱迪芙治疗急性脑梗死的临床观察	中国误诊学杂志	黄秀云

续表 8

年份	论文（著作）名称	发表期刊	前二名作者
2007	立体定向治疗老年小脑出血 18 例疗效观察	中国医药	冯国强
	RhoA 抑制剂 C3 转移酶对大鼠肝星状细胞黏附和迁移的影响	河北医药	张书凯
	前列腺注射抗生素配合尿通胶囊治疗慢性前列腺炎 200 例临床观察	河北中医	张书凯
	金嗓清音丸治疗慢性咽炎 350 例	陕西中医	范爱英
	进展性脑梗塞患者超早期溶栓治疗的护理	护理学杂志	赵　燕
	鼻内镜下脑脊液鼻漏修补患者的护理	中外健康文摘·医药卫生版	李腊军
	一氧化碳中毒急性期并发吸入性肺炎 106 例临床分析	中国临床医药研究杂志	冯存民
	玻璃酸钠治疗踝关节骨折后创伤性关节炎 2 例报告	中华临床医药	王清虎
	邢台县婴儿母乳喂养与辅食添加情况分析	当代医学	徐发水
	咽炎含片治疗急性咽炎 300 例临床疗效观察	中国现代应用药学	袁耀辉
	脑膜瘤组织中 Survivin 和 PCNA 的表达	现代保健·医学创新研究	郝进敏、薛振生
	推拿疗法治疗脑卒中后非肩－手综合征性肩痛的疗效观察	中国康复理论与实践	尹伟华
	星状神经节阻滞治疗复发性口腔溃疡临床观察	实用诊断与治疗杂志	许玉平
	抗结核药致急性肝脏及心肌损害 1 例	临床荟萃	黄秀云
	加强基层医师培训对提高急性有机磷农药中毒救治效果的研究	临床急诊杂志	冯存民
	扁平疣患者穿刺置疣术治疗前后外周血 T 淋巴细胞亚群和 IL－2 检测的临床意义	放射免疫学杂志	黄红革
	小脑梗塞 22 例临床分析	华西医学	白炜玮
	对手术患者实施健康教育的护理体会	中国误诊学杂志	郭　静
	邢台成人静脉血血细胞参数参考值的调查	中国误诊学杂志	黄红革
	食管癌术后 12d 吻合口瘘食管胃一期吻合成功 1 例分析	中国误诊学杂志	张民峰、张　健
	微血管减压术治疗面肌痉挛术后复发原因分析	中国微侵袭神经外科杂志	崔世忠
	急性脑血管病多学科一体化护理模式的做法与效果	护理管理杂志	赵　燕
	单克隆抗体法和愈创木酯法和免疫标准金试纸法在便血红蛋白检测中的对比观察	北京医学	李云霞
	难治性自发气胸 19 例救治分析	中国误诊学杂志	张民峰
	非智力因素与医科学生成才	东岳论丛	王敬波
	以科学发展观为指导加强医院领导班子建设	河北政工	王敬波
	复方三黄汤保留灌肠治疗溃疡性结肠炎 106 例	陕西中医	白炜玮

续表 9

年份	论文（著作）名称	发表期刊	前二名作者
2008	超早期溶栓联合围术期护脑药物治疗进展性脑梗死（附 423 例报告）	山东医药	宁学军、宁海春
	颈椎旁神经阻滞治疗颈源性头痛 52 例疗效观察	河北医药	苗振华、杨香平
	糖尿病并发虹膜睫状体炎的临床特点及治疗方法	四川医学	祝云淑
	左下肢金属异物经体循环进入右肺下叶动脉 1 例	中华胸心血管外科杂志	张　健
	急性脑卒中多学科治疗模式研究	中国现代临床医学杂志	王连芹
	进展性脑梗死的治疗	中国急救医学	王连芹
	对腹部手术史患者采用三孔法行腹腔镜胆囊切除术 67 例分析	河北医科大学学报	侯志强
	胸主动脉假性动脉瘤合并脑干出血介入人工血管置入术麻醉 1 例分析	中国误诊学杂志	苗振华
	显微镜结肠炎的研究进展	中国误诊学杂志	王占魁
	针刺复合星状神经节治疗突发性耳聋 44 例分析	中国误诊学杂志	冯　华
	阿司匹林联合低分子肝素治疗进展性脑梗死的疗效观察	中国误诊学杂志	石云丽
	尿液标本的采集和保存方法体会	中国误诊学杂志	李云霞
	心理、行为干预对自然分娩率的影响	中国实用医药	赵建芬
	系统性脱敏疗法（SD）对分娩方式的影响	中国保健医学研究版	赵建芬
	医患互动模式对偏瘫康复效果的影响	中国康复理论与实践	王贵玲
	急性一氧化碳中毒 70 例心肌酶谱和心电图异常分析	中国基层医药	张世敏
	针刺联合星状神经节阻滞治疗失眠的临床观察	中国基层医药	冯　华
	不同剂量辛伐他汀对老年 2 型糖尿病高脂血症的影响	中国误诊学杂志	刘利红
	术中肺栓塞 2 例分析	中国误诊学杂志	杨香平
	军团菌的研究进展	山西医药杂志	李云霞
	穿刺置疣术配合强化茶饮治疗扁平疣临床观察	河北中医	宁学军
	老年 2 型糖尿病颈动脉内中膜厚度与冠心病	实用糖尿病杂志	刘利红
	子宫浆液性癌在诊刮中的诊断及鉴别诊断	中国误诊学杂志	王恩杰
	脑卒中后偏瘫康复新模式的治疗作用	中国误诊学杂志	王贵玲
	氟伐他汀治疗高尿酸血症肾病的临床观察	实用诊断与治疗杂志	郭义恒、于改革
	硬膜外盐酸氯普鲁卡因与盐酸丁卡因复合芬太尼剖宫产术后镇痛的疗效观察	中日友好医院学报	苗振华
	银杏叶注射液和降纤酶联合应用治疗急性脑梗死的临床观察	国际中医中药杂志	王云池
	颈椎旁神经阻滞加葛根汤治疗颈源性头痛	现代中西医结合杂志	苗振华

续表 10

年份	论文（著作）名称	发表期刊	前二名作者
2008	进展性脑梗死超早期介入治疗 100 例分析	中国误诊学杂志	王 云
	小儿秋季腹泻病的饮食护理探讨	中国误诊学杂志	刘素云
	凝血因子检测的质量保证	山西医药杂志	李云霞
	正确肢体摆放预防脑卒中后患者肩痛的临床观察	中国实用护理杂志	尹伟华
	医院感染的控制与护理管理	中国误诊学杂志	刘素云
	小儿腹痛 124 例分析	中国误诊学杂志	要丽君
	血管内支架成形术治疗脑血管狭窄和急性闭塞的风险与收益研究	脑与神经疾病杂志	李英毅、王连芹
	联合吸入沙丁胺醇、异丙托溴铵气雾剂对慢性阻塞性肺疾病稳定期的联合作用	实用诊断与治疗杂志	王金国
	聚合酶链反应污染原因及对策	山西医药杂志	李云霞
	军团菌病的研究进展	山西医药杂志	李云霞
	全自动生化分析仪 TMS－1024 Ⅰ的保养与维修	医疗卫生装备	王军梅
	CT 的定期维护及保养体会	河北医药	李志凯
	新生儿缺氧缺血性脑的 CT 诊断	河北医药	李志凯
	2 型糖尿病合并消化性溃疡临床研究	中国医刊	刘 壮
	左氧氟沙星/甲硝唑联合奥美拉唑、阿莫西林抗幽门螺杆菌疗效比较	中国误诊学杂志	王占魁、刘 壮
	辛伐他汀对老年 2 型糖尿病颈动脉内中膜厚度的影响	中国误诊学杂志	刘利红
	自体疣埋置治疗扁平与药物治疗相关性分析	中国误诊学杂志	李云霞
	依托 ICU 优势培训护理人员的做法与效果	中国误诊学杂志	赵 燕
	穿刺置疣术置入新发或先发疣体对临床疗效的影响	河北医科大学学报	宁学军
	祛瘀疏络汤与低分子肝素钠联合治疗进展性脑卒中 112 例临床观察	中国医药导报	张青川
	接触溶栓＋机械疏通＋支架成形术治疗急性脑动脉闭塞的评价	中风与神经疾病杂志	李英毅
	发作性运动源性舞蹈手足徐动症 1 家系报道	脑与神经疾病杂志	闫喜格
	亚低温在缺血性脑血管病中的应用	脑与神经疾病杂志	闫喜格
	阿莫西林－克拉维酸钾针治疗一氧化碳中毒并发吸入性肺炎疗效分析	中国误诊学杂志	杨素云
	血液透析治疗重度输液反应致多脏器功能障碍综合征 9 例分析	中国误诊学杂志	杨素云
	肺部平滑肌瘤 5 例分析	中国误诊学杂志	郑海峰
	纳络酮、苦碟子联合高压氧治疗急性一氧化碳中毒疗效观察	中国误诊学杂志	张世敏
	巴氯芬治疗急性脑卒中并发顽固性呃逆疗效观察	中国误诊学杂志	路 峰
	子宫内膜癌 100 例 PTEN、P53、ER、PR 阳性表达分析	中国误诊学杂志	王恩杰
	早期应用 NCPAP 治疗早产儿呼吸暂停 52 例分析	中国误诊学杂志	要丽君
	高血压脑出血术后大面积脑梗塞分析	脑与神经疾病杂志	崔世忠

续表11

年份	论文（著作）名称	发表期刊	前二名作者
2008	进展性脑梗死溶栓治疗疗效分析	河北医药	王 云
	同期手术治疗颅骨缺损合并脑积水疗效观察	河北医药	崔世忠
	介入治疗断肢（指）再植术后血管危象分析	河北医药	张方青
	胃肠道间质瘤的CT诊断	河北医药	张书凯
	做好安全防护与保障医务人员安全探讨	中国误诊学杂志	冯柳芳
	布地奈德，特步他林，氨溴索联合雾化吸入治疗婴幼儿肺炎30例临床观察	临床合理用药杂志	焦红星
	近5年针灸治疗黄褐斑的概况	江苏中医药	白炜玮
	缺血修饰白蛋白与冠状动脉病变的关系	山东医药	崔 波
	胃肠道间质瘤72例临床及CT表现	临床荟萃	张书凯
	都梁滴丸治疗偏头痛42例	陕西中医	白炜玮
	外伤性延迟性脑脊液鼻漏24例诊治体会	河北医药	崔世忠
	外科治疗自发性食管破裂13例分析	中国误诊学杂志	张 健
	穿刺植疣术治疗顽固复发性尖锐湿疣87例疗效观察	河北医药	田启龙
	老年甲亢性心脏病合并心房纤颤误诊20例分析	中国误诊学杂志	赵建清
	针刺治疗中风后尿失禁56例临床观察	四川中医	白炜玮
	加味溃疡灵煎剂灌肠治疗溃疡性结肠炎的临床观察	河北中医药学报	白炜玮
	当归四逆汤合失笑散配合西药治疗偏头痛30例	河北中医	甄庆丰
	胸腔镜辅助小切口肺切除术的应用	中华实用诊断与治疗杂志	李 芳
	抗血栓药引发脑出血的治疗进展	临床荟萃	于 强
	胃肠道间质瘤临床病理诊断及鉴别诊断	河北医药	王恩杰
2009	沐舒坦加布地奈德混悬液雾化吸入辅治毛细支气管炎患儿50例观察	临床合理用药杂志	焦红星
	清开灵及甲基强的松龙雾化吸入治疗毛细支气管炎疗效观察	中国误诊学杂志	甄庆丰
	穿刺置疣术治疗扁平疣手术方法及疗效观察	河北医药	宁学军
	基底节区高血压脑出血治疗分析	中国现代神经疾病杂志	戴科芳
	吸痰过程中冲管液更换时间选择探讨	中国误诊学杂志	冯柳芳
	吞咽功能训练对脑卒中后吞咽功能障碍的疗效观察	中国康复	尹伟华
	神经精神性狼疮的脑部CT表现回顾性分析	河北医药	王彦平
	早期应用经鼻持续呼吸道正压通气对肺源性呼吸困难新生儿肺功能的影响	实用儿科临床杂志	谷成锁、孙丽英
	中西医结合治疗腹泻型肠易激综合征30例	河北中医	甄庆丰
	神经外科重症监护室下呼吸道感染调查与护理	中国误诊学杂志	冯柳芳
	胺碘酮联合缬沙坦、氟伐他汀预防阵发性房颤复发的临床观察	中国误诊学杂志	王宏斌

续表 12

年份	论文（著作）名称	发表期刊	前二名作者
2009	临床护理路径教学法在妇产科进修人员带教中的应用研究	中国保健营养	孟秀兰
	吸入布地奈德混悬液及苯海拉明注射液治疗过敏性哮喘的观察	临床合理用药杂志	焦红星
	甲乙煎影响 H22 小鼠肝癌组织黏附分子 E－cadherin 表达的实验研究	河北中医药学报	王金果
	临床护理路径在正常分娩病人护理中的应用	中国保健营养	孟秀兰
	舒适护理在妇科围术期中的应用	中国保健营养	孟秀兰
	炎症与心房颤动的关系临床观察	中国误诊学杂志	王宏斌
	左房内径大小及房颤发作时间对房颤转复影响的观察	中国误诊学杂志	王宏斌
	星状神经节阻滞治疗失眠 58 例分析	中国误诊学杂志	刘红霞
	手术室院内感染因素及防护对策探讨	中国误诊学杂志	张英敏
	手术室医院感染控制与管理措施	中国误诊学杂志	郭　静
	甲乙煎影响 H22 小鼠肝癌组织黏附分子 CD54 表达的实验研究	河北中医	王金果
	医院感染检测对护理工作的监控	中国误诊学杂志	郭　静
	大网膜巨大巧克力囊肿误诊 1 例分析	中国误诊学杂志	王雪莹、姚莉芸
	人微量血红蛋白特异性检测方法的分析及探讨	中国误诊学杂志	李云霞
	院内感染管理对护理工作的监控	中国误诊学杂志	张英敏
	宁心汤治疗妊娠期频发室性早搏 106 例	中西医结合心脑血管病杂志	程艳敏
	清开灵注射液对糖尿病并发虹膜睫状体炎患者血脂和纤维蛋白原的影响	四川医学	李桂生、祝云淑
	神经节苷脂联合复方丹参治疗新生儿缺氧缺血性脑病 96 例疗效观察	临床合理用药杂志	王翠花
	清开灵注射液对 2 型糖尿病并发虹膜睫状体炎患者血液流变学的影响	四川医学	李桂生
	胶体金试纸与酶联免疫法检测粪便隐血的对比分析	中国误诊学杂志	李云霞、尹志辉
	彩色多普勒超声对乳腺肿块鉴别诊断的应用价值	中国误诊学杂志	郑晓芳
	胶体金试纸与酶联免疫法检测粪便隐血的对比分析	中国误诊学杂志	尹志辉
	心理因素对妊娠期心律失常的影响	中西医结合心脑血管病杂志	程艳敏
	马来酸左旋氨氯地平治疗老年晨峰高血压	中西医结合心脑血管病杂志	程艳敏
	氟伐他汀治疗慢性肾病蛋白尿的临床观察	中国误诊学杂志	郭义恒、于改革
	卡孕栓联合利多卡因及针刺用于宫腔镜术前镇痛及扩张宫颈的效果观察	河北医科大学学报	高　妍
	颅脑海绵状血管瘤的磁敏感加权成像的初步研究	实用放射学杂志	杨志宏
	左金丸合桂枝茯苓丸加味治疗慢性糜烂性胃炎 30 例	河北中医	甄庆丰
	吸痰术中冲管液使用方法探讨	中国误诊学杂志	肖瑞芳
	分娩镇痛的进展	河北医科大学学报	高　妍、常　征

续表13

年份	论文（著作）名称	发表期刊	前二名作者
2009	紫丹活血片治疗突发性耳聋、耳鸣128例	陕西中医	范爱英
	都梁滴丸治疗枕神经痛36例临床观察	河北中医药学报	白炜玮
	晚期宫颈癌的手术治疗进展	河北医药	张志革
	带蒂皮瓣成形术与尿道外口切开术疗效观察	河北医药	李馨蔚
	血液透析患者的饮食护理	临床合理用药杂志	祁兴敏
	外伤后患者的心理反应及护理干预	医学信息	耿丽莹
	椎弓根钉内固定加骨水泥灌注椎体成形治疗外伤性腰椎压缩性骨折的护理	医学信息	耿丽莹
	分娩室安全隐患及对策	临床合理用药杂志	吴胜敏
	脑梗死再发危险因素研究	河北医科大学学报	王连芹、宁海春
	双嘧达莫两种用法对脑梗死二级预防效果观察	中外健康文摘	王连芹
	颅内脑膜间叶软骨肉瘤一例	中华放射学杂志	杨志宏
	清开灵注射液治疗急性虹膜睫状体炎疗效分析	河北医药	祝云淑
	血液透析患者的护理	临床合理用药杂志	祁兴敏
	分娩室护理质量管理对策	临床合理用药杂志	吴胜敏
	糖尿病及其并发症患者血流变学的临床研究	中国误诊学杂志	王敏英、范爱英
	床旁CR在新生儿透明膜病45例诊断中的应用分析	中国误诊学杂志	常国梁
	脑血管支架形成术围手术期的护理	临床合理用药杂志	刘建华
	脑梗死危险分层下小剂量辛伐他汀达标预防再发对照研究	临床荟萃	王连芹、魏玉清
	脑梗死患者二级预防应用辛伐他汀依从性对比观察	河北医药	王连芹、于　强
	单侧腋下副乳腺纤维瘤误诊7例分析	中国误诊学杂志	宋炳辉、彭红兵
	新生儿呼吸窘迫综合征56例X线诊断分析	中国误诊学杂志	常国梁
	紫丹活血片治疗突发性耳聋的护理	中国误诊学杂志	罗晓棠
	剖宫产术后切口感染因素分析	中国民族民间医药	石国素
	循征护理干预对血液透析患者透析并发症及心理的影响	临床合理用药杂志	祁兴敏
	品质管理在分娩室护理缺陷管理中的应用	临床合理用药杂志	吴胜敏
	取眼针上焦区、下焦区治疗脑梗塞后手指握力恢复78例	陕西中医	白炜玮
	靶向抗原递呈细胞激活Flk1重组减毒鼠伤寒沙门菌的构建及其抑制树突状细胞凋亡的初步研究	中国现代神经疾病杂志	戴科芳
	抗炎脱水剂对放疗所致食管黏膜水肿疗效分析	河北医药	马春生
2010	预防脑梗死再发联合治疗方案5年对照研究	临床荟萃	王连芹、宁海春
	脑梗死个体化高血压的调治	河北医科大学学报	王连芹、宁海春
	宁心汤治疗不稳定型心绞痛合并心律失常临床观察	中西医结合心脑血管病杂志	程艳敏
	磁敏感加权成像在脑梗死后再灌注损伤中的临床应用价值	中国临床医学影像杂志	杨志宏

续表 14

年份	论文（著作）名称	发表期刊	前二名作者
2010	改良剥脱术在大隐静脉曲张并浅静脉血栓手术治疗中的应用	临床合理用药杂志	徐焕博
	脑梗死 512 例再发时间分析	河北医科大学学报	王连芹、王雪霞
	紫丹活血片治疗突发性耳聋的疗效及其血液流变学的相关性研究	四川医学	范爱英
	胎儿窘迫 77 例临床分析	健康必读	石国素
	循证护理在脑血管支架成形术后护理中的应用	临床合理用药杂志	刘建华
	个体化高血压调治技术预防老年脑梗死再发的疗效观察	山东医药	宁海春、王连芹
	脑梗死二级预防的研究进展	疑难病杂志	宁海春、王连芹
	微创治疗股骨颈骨折 36 例分析	中国误诊学杂志	崔玉增
	突发性耳聋的病因及其治疗进展	健康必读	范爱英
	脑血管支架成形术后抑郁的临床观察	河北医药	魏玉清、王　云
	家庭参与康复对偏瘫患者功能预后的影响	河北医药	王贵玲
	焦虑抑郁干预治疗对再发脑梗死的影响	中华实用诊断与治疗杂志	王贵玲
	护士长在科室护理管理工作中的素质探讨	中国误诊学杂志	王雪霞
	结扎胸导管对食管癌术后患者生命体征影响的研究	中国医学创新	武铁军
	重度脑动脉狭窄支架置入术治疗缺血性缺血性脑卒中临床疗效及随访结果分析	河北医科大学学报	杜远生、闫喜格
	2 型糖尿病早期白内障患者视力和屈光变化的观察	四川医学	祝云淑
	EDTA 抗凝血样对凝聚胺交叉配血结果的影响	河北医药	赵领军
	驾驶、高空作业和机械操作的安全用药	药品评价	武迎磊
	磁敏感加权成像 Phase 图在脑梗死演变诊断中的临床应用价值	实用放射学杂志	杨志宏
	磁敏感加权成像在脑梗死再灌注损伤的临床应用研究	中国临床医学影像杂志	杨志宏
	结扎胸导管在食管癌手术中的应用研究	中国医学创新	武铁军
	突发性耳聋的病因及其治疗进展	按摩与康复医学	范爱英
	盐酸替罗非班在急性心肌梗死急诊冠脉介入治疗中的应用	中国误诊学杂志	穆金兴
	健康教育对糖尿病患者知识提高的护理调查	中国误诊学杂志	汪秀英
	脑卒中患者肩痛原因及防治体会	中国误诊学杂志	杨雪棉、李兰英
	脑血管介入术 636 例穿刺处的观察与护理	中国误诊学杂志	刘俊英
	临床护理路径在脑血管支架术中的应用分析	中国误诊学杂志	睢孟存、徐立国
	护理宣教在妊娠期心律失常的应用	中国误诊学杂志	李彩虹
	经尿道前列腺电切术患者实施临床护理路径的效果评价	河北医科大学学报	王敏英
	临床护理路径在肾内科住院患者健康教育中的应用及效果	临床合理用药杂志	安惠旒
	肾穿刺活体组织检查法的护理	临床合理用药杂志	安惠旒

续表 15

年份	论文（著作）名称	发表期刊	前二名作者
2010	肾脏疾病的健康教育及护理	临床合理用药杂志	安惠旒
	动静脉内瘘 21 例的护理	中国误诊学杂志	安惠旒
	无肝素血液透析 62 例的护理	中国误诊学杂志	祁兴敏
	结扎胸导管对食管癌术后肠道细菌内毒素移位的研究	河北医药	武铁军
	黛力新的用药注意事项	中国医学创新	王成强
	脑心通胶囊治疗急性脑梗死疗效观察	中西医结合心脑血管病杂志	石云丽
	氨苄西林的药理作用与临床应用	中国医学创新	王成强
	抗肿瘤药物引起骨髓抑制的预防及治疗	药品评价	武迎磊
	糖尿病患者的心理护理体会	中国误诊学杂志	魏敬坤
	射频消融术治疗快速心律失常的护理	中国误诊学杂志	杨雪棉
	微创治疗屈指肌腱腱鞘炎的一种新方法	实用心脑肺血管病杂志	崔玉增
	椎弓根钉固定加伤椎椎体成形术治疗椎体压缩性骨折 21 例分析	创伤外科杂志	邢德振、刘进辉
	血管内抽吸、接触贯穿法溶栓结合球囊机械扩张治疗急性脑梗死疗效观察	河北医科大学学报	闫喜格、杜远生
	大关节运动操对老年糖尿病病人的影响	护理实践与研究	汪秀英
	脑卒中吞咽障碍 60 例陪护家属的健康教育	中国误诊学杂志	张　珺
	骨科留置尿管患者尿路感染的护理干预	现代中西医结合杂志	耿丽莹
	高龄股骨颈骨折合并内科疾病行人工股骨头置换的护理体会	现代中西医结合杂志	耿丽莹
	肾动脉狭窄 1 例临床诊断	临床合理用药杂志	王敏英、睢孟存
	颈内动脉狭窄支架置入术的临床体会	河北医科大学学报	魏玉清、李晓强
	肺动脉瓣四瓣畸形一例	中国胸心血管外科临床杂志	王铁瑞
	产后门静脉及肠系膜上静脉血栓形成 1 例分析	国际妇产科学杂志	张志革、张燕飞
	药物结合心理综合疗法治疗卵巢癌临床观察	中国中医药咨讯	石国素
	应用临床护理路径对颈动脉支架术患者实施健康教育的效果研究	临床合理用药杂志	睢孟存
	高敏 C 反应蛋白在急性冠脉综合征中的应用	中国误诊学杂志	张晶梅
	锁定接骨板治疗肱骨近端移位骨折 26 例分析	中国误诊学杂志	崔玉增
	用 ROC 曲线评价纸板法凝聚胺法与微柱凝胶法在血型抗体测定中的作用	山西医药杂志	赵领军
	舒适护理在心脏外科手术中的应用	护理实践与研究	高海晓
	舒适护理在心脏外科手术中的应用	护理实践与研究	王　欢、李　军
	Meigs 综合征 3 例报告并文献复习	中国误诊学杂志	王彦平
	门诊处方调查分析	中外医学研究	王成强
	Analysis of risk factors for valve replacements in 5128 cases from a single heart center in China	Chinese Medical Journal	郭立新

续表16

年份	论文（著作）名称	发表期刊	前二名作者
2010	腹腔镜治疗输卵管妊娠100例疗效探讨	亚太传统医药	石国素
	高难度双侧颈动脉支架成形术1例的护理	中国误诊学杂志	徐立国
	治疗胰腺炎62例临床分析	中国中医药现代远程教育	王增禄
	不同喂养方式对足月新生儿血清瘦素水平的影响	实用儿科临床杂志	范雪爱
	新生儿血清瘦素水平与其他代谢类激素的关系研究	河北医药	范雪爱
	替莫唑胺治疗脑转移瘤的研究进展	药品评价	武迎磊
	胰岛素泵治疗2型糖尿病的临床分析	中西医结合心脑血管病杂志	李利峰
	眼球突出1年，双眼红肿、视力下降10天	中国社区医师	李　静
2011	压疮管理小组介入管理压疮的护理体会	河北医药	汪秀英
	邢台市第三医院临床用血现状调查	中国误诊学杂志	赵领军
	宫颈细胞学涂片在绝经后出血病变筛查中的应用270例分析	中国误诊学杂志	王恩杰
	髋关节置换治疗老年性股骨颈骨折围手术期的护理	河北医药	耿丽莹
	三氧化二砷联合干扰素抑制人表皮癌细胞株A431的生长	河北医药	耿春杰
	血液透析病人86例股静脉置管的护理体会	职业与健康	安惠旒
	邢台老年冠心病患者危险因素调查及有效干预对策	中国误诊学杂志	王丽江
	中西医结合治疗椎基底动脉供血不足的经颅多普勒观察	中国误诊学杂志	路　峰
	动静脉内瘘两种穿刺方法的效果观察	中国误诊学杂志	安惠旒
	急性肾梗塞1例分析	中国误诊学杂志	睢孟存、王敏英
	颈动脉狭窄支架置入术后患者的护理体会	临床合理用药杂志	王敏英
	临床护理路径在腹腔镜胆囊切除术患者中的应用效果研究	临床合理用药杂志	徐立国
	肝炎后肝硬化门静脉高压症外科治疗体会	临床合理用药杂志	徐焕博
	一侧重症格林-巴利综合征患者的护理	职业与健康	刘建华
	强化宣教对老年人脑梗死个休化高血压调治技术对照观察	河北医科大学学报	王雪霞、赵丽娟
	健康教育在血液透析患者中的应用	中国误诊学杂志	祁兴敏
	临床资料对骨髓细胞形态分析的影响	山西医药杂志	赵领军
	山莨菪碱联合灯盏花素治疗糖尿病足并下肢动脉硬化临床观察	临床合理用药杂志	徐立国、吉淑敏
	64排CT导引立体定向治疗脑干出血	中国微侵袭神经外科杂志	薛振生
	银杏达莫联合低分子肝素钙及西比灵治疗椎基底动脉供血不足的疗效分析	中国误诊学杂志	石云丽
	微创中空钉内固定治疗跟骨骨折54例分析	中国误诊学杂志	崔玉增
	超敏C反应蛋白在急性冠状动脉综合征介入治疗中的研究	山西医药杂志	张晶梅
	横纹肌样脑膜瘤1例并文献复习	临床与实验病理学杂志	张建刚、张鸿瑞

续表 17

年份	论文（著作）名称	发表期刊	前二名作者
2011	评判性思维在院外急救护理中的作用	临床合理用药杂志	徐立国
	C 反应蛋白、红细胞沉降率、抗链球菌溶血素“O”在风湿性心脏病手术中的变化及预测价值	临床合理用药杂志	张晶梅
	实习护生发生护理缺陷原因分析及对策	中国误诊学杂志	汪秀英
	臭氧治疗腰椎间盘突出症 40 例围手术期的护理	中国误诊学杂志	耿丽莹
	护理质量控制在妇产科中的应用	中国误诊学杂志	孟秀兰
	早期康复护理对脑卒中患者肢体运动功能的影响	中国误诊学杂志	马顺利
	老年冠心病患者对危险因素的认知调查与护理干预	中国误诊学杂志	解会敏
	急性脊髓炎 12 例的护理	中国误诊学杂志	王雪霞、殷海清
	老年冠心病 108 例冠状动脉搭桥术后的护理	中国误诊学杂志	孙宇婷
	签定输液告知书对门诊输液护理安全的影响	中国误诊学杂志	焦振玲
	左心房、右心室粘液瘤伴下肢动脉栓塞及脑梗死一例	中国胸心血管外科临床杂志	王铁瑞、郭立新
	先天性双孔二尖瓣畸形伴阵发性室上性心动过速 1 例报告	北京医学	夏晓君
	联合吸入支气管舒张剂并服用金水宝对慢阻肺稳定期的临床作用	中国医刊	王金国
	左卡尼丁联合可调钠透析治疗患者肌肉痉挛的疗效	职业与健康	于改革
	颅内微小动脉瘤的血管内治疗	中国神经免疫学和神经病学杂志	薛振生
	老年福化志何菌感染 141 例临床特点及耐药性分析	中国老年学杂志	焦红星
	显微镜与神经内镜下单鼻孔经蝶窦手术入路切除垂体腺瘤的效果观察	宁夏医科大学学报	高海晓
	Ebstein 畸形术后护理	健康必读	汪丽珍
	神经外科护理人力资源管理体会	按摩与康复医学	汪丽珍
	化浊解毒活血方对急性心肌缺血大鼠心肌酶和血液流变学的影响	河北中医	齐丽平
	冠状动脉粥样硬化性心脏病心绞痛的辩证施护	河北中医	齐素霞
	中西医结合治疗椎基底动脉供血不足的血流变分析	河北医药	石云丽
	肾康注射液治疗慢性尿酸性肾病疗效观察	中华实用诊断与治疗杂志	于改革
	低钠血症对心力衰竭病人预后的影响及干预措施	中西医结合心脑血管病杂志	李爱军、李利峰
	2 种吸痰方法对心脏术后患者血氧及心率的影响	山西医药杂志	汪丽珍
	乙二胺四乙酸二钾依赖性假性血小板减少症一例	山西医药杂志	李云霞、白现英
	采用肝素钠抗凝动脉血测定电解质的可行性分析	山西医药杂志	白现英
	神经外科昏迷患者压疮预防的护理体会	中国中医药资讯	汪丽珍
	现代临床生化实习教学探讨	中国误诊学杂志	崔寒英
	老年高血压的治疗体会	中国误诊学杂志	李兰英

续表 18

年份	论文（著作）名称	发表期刊	前二名作者
2011	新型消毒供应中心的建立及质量管理	护士进修杂志	郭永禄
	症状性颈动脉狭窄与纤维蛋白原水平相关研究	临床荟萃	王连芹、魏玉清
	部分保留后瓣及瓣下结构的二尖瓣置换术对左心室功能的影响	中国误诊学杂志	夏晓君
	糖尿病非酮症高渗性昏迷 10 例的抢救及护理	中国误诊学杂志	魏敬坤
	穴位按摩对门诊烦躁患者静脉滴注护理安全的影响	河北中医	焦振玲
	症状性脑动脉狭窄未行支架植入患者多类药物一体化治疗的研究	临床荟萃	王连芹
	尼可地尔与消心痛治疗心绞痛疗效观察	中国误诊学杂志	朱凌凌
	磁敏感加权成像对脑梗死侧枝循环的临床应用价值	临床放射学杂志	杨志宏
	瓣膜病术后 ICU 滞留危险因素分析	中国医师进修杂志	李瑞冰
	沙美特罗替卡米松吸入剂并用金水宝对慢阻肺稳定期的临床作用	中国医刊	王金国
	症状性脑动脉狭窄未行支架植入患者个体化血压调治技术研究	疑难病杂志	王连芹、魏玉清
	磁敏感加权成像在显示脑梗死血栓中的临床应用价值	中国临床医学影像杂志	杨志宏
	枕下乙状窦后人路手术治疗重症高血压脑干出血初步探讨	中国医师进修杂志	郝进敏
	64 排 CT 导引经颞下入路立体定向治疗重症脑干出血（附 8 例临床分析）	立体定向和功能性神经外科杂志	祖兴旺
	地佐辛复合舒芬太尼在剖宫产术后镇痛中的应用	中国误诊学杂志	管朝勇
	电动起立床预防脑卒中并发肺炎效果观察	中国误诊学杂志	刘俊英
	心肌梗重症病人的护理	心理医生	杨雪芬
	2 型糖尿病患者的视力和屈光变化的分析	中国美容医学	祝云淑
	中西医结合治疗腹泻型肠易激综合征 60 例疗效观察	河北中医	徐焕博
	急性脑梗死患者血清 ox－LDL 水平变化及其临床意义	中国老年学杂志	李英毅
	右眼拳击伤，复视 1 天	中国社区医师	李　静
2012	症状性脑动脉狭窄未行支架植入患者纤维蛋白原调治研究	河北医药	王连芹
	三氧联合消炎镇痛液椎旁阻滞治疗带状疱疹后遗神经痛临床观察	河北医药	刘红霞
	联合抗血小板治疗预防症状性脑动脉狭窄未行支架植入患者脑梗死发生及复发效果	河北医科大学学报	王连芹、魏玉清
	乳腺癌保乳术行背阔肌皮瓣即刻乳房缺损修补 6 例	河北医科大学学报	于晶晶
	心肌缺血后处理实验模型	河北医科大学学报	付长江、郭立新
	慢性心力衰竭患者合并低钠血症回顾性分析	中西医结合心脑血管病杂志	杨　华、李利峰
	胃肠道肿瘤患者围手术期肠内营养支持的观察	中国实用医药杂志	毕荣欣
	心理护理在脑卒中患者的应用	中国误诊学杂志	张淑娟
	改良式留置胃管的护理效果观察	临床合理用药杂志	郝立荣

续表 19

年份	论文（著作）名称	发表期刊	前二名作者
2012	蒙脱石散致速发型过敏反应 1 例	中国药物警戒	孙鑫晔、李国锋
	血清缺血修饰白蛋白检测在急性冠脉综合征中的诊断价值	山西医药杂志	黄红革
	牙菌斑对消化性溃疡患者幽门螺杆菌根除率的影响	中国误诊学杂志	刘　壮、孟卫东
	人绒毛膜促性腺激素 B 亚单位的测定与妊娠高血压疾病的综合探讨	山西医药杂志	李云霞
	剖宫产术后的护理体会	中国健康	郝俊兰
	对肝癌微创患者的护理	健康必读	杨雪芬
	对肺癌呼吸困难患者的护理干预	求医问药	杨雪芬
	外科伤口护理中对患者的心理护理	健康必读	杨雪芬
	黄芩苷抑制肿瘤机制的研究进展	河北医科大学学报	郑海峰
	个体化血糖调治技术预防症状性脑动脉狭窄患者脑梗死发生及复发的效果观察	山东医药	王连芹、王　玉
	关注缺血性脑血管病血压－－个体化目标血压就是大脑的新理念	临床荟萃	王连芹、宁海春
	最佳 LDL－C 目标水平对症状性颈动脉狭窄患者发生终点事件的长期随访及超声评价	疑难病杂志	王连芹、彭红兵
	急性心肌梗死类型及 PCI 治疗前后 BNP 水平的分析	职业与健康	朱凌凌
	尼可地尔与曲美他嗪对冠脉介入术后再发心绞痛患者的影响	职业与健康	周　松
	尼可地尔和硝酸异山梨酯片治疗微血管性心绞痛疗效比较	职业与健康	周　松
	男性乳腺癌 36 例分析分型和临床特征分析	肿瘤研究与临床	于晶晶
	糖尿病性脑梗死个体化目标血糖调治对照分析	中国误诊学杂志	黄红革、赵丽娟
	三氧联合消炎镇痛液椎旁阻滞治疗带状疱疹后遗神经痛疗效观察	中国误诊学杂志	王　彦
	老年冠脉介入患者术后短期饮水量对预防造影剂肾病效果观察	中国误诊学杂志	王丽江
	Ebtein 畸形患儿 17 例的术后护理	中国误诊学杂志	孙宇婷
	双极射频改良迷宫治疗房颤 108 例分析	中国误诊学杂志	李瑞冰
	胎儿畸形脑积水引产 1 例分析	中国误诊学杂志	刘慧丽
	护理干预对阑尾切除术后患者肛门排气的影响	中国误诊学杂志	任海珍
	三维彩超诊断胎儿畸形 40 例分析	中国误诊学杂志	吴艳君
	上消化道穿孔无效中转手术 11 例临床分析	中国医药导报	宋炳辉、彭红兵
	个体化血糖调治技术预防症状性脑动脉狭窄患者脑梗死发生及复发的效果观察	山东医药	王　玉
	地屈孕酮与黄体酮治疗先兆流产的疗效对比分析	北方药学	成云云
	脑梗死患者餐后 2 小时血糖调查	中国民族民间医药	杨　华
	联合检测糖化血红蛋白、超敏 C 反应蛋白、D 二聚体在糖尿病性脑梗死中的价值探讨	中国医师杂志	杨　华

续表 20

年份	论文（著作）名称	发表期刊	前二名作者
2012	夹闭术与血管内治疗破裂性宽颈动脉瘤并发症、复发率及 Rankin 评分的比较	现代预防医学	赵忠江
	小儿急性呼吸窘迫综合征时机械损伤的预防研究	海南医学院学报	贺 焱
	子宫动脉栓塞术治疗产后大出血的临床价值	中国医药科学	成云云
	产前三维彩超诊断前脑无裂畸形 6 例分析	中国误诊学杂志	吴艳君
	妊娠期糖尿病的护理观察	中国误诊学杂志	侯春芳
	宫颈癌 15 例的术后护理	中国误诊学杂志	赵 博
	急性脑梗塞合并 2 型糖尿病患者个体化血糖调制目标观察	中国误诊学杂志	崔寒英
	控制糖化血红蛋白水平在糖尿病合并脑梗死中的应用	中国误诊学杂志	杨 华
	妊娠高血压综合征患者检测血 HCG 的临床意义	基层医学论坛	杨 华
	2 型糖尿病合并脑梗死患者糖化血红蛋白与血脂、血尿酸的相关性分析	临床合理用药杂志	杨 华
	直接数字化 X 线摄影（DR）在胸部体格检查中的临床应用	健康大视野	左玮玮
	充分发挥家庭功能预防产后抑郁的发生	中国卫生产业	成云云、张 凯
	医学影像在临床诊断中的应用价值探讨	延边医学	李 远
	人工心脏瓣膜置换术现状	中国医师进修杂志	郭立新
	黄芩苷干预肺腺癌细胞前后肿瘤细胞侵袭能力的变化	河北医药	王英姝、郑海峰
	住院患者急诊标本周转时间影响因素的分析与评价	山西医药杂志	尹志辉、赵领军
	CT 引导下腰交感神经射频毁损治疗反射性腰交感神经萎缩症疗效观察	山西医药杂志	郭全周
	双侧原发性乳腺癌 13 例临床分析	河北医科大学学报	于晶晶
	孕激素治疗前后子宫内膜微血管密度和血管内皮生长因子表达的变化	武警后勤学院学报（医学版）	张志革
	临床检验危急值的建立及危急值报告意义	中国误诊学杂志	崔寒英
	我院 2010 年临床分离大肠埃希菌与肺炎克雷伯菌耐药性分析	中国误诊学杂志	马 芳
	消毒供应中心医院感染管理探讨	中国误诊学杂志	刘建华
	加强医院消毒供应中心管理控制医院感染体会	中国误诊学杂志	郭 静
	血清 CRP 及 WBC 参数联合检测在小儿支气管哮喘中的临床意义	临床合理用药杂志	王军梅
	低分子肝素在急性冠脉综合症和经皮冠脉介入治疗中的应用及进展	中国保健营养	王 栋
	邢台市机关干部血清尿酸与血脂，体质量指数的关系分析	临床荟萃	崔寒英
	带教老师对消毒供应中心护士岗前培训的重要性探讨	中国误诊学杂志	郭 静
	宫颈脱落细胞 5438 例结果分析	中国误诊学杂志	王恩杰
	ICU 与普通病房铜绿假单胞菌的耐药性分析	中国误诊学杂志	马 芳
	ERCP 术 79 例的护理配合	中国误诊学杂志	王敏英

续表21

年份	论文（著作）名称	发表期刊	前二名作者
2012	针灸结合药物治疗神经性耳鸣26例临床观察	河北中医药学报	李　伟
	颈动脉颅外段与颅内动脉狭窄血管内成型术疗效对比分析	中国医药导刊	赵忠江
	扁桃体摘除术后出血的治疗体会	山西医药杂志	李　伟
	妊娠高血压综合征患者检测人绒毛膜促性腺激素的临床意义	山西医药杂志	杨　华、李云霞
	原发性浆细胞白血病一例	山西医药杂志	白现英、尹志辉
	血清β－hCG联合尿素氮、肌酐、尿酸检测在妊娠高血压疾病病理生理变化中的应用价值	临床合理用药杂志	王军梅、李云霞
	非遗传因素对妊娠期高血压疾病的分类影响	中国药物经济学	石国素
	直接数字化X线摄影在健康体检人群胸部检查中的应用研究	中国美容医学	齐　赛
	数字化X线摄影的胸部健康体检1449例	中国基层医药	齐　赛
	妊娠合并心脏病的护理	求医问药	郝俊兰
	会阴侧切术的护理体会	求医问药	侯春芳
	妊高症产前产后的观察和护理	中国保健营养	郝俊兰
	教会产妇科学渡过产褥期	中国保健营养	侯春芳
	吞咽训练对脑卒中吞咽障碍的疗效	中国康复	尹伟华、郭永禄
	血管内皮生长因子及其受体与功能失调性子宫出血的研究进展	医学综述	张志革、姚莉芸
	超敏C反应蛋白 致动脉硬化指数分析在糖尿病性脑梗死中的临床应用	山西医药杂志	杨　华
	妊娠高血压综合征对妊娠晚期孕妇血浆蛋白、尿蛋白水平的影响	临床合理用药杂志	王军梅
	3D－CTA引导下显微手术治疗颅内动脉瘤的疗效观察	中国医药导报	赵忠江
	比较外科手术与介入封堵术治疗室间隔缺损修补术术后残余漏	中国介入影像与治疗学	郭立新、张云涛
	银杏达莫联合山莨菪碱对糖尿病足下肢动脉介入术后创面愈合的疗效观察	中华实用诊断与治疗杂志	刘利红
	面肌痉挛微血管减压术后迟发性面瘫临床分析	中国微侵袭神经外科杂志	崔世忠、祖兴旺
	外科手术与介入治疗冠状动脉瘘疗效比较	中国医师进修杂志	张云涛
	鼻饲患者的临床护理进展	职业与健康	刘书平
	围手术期预防性应用抗菌药物分析	河北医药	张　珺、孙鑫晔
	预防急性心肌梗塞患者便秘的健康教育	中国美容医学	于献勇
	PS－100型过氧化氢低温等离子型灭菌器结构和维修三例	中国医疗设备	韩艳华
	妊娠合并糖尿病患者围生期护理	健康必读	郝俊兰
	VEGF及血清激素水平与围绝经期无排卵性功能失调性子宫出血中的研究	首都医药	张志革
	对医院机电设计的卫生安全预防污染探究	科技风	韩　磊

续表 22

年份	论文（著作）名称	发表期刊	前二名作者
2012	黄芩苷体外对人肺腺癌 A549 细胞增殖的影响	中华实验外科杂志	郑海峰、王英妹
	糖化血红蛋白的测定对血糖异常及糖耐量受损者筛查意义的评价	山西医药杂志	张　磊
	心理干预在耳鸣伴焦虑、抑郁患者治疗中的应用	中国美容医学	李　伟
	连续性护理排班模式对护士职业倦怠的影响	职业与健康	赵　燕、殷海清
	下腔静脉引流入左心房伴房间隔缺损及右肺静脉引流入右心房一例	中国胸心血管外科临床杂志	王铁瑞、郭立新
	急性非 ST 段抬高心肌梗死患者不同治疗方式 BNP 变化及左室重构分析	河北医科大学学报	朱凌凌
	改革排班模式对责任护士履行岗位职责的影响	护理实践与研究	汪秀英
	心理干预对老年冠状动脉旁路移植术患者的影响	河北医药	解会敏
	难治性癫痫 39 例治疗分析	中国误诊学杂志	刘世立
	利用咽咳嗽反射康复治疗低位脑干卒中致重度吞咽障碍的探讨	中国全科医学	尹伟华
	微创空心钉内固定术结合植骨治疗跟骨移位骨折的临床研究	临床合理用药杂志	崔玉增、徐群生
	健康教育在产科的重要性	按摩与康复医学	侯春芳
	胃癌的腹腔镜治疗探究	大家健康（学术版）	李　飞
	透析液钙离子浓度对血液透析高血压的影响观察	中华实用诊断与治疗杂志	于改革
	血清 β－HCG 联合肾功能检测在妊娠高血压疾病的临床研究	山西医药杂志	李云霞
	血液透析不同的回血速度对老年人血压及心率的影响	职业与健康	安惠旒
	PACS/RIS 系统对放射科工作流程优化的影响	中国基层医药	齐　赛
	连续性护理排班模式在优质护理服务中的临床研究	河北医药	赵　燕
	邢台市第三医院门急诊抗菌药物合理应用分析	中国医院用药评价与分析	武迎磊
	体外循环回路对预充液舒芬太尼浓度的影响	中华麻醉学杂志	李　芳
	探讨科学的产后护理	按摩与康复医药	郝俊兰
	骨瓣整复器在颅骨凹陷骨折手术治疗中的应用	中国美容医学	贾宝铭
	护理干预对心脏内科患者体位性低血压的影响研究	中国美容医学	刘景蕊
	老年跟骨骨折手术和非手术治疗的临床比较分析	临床合理用药杂志	崔玉增、徐群生
	胃癌围手术期开展优质护理的体会	临床合理用药杂志	郝立荣
	星状神经节置管连续阻滞治疗突发性耳聋的临床研究	现代中西医结合杂志	张志卓
	严重多发创伤合并脊柱脊髓损伤的早期诊治体会	创伤外科杂志	刘进辉
	钼靶 CR 摄影在乳腺健康体检中的应用价值	心理医生	王国杰
	胸部直接数字化 X 线摄影在体格检查中的应用	贵阳中医学院学报	齐　赛、左玮玮
	ERCP 在胆道损伤中的应用	中外健康文摘杂志	毕荣欣

续表 23

年份	论文（著作）名称	发表期刊	前二名作者
2012	邢台市第三医院门急诊抗菌药物合理应用分析	中国医院用药评价与分析	袁耀辉
	头孢他啶致白细胞升高 1 例	中国医院药学杂志	武迎磊、王丽华
	实验室内报告周转时间数据调查与分析	河北医药	尹志辉、赵领军
	老年心房纤颤患者不同抗栓治疗方案的临床观察	职业与健康	任振芳
	急性心肌梗塞 80 例临床护理体会	中国美容医学	王金泉
	缺血修饰白蛋白在射频消融术前后的变化及其临床意义	中国综合临床	崔　波
	观察介入治疗动脉导管未闭术后残余漏的疗效	中国医师进修杂志	张云涛
	41 例先天性心脏病术后呼吸窘迫综合征的综合治疗	中国医师进修杂志	李瑞冰
	脑室出血的综合治疗应用价值分析	中国医药导刊	尹保强
	CT 室碘过敏反应的护理预防措施分析	中国医药指南	张淑慧
	CTA、MRA 在颅内动脉瘤诊疗中的对比分析	中国医药指南	刘　莎
	ZFQ－T 型电热蒸汽发生器维修两例	中国医疗设备	韩艳华
	留置导尿相关并发症的护理体会	临床合理用药杂志	郝立荣
	内镜下逆行胰胆管造影术术后临床护理体会	临床合理用药杂志	郝立荣
	人文关怀对优质护理的影响	临床合理用药杂志	郝立荣
	654－2 及银杏达莫注射液联合治疗糖尿病足下肢动脉血流的疗效观察	医学信息	吉淑敏
	脑卒中 40 例 CT 检查分析	中国卫生产业	魏立杰
	急性颅脑外伤 CT 检查的临床价值	中国卫生产业	张玉强
	浅谈呼吸内科护理中重症患者的护理	中国卫生产业	张淑慧
	MR 在脑血管疾病诊断中的运用	中国卫生产业	刘　莎
	软通道技术在早期急性硬膜下血肿合并脑疝中的应用价值探讨	中国医药导刊	尹保强
	黄芩苷对人肺腺癌 A549 细胞的抑制作用及相关机制	中成药	郑海峰
	黄芩苷对人肺腺癌 A549 细胞的抑制作用及相关机制	中成药	王英姝
	435 株铜绿假单胞菌的临床分布与耐药性分析	中国药业	孙鑫晔、王　栋
	缬沙坦联合芪苈强心胶囊治疗慢性心力衰竭 112 例	中国药业	刘　铭
	高龄初产妇合并高血压疾病对母儿预后的影响	吉林医学	石国素
	药品不良反应报告分析	河北医药	孙鑫晔、袁耀辉
	老年患者冠状动脉旁路移植术后精神障碍因素及护理	河北医药	解会敏
	微创中空钉内固定结合钉内植骨治疗跟骨骨折 30 例疗效观察	创伤外科杂志	崔玉增
	碘伏用于人工流产术前阴道消毒效果观察	山西医药杂志	王新月
	ZL6000i 全自动血液流变学分析仪检测质量控制	山西医药杂志	曹明善
	穴位针刺联合紫丹活血片治疗突发性耳聋临床观察	中国保健营养	范爱英
	心脏病患者的营养饮食护理体会	中国美容医学	杨　娜

续表 24

年份	论文（著作）名称	发表期刊	前二名作者
2012	先天性心脏病封堵术中封堵器脱落的介入治疗	实用医学杂志	张云涛、郭立新
	胃十二指肠溃疡穿孔合并糖尿病患者腹腔镜修补术护理体会	临床合理用药杂志	李　英、宋炳辉
	神经内镜下经单鼻孔－蝶窦切除大型垂体腺瘤 38 例临床研究	中国当代医药	王　松、苏　菲
	法洛四联症合并肺动脉瓣缺如 1 例	临床医学工程	王国杰
	老年患者搭桥术后腹胀 15 例的护理	中国误诊学杂志	郭　华
	高负荷氯吡格雷联合替罗非班在非 ST 段抬高型急性冠状动脉综合征经皮冠状动脉介入治疗中的作用	中华实用诊断与治疗杂志	齐丽平
	重症监护病房细菌耐药性监测及抗菌药物应用分析	中国医院用药评价与分析	武迎磊、袁耀辉
	显微镜与神经内镜下经蝶窦手术切除垂体腺瘤的临床对比分析	中国医药导报	王　松、苏　菲
	成功介入治疗动脉导管未闭合并夹层动脉瘤一例	中国介入心脏病学杂志	张云涛、夏晓君
	星状神经节置管连续阻滞治疗突发性耳聋的护理	河北医科大学学报	张志卓
	胃十二指肠溃疡穿孔合并 2 型糖尿病患者腹腔镜修补术与传统手术的比较研究	新乡医学院学报	宋炳辉
	乳腺癌保乳术中利用临近皮瓣转移即刻修复乳房缺损的临床效果分析	西部医学	于晶晶
	黄芩苷对肺腺癌细胞多药耐药性的影响及机制	河北医药	王英姝、郑海峰
	黛力新联合芪苈强心胶囊治疗慢性心力衰竭合并焦虑抑郁 31 例	中国药业	刘　铭
	氟哌噻吨美利曲辛片治疗不稳定心绞痛介入术后焦虑抑郁 52 例	中国药业	刘　铭
	氟哌噻吨美利曲辛片治疗心肌梗死后心绞痛心理障碍 72 例	中国药业	刘　铭
	膜分离技术在中药制剂生产中的应用	中国药业	焦红星
	高负荷量氯吡格雷对中高危非 ST 段抬高型急性冠脉综合征患者行 PCI 的疗效观察	山东医药	齐丽平
	我院 2009—2011 年铜绿假单胞菌耐药分析	山西医药杂志	白现英、李　娜
	心房颤动患者根据不同评分危险分层后抗凝治疗的临床研究	中国综合临床	杨湛南
	抗抑郁治疗对非 ST 段抬高 ACS 患者 PCI 术后抑郁状态及躯体症状的影响	中国美容医学	任振芳
	冠心病 PCI 术后合并长期抗凝指征的患者不同抗栓治疗的临床观察	中国美容医学	任振芳
	CT 三维重建技术在颅骨修补成形术中的应用价值	中国美容医学	闫建敏
	缺血性脑血管病患者 98 例 TCD 分析	中国医药指南	齐珊珊
	CTA 和 MRA 诊断冠状动脉狭窄的对比研究	中国医药指南	张玉强
	耳穴按压结合针刺、穴位注射治疗术后顽固性呃逆	按摩与康复医学	王敏英
	100 例手部麻木患者的肌电图分析	按摩与康复医学	李　晓
	脑干听觉诱发电位在前庭系统性眩晕患者中的应用	按摩与康复医学	李　晓

续表 25

年份	论文（著作）名称	发表期刊	前二名作者
2012	左侧创伤性膈疝误诊误治为血气胸 1 例分析	北方药学	王国杰
	1 例盆腔结核误诊为卵巢癌的报告	求医问药	牛翠丽
	颈椎病 60 例 CT 诊断分析	求医问药	刘　莎
	胸部 DR 摄影在健康体检中的应用价值	求医问药	左玮玮、齐　赛
	急性胰腺炎的 CT 诊断价值	求医问药	张玉强
	钼靶检查对隐匿性乳腺癌的诊断价值	中国医药导报	李　卉
	实验室常规检测人绒毛膜促性腺激素的方法及其临床意义	山西医药杂志	李云霞
	我院 482 例药品不良反应报告分析	中国药房	郝利亚
	21 例肺动脉血栓内膜剥脱术预后影响因素分析	心肺血管病杂志	王继宏
	近交系 HFJ 大鼠的抗肿瘤细胞 Walker－256 特性	四川动物	张建刚
	claudin－7 在胃癌细胞株和胃癌组织中表达及其临床意义	中华临床医师杂志（电子版）	鲁　山
	三点法阻滞联合神经肌肉关节促进法治疗肩周炎临床研究	中国医药导报	王继宏
	2 例混合酸性化学物质中毒患者的抢救与护理	军医进修学院学报	张志卓
	巨细胞修复性肉芽肿病例探讨	中国卫生产业	梁日晶
	铜绿假单胞菌 162 株临床分布与耐药性分析	山西医药杂志	张晶梅
2013	介入封堵在治疗室间隔缺损修补术后残余漏上的疗效	心脏杂志	郭立新、张云涛
	法洛四联症术后急性呼吸窘迫综合征治疗体会（附 5 例报告）	北京医学	李瑞冰
	个性化健康教育对老年冠心病患者围手术期的疗效观察	河北中医	解会敏、孙宇婷
	口服甲钴胺片致心律失常 1 例	中国医院用药评价与分析	孙鑫晔、刘利红
	星状神经节阻滞综合治疗突发性耳聋的疗效分析	河北医科大学学报	张志卓
	星状神经节置管连续阻滞治疗突发性耳聋应用中的护理配合	解放军医学院学报	张志卓
	探讨急性高血压性丘脑出血、脑室铸型的综合救治方法	中国医药导刊	王双豹
	隔药铺灸治疗慢性浅表性胃炎临床观察	河北中医药学报	郭克勤
	妊娠期高血压疾病合并心力衰竭患者的护理	中国基层医药	郝俊兰
	早期应用弹力袜预防腹外科术后深静脉血栓形成的护理	临床合理用药杂志	王敏英
	利用实验室信息管理系统对急诊生化检验 TAT 影响因素的分析	山西医药杂志	曹明善
	简述子宫瘢痕妊娠诊治的新进展	求医问药	牛翠丽
	49 例缺血性脑血管病 DSA 和 TCD 的分析	中外医疗	齐珊珊
	浅谈老年人心血管疾病的护理体会	健康必读	贾相科
	180 例脑出血术后患者开展"优质护理服务"的体会	健康大视野	冉秀丽
	经导管成功封堵主动脉窦瘤破入右心房一例	中国介入心脏病学杂志	郭立新、张云涛

续表 26

年份	论文（著作）名称	发表期刊	前二名作者
2013	室间隔缺损膜部瘤的介入治疗探讨	解放军医学院学报	张云涛
	盐酸替罗非班对心肌梗死急诊 PCI 术后合并冠脉内血栓的疗效和安全性	临床医学研究	刘爱民
	基于实验室信息管理系统住院急诊最佳标本周转时间的确定	山西医药杂志	张　磊、尹志辉
	CT 增强检查中患者心理和药物反应的观察和护理体会	中国药业	张淑慧
	心电编辑技术在 64 排 CT 冠状动脉成像中的应用	中国医药指南	郭　宇
	彩色多普勒超声发现肾母细胞瘤一例报告	临床合理用药杂志	訾晓晖、孙红娟
	超声在急性阑尾炎诊断中的应用价值	临床合理用药杂志	孙红娟、訾晓晖
	剖宫产术后促排气的方法探讨	求医问药	侯春芳
	多发性硬化患者病例论述	维吾尔医药	李　远
	星状神经节置管连续阻滞治疗突发性耳聋 30 例	中西医结合心脑血管病杂志	张志卓
	椎－基底动脉开窗畸形合并同侧小脑前下动脉动脉瘤一例	中国现代神经疾病杂志	戴科芳
	静脉水化疗法预防合并心功能不全老年患者对比剂肾病的临床研究	河北医科大学学报	王丽江、郝俊华
	双极射频改良迷宫治疗房颤 108 例分析	中国误诊学杂志	张云涛
	脑室外引流术联合立体定向血肿排空术治疗丘脑出血 61 例分析	中国医药导刊	贾宝铭
	全麻下 1525 例颈内静脉穿刺置管分析	实用医学杂志	张俊彪、宋计平
	2 型糖尿病合并非酒精性脂肪肝病患者同型半胱氨酸与胱抑素 C 的相关性研究	山西医药杂志	黄红革、杨　华
	同型半胱氨酸与透明质酸在 2 型糖尿病合并非酒精脂肪肝中的临床价值研究	山西医药杂志	杨　华、黄红革
	AST/ALT 比值联合 HCY 与 HA 的检测在糖尿病合并非酒精脂肪肝病患者中的价值研究	山西医药杂志	杨　华、刘建晓
	护理干预对心内科住院患者睡眠质量的影响	中国保健营养	王金泉
	Bentall 术的手术护理分析	中国保健营养	杨　娜
	流产手术后患者的护理体会	健康必读	郭　燕
	个体化健康教育处方对 2 型糖尿病合并高血压住院患者治疗依从性的影响	健康大视野	王金泉
	医院感染现患率调查分析	中华医院感染学杂志	冯柳芳、宋莉
	Twist 和 P53 在子宫颈鳞癌及子宫颈上皮内瘤变中表达的临床病理意义	国际病理科学与临床杂志	张鸿瑞
	腹腔镜联合内镜序贯性治疗老年胆石病 232 例	中国老年学杂志	李　飞
	隔药铺灸治疗原发性痛经 34 例	河北中医药学报	郭克勤
	非酒精性脂肪肝生化指标分析	河北医药	黄红革
	碘伏一日消毒法用于妇科术前阴道准备的效果观察	山东医药	王新月
	床旁 CR 胸部摄影对心脏术后即刻应用的重要性分析	中国医疗设备	王国杰

续表27

年份	论文（著作）名称	发表期刊	前二名作者
2013	个体化目标血糖调控在脑梗死合并糖尿病治疗中心脏事件发生情况调查	山西医药杂志	崔寒英
	细菌性痢疾的最新进展	健康必读	焦红星
	床旁CR胸部摄影在新生儿CCU中的作用	中外医疗	王国杰
	肥胖患者行冠状动脉搭桥手术的护理	健康大视野	杨　娜
	不同剂量替罗非班联合肝素治疗急性心肌梗死疗效观察	中华使用诊断与治疗杂志	刘爱民
	咪达唑仑和丙泊酚全身麻醉药物诱导对高龄患者心功能的影响	临床临床军医杂志	宋计平
	丙泊酚与咪达唑仑在急性脑出血手术中的麻醉效果	临床临床军医杂志	宋计平
	低分子肝素在射频消融术后预防下肢静脉血栓中的应用观察	河北医药	刘爱民
	银杏针联合康复治疗对脑出血术后患者功能预后的影响	临床荟萃	贾　亮
	奥拉西坦胶囊治疗脑梗后认知障碍临床疗效观察	医学信息	李　鹏
	综合康复护理干预对老年冠心病冠状动脉介入治疗后患者生活质量的影响	健康必读	朱继红
	影响卵巢囊肿护理的因素及对策	健康必读	郭　燕
	心电编辑软件在心率过快患者64排CT冠状动脉成像中的应用	中国卫生产业	郭　宇
	早期护理干预对急性脑卒中偏瘫患者的效果分析	中外健康文摘	刘艳红
	联合检测HbAlC、hs－CRP及D－dimer在2型糖尿病合并脑梗死患者临床意义	中外健康文摘	张　磊
	中药灌肠与微波治疗慢性盆腔炎疗效比较	河北中医药学报	高　妍、卢东方
	丁苯酞及针刺联合高压氧治疗急性一氧化碳中毒后迟发性脑病患者的脑电图观察	卒中与神经疾病	李兰兰
	腹腔镜联合内镜序贯性治疗与传统开腹手术治疗老年糖尿病患者胆囊结石并发胆总管结石疗效比较	新乡医学院学报	李　飞
	早期立体定向手术治疗小量幕上脑出血的临床研究	临床和实验医学杂志	尹保强
	脊索瘤样脑膜瘤1例并文献复习	国际病理科学与临床杂志	张鸿瑞、张建刚
	64排CT导引立体定向治疗脑干出血患者围手术期护理	护理实践与研究	石素真、赵　燕
	护理干预对结肠造口患者术后早期认知的影响研究	临床合理用药杂志	李　英
	碘伏联合克霉唑栓治疗妊娠期外阴阴道假丝酵母菌病临床观察	临床合理用药杂志	王新月
	心理干预对老年冠状动脉旁路移植术患者焦虑抑郁的影响	天津护理	孙宇婷、解会敏
	CT室实习护士职业危害认知及防护行为调查	中国中医药现代远程教育	林江霞
	基于PubMed数据库的高血压护理研究热点分析	山西医药杂志	王金泉
	中西医综合治疗急性一氧化碳中毒后迟发性脑病的临床分析	山西医药杂志	李兰兰
	依达拉奉联合丁苯酞治疗急性脑梗死临床观察	中国现代药物应用	李国锋

续表28

年份	论文（著作）名称	发表期刊	前二名作者
2013	依达拉奉注射液联合复方丹参针治疗出血性脑梗死的临床分析	中国医学创新	李国锋
	多项指标联合检测男性冠心病的临床价值	山西医药杂志	白现英、黄红革
	CT灌注成像技术在甲状腺病变中的应用	健康大视野	李　远
	产妇产后出血的预防及护理	健康大视野	付翠芳
	老年冠心病患者行经皮冠状动脉介入治疗的护理体会	健康大视野	毕　堂
	多层螺旋CT扫描冠状位图像重建诊断肺间质性病变研究	健康大视野	李　远
	无痛人工流产的护理体会	健康大视野	付翠芳
	胃癌的CT诊断与分析	健康大视野	李　远
	试述剖宫产术后产妇母乳喂养的护理	健康大视野	付翠芳
	子宫输卵管造影术在输卵管阻塞性不孕症中的应用	现代养生	郑莉霞
	神经肌肉电刺激治疗吞咽功能障碍	现代养生	贾　亮
	来曲唑治疗多囊卵巢的有效性	现代养生	马　琳
	小儿心脏病术后导尿管拔出时间的探讨	现代养生	王金宝
	金黄色葡萄球菌耐药性统计分析	现代养生	张　凯
	84例肝癌肝功能变化分析	现代养生	张　凯
	200例保守治疗异位妊娠的临床护理	大家健康（学术版）	郭　燕
	心电编辑技术在心律不齐患者64排螺旋CT冠状动脉成像中的应用	中外医疗	郭　宇
	先天性心脏病合并感染性心内膜炎患儿手术前后护理	中外医疗	刘英华
	心理护理临床路径在冠状动脉旁路移植术病人中的应用	中国卫生产业	刘英华
	阻塞性睡眠呼吸暂停低通气综合征患者血清铁蛋白、铁调素的变化及其临床意义	国际内分泌代谢杂志	董世荣
	多镜联合技术治疗老年胆囊结石合并胆总管结石	肝胆胰外科杂志	李　飞
	中药蜡泥外敷与中药灌肠治疗慢性盆腔炎的疗效比较	河北医药	高　妍、高　敏
	三点神经阻滞、小针刀、NJF结合法治疗肩周炎的疗效观察	河北医药	王继宏
	神经肌肉关节促进法联合三点法阻滞治疗肩周炎疼痛	河北医药	王继宏
	开展优质护理服务，提高患者满意度	临床合理用药杂志	李　颖
	认知干预对结肠造口患者术后造口自我管理的影响研究	临床合理用药	李　英
	肺结核X线诊断分析体会	维吾尔医药	李　远
	小针刀联合三点法阻滞治疗肩周炎疗效观察	辽宁中医药大学学报	王继宏、王振利
	先天性右心房房壁瘤一例	中国胸心血管外科临床杂志	王铁瑞、郭立新
	心包开窗术在冠状动脉旁路移植术中的应用	中国胸心血管外科临床杂志	张云涛、郭立新
	重症高血压脑室内出血双侧侧脑室前角置管外引流术后的护理体会	河北医科大学学报	孟建红

续表 29

年份	论文（著作）名称	发表期刊	前二名作者
2013	高分辨率 CT 扫描在鼻骨骨折中的临床应用价值	西部医学	李志凯
	2012 年重症监护室下呼吸道感染细菌分析	中国药物经济学	郝利亚、王丽华
	浅谈儿科护患沟通的技巧	中国保健营养	毕　堂
	急性出血性脑血管病心电图改变的临床分析	中华脑血管病杂志（电子版）	张朝领
	不同负荷剂量氯吡格雷联合替罗非班在非 ST 段抬高型 ACS 患者 PCI 中作用	临床医学研究	刘爱民
	早期与延迟 PCT 术对重型颅脑损伤患者预后影响的对比观察	临床和试验医学杂志	王双豹
	401 例小儿先天性心脏病术后实施气道护理的体会	贵阳中医学院学报	刘英华
	2 型糖尿病的影响因素及研究进展	河北医科大学学报	李兰英
	64 排 CT 导引立体定向治疗小脑出血	中国医药导刊	闫建敏
	瓣膜病手术风险评估系统的建立	中国医药	郭立新
	人文关怀在冠心病合并糖尿病护理应用	中国保健营养	王金泉
	主动脉缩窄患儿的术后护理探讨	中国保健营养	杨　娜
	美容缝合在神经外科头皮缝合中的应用	中国美容医学	尹保强
	尼莫地平治疗脑出血后缺血性脑损伤的疗效分析	医学信息	李国锋
	针灸、药物联合心理干预治疗耳鸣患者临床研究	医学信息	李　伟
	丁苯酞软胶囊、针刺联合高压氧治疗疗急性一氧化碳中毒后迟发性脑病认知功能障 60 例	中西医结合心脑血管病杂志	李兰兰
	手术切口感染聚集性病例的调查	中华医院感染学杂志	张　阳、冯柳芳
	呼吸道标本培养出铜绿假单胞菌的临床意义	河北医科大学学报	白现英、马　芳
	成功介入治疗动脉导管未闭合并下腔静脉肝段缺如一例	介入放射学杂志	张云涛、郭立新
	通心络联合麝香保心丸	中西医结合心脑血管病杂志	李　欣
	吸烟对肺间质纤维化合并肺气肿患者血清 TNF－α、IL－10 和 CRP 的影响	职业与健康	马美星
	丘脑出血立体定向血肿排空术 61 例临床分析	山西医药杂志	尹保强
	早期肾损害在妊娠期合并症诊断中的临床研究	山西医药杂志	李云霞
	健康教育在健康体检中的应用体会	医学美学美容	任海珍
	心内科冠心病急诊介入手术护理安全管理探讨	中国保健营养	王金泉
	急性心肌梗塞患者行急诊 PCI 前后 BNP 变化分析	健康之路	朱凌凌
	奥拉西坦胶囊治疗脑梗后认知功能障碍临床疗效观察	医学信息	李　鹏
	2008—2011 年北京协和医院流感嗜血杆菌耐药性监测	中国感染与化疗杂志	牛　翠
	瓣膜病术后 ICU 滞留危险因素分析	中国医师进修杂志	张云涛
	丁苯酞及针刺联合高压氧治疗急性一氧化碳中毒后迟发性脑病的疗效观察	热带医学杂志	李兰兰、于献勇
	舒芬太尼和芬太尼用于体外循环下冠状动脉旁路移植术患者的效果分析	中国医药导报	张俊彪

续表30

年份	论文（著作）名称	发表期刊	前二名作者
2013	产超广谱β－内酰胺酶革兰阴性菌的耐药性分析	山西医药杂志	李 娜、李云霞
	我国口服有机磷中毒有关导泄的临床研究进展	职业与健康	刘书平
	法洛氏四联症术后急性呼吸窘迫综合征的治疗体会（附5例报告）	北京医学	张云涛
	综合肺保护措施预防法乐氏四联症根治术后灌注肺的疗效	现代医学	张云涛、郭立新
	改良De Vega三尖瓣成形术治疗继发性三尖瓣关闭不全的疗效	现代医学	张云涛、夏晓君
	穴位按摩配合四磨汤口服液在胃十二指肠穿孔腹腔镜修补术后护理中的应用	河北中医	李 英
	缬沙坦联合曲美他嗪治疗冠心病所致心力衰竭的疗效观察。	中国药业	李贵龙
	缬沙坦对慢性心力衰竭患者血清BNP水平的影响及临床意义	中国药业	李贵龙
	缬沙坦治疗慢性心力衰竭60例的疗效研究	中国药业	李贵龙
	脐带脱垂2例诊断与治疗分析	临床合理用药杂志	姚莉芸、郑晓芳
	如何提高宫颈细胞学的临床应用价值	医学信息	任海珍
	血清超敏C－反应蛋白水平变化在缺血性脑卒中患者中的临床意义	中国煤炭工业医学杂志	孔咏梅
	2型糖尿病合并消化性溃疡临床分析及治疗观察	中国医师进修杂志	刘 壮
	经颅多普勒超声联合呼气末二氧化碳分压评估脑血管狭窄患者脑血管储备功能的临床意义	中国医师进修杂志	齐珊珊
	足量美托洛尔防治冠状动脉旁路移植术后心房颤动的疗效	心脏杂志	张云涛
	小承气汤保留灌肠辅助治疗术后早期炎性肠梗阻的疗效观察	中国中医急症	连爱霞
	铜绿假单胞菌耐药率与抗菌药物最低抑菌浓度检测的相关分析	山西医药杂志	马 芳、张民峰
	小儿先心病术后呼吸窘迫综合征超声诊断的回顾性分析	中国保健营养	李俊青
	会阴侧切美容缝合术对产妇康复的影响	中国美容医学	赵建芬
	不典型胎盘早剥的临床诊断及治疗效果观察	北方药学	孔玉玲、郑莉霞
	临产前孕妇焦虑、抑郁状况及其影响因素分析	医学信息	孔玉玲
	护理干预对急性脑梗死患者抑郁症的作用	现代养生	陈静霞
	银杏叶提取物在脑出血的应用进展	现代养生	贾 亮
	肺气肿的CT表现和临床价值探讨	特别健康	李 远
	天麻醒脑胶囊药理作用及临床应用研究进展	中国药物与临床	王丽华
	多指标检测在肺间质纤维化合并肺气肿患者的表达及其临床意义	临床肺科杂志	贾 亮
	大承气汤常压机器煎煮的工艺优化	中药材	石志娜
	氟哌噻吨美利曲辛联合埃索美拉唑治疗老年上腹痛综合征临床研究	河北医药	李延鑫

续表 31

年份	论文（著作）名称	发表期刊	前二名作者
2013	复方阿嗪米特肠溶片治疗急性心肌梗死介入术后卧床患者消化不良疗效观察	河北医药	杨湛南
	妊娠期合并症凝血四项指标参数变化及意义	山西医药杂志	李云霞
	脑出血合并肾功能损害患者的相关因素分析	山西医药杂志	李云霞
	肺动脉血栓内膜剥脱术预后影响因素分析	现代中西医结合杂志	王继宏
2014	进展性缺血性脑卒中与同型半胱氨酸水平的相关性研究	中国煤炭工业医学杂志	孔咏梅
	多层螺旋 CT 三维成像与 DR 检查在肋骨骨折中的应用对比	贵阳中医学院学报	魏立杰
	86 例剖宫产术后子宫憩室形成后超声追踪观察分析	河北医科大学学报	李俊青
	血清 GGT、ALP 及 AFP 检测对肝癌的诊断价值	中国实验诊断学	张　凯、成云云
	后路内固定融合术治疗脊柱胸腰椎骨折 44 例效果观察	中国综合临床	苗振林
	肺间质纤维化合并肺气肿患者吸气功能训练的疗效观察	实用老年医学	贾　亮
	妊娠期糖尿病 90 例临床分析	山西医药杂志	王新月、高　敏
	优质护理服务模式对中风患者肢体功能康复的作用	现代医学	张淑娟
	脑梗死合并代谢综合征的特点及相关临床症状分析	河北医药	李国锋、魏玉清
	盐酸戊乙奎醚地佐辛丙泊酚联合用于无痛经内镜拟行胰胆管造影 20 例	医药导报	郭全周、苗振华
	西医在扁平疣治疗方法中的研究进展	中外健康文摘	耿春杰
	开展优质护理服务的体会	当代医药论丛	毕　堂
	老年患者慢性硬膜下血肿 36 例手术治疗分析	大家健康（学术版）	刘世立
	产科子宫出血病理及产科因素分析	大家健康（学术版）	郑莉霞
	66 例健康体检者骨质疏松症的健康管理体会	大家健康（学术版）	任海珍
	50 例子宫颈癌围手术期护理	大家健康（学术版）	郭　燕
	脑血管病患者的护理宣教体会	大家健康（学术版）	毕　堂
	超声对冠状动脉造影术经桡动脉穿刺血管的评估体会	中国保健营养	李俊青
	产褥感染 72 例临床护理心得	中国保健营养	付翠芳
	物理性损害对 ICU 护士的影响与干预	中国保健营养	李彩虹
	会阴侧切连续缝合技术的临产观察	中国保健营养	付翠芳
	妊娠期高血压疾病临床护理效果观察与评价	中国保健营养	付翠芳
	中枢性高热患者应用冰毯两种不同降温方法的并发症观察	中国保健营养	郭雪钗
	自制水囊在脑干出血病人皮肤管理中的应用	中国保健营养	郭雪钗
	高脂低糖肠内营养支持在 COPD 机械通气患者的临床观察	中国保健营养	齐永霞
	ICU 护士睡眠障碍与职业倦怠的相关性研究	中国保健营养	李彩虹
	静脉输液后两种拔针方法的对比研究	中国保健营养	林江霞
	临床护理路径在脑血管支架置入术中的应用分析	中国保健营养	林江霞

续表 32

年份	论文（著作）名称	发表期刊	前二名作者
2014	0.125%聚维酮碘 + 维生素 E 用于新生儿去胎脂的临床研究	中国保健营养	刘景蕊
	联机在线血液透析滤过在诱导透析期中应用的效果观察	临床合理用药杂志	安惠旒、王　瑞
	中西医结合治疗风湿性心脏病的临床心得	临床合理用药杂志	贾相科
	血液透析患者半永久颈内静脉置管护理体会	临床合理用药杂志	王　瑞
	65 例冠心病病人发病状况分析与护理讨论	现代养生	吴　静
	302 例糖尿病合并冠心病的临床护理措施研究	现代养生	吴　静
	212 例冠心病介入治疗后患者并发症的预防及护理	现代养生	吴　静
	卵巢肿瘤干细胞标记物的研究进展	现代养生	马　琳
	银杏叶滴丸治疗不稳定型心绞痛的疗效观察	实用心脑肺血管病杂志	贾相科
	增液承气汤保留灌肠辅助治疗粘连性肠梗阻的疗效观察	辽宁中医药大学学报	连爱霞
	脑梗死软脑膜侧支血管的磁敏感加权成像与临床对照研究	大连医科大学学报	杨志宏
	导丝超选胆管插入法与乳头直接插入法对 ERCP 术后并发症的影响比较	世界华人消化杂志	毕荣欣、薛志广
	长托宁与阿托品在无痛 ERCP 麻醉中的效果比较	贵阳医学院学报	郭全周
	生物反馈联合康复治疗 65 例帕金森平衡功能临床疗效观察	现代诊断与治疗	贾　亮
	促红细胞生成素对颅内动脉瘤患者术后脑缺血的影响	医学临床研究	宋纪宁
	微量注射泵输注舒芬太尼在冠状动脉旁路移植术后镇痛中的应用	海南医学	张俊彪
	星状神经节阻滞联合电针治疗面部带状疱疹后遗神经痛的临床研究	西部医学	王　彦
	ICU 护士职业倦怠的影响因素及干预措施	世界最新医学信息文摘	李彩虹
	氧气驱动持续湿化用于脑干出血气管切开患者的护理研究	医学美学美容	郭雪钗
	立体定向手术治疗脑干出血 38 例分析	医学美学美容	刘世立
	监护室增强医护患沟通对预防差错事故的影响	中国保健营养	郭　娟
	感染性心内膜炎的诊治体会	临床合理用药杂志	贾相科
	探讨护理人员与冠心病患者的沟通技巧与注意事项	大家健康（学术版）	毕　堂
	老年病人心理问题及沟通技巧	大家健康（学术版）	马庆先
	颅内破裂动脉瘤的早期显微手术治疗体会	医学信息	刘世立
	大脑中动脉支架置入术对脑血管反应性的影响探索	现代养生	胡鹏飞
	重度颈动脉狭窄患者脑血管侧支循环开放特征与临床预后的关系探索和研究	现代养生	胡鹏飞
	他汀类药物联合中成药治疗颈动脉粥样硬化疗效观察	实用心脑肺血管病杂志	贾相科
	颞部入路立体定向手术在老年重症脑桥出血治疗中的应用价值	中华老年心脑血管病杂志	库洪彬
	通心络联合芪参益气滴丸治疗顽固心绞痛的临床疗效	中西医结合心脑血管病杂志	李　欣

续表 33

年份	论文（著作）名称	发表期刊	前二名作者
2014	注射用七叶皂苷钠联合如意金黄散外敷治疗急性附睾睾丸炎 30 例临床观察	河北中医	连爱霞
	产后合并可逆性脑后部白质病变综合征一例报告	天津医药	杜晓敏
	癌基因 c－fos、c－myc 蛋白在皮肤鳞状细胞癌皮损中的表达及意义	河北医药	耿春杰
	马凡综合征患者一例行 Bentall 术后的护理体会	山西医药杂志	郭　华、李云霞
	益母草注射液预防阴道分娩产后出血的临床观察	世界最新医学信息文摘	唐连敏
	血管紧张素Ⅱ受体拮抗剂在治疗高血压中的优势探讨	临床合理用药杂志	贾相科
	双侧面神经麻痹误诊分析	继续医学教育	胡鹏飞、唐灵涛
	用龙珠软膏治疗皮肤淹红及压疮的疗效观察	当代医药论丛	马庆先
	磁共振 3D－B－FFE 序列对血管压迫性三叉神经痛的诊疗价值探究	中外医学研究	梁日晶、杨志宏
	血管压迫性三叉神经痛的 MRI 成像研究	中国处方药	梁日晶
	老年呼吸机相关性肺炎实施盐酸氨溴索治疗观察	中国保健营养	马美星
	老年慢性支气管炎实施抗胃食管反流治疗分析	中国保健营养	马美星
	浅谈妊娠期营养及保健	中国保健营养	刘慧丽
	下肢静脉血栓形成的超声诊断体会	中国保健营养	李俊青
	中医辨证治疗 30 例 LgA 肾病的病例分析	医学美学美容	冯晓英
	慢阻肺发作期治疗中应用生脉注射液的效果观察	医学美学美容	马美星
	厄贝沙坦结合单硝酸异山梨酯对肺心病心衰患者肺功能及心功能的影响	医学美学美容	马美星
	糖皮质激素辅助治疗急性加重期慢阻肺对患者动脉血气指标的影响	医学美学美容	马美星
	中西医结合治疗支气管扩张并发感染的临床疗效观察	医学美学美容	马美星
	急性胰腺炎的 CT 诊断价值研究	大家健康（学术版）	魏立杰
	4142 例健康体检者跟骨定量超声骨密度检测结果分析	武警后勤学院学报（医学版）	任海珍
	评估颈内动脉颅内段血管狭窄三种影像学方法的对比分析	介入放射学杂志	李星亮、杨笑一
	心肌肌钙蛋白Ⅰ、肌酸激酶同工酶及 C 反应蛋白在小儿病毒性心肌炎中的诊断价值	中国实验诊断学	贺　焱
	小儿心脏病术后急性呼吸窘迫综合征的治疗分析	中国医药导刊	贺　焱
	小儿心脏病术后急性呼吸窘迫综合征的对比治疗分析	山西医药杂志	贺　焱
	舒血宁联合低分子肝素钙治疗急性一氧化碳中毒及对血液流变学的影响	陕西中医	张世敏
	椎弓根钉固定加骨水泥灌注椎体成形治疗外伤性胸腰椎骨折的临床护理	河北医药	耿丽莹
	炎性乳癌误诊 1 例	河北医药	张　熚
	中西医结合治疗卵巢早衰疗效观察	河北医药	卢东方、高　敏
	白细胞参数及超敏 CRP 的检测在妊娠期高血压疾病中的应用	现代医学	刘建晓、李云霞

续表 34

年份	论文（著作）名称	发表期刊	前二名作者
2014	老年冠心病病人皮下注射低分子肝素预防皮下出血的护理	全科护理	王丽江
	磁共振 3D－B－FFE 和 3D－TOF 序列联合诊断血管压迫性三叉神经痛的临床究	中国社区医师	梁日晶
	局部按摩法对血液透析肌肉痉挛患者的效果观察	山西医药杂志	王　瑞、安惠旒
	动静脉内瘘穿刺方式与血液透析患者疼痛程度的临床观察	山西医药杂志	王　瑞、安惠旒
	治疗老年钙化性心脏瓣膜疾病的临床方法与效果分析	医学美学美容	王艳玲
	早期肠内营养与肠外营养支持在 COPD 机械通气患者中的对比观察	医学美学美容	齐永霞
	中西医联合疗法治疗病毒性心肌炎的临床体会	临床合理用药杂志	贾相科
	卡前列素氨丁三醇联合宫腔填塞纱条治疗前置胎盘剖宫产产后出血的疗效观察	临床合理用药杂志	孔玉玲
	社区居民 573 例体检心电图检查的结果分析	临床合理用药杂志	张婷婷
	心理护理与穴位针刺预防中晚期引产产后出血的疗效观察	医学信息	唐连敏
	颅内压监测下持续腰大池引流在进展型外伤性硬膜下积液中的价值	中国微侵袭神经外科杂志	库洪彬
	芪参益气滴丸联合曲美他嗪治疗左室射血分数保留性心衰的临床研究	中西医结合心脑血管病杂志	李　欣
	椎－基底动脉穿颅底段血管狭窄的 3 种影像学检查分析	河北医科大学学报	李星亮、杨笑一
	如何观察处理伤口	河北医科大学学报	罗晓棠
	个人资本对失能老年人接受照料方式的影响研究	实用老年医学	谷艳侠
	立体定向治疗小量脑出血术后早期肠内营养的护理	河北医药	耿丽莹
	CT 值测量对颈内动脉疑似闭塞的准确性分析	河北医药	李星亮、杨笑一
	三维动态增强 MRI 在乳腺良恶性病变诊断中的应用	西部医学	李志凯
	阿托伐他汀钙联合曲美他嗪治疗冠心病的疗效分析	世界最新医学信息文摘	崔振川
	健康体检中彩超和钼靶联合诊断早期乳腺癌的意义	大家健康（学术版）	付赵虎
	微血管减压术治疗三叉神经痛并发迟发性面瘫 7 例分析	医学信息	梁日晶
	实用心血管内科用药策略	科学技术文献出版社	袁耀辉
	美容扩张器在头皮良性肿瘤切除中的应用探讨	河北医科大学学报	孟建红
	耳带状疱疹合并多对颅神经损害 1 例	中国地方病防治杂志	唐连敏
	手法复位治疗良性阵发性位置性眩晕 15 例体会	中国地方病防治杂志	唐连敏、范爱英
	颈动脉支架置入术前影像学评估	脑与神经疾病杂志	胡鹏飞、李英毅
	中药热敷治疗慢性盆腔炎的 Meta 分析	山西医药杂志	成云云、高　妍
	症状性颅内动脉粥样硬化性狭窄支架成形术的体会及分析	脑与神经疾病杂志	李晓强、孔咏梅
	复方麝香注射液治疗高血压性脑出血 300 例	陕西中医	宋纪宁、梁日晶
	优质护理服务中护理人力资源分级动态管理的体会	临床合理用药杂志	韩　雪

续表 35

年份	论文（著作）名称	发表期刊	前二名作者
2014	公允价值在新会计准则的运用	科学与技术	郑海鹰
	泌尿外科腹腔镜并发症的临床护理	现代养生	王　欢
	不同麻醉方式对老年高血压患者上腹部术中应急反应的探讨	现代养生	张　倩
	产妇产时及产后出血中综合护理干预的研究	现代养生	张金平
	剖宫产 58 例临床舒适护理体会	现代养生	张金平
	糖尿病酮症酸中毒 56 例临床护理体会	现代养生	钱中会
	甲磺酸罗哌卡因用于高位硬膜外麻醉的价值评价	现代养生	张　倩
	泌尿外科腹腔镜并发症的临床护理	现代养生	高海晓
	后腹腔镜肾囊肿去顶术治疗肾囊肿的疗效观察	现代养生	王金宝
	肺间质纤维化合并肺气肿病人血清 TNF－α、IL－10 和 CRP 的作用及意义	华南国防医学杂志	马美星
	第四脑室外引流在全脑室出血铸型治疗中的价值	中国临床神经外科杂志	库洪彬
	冠状动脉弥漫性病变并低射血分数患者的外科治疗	临床外科杂志	张云涛
	氨甲环酸、抑肽酶、乌司他丁在冠脉旁路移植术中应用效果的护理	河北医药	王振利
	焦虑状态专项护理在风湿性心脏病患者中的应用观察	中国伤残医学	刘英华
	护理人力资源管理中人性化护理管理的体会	临床合理用药杂志	韩　雪
	美容扩张器在头皮良性肿瘤切除中的应用	中国美容医学	尹保强
	追踪方法学在临床护理质量评价中的应用	护理学杂志	赵　燕、韩　雪
	2 型糖尿病合并非酒精性脂肪肝患者护理干预效果观察	糖尿病新世界	王丽江
	脑卒中患者合并应激性溃疡的临床分析	母婴世界	翟　磊
	神经内科急危重症诊疗与监护	科学技术文献出版社	杜远生
	早发心房颤动者常伴相关基因突变	中国心脏起搏与心电生理杂志	董　梅
	产后出血 138 例临床分析	中国地方病防治杂志	唐连敏、范爱英
	球囊封堵术在大脑中动脉支架成形术中止血的应用	脑与神经疾病杂志	胡鹏飞、刘亚林
	急性一氧化碳中毒患者迟发脑病的临床治疗观察	卒中与神经疾病	齐永霞、耿丽莹
	介入治疗双孔房间隔缺损伴右冠状动脉重度狭窄一例	中国医师杂志	王振利
	超敏 C 反应蛋白在妊娠期高血压疾病各阶段的变化及其意义	现代医学	刘建晓、杨　华
	老年人良性发作性位置性眩晕误诊及诊治分析	河北医药	胡鹏飞、唐灵涛
	100 例慢性盆腔炎患者中医症候及聚类情况分析	四川中医	高　妍、成云云
	脑干出血中枢性高热综合治疗的临床护理研究	河北中医	郭雪钗
	华法林在心房颤动抗凝治疗中的作用	世界最新医学信息文摘	杨雪棉
	急性大面积脑梗死侧枝循环的磁敏感加权成像表现与临床评分相关性研究	世界最新医学信息文摘	杨志宏

续表 36

年份	论文（著作）名称	发表期刊	前二名作者
2014	保证门诊采血质量及预防不良反应的护理体会	临床合理用药杂志	王　辉
	妊娠期高血压治疗前后凝血指标的变化及意义	临床合理用药杂志	刘建晓、李云霞
	会计电算化向信息化发展问题研究	中国电子商情	冯丽娟
	重症医学科 33 例急性肺栓塞患者临床观察	母婴世界	翟　磊
	双血管桥在冠状动脉前降支多处局限性狭窄中的应用	中国医师进修杂志	张云涛
	冠心病患者抗血小板治疗致上消化道出血与幽门螺杆菌感染相关性分析	中国现代药物应用	杨湛南
	抗幽门螺杆菌治疗对冠心病患者疗效影响临床分析	中国实用医药	杨湛南
	VSD 治疗骨科创伤感染的临床观察与分析	河北医药	苗振林
	乳腺乳头状肿瘤常见类型的临床病理及影像学分析	河北医药	王恩杰
	加用中药蜡泥热敷治疗的综合疗效治疗慢性盆腔炎疗效观察	四川中医	卢东方、高　妍
	肺保护性机械通气策略对小儿急性呼吸窘迫综合征的效果分析	西部医学	贺　焱
	超声漏诊部分型肺静脉异位引流 1 例	中国医学影像技术	李俊青、彭红兵
	健康体检中彩超和钼靶联合诊断早期乳腺癌的意义	大家健康（学术版）	付赵虎
	企业会计核算问题浅析	中国电子商务	冯丽娟
	如何提高我国现代企业内部会计控制	经济视野	冯丽娟
	颅内压监测颅内压监测、脑灌注压在丘脑出血中的应用	立体定向功能神经外科杂志	尹保强
	肉芽肿性小叶性乳腺炎超声误诊为乳腺癌 1 例	临床超声医学杂志	付赵虎
	症状性颅内动脉粥样硬化性狭窄支架成形术的体会和分析	脑与神经疾病杂志	魏玉清、孔咏梅
	无创正压通气治疗稳定期 COPD 的临床疗效观察	热带医学杂志	张永红
	短节段椎弓根钉内固定治疗胸腰段脊柱骨折脱位临床分析	河北医药	苗振林
	安子合剂治疗先兆流产的临床效果分析	四川中医	成云云、张　召
	舒适护理在老年冠脉介入治疗合并心功能不全患者卧床期的应用	中西医结合心血管病电子杂志	王丽江、杨　华
	彩色多普勒超声鉴别良恶性腋窝淋巴结的临床价值	大家健康（学术版）	付赵虎
	芪苈强心胶囊对慢性心力衰竭患者血清 BNP 水平影响	药物与人	石宏娟
	急性一氧化碳中毒致心肌损害的临床观察	医学信息	齐永霞
	心力衰竭伴永久性心房颤动心脏再同步治疗效果观察及影响因素分析	贵阳中医学院学报	刘英华
	心脏原发性未分化多形性肉瘤临床病理观察	诊断病理学杂志	孟嫦娟、张鸿瑞
	地佐辛与芬太尼联合靶控输注丙泊酚用于无痛 ERCP 的对比研究	蚌埠医学院学报	郭全周
	健康体检超声检查中乳腺疾病的漏误诊原因	河北医药	郑晓芳、付赵虎
	气体信号分子 H2S 与缺血性脑损伤的关系。	河北医药	骆海坤
	2 型糖尿病伴动脉粥样硬化患者血浆正五聚蛋白 3 水平变化及意义	山东医药	王秀玲、任振芳

续表 37

年份	论文（著作）名称	发表期刊	前二名作者
2014	米格列醇联合二甲双胍治疗 2 型糖尿病疗效观察	人民军医	何 昆、刘利红
	2 例双支冠脉急性闭塞心肌梗死急诊 PCI 术中护理体会	中国继续医学教育	赵 鹏
	对行介入治疗的冠心病患者进行围手术期循证护理的效果分析	当代医药论丛	赵 鹏
	左心房恶性肿瘤一例	中国胸心血管外科临床杂志	霍毅中、郭立新
	中西医结合无缝隙综合治疗中晚期肝癌临床研究	中国现代医学杂志	吕修臣、赵 鹏
	针刺拮抗肌运动点治疗中风偏瘫痉挛状态的临床研究	河北中医药学报	郭克勤
	针刺联合生物反馈电刺激治疗脑卒中后尿失禁疗效分析	河北中医药学报	王金果、李 伟
	血清尿酸和急性脑梗死中国缺血性卒中中国亚型分型的关系探讨	山西医药杂志	李利峰、杜远生
	出院随访关怀系统对冠脉介入治疗术后患者复诊率的影响	中国医学装备	谷艳侠、王丽江
	JAK－STAT 通路在兔心肌缺血后处理中的作用	临床荟萃	郭立新、付长江
	芪参益气滴丸联合通心络胶囊治疗不稳定性心绞痛临床观察	河北中医	王灵群
	金双歧辅助制霉菌素治疗小儿鹅口疮 52 例	中国药业	苑玉良
	电话回访式健康教育对慢性心力衰竭患者的影响	中国病案	夏小丽
	微血管减压术治疗面肌痉挛的围术期护理	天津护理	孙宇婷
	妇炎康复胶囊联合甲硝唑治疗慢性盆腔炎的临床疗效观察	中外医疗	吴 棣
	充分发挥典型示范作用，切实做好思想政治工作	青春岁月	李燕乾
	保证门诊采血质量及预防不良反应的护理体会	临床合理用药杂志	李云霞
	大承气汤传统煎煮工艺的优化	中成药	石志娜
	骨髓间充质干细胞抑制淋巴瘤细胞增殖的实验研究	中国实验血液学杂志	唐灵涛
	硫化氢在中枢神经系统疾病中的作用研究进展	神经药理学报	骆海坤
	猴头健胃灵联合莫沙必利治疗老年人功能性消化不良的临床观察	现代消化及介入诊疗	杨湛南
	马来酸曲美布汀联合莫沙必利治疗功能性便秘的临床观察	现代消化及介入诊疗	杨湛南
	优质护理在无痛人工流产术中的应用	河北医药	王恩杰
	线索细胞在细菌性阴道病中的诊断价值	河北医药	王恩杰
	40 岁以下宫颈脱落细胞学的临床病理研究	河北医药	王恩杰
	检测血清 C 反应蛋白在小儿支原体肺炎中的诊断价值分析	中国实验诊断学	贺 焱
	细菌性阴道炎与牙周炎及生殖卫生因素相关性分析	山东医药	孟卫东
	舒芬太尼联合小剂量咪达唑仑在冠状动脉旁路移植术后镇痛中的应用	中国煤炭工业医学杂志	张俊彪
	妊娠期高血压疾病 278 例早期肾损害诊断中的临床分析	山西医药杂志	李云霞
	丹莪活血化瘀汤灌肠配合微波治疗慢性盆腔炎临床疗效研究	中国药物与临床	孙 红
	不同温度灌洗液对经皮肾镜碎石取石术患者的影响	河北医科大学学报	孙鑫晔

续表 38

年份	论文（著作）名称	发表期刊	前二名作者
2015	早期肠内营养预防脑出血术后应激性溃疡的临床研究	中西医结合心脑血管病杂志	赵金霞
	中西医结合无缝隙综合治疗中晚期肝癌临床观察	中国现代医学杂志	吕修臣
	血浆同型半胱氨酸水平与原发性高血压冠心病的相关性	贵阳医学院学报	杨湛南
	老老年冠心病患者经皮冠状动脉介入治疗的临床观察	医学临床研究	郝俊华
	乳腺疾病普查中常用检查方法的临床比较	现代肿瘤医学	郑晓芳、付赵虎
	替硝唑联合龈下刮治、根面平整治疗重度慢性牙周炎疗效观察	中国医药导刊	孟卫东、苑玉良
	足量美托洛尔防治冠状动脉旁路移植术后心房颤动的疗效	心脏杂志	王振利、张云涛
	利多卡因凝胶联合氧疗治疗复发性口腔溃疡的疗效及对血清 T 细胞亚群水平的影响	中国药业	苑玉良
	连花清瘟胶囊联合注射用青蒿琥酯治疗疟疾 50 例临床观察	河北中医	冯晓英
	舒血宁注射液联合高压氧治疗急性一氧化碳中毒 66 例疗效观察	河北中医	张世敏
	中药蜡泥热敷联合中药保留灌肠及抗生素治疗慢性盆腔炎 50 例	河北中医	成云云、高　妍
	彩色多普勒显像联合超声弹性成像诊断早期乳腺癌的应用研究	河北医药	郑晓芳、付赵虎
	蚓激酶胶囊治疗脑梗死临床观察	河北医药	贾　亮、王　玉
	ICU 综合征的病因与预防护理	医学美学美容	石素真
	对行开颅手术的患者发生术后颅内感染危险因素的调查分析	当代医药论丛	张向辉
	对在冠心病监护病房的老年冠心病患者进行人性化护理的效果分析	当代医药论丛	王艳玲
	全麻下手法复位肌间隙入路椎弓根钉固定结合伤椎内植骨治疗胸腰椎骨	创伤外科杂志	崔玉增
	颅内动脉瘤介入栓塞术护理体会	延边医学	赵　鹏
	超声检查在剖宫产瘢痕妊娠诊断治疗中的临床意义	大家健康（学术版）	任秀娥
	优质护理服务对护士素质的要求	医药卫生	公志改
	心理干预在老年病护理中的应用效果评价	现在养生	马庆先
	老年全脑室出血铸型的治疗分析	中华老年心脑血管病杂志	库洪彬、王双豹
	进展型外伤性硬膜下积液治疗分析	中国临床神经外科杂志	孟志勇
	中西医结合治疗高同型半胱氨酸血症型脑梗死的临床研究	中西医结合心血管病电子杂志	路　峰
	原发性硬化性胆管炎患者经内镜逆行胰胆管造影术后不良事件发病率及危险因素分析	临床肝胆病杂志	毕荣欣、郭全周
	通心络胶囊联合麝香保心丸治疗顽固性心绞痛 60 例临床观察	河北中医	王灵群
	老年重症桥脑出血并发症的护理分析	心脑血管病防治	石素真、李　星

续表 39

年份	论文（著作）名称	发表期刊	前二名作者
2015	自发性气胸插管的意外情况的护理体会	临床合理用药杂志	张丽芹
	24 例凶险性前置胎盘的临床观察	医学美学美容	翟　磊
	新生儿呼吸暂停防治的临床体会	北方药学	范雪爱
	药学干预对抗生素临床合理应用的影响	心理医生	李云青
	探讨注射液玻璃酸钠治疗退行性膝关节的临床有效性	心理医生	史维静
	奥美拉唑与兰索拉唑临床治疗胃溃疡的药物经济	心理医生	张延平
	对比研究胸腔内注入肝素与尿激酶治疗结核性胸膜炎的临床效果	心理医生	邱慧娟
	研究依达拉奉联合奥拉西坦在大面积脑梗塞治疗中的应用价值	心理医生	张　静
	泮托拉唑与兰索拉唑治疗胃溃疡的药物经济学分析	心理医生	李云青
	国产兰索拉唑的药代动力学研究分析	心理医生	王彩彩
	美沙拉嗪联合双歧三联活菌治疗溃疡性结肠炎的临床效果研究	心理医生	史维静
	浅析产科护理中存在的不安全因素与管理对策	母婴世界	王俊茹
	新生儿脐部护理要点分析	母婴世界	路运华
	微创经皮肾镜与后腹腔镜治疗嵌顿性输尿管上段结石的比较研究	医药卫生	王金宝
	去骨瓣减压术后合并胃瘫的临床表现	现代养生	翟　磊
	中西医结合治疗慢性头痛的疗效观察	中西医结合心血管病电子杂志	路　峰
	神经内镜在面神经微血管减压术中的临床应用	中国实用神经疾病杂志	祖兴旺
	术中打开 Liliequist 膜对动脉瘤性蛛网膜下腔出血所致慢性脑积水的预防研究	西北国防医学杂志	王双豹、冯国强
	常规超声联合超声弹性成像在腋窝淋巴结定性诊断中的价值	现代肿瘤医学	郑晓芳、付赵虎
	局部按摩法对血液透析肌肉痉挛患者的效果观察	山西医药杂志	王　瑞
	局灶性脑缺血大鼠脑组织硫化氢水平的动态变化	河北医药	骆海坤
	改良超滤在小儿体外循环中的应用	华西医学	闫世伟、付长江
	子宫腺肌瘤性息肉 2 例报告	山东医药	牛翠丽
	化疗药物的危害及接触人员的防护措施	临床合理用药杂志	张丽芹
	养血清脑颗粒治疗脑供血不足性眩晕 34 例临床效果观察	临床合理用药杂志	张　静
	脑血管疾病患者的预后影响因素分析	临床合理用药杂志	张子健
	用临床呼吸护理方法对急性左心衰竭患者进行护理的效果探讨	当代医药论丛	马庆先
	团体活动式延续护理对冠心病患者治疗依从性的影响	中国保健营养	刘立辉
	老年慢性心衰护理中舒适护理干预的临床分析	中国保健营养	张　丽
	彩色多普勒超声联合弹性成像诊断男性乳腺肿块的临床研究	大家健康（学术版）	郑晓芳、付赵虎

续表 40

年份	论文（著作）名称	发表期刊	前二名作者
2015	经鼻塞持续气道正压通气在早产儿呼吸窘迫综合征中的应用	医药前沿	范雪爱
	产科护士工作压力来源与应对措施	东方食疗与保健	王俊茹
	立体定向血肿排空术治疗高血压脑出血的术后护理体会	养生保健指南	武如菊
	手术室护理术前访视宣教单的设计应用与效果	母婴世界	肖玉华
	四肢循环泵预防脑血管病介入术后下肢静脉血栓的临床研究	现代养生	刘俊英
	微波治疗脑血管病Ⅰ期压疮 42 例分析	现代养生	刘俊英
	男性乳腺疾病的声像图特征分析	临床超声医学杂志	郑晓芳、付赵虎
	重症医学科医院感染目标性监测分析	河北医科大学学报	宋　莉
	磁敏感加权成像对大面积脑梗死预后评估的临床应用价值	大连医科大学学报	杨志宏、李　鑫
	急性 ST 段抬高型心肌梗死患者血浆 PTX3 水平与 GRACE 评分的相关性研究	热带医学杂志	王秀玲、任振芳
	不同靶浓度丙泊酚复合地佐辛用于无痛经内镜逆行胰胆管造影术的对比研究	山西医药杂志	郭全周
	经皮穴位电刺激治疗轻中度女性压力性尿失禁：随机对照研究	中国针灸	连爱霞、张　伟
	阿尔茨海默病氧化应激机制及抗氧化治疗进展	临床荟萃	贾　倩
	预见性手术减压在双侧额叶脑挫裂伤中的应用效果	世界最新医学信息文摘	张卫民
	减轻奥沙利铂所致周围神经毒性反应的护理体会	临床合理用药杂志	张丽芹
	早期肠内营养在 ICU 危重症患者中的应用价值	临床合理用药杂志	张子健
	新生儿脐炎应用络合碘换药的疗效观察	医学美学美容	路运华
	0．2% 络合碘在新生儿脐部护理中的应用	医学美学美容	路运华
	为高血压性脑基底节出血患者进行超早期显微手术治疗的效果探讨	当代医药论丛	张卫民
	对行溶栓治疗的肺栓塞患者实施综合性护理的效果评价	当代医药论丛	马庆先
	无创机械通气常见问题与护理	大家健康（学术版）	马庆先
	高低频超声联合应用诊断阑尾炎的价值研究	大家健康（学术版）	汪凤勃
	阑尾炎直接和间接超声征象分析	大家健康（学术版）	汪凤勃
	乳腺浸润性导管癌的超声诊断特征分析	大家健康（学术版）	汪凤勃
	熵指数在全麻深度监测中的应用	饮食保健	管朝勇
	消化性溃疡患者胃内幽门螺杆菌行生地连翘方控制牙菌斑对再次感染的控制效果	饮食保健	董　欣
	神经内科住院患者卒中相关性肺炎危险因素分析	医师在线	郭医杰
	卡前列素氨丁三醇联合缩宫素预防重度子痫前期剖宫产术产后出血的临床研究	心理医生	石国素
	浅谈妇产科如何利用晨会提高护士思维能力	东方食疗与保健	王俊茹
	急性脑血管疾病介入治疗护理分析	母婴世界	范云芳
	早期护理干预对新生儿脐部皮肤感染的影响分析	母婴世界	李靖云

续表 41

年份	论文（著作）名称	发表期刊	前二名作者
2015	神经系统疾病及康复治疗	科学技术文献出版社	贾　亮
	舒血宁注射液、低分子肝素钙联合高压氧治疗中重度急性一氧化碳中毒的临床疗效观察	实用心脑肺心血管病杂志	张世敏、李　伟
	舒血宁注射液、低分子肝素钙联合高压氧治疗中重度急性一氧化碳中毒的临床疗效观察	实用心脑肺血管病杂志	李兰兰
	短节段固定联合骨水泥强化伤椎治疗胸腰椎爆裂型骨折的临床护理	河北医科大学学报	耿丽莹
	立体定向导航下经颞下及枕下 2 种手术方式治疗脑干出血的疗效观察	河北医科大学学报	高海晓、张卫民
	超声对 Mirizzi 综合征的诊断价值	临床超声医学杂志	付赵虎、汪凤勃
	NCPAP 联合肺表面活性物质、硫酸镁治疗新生儿肺动脉高压 30 例	陕西医学杂志	范雪爱
	冠状动脉支架内血栓的危险因素及防治	职业与健康	周　松
	神经内镜与显微镜下经鼻蝶入路手术切除垂体大腺瘤对比观察	山东医药	王　松、苏　菲
	运动平板心电图在冠心病诊断中的临床价值	中西医结合心血管病电子杂志	张朝领
	经蝶窦手术切除垂体瘤术后并发症的临床研究	医学信息	贾　亮
	足底静脉泵结合足背运动预防术后下肢静脉血栓的护理研究	大家健康（学术版）	白晓蔚
	人性化护理在妇产科临床中的应用分析	东方食疗与保健	王俊茹
	2014 年我院细菌耐药监测与分析	医药卫生	郝利亚
	穴位注射与火针并用治疗心脾积热型复发性口腔溃疡 120 例临床观察	医　药	苑玉良
	正畸－正颌联合治疗骨性Ⅲ类错牙合畸形的矢状向去代偿情况研究	医　药	董　欣
	Eukaryotic translation initiation factor 3, subunit C is overexpressed and promotes cell proliferation in human glioma U－87 MG cells	Oncol Lett	郝进敏
	Eukaryotic initiation factor 3C silencing inhibits cell proliferation and promotes apoptosis in human glioma	Oncol Rep	郝进敏
	鸦胆子油乳联合尼莫地平对胶质瘤 SKMG－4 细胞抑制作用研究	中华神经外科疾病研究杂志	杨利辉
	分叉病变介入治疗中应用 Jailed Balloon Technique 与 Jailed Wire Technique 疗效对比	中国循证心血管医学杂志	周　松、王连芹
	神经内镜辅助微血管减压术治疗面肌痉挛的应用价值	中国实用神经疾病杂志	祖兴旺
	真核翻译起始因子 3c 在人脑胶质瘤组织中的表达及临床意义	脑与神经疾病杂志	郝进敏
	多西环素对哮喘大鼠血管内皮因子、基质金属蛋白酶 9 的作用及血管重塑的影响	河北医科大学学报	韩雪娇
	脑梗死软脑膜侧支血管的磁敏感加权成像与临床对照研究	大连医科大学学报	杨志宏
	丹红注射液联合稳心颗粒治疗冠心病心绞痛的疗效观察	山西医药杂志	夏小丽、李晓增

续表 42

年份	论文（著作）名称	发表期刊	前二名作者
2015	静脉内平滑肌瘤病 1 例并文献复习	中国医师杂志	牛翠丽
	通心络胶囊治疗老年冠心病经皮冠状动脉介入术后心绞痛临床观察	河北中医	郝俊华、宁晓红
	基底节区脑出血小骨窗血肿清除术与神经内镜下血肿清除的效果对比	西部医学	王双豹、赵伟然
	不同浓度酒精用于新生儿脐部护理的效果分析	医学美学美容	李靖云
	神经内科危重症患者肠内营养护理	医学美学美容	范云芳
	早期内镜辅助下微创血肿清除术与常规开颅手术治疗脑深部功能区自发性脑出血	大家健康（学术版）	张卫民
	个体化营养护理对胃癌者术后恢复作用的影响	心理医生	闫平平
	老年人高血压心脏病用药及护理分析	健康前沿	杜雪红
	以人性化护理促进产科护理质量的提高	今日健康	王俊茹
	老年人患脑血栓疾病的膳食护理分析	东方食疗与保健	范云芳
	106 例慢性阻塞性肺病的康复治疗及临床疗效观察	东方食疗与保健	杨　华
	不同脐部护理方法在预防新生儿脐炎方面的效果分析	东方食疗与保健	李靖云
	产后穴位按摩预防晚期产后出血的临床观察	母婴世界	刘慧丽
	人性化护理理念在手术室整体护理中的应用效果	母婴世界	吕　静
	瑞芬太尼－丙泊酚全凭静脉麻醉在老年全身麻醉患者中的应用效果	母婴世界	王　莉
	围术期患者低体温的原因分析及护理对策	母婴世界	蔡永娟
	优质护理在冠心病心绞痛患者护理中的应用效果	现代养生	袁　莹
	健康教育护理干预对非典型心绞痛患者的护理效果	现代养生	王　莹
	健康教育等对冠心病伴焦虑抑郁患者心理状态的改善效果	现代养生	刘　莹
	优质护理干预在产科护理中应用的效果评价	现代养生	张金平
	瑜伽呼吸法对分娩产妇的产程进展及分娩结局的研究	现代养生	杨瑞雪
	重症颅脑外伤患者的呼吸道护理	健康导报	武如菊
	新生儿疾病	科学技术文献出版社	范雪爱
	早产儿疾病诊疗与护理	科学技术文献出版社	范雪爱
	星状神经节置管及间断阻滞对治疗突发性耳聋的效果及安全性评价	临床耳鼻咽喉头颈外科杂志	张志卓
	急性非致残性脑血管事件合并高尿酸血症人群应用苯溴马隆片的疗效观察	中西医结合心血管病电子杂志	李利峰、路　峰
	急性大面积脑梗死血栓的磁敏感加权成像与临床相关性研究	临床放射学杂志	杨志宏、李　鑫
	血清 VEGF、CA19－9 以及 OPN 水平检测在大肠癌的临床诊断和手术疗效分析中的应用	现代肿瘤医学	张　凯、张　召
	常规核磁共振成像与弥散成像在定量诊断骨质疏松中的对比研究	医疗卫生装备	刘进辉、李　晖

续表 43

年份	论文（著作）名称	发表期刊	前二名作者
2015	缩短β受体阻滞剂加量周期对慢性心力衰竭影响的临床研究	热带医学杂志	王灵群、王秀玲
	神经内镜辅助下夹闭颅内动脉瘤的治疗体会	山西医药杂志	王双豹
	气管插管全身麻醉下不同吸入氧浓度对小儿肺炎患者肺泡动脉氧分压差的影响分析	山西医药杂志	郝现伟
	单纯内镜下经鼻蝶垂体瘤切除三种术式分析	河北医药	高海晓
	护理干预对颅内动脉瘤患者临床康复效果的影响	西部医学	石素真、薛振生
	血管性介入治疗在妇产科出血性疾病中的应用	世界最新医学信息文摘	李　娟
	脑卒中后尿失禁应用穴位中频电刺激与 Kegel 运动治疗的效果分析	世界最新医学信息文摘	窦丽辉
	脑瘫患儿应用核心稳定性训练的运动功能影响分析	世界最新医学信息文摘	李秀丽
	研究功能性电刺激对脑卒中偏瘫患者上肢运动功能恢复的影响	世界最新医学信息文摘	辛　辉
	探讨血管内介入治疗颅内动脉瘤的临床效果	世界最新医学信息文摘	陈志强
	盐酸法舒地尔（FSD）注射液治疗蛛网膜下腔出血（SAH）所致脑血管痉挛（CVS）的临床疗效和安全性	世界最新医学信息文摘	陈志强
	探讨老年期神经肌肉病临床特征	世界最新医学信息文摘	王荣辉
	基层医院全科医生转岗培训的实践与探讨	中国医学人文	贾亚男
	浅析新时期医院思想政治工作的特殊性	东方企业文化	司永霞
	康惠尔透明贴预防化学性静脉炎的临床分析	大家健康（学术版）	白晓蔚
	血管阻力指数的测定在乳腺良恶性肿瘤鉴别诊断中的价值	大家健康（学术版）	孙红娟
	彩色多普勒超声在乳腺健康体检中的作用	大家健康（学术版）	訾晓晖
	健康体检的意义及重要性	心理医生	曹　琳
	健康体检中心存在的共性问题及对策	心理医生	曹　琳
	病房安全管理的分析	心理医生	司建峰
	内镜室护理行为中的安全隐患及防范对策	心理医生	路　萌
	良性阵发性位置性眩晕复发与饮酒的关联性分析	医学信息	白晓蔚
	不同新生儿脐部护理方法对新生儿脐部愈合的影响体会	饮食保健	李靖云
	妇产科安全护理的不安全因素与防护措施	今日健康	王俊茹
	探索思想政治工作对构建和谐医患关系的作用	管理观察	司永霞
	PBL 教学法在手术室带教中的应用	母婴世界	蔡永娟
	手术室患者护理中综合护理措施的应用	母婴世界	吕　静
	全身麻醉联合硬膜外麻醉在胸部手术中的临床应用	母婴世界	王　莉
	重症医学科 54 例机械通气患者人工气道护理体会	母婴世界	武如菊
	体外循环心脏术后精神障碍的因素及护理体会	母婴世界	王艳玲
	产科病房实施人性化护理的新举措	母婴世界	王俊茹
	临床护理路径在手术室病人健康宣教中的应用效果	母婴世界	肖玉华

续表44

年份	论文（著作）名称	发表期刊	前二名作者
2015	糖化血红蛋白与空腹血糖对糖尿病病人的诊断意义对比	母婴世界	张　洁
	经腹联合经阴道彩色多普勒超声对子宫肌瘤的诊断研究	母婴世界	王　卓
	miR－20a regulates adipocyte differentiation by targeting lysine－specific demithy lase 6b and transforming grouth factor－βsignaling	International Journal of obesity	郭　菲
	颞部入路立体定向软通道与保守疗法治疗老年性丘脑出血的对比	立体定向和功能性神经外科杂志	杨利辉
	临床护理路径在腹腔镜胆囊切除术患者健康教育中的应用效果	实用临床医药杂志	夏中双
	实验室内标本周转时间影响因素COX回归模型建立与分析	中华检验医学杂志	尹志辉
	替格瑞洛用于冠脉弥漫长病变行冠脉介入治疗患者的疗效	中华灾害救援医学	王连芹
	慢性心力衰竭患者出院后实施疾病管理的临床效果研究	中国临床医学	王连芹、齐丽平
	核磁共振成像参数对颈椎轻微创伤后急性脊髓损伤风险的评估	河北医药	刘进辉、李　晖
	临床护理路径在心肌梗死介入治疗患者健康教育中的作用	世界最新医学信息文摘	王　莹
	综合性护理对心肌梗死患者的舒适度和满意度的影响	世界最新医学信息文摘	王　莹
	临床护理路径在心肌梗死介入治疗患者健康教育中的作用	世界最新医学信息文摘	刘　莹
	全麻与脊椎－硬膜外阻滞麻醉对老年手术患者术后认知功能障碍的影响	世界最新医学信息文摘	王　莉
	心理护理干预对冠心病患者负性情绪的影响	世界最新医学信息文摘	袁　莹
	曲美他嗪对老年慢性心力衰竭病人的治疗作用研究	世界最新医学信息文摘	李　鹏
	痉挛型瘫痪患儿核心肌群训练下肢运动功能中的效果研究	世界最新医学信息文摘	冀京雷
	重型颅脑外伤外科术后的临床护理措施分析	世界最新医学信息文摘	苏　菲
	探讨钼靶X线钙化征象在良恶性乳腺肿瘤诊断中的临床应用价值	世界最新医学信息文摘	刘一航
	康复锻炼对骨折愈合的促进	世界最新医学信息文摘	司建峰
	护士与客户沟通在健康体检中的作用	世界最新医学信息文摘	曹　琳
	体检科护士在健康教育中的作用	世界最新医学信息文摘	曹　琳
	小儿骨科手术麻醉中应用喉罩技术结合瑞芬太尼合用丙泊酚的效果	世界最新医学信息文摘	王　莉
	观察脑心通治疗老年原发性高血压伴血脂异常的临床疗效	中国医药指南	张　静
	肌电图检查在糖尿病周围神经病诊断及早期诊断中的价值分析	大家健康（学术版）	李　晓
	循证护理应用于妊娠高血压综合征严重并发症临床预防中的效果观察	饮食保健	杨瑞冰
	优质护理在预防妊娠期糖尿病孕产妇并发症中的应用价值分析	饮食保健	张智鑫

续表 45

年份	论文（著作）名称	发表期刊	前二名作者
2015	中频治疗仪加被动牵拉对脑卒中后重症躁阵挛的治疗观察	饮食保健	郭永禄
	优质护理和常规护理应用在急性心肌梗死患者中的护理效果对比观察	饮食保健	冯晓利
	探析健康体检中高血压高血脂与糖尿病调查结果	心理医生	张　洁
	压力伤护理在临床中的应用	心理医生	司建峰
	高血压护理中舒适护理措施的应用效果研究	健康前沿	杜雪红
	高血压脑出血治疗护理体会	医学信息	王银红
	分析脑卒中偏瘫患者治疗前后影响日常生活的能力的相关因素	现代养生	谷艳侠
	品管圈工作模式在 ICU 人工气道护理中的应用评价	医药卫生	赵聪聪
	牙周炎与心血管疾病相关性研究进展	母婴世界	董　欣
	手术室应急措施在危重患者抢救中的应用价值	母婴世界	吕　静
	常规护理和舒适护理两种护理模式在手术室护理中的应用效果	母婴世界	蔡永娟
	康复医学科进修治疗师问答	科学技术文献出版社	尹伟华
	临床内科疾病诊断与治疗	科学技术文献出版社	何　昆
	急性脑梗死尿激酶溶栓术后早期抗凝治疗	中西医结合心脑血管病杂志	闫喜格、张淑娟
	糖尿病患者冠状动脉桥血管病变 64 层 CT 血管成像分析	中国煤炭工业医学杂志	张玉强、李　鑫
	血脂、血浆 PTX3 对冠脉支架术后非犯罪血管进展的影响	热带医学杂志	任振芳、王秀玲
	舒血宁注射液治疗短暂性脑缺血发作疗效分析	陕西中医	张世敏
	产后出血患者经选择性子宫动脉栓塞治疗的临床效果观察	世界最新医学信息文摘	高佳丽
	电刺激对神经源性膀胱感觉功能障碍的治疗作用研究	世界最新医学信息文摘	王金宝
	老年性脑白质改变与颈动脉粥样斑块关系分析	世界最新医学信息文摘	李秀丽
	上消化道造影对食管裂孔疝 X 线征象研究	世界最新医学信息文摘	刘一航
	不稳定型心绞痛药物治疗的护理干预措施与效果分析	世界最新医学信息文摘	左　蕾
	镇痛泵在骨科手术应用的护理	世界最新医学信息文摘	司建峰
	脑白质疏松症与颈动脉粥样硬化斑块关系研究	世界最新医学信息文摘	张瑞燕
	冠心病心绞痛患者应用综合护理的效果研究	世界最新医学信息文摘	左　蕾
	心房颤动患者诊断及心电图特点分析杂志	中西医结合心血管病	张朝领
	20 例听神经瘤患者的脑干听觉诱发电位分析	大家健康（学术版）	李　晓
	彩色多普勒超声筛查妊娠中期胎儿畸形的价值探讨	大家健康（学术版）	任秀娥
	经阴道彩色多普勒超声对输卵管间质部妊娠的诊断分析	大家健康（学术版）	任秀娥
	经阴道超声诊断子宫内膜癌的价值研究	大家健康（学术版）	任秀娥
	电化宣教在手术室专职护士术前访视中的应用效果	大家健康（学术版）	蔡永娟

续表46

年份	论文（著作）名称	发表期刊	前二名作者
2015	试析规范化教育在神经内科护理中的应用	大家健康（学术版）	范云芳
	不同带教模式在手术室护理带教中的应用效果	大家健康（学术版）	吕　静
	风险管理法应用于手术室护理管理中的临床效果	大家健康（学术版）	肖玉华
	浅谈妇产科护理中的风险与管理	医学信息	王俊茹
	浅谈神经外科重症患者的褥疮护理	医学信息	王银红
	神经肌肉电刺激联合康复治疗帕金森的临床研究	医学信息	王　玉
	护理风险管理在冠心病介入治疗中的应用效果	饮食保健	袁　莹
	干预护理对高血压伴心理障碍患者的抚抑郁治疗效果	饮食保健	袁　莹
	苯磺酸左旋氨氯地平治疗老年高血压疗效评估分析	心理医生	李云青
	喜炎平注射液联用维生素C注射液对上呼吸道感染的治疗价值评析	心理医生	史维静
	乳酸米力农治疗新生儿持续肺动脉高压36例临床分析	名　医	郭　华
	妇产科护理中的安全隐患以及防控措施探讨	医药卫生	杨瑞冰
	脑分水岭梗死的临床分析	医药卫生	刘亚林
	婴儿腹泻、腹痛、腹胀的护理体会	医药卫生	公志改
	优质护理服务在老年性脑梗塞护理中应用	现代养生	张淑娟
	健康教育路径在介入治疗不稳定心绞痛患者中的临床效果体会	医　药	冯晓利
	机械碎栓联合动静脉多途径溶栓术治疗超早期后循环脑梗死的临床分析	河北医科大学学报	魏玉清
	医院感染监测体系在手术部位感染中的应用研究	河北医科大学学报	宋　莉
	CD117、CD44在卵巢浆液性肿瘤中的表达及临床意义	河北医科大学学报	马　琳
	针刺联合电子生物反馈治疗对脑血管病患者运动功能的影响	现代中西医结合杂志	谷艳侠、郭永禄
	颞部入路立体定向软通道治疗老年性丘脑出血的价值	牡丹江医学院学报	杨利辉
	壮骨伸筋胶囊治疗跟骨骨折术后跟痛症的临床研究	陕西中医	崔玉增
	心电图与超声心动图在肥厚型心肌病诊断中的临床分析	世界最新医学信息文摘	张朝领
	对帕金森患者进行高压氧治疗及康复训练指导的效果分析	当代医药论丛	李　华
	急性颅脑损伤凝血功能异常特点及其与病程发展及预后的相关研究	中国保健营养	王小卫
	卡前列素氨丁三醇联合缩宫素预防阴道分娩中转剖宫产术中及术后出血的临床研究	中国保健营养	石国素
	乳腺区段切除术治疗乳腺良性肿块疗效分析	中国保健营养	侯晓峰
	经腹联合经阴道彩色多普勒超声对子宫肌瘤的诊断研究	大家健康（学术版）	王　卓
	超声诊断因胎盘因素引起产后出血的临床价值	大家健康（学术版）	王　卓
	原发肝癌的超声诊断	大家健康（学术版）	王　卓
	心电图在右位心伴冠状动脉供血不足诊断中的临床分析	大家健康（学术版）	张朝领

续表 47

年份	论文（著作）名称	发表期刊	前二名作者
2015	彩色多普勒超声在妇产科急腹症中的诊断价值	大家健康（学术版）	任秀娥
	超声在早期乳腺癌诊断中的应用价值	大家健康（学术版）	任秀娥
	子宫内膜病变诊断中超声的应用价值	大家健康（学术版）	任秀娥
	部分性葡萄胎彩色多普勒超声诊断意义	大家健康（学术版）	任秀娥
	护理饮食管控对冠心病患者营养状况的我影响	大家健康（学术版）	刘　莹
	责任制整体护理对中青年冠心病患者生存质量的影响	大家健康（学术版）	袁　莹
	整体护理在慢性肺心病合并心衰护理中的应用价值	大家健康（学术版）	王　莹
	全身麻醉复合硬膜外阻滞对老年胸科术后认知功能的影响	大家健康（学术版）	王　莉
	全麻复合硬膜外麻醉在胸腔镜肺癌手术中的应用观察	大家健康（学术版）	王　莉
	小儿肺炎的优质护理效果观察与分析	大家健康（学术版）	吕　静
	护理干预在手手术室护理中应用的效果	现代养生	肖玉华
	急性脑血栓形成早期康复护理干预的效果观察	母婴世界	范云芳
	优质护理应用于脑梗死患者康复护理中的临床效果	医学信息	范云芳
	1018 例健康体检者血尿酸检测结果分析	医学信息	张　洁
	糖尿病合并冠心病患者的全面护理方法余效果	延边医学	刘　莹
	护理风险管理在冠心病介入治疗中的应用效果	延边医学	袁　莹
	护理诊断在扩张型心肌病心衰护理中的应用效果	延边医学	王　莹
	急性心衰患者康复的护理干预分析	延边医学	王　莹
	干预护理对高血压伴心理障碍患者的抚抑郁治疗效果	延边医学	袁　莹
	心理干预用于老年心绞痛护理中的临床价值	延边医学	刘　莹
	探讨早期神经肌肉电刺激配合康复训练治疗脑卒中后吞咽障碍的临床疗效	延边医学	李　华
	高血压脑出血患者的术后护理方法研究	延边医学	刘英彩
	社区护理干预在冠心病患者中的应用效果评价	医师在线	杜雪红
	脑梗死患者恢复期心理护理探讨	心理医生	邱彩虹
	临床护理路径在脑梗塞患者康复功能锻炼中的应用	现代养生	张淑娟
	脑电双频指数在腹腔镜胆囊切除术中对麻醉深度调控的意义	现代养生	王　莉
	互动教学法在手术室临床带教中的应用及效果分析	现代养生	蔡永娟
	重度失血性休克患者的手术室护理	现代养生	吕　静
	公立医院内部控制管理现状及改进措施研究	才　智	田　婧
	血脂残余风险和血浆 Chemerin 对冠状动脉支架内再狭窄的影响	中西医结合心脑血管病杂志	王秀玲、李振莲
	血清尿酸和急性非致残性脑血管事件关系探讨	中西医结合心脑血管病杂志	李利峰、张淑娟
	0.2% 络合碘在新生儿脐部护理中的应用效果	实用临床医药杂志	路运华、石国素

续表48

年份	论文（著作）名称	发表期刊	前二名作者
2015	锁孔手术与碎吸术治疗高血压脑出血的研究	中国医师进修杂志	王小卫
	替罗非班联合硝苯地平控释片、曲美他嗪治疗顽固性心绞痛52例疗效观察	环球中医药	王宏斌
	面对面随访对心力衰竭患者出院后合理控制体重的效果观察	河北医学	谷艳侠、王丽江
	参芪扶正注射液治疗慢性充血性心力衰竭29例及护理对策	中国药业	王瑞英
	参芪扶正注射液联合硝酸甘油治疗心力衰竭45例及护理要点	中国药业	杨雪棉
	冠心病合并糖尿病患者血糖管理策略	世界最新医学信息文摘	王艳玲
	重症早期预警的护理策略对小儿手足口的效果影响分析	转化医学电子杂志	卢言言
	综合护理对小儿高热惊厥的应用效果及预后观察	转化医学电子杂志	卢言言
	改良式甲状腺次全切除术临床疗效观察	中国保健营养	侯晓峰
	研究脑肿瘤出血的临床特点及手术治疗方法	中国保健营养	陈志强
	分析脑出血破入脑室后出现不同临床表现及多种并发症对患者预后的影响	中国保健营养	甄文剑
	循证护理对小儿手足口病并脑炎护理的应用效果分析	中国保健营养	卢言言
	骨科手术后下肢静脉血栓的彩超诊断价值研究	大家健康（学术版）	王　卓
	邢台市某银行职工健康体检幽门螺旋杆菌检测结果分析	大家健康（学术版）	张　洁
	感觉神经传导速度检查及正中神经分段检查法在早期腕管综合征诊断中的应用	大家健康（学术版）	李　晓
	氧气雾化联合机械辅助排痰治疗重型颅脑损伤病人肺炎的临床分析	大家健康（学术版）	张　兰
	观察康复训练结合神经肌肉电刺激对脑卒中患者神经功能及生活能力的影响	大家健康（学术版）	窦丽辉
	预防术中压疮的护理体会	大家健康（学术版）	武如菊
	急性心肌梗死心电图特点及临床研究	大家健康（学术版）	张朝领
	乳腺肿瘤术后胸壁转移的治疗方案及效果分析	心理医生	王文丽
	神经外科监护室护理人员压力分析与对策	心理医生	邱彩虹
	乳腺良性病变的鉴别诊断与乳腺癌钼靶X线摄影征	延边医学	刘一航
	颈椎病患者的X线诊断及表现研究	延边医学	刘一航
	股骨粗隆间骨折心理护理的临床效果研究	饮食保健	司建峰
	针刺联合阳纲穴刺血拔罐疗法治疗间日型疟疾	今日健康	冯晓英
	重症监护病房与普通病房铜绿假单胞菌耐药性比较及治疗效果差异	中外医疗	孙鑫晔
	氨氯地平联合卡托普利治疗高血压合并冠心病临床效果分析	航空军医	张　静
	邢台市某事业单位713名在职职工健康体检结果分析	医学信息	曹　琳
	护士作为导医在健康体检中的作用	医学信息	曹　琳
	优质护理服务模式在手术室护理中的应用效果	现代养生	吕　静

续表 49

年份	论文（著作）名称	发表期刊	前二名作者
2015	护理标识制度在手术室护理管理中的应用	现代养生	蔡永娟
	在妇科腹腔镜手术中应用瑞芬太尼复合丙泊酚靶控输注的麻醉效果	现代养生	王　莉
	议妇产科护士的职业危害与自我防护	现代养生	王俊茹
	体外循环心脏术后精神障碍探析	现代养生	王艳玲
	手术室护理路径在外伤并发危重患者中的应用效果	母婴世界	吕　静
	卡前列甲酯栓与米索前列醇在预防产后出血中的比较	科技视界	李　娟
	降低新生儿静脉留置针导致静脉炎的护理干预分析	健康世界	张苗苗
	缬沙坦治疗冠心病所致心力衰竭的临床疗效的胸部 X 线表现	医药卫生	齐　赛
	微创临床路径在心血管介入患者护理中的研究	人人健康	冯晓利
	气囊管理对预防呼吸机相关性肺炎的影响研究	人人健康	武如菊
	替格瑞洛联合替罗非班在急诊经皮冠状动脉介入治疗的近期疗效	中国循证心血管医学杂志	周　松、李振莲
	替格瑞洛用于冠脉弥漫长病变行冠脉介入治疗患者的疗效	中华灾害救援医学	周　松、李振莲
	鸦胆子油乳联合尼莫斯汀治疗颅内恶性胶质瘤临床疗效观察	立体定向和功能性神经外科杂志	杨利辉、闫建敏
	持续终池引流治疗进展型硬膜下积液的疗效观察	立体定向和功能性神经外科杂志	张颜礼、贾宝铭
	复方麝香注射液治疗高血压脑出血的临床疗效	中药药理与临床	王小卫、王荣辉
	替莫唑胺联合鸦胆子油乳对胶质瘤 SKMG－4 细胞抑制作用研究	中国热带医学	杨利辉、张　翡
	急性脑梗死尿激酶动脉溶栓术后早期抗凝治疗临床研究	临床荟萃	闫喜格
	护理干预联合参芪扶正注射液治疗冠心病心力衰竭 45 例	中国药业	杨雪棉
	失能老人对不同照料方式的生活满意度调查	中国病案	夏小丽、谷艳侠
	平衡针法在小儿精神发育迟缓中的临床应用	四川中医	郝现伟
	益气温阳利水方联合针刺心俞穴对慢性心衰患者血清 IL－17TNF－α 的影响	四川中医	王　栋
	阿托伐他汀联合厄贝沙坦治疗糖尿病心肌病的临床疗效观察	世界最新医学信息文摘	崔振川
	急性脑梗死患者近期预后的脑白质疏松症影响研究	世界最新医学信息文摘	张瑞燕
	急性心肌梗塞护理干预中应用健康教育的效果分析	世界最新医学信息文摘	张　丽
	循证护理在有创呼吸机护理中的应用评价	中西医结合护理（中英文）	赵聪聪
	立体定向微创术治疗高血压脑出血的临床疗效	中外医学研究	王小卫
	用腹腔镜手术与开腹手术治疗宫外孕的疗效对比	当代医药论丛	孙　红
	浅析脑动脉瘤术后患者血管痉挛发生的影响因素	中国保健营养	甄文剑
	异常心电图在健康体检人群中的诊断价值探讨	大家健康（学术版）	张朝领
	95 例中心静脉导管的护理体会	大家健康（学术版）	武如菊

续表 50

年份	论文（著作）名称	发表期刊	前二名作者
2015	内镜下经鼻蝶入路切除垂体瘤的围术期护理	大家健康（学术版）	张　兰
	双胎输血综合征 1 例	医学信息	董　燕
	优质护理服务在新生儿脐部护理中的应用及临床效果	医学信息	李靖云
	医院现代化体检中的管理及问题探讨	医学信息	曹　琳
	中西医结合治疗血管神经性头痛及药学安全性的临床研究	航空军医	李云青
	老年心血管病人临床合理用药的管理及分析	航空军医	史维静
	医疗新技术与新项目创新管理的实践体会	医学教育管理	白少华
	孕期营养及糖尿病筛查对妊娠期糖尿病发病的预测	生物技术世界	董淑晓
	产科护理常见的不安全因素分析及防范措施	生物技术世界	张金平
	瑜伽呼吸法联合沉思冥想在分娩产妇产程中的应用观察	生物技术世界	杨瑞雪
	个性化护理应用于先兆早产护理中的效果体会	母婴世界	张智鑫
	中频电脑治疗仪治疗脑卒中后吞咽障碍的临床观察	母婴世界	郭永禄
	产科中无痛分娩的应用研究	人人健康	杨瑞冰
	老年牙周炎伴有高血压患者牙周基础治疗、维护治疗的临床效果探讨	医药卫生	董　欣
	温针灸为主综合疗法治疗外伤性周围神经损伤的疗效	中国老年学杂志	李俊青
	益气养阴中药联合 FOLFOX4 方案化疗对大肠癌术后患者免疫功能的影响研究	现代消化及介入诊疗	张丽芹
	金纳多注射液对脂多糖致急性肺损伤大鼠肺组织中核因子 – κB 表达的影响	安徽医药	吴　棣
	椎体成形术在骨质疏松性椎体骨折不愈合中的应用	实用骨科杂志	赵丽娟
	幽门螺杆菌感染与 PCI 围术期抗血小板治疗诱发上消化道出血的关系	江苏医药	杨湛南
	电针联合双歧杆菌三联活菌治疗急性脑卒中后便秘疗效观察	结直肠肛门外科	张坤西
	电针结合乳果糖治疗慢性前列腺炎便秘患者疗效观察	结直肠肛门外科	张坤西
	穿刺方式联合护理干预对动静脉内瘘并发症的影响	山西医药杂志	安惠旒
	排针攒刺松解法治疗颈源性眩晕临床疗效分析	河北中医药学报	郭克勤
	自拟宣肺汤联合点刺肺俞治疗病毒性小儿肺炎 30 例临床观察	四川中医	贺　焱
2016	The experiences of balloon – expandable stent in spoptomatic stenosis of middle cerebraoll artery	Springer Plus	李英毅、唐灵涛
	水通道蛋白 4 和中枢神经系统疾病	脑与神经疾病杂志	张　洁、张坤西
	急性非 ST 段抬高心肌梗死病人早期 PCI 对碎裂 QRS 波、NT – proBNP 及短期预后的影响	中西医结合心脑血管病杂志	李振莲、王灵群
	P62 蛋白的研究	脑与神经疾病杂志	张坤西、张　洁
	硝苯地平联合酚妥拉明及硫酸镁治疗妊娠高血压疾病的临床疗效	医学综述	石国素、路运华
	替格瑞洛用于冠脉分叉病变经皮冠脉介入治疗术后的有效性及安全性研究	中西医结合心血管病杂志	王计亮

续表 51

年份	论文（著作）名称	发表期刊	前二名作者
2016	急性颅脑损伤并发应激性溃疡出血的护理干预分析	中西医结合心血管病杂志	李士雪
	心理护理对心肌梗塞后抑郁的影响	世界最新医学信息文摘	刘立辉
	妇产科急腹症的临床研究分析	世界最新医学信息文摘	杨瑞冰
	宫腔镜下输卵管插管通液术治疗输卵管性不孕的应用价值	临床医学研究与实践	王文丽
	腓总神经损伤患者 30 例的肌电图分析	临床合理用药杂志	李　晓
	针对性运动康复训练对脑梗死后尚志精细功能恢复的影响研究	中外医学研究	王荣辉
	非典型急性心肌梗死误诊原因分析与防范对策	大家健康（学术版）	张朝领
	优质护理服务在临床中的应用	大家健康（学术版）	司建峰
	颅脑创伤患者凝血功能动态变化的监测及其临床意义研究	大家健康（学术版）	王　松
	痉挛性脑瘫患儿三维步态指导下的核心稳定性训练效果研究	大家健康（学术版）	李秀丽
	妇产科护理工作的护理纠纷及防范对策研究	大家健康（学术版）	杨瑞冰
	右美托咪定泵注联合七氟烷吸入诱导在宫腔镜手术麻醉中的应用	大家健康（学术版）	管朝勇
	妇产科急诊超声诊断的价值分析	大家健康（学术版）	王　卓
	药学干预对喹诺酮类药物合理应用的影响初步研究	心理医生	石志娜
	卧位型心绞痛与阻塞性睡眠呼吸暂停综合征的关系	饮食保健	王计亮
	产科护理中人性化护理模式的应用分析	生物技术世界	杨瑞冰
	肺间质纤维化合并肺气肿综合征患者的临床特点研究	现代养生	张　伟
	护理干预对同慢阻肺患者生活质量影响分析	现代养生	陆凌群
	妊高症患者实施心理护理的临床效果体会	现代养生	张智鑫
	剖宫产术中断脐时机对母儿预后的影响	医药卫生	李　娟
	急诊剖腹产术后胃肠急性不良情况经中西医结合处理的效果探讨	医药卫生	赵建芬
	家庭关怀在儿科护理中的应用效果	饮食保健	卢言言
	剖宫产瘢痕妊娠并发大出血患者的护理措施	人人健康	张金平
	浅析内镜护理中的风险管理与控制	保健文汇	路　萌
	硫酸镁与硝苯地平联合治疗妊娠高血压综合征患者的临床效果观察	医　药	吴　棣
	磁敏感加权成像在检测腔隙性脑梗塞中微出血的应用	医　药	郭　宇
	血浆纤维蛋白原及 D 二聚体检测对进展性脑卒中的诊断价值	昆明医科大学学报	贾　亮、刘一航
	PACS/RIS 系统在健康体检中的应用价值	河北医科大学学报	齐　赛、贾亚男
	大承气汤保留灌肠对剖宫产术后肛门排气和胃肠功能恢复的影响	中医药导报	杨瑞雪、高佳丽
	SWI 评估腔隙性脑梗死与脑内微出血相关性的研究	世界最新医学信息文摘	李　鑫

续表52

年份	论文（著作）名称	发表期刊	前二名作者
2016	护理干预应用于脑出血手术前后的效果研究	世界最新医学信息文摘	李士雪
	急性化脓性阑尾炎的临床手术治疗效果研究	世界最新医学信息文摘	侯晓峰
	腕管综合征患者60例的肌电图分析	临床合理用药杂志	李　晓
	口服抗血小板药物治疗冠心病的疗效观察	临床医药文献杂志	李　华
	浅谈转变产科护理模式对产妇分娩方式带来的影响	东方食疗与保健	张智鑫
	研究手术治疗脑肿瘤出血的临床效果及特点	中国保健营养	陈志强
	直肠癌根治术两种保护造口并发症比较及相关护理策略	中国医学人文	闫平平
	对进行手术的进行脑外伤患者实施综合护理的效果探析	当代医药论丛	刘英彩
	前置胎盘患者经盐酸利托君与硫酸镁治疗的临床效果对比分析	大家健康（学术版）	高佳丽
	脑白质疏松症对急性脑梗死近期预后影响分析	大家健康（学术版）	李秀丽
	脑白质疏松（LA）对脑梗死预后影响研究	大家健康（学术版）	张瑞燕
	冠心病合并高血压患者应用舒适护理的方法研究	大家健康（学术版）	左　蕾
	病理学预后因素与乳腺癌钼靶X线征象的相关性探讨	大家健康（学术版）	刘一航
	外伤性脑出血患者的护理	大家健康（学术版）	张　兰
	健康教育对以皮冠状动脉介入治疗患者远期预后的影响	大家健康（学术版）	邢凤英
	颈部血管彩超诊断颈动脉粥样硬化性疾病在健康体检中的应用研究	大家健康（学术版）	张　洁
	美洛西林钠致小儿药物热1例	大家健康（学术版）	郝利亚
	ICU患者外周中心静脉导管（PICC）的护理	大家健康（学术版）	武如菊
	手术室护理的安全隐患及防范措施	大家健康（学术版）	肖玉华
	临床护理路径在妇产科的应用及效果观察	大家健康（学术版）	杨瑞冰
	重型颅脑外伤术后的ICU护理分析	大家健康（学术版）	苏　菲
	老年糖尿病肾病患者血液透析治疗中低血糖的观察和护理	健康前沿	钱中会
	消化内科临床护理应用优质护理模式的效果评价	健康前沿	钱中会
	优质护理干预在产科中临床应用研究	生物技术世界	杨瑞冰
	浅析幽门螺杆菌（HP）治疗对阻塞性睡眠呼吸咋听综合征（OSAS）患者的价值	健康周刊	董世荣
	营养支持治疗对老年COPD合并呼吸衰竭病人的影响研究	健康周刊	董世荣
	品管圈活动在降低乳腺癌患者术后患侧上肢水肿发生率中的应用意义分析	健康周刊	李　颖
	健康教育联合信息支持疗法在乳腺癌术后预防上肢淋巴水肿的护理体会	健康周刊	李　颖
	优质护理服务在冠心病患者围手术期的运用	保健文汇	程瑛卓
	针灸临床服务发展现状研究	保健文汇	文清亮
	分析康复护理在中风后吞咽障碍患者护理中的临床效果	保健文汇	王秋丽

续表 53

年份	论文（著作）名称	发表期刊	前二名作者
2016	尖吻蝮蛇血凝酶在鼻内镜手术中止血效果观察	人人健康	管朝勇
	护理干预对预防剖宫产术后尿潴留的效果探讨	人人健康	张金平
	妊娠合并心力衰竭患者行剖宫产的围手术期护理体会	人人健康	张金平
	奥美拉唑联合奥曲肽治疗上消化道出血的临床观察	人人健康	钱中会
	瑜伽呼吸法联合沉思冥想对分娩产程及结局的影响	中外医疗	杨瑞雪
	替格瑞洛用于心血管病变经皮冠脉介入治疗术后的有效性及安全性研究	家庭医药	王计亮
	分析健康教育护理干预对妇科阴道炎的影响效果	医药卫生	白晓蔚
	钠离子联合康妇消炎栓治疗慢性盆腔炎的临床疗效观察	今日健康	王文丽
	α－干扰素联合阿奇霉素治疗宫颈支原体属感染的临床疗效分析	母婴世界	王文丽
	米可定泡腾片等治疗复发性念珠菌阴道炎的临床效果	现代养生	王文丽
	磁敏感加权成像在脑梗死再灌注损伤的临床应用研究	医　药	郭　宇
	舒适护理在心外科手术室中的运用	保健文汇	程瑛卓
	分析心理护理对脑卒中患者康复期护理满意度的影响	保健文汇	王秋丽
	手术室护士的职业危害及防护措施	大家健康（学术版）	肖玉华
	硫酸镁联合盐酸利托君治疗早产胎膜早破的临床研究	大家健康（学术版）	王文丽
	甲硝唑联合乳酸杆菌治疗妊娠期滴虫性阴道炎的临床疗效分析	健康前沿	王文丽
	体检中健康人群颈椎 X 线摄片的应用研究	大家健康（学术版）	刘一航
	团体心理疗法对慢性心力衰竭患者康复效果的影响	西部医学	王　栋、陈洪波
	浅析妇产科护理中的隐私保护	母婴世界	张智鑫
	普罗布考联合阿托发他汀钙对急性冠脉综合征病人血脂和 Chemerin 的影响	中西医结合心脑血管病杂志	李振莲、王秀玲
	芪沥强心胶囊联合曲美他嗪治疗缺血性心肌病心力衰竭疗效观察	现代中西医结合杂志	高艳周、王宏斌
	刃针结合关节松动术治疗顽固性肩周炎临床研究	河北中医药学报	郭克勤
	锥形束 CT 在反牙合正畸治疗中的应用	中国医疗设备	王国杰
	中药穴位贴敷佐治不稳定型心绞痛（心血瘀阻证）的疗效观察	中国中医急症	张　伟、连爱霞
	出院随访关怀系统对冠脉介入治疗术后患者复诊率的影响	河北医学	袁　莹、谷艳侠
	环磷腺苷葡胺预处理对冠状动脉旁路移植术冠心病患者的心肌保护作用	广西医学	霍毅中
	血液灌流术后下肢深静脉血栓形成综合护理干预影响研究	世界最新医学信息文摘	郝海红
	尼莫地平与奥拉西坦胶囊对老年血管性痴呆的治疗效果研究	世界最新医学信息文摘	李　鹏
	置管溶栓治疗下肢深静脉血栓形成中不同给药方式的应用效果对比研究	世界最新医学信息文摘	刘志锋

续表 54

年份	论文（著作）名称	发表期刊	前二名作者
2016	甲状腺桥本氏病合并甲状腺乳头状癌的临床诊治研究	世界最新医学信息文摘	侯晓峰
	比索洛尔治疗糖尿病并发缺血性心肌病的临床疗效观察	临床合理用药杂志	王宪娟
	用欣普贝生与催产素为足月前胎膜早破产妇进行引产的效果对比	当代医药论丛	董淑晓
	显微手术与血管内栓塞治疗颅内动脉瘤的效果研究	大家健康（学术版）	张向辉
	风湿性心脏病采用针对性护理的效果分析	大家健康（学术版）	张　丽
	院内溶栓与急诊溶栓治疗急性心肌梗死的效果比较研究	大家健康（学术版）	卫瑞芳
	脑干出血病人的临床护理研究	大家健康（学术版）	张　兰
	颅内动脉瘤围手术期的护理体会	大家健康（学术版）	李士雪
	135 例银杏叶提取物治疗肺间质纤维化临床疗效分析	大家健康（学术版）	杨　华
	低分子肝素对不稳定型心绞痛治疗的护理分析	大家健康（学术版）	张　丽
	助产护理的风险及防范措施讨论	饮食保健	董　燕
	助产士助产护理影响分娩质量的临床分析	饮食保健	董　燕
	急性脑血管形成早期康复护理干预的效果分析	饮食保健	王秋丽
	临床护理路径在食管癌患者术后化疗护理中的应用分析	饮食保健	刘小龙
	腹腔镜下直肠癌麦氏术后会阴部切口延迟愈原因的分析与护理体会	心理医学	闫平平
	88 例以昏迷急诊入院患者的临床分析	健康之路	刘　帅
	乳腺癌患者术后预防上肢水肿的康复锻炼体会疗效研究	健康周刊	李　颖
	坎地沙坦对慢性心力衰竭患者血清 BNP 水平影响及临床意义	医药卫生	石宏娟
	24 例胆囊术中护理体会	人人健康	左晓玲
	修正休克指数在急诊病情判断中的作用研究	现代养生	刘　帅
	呼吸老年病肾内科老年重症患者护理问题探究	现代养生	毕甜甜
	优质护理服务在冠心病围手术期的应用	保健文汇	孙　艳
	颅顶部体表定位钻孔引流术治疗破入脑室的丘脑出血	中国临床神经外科杂志	张颜礼
	256 层 CT 后处理技术在颅盖骨骨折中的临床应用	黑龙江医药科学	张代辉
	2012－2014 年邢台地区上消化道出血临床特征分析	医学临床研究	王媛媛
	面肌痉挛微血管减压术中神经内镜的应用价值	山西医药杂志	祖兴旺、贾亚男
	顶部体表定位丘脑血肿引流术在老年重症丘脑出血破入脑室治疗中价值	河北医药	李志凯、库洪彬
	产后复原膏防治剖宫产术后肠胀气的疗效分析	实用妇科内分泌杂志（电子版）	霍森烨
	瑞格列奈联合二甲双胍对 2 型糖尿病的治疗效果及初评	世界最新医学信息文摘	李云青
	缬沙坦治疗原发性高血压合并 2 型糖尿病的应用效果观察及评估	世界最新医学信息文摘	史维静
	贝那普利治疗糖尿病心肌病的临床疗效观察	临床合理用药杂志	王宪娟
	冠心病患者不同冠脉病变程度血浆 Chemerin 水平的变化特点	临床合理用药杂志	卫瑞芳

续表 55

年份	论文（著作）名称	发表期刊	前二名作者
2016	综合护理对小儿高热惊厥的应用效果及预后观察	转化医学电子杂志	卢言言
	外科老年患者营养状况及干预现状研究	中国保健营养	卢言言
	老年肺间质纤维化合并肺气肿 132 例临床研究	大家健康（学术版）	杨　华
	支架成形术治疗颈动脉狭窄前后脑血流动力学对比分析	大家健康（学术版）	李　华
	蚓激酶胶囊治疗脑梗死患者的疗效和安全性	大家健康（学术版）	窦丽辉
	蚓激酶胶囊对脑梗死患者的干预及预防作用	大家健康（学术版）	李　鹏
	蚓激酶胶囊联合普罗布考片治疗脑梗死患者颈动脉不稳定粥样斑块的疗效观察	大家健康（学术版）	辛　辉
	冠心病护理应用优质护理的效果研究	大家健康（学术版）	韩兴思
	28 例急性胰腺炎并发症护理体会	大家健康（学术版）	左晓玲
	体检中心优质护理中健康体检路径的应用研究	大家健康（学术版）	曹　琳
	探讨加强优质护理对改善老年心肌梗塞患者预后的影响	健康前沿	王瑞英
	探讨冠心病介入诊疗术后血管病发症的原因分析及护理对策	健康前沿	王瑞英
	老年高血压患者体位性低血压与体位性高血压的临床研究与护理风险	健康前沿	王瑞英
	助产护理对产妇分娩质量的干预价值分析	饮食保健	董　燕
	心外科手术期感染的控制与管理分析	饮食保健	程瑛卓
	吸痰对促进婴儿肺炎康复的护理体会	医学信息	公志改
	临床护理路径在冠心病介入手术患者中的应用	保健文汇	孙　艳
	老年 COPD 及其合并症发病情况及护理管理	保健文汇	师丽敏
	PDCA 循环理论在神经外科护理带教中的运用	保健文汇	汪丽珍
	经桡动脉行冠状动脉介入治疗后前臂血肿的临床护理研究	保健文汇	李立英
	人性化护理在神经内科患者护理中的应用分析	保健文汇	陈静霞
	进食时间对有机磷农药中毒患者治疗的影响	中华急诊医学杂志	林国兴
	高频通气联合抗生素阶梯疗法对小儿重症肺炎肺泡－动脉氧分压差的影响	中国医药导报	郝现伟、郭义军
	孕妇牙周炎对早产低体重儿的影响研究及分析	中国医药导刊	孟卫东、陈志岭
	手足口病重症和危重症病人心功能状态的分析	世界最新医学信息文摘	李小亮
	喜炎平在小儿肺炎治疗作用观察	世界最新医学信息文摘	李小亮
	急性心肌梗死发生室性早搏的原因与临床护理分析	世界最新医学信息文摘	胡瑞芳
	健康教育护理干预应用于风湿性心脏病护理的效果研究	世界最新医学信息文摘	张明明
	早期应用呼吸末正压给氧（NCPAP）治疗重症手足口病 235 例临床疗效观测	世界最新医学信息文摘	郝现伟
	聘用制护士流失的统计分析与管理对策	临床合理用药杂志	韩　雪
	脊柱结核一期病灶清除后矫形重建脊柱稳定性的疗效观察	临床合理用药杂志	李海冰

续表 56

年份	论文（著作）名称	发表期刊	前二名作者
2016	糖尿病心肌病与 PI3/Akt 信号通路的研究进展	实用医学杂志	赵丽娟
	糖尿病心肌病中脑钠肽、超敏 C－反应蛋白水平变化及危险因素	实用医学杂志	赵丽娟
	疏血通注射液联合尿激酶对血液灌流期间下肢深静脉血栓形成的治疗效果研究	大家健康（学术版）	杨素云
	脑循环治疗仪对脑梗死的治疗效果研究	大家健康（学术版）	辛　辉
	浅析冠心病合并瓣膜病的临床特点及围手术期优质护理管理	饮食保健	程瑛卓
	优质护理在脑血栓患者护理中的应用	健康前沿	王秋丽
	浅谈如何对妇产科手术患者的腹部切口进行护理	东方食疗与保健	张智鑫
	探讨埋藏式三腔起搏器置入同步化治疗心力衰竭的护理	养生保健指南	杨雪棉
	护理干预对胸腰椎骨折后腹胀的原因分析及护理	保健文汇	金　平
	蓝氧妇科治疗仪配合乳酸菌阴道胶囊治疗阴道炎效果探讨	保健文汇	李　娟
	前瞻性护理对老年呼吸疾病患者感染率及生活质量的影响	保健文汇	毕甜甜
	心脏瓣膜围术期实施优质护理的观察与分析	保健文汇	孟延芹
	心脏瓣膜围术期实施优质护理的观察与分析	保健文汇	杨　静
	30 例腹腔镜胆囊切除术后护理观察和体会	人人健康	左晓玲
	新生儿先天性心脏病急诊手术围术期的护理	母婴世界	孙　艳
	128 例心血管疾病患者护理质量与用药安全管理分析	母婴世界	张　娜
	160 例老年心血管患者的心理护理及健康教育	母婴世界	杨　静
	浅析产后抑郁症的形成原因与心理护理	现代养生	张智鑫
	产科子宫切除 26 例的临床资料分析	医药卫生	李　娟
	参松养心胶囊联合美托洛尔辨治气虚瘀阻证冠心病心律失常的临床观察	成都中医药大学学报	王　莹、齐丽平
	重症非胆源性急性胰腺炎采用经鼻空肠管灌入生大黄联合早期血液灌流治疗的临床观察	中华急诊医学杂志	杨素云
	噻托溴胺联合无创呼吸机治疗 COPD 合并呼吸衰竭的临床疗效观察	热带医学杂志	张永红、刘红红
	呼吸机治疗一氧化碳中毒的疗效观察	黑龙江医药	林国兴
	冠心病患者血清超敏 C 反应蛋白、抑光素 C 水平变化的意义分析	河北医药	崔寒英
	机械碎栓联合动静脉溶栓术治疗急性血栓性椎－基底动脉闭塞的疗效及安全性	山东医药	王　玉、魏玉清
	机械碎栓联合动静脉多途径溶栓术治疗超早期后循环脑梗死的临床分析	河北医科大学学报	王　玉、魏玉清
	探讨儿内科疾病临床治疗与合理用药	世界最新医学信息文摘	张　丽
	系统护理干预应用于急性心肌梗死急救康复的效果分析	世界最新医学信息文摘	张明明
	良性频发性室性早搏采用人性化护理的效果研究	世界最新医学信息文摘	胡瑞芳

续表 57

年份	论文（著作）名称	发表期刊	前二名作者
2016	妇科常见阴道炎诊断与治疗效果分析	世界最新医学信息文摘	贾亚男
	极低出生体重早产儿呼吸暂停应用湿化高流量鼻导管通气治疗的效果分析	世界最新医学信息文摘	冀京雷
	阿奇霉素序贯治疗小儿支原体肺炎的临床研究	世界最新医学信息文摘	范小颖
	临终关怀护理对 52 例晚期直肠癌患者的生存质量的影响研究	中国保健营养	闫平平
	急性下壁合并右室心肌梗死的心电图诊断价值分析	中国保健营养	薛　静
	晚期食管癌治疗中胃镜引导下记忆覆膜金属支架置入的应用	今日健康	周　亮
	超声引导介入治疗卵巢囊肿的临床分析	饮食保健	夏中双
	心脏外科手术患者 50 例手术室个体化护理	饮食保健	孙　艳
	术前访视在心脏外科患者护理中的应用分析	饮食保健	孙　艳
	出血性脑梗死的影像学表现及临床效果观察	心理医生	李星亮
	浅谈母婴同室的安全隐患与防范措施	东方食疗与保健	张智鑫
	体重小于 10KG 的法洛氏四联症患儿围手术期的护理	母婴世界	程瑛卓
	分析小儿法洛氏四联症根治术围手术期的护理	母婴世界	程瑛卓
	介入治疗用于凶险性前置胎盘临床效果观察	母婴世界	简慧秋
	糖皮质激素联合特布他林对慢阻肺的治疗作用研究	保健文汇	孙鑫晔
	脉及褥疮在微波热疗中的治疗及护理	人人健康	王秋丽
	临床药物治疗学	科学技术文献出版社	赵　天
	降钙素原、C 反应蛋白、前清蛋白及白细胞计数在小儿重症肺炎诊断中的应用评价	中国实验诊断学	张　凯、张　召
	不同潮气量机械通气对重症肺炎患儿肺泡动脉氧分压差的影响	热带医学杂志	李小亮、郝现伟
	环磷腺苷葡胺预处理对冠状动脉旁路移植术患者的心肌保护作用	海南医学	霍毅中
	生地连翘方控制牙菌斑对胃炎患者幽门螺杆菌清除效果的影响	四川中医	董　欣、陈志岭
	溶胶－凝胶法在钛－聚合瓷修复体纯钛表面镀制氧化锡薄膜的最佳条件分析	山东医药	王苏娟
	盆腔炎性疾病的临床病例诊断和治疗分析	世界最新医学信息文摘	贾亚男
	66 例青少年骨性 III 类错牙合患者正畸中下颌前牙唇侧可移动骨量的锥形束 CT 测量分析	世界最新医学信息文摘	王国杰
	重症患者连续性床旁血滤治疗护理观察	世界最新医学信息文摘	焦　霞
	尿常规检验在小儿急性阑尾炎诊断中的临床应用价值	中国保健营养	薛　云
	心脏 B 超与心电图诊断高血压性心脏病的对比分析	中国保健营养	薛　静
	两种治疗一氧化碳中毒方法的疗效观察	中国医药指南	林国兴
	NICU 探视期间护士的压力分析及对策	大家健康（学术版）	郭　娟
	28 例肝胆术后胆漏患者护理	大家健康（学术版）	左晓玲

续表58

年份	论文（著作）名称	发表期刊	前二名作者
2016	慢阻肺患者气道排痰护理探究	大家健康（学术版）	陆凌群
	沟通技巧在50例冠心病介入手术患者护理中的应用	健康前沿	孙 艳
	提高心脏外科ICU夜间护理质量的体会分析	健康前沿	孟延芹
	小儿先天性心脏病体外循环的护理配合体会解析	健康前沿	程瑛卓
	探讨子宫动脉栓塞术治疗瘢痕妊娠大出血的术中护理	饮食保健	黄照杰
	熵指数在全麻深度监测中的应用	饮食保健	管朝勇
	中西医结合治疗小儿腹泻的临床观察	家庭医药．就医选药	郭义军
	院内感染新生儿败血症的原因分析与护理体会	家庭医药．就医选药	冯会敏
	血液灌流联合血液透析在急性百草枯中毒中的疗效观察	人人健康	刘 帅
	论针灸技术操作层面的禁忌	人人健康	文清亮
	神经内科老年性脑梗塞护理中优质护理服务的应用	保健文汇	王国玲
	介入治疗子宫肌瘤的方法及应用效果分析与研究	保健文汇	李立英
	临床护理风险事件应对的体会	保健文汇	司建峰
	急性心肌梗死患者尿激酶静脉溶栓治疗的临床护理心得分析	保健文汇	韩 萌
	护理干预对宫外孕患者临床治疗效果的影响	保健文汇	路运华
	开颅手术与神经内镜治疗高血压脑出血的疗效比较	医药卫生	贾宝铭
	老年胆石症伴急性胆囊炎保守与手术治疗的选择探讨	医药卫生	董华兴
	曲安奈德联合口炎清颗粒治疗口腔扁平苔藓的临床分析	医药卫生	陈志岭
	儿童口腔粘膜溃疡病的临床治疗观察	医药卫生	陈志岭
	快速血清学检验在小儿肺炎支原体感染的诊断中的应用价值分析	医药卫生	董月稳
	原发性肝癌肿瘤标记物化学发光酶免疫分析方法及应用研究	医药卫生	孙巧敏
	论近现代针灸与五行学说关系的运用	现代养生	文清亮
	三种检查方法对少量渗血出血性脑梗死诊断价值的对比分析	医 药	李星亮
	同型半胱氨酸，糖化血红蛋白和尿微量白蛋白联合测定在早期糖尿病肾病中的诊断效果及价值研究	医 药	薛 云
	胆管癌患者调节性T细胞及白介素35的表达及临床意义	中华肝胆外科杂志	王义真
	替罗非班联合硝苯地平控释片、曲美他嗪治疗顽固性心绞痛的疗效观察	解放军预防医学杂志	王宏斌
	36例胎盘早剥病例临床分析	解放军预防医学杂志	刘慧丽、姚莉芸
	子宫平滑肌中MAPK信号分子表达量与产后出血及BK-Ca、PGs表达的关系	海南医学院学报	石国素
	增液承气汤加减保留灌肠佐治术后粘连性肠梗阻（气滞血淤证）的疗效观察	中国中医急症	刘 莹、甄文剑
	血清尿酸和进展性脑梗死关系进展	山西医药杂志	李利峰、路 峰
	彩色多普勒超声诊断肝门部胆管癌的临床价值	现代肿瘤医学	付赵虎、王 卓

续表 59

年份	论文（著作）名称	发表期刊	前二名作者
2016	测定 CT 变化对少量渗血出血性脑梗死的诊断价值	河北医药	李星亮、杨笑一
	炎性乳癌误诊乳腺脓肿 1 例	河北医药	张　燿
	显微镜联合神经内镜辅助下显微血管减压术治疗面肌痉挛的疗效探讨	中西医结合心血管病电子杂志	甄文剑
	神经内镜微创手术改善高血压脑出血的老年患者预后的临床研究	中西医结合心血管病电子杂志	甄文剑
	腰 - 硬麻醉对瘢痕子宫剖宫产血清 β - HCG 水平及大出血率的影响	实用妇科内分泌杂志（电子版）	牛翠丽
	危重症手足口病患儿早期无创机械通气时间选择及临床比较	临床医药文献电子杂志	刘欣跃
	十二指肠镜联合腹腔镜治疗老年人胆石症临床效果观察	世界最新医学信息文摘	董华兴
	27 例普儿内科消化系统疾病发生的原因	世界最新医学信息文摘	于　哲
	胸腰椎骨折患者应用早期康复护理干预对其内固定术后康复影响	世界最新医学信息文摘	路　萌
	探究早期无创机械通气治疗重症手足口病的效果	世界最新医学信息文摘	王云茹
	骨科护理中常见的风险因素与对策	世界最新医学信息文摘	路　萌
	针对心里弹性的护理干预对结肠造瘘患者术后生活质量的影响	世界最新医学信息文摘	闫平平
	血清正五聚蛋白 3、基质金属蛋白酶 - 9、白介素 - 17 及 C 反应蛋白在小儿过敏性紫癜诊断中的临床意义	中国临床医生杂志	张　丽、郝现伟
	全身化疗联合顺铂胸腔灌注治疗非小细胞肺癌恶性胸腔积液的临床观察	中国继续医学教育	武铁军
	心率控制对慢性心力衰竭患者预后的影响	中国保健营养	陈要起
	论舒适护理在老年哮喘护理中应用	大家健康（学术版）	陆凌群
	早期肠内营养对比 H2 受体阻滞剂预防脑出血术后应激性溃疡的研究	心理医生	张瑞英
	研究快速康复护理理念在心外科手术中的运用	健康前沿	程瑛卓
	纤维支气管镜对机械通气治疗 COPD 并呼吸衰竭的效果及并发症的影响研究	健康前沿	董世荣
	心脏外科手术患者 72 例手术室护理配合体会	健康前沿	孙　艳
	探究品管圈护理模式对神经外科护理质量及患者满意度的影响	饮食保健	汪丽珍
	综合护理在 50 例脑梗塞患者中的应用	饮食保健	陈静霞
	产前检查免疫检验项目的临床应用价值	家庭医药．就医选药	薛　云
	急性肺栓塞患者早期心电图及诊断价值分析	家庭医药．就医选药	薛　静
	甲硝唑与妇科千金胶囊联合治疗慢性盆腔炎临床分析	养生保健指南	李　娟
	妇科内分泌失调的临床治疗体会	养生保健指南	李　娟
	0.2% 络合碘在新生儿红臀护理中的疗效观察	保健文汇	郝俊兰
	脑梗塞偏瘫失语患者实施早期护理干预的疗效	保健文汇	王国玲
	血液净化用于重度有机磷中毒抢救的临床疗效及预后分析	人人健康	刘　帅

续表 60

年份	论文（著作）名称	发表期刊	前二名作者
2016	100 例高血压脑出血护理临床研究	母婴世界	陈静霞
	老年急性左心衰竭 167 例急救护理研究	医　药	王瑞英
	口腔药膜治疗口腔粘膜病的临床效果观察	医　药	陈志岭
	临床实用护理	科学技术文献出版社	石素真
	应用 CT 灌注评估少量基底核区脑出血手术指征的临床研究	中国微侵袭神经外科杂志	库洪彬、张颜礼
	急性胰腺炎早期应用生大黄鼻空肠管灌注联合乌司他汀治疗的疗效观察	中国医院药学杂志	杨素云
	肿瘤化疗致药物性肝损伤患者的用药分析 1 例	中国新药与临床杂志	宇文利霞
	血浆 Chemerin 水平与冠心病患者冠脉病变稳定性及病变程度关系	热带医学杂志	卫瑞芳
	62 例百草枯中毒的诊治体会	中国保健营养	刘　帅
	胃镜下球囊扩张与植入覆膜支架治疗贲门失弛缓症临床对比	中国保健营养	周　亮
	下肢骨折卧床患者的综合护理服务要点分析	中国保健营养	耿丽莹
	阴道分泌物对尿常规检验结果的影响及对策	中国保健营养	薛　云
	责任制助产护理的应用及效果观察	大家健康（学术版）	董　燕
	青年高强运动导致急性心肌梗死 1 例	大家健康（学术版）	张青青
	先天性心脏病 50 例介入治疗的护理	饮食保健	李立英
	云南白药棉球加压止血法在经桡动脉行冠心病介入治疗中的应用疗效及护理要点分析	健康前沿	李立英
	脑梗塞恢复期患者的康复护理效果研究	健康前沿	陈静霞
	替吉奥联合介入治疗晚期胰腺癌	养生保健指南	夏中双
	妇科再造胶囊治疗育龄期黄体功能不全性月经不调效果探讨	养生保健指南	李　娟
	保胆取石术临床护理分析	养生保健指南	李晓青
	论健康教育在慢性阻塞性肺气肿患者护理中应用	现代养生	师丽敏
	术前肺功能训练指导的正确性对改善食管癌患者术后肺功能的效果观察	母婴世界	刘小龙
	经桡动脉穿刺行冠脉介入术 50 例护理体会	母婴世界	李立英
	我院六年无菌体液所分离细菌及耐药情况分析	医药卫生	薛　云
	心理护理与健康教育对冠心病心绞痛患者临床治疗效果的影响	医药卫生	张　丽
	中药复方对糖尿病心肌病病理的影响分析	医　药	赵丽娟
	口腔扁平苔藓应用中西医结合治疗的临床效果观察	医　药	陈志岭
	CT 诊断中心型肺癌的意义与 MR 补充诊断价值评定	医　药	魏立杰
	螺旋 CT 诊断胰腺囊性肿瘤的应用意义分析与临床研究	医　药	魏立杰
	鸦胆子油乳联合替莫唑胺治疗恶性胶质瘤研究	中华神经外科疾病研究杂志	杨利辉、闫建敏

续表 61

年份	论文（著作）名称	发表期刊	前二名作者
2016	PTGCD 序贯联合 LC 治疗高龄急性重症结石性胆囊炎 65 例	中国现代普通外科进展	李　飞
	根据肺泡－动脉氧分压差调节呼吸机参数在重症肺炎患儿中的应用	蚌埠医学院学报	郝现伟、张　凯
	替格瑞洛对高龄急性冠脉综合征患者的临床疗效	热带医学杂志	王连芹、李振莲
	喜炎平辅助治疗慢性阻塞性肺疾病急性加重期的疗效	热带医学杂志	刘红红、董世荣
	米索前列醇防治产后出血的应用价值评估及分析	中国医药导刊	王丽华、郝利亚
	胃十二指肠穿孔并发糖尿病患者行腹腔镜手术治疗对其住院时间与术后并发症的影响	中国医药导刊	宋炳辉
	中心静脉导管持续引流并注入顺铂联合白细胞介素－2 及单纯注入顺铂疗效比较	中国医药导刊	武铁军、周　亮
	“双 C”疗法联合维生素 D 治疗高龄妊娠糖尿病孕妇的疗效观察	医学临床研究	李　飞
	盆腔炎慢性盆腔痛综合治疗临床观察	临床军医杂志	王新月、高　敏
	锥形束 CT 在骨性 III 类错牙合正畸治疗中的应用进展	中国医疗设备	王国杰
	二甲双胍联合米格列醇治疗 2 型糖尿病患者的临床效果	医学综述	何　昆、王宪娟
	β 受体阻滞剂治疗射血分数保留心衰的临床效果	安徽卫生职业技术学院学报	张青青
	针对性护理干预对结肠癌患者术后疼痛及心理状态的影响	首都食品与医药	闫平平
	突发性耳聋的病因及其治疗进展	按摩与康复医学	范爱英
	对老年慢性支气管炎患者进行优质护理在效果研究	当代医药论丛	陆凌群
	老年患者股骨骨折的综合护理方式研究与分析	中国保健营养	耿丽莹
	心理护理在助产护理中的应用及意义分析	大家健康（学术版）	董　燕
	结直肠锯齿状腺瘤 12 例及相关文献复习	饮食保健	洪　燕
	卵巢未成熟性畸胎瘤 5 例临床病理分析	饮食保健	洪　燕
	探讨护理风险管理在降低心血管内科重症患者的护理风险发生率	健康之路	杨育红
	浅析节细胞胶质瘤临床病理特征	心理医生	洪　燕
	动脉瘤性蛛网膜下腔出血并脑积水的防治研究	健康之路	闫建敏
	健康教育模式在呼吸内科老年患者护理中的应用效果	健康前沿	毕甜甜
	介入治疗急性心肌梗死合并多支血管病变的术中护理与配合研究	东方食疗与保健	黄照杰
	多囊卵巢综合症患者内分泌代谢特征探讨	医　药	赵丽娟
	甲状腺癌多排螺旋 CT 诊断与影像学表现分析	医　药	魏立杰
	肾上腺皮质癌的诊断及鉴别中 CT 检查的应用价值评析	医　药	魏立杰
	实用病理学	吉林科学技术出版社	张建刚
	心脏原发性未分化多形性肉瘤临床病理观察	诊断病理学杂志	孟嫦娟
	普罗布考联合阿托伐他汀治疗大动脉粥样硬化性脑梗死的临床研究	现代药物与临床	齐珊珊、付赵虎

续表 62

年份	论文（著作）名称	发表期刊	前二名作者
2016	不同甲状腺手术方式与低血症之间关系的探讨	检验医学与临床	董华兴
	冠心病患者血浆 Chemerin 水平与高同型半胱氨酸血症的相关性	热带医学杂志	卫瑞芳
	芪苈强心胶囊对急性心肌梗死患者冠状动脉介入术后预后的影响	疑难病杂志	陈要起、穆金兴
	经皮经肝胆囊穿刺置管引流术联合免气腹腹腔镜胆囊切除术治疗老年急性重症结石性胆囊炎疗效分析	海南医学	李　飞
	脑脊液培养出肠杆菌科细菌对颅内感染诊断价值的探讨	河北医学	孙鑫晔
	不同病理类型的脑膜瘤鉴别的弥散加权成像分析	世界最新医学信息文摘	张建刚
	45 岁以下妇女宫颈癌的临床病理特点和预后	世界最新医学信息文摘	孟嫦娟
	综合性小儿护理肺炎治疗效果的影响	世界最新医学信息文摘	冯彦敏
	三阴性乳腺癌和 HER－2 过表达乳腺癌的临床病理特征分析	世界最新医学信息文摘	洪　燕
	小儿重症手足口病神经系统受累的护理体会	世界最新医学信息文摘	冯彦敏
	新生儿护理中潜在的不安全因素及措施分析	世界最新医学信息文摘	冯会敏
	高龄产妇助产护理的实行效果观察及分析	世界最新医学信息文摘	董　燕
	血清抗幽门螺旋杆菌 IgG 抗体、胃蛋白酶原水平与胃癌发病的相关性分析	世界最新医学信息文摘	孟嫦娟
	米格列醇联合二甲双胍治疗 2 型糖尿病的临床效果观察	临床合理用药杂志	何　昆
	良性阵发性位置性眩晕手法复位的体会	中国保健营养	周丽华
	极低出生体重儿合并呼吸暂停经口胃管喂养的护理	中国保健营养	冯会敏
	医院技术创新体系的知识管理模式分析	大家健康（学术版）	白少华
	头位难产产妇助产护理中徒手旋转的应用意义研究	大家健康（学术版）	董　燕
	风险管理在内镜室感染控制工作中的应用价值	大家健康（学术版）	路　萌
	主动脉内球囊反搏（IABP）在急诊冠脉介入术中应用的监测与护理方法	大家健康（学术版）	黄照杰
	地佐辛复合罗哌卡因在分娩镇痛中的应用	健康之路	管朝勇
	糖尿病性心肌病心肌纤维化治疗的效果观察	医药卫生	赵丽娟
	β 受体阻滞剂与胺碘酮对于急性心肌梗死伴快速心律失常患者不良反应发生率产生的影响研究	医药卫生	崔江漫
	曲美他嗪与地高辛对于房颤合并心力衰竭患者产生的影响研究	医药卫生	孙云静
	肝胆外科术后 T 管引流并发症护理探讨	医药卫生	李晓青
	心理干预措施对牙科焦虑症的影响分析	医药卫生	李巧磊
	实时护理质控在危重症患者护理管理中的应用	现代养生	杨育红
	浅谈术前干预对成人牙科焦虑症的影响分析	饮食保健	李巧磊
	Correlation beteen high perfusion syndrome and stent restenosis after in plantation	EXPERIMENTAL AND THERADEUTIC MEDICINE	李英毅

续表 63

年份	论文（著作）名称	发表期刊	前二名作者
2016	保乳手术与改良根治术治疗早期乳腺癌的疗效对比	中国医药导刊	宋炳辉
	重症医学科患者程序化镇静方案的临床效果研究	中国医药导刊	赵金霞
	牙周基础治疗对妊娠期牙周炎孕妇妊娠结局的影响	中国医药导刊	孟卫东
	曲美他嗪治疗冠心病心力衰竭的疗效观察及临床评估	中国医药导刊	崔振川、王宏斌
	锥形束 CT 在骨性 III 类错牙合下前牙区牙槽骨高度评价中的应用	中国医疗设备	王国杰
	重症非胆源性胰腺炎早期应用生大黄鼻空肠管灌注联合乌司他汀、血液灌流临床观察	中医杂志	杨素云
	实施护士长绩效管理，提高护理质量	实用临床护理学电子杂志	王雪霞
	托拉塞米和丹参酮Ⅱ_ A 磺酸钠治疗慢性充血性心力衰竭的疗效比较	现代药物与临床	崔振川、王宏斌
	探讨脑干梗死与椎－基底动脉形态的关系	黑龙江医药科学	张代辉
	黄芪注射液对急性胰腺炎大鼠肠道屏障功能的影响	中国临床研究	郑　洋、于晶晶
	无创正压通气改善 COPD 合并慢性呼吸衰竭患者营养状况的临床观察	中国现代医生	董世荣
	年轻护士工作压力和工作投入与生活质量的相关性分析	齐鲁护理杂志	王雪霞
	替莫唑胺联合尼莫地平对胶质瘤细胞的抑制作用	齐鲁医学杂志	杨利辉、张　翡
	综合性护理在雾化吸入辅助治疗小儿喘憋性肺炎中的应用。	世界最新医学信息文摘	刘　雪
	个性化护理在小儿肺炎支原体感学中的应用	世界最新医学信息文摘	李　芳
	小儿腹泻应用综合的护理效果研究	世界最新医学信息文摘	冯伟伟
	丹参酮 IIA 与参芪扶正注射液治疗心衰对比观察	世界最新医学信息文摘	崔振川
	重型颅脑损伤患者使用益生菌改善腹泻的研究	世界最新医学信息文摘	李　娜
	剖宫产瘢痕部位妊娠患者的分层管理效果观察	世界最新医学信息文摘	牛翠丽
	个性化护理在新生儿败血症护理中的运用	世界最新医学信息文摘	张苗苗
	整体护理在新生儿窒息与多器官功能损害中的护理效果评价	世界最新医学信息文摘	冯彩丽
	新生儿呼吸窘迫综合征应用肺表面活性物质的护理探讨	世界最新医学信息文摘	高梅娜
	乳腺癌病理诊断中免疫组织化学的作用分析	世界最新医学信息文摘	洪　燕
	胃癌患者血清中 OPN、SLAG－3、DDK－1 含量检测及其与肿瘤病理分期、凋亡基因表达的关系	世界最新医学信息文摘	孟嫦娟
	TOT 模式在护士床旁血糖监测技术培训中的应用效果观察	中国保健营养	杨育红
	极低出生体重儿呼吸暂停应用枸橼酸咖啡因防治的效果分析	大家健康（学术版）	冀京雷
	替罗非班致极重度血小板减少症 1 例	大家健康（学术版）	张青青
	老年冠心病患者心律失常的综合护理服务方式与效果观察	饮食保健	韩　萌
	CCU 患者睡眠障碍的影响因素与有效护理方式研究	饮食保健	李玉洁

续表 64

年份	论文（著作）名称	发表期刊	前二名作者
2016	CCU 临床患者应用优质护理服务对护理质量的干预价值分析	饮食保健	李玉洁
	宫腔镜手术与药物保守治疗方法在持续胎盘植入治疗中应用效果观察	健康前沿	简慧秋
	浅谈心血管内科重症患者的护理风险及防范策略	心理医生	杨育红
	脑出血患者术后早期吞咽障碍筛查及康复护理	心理医生	张　丽
	社区 60 岁以上老年人体检心电图结果与性别关系分析	家庭医药．就医选药	薛　静
	不容忽视的心电图检查	家庭医药．就医选药	薛　静
	临床上初步诊断心脏神经官能症 100 例女性动态心电图讨论分析	家庭医药．就医选药	薛　静
	重组人 B 型钠尿肽与替罗非班对于急性心肌梗死伴心力衰竭患者心功能指标产生的影响研究	医药卫生	崔江漫
	托拉塞米注射液对急性左心衰竭的疗效及安全性分析	医药卫生	黄玲芳
	重组人脑利钠肽对于急性心力衰竭患者血流动力学指标产生的影响研究	医药卫生	孙云静
	内分泌代谢疾病与肝脏疾病关系探究	医药卫生	赵丽娟
	血尿酸与慢性心力衰竭	现代养生	张青青
	120 例腹腔镜胆囊切除并发症护理	人人健康	左晓玲
	连续性血液净化治疗重症胰腺炎的观察和护理	人人健康	杨育红
	研究临床心理护理对重复人工流产妇女的影响	保健文汇	柴华林
	快速康复外科对神经外科手术疗效的影响	保健文汇	李　岩
	托洛尔在急性心梗早期溶栓中的应用效果分析	保健文汇	张　丽
	牙周手术患者牙科焦虑症中心理护理干预的作用分析	医　药	李巧磊
	丁苯酞注射液联合低分子肝素钙治疗进展性脑梗死的临床效果	中国老年学杂志	张燕如
	妊娠期代谢性疾病对妊娠结局的影响	河北医药	高　敏
	妊娠期亚临床甲状腺功能减退孕妇并发妊娠期糖尿病对妊娠结局的影响	河北医药	高　敏
	体外受精 - 胚胎移植后早孕合并卵巢扭转 1 例	河北医药	高　敏
	甲状腺微小占位性病变的超声造影表现	临床超声医学杂志	张代辉
	256 层 CT 后处理技术在颅盖骨骨折中的临床应用	黑龙江医药科学	张代辉
	气动传输系统在缩短标本周转时间中的应用	医疗卫生装备	尹志辉
	双 C 疗法在高龄孕妇 GDM 合并妊娠期高血压患者中的应用	西南国防医药	李　飞
	经冠状窦心室起搏替代传统右心室起搏的可行性与安全性	昆明医科大学学报	孙旭杜
2017	柴胡疏肝散穴位敷贴佐治老年不稳定型心绞痛（气滞心胸证）的疗效观察	中西医结合心脑血管病杂志	张　伟、连爱霞
	CT 灌注在老年少量脑出血治疗中的应用价值	中华老年心脑血管病	
	杂志	张颜礼、汪丽珍	

续表 65

年份	论文（著作）名称	发表期刊	前二名作者
2017	CTP在高血压性基底节区小量出血治疗方案评估中的价值	中国临床神经外科杂志	张颜礼、汪丽珍
	应用碳氢霉烯酶失活法检测产碳氢霉烯酶鲍曼不动杆菌	中国感染与化疗杂志	牛　翠
	抗血管生成药物致高血压的降压治疗的合理用药	临床药物治疗杂志	宇文利霞、时绘绘
	急性脑卒中患者中医体质学与血浆同型半胱氨酸、纤维蛋白原的相关性研究	四川中医	李致文、黄红革
	鸦胆子油乳对胶质瘤U251细胞血管内皮生长因子表达水平的影响	蚌埠医学院学报	杨利辉、张颜礼
	阿替普酶静脉溶栓治疗与非溶栓治疗对急性脑梗死患者神经功能的影响研究	海南医学院学报	陈静霞
	血浆纤维蛋白原和同型半胱氨酸的检测在妊娠高血压疾病中的意义	河北医药	崔寒英、孙巧敏
	大承气汤保留灌肠对剖宫产术后肠粘连效果研究	陕西中医	高佳丽、杨瑞雪
	结直肠癌活检病理诊断分析	世界最新医学信息文摘	洪　燕
	时间节点管理在提高急性缺血性脑卒中患者溶栓效果中的应用	世界最新医学信息文摘	李致文
	脑梗死偏瘫患者应用早期康复护理的效果分析	世界最新医学信息文摘	郝海红
	浅析内镜护理中的职业危害与防护措施	世界最新医学信息文摘	路　萌
	经内镜下治疗胃息肉的疗效评价	世界最新医学信息文摘	牛振楠
	临床药师参与化疗相关性恶心呕吐治疗1例	临床合理用药杂志	宇文利霞
	肺泡-动脉氧分压差和氧合指数动态监测在小儿重症肺炎中的应用价值	儿科药学杂志	张　丽
	低分子肝素联合曲美他嗪治疗不稳定性心绞痛的临床探讨	大家健康（学术版）	王宏斌
	乳腺癌钼靶X线肿块边缘征象与ER、PR表达的相关性分析	大家健康（学术版）	左玮玮
	慢性心力衰竭患者的护理干预方法与意义分析	健康前沿	韩　萌
	卡前列素氨丁三醇应用于产后出血治疗的效果分析	健康前沿	石国素
	米索前列醇不良反应的观察及护理干预分析	健康前沿	路运华
	康复护理干预对老年脑梗塞患者肢体功能恢复的影响	健康前沿	王国玲
	急性脑梗死患者血管介入治疗的应用及效果初步研究	健康前沿	李立英
	缺血性脑卒中患者血清超敏C反应蛋白检测及临床意义	饮食保健	曹明善
	探讨急性脑梗塞患者在DSA直视下进行动脉溶栓治疗效果分析	饮食保健	黄照杰
	心理护理在肺癌患者化疗期间临床护理中的临床效果探讨经验分析	东方食疗与保健	刘小龙
	食管癌同步化疗的临床观察和护理措施经验分析	东方食疗与保健	刘小龙
	重症医学科护士压力与护士长干预管理关系的研究	健康周刊	李　华
	健康教育在心内科护理中的运用	健康周刊	张彦辉
	亲情优质护理在心内科护理工作中的探索	健康周刊	任松娜
	心内科护理中如何进行人性化护理	健康周刊	丁　玲

续表66

年份	论文（著作）名称	发表期刊	前二名作者
2017	手术室麻醉护理配合的护理体会	健康周刊	刘志飞
	健康教育在神经内科护理工作中的应用	健康周刊	李　娟
	神经外科急危重症患者家属心理需求与护理管理	健康周刊	张婉琼
	胸心外科检验危急值原因分析及护理应对措施	健康周刊	张晓伟
	环节管理在预防麻醉医师职业暴露中的运用	健康周刊	郝晓锋
	探讨内科护理干预在心血管疾病中的应用效果	健康周刊	郝晓辉
	手术室护理管理中的危险因素与对策探析	健康周刊	王素科
	手术室护理管理对对骨科手术院内感染的干预效果	健康周刊	左文利
	人文关怀在手术室护理中的应用研究	健康周刊	石海涛
	风险评估与防范在心内科护理中的应用	健康周刊	田丽君
	肝胆手术病人便秘的原因及护理研究进展	健康周刊	左晓玲
	老年患者胃肠手术快速康复的外科护理	健康周刊	李　静
	健康体检中心护理质量持续改进的探讨	健康周刊	杨　洁
	CCU 心肌梗死患者的临床护理方式初步研究	保健文汇	李玉洁
	急性重症胰腺炎并发症的观察及护理	人人健康	杨育红
	心理护理在孕产妇分娩前后的应用体会	医药卫生	柴华林
	如何提高产科护理质量	医药卫生	郭贝贝
	谈产科如何开展优质护理服务	医药卫生	黄亚雪
	依托咪脂在临床麻醉中的应用现状	医药卫生	闫立会
	神经内镜治疗老年性中等量丘脑出血的研究	立体定向和功能性神经外科杂志	杨利辉、宋纪宁
	急性心肌梗死经皮冠状动脉介入治疗后血浆心钠肽和脑钠肽水平变化及意义	解放军预防医学杂志	王宏斌
	牵正散穴位定向透药治疗脑卒中后急迫性尿失禁临床研究	国际中医中药杂志	刘　莹
	普罗布考联合阿托伐他汀对大动脉源性脑梗死患者血液黏度、TCD 指标及颈动脉斑块稳定性的影响	心血管康复医学杂志	齐珊珊、付赵虎
	布比卡因联合小剂量舒芬太尼腰 - 硬联合麻醉镇痛对瘢痕妊娠剖宫产产妇血清 β - HCG 水平及大出血率的影响	解放军预防医学杂志	牛翠丽
	加味葛根汤联合龙氏治脊疗法、PNF 技术治疗颈性眩晕疗效分析	河北中医药学报	郭文乾
	脑脊液培养出凝固酶阴性葡萄球菌对颅内感染诊断价值的探讨	中国实验诊断学	孙鑫晔、宇文利霞
	不同麻醉方式对机械通气下 BAL 患者生理与生化指标的影响	医学临床研究	赵金霞
	重型颅脑损伤患者早期行胃肠减压改善误吸的研究	世界最新医学信息文摘	李　娜
	氧气雾化泵雾化吸入治疗小儿呼吸系统疾病的临床护理	世界最新医学信息文摘	冯伟伟
	探讨临床护理干预对于小儿肺炎患儿临床诊疗效果的影响	世界最新医学信息文摘	冯伟伟
	小儿先天性心脏病术后呼吸道的护理对策	世界最新医学信息文摘	李　芳

续表 67

年份	论文（著作）名称	发表期刊	前二名作者
2017	个性化护理配合健康教育在小儿手足口感染防控护理中的应用	世界最新医学信息文摘	刘　雪
	综合护理干预对新生儿黄疸治疗效果分析	世界最新医学信息文摘	张苗苗
	新生儿缺氧缺血性脑病整体护理干预体会	世界最新医学信息文摘	高梅娜
	新生儿呼吸衰竭治疗中呼吸机的应用和护理体会	世界最新医学信息文摘	冯彩丽
	铂类抗癌药毒性及其与药物化学结构的关系	临床合理用药杂志	宇文利霞
	抗生素联合盆腔炎治疗仪治疗子宫内膜炎致不孕症 27 例疗效观察	临床合理用药杂志	王新月
	糖尿病性心肌病的危险因素分析	临床合理用药杂志	赵丽娟
	优质护理在对老年重症肺炎患者进行治疗中的应用效果探析	当代医药论丛	毕甜甜
	对老年呼吸系统疾病患者进行综合性护理的效果探究	当代医药论丛	师丽敏
	良恶性脑膜瘤以及对脑膜瘤病例分型的 DWI 及 ADC 值鉴别诊断分析	大家健康（学术版）	张建刚
	自发性脑干出血的临床特点及预后	健康前沿	冯钰珉
	CCU 患者实施心理护理干预的意义与效果评价	健康前沿	李玉洁
	重型颅脑损伤术中急性脑膨出原因及处理	养生保健指南	冯钰珉
	重症医学科护理信息系统应用实践	养生保健指南	李　华
	危重症患者早期肠内营养喂养不耐受的研究进展	养生保健指南	李　华
	自发性脑干出血的临床分析	养生保健指南	王胜军
	内镜室护士医院感染的危险因素分析及防护措施	养生保健指南	路　萌
	内镜室工作人员的职业安全危害及对策	养生保健指南	路　萌
	重症医学科护士如何防范使用约束带导致护患纠纷	养生保健指南	李　华
	麻醉师在门诊手术中潜在法律责任的规避	健康周刊	郝晓锋
	预见性护理与循证护理在手术室麻醉患者中的应用效果评价	健康周刊	刘志飞
	手术室护理人员对艾滋病的防护措施	健康周刊	王素科
	心内科常见护理风险隐患及防范对策	健康周刊	张彦辉
	手术室护士在全身麻醉手术中的护理配合	健康周刊	左文利
	饮食与心理辅导在肝胆护理中的综合应用	健康周刊	左晓玲
	手术室护理干预对预防胃肠道手术切口感染效果观察	健康周刊	石海涛
	神经外科气管切开病人吸痰深度的探究	健康周刊	张婉琼
	浅淡营养支持在胃肠疾病护理中的应用效果	健康周刊	李　静
	优质护理在胸外科护理中的应用效果	健康周刊	张晓伟
	体检者对体检中心护理细节服务的需求调查	健康周刊	杨　洁
	协同护理模式在心内科护理当中的应用体会	健康周刊	丁　玲
	围手术期镇痛的肝胆手术中的应用进展	健康周刊	左晓玲

续表 68

年份	论文（著作）名称	发表期刊	前二名作者
2017	舒适护理在手术室护理中的应用观察效果	健康周刊	王素科
	“五常法”在心外科护理管理中的应用及体会	健康周刊	张　娜
	神经内科护理工作中潜在的护理风险与防范	健康周刊	李　娟
	管道标识在胸外护理质量安全管理中的应用	健康周刊	元　博
	骨科大手术后下肢深静脉血栓形成的预防及临床护理	健康周刊	王世博
	人文关怀对儿科重症监护室病房家属满意度、患儿依从性的影响	健康周刊	王维雪
	风险管理在预防乳腺外科中心静脉置管脱管护理中的应用	健康周刊	石双颖
	人性化护理在手术室护理中的应用及效果评价	健康周刊	张立涛
	强化伦在重症监护室实习护生安全管理中的应用	健康周刊	李　华
	儿童早期预警评分在儿科门诊患者病情评估中的应用	健康周刊	张　静
	人性化护理管理对改善新生儿科小儿哭闹的效果	健康周刊	冯彩丽
	系统化护理管理模式下的护理干预措施在乳腺外科中的应用效果观察	健康周刊	吕英淑
	儿科应用清热类中成药存在的问题及建议	健康周刊	杜伟伟
	神经内科护理人员对脑卒中康复护理的认知调查	健康周刊	郭　娟
	手术室护理中的人文关怀	健康周刊	付　超
	重症监护室院内感染危险因素分析与护理对策简述	健康周刊	徐亚茹
	舒适护理在 CCU 护理中的应用及效果评估	保健文汇	李玉洁
	静脉留置针护理体会	保健文汇	李晓青
	非语言性沟通在儿科护理工作中的应用	保健文汇	王丽伟
	探讨贝那普利联合倍他乐克在治疗高血压合并冠心病患者的临床疗效	医药卫生	崔江漫
	妇科子宫肌瘤腹腔镜剔除术的临床分析	饮食科学	修　晨
	肾上腺皮质癌的 CT 诊断价值分析及临床评定	医　药	魏立杰
	阑尾黏液性肿瘤的 CT 和 MRI 诊断及临床应用意义探究	医　药	魏立杰
	Cortisol is associated with low frequency of interleukin10 - producing B cells in patients with atherosclerosis	CELL BIOCHEMISTRY AND FUNCTION	霍毅中
	老年慢性阻塞性肺疾病患者疾病掌握健康行为及健康教育需求现状	实用临床医药杂志	师丽敏、毕甜甜
	自发性脑出血患者鼻饲并发症的原因及集束化护理干预效果	实用临床医药杂志	汪丽珍、张颜礼
	应用 B 型脑钠肽指导 AECOPD 患者脱机的临床研究	陕西医学杂志	赵金霞
	灯盏花素对动脉粥样硬化大鼠血流动力学和血液流变学的影响	心肺血管病杂志	赵　天、武迎磊
	龙氏治脊疗法、PNF 技术联合加味葛根汤治疗颈椎间盘突出症 124 例	颈腰痛杂志	郭文乾
	老年股骨颈骨折患者的护理干预方式与效果观察	世界最新医学信息文摘	耿丽莹

续表 69

年份	论文（著作）名称	发表期刊	前二名作者
2017	分析心脏外科手术后患者早期急性低血压的原因分析及护理观察	世界最新医学信息文摘	孟延芹
	椎体成形术治疗老年脊柱骨质疏松压缩性骨折疗效分析	世界最新医学信息文摘	孙　智
	信息化技术在内镜室护理管理中的运用	世界最新医学信息文摘	路　萌
	早产儿真菌败血症 7 例临床分析	世界最新医学信息文摘	要丽君
	人性化综合护理对冠心病经皮冠状动脉介入术治疗患者负性情绪及护理满意度的影响	临床合理用药杂志	黄照杰
	临床护理路径结合快速康复外科理念在胃癌患者围手术期中的应用效果	临床合理用药杂志	刘小龙
	不同剂量甲泼尼龙治疗儿童重症病毒性脑炎的疗效分析	中国保健营养	于　哲
	动脉瘤性蛛网膜下腔出血后脑血管痉挛的预防及治疗探讨	世界临床医学	闫建敏
	急性重症病毒性心肌炎患者的护理	大家健康（学术版）	杨育红
	研究分析动脉瘤性蛛网膜下腔出血后脑积水相关因素	大家健康（学术版）	闫建敏
	治疗高血压药物的口腔副作用临床观察分析	饮食保健	孟卫东
	脑动脉瘤介入治疗栓塞的应用观察与临床护理	饮食保健	刘英彩
	颅内肿瘤患者围手术期护理方法及意义研究	饮食保健	刘英彩
	CCU 患者护理中应用人性化护理的价值评估及研究	健康前沿	李玉洁
	手术室护理安全的隐患分析与风险对策	养生保健指南	王素科
	手术室护理在颅脑损伤手术患者中的应用效果分析	养生保健指南	左文利
	人文关怀在手术室护理中的实施	养生保健指南	刘志飞
	患者对手术室护理质量满意度的影响因素与建议	养生保健指南	石海涛
	麻醉师在手术过程中药物和麻醉方法的选择及注意事项	养生保健指南	郝晓锋
	现代影像技术在胃肠外科中的临床应用现状分析	养生保健指南	范晓彬
	手术室护理工作常见差错事故分析及预防	养生保健指南	石海涛
	应用无痛护理技术提高手术室护理质量的研究	养生保健指南	刘志飞
	手术护理中无缝隙护理策略对护理质量的影响	养生保健指南	左文利
	子宫肌瘤与子宫腺肌病超声诊断的临床比较	养生保健指南	宋鹏媛
	丙泊酚与七氟烷在老年患者手术中麻醉效果研究	养生保健指南	闫立会
	神经内窥镜技术在神经外科临床应用中的进展	养生保健指南	冯钰珉
	肝胆外科围手术期护理中个性化护理的应用价值	保健文汇	牛现红
	量化管理在内镜室护理管理中的应用	保健文汇	路　萌
	急危重病患者胃肠功能衰竭的护理	保健文汇	李　华
	口腔幽门螺杆菌感染与慢性牙周炎相关性的系统研究	医药卫生	孟卫东
	GnRH－a 在子宫内膜异位症术后的应用及效果评价	医药卫生	修　晨
	卵巢颗粒细胞瘤 8 例临床病理分析	医药卫生	洪　燕
	基于神经内镜的高血压脑出血小骨瓣开颅微创治疗的疗效	医药卫生	贾宝铭

续表 70

年份	论文（著作）名称	发表期刊	前二名作者
2017	原发性脑干出血患者预后的影响因素分析	医药卫生	冯钰珉
	他汀类药物治疗冠心病的临床效果分析	医药卫生	孙云静
	重型颅脑损伤的诊治进展	医药卫生	冯钰珉
	高血压脑出血破入脑室临床治疗观察	医药卫生	王胜军
	妇产科护理中常见纠纷产生原因及防范措施	医药卫生	柴华林
	剖腹产术后疼痛护理的体会	医药卫生	郭贝贝
	急诊科应用胺碘酮治疗快速性心律失常的临床分析	健康周刊	张子健
	高血压脑出血神经外科治疗新进展	健康周刊	张　翡
	慢性心衰血栓事件的研究进展	健康周刊	沈青青
	冠状动脉 CT 成像在心内科专科医师培训中的教学初探	健康周刊	刘黎洁
	新生儿静脉输注多巴胺渗漏的预防和处理	健康周刊	冯彩丽
	血液透析滤过治疗肾性顽固性高血压的护理	健康周刊	焦　霞
	负压封闭引流术在骨科临床中的应用	健康周刊	贾科锋
	骨科创伤手术后并发下肢静脉血栓的临床治疗	健康周刊	孙　智
	甲状腺功能减退症的神经内科治疗分析	健康周刊	王　坤
	阿托伐他汀对进展性脑卒中治疗作用的探讨	健康周刊	许英冬
	盐酸氨溴索加盐酸丙卡特罗治疗肺炎疗效观察	健康周刊	韩雪娇
	优质护理管理在新生儿护理中的应用效果探讨	健康周刊	张苗苗
	护理干预对新生儿脐部感染的预防	健康周刊	王婷婷
	层级管理在心内科护理管理中的应用	健康周刊	吴玉静
	规范化健康教育在神经内科护理中的应用	健康周刊	宁晓红
	“举证倒置”与护理管理新思维	健康周刊	杨元焱
	应用 PDCA 循环促进儿科护理质量持续改进	健康周刊	卢言言
	产科护理中不安全因素调查与防范对策	健康周刊	黄亚雪
	按学习风格分组在神经内科护理见习中的实践	健康周刊	王秋丽
	人性化护理在神经外科监护室中的应用	健康周刊	邱彩虹
	儿科护理中潜在的法律问题与对策	健康周刊	冯彦敏
	儿科护理不良事件发生情况的原因分析	健康周刊	刘　雪
	风险评估与防范在心内科护理工作中的应用	健康周刊	李玉洁
	严重多发伤时损伤控制骨科治疗的临床效果分析	健康周刊	贾科锋
	无创颅内压检测技术在神经外科临床的应用	健康周刊	张　翡
	神经外科监护室危重患者躁动原因分析及护理体会	健康周刊	邱彩虹
	协同护理模式在心内科护理中的应用	健康周刊	吴玉静
	神经内科护理中对脑卒中康复护理的临床观察	健康周刊	宁晓红
	细节管理在儿科护理管理中的应用	健康周刊	王丽伟

续表71

年份	论文（著作）名称	发表期刊	前二名作者
2017	ICU气管插管患者非计划拔管的临床特征分析及对策	健康周刊	张瑞英
	营养支持应用于胃肠护理的效果探究	健康周刊	石双颖
	肝胆外科开腹手术患者医院感染相关因素研究	健康周刊	牛现红
	改进静脉留置针护理的效果观察	健康周刊	李晓青
	风险管理在妇产科护理管理中的作用	健康周刊	郭贝贝
	以人为本理念在妇产科护理管理中的实施与探讨	健康周刊	黄亚雪
	糖尿病性慢性肾功能衰竭的血滤透析护理分析	健康周刊	焦　霞
	子宫恶性混合性Muiier肿瘤3例临床病理分析	医　药	洪　燕
	阿替普酶治疗急性缺血性卒中89例临床分析	河北医科大学学报	吴力娟、李致文
	乳腺癌钼靶X线肿块边缘征象与Her-2表达的相关性分析	河北医科大学学报	左玮玮、贾亚男
	疏肝解郁散结方配合针刺治疗乳腺增生疗效及对血清E2、P及PEL的影响	现代中西医结合杂志	杨瑞雪
	ABO血型基因变异体引起正反定型不和1例	临床输血与检验	赵领军
	药师在合理用药干预中的作用分析与评价	中国实用医药	王丽华、骆海坤
	高血压病左房室构型的检查及结果研究	中国医药导刊	彭红兵
	静脉rt-PA溶栓联合Solitaire支架取栓治疗急性颅内大动脉闭塞的临床观察	疑难病杂志	王　玉、李晓强
	芪苈强心胶囊对糖尿病心肌病患者预后的影响	海南医学	陈要起、穆金兴
	康妇炎胶囊联合头孢替坦治疗盆腔炎的效果评价	中医药信息	王新月、高　敏
	后路应用伤椎置钉并植骨治疗胸腰段骨折	世界最新医学信息文摘	孙　智
	依那普利联合卡维地洛在老年慢性心力衰竭患者治疗中的疗效评价	世界最新医学信息文摘	黄玲芳
	康妇炎胶囊联合抗生素治疗盆腔炎性疾病367例临床观察	临床合理用药杂志	王新月
	不同时机个体化盆底康复指导对盆底功能障碍的治疗研究	中国保健营养	孔玉玲
	腹腔镜下腺肌瘤切除术及左炔诺孕酮联合米非司酮治疗子宫腺肌病的临床效果观察	大家健康（学术版）	简慧秋
	门诊护理服务存在的问题及策略	饮食保健	张丽芹
	脑梗塞偏瘫失语患者的早期护理方式分析	健康前沿	张红梅
	心理护理对心肌梗塞后抑郁患者心理状态的影响观察	健康前沿	杨元焱
	护理干预在心外科院内感染中的应用	健康之路	闫平平
	神经外科患者术后疼痛护理管理进展	养生保健指南	张婉琼
	新生儿重症监护病房医院感染检测结果分析及干预策略	养生保健指南	冯彩丽
	儿童重症肺炎的病原学特点及诊治进展	养生保健指南	张　静
	脊柱外科手术发生医院感染一手术室管理的相关性研究	养生保健指南	付　超
	儿科住院患儿医院感染的危险因素与预防控制对策	养生保健指南	杜伟伟
	乳腺外科PICC导管破损的高危因素分析与护理对策	养生保健指南	石双颖

续表 72

年份	论文（著作）名称	发表期刊	前二名作者
2017	优质护理服务对减少儿科静脉留置针并发症的影响	养生保健指南	王维雪
	情商在心胸外科护理中的应用	养生保健指南	张　娜
	局部解剖实验教学教具在骨科手术中的应用	养生保健指南	王世博
	浅谈舒适护理在神经内科护理中的运用	养生保健指南	郭　娟
	浅谈临床护理在乳腺外科的作用	养生保健指南	吕英淑
	手术室护理管理发展近况	养生保健指南	张立涛
	心内科老年患者院内心源性猝死的临床病因分析	养生保健指南	刘黎洁
	试析成人支原体肺炎的 CT 影像表现	养生保健指南	张代辉
	新生儿鼻塞式持续正压通气呼吸机简易头帽的制作与应用	养生保健指南	王婷婷
	护患沟通技巧与提高儿科护理质量探讨	养生保健指南	冯彦敏
	用盐酸氨溴索治疗慢性支气管炎的临床效果观察	养生保健指南	韩雪娇
	骨科创伤手术后并发下肢静脉血栓的临床治疗	养生保健指南	贾科锋
	巴曲酶治疗急性缺血性脑卒中的疗效观察	养生保健指南	许英冬
	不安全因素分析在新生儿护理中的应用	养生保健指南	张苗苗
	转运系统在高危新生儿救护中的应用研究	养生保健指南	冯彩丽
	高通量透析器在血液透析滤过患者中的应用及护理	养生保健指南	焦　霞
	高龄老人髋骨骨折手术治疗效果观察	养生保健指南	王利波
	儿科护理细节中引起护理纠纷的原因与防范措施	养生保健指南	刘　雪
	神经内科急性脑梗死采用前列地尔治疗对预后的影响分析	养生保健指南	王　坤
	神经内窥镜技术在神经外科临床应用中的进展	养生保健指南	张　翡
	累计考核管理模式在心内科护理管理中的应用	养生保健指南	李玉洁
	神经内科护理中对脑卒中康复护理的临床分析	养生保健指南	王秋丽
	心内科护理管理中风险管理的分析	养生保健指南	吴玉静
	健康教育在神经内科护理工作中的应用	养生保健指南	宁晓红
	急诊危重症患者应用胰岛素强化治疗的临床效果观察	养生保健指南	刘　洁
	护理干预对神经外科监护室重症患者并发症治疗效果的影响	养生保健指南	邱彩虹
	家庭化护理模式在产科健康教育中的应用	养生保健指南	黄亚雪
	浅析甲硝唑的不良反应特点及其用药监护探讨	养生保健指南	时绘绘
	胸部结节病 CT 影像诊断及临床应用	养生保健指南	王昕光
	危重症患者早期肠内营养支持的护理干预	健康周刊	徐金献
	神经内科护士工作压力分析及应对措施	健康周刊	王丽丽
	急诊医生接诊技巧及急救措施	健康周刊	周　哲
	神经内科医师应重视脑血管疾病的血管内治疗	健康周刊	张晓林

续表73

年份	论文（著作）名称	发表期刊	前二名作者
2017	急诊护士职业性损伤的自我防护	健康周刊	刘　静
	重症监护室护士工作压力源及压力程度的调查分析	健康周刊	王　岚
	心外科低年资护士培训方法探讨	健康周刊	张　娜
	心内科 CCU 开展系统化整体护理的探讨	健康周刊	丁　玲
	新生儿重症监护室护士心理健康状况及影响因素分析	健康周刊	贾文彬
	神经内科护理中对脑卒中康复护理的临床观察	健康周刊	温秀云
	重症监护室护士培训模式的改进与效果分析	健康周刊	申爱爱
	重症监护护士核心能力现状及其影响因素分析	健康周刊	申爱爱
	心外科护士工作中的不安全因素和安全防护	健康周刊	张　娜
	神经内科医师怎样帮助中风病患者远离残疾	健康周刊	张晓林
	强化急诊护士法律与服务意识避免护理纠纷	健康周刊	刘　静
	不同口腔护理方法对预防呼吸机相关性肺炎的效果分析	健康周刊	徐金献
	重症监护室护士眼部护理知识掌握与实践状况分析	健康周刊	王　岚
	重症急性胰腺炎急诊救治体会	健康周刊	周　哲
	PDCA 护理模式在小儿支气管炎中的综合效果研究	医药卫生	公志改
	影响颅脑损伤患者精神障碍分析	医药卫生	王胜军
	儿童中枢神经系统肿瘤几种常见类型病理浅析	医药卫生	洪　燕
	优质护理服务在产科病房中的应用分析	医药卫生	柴华林
	标准化护理程序在重症监护室心衰患者病情观察中的应用研究	母婴世界	杨元淼
	3M 液体敷料与红外线烤灯在压疮康复治疗中的应用	现代养生	闫平平
	盐酸罗哌卡因复合舒芬太尼在无痛分娩中的麻醉效果分析	保健文汇	闫立会
	脑梗塞患者应用早期护理干预的价值评估	保健文汇	张红梅
	阴道试产失败中转剖宫产原因分析及应对措施	医　药	唐连敏
	米索前列醇防治宫缩乏力性产后出血药品不良反应报告分析	中国现代药物应用	王丽华、路运华
	神经外科患者医院获得性肺炎危险因素的 Meta 分析	中国控制感染杂志	张　阳、冯柳芳
	中重型创伤性颅脑损伤患者凝血功能变化及对预后的影响	检验医学与临床	王　松、苏　菲
	超声检查参数（Tei 指数）评价原发性高血压左室不同构型的舒张功能的价值分析	中国医药导刊	彭红兵、武清菊
	河北省邢台地区 5－6 岁组儿童单纯性肥胖与血脂异常相关性调查	医学动物防制	徐　冉
	青年型乳腺癌患者 X 线表现特征与病理相关性分析	中国医刊	左玮玮、齐　赛
	仙方活命饮加减保留灌肠佐治急性盆腔炎湿热瘀结证疗效观察	四川中医	刘艳红、邱彩虹
	失能老年人长期照料方式选择意愿的影响因素	护理研究	王　莹

续表 74

年份	论文（著作）名称	发表期刊	前二名作者
2017	急性心肌梗死患者治疗中康复程序的应用效果研究	世界最新医学信息文摘	刘俊英
	急性多灶性脑梗死应用低分子肝素钙治疗的护理分析	世界最新医学信息文摘	郝海红
	盐酸克罗宁胶浆与丁卡因在纤维喉镜检查中的应用比较	中国保健营养	周丽华
	160 例颅脑创伤患者凝血功能动态变化的监测及其临床意义研究	大家健康（学术版）	王　松
	阴道分娩的产妇应用优化分娩护理的效果研究	健康前沿	侯春芳
	VSD 在创伤骨科中的临床应用效果分析	健康前沿	王利波
	急诊重症肺血栓栓塞症临床治疗效果研究	健康前沿	刘　洁
	主动脉夹层的 CT 影像诊断探究	健康前沿	王昕光
	钼靶 X 线联合螺旋 CT 在乳腺癌早期诊断价值分析	健康之路	左玮玮
	消化内科临床常见不合理用药问题的研究	养生保健指南	王嫄嫄
	ICU 选择性气管插管前镇静的临床应用分析	养生保健指南	张瑞英
	急诊科昏迷患者抢救治疗的临床分析	养生保健指南	张子健
	规范化护理在深静脉导管相关血流感染护理中的应用分析	养生保健指南	徐金献
	个性化护理在肝胆外科手术患者中的应用方法及临床价值	养生保健指南	牛现红
	精细化管理在神经内科护理管理中的应用效果	健康周刊	宁晓红
	APN 排班模式推进心内科护理服务质量持续改进的效果	健康周刊	吴玉静
	神经外科监护室常见的护理安全隐患与管理对策	健康周刊	邱彩虹
	优质护理在肝胆外科引流管护理中的效果分析	健康周刊	牛现红
	微创技术在创伤骨科临床治疗中的应用效果观察	健康周刊	贾科锋
	严重多发伤时损伤控制骨科治疗的临床效果分析	健康周刊	孙　智
	ICU 严重呼吸衰竭患者不同气管插管方法的疗效研究	健康周刊	张瑞英
	鸟巢式护理在新生儿护理中的应用效果分析	健康周刊	张苗苗
	舒适护理运用于手术室护理的探讨	健康周刊	张立涛
	静脉留置针护理及并发症的预防处理	健康周刊	石双颖
	枸橼酸咖啡因在早产儿呼吸暂停治疗中的临床价值	健康周刊	回立远
	神经外科脑出血的治疗体会	健康周刊	张　翡
	芒硝外敷联合抗生素在急性乳腺炎治疗中的效果研究	健康周刊	董　睿
	非静脉曲张性上消化道出血的消化内镜治疗效果分析	健康周刊	牛振楠
	对泌尿外科腹腔镜手术并发症的原因分析及预防措施	健康周刊	孟子瑞
	脑血管畸形致脑出血患者实施手术治疗的临床效果观察	健康周刊	李　娜
	卡维地洛在心血管内科应用的临床评价	健康周刊	赵　凯
	综合护理在老年冠心病无痛性心肌缺血患者护理中的临床效果研究	健康周刊	苏　冉
	影响神经内科护士心理疲劳的因素及其对策	健康周刊	王丽丽

续表 75

年份	论文（著作）名称	发表期刊	前二名作者
2017	高压氧治疗重症颅脑损伤开颅术后患者疗效观察	医药卫生	王胜军
	微创技术在脊柱创伤手术中的临床效果观察	医药卫生	王利波
	老年重症心力衰竭应用小剂量甲状腺素联合厄贝沙坦氢氯噻嗪治疗的临床分析	医药卫生	黄玲芳
	老年慢性心衰患者生活质量变化特征与舒适护理干预效果	保健文汇	杨元焱
	肠内营养在胃肠外科术后的早期应用及护理	保健文汇	范晓彬
	营养护理干预对 CCU 重症心梗患者免疫功能及恢复的影响	特别健康	杨元焱
	钼靶 X 线、超声及 MRI 对乳腺癌早期的诊断价值研究	现代养生	左玮玮
	综合护理干预在重症呼吸衰竭患者治疗中的应用效果	医　药	李　华
	胃肠腺体外科开展整体护理工作体会	医　药	吕英淑
	我院乳腺外科开展人文护理的实践与成效	医　药	石双颖
	非致残性脑血管事件人群尿酸与颈动脉粥样硬化斑块关系的相关性研究	中西医结合心脑血管病杂志	李利峰、路　峰
	腹腔镜经腹膜前疝修补术联合腹壁小切口“杂交手术”治疗大网膜嵌顿腹股沟疝的临床体会	腹腔镜外科杂志	连彦军、薛志广
	血清同型半胱氨酸和纤维蛋白原与急性脑卒中的相关性研究	中国实验诊断学	张　凯、成云云
	重症肺炎患儿肺泡动脉氧分压差及 D－二聚体与肺功能的相关性	中国医药导报	郭义军、郝现伟
	不同封管方式对急性重度中毒病患者血液灌流期间发生下肢深静脉事件的预防效果	血栓与止血学	杨素云
	灯盏花素对大鼠动脉粥样硬化保护作用的研究	环球中医药	武迎磊、赵　天
	角膜塑形镜对青少年近视眼视力、眼压及生物测量参数的影响	重庆医学	王晓冰
	血清同型半胱氨酸、纤维蛋白原与急性缺血性脑卒中预后的相关性研究	临床医药文献电子杂志	曹明善
	我院 2015 年住院抗菌药物医嘱点评结果分析	临床合理用药杂志	赵　天
	子宫瘢痕的临床病理特征及文献复习	中国误诊学杂志	王恩杰
	黛力新对冠心病心衰合并抑郁病人血清脂联素和血浆 BNP 浓度的影响	中国误诊学杂志	崔振川
	老年髋部骨折患者康复护理方案的制定及应用杂志	实用临床医药	冯晓利
	数字钼靶 X 线摄影和高频超声检查对触诊阴性乳腺癌病灶的诊断	健康之路	左玮玮
	预见性护理应用于阴道分娩产后出血的效果研究	饮食保健	侯春芳
	消化内科临床不合理用药的现状与研究	饮食保健	王嫄嫄

续表 76

年份	论文（著作）名称	发表期刊	前二名作者
2017	妊娠产褥期孕产妇脑卒中诊治体会	中外女性健康研究	李致文
	消化内镜临床诊疗中无痛胃肠镜的应用分析	东方食疗与保健	王嫄嫄
	不同层次护士重症护理思维能力的评估与管理对策	养生保健指南	徐亚茹
	血液透析护理风险及护理措施浅议	养生保健指南	焦　霞
	快速康复外科胃肠道手术不置胃肠减压管并早期进食的护理研究	养生保健指南	石双颖
	品管圈活动在神经内科护士专科培训中的应用效果评价	养生保健指南	王丽丽
	细节护理在提高妇产科护理质量中的效果	养生保健指南	郭贝贝
	不同护理方法在新生儿红臀中的护理效果对比观察	养生保健指南	侯春芳
	神经内科医生如何为手术把关	养生保健指南	张晓林
	应重视神经内科医生脑血管介入技术的培训	养生保健指南	吴力娟
	重症监护病房护士心身健康状态的调查分析	养生保健指南	杨秀荣
	心内科护士心电图知识培训方法与效果探讨	养生保健指南	郝晓辉
	心外科监护室患者家属心理需求及护理干预	养生保健指南	张　娜
	急诊护士对院前急救护理的心理体验	养生保健指南	刘　静
	重症监护病房护士职业防护现状调查与对策	养生保健指南	王　岚
	CCU 护士心理压力的原因分析及对策	养生保健指南	丁　玲
	新生儿护士的规范消毒与无菌技术对预防和控制医院感染的重要作用	养生保健指南	王婷婷
	不用剂量阿托伐他汀钙在冠心病治疗中不良反应临床分析	养生保健指南	申　恂
	应用失效模式与效果分析防范心内科介入医生职业暴露	养生保健指南	刘黎洁
	西咪替丁联合思密达治疗新生儿上消化道出血 72 例	养生保健指南	回立远
	临床路径在护理工作中的应用－骨科护士专业能力分析	养生保健指南	金　平
	神经内科护士职业暴露的风险及对策	养生保健指南	李　娟
	知信行管理改进新生儿护理人员手卫生依从性的实践	养生保健指南	贾文彬
	重症监护病房护士分层管理模式的实施及效果分析	养生保健指南	申爱爱
	呼吸内科护士信息化绩效考核平台的构建与应用	养生保健指南	陆凌群
	心内科护士应急能力的培养	养生保健指南	任松娜
	急诊科医生处理急性化学物中毒应注意的问题	养生保健指南	周　哲
	神经内科护士专科培训现状与需求分析	养生保健指南	李　惠
	阿托伐他汀对缺血性心肌病心力衰竭患者血栓评价	健康周刊	沈青青
	新生儿呼吸暂停原因分析和探讨	健康周刊	回立远
	对呼吸机相关性肺炎护理相关因素分析及对策探究	健康周刊	高梅娜
	急性心肌梗死心电图诊断效果评价	健康周刊	薛　静
	优质护理服务应用于中老年性脑梗塞患者护理中的临床效果分析	健康周刊	宁晓红

续表77

年份	论文（著作）名称	发表期刊	前二名作者
2017	神经内科护理中脑血栓患者康复护理的临床效果探索	健康周刊	王秋丽
	比索洛尔治疗急性心绞痛的效果研究	健康周刊	刘黎洁
	论述心血管内科疾病治疗中利尿剂使用的不良反应	健康周刊	狄宁宁
	PDCA 循环管理在提升出院患者护理服务满意度中的应用体会	健康周刊	吴　杉
	慢性心力衰竭合并房颤者应用心理护理效果研究	健康周刊	王英慧
	小儿阑尾炎腹腔镜手术的手术室护理效果探讨	健康周刊	左文丽
	提升医疗技术应用管理质量的措施分析	健康周刊	白少华
	心内科疾病诊治中遥测心电监护仪在的应用价值探究	健康周刊	苗　博
	呼吸科住院患者痰液病原菌类型及耐药性变迁研究	健康周刊	李　进
	呼吸科肺动脉高压患者病因构成与临床特点	健康周刊	韩雪娇
	泌尿外科传统腹腔镜手术严重并发症的分析	健康周刊	孟子瑞
	消化内镜治疗 76 例胃肠疾病临床研究	健康周刊	梁冬红
	冠心病心绞痛患者护理中应用预见性护理的效果评价	健康周刊	范俊利
	呼吸功能护理干预在肺癌患者术后康复中的应用效果研究	健康周刊	张晓伟
	无缝隙康复护理对脑血管病肢体障碍患者康复效果的影响评价	健康周刊	王丽静
	康复护理干预对风湿性心脏病瓣膜置换术患者术后的影响研究	健康周刊	苏　冉
	233 例抗菌药物不良反应报告分析	健康周刊	时绘绘
	护理干预对降低女性留置尿管病人尿路感染的效果分析	健康周刊	徐金献
	反复呼吸道感染患者的相关因素探讨与预防措施	健康周刊	路培霞
	精细化管理在神经内科护理管理中的应用效果	健康周刊	殷海清
	产科护理新模式对促进自然分娩，降低剖宫产率的影响	健康周刊	柴华林
	护士长管理职能在胸外科健康教育体现	健康周刊	赵伟然
	品管圈活动在降低神经外科术后感染中的应用	健康周刊	安艳丽
	产科护理不安全因素的分析与防范对策	健康周刊	崔　妍
	63 起血液透析护理缺陷原因分析及防范对策	健康周刊	焦　霞
	护士分层管理模式对消化内科护理质量的影响研究	健康周刊	侯瑞娟
	静配中心药物在临床护理工作中的安全管理	健康周刊	苏文冕
	感染控制在静配中心洁净管理中的重要性	健康周刊	苏文冕
	品管圈在医院药剂科质量管理持续改善中的应用	健康周刊	石志娜
	某医院 560 例药物不良反应分析	健康周刊	时绘绘
	妇科护理安全隐患的现状分析与对策	健康周刊	李　娜
	重症监护室患者尊严现状及其相关因素调查	保健文汇	李　华
	乳腺外科疾病患者护理中优质护理干预的临床应用观察	保健文汇	吕英淑

续表 78

年份	论文（著作）名称	发表期刊	前二名作者
2017	心梗介入治疗后患者实施心脏康复护理的效果分析	保健文汇	杨元焱
	乳腺外科优质护理服务示范病区创建实践体会	保健文汇	石双颖
	手术室护理管理发展近况	保健文汇	张立涛
	舒张性心力衰竭采用丹参酮ⅡA 磺酸钠注射液治疗的临床分析	医药卫生	黄玲芳
	阴道试产后中转剖宫产的原因与策略研究	人人健康	李小芝
	肘管的解剖特点对原位松解术治疗肘管综合征的疗效影响	中国临床解剖学杂志	贾科锋
	自拟三黄汤联合缬沙坦治疗代谢综合征合并微量白蛋白尿疗效及对血清脂肪细胞因子的影响	现代中西医结合杂志	赵丽娟、王宪娟
	彩色多普勒超声诊断锁骨下动脉狭窄特征的临床分析	临床和实验医学杂志	彭红兵、武清菊
	28 例炎性乳腺癌患者的分子分型特点及对预后的影响	癌症进展	于晶晶、薛志广
	乳腺原发性印戒细胞癌与乳腺黏液腺癌分子指标及预后的比较	癌症进展	于晶晶、吴雅媛
	新生儿 PICC 常见并发症的临床护理干预	实用妇科内分泌杂志（电子版）	冯会敏
	我院中药注射剂医嘱点评分析	临床合理用药杂志	赵　天
	先兆早产的危险因分析及音乐疗法的临床护理观察	大家健康（学术版）	闫平平
	精细化护理干预对阴道分娩产妇产后出血的影响	饮食保健	韩兴思
	重组人促红细胞生长素在急性脑缺血性脑卒中患者的临床应用	当代医学	杨利辉
	炎症性肠病的诊断和治疗进展	系统医学	牛振楠
	机械通气治疗新生儿胎粪吸入综合征所致呼吸衰竭的临床效果研究	健康前沿	靳雅玲
	卵巢肿瘤腹腔镜剥除术患者的手术室护理效果分析	健康前沿	王　凯
	新生儿缺血缺氧性脑病合并心肌受损的临床效果治疗研究	健康前沿	王会影
	氟哌噻吨美利曲辛片治疗功能性消化不良效果分析	健康前沿	李正川
	新生儿科护理纠纷发生的原因分析与防范策略	健康前沿	贾文彬
	鸟巢式护理在新生儿护理中的应用效果研究	健康前沿	张江华
	湿化高流量鼻导管通气治疗极低出生体重早产儿呼吸暂停临床研究	健康前沿	刘丽艳
	洗胃用于治疗新生儿呕吐的临床效果研究	养生保健指南	靳雅玲
	游泳在新生儿缺氧缺血性脑病治疗中的临床效果评价	养生保健指南	王会影
	铝碳酸镁治疗 HP 阳性胃溃疡的效果研究	养生保健指南	李正川
	循证护理在缺氧缺血性脑病新生儿护理中的应用效果体会	养生保健指南	张江华
	试析神经外科 ICU 危重患者防误吸标准化体系的构建与应用	养生保健指南	李　岩
	对肺栓塞误诊为心内科疾病原因分析及对策探究	养生保健指南	苗　博

续表79

年份	论文（著作）名称	发表期刊	前二名作者
2017	计算机辅助骨科手术的应用和进展	养生保健指南	贾科锋
	高龄老年患者应用于无痛消化内镜的临床研究	养生保健指南	牛振楠
	针吸联合三苯氧胺治疗乳腺增生包块的临床探讨	养生保健指南	董　睿
	输尿管软镜在泌尿外科疾病诊断及治疗中的应用	养生保健指南	孟子瑞
	胃肠疾病运用消化内镜治疗的探讨	养生保健指南	梁冬红
	心理护理在神经衰弱患者治疗中的应用效果观察	养生保健指南	王丽静
	腹腔镜结直肠癌根治术的手术室护理效果研究	养生保健指南	左文利
	鼻塞式持续气道正压给氧在新生儿疾病应用中的护理体会	养生保健指南	高梅娜
	注射用血凝酶联合奥美拉唑治疗上消化道出血临床观察	养生保健指南	回立远
	呼吸科病房潜在感染因素与预防策略分析	养生保健指南	李　进
	人性化护理管理在临床护理工作中的应用于效果	养生保健指南	吴　杉
	医疗技术临床应用管理模式	养生保健指南	白少华
	替罗非班联合重组人脑利钠肽治疗急性心肌梗死伴心力衰竭患者的疗效研究	养生保健指南	刘黎洁
	富马酸比索洛尔片治疗急性心肌梗死的临床效果观察	养生保健指南	张　丽
	心理护理在冠心病患者护理中的应用效果研究	养生保健指南	范俊利
	损伤控制性手术护理对救治严重胸部创伤患者的效果研究	养生保健指南	张晓伟
	优质护理服务应用于扩张型心肌病伴心力衰竭患者的效果观察	养生保健指南	苏　冉
	临床护理路径在心脏瓣膜置换围术期患者护理中的应用效果分析	养生保健指南	王英慧
	呼吸科多药耐药菌感染的危险因素分析及干预对策	养生保健指南	韩雪娇
	68 例踝关节骨折患者手术治疗效果探讨	保健文汇	王利波
	CT 磁共振成像诊断滑膜骨软骨瘤病临床应用研究	保健文汇	张代辉
	论述中枢神经系统结核的 CT 影像诊断	保健文汇	王昕光
	浅谈导管相关血流感染的预防及护理	保健文汇	徐金献
	连续性血液净化治疗中的感染控制分析	保健文汇	徐金献
	美罗培南与乌司他丁在重症感染患者治疗中的效果观察	保健文汇	刘　洁
	血清 C 反应蛋白、降钙素原和白介素 6 在老年重症肺炎中的应用分析	医药卫生	董月稳
	血清 C 反应蛋白、降钙素原和白介素 6 在老年肺炎患者中的诊断价值分析	医药卫生	董月稳
	磷酸肌酸钠治疗新生儿窒息后心肌损伤的临床效果研究	医药卫生	靳雅玲
	新生儿科护理记录书写中存在的问题及对策探究	医药卫生	王婷婷
	新生儿上消化道出血的药物治疗与疗效观察	医药卫生	回立远
	腹腔镜下直肠癌根治术的优质手术室护理效果观察	医药卫生	王　凯

续表 80

年份	论文（著作）名称	发表期刊	前二名作者
2017	手术室综合护理对预防胃肠道手术切口感染的效果分析	医药卫生	付 超
	LED 蓝光灯用于治疗新生儿高胆红素血症中的临床效果分析	医药卫生	王会影
	抚触在新生儿黄疸护理中的应用价值分析	医药卫生	张江华
	浅谈新生儿科护理中的差错隐患及应对策略	医药卫生	贾文彬
	胰岛素与中药注射液配伍中的用药监护	健康周刊	时绘绘
	胸外科护士分层级管理	健康周刊	赵伟然
	规范化健康教育在神经内科护理中的应用	健康周刊	殷海清
	护理风险管理在呼吸科老年患者护理工作中的应用效果	健康周刊	路培霞
	跌倒风险分级护理在心内科患者防跌倒管理中的应用	健康周刊	苏 冉
	神经外科护理中危险因素的分析与预防措施	健康周刊	王利红
	康复科护理胜任力评价指标体系构建	健康周刊	宋红敏
	产科护理质量敏感性指标的构建	健康周刊	崔 妍
	精准神经外科：高科技时代的神经外科新理念	健康周刊	王 谦
	经腹全子宫切除术后防止泌尿系统感染的护理体会探究	健康周刊	李 娜
	尿毒症血液灌流联合血液透析治疗效果及对患者肾功能的影响研究	健康周刊	陈 燕
	PDCA 循环方法对控制 ICU 呼吸机相关性肺炎中的作用	健康周刊	李 真
	综合护理干预措施在脑血栓患者中的应用效果探讨	健康周刊	文 杰
	颅内动脉瘤破裂急性期手术的临床护理效果分析	健康周刊	安艳丽
	舒适护理干预对冠心病患者介入治疗术后心理和生活质量影响的效果研究	健康周刊	王雅琼
	临床护理路径在自发性气胸手术治疗患者中的应用效果观察	健康周刊	梁利红
	优质护理服务模式在前置胎盘大出血患者中的应用效果观察	健康周刊	郭贝贝
	血液灌流串联血液透析对尿毒症皮肤瘙痒的效果分析	健康周刊	陈 燕
	倍他乐克联合稳心颗粒治疗肥厚型心肌病伴恶性室性心律失常疗效	健康周刊	赵 凯
	冠状动脉粥样硬化性心脏病患者心理护理效果研究	健康周刊	闫慧雯
	预防性护理干预缓解早孕反应的临床效果探讨	健康周刊	郭贝贝
	护理干预预防钻孔引流治疗高血压脑出血术后并发症的效果评价	健康周刊	安艳丽
	重症监护室呼吸机相关性肺炎的相关因素及护理对策	健康周刊	李 真
	无痛胃镜在消化内科临床诊疗的过程中应用价值	特别健康	王嫄嫄
	急危重症临床护理问答	科学技术文献出版社	韩 雪
	不同时间点的腹腔镜手术对急性结石性胆囊炎预后的影响	湖南师范大学学报（医学版）	李 飞
	剖宫产术后腹壁切口处子宫内膜异位症的超声诊断分析	临床超声医学杂志	付赵虎、郑晓芳

续表 81

年份	论文（著作）名称	发表期刊	前二名作者
2017	50 例椎基底动脉狭窄血管内支架植入术的围术期护理	实用临床医药杂志	张素霞、张红梅
	强化早期步行训练在脑卒中重度偏瘫患者肢体康复护理中的应用	实用临床医药杂志	刘俊英、贾　亮
	阿司匹林肠溶片联合氯吡格雷治疗冠心病心绞痛疗效探讨	健康前沿	张　丽
	双侧标准外伤大骨瓣开颅手术治疗重型颅脑损伤的临床效果观察	健康前沿	李　岩
	心内科患者的安全管理对策	健康前沿	杜雪红
	子痫前期与代谢综合症关系的临床研究	健康前沿	董淑晓
	替普瑞酮治疗 HP 阴性慢性萎缩性胃炎的临床效果研究	健康前沿	李正川
	护理干预对食管癌患者术后睡眠质量影响的探讨	健康前沿	吴　杉
	鸟巢式护理在新生儿护理中的应用效果分析	健康前沿	高梅娜
	责任制整体护理干预在母婴同室护理中的应用体会	健康前沿	柴华林
	胺碘酮治疗心衰合并心律失常患者的护理体会	饮食保健	杨元焱
	针对性护理管理在提升护理人员工作满意度及积极性中的作用评价	东方食疗与保健	吴　杉
	疼痛护理干预在新生儿护理中的临床应用效果	东方食疗与保健	高梅娜
	血栓抽吸联合冠状动脉介入技术治疗急性心肌梗死合并冠状动脉血栓的临床联系	东方食疗与保健	刘黎洁
	他克莫司的药物相互作用研究进展分析	养生保健指南	时绘绘
	口腔临床诊疗中放射影像技术的应用分析	医药卫生	孟卫东
	静脉滴注单硝酸异山梨酯治疗冠心病心绞痛的临床疗效分析	医药卫生	张　丽
	白蛋白对新生儿黄疸治疗效果的探讨	医药卫生	靳雅玲
	神经外科重症昏迷病人肺部感染的防治	医药卫生	李　岩
	西地那非联合硫酸镁治疗新生儿持续肺动脉高压的临床效果分析	医药卫生	王会影
	优质护理服务在新生儿早产护理中的应用效果	医药卫生	张江华
	雷贝拉唑联合替普瑞酮治疗老年慢性萎缩性胃炎的效果研究	医药卫生	李正川
	脑脊液置换联合鞘内给药治疗结核性脑膜炎的临床效果评价	健康周刊	吴力娟
	护理风险管理在预防患者痰窒息中的应用	健康周刊	路培霞
	PDCA 循环模式在静配中心感染控制管理中的应用效果观察	健康周刊	苏文冕
	三级康复治疗改善脑卒中偏瘫患者综合功能的临床效果观察	健康周刊	张新杰
	硫酸镁对妊娠子痫前期的治疗效果分析	健康周刊	宋艳宁
	康妇消炎栓联合康妇炎胶囊治疗盆腔炎性疾病后慢性盆腔痛的临床效果	健康周刊	霍森烨
	急诊内科联合消心痛治疗重症心力衰竭效果观察	健康周刊	苗　博

续表 82

年份	论文（著作）名称	发表期刊	前二名作者
2017	脑卒中偏瘫病人早期康复护理效果	健康周刊	宋红敏
	品管圈在神经外科护理质量持续改进中的应用效果评价	健康周刊	王利红
	脑梗塞偏瘫失语患者实施早期护理干预的效果研究	健康周刊	王丽静
	无缝隙康复护理对脑血管病肢体障碍患者康复效果的影响评价	健康周刊	李　娜
	综合护理在神经内科癫痫持续状态患者中应用研究	健康周刊	王丽静
	不同剂量瑞舒伐他汀对急性脑梗死合并动脉硬化的斑块逆转效果及对炎性因子的影响研究	健康周刊	王　坤
	新生儿游泳与抚触的临床护理体会	健康周刊	韩兴思
	集束化护理对重症患者大小便失禁皮肤干预的效果	健康周刊	赵聪聪
	综合康复治疗肩关节周围炎的疗效分析	健康周刊	张新杰
	脑梗塞患者护理心理干预与健康教育的临床应用	健康周刊	赵聪聪
	一例因深静脉血栓意外检出肺癌的临床思考	健康周刊	吴雅媛
	病毒性脑膜炎合并症状性癫痫的护理效果研究	健康周刊	王　艳
	人性化护理在骨外科病房的应用效果观察	健康周刊	董江园
	整体护理应用于小儿哮喘护理的效果观察	健康周刊	冯彦敏
	心脏瓣膜置换术后延续护理干预措施的效果观察	健康周刊	杨　静
	风湿性心脏病围手术期焦虑状态的护理干预体会	健康周刊	刘　佳
	恶性心律失常致心脏骤停患者的护理干预效果	健康周刊	刘晓配
	加快康复外科理念在骨科患者围手术期护理的效果评价	健康周刊	张会倩
	护理标识在神经外科重症监护室中的应用效果	健康周刊	赵亚静
	综合护理对胸外科重症术后患者呼吸功能恢复的效果观察	健康周刊	刘丽丽
	肠内营养安全护理应用于外科重症监护室危重症病患者的效果	健康周刊	杨　卓
	临床上脑供血不足头晕患者的护理干预效果观察	健康周刊	周　微
	股骨头骨折手术治疗效果研究	保健文汇	王利波
	纤维支气管镜吸痰联合肺泡灌洗在重症肺部感染患者治疗中的效果研究	保健文汇	刘　洁
	幽门螺杆菌感染对冠心病患者抗血小板治疗后上消化道出血的影响	贵州医科大学学报	杨湛南
	高温蒸汽热修复在免疫细胞化学中的应用	诊断病理学杂志	董军华
	颅内感染脑脊液常见致病菌及耐药性分析	河北医药	孙鑫晔
	加味葛根汤联合龙氏治脊疗法、PNF 技术治疗神经根型颈椎病的疗效观察	河北医药	郭文乾
	神经内镜术后中药汤剂鼻饲治疗丘脑出血破入脑室的临床疗效观察	四川中医	甄文剑、李　娜
	妊娠期甲状腺过氧化物酶抗体与甲状腺功能变化的分析	中国当代医药	刘利红
	甘露聚糖肽联合华蟾素胸腔灌注治疗恶性胸腔积液的临床观察	中国医药指南	武铁军

续表83

年份	论文（著作）名称	发表期刊	前二名作者
2017	产科医生工作压力分析及处理对策	中国保健营养	霍森烨
	手术室综合护理对预防胃肠道手术切口感染的效果研究	饮食保健	王 凯
	神经节苷脂治疗新生儿缺氧缺血性脑病的临床效果研究	饮食保健	靳雅玲
	高压氧治疗新生儿缺氧缺血性脑病74例临床效果研究	饮食保健	王会影
	疼痛护理干预在新生儿护理中的临床应用效果	饮食保健	张江华
	人性化护理在妇产科护理中的应用效果观察	饮食保健	吴 杉
	临床路径在无痛性消化内镜诊疗中的应用分析	饮食保健	牛振楠
	探析个体化护理模式对晚期胃癌和贲门癌化疗患者营养状况及生存质量的影响	饮食保健	刘小龙
	稳心颗粒联合倍他乐克治疗室性早搏的临床价值评价	健康前沿	张 丽
	人性化护理措施在妇科手术患者的护理中的应用效果研究	健康前沿	李 娜
	探讨细节管理对静配中心管理质量的影响	健康前沿	苏文冕
	静脉麻醉在消化内镜微创治疗中的临床分析	健康前沿	梁冬红
	消化内镜治疗胆总管结石的疗效评估及临床研究	健康前沿	梁冬红
	开颅血肿清除术联合锥颅血肿抽吸术治疗外伤性颅脑损伤效果分析	健康前沿	李 岩
	重症监护护理评分系统在ICU护理人力资源配置中的应用	健康前沿	申爱爱
	连续护理干预对慢性阻塞性肺疾病病人健康状况的影响	健康前沿	路培霞
	医院经济管理中财务分析的意义与实践做法分析	健康前沿	郑晓康
	微信平台在消毒供应中心优质护理中的应用效果	家庭医药．就医选药	石素真
	药师管理在医院药剂科工作中的应用	养生保健指南	石志娜
	影响妇科护理安全因素及管理对策	养生保健指南	李 娜
	急性肺栓塞患者静脉溶栓治疗的重症监护护理	养生保健指南	申爱爱
	护理人员在静配中心成立初期的关键作用及岗位转变	养生保健指南	苏文冕
	强化精神康复科护理的措施与成效	养生保健指南	宋红敏
	影响呼吸科检验标本采集合格率原因分析及对策	养生保健指南	路培霞
	分析急性心源性肺水肿机械通气治疗效果及对血流动力学的影响	养生保健指南	张会超
	神经系统危重症病人中危重症营养风险评分的应用	养生保健指南	申立强
	3D打印技术在骨科的研究及应用进展	医药卫生	贾科锋
	降低新生儿静脉留置针导致静脉炎的护理干预	医药卫生	高梅娜
	经消化内镜治疗胃十二指肠出血的治疗效果观察	医药卫生	牛振楠
	心肌梗死合并左室血栓抗栓治疗的效果分析	医药卫生	沈青青
	尼克地尔治疗冠心病患者介入治疗后心绞痛的临床效果研究	医药卫生	刘黎洁
	人性化护理管理实施后的护理满意度分析	医药卫生	吴 杉

续表 84

年份	论文（著作）名称	发表期刊	前二名作者
2017	心脏外科手术前后气管插管的临床护理	医药卫生	杨　静
	妊娠高血压综合征患者中临床护理干预的临床效果分析	医药卫生	柴华林
	偏头痛患者应用综合护理干预的效果	健康周刊	范娇娇
	预见性护理在重度房室传导阻滞中的应用效果	健康周刊	刘晓配
	重症监护室（ICU）脑出血患者预防肺部感染采取护理干预的临床效果	健康周刊	赵亚静
	急性脑梗死的肢体功能障碍应用康复护理的改善效果观察	健康周刊	张雪远
	神经内科护理中对脑卒中康复护理的临床效果观察	健康周刊	王　艳
	重症监护室无创正压通气治疗呼吸衰竭的护理效果	健康周刊	杨　卓
	适应心理护理对高血压性心脏病患者的意义评价	健康周刊	吴玉静
	骨质疏松性椎体压缩骨折的临床治疗方法研究	健康周刊	李海冰
	微生态制剂对溃疡性结肠炎的治疗效果	健康周刊	范现英
	15 例神经内科院外带入Ⅲ—Ⅳ期压疮的护理	健康周刊	李　惠
	重症监护室（ICU）患者发生院内感染的原因及护理对策	健康周刊	王　谦
	第一产程穴位按摩联合瑜伽球对自然分娩率的影响研究	健康周刊	付翠芳
	90 例舒适护理在神经内科护理中的应用效果分析	健康周刊	张志学
	乳腺叶状肿瘤 24 例的病理和临床诊治	健康周刊	董　睿
	ICU 重症监护室建立人工气道患者护理体会	健康周刊	王　谦
	老年脑出血 50 例肺部感染原因分析及护理	健康周刊	李　惠
	气管插管前口腔护理对预防呼吸机相关性肺炎中的作用	保健文汇	徐金献
	ICU 机械通气患者应用镇静镇疼治疗的安全护理分析探讨	人人健康	杨育红
	CD44 及 Lgr5 在卵巢癌组织中的表达及其与预后的相关性分析	标记免疫分析与临床	马　琳、刘杏巧
	布洛芬治疗重症手足口病患儿的临床疗效评估	国际检验医学杂志	郭义军
	妊娠晚期血清 PLT、Hb、Fbg 及 D－D 水平检测对产后出血的预测价值	国际检验医学杂志	石国素
	针刺同步吞咽康复训练治疗脑出血后吞咽障碍的疗效观察	中国中医急症	甄文剑、刘　莹
	TCSPDS－MN 治疗子宫瘢痕妊娠的临床效果	中国妇幼保健	修　晨
	中国组织化学与细胞化学杂志	临床医药文献电子杂志	范小颖
	针对性护理对风湿性心脏病患者焦虑状态的效果	世界最新医学信息文摘	刘立辉
	老年慢性心衰者应用舒适护理干预的效果观察	世界最新医学信息文摘	王　冉
	一体化护理模式在改善心内科患者生存质量和治疗积极性的效果	世界最新医学信息文摘	张明明
	综合护理方法对急性感染性心内膜炎患者的护理效果探讨	世界最新医学信息文摘	王　品
	乳腺癌患者围手术期的临床护理体会	世界最新医学信息文摘	毕　堂

续表 85

年份	论文（著作）名称	发表期刊	前二名作者
2017	人性化理念在提升心内科患者护理满意度中的结果分析	世界最新医学信息文摘	陈 凤
	PFN 治疗粗隆间骨折 40 例疗效分析	饮食保健	王利波
	心内科老年住院患者护理安全隐患的分析及对策	健康前沿	杜雪红
	重症监护病房内肺炎病人采用经验性抗生素治疗的效果	健康前沿	申立强
	医院经济管理的创新及实践路径分析	健康前沿	郑晓康
	消化内镜联合四联方案治疗胃溃疡出血的效果及再出血因素分析	健康前沿	梁冬红
	住院患者抗菌药物使用情况调查	健康前沿	郝利亚
	手术室护理质量的监控方法	东方食疗与保健	张立涛
	高通量血液透析与常规血液透析治疗效果对比	养生保健指南	陈 燕
	应用临床路径对腹主动脉瘤手术患者实施健康教育的效果研究	养生保健指南	王雅琼
	胃残留量监测对重症患者肠内营养并发症的效果分析	养生保健指南	李 真
	对先兆早产孕妇实施综合护理干预的效果的探讨	养生保健指南	郭贝贝
	舒适护理在蛛网膜下腔出血患者脑脊液置换术围手术期的应用体会	养生保健指南	安艳丽
	氨氯地平联合卡托普利治疗冠心病合并高血压疗效观察	保健文汇	申 恂
	心内科护士弹性排班与人力资源分配相关性探讨	保健文汇	任松娜
	肺部听诊培训在神经内科护理人员中的实施	保健文汇	李 娟
	关注脑血管、理解脑血管、防治脑血管病神经内科医师的职责	保健文汇	张晓林
	百草枯中毒引起的心肌损伤：一个需要引起急诊医生关注的问题	保健文汇	周 哲
	重症护士在气管插管中的配合与护理	保健文汇	杨秀荣
	呼吸科护士的职业暴露与防护	保健文汇	陆凌群
	心内科医师心脏超声专项培训的体会	保健文汇	刘黎洁
	浅析新生儿护士的沟通技巧	保健文汇	王婷婷
	神经内科护士职业应激与紧张状态的相关性研究	保健文汇	王丽丽
	CCU 轮转培训模式在心血管内科低年资护士专科培训中的应用	保健文汇	丁 玲
	急诊护士情景模拟训练的实践与体会	保健文汇	刘 静
	品管圈在提高重症监护病房护士手卫生依从性中的应用	保健文汇	申爱爱
	心内科护士应具备的相关疾病知识的调查分析	保健文汇	郝晓辉
	七年制医学生神经内科临床实习教学方法实践与思考	保健文汇	吴力娟
	神经内科护士护患沟通教育的临床意义	保健文汇	李 惠
	骨科护士对优质护理认知现状的调查及优质护理应用的效果评价	保健文汇	金 平
	心外科监护室护士对心脏手术患者的术前健康指导	保健文汇	张 娜

续表 86

年份	论文（著作）名称	发表期刊	前二名作者
2017	重症监护病房护士工作倦怠与人格特征的调查	保健文汇	王　岚
	医护一体化对新生儿护士专科护理水平及质量的影响	保健文汇	贾文彬
	心外科术后呼吸道感染患者的护理措施	医药卫生	杨　静
	250 例心脏外科术后疼痛患者的护理体会	医药卫生	杨　静
	运动训练联合曲美他嗪对慢性心力衰竭患者预后的临床研究	健康周刊	李　鹏
	急性脑梗死神经内科治疗护理体会	健康周刊	范娇娇
	风险管理用于神经内科护理 110 例效果评价	健康周刊	张志学
	90 例神经内科留置导尿患者的护理体会	健康周刊	王丽丽
	综合护理措施对妊娠期高血压综合征患者转归及妊娠结局影响分析	健康周刊	黄亚雪
	α－硫辛酸改善多发性硬化认知功能障碍的意义评价	健康周刊	王　坤
	小剂量托吡酯联合奥卡西平治疗小儿癫痫皀效果研究	健康周刊	王　坤
	神经内科护理对脑卒中康复护理皀临床分析	健康周刊	张志学
	护理流程管理在神经内科危重患者护理管理中皀应用效果	健康周刊	王丽丽
	胶囊内镜对不明原因消化道出血的诊断价值	特别健康	牛振楠
	路径式管理在护理质量控制中的应用研究	特别健康	吴　杉
	达比加群对非瓣膜性房颤射频消融术后病人的临床观察	中西医结合心脑血管病杂志	穆金兴、齐丽平
	补气活血中药治疗气虚血瘀证缺血性脑卒中恢复期运动障碍疗效及对 S100β、Hcy 水平的影响	现代中西医结合杂志	贾　亮、张建刚
	医生与护理人员手卫生依从率对比分析	中国控制感染杂志	冯柳芳、孙海霞
	前列地尔联合无创呼吸机治疗慢性阻塞性肺部的临床疗效	热带医学杂志	董世荣、李　进
	无创呼吸支持下枸橼酸咖啡因与氨茶碱治疗早产儿呼吸暂停的疗效及收益比较	国际呼吸杂志	要丽君、范雪爱
	邢台地区育龄期妇女甲状腺功能减退的调查	黑龙江医学	刘利红
	枸橼酸咖啡因与湿化高流量鼻导管通气治疗早产儿呼吸暂停的疗效比较	安徽医学	要丽君、范雪爱
	彩超在高血压左室肥厚伴左心力衰竭诊断中的应用价值分析	中西医结合心血管病电子杂志	汪凤勃
	三级医院临床护士生命质量、工作满意度及离职意愿的相关性研究	实用临床护理学电子杂志	王雪霞
	多奈哌齐治疗神经衰弱伴发认知障碍的临床效果	健康前沿	吴力娟
	他汀类药物联合心血管药物治疗冠心病的临床效果分析	健康前沿	苗　博
	康复治疗对脑卒中偏瘫患者功能影响的半年疗效观察	健康前沿	张新杰
	分析静脉滴注阿昔洛韦致急性肾损伤的急救处理	健康前沿	平立英
	急诊内科急性腹痛的临床诊疗分析	健康前沿	林国兴
	脑钠肽指导治疗急性心力衰竭效果观察	健康前沿	赵　凯

续表 87

年份	论文（著作）名称	发表期刊	前二名作者
2017	应用左旋甲状腺钠片治疗妊娠期亚临床甲减的效果	健康前沿	宋艳宁
	心血管内科护理中的人性化服务	健康前沿	杜雪红
	消化内镜联合四联方案治疗胃溃疡出血的效果及再出血因素探讨	健康前沿	牛振楠
	静配中心化疗药物应用的安全防范措施研究	健康前沿	苏文冕
	头孢哌酮钠舒巴坦钠的临床应用效果和不良反应情况分析	健康前沿	石志娜
	老年帕金森病的康复护理效果分析	健康前沿	宋红敏
	神经外科护理绩效管理的实施及价值研究	健康前沿	王利红
	以家庭为中心的产科优质护理对产后抑郁的影响	东方食疗与保健	崔　妍
	情境模拟教学法在产科护理教学中的应用研究	东方食疗与保健	柴华林
	胸外科护理管理中护理风险管理的应用实践解读	养生保健指南	刘小龙
	倍他乐克通心络联合治疗冠心病心绞痛的临床应用疗效评价	养生保健指南	苗　博
	硝普钠联合多巴胺在急性心力衰竭患者治疗中的效果分析	养生保健指南	赵　凯
	康复治疗对脑梗塞患者运动功能的影响评价	养生保健指南	张新杰
	探讨脑梗塞恢复期患者的康复护理效果	养生保健指南	宋红敏
	专职介入护士干预对颈动脉支架置入术患者血压的影响	养生保健指南	黄照杰
	脑血栓患者进行细节化护理干预的效果观察	养生保健指南	王丽静
	单元流程优化护理对提高神经外科护理质量的效果	养生保健指南	王利红
	分析重症监护室急性肾损伤的诊治方法	养生保健指南	平立英
	心脏瓣膜病合并冠心病同期手术 64 例的监护室护理体会	医药卫生	王雅琼
	早期疼痛护理干预对食管癌术后患者镇痛效果的影响评价	医药卫生	梁利红
	分析医院医疗技术管理中的数据资料分析及作用	医药卫生	白少华
	ICU 危重患者肠内营养的护理体会	医药卫生	李　真
	分析阴道彩超联合宫腔镜对绝经后子宫出血的诊断价值	医药卫生	齐欢欢
	新生儿臀红应用不同护理方法的效果分析	保健文汇	郝俊兰
	活血化瘀药物穴位贴敷联合低分子肝素治疗急性呼吸窘迫综合征疗效观察	现代中西医结合杂志	杨　华、白少华
	大承气汤组方穴位定向透药治疗粘连性肠梗阻湿热壅滞证疗效观察	现代中西医结合杂志	刘艳红、邱彩虹
	超声与 CA153 检测诊断乳腺癌的临床价值分析	医学影像学杂志	李海芬
	易误诊为糖尿病性动眼神经麻痹的中枢神经系统疾病	临床误诊误治	刘利红
	早期进食对有机磷农药中毒患者治疗效果的观察	世界最新医学信息文摘	林国兴
	剖宫产术中腹主动脉预置球囊阻断术治疗凶险型前置胎盘的临床疗效观察	饮食保健	简慧秋
	尼莫地平治疗血管性痴呆的效果	健康前沿	王　坤

续表 88

年份	论文（著作）名称	发表期刊	前二名作者
2017	浅谈维生素 A 与肺癌的关系	健康前沿	吴雅媛
	行为护理干预在心脏骤停复苏病人护理中的应用效果评价	健康前沿	刘晓配
	ICU 重症肌无力危象患者的心理护理效果研究	健康前沿	王　艳
	重症监护室患者并发肺部感染的原因及护理体会	健康前沿	杨　卓
	游泳联合抚触护理降低新生儿黄疸的效果	养生保健指南	韩兴思
	人性化护理对胸外科手术患者治疗效果及生活质量的影响评价	养生保健指南	李婧慧
	终末期糖尿病肾病与非糖尿病肾病维持性血液透析治疗效果对比	养生保健指南	陈　燕
	脑心通在慢性脑供血不足治疗中的应用效果研究	养生保健指南	张晓林
	分析琥珀酸亚铁治疗妊娠合并缺铁性贫血的疗效	养生保健指南	杨瑞雪
	护理干预对孕妇产后盆底肌康复的作用探讨	养生保健指南	郝俊兰
	盆底肌生物电刺激对产妇盆底肌松弛的价值研究	养生保健指南	郝俊兰
	针对性护理干预对老年血管性痴呆患者功能恢复的临床效果	养生保健指南	周　微
	心脏瓣膜置换术后再次心脏手术的围手术期护理体会	养生保健指南	杨　静
	优质护理服务在重症监护室护理中的效果分析	养生保健指南	杨　卓
	老年肺癌全肺切除术围术期实施临床护理路径的效果探讨	养生保健指南	刘丽丽
	急救护理在急性重症病毒性心肌炎并发急性肾衰竭患者的应用效果观察	养生保健指南	刘晓配
	膝关节退行性病变老年病人的骨科护理效果观察	养生保健指南	董江园
	人性化护理对心外科患者的护理效果	养生保健指南	刘　佳
	细节管理在神经外科重症监护室护理工作中的应用效果	养生保健指南	赵亚静
	健康宣教在骨外科的护理中的应用效果	养生保健指南	张会倩
	一例靶向治疗的肺癌患者发生静脉血栓的临床思考	养生保健指南	吴雅媛
	心力衰竭患者心脏再同步化治疗效果的影响因素分析	养生保健指南	申　恂
	健康教育在脑动脉硬化及多发性脑梗死患者护理中的价值评价	养生保健指南	王　艳
	脑卒中患者介入治疗术后应用介入护理的价值研究	养生保健指南	李立英
	静脉用药调配中心无菌操作理论与实践	养生保健指南	申倩伟
	甲状腺过氧化物酶抗体应用于妊娠早期筛查的临床分析	养生保健指南	郑莉霞
	0.2%络合碘联合三香膏在新生儿红臀护理中的价值研究	养生保健指南	郝俊兰
	120 例神经内科肛周湿疹护理体会	养生保健指南	李　惠
	重症急性胰腺炎的液体治疗研究	养生保健指南	张会超
	重症监护护理评分系统在 ICU 护理资源配置中的应用效果研究	养生保健指南	王　谦
	分析血管紧张素转化酶抑制剂治疗稳定性冠心病的效果	养生保健指南	李雪霞

续表 89

年份	论文（著作）名称	发表期刊	前二名作者
2017	三香膏在新生儿红臀护理中应用的价值评估	养生保健指南	郝俊兰
	氨溴索联合布地奈德雾化吸入治疗新生儿肺炎的临床效果观察	保健文汇	靳雅玲
	新生儿抚触法在早产儿喂养不耐受治疗中的临床效果观察	保健文汇	王会影
	普萘洛尔联合奥美拉唑对肝硬化并胃溃疡的疗效影响评价	保健文汇	李正川
	多索茶碱注射液治疗支气管炎临床效果分析	保健文汇	杜晓敏
	规范化管理在新生儿红臀护理中的应用效果	保健文汇	张江华
	探讨细节管理在新生儿科护理中的意义	保健文汇	贾文彬
	优质护理服务对于新生儿科护理工作满意度的影响分析	保健文汇	王婷婷
	脊柱骨折手术患者的手术室护理效果评价	保健文汇	王　凯
	髋关节置换术的手术室护理路径应用效果研究	保健文汇	付　超
	小儿高热惊厥应用护理干预的临床效果分析	保健文汇	李　芳
	小儿腹泻通过护理干预的效果评价	保健文汇	刘　雪
	加强新生儿科护理的管理，有效预防医院感染	保健文汇	刘丽艳
	miRNA－183 家族在恶性肿瘤中作用的研究	天津医药	王金亮
	康复新液联合胰岛素泵治疗糖尿病足对患者足背动脉血流动力学及 D 二聚体的影响	血栓与止血学	王春梅
	生物电阻抗分析在乳腺癌术后上肢淋巴水肿疗效观察中的应用	癌症进展	于晶晶
	羟基红花黄色素 A 对脑组织蛋白质羰基化影响的体外研究	中风与神经疾病杂志	王　坤
	邢台山区食管癌饮食影响因素 366 例病例对照研究	预防医学情报杂志	张永红
	右美托咪定对老年骨科手术病人炎症反应及氧化应激指标的影响	蚌埠医学院学报	尹志辉
	血浆 miRNAs 水平检测在原发性肝细胞癌早期筛查中的价值	肿瘤学杂志	董淑晓
	河北邢台市 3～18 岁儿童少年单纯性肥胖流行模式的调查	公共卫生与预防医学	徐　冉
	邢台市学龄前儿童血脂代谢异常及影响因素的调查研究	预防医学情报杂志	徐　冉
	自拟中药方联合内固定手术治疗多发性肋骨骨折疗效观察	现代中西医结合杂志	李海冰

第五节 新技术项目

1978～2017年邢台市第三医院新技术项目登记表

表8—5

年份	科室	项目名称	备注
1978	外科	膀胱镜检查	
	放射科	胆囊造影、静脉肾盂造影检查	
	五官科	下鼻甲部分切除术	
1979	普外科	直肠脱垂直肠悬吊术，肾功能衰竭腹膜透析	
1980	放射科	膝关节造影术	
1981	外科	胃大部分切除术、甲状腺腺瘤摘除术、肠吻合术，肝、脾破裂修补术，脾切除术	
	妇产科	子宫次全切，子宫全切术	
1982	外科	膀胱全切、用回肠代替膀胱术，静脉高营养疗法	
	放射科	多轨迹体层摄影	
1984	外科（骨科）	大网膜颅内移植治疗脑膜炎后遗症	
	放射科	脑血管造影	
	神经外科	颈动脉穿刺全脑血管造影术	
1985	手麻科	双腔气管内插管全身麻醉	
1986	外科	门脉高压脾肾静脉分流手术	
1987	内镜室	高频电结肠息肉切除术	
	内一科	肝穿刺抽脓及细针肝穿刺术	
1988	神经外科	开颅治疗高血压脑出血、颅脑损伤开颅手术治疗	
	神经内科	颈动脉给药治疗急性脑梗死	
1989	普外科	胃癌根治术，结肠癌根治术，乳腺癌根治术，门静脉高压症断流术	
	胸外科	肺癌根治术	
	妇产科	阴式子宫全切术、自身组织代阴道成形术（结肠、腹膜、皮肤）	
	普外科	全胃切除术，小儿肝周细胞瘤切除术	
1991	神经外科	开展颅内肿瘤手术治疗	
	胸外科	食管癌颈、胸、腹三切口手术	
	妇产科	筋膜外全子宫双附件及盆腔淋巴结切除术	
1992	泌尿外科	经尿道膀胱液电碎石术	
	神经外科	颅颈交界畸形外科治疗	
	胸外科	经胸全胃切除术	

续表 1

年份	科室	项目名称	备注
1993	普外科	肝脏血管瘤肝脏第二、三段切除术	
	神经内科	锥颅术治疗急性脑出血	
	胸外科	自发性食管破裂一期修补术	
	内三科	胰岛素释放试验	
	心彩超	开展彩色多普勒超声心动图检查	
	神经外科	椎管造影诊断椎骨肿瘤	
	心内科	起搏器安装（永久）	
	心外科	体外循环下心内直视手术	
	口腔科	唇裂修复术手术	
1994	心彩超	右心超声学造影	
	神经外科	脊髓型颈椎病椎板切除减压术	
	神经外科	大面积头皮缺损颅骨钻孔植皮术	
	心外科	心脏瓣膜置换术	
	口腔科	头影测量及方丝弓矫治技术，颌下腺手术切除	
1995	病理科	开展术中冰冻病理诊断	
	内三科	糖耐量实验、甲状腺功能 4 项测定	
	骨科	胸 7 椎管巨大神经鞘瘤切除术，带旋髂深血管蒂骨膜移植术治疗股骨颈骨折手术，腰椎骨折合并截瘫去椎板减压脊髓探察 RF 椎弓根钉内固定术，颈椎多节段骨折脊髓压迫并高位截瘫行颈椎后开减压术	
	急诊科	应用有创呼吸机抢救各种呼吸衰竭的病人（主要包括肺性脑病、哮喘、有机磷农药中毒引发的中间综合征）	
	心彩超	多巴酚丁胺试验	
	美容科	开展面部整型矫正手术	
	心外科	心内复杂畸形矫治术	
1996	病理科	染色体核型分析	
	病理科	免疫组化 60 余种抗体，用于病理鉴别诊断	
	胸外科	右全肺切除术	
	骨科	介入治疗股骨头坏死	
	普外科	胰十二指肠切除术	
	检验科	开展了 PCR	
	心外科	腹主动脉瘤切除人工血管移植手术	
	手麻科	全麻下小儿肠梗阻切除术	
	康复科	偏瘫患者康复治疗技术	

续表2

<table>
<tr><th>年份</th><th>科室</th><th>项目名称</th><th>备注</th></tr>
<tr><td rowspan="8">1997</td><td>骨科</td><td>腰椎多节段椎间盘一次切除术、脑瘫腰段超选择脊神经后根切断（SPR）术</td><td></td></tr>
<tr><td>儿科</td><td>VDLP 最新化疗方案用于急淋白血病；头皮针胸骨柄法骨穿术；小剂量肝素抗凝疗法治疗顽固性肾病和过敏性紫癜；大剂量静脉用丙种球蛋用于感染性疾病的免疫调节；氧泵雾化吸入糖皮质激素及β受体兴奋剂用于支气管哮喘阶梯治疗。持续性静脉泵入血管活性药物在儿童危重症循环支持应用</td><td></td></tr>
<tr><td>胸外科</td><td>食管狭窄扩张及食管支架植入术（放射科影像下）</td><td></td></tr>
<tr><td>心彩超</td><td>开展周围血管超声检查，包括四肢动脉、静脉，颈动脉超声检查</td><td></td></tr>
<tr><td>妇产科</td><td>输卵管再通术</td><td></td></tr>
<tr><td>心内科、介入科</td><td>冠状动脉造影左室造影</td><td></td></tr>
<tr><td>神经内科</td><td>脑血管造影及超早期动脉内介入治疗急性脑梗塞</td><td></td></tr>
<tr><td>心内科</td><td>心电生理检查＋射频消融术</td><td></td></tr>
<tr><td rowspan="16">1998</td><td>心外科</td><td>主动脉—左锁骨下动脉搭桥手术，下肢深静脉血栓形成综合症大隐静脉耻骨上转流术，颈动脉闭塞搭桥手术</td><td></td></tr>
<tr><td>内二科
介入科
急诊科
CT 室
检验科</td><td>超早期超选择动脉内溶栓治疗急性脑梗塞</td><td rowspan="5">获院级二等奖</td></tr>
<tr><td>心内科、介入科</td><td>经皮冠状动脉腔内成形术＋支架介入术</td></tr>
<tr><td>心外科</td><td>冠状动脉旁路移植术</td></tr>
<tr><td>泌尿外科</td><td>对叠缝合止血法在耻骨上经膀胱前列腺切除术中的应用</td></tr>
<tr><td>普外科</td><td>十二指肠溃疡旷置术的改进</td></tr>
<tr><td>神经外科</td><td>介入治疗外伤性动脉瘤</td><td></td></tr>
<tr><td>神经外科</td><td>“单开门”治疗脊髓型颈椎病</td><td></td></tr>
<tr><td>骨科、介入科</td><td>断肢（指）再植术后血管危象的介入治疗</td><td></td></tr>
<tr><td>介入科</td><td>阶段性明胶海绵颗粒栓塞治疗原发性肝癌</td><td></td></tr>
<tr><td>内三科</td><td>糖尿病肾病预防治疗</td><td></td></tr>
<tr><td>胸外科、介入科</td><td>肺癌介入治疗</td><td></td></tr>
<tr><td>普外科</td><td>直肠癌 Miles 手术人工补片防治造瘘口旁疝</td><td></td></tr>
<tr><td>心彩超</td><td>床旁超声心动图检查</td><td></td></tr>
<tr><td>儿科</td><td>大剂量静脉用丙种球蛋白冲击疗法治疗川崎病</td><td></td></tr>
<tr><td>妇产科</td><td>肿瘤细胞减灭术</td><td></td></tr>
</table>

续表3

年份	科室	项目名称	备注
1999	普外科	肝癌根治术	
	心内科介入科	室性心动过速的射频消融	获院级一等奖
	心外科	心脏不停跳下心内直视术	
	普外科	去蒂结肠袋膀胱术	获院级三等奖
	内二科	眩晕静速效技术治疗眩晕症临床研究	
	介入科、骨科	多发性动静脉瘘及血管瘤术前栓塞	
	骨科	一次麻醉双侧股骨头置换术	
	神经外科	小儿巨大脑胶质瘤切除术	
	心内科	肺栓塞溶栓治疗	
	干二科	老年人蛛网膜下腔出血的临床观察	
	胸外科、内镜室	多功能记忆合金食道支架置入（内镜下）	
	介入科、胸外科	食管癌介入化疗	
2000	神经外科	CT 引导下立体定向治疗脑出血	
	普外科	股浅静脉第一个瓣膜窦壁环包治疗原性发性下肢深静脉瓣膜功能不全	
	胸外科	支气管成型术	
	妇产科	人工授精治疗不孕症	
	心内科	床旁漂浮起搏电极安装技术	
	普外科、介入科	消化道血管瘤的介入治疗	
	骨科	锁髓钉治疗股骨干胫腓骨骨折	
	普外科	全结肠切除治疗顽固性溃疡性结肠炎	
	麻醉科	脾切除自体血回输	
	介入科	子宫肌瘤动脉栓塞术	
	介入科	肝癌供血动脉超液态碘油栓塞	
2001	神经外科	全面开展神经介入诊疗，头部静脉畸形介入 NBCA 栓塞术，应用 GDC 栓塞基底动脉顶端动脉瘤	
	神经外科	颈动脉内膜剥脱术	
	胸外科	小切口食管癌、肺癌、肺大泡剖胸术	
	放射科	低张力消化道造影及小肠插管造影术	
	泌尿外科	器官移植手术—肾性高血压、双肾切除 + 自体肾移植术	
	普外科	甲状腺癌根治术加颈淋巴结清扫术	
	神经外科	脑动静脉畸形切除术	
	CT 室	CT 引导下各部位肿块穿刺活检	
	内三科	糖尿病病人饮食治疗研究	
	神经外科	后交通动脉瘤夹闭术	

续表4

<table>
<tr><th>年份</th><th>科室</th><th>项目名称</th><th>备注</th></tr>
<tr><td rowspan="4">2001</td><td>五官科</td><td>利用Olympus纤维支气管镜代替纤维喉镜进行喉异物取出及喉部疾病诊断和治疗</td><td></td></tr>
<tr><td>眼科</td><td>上睑下垂手术治疗的开展</td><td></td></tr>
<tr><td>神经外科</td><td>显微镜下经鼻蝶入路垂体瘤切除术</td><td></td></tr>
<tr><td>心外科</td><td>Bentall手术，Ⅰ型夹层动脉瘤Bentall+部分主动脉弓置换术</td><td></td></tr>
<tr><td rowspan="10">2002</td><td>泌尿外科</td><td>同位素肾图检查</td><td></td></tr>
<tr><td>神经外科</td><td>颅内多发静脉窦血栓形成介入溶栓术</td><td></td></tr>
<tr><td>胸外科</td><td>食管癌颈、胸两切口手术</td><td></td></tr>
<tr><td>心内科</td><td>急性心肌梗塞的急诊PTCA+支架置入术</td><td rowspan="4">获院级一等奖</td></tr>
<tr><td>心外科</td><td>非体外循环心脏不停跳冠状动脉旁路移植术</td></tr>
<tr><td>心外科</td><td>漂浮导管的围术期应用</td></tr>
<tr><td>神经外科</td><td>巨大听神经瘤保留面神经切除术</td></tr>
<tr><td>急诊科</td><td>血液灌流十二巯基丁二酸钠治疗重症毒鼠强中毒</td><td></td></tr>
<tr><td>五官科</td><td>泪小管断裂吻合术</td><td></td></tr>
<tr><td>儿科</td><td>经鼻呼吸末正压给氧用于新生儿呼吸功能不全</td><td></td></tr>
<tr><td rowspan="15">2003</td><td>神经外科</td><td>利用神经介入技术应用NBCA栓塞脑膜动静脉瘘</td><td></td></tr>
<tr><td>普外科</td><td>直肠癌全系膜切除术、胃癌全系膜切除术</td><td></td></tr>
<tr><td>神经内科</td><td>脑动脉支架成型术</td><td></td></tr>
<tr><td>放射科</td><td>数字化碘油子宫输卵管造影</td><td></td></tr>
<tr><td>普外科</td><td>甲状腺癌广泛清扫术（功能八保留）</td><td></td></tr>
<tr><td>心内科</td><td>房扑的射频消融治疗</td><td></td></tr>
<tr><td>普外科</td><td>晚期盆腔肿瘤保留盆底神经干多脏器联合切除术（直肠、子宫及附件、部分膀胱、淋巴结、脂肪组织）</td><td></td></tr>
<tr><td rowspan="2">骨科</td><td>肩关节置换术</td><td></td></tr>
<tr><td>颈椎前路椎间盘切除自锁钢板内固定术</td><td></td></tr>
<tr><td>心外科</td><td>胸骨下段小切口治疗先天性心脏病</td><td></td></tr>
<tr><td>康复科</td><td>针刺头皮语言结合语言训练治疗失语症</td><td></td></tr>
<tr><td>心外科</td><td>非体外循环心脏搭桥术后心房纤颤的检测与预防</td><td></td></tr>
<tr><td>心彩超</td><td>超声术中监测</td><td></td></tr>
<tr><td>胸外科</td><td>开展胸腔镜手术</td><td></td></tr>
<tr><td>口腔科</td><td>铸造烤瓷修复术</td><td></td></tr>
<tr><td rowspan="3">2004</td><td>骨科</td><td>膝关节游离体关节镜下取出术、膝关节前叉韧带断裂关节镜下韧带重建术</td><td></td></tr>
<tr><td>普外科</td><td>肝门部胆管癌根治术，腹腔镜下胆囊切除术、腹腔镜下肝囊肿开窗术、腹腔镜下阑尾切除术</td><td></td></tr>
<tr><td>康复科</td><td>用康复手段，多种传入刺激促醒重症脑损伤病人</td><td></td></tr>
</table>

续表 5

年份	科室	项目名称	备注
2004	胸外科	肺动脉切开成型术、同期双侧肺大泡剖胸术	
	心内科、介入科	经皮二尖瓣球囊扩张术	
	内二科、介入科	颈内动脉支架成形术	
	神经外科	自体骨瓣移植在颅骨缺损治疗中应用	
	神经外科	PICC 置管术	
	心外科	房间隔单向活瓣再造术在先心病合并重度肺动脉高压患者中的应用	
	胸外科	胸腔镜下脓胸病灶清除术	
	妇产科	腹腔镜下输卵管妊娠切除术，卵巢囊肿剥除术	
	心外科	心脏不停跳二尖瓣成形术	
	胸外科	经胃腔逆行性食管支架置入术	
	普外科	Ⅰ期完成肝癌根治术加门奇静脉断流术	
	儿科	改良胃肠减压术在新生儿腹胀中的应用	
	手麻科	晚期癌症疼痛神经毁损术	
	妇产科	笑气用于人工流产镇痛，笑气用于阴道分娩镇痛	
	普外科	肾癌行联合脏器切除术	
	儿科	腋静脉穿刺置管在极低体重儿的应用	
	儿科	有创机械通气用于早产儿呼吸窘迫综合症	
	儿科	机械通气在婴幼儿呼吸衰竭中的临床应用、早产儿胃肠外静脉营养、肺保护性通气策略在机械通气的应用	
2005	心内科	先天性心脏病介入治疗	获院级一等奖
	普外科	胆囊造影取石术	
	心外科	低体重婴幼儿先心病手术的开展，左房压与中心静脉压联合持续监测在重症先心病婴幼儿围期的应用术，呼吸机 BIPAP 模式在重症低体重患儿心脏术后的应用	
	心外科	主动脉球囊反搏术	
	普外科	低位直肠癌拉出式吻合术	
	神经外科	颞浅动脉—大脑中动脉皮层支吻合术（颅内外血管搭桥术）	获院级三等奖
	内三科	C14 呼气试验用于监测 HP	
	胸外科	肺动脉切开取异物	
	胸外科	喉气管外伤修补成形术	
	神经外科	宽颈动脉瘤支架辅助 GDC 栓塞术	
	胸外科	血胸胸腔镜病灶清除术	
	神经外科	应用带膜支架治疗颈动脉海绵窦瘘	
	心内一科	经桡动脉冠状动脉造影及介入治疗	
	儿科	骨髓输液技术及深动脉穿刺置管术	

续表6

年份	科室	项目名称	备注
2006	普外科	开放性腹壁缺损并消化道瘘（大网膜加人工补片修补开放性腹壁缺损）	
	神经外科	三叉神经痛、面肌痉挛显微血管减压术	
	普外科	腹腔镜、胆道镜、胰十二指肠镜三境联合治疗胆道结石	
	心内科	射频消融治疗频发室性早搏	
	介入科	使用抓捕器抓捕血管内异物	
	胸外科	经纤支镜支气管肿物电灼摘除术	
	心血管手麻科	低位颈内静脉置管术在小儿的应用	
	内二科	微导管静脉窦置埋介入溶栓治疗静脉窦血栓形成	
	儿科	胺碘酮持续静脉泵入用于扩张性心肌病，机械通气在极低出生体重儿呼吸衰竭中的应用、胸腔闭式引流联合气管插管下机械通气治疗新生儿肺炎合并气胸，室上性心动过速的诊断治疗，大剂量甲强龙冲击疗法用于重症脑炎，超小剂量甲基强的松龙强用于喘憋性肺炎的临床研究	
	妇二科	腹腔镜下子宫肌瘤剥除术	
	功能科、泌尿外科	超声引导下经皮肾镜碎石术	
2007	心外科	心脏瓣膜手术同时应用双极射频消融改良迷宫术治疗心房纤颤	获院级一等奖
	内一科	急性脑梗死超早期急诊血管内支架术	
	普外科	Ⅰ期缝合胆总管在胆总管切开取石中应用	
	普外科	新生儿先天性肥厚性幽门狭窄幽门环肌切开术	
	儿科	猪肺磷脂气管内注入配合机械通气用于新生儿呼吸窘迫症，NC-PAP在肺源性呼吸困难新生儿疾病心肺功能影响的应用	
	内四科	肺不张的膨肺治疗	
	心内一科 内三科	外周动脉（下肢腹主动脉）、糖尿病足介入治疗	
	心内一科	急诊冠脉介入治疗中血栓抽吸导管应用	获院级三等奖
	普外科	乳腺癌保乳手术	
	妇二科	输卵管妊娠腹腔镜下输卵管开窗胚胎取出术	
	神经外科	经颈动脉穿刺介入血管内栓塞治疗前交通动脉瘤	
	神经外科	重症脑干出血立体定向血肿排空和开颅血肿清除术	
	普外科	经尿道镜尿道内切开治疗尿道狭窄	
	口腔科	附着体义齿修复技术	
	心内一科	下肢动脉硬化闭塞症的介入治疗	
	心内一科	急诊PCI中使用血栓抽吸导管 血栓抽吸	
	儿科	猪肺磷脂气管内注入配合NCPAP用于早产儿呼吸窘迫综合征、布地奈德氧泵雾化用于气管插管拔管后喉头水肿	
	妇二科	阴道镜检查、宫颈冷刀锥切术、卵巢癌分期手术	

续表 7

年份	科室	项目名称	备注
2008	妇二科	腹腔镜下子宫全切及次全切除术	获院级一等奖
	妇二科	宫颈 leep 术	
	妇一科	腹腔镜下腹膜代阴道成形术	
	骨科	椎体压缩骨折去椎板减压椎弓跟钉内固定术 + 骨水泥灌注椎体成形术	获院级一等奖
	普外科	肝三叶切除术	
	普外科	小儿先天性胆总管扩张症（胆总管囊肿）切除肝门部胆管成型术	
	普外科	肾上腺巨大嗜铬细胞瘤切除联合多脏器切除术	获院级一等奖
	普外科	十二指肠球部溃疡穿孔修补术 + 高选择性迷走神经离断术	获院级三等奖
	普外科	十二指肠镜逆行胆管造影、乳头切开取石手术	
	心外科	胸腔镜下双极射频消融改良迷宫手术治疗房颤	获院级一等奖
	胸外科	胸腔镜下肺减容术	
	胸外科	食管癌食管拔脱术	获院级二等奖
	胸外科	食管气管瘘修补成型术	获院级一等奖
	儿科	有创机械通气用于重度胎粪吸入综合征、脓毒症休克的液体复苏和综合救治技术、新生儿室上性心动过速的诊治	
2009	妇二科	宫腔镜下子宫中隔电切术	
	妇二科	宫腔镜下子宫黏膜下肌瘤（Ⅱ型）电切术	
	妇二科	硬膜外镇痛分娩	
	泌外外科	经后腹腔镜肾囊肿切除术	
	骨科	臭氧消融术治疗腰椎间盘突出症	
	胸外科	全胸腔镜下肺癌根治术	
	胸外科	胸腔镜重症肌无力胸腺瘤扩大切除术	
	心内一科	床旁血滤治疗重症心衰	
	心外科	覆盖膜支架腔内隔绝术治疗主动脉夹层	
	功能科	肌电图	
	重症医学科	监测气管插管或气切套管的气囊压力	
2010	儿科	NCPAP 技术用于重症手足口病 IIIA 期的治疗，气管插管、呼吸机辅助通气治疗手足口病肺出血	
2011	神经外科	神经内镜辅助经鼻蝶入路垂体瘤切除术	
	泌外外科	肾上腺肿瘤、肾切除术，肾盂成形术，输尿管结石取出术	
	泌外外科	经皮肾镜、输尿管镜气压弹道 + 超声碎石术	
	骨科	经皮穿刺椎体成形术	
	功能科 + 泌尿外科	彩超引导下残余肾积水置管引流术	
	内镜室	胶囊内镜检查	
	普外科	先天性巨结肠手术治疗，小儿盆底肿瘤经骶部切除术	

续表 8

年份	科室	项目名称	备注
2012	心彩超	新生儿颅脑彩超检查	
	64 排 CT 室	磁敏感加权成像在脑血管疾病的临床应用	
	神经外科	巨大眼动脉瘤开颅夹闭术	
	神经外科	神经内镜下颅内血肿清除术	
	神经外科	“Y”型支架技术治疗基底动脉顶端宽颈动脉瘤	
	儿科	新生儿双通道同步换血术	
	耳鼻喉科	鼻内镜下鼻中隔偏曲矫正术	
	心内科	植入式心脏复律除颤器（ICD）	
	皮肤科	过敏原检测	
	产一科	宫颈环扎术	
2013	心内科	心脏再同步化治疗（CRT）	
	新生儿科	脐静脉插管术	
	新生儿科	PICC 置管术	
	神经外科	脑积水脑室第三脑室底造瘘术及脑室镜引导下的脑室腹腔分流术	
	药剂科	中药代煎工作	
	儿科	中心静脉压监测用于儿童休克的诊疗	
	普外科	婴幼儿阴道直肠瘘修补术	
	妇科	腹腔镜下宫颈癌根治术及盆腔淋巴结切除术	
	妇科	腹腔镜下骶骨韧带悬吊术，腹腔镜下骶骨阴道固定术，腹腔镜下剖宫产瘢痕妊娠清理术	
	五官科	良性阵发性位置性眩晕手法复位	
	急诊科	床旁血液灌流治疗由高甘油三脂血症性引起的急性胰腺炎	
	神经外三科	右下肢动脉硬化性狭窄闭塞介入血管成形支架置入开通术	
2014	心外科	二尖瓣前瓣根部切开应用自体心包片加宽法矫治二尖瓣前叶脱垂	
	神经外科	综合术式治疗（硬脑膜颞浅动脉颞肌连通术＋硬脑膜翻转术）烟雾病	
	妇科	子宫内膜消融术治疗异常子宫出血	
	妇科	遥控 X 线数字化 HSG 术在输卵管性不孕症诊疗中的应用	
	病理科	门诊标本快速石蜡病理诊断	
	病理科	病理特殊染色	
	肝胆外科	腹腔镜肝癌切除术	
	新生儿科	高频震荡通气技术	
	神经外一科	脑干海绵状血管瘤切除术	
	神经内二科	阿替普酶静脉溶栓治疗急性脑梗死	

续表 9

年份	科室	项目名称	备注
2015	内四科 + 功能科	肾脏穿刺活检术（超声引导下经皮肾穿刺活检）	
	神经内二科	脑脊液细胞学	
	介入科	前列腺动脉栓塞术（PAE）治疗良性前列腺增生	
	心外科	冠状动脉旁路移植术中自桥血管间断灌注的心肌保护	
	功能科、肝胆外科	超声引导下经皮经肝穿刺胆道引流	
	肝胆普外科	腹股沟疝腹腔镜经腹腔途径腹膜前补片植入术（TAPP），腹腔镜小儿疝修补术，腹腔镜切口疝修补术，大隐静脉高位结扎，激光腔内闭塞术	
	妇科	腹腔镜下子宫内膜癌分期手术（筋膜外全子宫 + 双附件 + 盆腔淋巴结、腹主动脉淋巴结切除术）	
2016	新生儿科	NO 吸入治疗新生儿持续性肺动脉高压	
	肝胆普外科	腹腔镜胰十二指肠切除术，腹腔镜胰体尾加脾切除术	
	心彩超	经食管超声心动图检查	
	神经外科	颈总动脉闭塞复合开通术	
	腺体外科	乳腺癌保乳术即刻转移背阔肌肌瓣修补乳房缺损术	
	心内一科	三维心脏射频消融术	
	妇科	经闭孔无张力尿道中段或阴道前壁悬吊术	
	神经内二科 神经内四科	阿替普酶静脉溶栓桥接血管内治疗急性脑梗死	
	新生儿科	新生儿缺氧缺血性脑病亚低温治疗技术，脑功能监护技术	
2017	腺体外科	乳腺良性肿瘤乳腺微创旋切刀	
	腺体外科	乳腺癌保乳术即刻大网膜置入乳腺成型术	
	腺体外科	腮腺癌根治术 + 面神经解剖术	
	肝胆普外科	双位癌联合脏器切除（原发性胰腺癌、原发性肾癌、同时切胰体尾、脾、部分横结肠、部分右肾），腹腔镜胰腺肿物剥除术	
	神经外科	术中神经电生理监测	
	神经外科	超声监测下颈内动脉内膜剥脱术	
	手麻科	术中回收自体输血技术	
	重症医学科	亚低温治疗	
	神经外科	三叉神经痛经皮球囊压迫术	
	骨科	胫骨横向骨搬移治疗糖尿病足	
	神经外科	超声引导下脑深部肿瘤手术	
	疼痛科	椎间孔镜治疗椎间盘突出症	
	胸外科	单操作孔胸腔镜下肺癌根治术	
	心内一科	冠脉旋磨技术，利用药物球囊扩张治疗反复支架内再狭窄	

续表 10

年份	科室	项目名称	备注
2017	心彩超	FCCD 联合 FCD 颅内血管的超声检查	
		颈动脉内膜剥脱术中监测	
		发泡试验	
	神经外科	神经内镜辅助经鼻蝶入路颅底重建术，后颅窝颅内外沟通瘤切除术	

第九章　医院文化

第一节　核心文化

一、核心理念

1996年，根据医院发展需要，为增强职工凝聚力、向心力，医院提出了“团结、拼搏、奉献、爱院”的医院精神。2000年以后，随着医院的快速发展，为加强医院文化建设，又先后提出了医院愿景、医院精神、办院宗旨和服务理念等核心文化理念。

医院愿景：把医院建成在冀南及周边地区有较高知名度的、深受群众欢迎的，以心脑血管病专科为特色的现代化综合性医院。

医院精神：团结　求精　务实　奋进

医院服务理念：无功便是过，病人不满意就是错

医院办院宗旨：服务社会　发展医院　有益职工

2008年，为顺应国家医疗体制改革新形势，实现医院持续快速发展，适时进行了两院整合，顺利晋升为三级综合医院，医院管理体制和运行机制发生了巨大变化。为了更好地传承和弘扬医院文化，凝聚起推进医院跨越式发展的强大合力。2017年，医院启动文化建设项目，聘请专业文化公司对医院文化进行整体规划、设计、提炼，主要包括：品牌文化诊断、文化理念与行为体系构建、院徽和视觉识别系统设计、院史馆设计、文化长廊设计、宣传宣教系统规划设计、室内户外文化陈设的总体规划等。各项工作正在调研、提炼过程中。

二、院徽

2004年7月20日，医院与深圳市新视觉策划设计有限公司签订院徽设计合同。9月，经征求职工意见后，确定了邢台市第三医院院徽和邢台市心血管病医院院徽。

院徽的含义：迎着朝阳展翅奋飞的大鸟展示三院全体员工放眼世界，建设一流现代化医院的雄心；鸟的双翼围成心形，象征医务工作者对病人的一片拳拳爱心，对祖国对人民对集体的一片赤诚忠心；橄榄枝象征着生命和希望，体现了医务工作者肩负10着维护人类健康救死扶伤的神圣使命；标志中的蓝色和绿色来自天空、海洋、森林、草地，喻意着希

望、生命、健康、活力、宁静、祥和。

院徽的含义：标志是以“心形和十字”为创意元素进行设计，整个心形突出了医院以治疗心血管疾病为专科的特色，心形左边流畅的弧形元素象征医院汇集了国际先进技术，开设特色专科，聚集了一级医师力量。心形的右边为一个欢跃的人，喻意医院为病人带来康复和希望，从此拥有健康快乐的生活。中间的红花白十字卫生系统专用图案，明显直观地传达出了医院的性质，有很强的亲和力和活力，充满了关爱。红色和蓝色的搭配体现了医院的热情和活力。

随着国家医疗卫生改革的不断深化，原有“一院两制”管理模式已不适应国家医疗改革新要求，严重制约了医院发展。2008 年，院党委将邢台市第三医院和邢台市心血管病医院进行整合，经过积极努力，顺利晋升为河北省三级综合医院。医院整合后，医院功能、学科设置发生巨大变化。原有院徽与医院实际明显不适应，为此，对医院院徽进行重新设计。经充分调研、征求职工意见，2017 年 12 月 12 日，医院确定了新的院徽（LOGO）。

院徽的含义：

心手相护：体现专业周到的呵护与照顾，诚挚人性的医疗服务，体现医院仁爱、包容的特质；医院、患者、社会和谐团结的美好关系；突出重点专科特色。

振翅飞翔：医院是患者健康的翅膀，帮助患者战胜病魔、自主飞翔；标志的升腾之势象征邢台三院翱翔天际、大展宏图，具有无限的发展态势。三院人敢为人先、追求卓越的精神。

精医荣耀：做患者的健康卫士。盾牌寓意坚守、捍卫患者的健康；象征荣誉与卓越，值得信赖，拥有公信力。

三、院歌

2010 年 1 月，由邢台学院初等教育学院院长、教授刘永利作词，音乐系主任、教授于立柱作曲谱写了《邢台市第三医院院歌》。院歌雄浑有力，表达了医护人员压制驱赶一切病魔的一腔霸气；院歌亲情婉转，表达了三院人对所有患者的深情厚意。歌声激荡着三院人满腔救死扶伤的人道主义情怀。医院内人人传唱，用歌声激励斗志，陶冶情操，打磨精湛的技艺，引亢高唱，院歌成为促进医院发展的又一动力。

邢台市第三医院院歌

1=C $\frac{2}{4}$　　（齐 唱）

刘永利词
于立柱曲

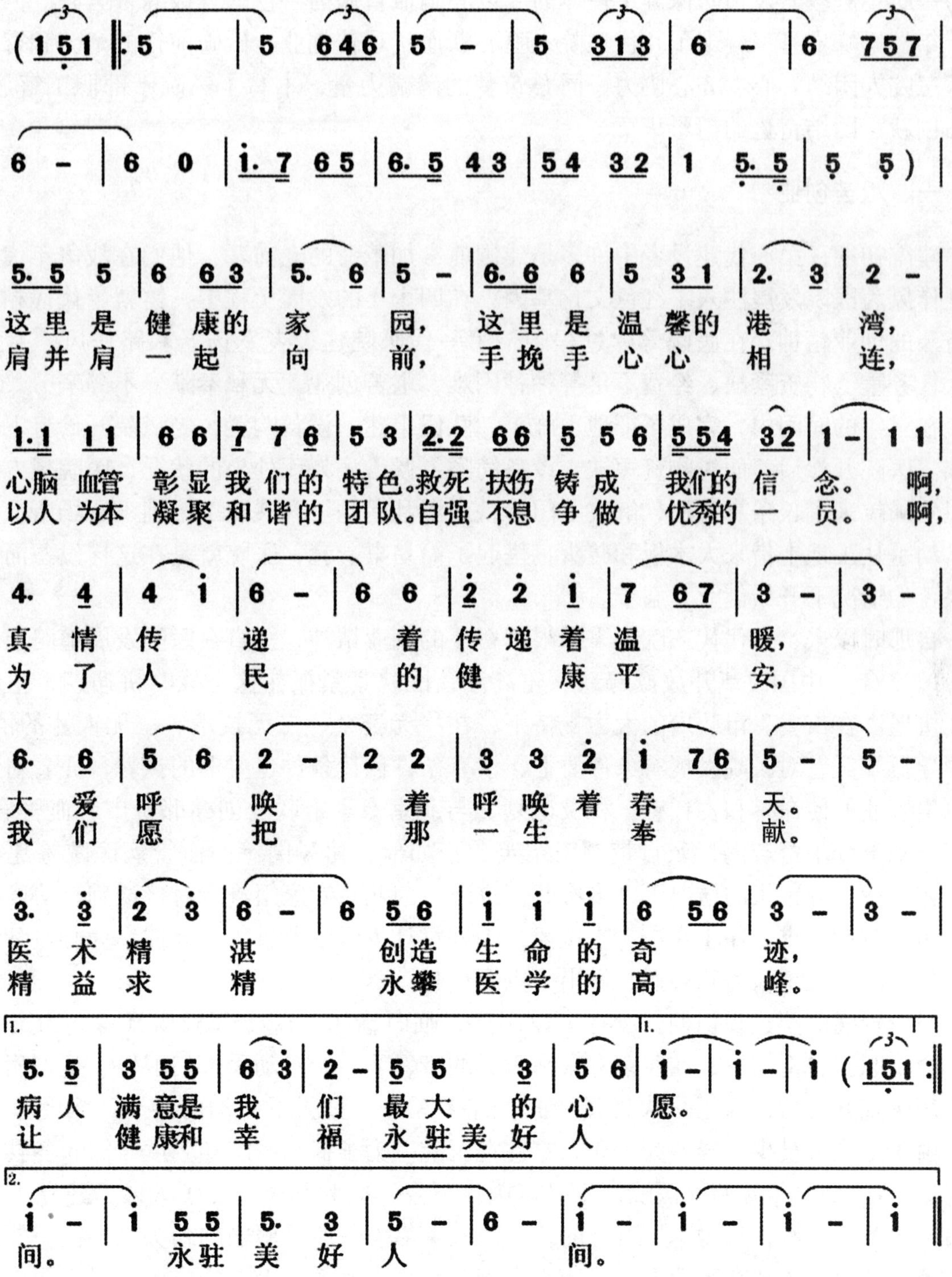

第二节　文化建设

1978 年 10 月，市三院沐浴着改革开放的春风对外开诊。建院四十年来，一代代三院建设者坚持解放思想，开拓创新，艰苦创业，接力发展，使一个名不见经传的小医院发展成为一所集医教研及预防保健于一体的、以心脑血管病为特色的三级综合医院。回眸医院四十年的峥嵘岁月，凝聚了几代三院人呕心沥血、艰苦创业、砥砺前行的辛劳和智慧，见证了三院人团结一心、齐心协力、同心筑梦的磅礴力量，书写了三院干部职工解放思想、开拓创新、团结奋进的精彩华章。

一、艰苦创业

建院初期，第一代建设者中许多是建国前参加革命的老前辈，他们在战争年代形成的优良作风为医院发展注入了红色文化基因，在四十年的发展历程中，铸就了代代相传、艰苦奋斗的创业精神。在医院筹建过程中，第一代医院建设者发扬老八路作风，克服人员少、任务重、物资紧缺、经费不足等种种困难，艰苦创业，无私奉献，不辞辛劳，四处奔波，在三年的时间内，完成了征地、施工、队伍组建、设备购置，为三院开诊打下了坚实基础。医院开诊后，面对物资短缺、设备简陋，候诊病人无处坐的状况，医院想方设法从市卫生局拉来了长条靠背椅，解决了门诊秩序混乱问题。开展职工培训没有场所，员工就自己动手从工地上借来大木板和砖头，搭起了简易桌、凳，医院就是在这样设备简陋、条件艰苦的情况下开始创业、起步。

自那时以来，一代代三院人秉承艰苦奋斗的创业精神，一直在医院发展道路上苦苦求索。1992 年，中国改革开放掀起新一轮高潮，医院紧紧抓住这一战略机遇期，主动寻求发展机遇。在市委、市政府的大力支持下，在一无资金、二无技术、三无人才的情况下，院领导班子凭着对医院发展有条件要上，没有条件创造条件也要上的执着，凭着对邢台医疗卫生事业的使命感和责任感，积极谋划，与北京专家组联合创办邢台市心血管病医院。副市长刘玉今求贤若渴，亲自带领王绍英、张如俭、荀凤阁等心血管病医院筹建处的同志，在经费十分紧张的情况下，多次北上进京，与北京专家组进行对接谈判，协商办院事宜。为了节约开支，住小宾馆、吃地摊，千方百计为医院节省每一分钱，为心血管病医院的创建付出了大量精力和心血，做出了重要贡献。

心血管病医院建院初期，没有工作用房，临时借用三院干部病房开诊。为了节约开支，全院职工自上而下，在北京专家马秀芬的带领下，亲自动手打扫卫生、整饬病房。心血管病医院开诊后，为了尽快打开局面，许多医务人员丢下年幼的孩子，到北京进修学习，由于工作人员少，经常为了病人吃住在医院。为了提高医院知名度，深入各县乡村进行宣传。从 1997 年开始，医院常年坚持医疗下乡，既为基层培养了人才，建立了协作关系，又服务了百姓，赢得基层百姓的认可。大家靠着一股不服输的劲头，心往一处想，劲往一处使，全身心扑在事业上，受苦不言苦，受累不言累，上下拧成一股绳，闯出了一片新天地。

2005年后，随着人们日益增长的健康需求，医院发展规模亟待扩展，“党校搬迁、三院扩建”历史性地成为三院实现二次腾飞、跨越式发展的关键。在医院发展面临二次创业的关键时期，以党委书记、院长王连芹为首的院领导班子带领全院干部职工继续发扬艰苦奋斗的创业精神，在医院一无资金积累，二无建设经验的情况下，凭着对医院发展的责任感和对邢台民生事业的使命感，积极协调医院北扩，付出了艰苦卓越的努力，完成了党校搬迁和党校家属院拆迁，为医院整体改扩建项目的顺利实施奠定了坚实基础。为了节约开支支持医院建设，在2006年党校外科住院部搬迁过程中，全体干部职工自己动手，完全依靠自己的力量完成了设备设施和病人搬运。由于医院是在原址上扩建，既要保证施工进度，又要保证正常医疗工作。面对改扩建工程对医疗工作带来的影响，各科室想方设法优化服务流程，把大部分办公用房让给患者，医务人员因陋就简，挤着办公，最大程度上把方便让给患者。为使新大楼设计更为科学合理，医院千方百计汲取外地医院建设经验，博采众长；为确保按工期、按标准施工，基建办人员日夜盯守在工地；在新大楼方案审定、图纸优化、工程实施、设施配套、医疗和办公家具配备、医院文化等一系列项目实施过程中，党委书记、院长王连芹亲自主导，全院参与，大家一道连续加班加点进行研究优化，力争把每一项工作，每一个细节做到最好，克服了一个个难以想象的困难，啃下了一个个难以啃下的硬骨头，付出了巨大努力和艰辛的劳动，为医院整体改扩建项目的顺利进行打下了坚实基础。

二、创新文化

医院始终在改革与创新中前行。1984年，率先在全市医院中实行了经济核算，打破了“大锅饭”，极大地激发了职工的工作积极性，有效促进了医院发展。1992年，伴随着邓小平南方谈话的春风，医院领导班子坚持改革开放，积极探索医院发展的新途径，在市委、市政府大力支持下，与中华医学会心血管病分会专家组联合创办了邢台市心血管病医院，打开了医院对外开放的窗口，闯出了一条开放办院、特色兴院的发展之路。医院在引进技术的同时，还引进了新思想、新理念。创新办院体制，实行了“一院两制”的管理模式，对北京专家“不求所有，但求所用”，有力地促进了心血管专科的发展。2008年，为了顺应国家医疗卫生改革的新形势，实现医院持续快速发展，院党委提出了“突出特色，全面发展”的医院发展战略，成功实施“两院”合并，从根本上理顺了医院管理体制，顺利晋升为河北省三级综合医院，为医院可持续健康发展搭建了更高的平台。

创新医院管理，实现医院安全、高效运行。对中层以上干部进行管理能力培训，提升管理能力和水平。2010年，引入中国人民大学商学院医院管理MBA学习班，全院中层以上干部集中学习了现代化医院管理理念和方法。2012、2013年，医院先后两次组织院领导和部分中层干部参加美国佛州诺瓦大学公共决策博士、美国哈佛大学企业管理博士、英国牛津大学国际经济博士后余世维所作《做最好的中层－管理者的突破与提升》《中层危机》等系列讲座，通过系列培训，明显提升了医院管理的软实力。为促进临床合理用药、合理检查，控制医疗费用不合理增长，2000年以来，先后在全院推行“药品比例上限控制”和“三不挂钩”，即药品销售额与药剂科人员的工资奖金不挂钩、药品收入与临床医务人员工资奖金不挂钩、各项检查费用与临床医生的工资奖金不挂钩，同时对药品比例超标科室实行“一票否决”，切断利益链条，阻断利益驱动。经过多年努力，合理用药、合理检查已成为全院医务人员的自觉行为，多年来全院药品比例控制在28%以内，最低20%左右，低于全国同类医院平均水平，有效控制了医疗费用不合理增长，规范了医务人员的医疗行为。为全面提升医院管理品质，医院提出了全面质控管理新理念、新举措。2006年2月，成立了质控办。2013年9月，对质控办职能做出重大调整，由原来单项质控管理转向对全院质量与安全质控，每年制定《全面质量管理与持续改进方案》，对各职能部门质量管理进行审核、评价、监督，进一步明确各职能部门为分管工作质量和安全管理主体，完善了科级质控小组，形成了院科两级三层质控管理，医院全面质控体系初步形成，医院质量与安全管理进入全面质控阶段。创新服务管理模式。为了最大限度地服务患者，在全院推行了“职能科室围着临床科室转，领导围着基层转，全院围着病人转”的“三转”服务模式，强化了以病人为中心的服务理念，提高了服务水平，彰显了服务特色，树立了医院的良好形象。

创新后勤管理，为更好服务临床，2012年，医院将设备科、总务科职能进行了整合，成立采购办、配送中心和总务科，取消各部门和科室采购职能，由原来多部门的多头采购规范为全院统一采购，归口由采购办负责，有效规范了设备和物资采购程序。配送中心对全院医疗、办公等物资集中管理，按计划为全院各科室配送物资，彻底解决了医务人员外出领取物品，人员满天飞的状况，真正将医务人员的时间还给病人，促进了医疗服务水平的提升。同时积极推行后勤服务社会化，2013年实现保洁社会化，2015年9月先后实现了后勤设施设备、安全保卫、车辆管理、司梯、辅医等社会化管理。2017年，在医院全面推行以“整理、整顿、清扫、清洁、素养、安全”为目标的“6S”管理，打造了整洁、安全、有序的工作环境，实现了全院各科室物品摆放有序，整洁美观，库存定量管理，在改善美化环境、保障安全的同时，降低了医院和各科库存量，提高了库存周转，降低了运行成本，全院职工素养得到明显提升。创新心脑血管专科运行机制。为加快心脑血管专科发展，医院不断规范心血管介入治疗中心、脑血管治疗中心的医疗行为，打破科室各自为政、不规范收治病人的局面，整合资源形成合力，以灵活的运行机制，真正盘活资源，全面挖掘心脑血管内在动力，全力打造心脑血管病一体化诊疗模式，2010年，被省卫生厅授予“邢台市脑血管治疗中心”和“邢台市心血管病介入治疗中心”。至2017年，医院心脑血管救治水平居省内先进、市内领先，成为冀南地区心脑血管诊疗中心。2016年11月，在河北省率先通过中国胸痛中心认证，被授予中国胸痛中心。2017年5月成为邢台市首家国家高级卒中中心，在全国百强高级卒中中心排名中综合实力位居第五，静脉溶栓位居第二。

创新制度文化建设。1996年，医院大力开展作风纪律整顿，对脱岗、在岗不在状态、跨专业收治病人等问题开展专项整治，重罚不规范行为，为医院的和谐稳定发展奠定了坚实基础。从1997年开始，先后出台了医院标准化管理系列丛书。2005年尤其是2008年晋升三级综合医院以后，医院在管理上不断创新，以制度化、规范化建设为抓手，积极推进现代化医院管理进程。院领导班子紧紧抓住制度建设这个关键，在医疗工作、行政后勤管理、党的建设等各方面全方位加强制度建设，先后建立健全了《党委会议制度》《院长办公会议制度》《“三重一大”议事决策规则》《关于固定资产、医用耗材、器械及后勤物资采购的管理规定》《物资采购审批权限和管理办法》《重大经济事项审计办法》《审计结果责任追究制度》《综合质量管理与控制方案》等一系列规章制度，使各项工作有章可循，进一步规范了医院管理，实现了由经验管理向制度管人、管事的管理模式转变。为加强医院法制化建设，2017 年 3 月，医院率先在全市卫生计生系统成立法务部，统筹管理医院对内对外法律事务，对医院各项经济活动审核把关。医院依法治院、依法管理、依法执业能力得到进一步提升。

三、人本文化

建院四十年来，医院坚持以人本文化为抓手，在文化教育、营造环境、人本关怀以及人性化服务等方面，全面加强人本文化建设。

加强职工文化教育，培育职工正确的世界观、人生观和价值观。2002 年，为了增强职工危机感、责任感、紧迫感，医院组织开展了《谁动了我的奶酪》学习大讨论活动，使职工充分体会到了“我靠医院生存、医院靠我发展”的辩证关系，强化了竞争意识和市场意识。2005 年，为增强职工的执行意识，提高执行力，在全院组织开展了《没有任何借口》一书学习讨论活动，得到了市委书记董经纬的肯定，并为医院题词：“为了人民健康，没有任何借口”。2010 年，为了培树职工正确的工作观，在全院范围内深入开展了《你在为谁工作》一书学习讨论活动，并举办“我在为谁工作”主题演讲比赛，旨在教育职工在为他人工作的同时，也在为自己工作，树立正确的工作观。2010 年起，医院每年对新入职员工进行规范化岗前培训，分别从医院发展、医院文化、医德医风等各方面开展专题培训，为新员工入职上好第一堂课。2011 年起，医院开始举办文化大讲堂，邀请院内外专家举办专题文化讲座，提高了职工对医院文化的认同度。医院还不定期举办主题演讲比赛、礼仪培训等各种文化教育活动，通过开展系列文化教育活动，做到了以文化人促工作，培育了职工积极向上、主动工作，不用扬鞭自奋蹄的工作激情，挖掘和激发了职工内在动力，在全院营造了积极向上、干事创业的良好环境。

关心职工成长，营造良好的人才成长环境。多年来，医院始终坚持给想干事的人以机会，给能干事的人以舞台，给干成事的人以激励，切实做到用事业留人、感情留人、待遇留人。同时，搭建平台扶持人才，对于想干事，能干事的优秀人才，医院在政策上给予大力支持。医院大力实施人才战略，加强人才培养，不惜重金对技术骨干反复进修，促进成才。同时，对有发展潜力的技术骨干送到国外深造，促进人才成长，培养了一大批高层次专家和技术骨干。在选人用人上，打破年龄限制，不搞论资排辈，不任人唯亲，而是重品行、重能力，重业绩，使一大批年轻技术骨干走上管理岗位。随着医院发展，合同人员占比越来越高，为提高其主人翁意识和归属感，2009 年，率先在全市卫生系统实行了护士长公开竞选，打破了身份界限，合同护士与正式护士在同一平台公平竞争，5 名护士成功当选，其中 2 名合同护士通过竞选，走上了护士长岗位。至 2017 年末，共有 9 名优秀合同护士走上管理岗位，大大提高了合同人员的归属感和成就感，凝聚了人心，营造了风清气正的用人环境。

关心爱护职工，让职工感受到大家庭的温暖。多年来，院领导时刻把职工放在心上，想职工之所想，急职工之所急，用真情温暖职工，凝聚人心。2003 年 4 月，正值“非典”肆虐时期，以党委书记、院长荀凤阁为首的院领导班子，在组织全院抗击“非典”的同时，时刻牵挂着远在北京进修的 14 名医护人员，为了大家的安全，医院决定让他们就地隔离观察，并专门电汇了 3 万元用于隔离观察费用；5 月 8 日，医院安排专车把他们接回邢台，使他们深切地感受到在关键时刻医院大家庭的温暖。2005 年后，随着医院的快速发展和规模的扩大，党委书记、院长王连芹时刻想着，医院发展靠职工，发展成果理应由职工共享。医院搞建设、谋发展，但职工的福利待遇不能减，绝不能牺牲职工利益搞建设，让职工吃上了定心丸。这些年，凡是国家工资政策调整，医院想尽一切办法也要保证职工工资按时调整发放。面对合同人员在医院占很大比例，如何让他们感到大家庭的温暖，以医院为荣，以医院为家，无时无刻不在牵挂着院长的心。2006 年，在全市卫生系统率先为合同聘用人员缴纳养老保险和医疗保险；2008 年始，率先在全市卫生系统在奖金分配上与在编人员同工同酬，之后，又率先在全市卫生系统实行了临床护理岗位合同护士有条件的工资和奖金的同工同酬。在职称评聘等方面，合同人员与正式人员执行同一标准，享受统一政策。让合同人员真正感受到自己也是医院的主人，极大地增强了职工的凝聚力和向心力。在工作、待遇上关心职工的同时，院领导时刻不忘在生活上关心职工，着力提升广大职工的幸福指数，增强职工的荣誉感和归属感。为新婚职工送花篮，送上医院最美好的祝愿。为在同月出生的职工一起过生日，送生日蛋糕，送给职工最真挚的祝福。组织为特困职工和受灾职工捐款，充分体现大家庭的温暖。节假日慰问老干部、援边援外和困难职工，把医院的关怀和祝福送到职工的心坎上。为帮助职工解难题、办实事、办好事，院工会专门成立了红白理事会，主动帮助职工按规定办好婚丧嫁娶事宜，既体现了节俭办事，又让职工按规矩办事，弘扬了新风尚。为了丰富职工的业余文化生活，院工会、团委、妇联等群团组织每年都举办丰富多彩的文体活动，让职工在繁忙的工作之余，放松心情，享受生活的快乐，极大地提高了职工的凝聚力和向心力。

实行人性化服务，不断改善病人就医感受。医院始终坚持以病人为中心，大力倡导“无功便是过，病人不满意就是错”的服务理念，把病人满意作为一切工作的出发点和落脚点。1992 年，心血管病医院建院后，提出了“谢绝患者家属的一切馈赠、吃请及劳务”，为了最大程度地减少患者经济负担，不收患者一面锦旗和一块镜匾，被誉为“市场经济大潮中的一方净土”。为了最大限度地服务患者，实行全院一盘棋，全方位优化管理服务流程，通过“三转”服务模式，提高了工作效率和服务水平。为了方便病人看病就医，改善病人的就医感受，医院要求职工车辆一律不准进院，把车位让给病人，有效缓解了病人看病停车难问题。2015 年 9 月搬入新大楼以后，医院大力加强信息化建设，先后实施了门诊就医“一卡通”、分诊排队叫号等系统，实现了自助打印检查检验报告、自助挂号、自助缴费等功能，开展了门诊诊间缴费，解除了病人来回奔波之苦，缩短了排队等候时间。为解决病情复杂病人的诊治问题，专门成立了多学科综合门诊，为病情复杂病人制定最佳治疗方案。针对病人在看病住院方面的实际困难，门诊实行一站式导诊服务，陪护住院病人做检查，护送重症和行动不便的病人到病房；住院病人享有24小时洗热水澡、送餐到病房、免费停车等服务项目。为有效促进医疗服务水平持续改进，医院始终把患者的意见和建议当做馈赠给医院的宝贵礼物，充分利用回访中心、满意度测评、意见箱、投诉电话和行风监督员座谈会等多种形式广泛征求患者意见和建议，针对患者家属反馈的意见建议进行认真整改，有力地促进了服务水平的不断提高。多年来，病人满意率一直保持在99%以上，在全市公益服务类单位行风评议中，连续七年名列前茅，在同行中受到一致称赞，在群众中留下良好口碑。先后被评为河北省医德医风示范医院，河北省群众满意的医疗机构。

第三节　文化宣传

宣传工作是文化建设的重要组成部分。为加强医院文化宣传工作，医院利用多种载体、采取多种形式加大对内对外宣传。建院早期，医院主要通过纸质内部简报加强宣传。1986年2月，医院始办《工作简报》，至年末共办10期。1988年6月3日，始办《动态刊物》，至年末共办5期。1990年，开办《简报》，配合医院中心工作，开展对内宣传。2000年1月17日，医院开办《优质服务质量年活动简报》，2001年更名为《工作简报》，除在全院印发外，向上级卫生行政主管部门呈报。2003年，创办院内网。2005年，创办邢台市第三医院官方网站（www. xthosp. com）和邢台市心血管病医院官方网站（www. xtxxg. com）。2012年4月10日，市卫生局党组书记、局长田德荣对三院的信息宣传工作给予充分肯定，还专门在第12期《工作简报》上作出批示：第三医院的工作简报办得很有特色，反映情况及时，内容丰富多样，这反映了该单位较强的政治敏感性和较强的组织观念。2015年6月24日，医院新版官方网站正式上线运行（www. xtsdsyy. com）。2016年3月1日，开通医院官方微信服务号，每周发布一次信息，每次最多发布8条信息。至2017年末，共编发工作简报818期。在对外宣传方面，医院不断加强与报纸、电台、电视台的联系与合作。1988年，在市级媒体刊发稿件20篇。1996年，在市级媒体刊发新闻达到100篇。2001年8月18日，与邢台电视台合办《体育与健康》栏目。至2003年4月共播发82期。2008年3月3日，与邢台人民广播电台联合开办《专家热线》栏目，至2012年末，共举办400期。2013年，与《邢周报》合作，每周邀请记者来院采访，先后对33名学科带头人和科主任进行了宣传报道；与邢台广播电视台新闻频率《名医热线》栏目合作，每年举办了51期健康讲座，至2017年末，共举办255期。2015年，与《邢台日报》联合创办并冠名《寻医问诊台》栏目，每年有50位科主任为百姓进行疾病科普宣传；与《邢周报》“养生”专刊合作，先后有32名学科带头人和科主任深入浅出地解答百姓遇到的健康问题；与邢台电视台生活频道《健康生活大讲堂》栏目合作，7名医疗专家分别走进电视台直播间，为广大市民答疑解惑。

2016年4月，在全市卫生计生宣传工作会议上，三院专门做了典型发言。6月28日开始与《牛城晚报》进行合作，每周邀请记者来院深层次采访，报道三院医疗工作的亮点和特色。2017 年 1 月，为加强宣传队伍建设，从各科室选拔 68 名宣传骨干组建了通讯员队伍。为拓宽宣传形式，3 月开始筹拍微电影，6 月 20 日，医院自编自导自演的第一部微电影《心结》在市直机关迎“七一”感动邢襄—讲述身边共产党员的故事微电影大赛中荣获一等奖。10 月 28 日，荣获河北省医院文化建设微电影大赛优秀奖。12 月 27 日，荣获全国“SAVE”杯中国胸痛中心微电影大赛最佳创意微电影奖。1988～2017 年，除对 2004 年前电视台、电台报道篇数不详外，共发表新闻报道 3684 篇，其中：国家级 23 篇，省级 78 篇，市级 3583 篇，在推名医、树名科、建名院，扩大医院社会知名度和影响力等方面发挥了重要作用。

1988～2017 年邢台市第三医院在各级媒体发表新闻稿件统计表

表 9－1　　单位：篇

年份	国家级媒体	省级媒体	市级媒体	小计
1988			20	20
1989			21	21
1990		2	32	34
1991			20	20
1992		2	23	25
1993	1	2	15	18
1994		2	67	69
1995		2	51	53
1996			100	100
1997			134	134
1998			115	115
1999			61	61
2000			108	108
2001			104	104
2002			51	51
2003			179	179
2004			131	131
2005		2	118	120
2006	2	1	75	78
2007		1	154	155
2008		1	152	153
2009		1	113	114
2010		4	146	150

续表

年份	国家级媒体	省级媒体	市级媒体	小计
2011		5	240	245
2012	3	9	243	255
2013	4	3	219	226
2014	3	7	221	231
2015	5	4	208	217
2016	2	15	233	250
2017	3	15	229	247
合计	23	78	3583	3684

附：宣传报道选登

志存高远　创新管理谋发展

——访邢台市第三医院、邢台市心血管病医院王连芹院长

坐落于河北省南部的邢台市第三医院始建于1978年，1992年该院与中华医学会心血管病学会联合创办了邢台市心血管病医院，目前是一所集医疗、教学、科研、康复、体检等为一体的以心脑血管病治疗为特色的三级综合医院。近年来在院长王连芹为首的院领导班子带领下，在医院管理上不断改革创新发展，取得了令人瞩目的成绩，先后被授予河北省文明单位、河北省医德医风示范医院、河北省医疗服务和医药购销双十佳诚信单位、河北省医保十佳定点单位、邢台市引才引智先进单位等荣誉称号。

记者近日专程赴邢台，采访了王连芹院长。

科技兴院　整合医疗资源　打造学科品牌

王院长认为，邢台市第三医院作为一所地市级医院，要在全省乃至全国的医疗市场中拥有立足之地，要树立良好的医院形象，必须打造自己的特色品牌，从而形成自身的竞争优势。据王连芹院长介绍：邢台市第三医院经过多年的积淀和锻造，综合技术实力雄厚，心脑血管病专科已形成了医院的特色品牌，邢台市心血管病介入治疗中心、邢台市脑血管病研究所、邢台市脑血管病治疗中心均设在该院，心外科为河北省重点发展学科、邢台市重点学科；心内科为河北省重点培育专科、邢台市重点学科；神经内科为河北省重点发展学科、邢台市重点学科；神经外科为邢台市重点学科。目前，心外科能独立开展各种心脏血管手术40余种，年手术量500余例，手术成功率高达99.7%。心内科在各种急危重症救治和疑难复杂病症诊治方面独具优势，1993年最早在冀南地区开展了心血管病介入治疗，目前能独立开展冠心病、心律失常（射频消融、起搏器、ICD、CRT安装）、先心病及周围血管等介入技术，年手术量4000余例。形成了集药物、介入和手术为一体的心血

管病诊疗体系，综合学科水平达省内领先，居全国50强之列，在省内外有较高声誉，是冀南地区心血管病诊治中心。脑血管病治疗中心能独立开展颈动脉内膜剥脱、脑动脉瘤夹闭和介入治疗等技术，年手术量3000余例。在脑血管病专科引领下，颅内肿瘤手术治疗、功能神经外科发展迅速。目前，已形成集脑血管病、神经介入、颅脑肿瘤、功能神经外科、神经杂症等为一体的诊治中心，综合医疗水平省内领先。

王院长介绍，心脑血管专科建设和发展，带动了全院综合医疗能力和水平的全面提高，多年来，各学科紧跟国内外前沿技术，通过多形式、多途径加快学科发展，各种疑难复杂重症病人诊治水平明显增强，外科系统微创手术广泛开展，学科综合水平省内先进、市内领先。科教研能力、学术地位不断提高，有80位专家在国家及省市学术团体任职。

王院长作为心血管内科学术带头人和院长，深谙学科整合、形成合力对病人诊疗和学科发展带来的综合效益，面对心脑血管各科室间各自为政，难以形成合力的传统医疗模式，她大胆改革，推出了整合资源、打造心脑学科专科特色的战略性举措。她力排各种阻力，大刀阔斧对心血管和脑血管各科进行了资源的有机整合，依据病人诊疗需求，打破原有的利益格局，实现了病人的合理流动和医疗互动，在先心病、冠心病、脑动脉瘤和缺血性脑血管病等疾病的治疗方面形成了集药物、介入和手术为手段的一体化治疗模式，使患者一进医院就可享受到最佳的治疗，大大提高了患者的治愈率和好转率。众所周知，急性脑血管病是一种死亡率和致残率高的疾病，邢台市三院自一体化诊疗模式实施以来，统计显示脑血管病的死亡率和致残率分别下降了12.3%和31.9%。王院长通过采取的学科整合举措，不仅给心脑血管病患者带来了治疗上的便利，同时使心脑血管专科特色更加凸显，取得了打造学科品牌的效应，也促进了全院医疗水平的提高。

狠抓内涵建设 改革创新 提升医院全方位管理和服务水平

内涵建设举措之一：狠抓药品管理

多年来，卫生系统始终在“以药养医”的机制下运行，药品收入在医疗服务总收入中占举足轻重的分量，是医院重要的经济来源，但也是导致病人看病贵和产生医药购销不正之风的重要原因之一。

王院长谈到：我院面对的患者主要是基层的百姓，如何降低患者的负担，让他们把有限的钱花到最需要的地方，让他们看得起病，是地市级医院管理者首先要考虑的问题。针对这一问题，医院率先摒弃了“以药养医”的模式，采取了一系列措施，遏制药品比例的不合理增长。主要做法是：一是严把高价药品入口关，在确定医院《基本用药目录》的基础上，凡是申购新特高价药必须经药事委员会论证后方可采购。二是实行药品比例上限控制，根据各专业特点确定各学科药品比例上限，对超标科室实行“一票否决”。三是药师参与查房、会诊和危重病人抢救，帮助临床医师制定用药方案。四是实施用药合理性评价，质控办把合理用药纳入医疗质量检查的重要指标，结果与医生职称晋升和聘用挂钩。五是采取“三不挂钩”措施：即药品收入与医生的收入不挂钩；药品销售额与药剂科人员的收入不挂钩；医生开具检查单多少与其收入不挂钩；切断利益链条，从而避免了乱用药、滥检查。多年来，医院的药品比例始终控制在25%左右，远远低于国家综合医院的平均水平。

这么做的目的有两个。一是减轻患者负担，二是规范医疗行为，促进合理用药。几年下来，医院药品收入确实减少了，与同类医院相比，每年药品少收入约五六千万，但是从医院长远发展来讲，是值得的。药费下降了，病人满意度提高了，来院看病的人更多了。几年来，总收入不但没有减少，反而增加了6－7倍。另一方面医生把主要精力用到钻研技术上，更注重自身技术的提高，医生的医疗行为更规范了。

把医生的精力和注意力从药品销售的利益格局里引导到努力提高医疗技术水平，更好地为病人提供优质医疗服务上，这是王院长下大力气抓药品管理的战略性思维，也是她努力减轻病人负担的重要举措。技术服务应该是作为医生最重要的职责。作为医疗技术专家的王院长熟知医疗行业的特点和规律，她的科学精神和勇担社会责任，为患者减轻负担的睿智使医院的医生和医院管理走上了不靠药品、靠医疗技术生存和发展的正路。

内涵建设举措之二：以病人为中心，创新服务模式

医院传统的后勤服务模式为：医用物品和日常用品分别采购、分库管理，护士经常穿梭于器材科或总务科领取物品，占用了很多工作时间。为了使医务人员把更多的时间用来服务病人，提升服务水平，医院对总务科、器械科等后勤保障科室进行整合，成立了配送中心和采购办公室，进行统一采购、统一配送，既规范了物资管理，又提高了工作效率。使用科室一个电话，配送人员就会把所需物资送到科室，大大减少了护士外出时间，使护士有更多的时间和精力服务病人，提高了服务水平，患者满意度进一步提高。

她积极推进人性化的服务，大力倡导“无功便是过，病人不满意就是错”的服务理念，把病人满意作为衡量工作的唯一标准，创新服务模式，在全院形成了领导围着基层转、职能科室围着临床转、全院围着病人转的服务模式。不断优化服务流程，完善工作程序，立足患者需求，力求患者满意。如门诊实行了一站式导诊服务，护送住院病人到病房，陪护重症和行动不便的病人检查等；挂号收费处提前半小时上班；化验室中午不休息，提前2小时出化验报告等等，最大限度地方便了患者就医。几年来，患者满意度高达98%以上，医院呈现风气正、人气旺、事业兴的大好局面。

内涵建设举措之三：拓展服务范围，成立邢台市健康体检中心

王院长颇具管理者的战略眼光和超前思维。最早在邢台市成立了健康体检中心，是邢台市唯一一所集健康体检、咨询管理为一体的市级专业化健康管理机构。是邢台市健康体检质量控制中心、邢台市健康教育基地等。该中心以健康管理的理念服务于全市人民，医疗设施设备齐全，实行一站式服务，并配有专业的健康管理专家团队，为客户提供专业化、人性化健康体检和健康咨询服务，并为每位客户建有永久电子健康档案。健康管理新服务项目的开展，为医院拓展和延伸了新的发展空间。

实施人才兴院战略　创新引才、育才、用才机制，搭建人才发展平台

王院长认为：人才是医院发展的基础和重要保障。据王院长介绍：医院专业技术人员900余人，高级以上职称150人，享受国务院津贴专家、省突出贡献专家、市管优秀专家等20余人。多年来，院党委大力实施人才战略，不断创新引才、育才、用才机制，探索

出了一套适合医院实际的人才工作模式。据王院长介绍，医院主要采取了三项措施：一是多元化引进人才。创新人才引进机制，拓宽人才引进渠道，引进高素质专业人才。一方面每年到国内知名医学院校招聘优秀毕业生，另一方面向社会吸纳高层次人才，有效地提高了人员整体素质。在学生招聘方面，医疗专业以硕士、博士研究生为主，护理专业以本科学历为主。并实行公开招聘，严格招聘程序和纪律，严把入口关，有效保证了人才质量。近年来，先后引进各类人才200余名。二是加快人才培养，打破"论资排辈"的传统观念，分层次、有重点、全方位的培育人才。以北京各大医院为基地，不限时间、不拘地点，分层次送出去进修培训，同时把有潜力的骨干送到国外深造，近年来，已有2名骨干先后到美国和加拿大学习，并已学成归来。三是引入国内知名专家。对国内知名专家不求所有，但求所用，面向全国筑巢引凤。医院通过项目引进、技术协作等形式先后与北京301、阜外、安贞、宣武、天坛及北京大学附属各大医院建立了广泛的协作关系，通过协作引进了一大批高新技术项目，同时，通过国内顶尖专家的传帮带，进一步促进了人才的快速成长，有效促进了各学科的发展和医疗技术水平的全面提升。

院党委在实施人才战略中，一是着力营造有利于人才成长的环境。加强图书馆建设，每年订阅各种专业图书上万余册，建立了数字图书馆，每月举办一期学术会，邀请国内知名专家来院讲学，同时，开展了多种形式的学术讲座、病历研讨等学术活动，营造浓厚的学术氛围。近两年来，医院针对当代年轻人的特点，以医院文化建设为主线，开展了以"我在为谁工作"为主题的读书励志活动，教育和引导年轻人树立正确的人生观、价值观，在全院营造积极向上的内环境。二是建立人才成长的激励机制。鼓励职工报考在职硕士、博士研究生。建立了科研基金和奖励制度，对取得科研奖励和成果、在核心期刊发表论文等，在经济上给予大力支持和奖励。建立了各级各类人员培训考核机制，考核结果与职称晋升、晋职等直接挂钩，促使年轻人积极追求上进，早日成才。三是坚持不懈抓好人才培训工作。医院把培训作为送给职工的一种"福利"，开展了多层次、有针对性的培训。定期邀请国内知名专家教授来院授课，培训内容涉及医疗技术、质量管理、服务技巧、法律法规、医院管理等方方面面，注意培训实效，使培训具有较强的针对性和实用性。2010年引入中国人民大学商学院医院管理MBA学习班，全院中层干部全部参加了培训。通过培训，全院的专业技术和管理水平得到了全面提升。

院领导注重人性化使用人才。坚持给想干事的人以机会，给能干事的人以舞台，给干成事的人以激励，切实做到了用事业留人、感情留人、待遇留人。同时，搭建平台扶持人才，对于想干事，能干事的优秀人才，医院积极为其建"班子"，配队伍，增加设备，人、财、物上给予大力支持。此外，创新用人机制，不拘一格使用人才。从2009年开始，率先实行了护士长公开竞选，打破了身份界限，合同护士与正式护士在同一平台公平竞争，先后有13名护士通过竞选，走上了护士长岗位，其中有5名为合同护士，极大地激发了年轻医务人员的工作热情和进取心。在干部的选拔使用上，打破年龄限制，不搞论资排辈，而是重品行、重能力，真正把有激情、肯奉献、素质高、群众信得过的人才选拔到重要岗位上来。加强绩效管理，在分配上，实行了一流业绩、一流报酬，医院设立了院长奖励基金和科研基金，每年拿出几十万元奖金，重奖在科研和医疗服务方面做出贡献的优秀人才，并召开大会进行隆重表彰，在全院形成了一种扬正气、干事业的良好氛围。近年来，医院完成省级科研成果137项，其中有17项获河北省科技进步奖，56项获邢台市科技进步奖，先后多次在省、市岗位技能竞赛和病历评比中荣获一等奖，被授予医务人员岗位技能竞赛先进单位。

人才战略的实施，造就了一支高素质的管理团队和技术过硬的专家队伍，形成了合理的人才梯队，为医院又好又快可持续发展奠定了坚实的人才基础。

志存高远 造福一方百姓

人们常说，医院的风格就是院长的风格。院长在医院的发展中起着至关重要的作用毋庸置疑。王连芹今年51岁，是享受国务院津贴专家、河北省中青年突贡专家和邢台市管优秀专家。她在院长的岗位上已经工作了9个年头。作为医疗专家出身的女性院长，她在管理上有缜密的思维和精细化的特点，她把刚性的制度和规范通过人性化和柔性的管理艺术来加以实施。在她的率领下医院班子坚强团结，团队和谐，医院连续保持了强劲的发展势头。王院长说，如果她外出，也很安静，不会接到很多电话，可见她已使医院的管理步入了井然有序、良性发展的轨道。

作为一名优秀的医生，王连芹勤奋敬业、医术高超。她非凡的学习能力和敬业精神使她成为心血管病专家。上世纪90年代初，心血管介入手术在国内刚刚开展。时任内科主任的王连芹就敏锐的意识到它的发展前景，率先去北京阜外医院进修学习。“心血管病介入治疗手术，不仅需要技术，还是个体力活。要穿上十几斤重的铅衣上手术台，而且有时一站就好几个小时。”王连芹说，那时做介入手术的医生几乎全是男性，所以她去学习时，别人都劝她放弃。然而，困难面前，王连芹却选择了坚持，凭借超常的学习能力和敬业精神，她很快掌握了全套技术。

1997年3月，她率先在冀南地区开展了心血管病介入治疗手术，2002年又率先在冀南地区开展了第一例急性心肌梗塞急诊介入治疗。十几年来，王连芹完成各种心血管介入手术3000余例，并在心血管疾病尤其在疑难重症的诊治方面积累了丰富的临床经验，先后发表专业论文30余篇，出版专著一部，有5项成果获省科技进步奖，8项成果获邢台市科技进步一等奖。

尽管管理工作占去了王连芹很多时间，但她仍然坚守自己的专业，坚持定期查房、出诊和手术，遇到重大疾病患者，更是少不了她的参与。她说：“无论我处在哪个位置，帮助病人解除痛苦，始终是我的最高追求。”从医30年来，王连芹心系患者，时刻以病人为中心，赢得了患者和社会的广泛赞誉。

作为医生出身的院长，她更加了解医疗行业的特点和规律，从而更能在管理上体现医疗管理的特性，通过弹性管理达到更好的管理效果。与此同时，她还具有为民、为国解忧、不辱使命、建功立业的博大情怀，她要通过管好医院的举措，让更多的患者看得起病，看好病。

作为善良、正直，充满正能量的院长，王连芹有很强的社会责任感。她认为：“看病难主要是由于基层医院技术人才缺乏，病人都往大医院挤造成的。”作为市级公立医院的院长，面对基层医院技术人才缺乏的现状，王连芹勇于承担社会责任，采取了实实在在的措施。她专门设立了基层服务科，每周固定时间组织医院的技术骨干，深入乡镇卫生院为医务人员授课和技术指导，协助开展各种手术。为了切实提高他们的技术水平，医院免费接收基层医疗人员进修，并且坚持每月举办1次针对县医院的“鱼水工程”学术会和2次针对乡医的学习班。通过多形式、多渠道帮扶，医院为基层培养了一大批专业技术人员和骨干，提高了基层医院的医疗技术，一定程度上缓解了基层百姓看病难的问题。

此外，在历次重大疫情和突发公共卫生事件中，她带领医院全体职工总是能以社会为己任，勇于奉献，敢于承担，不计代价，不讲条件，以强烈的事业心和责任感付出满腔的热情和巨大努力。为此她获得了河北省先进工作者、全国卫生系统抗击非典先进个人、全国三八红旗手等荣誉称号。2012年她光荣当选为党的十八大代表，代表河北省医疗卫生系统出席了党的十八大会议。

荣誉和责任使王连芹觉得自己身上的担子更重了。如今她又为医院规划了更宏伟的蓝图：医院实施了北扩项目，增加医疗用地3万多平方米，启动了医院整体改扩建项目，建筑总面积13.2万平方米，病房楼、医技楼11万平方米，预计2014年投入使用。与此同时，她积极探索医院管理和医疗服务的新模式，正在以医院改扩建为契机，全力打造集预防、医疗、康复为一体的健康服务新模式，更好地为家乡的百姓造福。

原载2013年4月《中国医院》第17卷第4期

实行一院两制
创办依托型心血管病专科医院的尝试

河北省邢台市第三医院、邢台市心血管病医院　周群拉　陈素强

摘要　介绍了邢台市第三医院实行一院两制，以综合医院为依托，引进高科技人才创办心血管病医院专科医院的背景、做法和效果。作者通过实践体会到，争取政府支持是搞好改革的前提和保证；吸引专家是创办专科医院的关键；实行一院两制，创办依托专科医院必须得到全院职工的理解和支持，同时还要利用高新技术，强化科学管理，注重医院形象，重视人才培训，以提高医院竞争活动，增强医院发展的后劲。

我国从计划经济体制转变到市场经济体制以来，推动了经济迅速发展，医院不可避免地受到冲击和影响。医院为适应这种重大的社会变革，必须重新考虑生存和发展，依据国家卫生改革政策，按照市场经济规律来探索医院在医疗服务市场的特征和规律，主动适应医疗市场需求，将改革的视线聚焦于改革机构体制和转换经营机制的实践上，我院按一院两制的模式，引进高科技人才，创办了依托型心血管病专科医院。运行四年来，成效显著，推动了医院整体功能发展，取得了良好的社会效益和经济效益。

一、引进高科技人才，实行一院两制，依托办专科医院的背景基础

1、随着社会主义市场经济的发展，医院面临着医疗市场的竞争，由于财政补偿严重

不足，医院经济仍是福利型收入、市场型支出，因而消耗得不到补偿，潜亏严重。为了生存和发展，必须采取对策，遵循市场经济规律，发展医疗卫生事业。

2、根据我院情况，要摆脱困境，在竞争中求生存，必须加大改革力度。我院建院时间短、整体素质不高、缺乏专科特色，与市内同级医院相比，缺乏竞争力。迫于现实，我们要以高起点、高速度、突出专科优势、拓宽医疗服务领域的手段来作为求生存、求发展的突破口。

3、政策和机遇给我院发展注入了活力。在卫生部《关于深化卫生改革的几点意见》中，关于转换运行机制、扩大自主权、拓宽筹资渠道、实行企业化管理、试行“一院两制”或“一院多制”等意见，为我院改革提供了政策上的依据，使我院把握发展的机遇有了保证。

4、运筹帷幄，深思熟虑，在确定重点专科发展方向上，我们根据冀南地区也属心脏病和高血压病的高发区，其中先天性心脏病占出生存活婴儿7‰～8‰，心血管专科在该地区属于薄弱专业，我市心脏外科这一医学高技术前沿学科当时仍属空白等事实，决定创建心血管病专科医院。

5、依靠政府支持，深化卫生改革。1992年初，市领导决定由市卫生局和北京心血管专家联合，以邢台市第三医院为依托，筹建心血管病专科医院，作为全市卫生改革的试点，成立了以副市长为首的筹备组，六上北京，五次洽谈，与中华医学会心血管病学会专家组达成了联合办院的协议。确定了院名为邢台市心血管病医院，该院系一所自主经营、自负盈亏、自我约束、自我发展的集体所有制实体，其经营管理、人员聘用、分配制度、医疗收费“四放开”。邢台市委、市政府将这所专科医院的筹建列为市“八五”重点项目之一。

6、借船出海，引进高科技人才，联合办院是创建心血管病专科的捷径。专家知名度高、经验丰富、技术精湛，很快就形成专科优势。专家组派有以阜外医院为主体的十多名专家教授常驻邢台，有的教授还携夫人双双在医院工作，对专家们的举动，卫生部部长陈敏章给予充分肯定，并欣然为医院题写了院名。

二、实行一院两制，依托办院的内涵及其经营机制

在全民所有制综合医院的框架内，由于各种因素和条件的制约，要在科室的层面发展高知名度的专科优势，事实上很难实现，也绝非短期内所能办到。我们借鉴同级医院改革正反两方面的经验教训，坚定地选择了一院两制、依托办院这条捷径，组织结构采取对内一院两制、对外两所医院的统一体形式，实行两种所有制并存，即依托全民所有制综合医院，在其院内创建一个集体所有制专科医院。在领导体制上，实行两权合一：专科医院实行董事会领导下的院长负责制，综合医院的院长兼专科医院的董事会董事长、法人代表，专科医院院长由国内著名专家、阜外医院心外科教授担任，综合医院副院长和医务科长分别兼任专科医院的副院长和院长助理。两院关系为依托型，各自管理，独立核算，后勤保障，医疗协作，设备共有。综合医院抽调人员赴北京培训成为专科医院的技术骨干。这样两院的有机结构紧密灵活，责权明确，相互促进，协调发展。专科医院确定了经营管理、人员聘用、分配制度、医疗收费四方面的自主经营、自负盈亏、自我约束、自我发展经营

机制。在财务管理上，依据国家有关法规，来约束医院在经济运行和分配中的行为，在价值管理上实行成本核算（含工资收入部分），确定收费价格，报物价局批准后执行。鉴于专科医院的筹建主要靠贷款，为了还息还贷，政府给予了物价放开的优惠政策，但我们紧紧把握质量优良、服务一流、价格适宜的方向，吸引病人。四年来，专科医院除按时还息外，还陆续还本，使医院有了自我发展的能力。自主经营决策，有很强应变能力，可充分适应市场变化。在动力机制上，采取责权统一的原则，确定职工的分配档次，工资分基本和浮动两大块，浮动部分上不封顶，下不保底，体现技术劳动价值，既按劳也按效益的分配原则，发挥物质利益的激励机制。在约束机制上，主动适应医疗市场，扩大服务，以高技术吸引病人，把提高医疗质量、优质服务和谢绝病人馈赠吃请的医风，当作关系到医院兴衰的大事来抓。通过制度管理、奖惩兑现，对自身经营行为起到能动的反馈约束作用，保证专科医院的经营活动沿着预期的正确目标运行。

三、实行一院两制，依托办专科医院的效果

1、采取一院两制，引进高科技人才及高新技术，依托创办心血管病专科医院，采取基本技术队伍的人员培训、高档仪器设备的购置和病房基建三方面同步抓紧进行的策略，按边筹建、边开诊的原则，1992 年 11 月心内科开诊，1993 年末心外科开展心脏手术，1996 年又开辟了血管病专科，初步缓解了心血管病人看病难、住院难、手术难的问题。病人不到北京便可得到北京专家的诊治，从而结束了冀南地区无心血管病专科医院的历史，走出了一条卫生改革的新路。建院以来至 1996 年 6 月，共诊治病人 21000 余例，出院病人 1600 人，出院者平均住院日 12 天，完成体外循环下心脏直视手术 264 例，涉及 35 个病种，其中高难度手术占较大的比例，成功率达到国内先进水平。专家的高度敬业精神和精湛的医术吸引了河北、河南、山东、山西、辽宁、内蒙、湖北、浙江、四川、江西 10 个省 14 个地市的病人，取得了良好的社会效益和经济效益。

2、强化科学管理，提高医护质量，发扬优良的医德医风，使每一位患者满意。专科医院为患者治病，绝对谢绝收受患者任何钱物吃请，成了医院铁的纪律，就连锦旗和镜匾也不让破费，被患者称为医疗界的“一方净土”。专家们言传身带，严以律己。筹建阶段每人一包方便面、两个鸡蛋的手术过餐饭，给病人家属留下了深刻印象。为取信于民，实行了按医嘱收费制度，每项收费医院和病人都清楚，从根本上杜绝了搭车开药的弊端。优良的医德医风带来了良好的社会效益，全国政协科教文卫委员会副主任、原卫生部副部长郭子恒视察医院后说：“我经多方面了解住院病人和家属，看到这所医院医德医风是第一流的，服务也是第一流的。”

3、现代化的医院，不仅应该拥有一流的人才，还应有一流的先进设备。创建专科医院伊始，贷款千余万元，建立了现代化病房手术楼和专家宿舍楼，病房安装中心供氧、中心负压装置，购置高档彩色多普勒超声诊断仪、运动平板试验仪、八导电生理仪、全自动血气分析仪、生化分析仪、体外循环机、呼吸机、多功能监护仪等一流进口现代化设备，奠定了专科医院腾飞的基础；为培养自己的人才队伍，提高全员整体素质，两年内有 40 余名医护人员到北京阜外医院进修培训，掌握专科技术和知识更新，成为医院各科室的骨干专业人才，还参加心血管病学会科研协作三项。并以专家的优势，为综合医院聘请心血管以外的专家来院工作。与北京大医院联系，建立进修基地，综合医院每年另外派出技术骨干20多名到北京进修，加快人才建设。专科医院取得的改革经验，综合医院根据具体情况消化吸收，推动了综合医院的卫生改革步伐，使综合医院整体素质和知名度明显提高，经济效益也大幅度增加，从而跻身于我市同级医院的先进行列。

四、体会及展望

如何使卫生改革继续深化，是一项极艰难的任务，没有经验可循，没有模式可依。要主动适应市场，寻找突破口在于根据中央卫生改革的方针、政策，结合医院自身实际，进行具体运用和实践。我们从1992年起，对实行一院两制、创办依托型心血管病医院，从理论上、从实践上进行了有益的探索，有成功，也有教训，有了一定的体会和认识。

1、争取政府的支持，利用政府行为，给予特区政策，是医院面向市场、搞好改革的前提和保证。我们在筹建专科医院的过程中，由于政府的支持，给予了特优政策，使专科医院从筹款、筹建到运行，得到了社会各部门的支持，充分体现政府支持推进卫生改革的重要性。

2、吸引高科技人才，争取专家组的支持与协作，是创办专科医院的关键。实践证明：谁拥有人才，谁就可能在竞争中稳操胜券。专家是专科医院的主体和灵魂，没有专家就没有我们的专科医院，国内一流专家之所以能迈出这一步，到中小城市常年工作，取决于专家对职业上追求和奉献，全心全意为广大患者的服务精神；取决于党的改革开放政策和政府的真诚聘请，使之在岗位上有职、有责、有权；取决于医院尊重人才、善待人才，从政治上、思想上、生活上都给予大力支持，解除了专家的后顾之忧；取决于医院职工和专家的互相了解、认识、适应、合作的程度，经常教育职工认识到专家是建院之本，尊重专家，学习专家的品格、精神、技术、优良医德医风，使职工更加体贴专家，像一家人一样相处，取决于为专家创造良好的工作环境和技术条件，配备了高新技术设备、微机、资料和通讯设备，使专家能有用武之地。并经常听取专家对工作和管理各方面的意见和建议，及时解决问题，提高办事效率。由于专家们对事业的执着追求和敬业精神，从而使我们的专科事业建设兴旺发达。

3、实行一院两制，创办依托型专科医院，必须要得到全院职工的理解和支持。当时创办心血管病医院，由于实行一院两制，筹资靠贷款，后勤保障、人员、土地诸多方面要依托综合医院，引起了部分职工的担心、疑虑，甚至出现牢骚、反对等议论。针对这些问题，市领导和院领导利用各种方式进行疏导，经过大量的思想工作，使职工充分认识到改革在现阶段的目标、思想、难点和出路，认清不改革就没有出路的道理，得到了全院职工的理解。经过专科医院的运行，取得了良好的效果，从贷款到还息，从还息到有能力还本，使职工看到了希望，增强了信心，支持和配合专科医院的建设成了职工的自觉行动。专科医院的兴旺也给综合医院带来了职工素质和医院声誉明显提高、经济效益大幅度增长的可喜变化，达到了相互支持、共同发展的目的。

4、利用高新技术，占领科技制高点，发挥特色，促进医院发展是市场竞争的动力。我们在创办心血管病医院以来，以科技是第一生产力为指导，高起点、快节奏填补了冀南地区心血管外科的空白，病员数量和地区辐射逐年扩大，使专科技术水平迅速超过社会同级医院的水平，带动了综合医院出特色、上台阶的进程。

5、强化科学管理，转换经营机制，给创办专科医院注入了活力。我们利用政府给予的开放政策，在专科医院内体现出改革思路，敢于开先河，在用人制度、分配制度上大胆突破，引入竞争机制，建立全面的公平的内外竞争环境，经过多次试行调整，建立了目前以劳动量为基础，以质量为调节，以经济效益为杠杆的三要素综合分配制，使利益行为有序化、规范化，从而激发职工的热情和责任感，发挥潜能。在经济管理上实行含工资的全成本核算，充分利用好卫生资源，发挥高新技术效益，摸索出一套适合专科医院负债经营的科学的经营管理方法，使医院增添了还息还本、稳步发展的后劲。

6、注重医院形象，加强舆论宣传，提高专科医院在医疗市场的竞争力是必不可少的。我们把医院精神、价值取向、服务宗旨、经营观念、质量目标、科学态度作为医院建设的形象管理，塑造出医院群体行为规范和形象，时刻注意职业道德教育，从衣着仪表到语言表达，进行科学规范，自觉树立良好的形象，满足不同层次个人需求。对内协调人际关系，倡导集体主义精神，鼓舞士气，提高在医疗市场竞争力和医院内部的凝聚。并采取灵活的竞争策略，强化舆论宣传作用，加强宣传报道，发布广告和信息，登门拜访，信息沟通，学术交流，扩大影响和知名度。特别重视亲身体验医院服务的患者与家属的评价作用对医院经营的影响力。通过树立形象，扩大宣传，患者的评价，迅速地提高了医院的知名度。

7、重视人才培养，给年轻骨干压担子，是医院发展的百年大计。医院要发展，人才是关键。专家是高层次的人才，中青年骨干是跨世纪的梯队。重视中青年人才的培养，给中青年骨干压担子，我们采取了身边专家带、到北京进修培养、提倡自学和鼓励搞科研的办法，促进中青年骨干迅速成才。在工作中严格要求，委以重任，以专家为榜样，扎实工作。在医疗实践中锻炼，勇于挑重担，让他们认识到趁年轻多学本领，多出成果，努力成材。精心培养专科各方面的人才是建设和发展医院的永恒主题。

实行一院两制，创办依托型心血管病专科医院的做法，是医疗服务市场竞争中的产物，推动了医院的整体进步，具有广阔发展前景和强壮的生命力。在卫生改革上迈出的任何一步，任何一项制度的变革，除了按其本身的规律发展外，还受社会总体发展变化的制约。我们清醒地认识到，目前的一院两制、依托办院的实施中还有许多不完善之处，我们还将继续不断探索，不断顺应变革，使之日臻完善，加速专科医院沿着跨区域、外向型、多元化的方向发展。

原载 1996 年《中国医院管理》第 11 期

为了人民健康 没有任何借口

——市第三医院着力解决“看病难、看病贵”
倾心服务患者纪实

本报记者 郭子侠 王翠

当你走在市第三医院走廊，面带微笑的护士会主动上前与您打招呼。亲切的问候、温和的语言、便捷的服务和舒适的环境，顿时让您有家的感觉，您会深切感到什么是人性，什么是感动……前些年名不经传、毫不起眼的小医院缘何在几年间迅速崛起，一举成为我市乃至冀南周边地区具有较高知名度的一流名院？如临深渊、如履薄冰的医患关系为何在这里变得如此和谐？为社会所头疼的“看病难、看病贵”问题为何在这里得到有效缓解？记者在这里找到了答案：

这得益于“为了人民健康，没有任何借口”的服务理念；得益于良好的执行力文化。

要给病人看好病，先给自己“开好方”

近年来，医疗改革如火如荼地进行，但政府不满意、群众不满意、医疗行业自身不满意的“三不满意”现象依然存在。部分医院的医疗服务和医务人员的工作态度为何得不到百姓满意？收红包、乱检查、滥用药、乱收费、吃回扣等不正之风为何“屡见不鲜”？各项规章制度齐全，为何还会出现这样、那样的问题？

市三院领导认为，尽管出现上述现象的原因是多方面的，但就医院自身而言主要是因为部分医务人员的价值取向、价值观念出了问题。市三院深深认识到，解决不好职工的价值观问题，就不可能解决好行风问题，就不可能从根本上缓解老百姓“看病难、看病贵”的问题。要解决上述问题，就要首先抓人的思想观念，通过培育优良的医院文化来规范全院职工的价值取向，通过引导职工树立正确价值观来规范职工行为。

为给职工创造良好的人文环境和工作环境，近年来，三院坚持以人为本的管理理念和服务理念，对职工实行人性化管理，对病人实行人性化服务，为各类技术人才创造和提供学习、深造的机会，为技术骨干搭建干事业的平台。为培育医护人员正确的价值观，医院将每周三和周五定为“培训日”，并邀请闻名全国的医院管理专家或利用培训光盘，对中层干部和职工分别进行了医院文化管理、如何当好科主任（护士长）、服务礼仪、医疗服务理念变革以及服务管理现代化、医患关系沟通技巧、细节决定成败等方面内容的系统培训，还适时在全院开展了思想作风大转变活动。每个科室、每个医生、护士都在找思想差距、行为差距、服务态度差距、效率差距。为培养职工主人翁意识，医院在院内局域网设立了“院长信箱”，广泛听取职工意见，全院形成了“人人关心医院发展”的浓厚氛围。市三院领导班子还适时提出了“职工对领导的满意度代表着患者对医院的满意度。只有职工满意了，团队精神增强了，职工才能心情舒畅地工作，才能为病人提供满意的服务，让病人满意。

于是，市三院将2005年确定为“执行年”。他们以美国西点军校200年来奉行的行为准则《没有任何借口》一书为教材，在全院开展了主题为“如何打造完美执行力”的大学习、大讨论。通过转变职工观念，打造医院良好的执行力文化，并以文化建设为契机，在全院开展了轰轰烈烈地抓执行、抓落实活动。有形的制度文化一旦转变成了具体行动，这其中的力量便是无穷的。学习中，每个领导班子成员都认真查找了自身在思想、组织、作风建设上的突出问题，并通过设立信息箱和意见箱、发放意见表、召开座谈会等形式，征求职工和病人的意见，寻找自身薄弱环节。为将各项工作落到实处，领导们都身先士卒地做出表率。

独特的医院文化管理像一只“无形的手”，推动了全院职工思想观念的转变。采访中，记者发现，市三院的职工每天7：40就开始工作了，基本上没有姗姗来迟的。一位在医院工作了近30年的老职工告诉记者：“现在医院不查岗，因为根本用不着。没人会迟到，假如偶尔一次迟到了几分钟，就会觉得很丢面子。”市三院一名普通医务人员颇为感慨地说“工作之中无小事儿。如果每个人都奉行‘多加一盎司定律’，我们就会吃惊地发现褥子可能还留有一个针头，幸亏多检查了一遍，否则会扎伤病人；病人体内可能还有一块纱布，幸亏多数了一遍；病例书写可能有误，幸亏又检查了一遍，否则会造成医疗纠纷；幸亏多问了一句，病人可能还存在其他病，需要相关科室会诊在这场大讨论中，我学到最多的就是敬业、责任、服从和诚实。”市三院先进的管理理念，使医院管理不断向柔性的文化管理转化，科学的文化管理已成为该院首要的核心竞争力。

“无功便是过，病人不满意就是错”

思想一通，万事皆通。为真正将“为了人民健康，没有任何借口”的院训落至实处，市三院领导认为，医院工作抓好落实，就是一切工作都要以方便病人为最高宗旨，把病人满意作为各项工作的出发点和落脚点。2004年以来，市三院开展了创建诚信医院、构建诚信体系活动，先后提出了“细节决定成败”和“无功便是过，病人不满意就是错”的服务理念，并逐渐将主动服务、微笑服务上升为诚信服务、感动服务，扎扎实实地从制度上、程序上、服务上改进了病人在就医过程中感到不满意、不方便、不放心之处近百项。

多年来，一套“以药养医”的运行机制使医院、医务人员和经销商都受益，但这直接导致药品成本的上升和病人负担的加大。为彻底杜绝滥用药、乱检查、拿药品回扣等不正之风，市三院首先摒弃了“以药养医”的旧模式，在全省率先推行了药品比例改革。在医疗设备低质易耗品和卫生材料选购中，市三院实行招标比价制度，并建立了医院财产物资规范化管理体系，从而使全院运行成本明显降低。每当采购大型设备时，领导班子都要按照“质量高、服务优、价格合理”的原则，反复论证、反复讨论、反复比较、反复洽谈，谢绝请吃、拒收礼品，千方百计地“省钱”。医院还通过加大内部经济管理，提高了所谓“新特药”进入医院的门坎。这样一来，一大批疗效差、价格高、有处方回扣的药品被“无情”地挡在了大门之外。为使病人合理用药，市三院开展了临床药学，药师参加查房、会诊、引导合理用药。为杜绝乱检查、滥用药、减少利益驱动，医院实行了

“三不挂钩”，即：医院药品销售额和药剂科人员工资奖金不挂钩；药品收入不计入各个科室收入，与科室医务人员工资奖金不挂钩；各项检查、化验费用与职工工资奖金分配不挂钩。各科室必须根据病情规范检查项目不搞开单提成，从而切断了医务人员和药品及各项检查之间的利益关系，维护了病人的利益。如果多给病人开药，超过了医院对各科室规定的药品比例指标，实行“一票否决”。2004 年 4 月，医院上下“震动”不小：一个科室由于超过了规定用药比例，从主任到一般医生，全科当月奖金均被扣除。医院每月还对短期内销量过快的药品进行调查，发现不合理用药情况就及时处理。医院上下达成了高度共识：“医院要发展、要生存的确很需要资金。但医院是为人治病的，再怎么说也不能靠不明不白地乱收病人的钱来‘发展’”。

在全院医务人员的努力下，市三院严格控制了药品比例增长。1999 年，市三院药品比例占业务收入的 36.8%，2000 年为 26.6%，2001 年为 23%，2002 年以后均在 20% 左右，去年更达到了 19%。省体改委在给省政府的调研报告中指出：“邢台市三院彻底摒弃了‘以药养医’的运行体制，靠深化改革、加强管理、引进精尖技术，促使医院取得了较好的社会和经济效益，医院也因此步入了迅速发展的良性轨道。该院药品收入仅占业务收入的 20% 左右，低于国家规定的 30% 的标准 10 个百分点。像这样的综合性医疗机构能达到这样的标准在我省少见，在全国也不多。”在医院心外科病房，邯郸市临漳县患者家属柴某告诉记者，刚刚出院的一个内蒙古患者是从北京转来的。他的病在北京治疗要花费 10 万元，但在市三院，仅花费了 2 万多元就痊愈出院了。

为使每位病人明明白白看病，医院做出硬性规定：凡是不能按日发放“一日清单”的，要扣罚科室 10% 的奖金。一名护士告诉记者：“病人对收费明白了、清楚了，并没有像我们先前担心的那样纠纷会多起来，反而在病人明白了自己的钱花在了点子上后，对医生更加信任、理解了，纠纷自然也就少了。其实，大多数病人在医院看病，除了担心自己的病情之外，心里还有另一层不安，就像大多数乘客坐出租车时会不时地观察计价器。所以，我们必须要让病人和家属明白每项花费。”

为方便病人就诊，市三院优化了工作流程，对门诊诊室进行了重新调整，设立了门诊输液室、一日病房，建立并畅通了救治危重病人的“绿色通道”；为缩短病人候诊时间，有关科室调整了工作时间，一些检查项目由以前的每天下午 4 点出结果提前到了下午两点，大大方便了远途患者；为方便病人问询，医院在门诊增设了咨询服务台，并配备了导医义务帮助患者就诊；为及时解决病人就诊中的各种困难，医院实行了职能科室主任值班制度；有的病人在医院住院，好长时间没办法洗澡，医院就专门为各病区安装了太阳能、热水器供病人洗澡；神经内科在病人出院时，医生们会真心诚意地对病人讲：“请把我当作您的保健医”；妇产科在产妇分娩后都会送上“一杯红糖水”……在患者就医过程中，市三院改过去只重视疾病，不重视“人”的做法，在治疗疾病的同时，注重患者的心理需求，为病人提供全方位的人文关怀。病区内，过去医护人员用床号称呼病人的“传统习俗”不见了，取而代之的是医生、护士根据病人年龄、性别、职业或职务而选择的尊称。这种做法大大增加了亲切感和被尊重感，使医患关系更加融洽。

百姓不出家门口　也能享受“高科技”

采访中，院长王连芹告诉记者，时下社会上“炒”得很热的“看病难、看病贵”难在哪里、贵在哪里？实质上不是看小病难、看普通病难，而是找好医院难、找名医难、看大病难、看专科病难。如何让更多的患者不出家门口就能享受到专科名医的诊断和高科技的治疗？市三院决策层认为，医院是社会效益和经济效益的统一。病人在医院看病，就像顾客在商场买东西，只有“物有所值”，病人才会满意。而其中首要的就是提高医疗技术水平和质量，打造医院品牌。为此，市三院提出了“建设心脑专科名牌医院”和“质量就是生命”的口号，积极实施人才战略，按照“不求所有，但求所用”的原则，采取多种方式引进长期或定期来院的国内一流专家、教授，并同国内许多知名医院建立了院际合作关系。同时，医院不惜重金培养本院中青年人才，把有潜力的骨干送去深造，为他们尽快成才创造了良好环境。

1992 年，市三院与以北京阜外医院为主体的专家组联合创办了邢台市心血管病医院。目前，该院是河北省唯一一家在省卫生厅注册的三级心血管病专科医院。心脏外科作为我市重点学科，已进行各种心脏手术 3000 余例，其中包括冠状动脉搭桥、复杂心脏畸形矫治、心脏瓣膜置换、心脏内肿瘤切除、人工血管置换术等 38 种，年手术量达 300 余例。近年来，该院重点发展冠心病外科治疗技术，通过拓宽与北京专家合作渠道，推动了该项技术发展，年完成冠脉搭桥手术 50 余例。心内科在心血管病诊治方面实行个体化治疗，尤其在复杂危重症病人的救治方面形成了自己的特色，心血管病介入治疗技术是以微小的创伤治疗心血管疾病的高新技术项目，该院早在 1997 年初就率先在全市引进该项技术，近年来应用该技术先后治疗冠心病、心律失常先心病、瓣膜病等 3500 余例。2002 年，该院率先在全市独立开展了急性心肌梗塞急诊介入治疗，建立了急诊介入治疗的绿色通道，从而挽救了一大批危重病人。2005 年，该院开展的低体重儿先心病矫治术使先心病患儿及早得到救治，从而避免了因等待手术甚至错过手术时机而造成的各种并发症，提高了患儿救治率……随着医疗技术水平地不断提高，复杂、重症病人手术比例明显增加，但手术成功率却上升到了 99.2%。目前，市心血管病医院已发展成为冀南及周边地区的心血管病医、教、研中心，诊治来自全国 15 个省、28 个地市的患者 15 万余人次。医务人员用高超的艺术和高尚的医德把满意写在了患者心里。该院被患者亲切地称为“冀南小阜外”。

2000 年 3 月，市三院根据人民健康需要，以神经内科、神经外科和神经康复科为主体组建了脑血管病治疗中心。该中心作为三院的重点学科，目前已形成集脑血管病和其他颅脑、神经疾病预防、治疗、康复为一体的专科体系，并率先在我市开展了出血性和缺血性脑血管病介入治疗；先后开展了帕金森病立体定向丘脑腹外侧核毁损术、颅内肿瘤切除术脑出血立体定向术、颈动脉内膜剥脱术等各类疑难手术 1000 余例，挽救了许多危重病人的生命。去年，市三院神经外科收治了一名重症患者。该患者术前被诊断为右侧颈内动脉分叉处闭塞，伴多发脑梗塞。以往这种疾病在专科医生眼中被视为“绝症”而束手无策。近年来，虽然这种疾病可由颅内外动脉“搭桥”手术恢复颅内缺血脑组织的血供而获得救治但该手术要在直径约1毫米的血管上缝合6－8针，对医疗设备条件和医生显微手术技巧要求极高，难度极大。国内也仅有北京、上海等极少数医院能够开展。接诊患者后，三院神经外科反复论证，认为医院在设备条件和技术方面完全有能力顺利完成该项手术。2005年12月3日，三院医务人员在北京专家协助下，应用最新显微神经外科技术成功实施了手术。按照“院有重点，科有特色”的发展思路，市三院其他学科也得到快速发展。小儿科、普外科、妇产科、内分泌科等也已发展成为我市一流学科。

“来医院看病的病人，我们会提供很好的服务，但是，我们知道需要我们帮助的人还很多很多。”是的，三院人经常开展送医下乡活动。2001年，该院针对农村赤脚医生举办了村医学习班。目前，该班已举办了35期，培养人员4000余人（次）。市三院还从北京国家级大医院聘请专家教授来院授课，并邀请基层卫生人员听课，接受业务技术知识再教育，而这些基层卫生人员的材料费、餐饮费、住宿费及专家、教授的课时费等都是由三院承担的。专家的精彩学术报告受到了基层卫生人员的热烈欢迎。他们没有想到，不花一分钱就能听到国家级专家教授的讲课，就能学到国内、外最先进的医疗知识和技术。现在，每到学术会举行时，基层医院的医生就带着平时工作中遇到的难题蜂拥而来，向专家请教，而仅这一项，该院每年就为基层医院培训技术骨干2000余人（次）。

采访中，记者听说医院中许多科室连病人及家属带着感恩心情送来的锦旗也拒收了，好多人不明白这是为什么。记者在他们的一言一行中找到了答案——为病人着想，决不能让病人多花一分与治病无关的钱！近年来，市三院先后荣获河北省“文明单位”、河北省“医保十佳定点单位”、省、市两级“医药购销和医疗服务双十佳诚信单位”；今年，该院又获得了我市唯一一家河北省“医德医风示范医院”荣誉称号。面对“看病难、看病贵”这一时弊，三院人很有气魄——不仅要让百姓看得上病、看得好病、看得起病，更要让老百姓不得病、少得病、迟得病，从根本上成为他们的健康卫士。他们成立了体检中心专门提供健康体检和健康咨询；下一步，他们将全面依托医院治疗脑血管疾病的优势，进一步扩大体检中心的规模，并以更加人性化的服务，打造老百姓的“健康银行”。

原载2006年6月23日《邢台日报》

第十章　后勤保障管理

第一节　后勤管理

一、管理机构

1978 年 10 月医院开诊时设后勤组，负责物资采购、财务、门诊收费、库房等工作。1981 年 4 月成立总务科，主要负责水电暖安装维修、物资采购与保管、基础设施维修改造等工作。1982 年 3 月增设器械维修组。1983 年 1 月总务科对下设班组进一步细化，分别有电工、管工、器械维修、司机、库房（采购、会计、保管）、洗衣房、基建组、小卖部、固定资产会计、门卫、食堂和太平间等 13 个班组。1988 年 4 月食堂和器械维修脱离总务科管理。1991 年医院组建司机班，由办公室统一管理。1994 年 2 月成立器械科，负责常规医用设备的维修、医用特种设备（高压氧舱、液氧站、压力蒸汽灭菌器等）、医用计量设备、放射诊疗设备管理等，并开展病区医疗设备巡检工作。2000 年单身宿舍划归总务科管理。2001、2002 年完成综合楼项目建设，总务科整体迁入综合楼地下室办公。2005 年在原有基础上增加保洁队、污水站管理，负责绿化美化、卫生保洁、垃圾清运、污水处理等服务保障工作。2012 年，对器械科、总务科的职能进行整合，成立设备管理/采购办、配送中心。设备管理/采购办主要负责全院固定资产和物资的采购、医疗设备和部分办公用品及特种设备的维修工作；总务科主要负责水电暖、电梯、污水处理及基础设施设备等维修、改造工作。配送中心主要负责全院库存物资管理和配送工作。2017 年 8 月 19 日，邢台市医院协会后勤管理专业委员会挂靠市三院成立。

二、主要工作

（一）日常维修、维护

2015 年前完成的日常维修工作主要有老院区房屋修缮、屋顶防水处理、病房楼吊顶维修、更换供水管道、煤气管道防腐处理、发热门诊和外科住院病区候诊大厅改造、供电电缆铺设、电线更换等项目。1998 年实施门诊、病房楼室内外装修改造工程，并对病房楼、门诊楼的外墙和门窗进行重新粉刷。2000 年全院安装了集中供氧和负压吸引系统。2003 年抗“非典”期间，通过各种渠道组织采购加工后勤保障物资 200 余种，总价值达百万元；为收治“非典”病人，改造病房楼面积 2000 余平方米。2006 年完成原党校办公楼交接，并改造为外科住院部。2007 年在原外科楼北侧新建自行车棚 200 平方米。2008 年全院供水增加二次加压设备。同年对全院后勤固定资产进行清查，并分门别类地建立了电子档案。2009年对医院沿街建筑墙体安装霓虹灯。2010~2015年完成基础设施设备、医疗用房、水电暖管网和树木移植等维修改造工作，为整体改扩建项目的实施提供了支持。

2006年前，院区和家属院采用燃煤锅炉供暖。2006年11月完成接入市政集中供热和院区管道改造工程。2011年由原燃煤锅炉改成燃气锅炉，承担全院冬季集中供热前后一个月交叉期的供暖及蒸气供应。2015年9月后全院供热源为中央空调地源热泵系统。

建院初期，供电负荷为50千伏安，2013年增容至3575千伏安，实行双回路电源，保障医院用电安全运行。2015年，建成规范化的配电室，供电负荷达11860千伏安，备用电源负荷5430千伏安，备用发电机1600千伏安，实现双回路电源和备用发电机应急供电。2015年后整体接管新大楼的基础设施设备、水电暖、电梯、污水处理、气动传输及室内外管网等后勤维修保障工作，同年实行社会化服务管理。各工种除保留专业监管人员外，其余人员全部分流至相关科室。

2016年10月启用污水处理站COD分析设备系统，实现污水排放标准检测信息化。2017年1月制定了《院区内维修施工管理规定》《电梯使用管理规定》《后勤维修配件入出库及库存制度》和《维修配件使用确认制度和流程》等制度。同年7月完成病房楼货用电梯IC卡改造，实现专梯专用和人货分离的功能。

（二）基本建设

1978年10月医院开诊时，建有4层门诊楼1栋，建筑面积3981平方米；锅炉房259平方米，食堂354平方米。1979年9月建成家属院3层1号住宅楼1栋，建筑面积1518平方米。1980年10月建成病房楼1栋，地上3层，地下1层（人防工程），建筑面积2226平方米。1987年12月建成3层干部病房楼1栋，建筑面积2491平方米。1989年10月建成4层2号住宅楼1栋，建筑面积2035平方米。1992年3月建成6层3号住宅楼1栋，建筑面积3709平方米。1993年9月建成4层心血管病房楼1栋，建筑面积3007平方米。同年11月建成5层专家住宅楼1栋，建筑面积3165平方米。1994年3月建成3层内科病房楼1栋，建筑面积2716平方米。2000年8月建成7层高职住宅楼1栋，建筑面积5225平方米。2001、2002年建成4层综合楼1栋，建筑面积3276平方米。2006年2~6月接收原党校办公楼和附属用房，原办公楼经改造装修为外科住院部，建筑面积9279平方米。2009年8月基建办成立，负责医院的基础建设工作。

2010年6月，在院区西南角建设供应室，轻钢结构，面积560平方米，11月竣工投入使用。10月将外科住院部4层改造为重症医学科，面积175平方米，当月竣工投入使用。

2011年7月，在原心血管楼4层西侧新建DSA机房、介入科及办公辅助用房，建筑面积134平方米，轻钢结构，8月底竣工并投入使用。8月，对供应室北侧原老食堂改造为64排CT、1.5T核磁机房及检查等候区，面积200平方米。

2011年12月2日，举行整体改扩建工程奠基仪式。2012年2月2月，举行整体改扩建工程开工仪式，当日破土动工。2015年9月20日，一期工程（病房楼、医技楼）竣工并投入使用，建筑面积107936平方米。11月8日，二期工程（门诊楼）破土动工。2016

年10月18日，门诊楼主体封顶；至2017年12月，门诊楼进行室内外装饰、安装工程，建筑面积25089平方米。2018年8月门诊楼竣工并投入使用。

三、物业管理

2013年9月成立物业管理办公室，主要负责单职工宿舍管理、食堂、布草洗涤与租赁、有害生物消杀、卫生保洁、输液瓶（袋）回收、生活垃圾清运、太平间、急诊话务员、包村绿化等监管工作。

（一）餐饮服务

1978年10月成立食堂，1986年建造了620平方米的食堂。1988年4月独立建科，改为营养食堂科。2000年5月，实行对外承包，保留营养食堂科建制。2002年10月，食堂搬至新建综合楼，1层为病员食堂，2层为职工食堂，11月实行刷卡就餐制度。2013年归物业办管理。2017年底重新对外公开招标。就餐区域由原2层改为4层，增加餐饮品种、治疗饮食、配餐服务，特色炒菜、送餐等，制定餐饮服务新标准。

（二）布草洗涤与租赁

1978年成立洗衣房，位于医院西北角，用平房6间，面积225平方米，采取人工洗涤方式。1980~2001年陆续购置洗涤设备，负责病人床单元、治疗手术用品等洗涤工作。2001年后升级更新洗涤设备，开始为医院职工洗涤工作服。2013年10月洗衣房工作实行社会化服务，每周定期洗涤，明显减少了污渍残留、破损现象，原材料及工作服由医院采购，外包公司负责加工、洗涤，按件计费。2015年9月，通过公开招标，全院医用纺织品由布草租赁公司提供，按床单位和医护人数计费，可随时提出更换、洗涤，不增加成本。

（三）保洁服务

1978年建院之初，保洁工作由科室自行负责。1990年后，医院招聘临时工，负责病区地面和卫生间的卫生保洁，行政办公区域由科室人员自行负责，公共环境卫生区分区划片，由各科负责。2000年公共区卫生由总务科负责。2013年6月17日医院卫生保洁工作实行整体社会化服务。保洁公司制定了卫生清洁质量标准、保洁员职责、日工作流程、周工作流程、尘拖地面、地面消毒、干湿地面、垃圾清理、卫生间及石材地面清扫等规范。同时，实行保洁服务监督考核机制。

（四）太平间管理

1978年10月开诊时即设太平间，由总务科管理，位于电工班西侧临时搭建的简易房，无固定人员管理及配套设施。1984年4月搬迁至医院东北角，用平房2间，88余平方米，由1名临时工负责管理。1992年在原址改建平房5间，建筑面积200余平方米，设置值班室1间、解剖室1间、尸体存放室2间和遗容瞻仰厅1间，制冷设备（冰柜）1台。至1995年尸体停放冰柜增至3台（三人位）。2013年9月归物业办管理。2015年9月新病房楼投入使用后，太平间设在病房楼西北角负1层，更新存放尸体冰柜3台（三人位）。

第二节　物资采购与供应

一、设备物资采购

1978 年建院时医院设有后勤组，负责采购工作。1981 年成立总务科，负责全院物资采购工作。1992 年，医疗设备及耗材采购工作归药剂科负责，总务科仍负责办公用品和后勤物资采购。1994 年 2 月器械科成立，负责医疗设备、器械和医用耗材的采购工作。2003 年 9 月进行第一次骨科等耗材的院内招标采购。2005 年开始，制定完善医疗器材采购制度、器材验收制度，每年制定采购计划，实行逐级审批制度。2007 年 5 月，实现了物资、器械采购及入出库的信息化管理。2008 年，邢台市第一批医用耗材及检验试剂集中招标采购工作启动，按照规定进行了价格比对和谈判。2009 年，实现了高值耗材的手工追溯管理。2010 年，建立了规范的采购验收制度，同时，医疗设备采购工作开始由监察室参与监督。2012 年，设备管理/采购办负责全院医疗设备、医用材料、后勤保障物资和办公用品等物资的采购。是年，出台《医院设备物资采购管理规定》，规范了公开招标采购工作，对于未达到政府采购限价的设备进行院内比价采购。2014 年修订《医疗设备、医用耗材以及后勤物资的采购管理规定》，建立医院医用耗材目录，同年开始所有医疗设备及医用耗材院内比价、竞争性谈判，由采购办、财务科、审计科、医务科、护理部等职能科室组成谈判小组，在纪委全程监督下完成。2014、2016、2017 年分三次对全院使用的高值耗材进行集中议价，明显降低了采购成本。2016 年开始实行年度采购计划，由医学装备管理委员会组织讨论论证，并报党委会审批，具体采购工作由医学装备管理委员会采购组完成，院纪委全程参与监督。2016 年 6 月启用物资设备管理系统，对植入、介入专用耗材全部实行条码管理，实现了全程追溯管理信息化。2017 年，重新修订《关于物资采购的管理规定》，对政府采购限价外的采购项目，通过医院官网、院务公开栏向社会公开采购并公示。

二、固定资产管理

1994 年前，固定资产由总务科负责，1994 年器械科成立后，负责医疗设备固定资产管理，后勤固定资产仍归总务科管理。2005 年 4 月，对全院医疗和后勤固定资产进行全面盘点。2012 年，成立设备管理/采购办，负责全院所有固定资产管理，对医院固定资产进行清理和项目调整，建立详尽的资产账目，彻底摸清了家底。之后，对全院固定资产每年进行一次盘点，切实做到账账相符、账物相符。2013 年建立闲置资产库，由配送中心负责管理，用于周转、调配闲置资产。2014 年，对全院固定资产进行标签化管理，使用科室建立了固定资产台账。2015 年成立固定资产清查小组，于 9 月搬迁前后对全院固定资产进行了全面清点，确保国有资产不流失。2017 年，对医院固定资产实行条码管理，对 5 万元以上的专用设备全部建档，开通手机 APP，实现了设备扫码盘点、报修等功能。

11 月，闲置资产库移交设备管理/采购办，用于全院调配和扶贫等工作。

三、物资配送

（一）配送管理

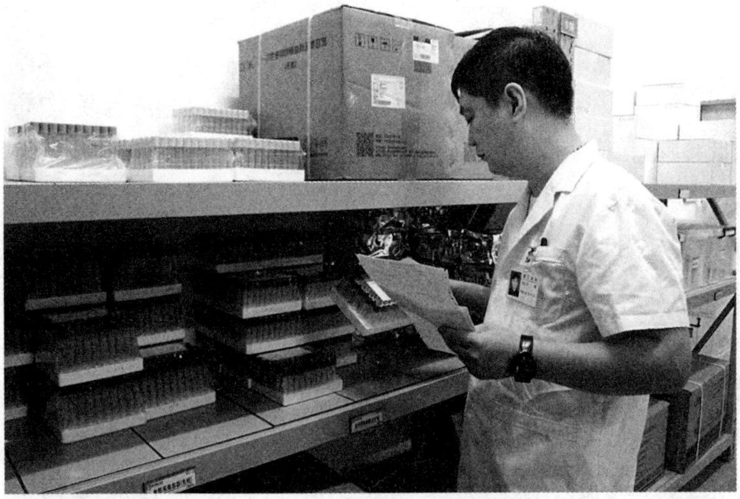

2017 年 8 月 10 日，仓库保管员在根据科室出库单进行分拣作业，确保物资先进先出、准确无误。

2006 年前，物资管理实行请领制度，由使用科室到仓库申领。2006 年开始由总务科和器械科进行部分物资下送工作。2012 年 3 月成立配送中心，负责全院所有物资的配送工作，按月制定采购计划，对各科室医用耗材进行月配送，后勤物资不定期配送。2014 年 5 月开始逐步对临床科室医用耗材进行周配送，对门诊医技科室按月计划穿插配送。2015 年初制定了后勤物资的配送计划表，实现后勤物资月配送。2017 年 3 月，医院实行“6S”管理，开始实行每周制定两次采购计划，对门诊医技科室的医用耗材及全院的后勤物资实行双周配送，同时对用量大、占空间的注射器、输液器、垫单等实行每周两次配送。配送频率加快，科室申请计划时间明显缩短，提高了申请计划的准确性，降低了科室库存。

（二）库存管理

1978 年 10 月医院开诊时即设总务库房，负责全院物资保管、请领工作。1988 年建立健全各项规章制度，根据物资不同属性将后勤物资和医疗器械进行分类管理。1994 年，医疗器械保管职能划归器械科，建立卫生材料库，后勤物资库仍归总务科管理。2007 年开始实现物资入出库初步的信息化管理。2012 年 3 月，全院所有物资的保管职能划归配送中心，负责卫生材料库和后勤物资库的管理工作。2013 年 8 月，建立应急物资库，用于储备应急物资、保障应急救援需要。2016 年 6 月，更新物资管理系统，普通物资的申请由科室通过系统提交，高值耗材实现了条码信息化管理。同时建立介入植入材料库，用于全院高值耗材的管理。2017 年 2 月，医院实行“6S”管理，根据物资属性、取用频次、日常用量等对仓库进行清理、分区、编号，仓库库存减少、现场干净整洁、物资分类清晰、实行先进先出。8 月，物资管理系统接入云平台，实现了院内外供应链的无缝衔接。

2012～2017 年邢台市第三医院库存情况一览表

表 10—1　　　　单位：万元

年份	月平均库存（不分仓）	卫材库月平均库存	后勤库月平均库存
2012	218.3	152.7	65.6
2013	198.6	137.5	61.1
2014	151.6	103.6	48
2015	127.6	84.2	43.4
2016	149.1	103.3	45.8
2017	116.5	75.1	41.4

第三节　服务社会化

2000 年 5 月首先实行食堂管理社会化服务。2012 年后逐步实行保洁、保安、辅医、绿化和布草洗涤等社会化管理。2015 年实现了后勤管理全部社会化，相关职能部门负责对社会化管理项目进行监管。医院针对社会化服务制定一系列从业规范、服务要求及监管措施。坚持每月进行满意度调查，对服务中暴露出的问题进行整改督办，对不达标的进行批评、罚款直至解除合同。凡新进场的外包公司，首先进行教育培训，介绍医院文化和服务理念，教育每个公司，用心地做好每一项服务工作。

2000～2017 年邢台市第三医院社会化服务情况表

表 10—2

服务日期	服务项目	服务公司	医院监管部门
2000 年 5 月	食堂	晨光集团	院办室
2012 年 1 月	保安	邢台市林燕物业公司	保卫科
2013 年 12 月	车场管理	河北嘉福物业保安部	保卫科
2013 年 9 月	辅医	河北嘉福物业公司	护理部
2013 年 9 月	保洁、绿化	河北嘉福物业公司	物业办
2013 年 9 月	布草洗涤	邢台市亿洁洗涤中心	物业办
2014 年 5 月	有害生物消杀	邢台市爱卫消杀服务中心	物业办
2015 年 9 月	基础设施设备管理维修	爱玛客服务产业（中国）有限公司	总务科
2015 年 9 月	电梯司梯服务	河北嘉福物业服务有限公司	总务科
2016 年 6 月	车场管理	河北嘉福物业服务有限公司	保卫科
2016 年 9 月	纺织品租赁	河北德华康洁贸易有限公司	物业办
2017 年 5 月	空调机组维保服务	特灵空调系统（中国）有限公司上海分公司	总务科
2017 年 8 月	污水处理	河北天润环保科技有限公司	总务科

续表

服务日期	服务项目	服务公司	医院监管部门
2017 年 9 月	电梯维保	邢台圣柯达电梯有限公司	总务科
2017 年 10 月	医用废弃物	邢台征海环保科技有限公司	总务科
2017 年 11 月	气动传输维保	北京易识科技有限公司	总务科
2017 年 11 月	消防设施维保	河北安建筑防设施技术服务中心	保卫科
2017 年 12 月	食堂经营服务	北京健坤集团餐饮有限公司	物业办
2017 年 12 月	有害生物防治服务	邢台市大强杀虫服务有限公司	物业办

第四节 环境卫生

一、绿化

1978 年建院后栽种梧桐树、北京杨等 120 余棵。1979 年外科楼建成后，种植水杉松 6 棵。1983 年成立绿化队，负责全院植树、绿化，花草树木修剪、施肥、养护等工作。1987 年干部病房楼建成后，在其南面建成月季园 400 平方米。1998 年医院建成中心花园及庭廊，占地面积 3500 平方米。2000 年全院绿地草坪 20690 平方米，各种花草树木 2000 株，绿地覆盖率 42%。2003 年成立保洁队，负责全院植树绿化、花草树木养护等工作。2012 年配合医院改扩建工程，移植玉兰、银杏、梧桐树、水杉松等 40 余株苗木。针对医院原中心花园已经老旧、布局杂乱、杂草丛生的情况，2008 年春季，总务科对中心花园进行重新规划设计，增植花草树木和草坪。2011 年组织专业园林队伍，将原党校的名贵花木进行移植，共移栽花木近 20 个品种 300 余株。2013 年 9 月归物业办管理，全院绿化工作实现社会化服务。

新院区室外园林绿化整体方案由北京中新佳联国际规划设计与咨询有限公司设计，通过设计，打造成花园式医院。绿化工程由常州市创新园林绿化有限公司施工，院区采用乔木、灌木、草坪、绿篱相结合的方式，高低差落、景色优美。主要有雪松、法桐、黑松、女贞、广玉兰、国槐、元宝枫、银杏、水杉、白蜡、海棠、樱花、大叶黄杨、小叶黄杨、紫藤、龙爪槐、白玉兰、木槿、迎春等树种。医院占地 6. 36 公顷，绿化率 33. 5%，设计有康复花园、休闲花园、内庭花园等，绿化面积达 22000 平方米。

二、生活垃圾清运及医用输液瓶（袋）回收

1978 年建院时，生活垃圾由医院自行处理，医用废弃输液瓶（袋）量不大，临床各科室自行处理。1987 年后，医院安排专人负责生活垃圾收集转运至市垃圾临时暂存点，垃圾清运工作在邢台市环卫处的监管下进行。1990 年后，个体废品回收站进行废物回收，临床科室自行处理。2005 年 12 月，卫生部、国家环保局颁布《关于明确医疗废物分类有关问题的通知》，医院输液瓶由河北省指定的高碑店市博华塑料有限公司回收处理。2011

年开始，由医院药剂科负责医用废弃输液瓶（袋）回收监管工作。2012 年 9 月，医院与邢台市环卫处签订垃圾清运协议，委托其负责医院的生活垃圾清运工作，每年一次协议续签，并配置收存转运人员，实行定点存放，专人专车专线清运，有工作人员 3 人。2013 年后，由物业办负责进行监督管理，建立了规范的制度和工作流程，制定废弃物回收工作管理办法。2014 年 9 月 1 日继续与高碑店市博华塑料有限公司签订《输液瓶回收合同》，将回收定额制改为现场回收管理，实行专人监管。

三、有害生物防治、消毒杀虫

1978 年建院初期，四害消杀与防治工作由总务科负责，不定期组织发放四害消杀防治药品，各科室领取后负责本科投放，院区室外由 1 人领药，喷撒投放，进行消杀。2000 年后，总务科指定 2 人专项负责领取药品，全院统一进行投放喷撒作业。2013 年消杀工作实行社会化服务。

第五节　安全保卫

1979 年 1 月组建基干民兵连，下设 4 个排，负责全院安全保卫工作，无固定办公场所。1987 年成立保卫科，办公地点位于 2 层病房楼与门诊楼结合部，负责医院与家属区的治安、消防以及院内交通疏导、民兵组织、防空、职工车棚管理等工作，并先后建立治安安全防范相关制度。1987～2017 年，采取多种方式，抓获较大盗窃团伙 9 起，共 17 人。1990 年办公地点搬至门诊楼 3 层北侧。1996 年成立 5 人巡逻小组，防范治安案件发生。1999 年成立武装部，主要负责为军队招收新入伍战士、防空警戒、国防动员、保卫重要目标等工作，办公室设在保卫科。与邢台市保安公司签署协议，联合成立保安中队，负责医院（包括家属院）安保工作，维护医院秩序。2007 年，重点完善了《重点部位安全、消防检查》《发生重大事件时人员分工》等制度，更新了灭火器、应急照明灯、室内外消火栓等消防器材，实现了消防培训、演练制度化。2008 年，解除与邢台市保安公司签署的安保协议，医院面向社会招聘安保人员 18 人，由保卫科人员带队进行值班巡逻。2009 年，取消武装部建制，与中华大街派出所建立警民联动警务室，形成警医联动机制，快速处置突发事件。2010 年，针对泊车难现象，指定 2 名安保人员进行车场管理。2011 年，制定《科室隐患排查日历》，实现科室隐患排查常态化。2012 年，车场管理服务社会化。完成了科室与医院、员工与科室签订“消防安全责任书、告知书、承诺书”签订工作，建立长效机制；转运危重病人工作交保卫科负责，至 2015 年 8 月，年接转重症患者 3000 余人。2013 年 12 月改为车场管理、保安服务一体化。2015 年 9 月，保卫科办公地点迁至新大楼 5 层东侧；同时消防中控室启用，位于新大楼 1 层东侧，边志军等 9 人取得初级建（构）筑物消防员资质证书，确保 24 小时双人持证上岗；消防设施主要有“火灾自动报警控制、自动喷淋、细水雾自动灭火、防排烟、电气火灾报警”等系统，安防设施主要有视频监控、红外防侵入报警、紧急求助、巡更等系统，制订了《消防控制室管理制度》《消防控制室管理及应急程序》《视频监控使用管理制度》等制度。同年 11 月，门禁卡管理工作由基建办交保卫科管理。2016 年 1 月建立微型消防站，设置 7 组消防战备柜，配备正压式空气呼吸器、灭火战斗服、呼救器等器材。4 月起负责车牌办理工作。5 月完善了《消防控制室管理制度》《微型消防站管理制度》《保卫科工作职责制度》等十几项管理制度；6 月建立了科室消防安全明白人制度，负责各科室消防安全管理工作；车场管理实行承租社会化管理。2017 年 6 月，警务室搬至新大楼 1 层导诊台。消防设施维保及检测实行社会化服务。同年 12 月，医院改扩建二期工程即将完工，车场面积扩大，车场承租社会化服务重新招标。

第十一章　社会卫生工作

第一节　援外　援边

一、援外

中国援外医疗队是国家卫生部国际合作组织。1963 年 4 月 6 日，中国政府第一次向国外派遣援外医疗队，打开了中国同第三世界国家合作的新局面。非洲是中国援外医疗队工作的重点。

1981 年 10 月，穆贵信作为修路保健医参加国家卫生部组织的援外医疗队，赴突尼斯工作，1983 年 10 月回国。

1987 年 7 月 31 日，华振声、闫文双、董金凤参加国家卫生部组织的援外医疗队赴扎伊尔工作，圆满完成援外医疗任务，1989 年 9 月回国。

2007 年 9 月，闫文双赴刚果（金）执行援外任务，2010 年 5 月 23 日回国。2013 年 8 月 16 日，在北京举行的全国卫生援外工作暨援外医疗队派遣 50 周年会议上，闫文双被授予“全国援外医疗工作先进个人”称号，并作为河北省惟一的先进个人代表，在人民大会堂河北厅受到中共中央总书记、国家主席、中央军委主席习近平的亲切接见。8 月 28 日，医院举行“全国援外医疗工作先进个人闫文双同志先进事迹报告会”，在全院开展向闫文双学习活动。

2008 年 12 月，医院被河北省卫生厅授予“全省援外医疗工作先进集体”。2010 年 5 月 17 日，妇产一科主任王红作为河北省第 14 批援刚果（金）医疗队员赴刚果（金）执行援外任务，圆满完成援外医疗任务，于 2012 年 6 月回国。

2014 年 5 月 23 日，中医科医生冯晓英作为河北省第 16 批援刚果（金）医疗队员赴刚果（金）执行援外医疗任务，圆满完成援外医疗任务，于 2016 年 6 月 6 日回国。

2017 年 10 月，康复科医生郭文乾成为河北省第 18 批援刚果（金）医疗队员。2018 年 5 月赴刚果（金）执行援外医疗任务。

二、援边

为了支援边疆医疗卫生事业发展，市三院先后多次派出援边医疗队员。

1979 年 5 月，徐振江支援西藏，在墨脱 07418 工程指挥部卫生科工作。1982 年 10 月结束援藏任务。

1987 年，徐振江先后在海南、陕西、黑龙江、新疆参加中国残联组织的医疗队，重点开展小儿麻痹后遗症矫正手术。

2003 年 3 月起，儿科医生张发海赴西藏阿里地区人民医院工作 1 年，于 2004 年 3 月回院。

2004 年 5 月起，无偿接受西藏阿里地区人民医院青年女医生扎嘎卓玛进修麻醉半年，扎西白姆进修普外 1 年，尼玛桑姆进修妇产、B 超 1 年。医院免费安排食、宿，责成专人带教，提高了她们的专业技术诊治水平。医院对少数民族医生进行了无微不至的关心和照顾。

2008 年 7 月 30 日，胸外科医生鲁山赴新疆若羌县人民医院开展为期 3 年的医疗支援工作。

2011 年 3 月 4 日，神经外二科医生宋纪宁赴新疆若羌县人民医院开展为期 3 年的医疗支援工作。

2017 年 7 月，放射科医生王晓冰、功能科医生付赵虎赴新疆若羌县人民医院开展 3 个月的医疗支援工作。

2017 年 8 月 10 日，三院落实国家卫生计生委《关于做好援助西藏开展包虫病筛查工作的通知》要求和河北省卫生计生委安排，功能科医生汪凤勃赴西藏阿里地区，开展为期 3 个月的包虫病筛查工作。

第二节　对口支援与医疗下乡

一、对口支援

2009 年，三院落实河北省卫生厅关于《城乡医院对口支援工作管理办法（试行）》要求，开始对口支援工作。2009、2010 年，医院先后派出 16 名医护人员对口支援广宗县医院。帮助开展了椎管狭窄的手术治疗；开展了“薄层细胞学检测”、“肿瘤免疫组织化学技术”等多项技术，填补了广宗县医院的技术空白。同期派出管理人员帮助其提升了管理水平。2011 ~2017 年，市卫生主管部门对三院支援的医院进行调整，由原来支援一家调整为 5 家县医院、2 家乡镇卫生院。期间，三院共派驻医生 104 人次，帮助开展了脑卒中早期康复治疗、气钡双重消化道造影、心包损伤修补术。帮助广宗县医院筹建了康复医学科、病理科，脑血管病康复治疗在广宗县医院得以较好地开展。至 2017 年底，共诊治患者 47723 人，帮助开展手术 545 例，组织院内学术讲座、培训 2485 人次，义诊 3693 人次，组织教学查房 892 次。受援医院整体医疗水平得到快速提升，当地群众获得了优良的医疗资源。

二、医疗下乡

1997 年 3 月，医院成立下乡医疗队，由纪委书记路大奎及有多年基层医院工作经历的骨科专家、副院长徐振江负责，从临床、医技科室抽调业务骨干组成一支流动医疗队和四支常驻定点医疗队。流动医疗队轮流到乡镇卫生院和村庄进行义诊、指导、培训基层医务人员。常驻定点医疗队先后到广宗县、平乡县、内丘县、邢台县、隆尧县、巨鹿县、柏乡县、清河县、威县等县级医院、乡镇卫生院，进行义诊、指导急危重症病人的处理、帮助开展手术、建立规章制度、举办培训班等，每个医疗点持续 2 ~ 6 个月。同时，对基层医务人员进修采取优惠政策。是月，由路大奎、徐振江、贾永志、王红、凌鹏、张银岭、陈宝新、杨亚安、尹保强、王成强组成的第一支流动医疗队在广宗县塘町乡卫生院开始为期一周的医疗下乡活动。

2005 年，医疗下乡改为以流动医疗队形式开展。至 2009 年，医疗队先后在广宗县医院、威县医院、平乡县医院、平乡县二院、平乡县中西医结合医院、清河县二院、柏乡县中医院、隆尧县友谊医院、南和县医院、内丘县中医院、宁晋县医院，以及广宗县塘町乡卫生院和冯寨乡卫生院，巨鹿县闫疃乡卫生院和小吕寨乡卫生院，隆尧县牛桥乡卫生院、尹村镇卫生院、东良乡中心卫生院和魏家庄镇卫生院，威县贺钊乡卫生院，临城县黑城卫生院和鸭鸽营卫生院，宁晋县耿庄桥中心卫生院，内丘县侯家庄卫生院、金店卫生院、官庄卫生院和神头村，南和县郝桥镇卫生院和贾宋镇卫生院，沙河市新城镇卫生院、册井乡卫生院、柴关乡卫生院、刘石岗乡卫生院、留村乡卫生院和蝉房乡卫生院，任县永福庄中心卫生院、辛店中心卫生院、天口乡卫生院、西固城乡卫生院和任城镇卫生院，邢台开发区东汪中心卫生院，邢台县浆水镇卫生院、南石门镇卫生院、羊范镇卫生院、路罗镇卫生院、将军墓镇卫生院、太子井乡卫生院、皇寺镇卫生院、宋家庄乡卫生院、城计头乡卫生院、白岸乡卫生院、崇水峪村等开展下乡义诊活动。

2010 年，医疗下乡工作以重点学科、新成立的科室以及科室新开展的项目、技术为主力，采取一个下乡点固定科室、固定人员，坚持每周一次，连续下乡 3 个月的形式，对邢台市高开区第一医院、平乡县中西医结合医院、平乡县二院、隆尧县友谊医院、威县贺钊乡卫生院、广宗县医院、广宗县中医院、南和县医院、任县二院等重点开展工作。

2011 ~ 2013 年，对邢台市鸿溪书香园、邢钢南生活区、邢钢北生活区、拖拉机厂等社区开展义诊、健康教育活动。利用世界卒中日、中国心梗日、爱眼日、糖尿病日等举办医院内外义诊宣传活动；结合三院每月出院病人来源分布情况，适当调整下乡方向，在巩固邢台市高开区第一医院、任县二院、威县贺钊乡卫生院、平乡县中西医结合医院等基础上，又增加了柏乡县中医院、内丘县中医院、沙河市同仁医院、邢台县中医院、邢台县路罗卫生院、任县辛店乡卫生院等医院的下乡活动。

2014 ~ 2017 年，医院与桥西区所属辖区的 13 个社区卫生服务中心中的中兴社区卫生服务中心、李村乡卫生院、南大郭乡卫生院、张宽街道办事处社区卫生服务中心、中华大街社区卫生服务中心、团结街道社区卫生服务中心、达活泉社区卫生服务中心、煤炭四处社区、张东社区卫生服务中心、育英街社区卫生服务站等建立联系，定期到各社区卫生服务中心义诊、讲课、查房，和社区医生一起入村开展义诊活动。2015 年 4 月，消化/内分泌科副护士长李静首次为中兴街道卫生服务中心张家营社区居民进行糖尿病健康知识宣教，并免费接收社区医护人员进修学习。同时，坚持对隆尧县友谊医院、威县贺钊乡卫生院、内丘县卫生局、宁晋县后孟张村、邢台县医院、广宗县医院、平乡县寻召乡甄家营村及平乡镇南柴村、南和县三源医院、邢台市福利院、邢台县皇寺中心卫生院和白岸乡西就水村等开展下乡义诊活动。

1997～2017年，邢台市第三医院共计医疗下乡1550多次，足迹遍布邢台市17个县(市、区)、70多个乡、230多个村、7个社区卫生服务中心，参加医务人员8540余人次，服务群众及基层医生84800余人次，接收基层医务人员进修学习1292人次。

三院的医疗下乡活动得到了上级部门的充分肯定。1999年，张银岭获市人事局颁发的“三下乡先进工作者”称号。2005年，中共邢台市委授予三院“三下乡”工作先进集体。11月7日，河北省电视台随医疗队到邢台县宋家庄乡崇水峪村进行采访。17日，河北省电视台“三农最前线”栏目，以专题片《山沟里来了医疗队》对医院医疗下乡事迹进行报道，提高了医院在社会上的影响力。2017年，杨雪棉获“邢台市优秀健康巡讲专家”荣誉称号。

1997～2005年邢台市第三医院常驻基层下乡统计表

表11—1

下乡年份	持续时间	下乡人员	常驻单位
1997年3月	1周	路大奎、徐振江、贾永志、王红、凌鹏、张银岭、陈宝新、杨亚安、王成强	广宗县塘町乡卫生院
1997年3月	3个月	于强、张健、宋勤敏	内丘县金店卫生院
1997年3月	3个月	尹保强、张耀武、王顺兰、王清虎	广宗县塘町乡卫生院
1997年4月	1周	路大奎、徐振江、贾永志、王红、凌鹏、张银岭、陈宝新、杨亚安、尹保强、王成强	邢台县宋家庄乡卫生院
1997年5月	1周	路大奎、徐振江、贾永志、王红、凌鹏、张银岭、陈宝新、杨亚安、尹保强、王成强	邢台县将军墓镇卫生院
1997年6月	1周	路大奎、徐振江、贾永志、王红、凌鹏、张银岭、陈宝新、杨亚安、尹保强、王成强	邢台县浆水镇卫生院
1997年6月	3个月	陈国栋、王世宏、史淑红	内丘县金店卫生院
1997年7月	2周	杨亚安、孙丽英、朱凌凌、田启龙、凌鹏、王成强、尹保强	邢台县宋家庄乡卫生院
1997年7月	1周	路大奎、徐振江、贾永志、王红、凌鹏、张银岭、陈宝新、杨亚安、尹保强、王成强	邢台县路罗乡卫生院
1997年8月	2周	杨亚安、宁学军、贾永志、王成强	隆尧县牛桥乡卫生院
1997年8月	1周	路大奎、徐振江、贾永志、王红、凌鹏、张银岭、陈宝新、杨亚安、尹保强、王成强	隆尧县牛桥乡卫生院
1997年9月	2周	聂文平、姚莉芸、王清虎、郝在祥、要丽君	巨鹿县小吕寨乡卫生院
1997年9月	2周	郭义军、姚莉芸、王成强、田启龙、郝在祥	邢台县宋家庄乡卫生院
1997年9月	2周	徐振江、杨亚安、陈宝新、张发海	广宗县塘町乡卫生院
1997年9月	1周	路大奎、徐振江、贾永志、王红、凌鹏、张银岭、陈宝新、杨亚安、尹保强、王成强	巨鹿县闫疃乡卫生院
1997年10月	3个月	王清虎、郝在祥、姚莉芸	巨鹿县小吕寨乡卫生院
1997年10月	3个月	于强、尹保强	威县医院
1998年3月	2个月	苗振林、梁文杰	平乡县医院

续表

下乡年份	持续时间	下乡人员	常驻单位
1998 年 3 月	3 个月	刘铭、郭义军	平乡县医院
1998 年 4 月	3 个月	刘杏巧、冷毓青、聂文平	隆尧县牛桥乡卫生院
1998 年 6 月	2 个月	王清虎、张文波	平乡县医院
1998 年 6 月	3 个月	程艳敏、甄庆丰	平乡县医院
1998 年 7 月	1 周	徐振江、李爱军、王春梅、王红、贾永志、宁学军	隆尧县牛桥乡卫生院
1998 年 7 月	2 个月	尹保强、田启龙	邢台县崇水峪村
1998 年 8 月	1 周	路大奎、杨亚安、展有志	邢台县路罗镇卫生院
1998 年 9 月	2 周	李伟、王德海、孟卫东	邢台县白岸乡卫生院
1998 年 10 月	1 周	徐振江、李爱军、贾永志	广宗县件只乡卫生院
1999 年 3 月	3 个月	牛敬敏、宋勤敏	平乡县河古庙镇卫生院
1999 年 3 月	6 个月	张银岭、张健、李庆祥	威县医院
1999 年 5 月	2 个月	冯国强、尹保强、赵忠江	威县医院
1999 年 8 月	1 个月	程艳敏、甄庆丰	平乡县医院
1999 年 8 月	2 周	杨亚安、吉淑敏、李爱军	隆尧县魏家庄中心卫生院
1999 年 9 月	3 个月	李爱军、鲁山	威县医院
1999 年 12 月	2 个月	郝俊华、张发海	广宗县医院
2001 年 4 月	2 个月	李爱军	清河县二院
2001 年 6 月	4 个月	白炜玮、赵岗	柏乡县中医院
2001 年 6 月	3 个月	陈国栋、冯双英	威县医院
2005 年 6 月	2 周	王清虎、路军	广宗县塘町乡卫生院
2005 年 8 月	3 个月	张民峰、李晖	广宗县塘町乡卫生院
2005 年 10 月	3 个月	徐焕博、华卫东	广宗县塘町乡卫生院

第三节　医疗保障

1978 年建院起，医务科组织医务人员负责各类医疗保障任务，包括各类重大会议、大型文化节、大型体育赛事、大规模招聘面试医疗保障；卫生行政主管部门指派的医疗卫生机构校验、伤残鉴定、征兵体检、高考医疗保障、各类演练保障、大型公益性义诊活动等工作。

2016 年 9 月，邢台市举办“2016 美丽邢台 · 绿色太行国际公路自行车赛”，医院派驻医疗保健人员 27 人，组织起一支由 24 名文明交通志愿者组成的服务队，承担了 5 个驻点、1 个宾馆、3 个随车保健任务，比赛现场救助伤员 3 人，院内接诊伤员 1 人，获 2016 美丽邢台绿色太行国际公路自行车赛组织工作先进单位称号。至 2017 年末，共承担政府指令性任务960余项。

第四节　应急救援

1978年建院起，医院应急救援工作一直由医务科负责，多次参与市级应急演练和各类应急救援保障工作。1985年，杨亚安、张健、贾永志、张延成、李同亮、刘贵林到邢台县参加抗洪抢险，历时一周。1996年8月邢台突发洪水，李含义、凌鹏、贾永志、张耀武、苗振林、王红分别前往宋家庄卫生院、南石门镇、沙河市九龙庄、羊范镇等地进行灾后医疗救援，历时一个月。是月，医院被邢台市卫生局授予“抗洪救灾，防疫灭病”先进集体。1998年徐振江、郭立新、王清虎、周群拉、李同亮前往沙河市册井乡参加医疗救援。2003年3月“非典”爆发，宋炳辉、王金国分别到隆尧县、威县进行医疗卫生监督，历时2个月。4月26日，医院被市委、市政府确定为“非典”救治定点医院，之后收治1例确诊患者，12例疑似患者，无一例死亡，未发生院内感染，均痊愈出院。2004年沙河“11·20矿难”发生后，医院收治伤员4名（重伤1人），均治愈出院。2008年5月12日，四川省汶川县发生地震。14日，李晖奔赴绵竹灾区开展医疗救援13天。6月26日至8月31日，王金国、宋炳辉、王新月、赵晓天、李俊兰、李新兵到绵阳平武县水晶镇卫生院开展医疗救援。期间共诊治患者近2000例，管理住院病人近300例，手术50余例，巡诊11次，举办讲座20次。2008年9月，“三鹿奶粉事件”发生，任秀娥、王顺兰在柏乡县医院行婴幼儿超声筛石检查，郑晓芳、马春生作为专家到邢台县和沙河市指导诊疗，历时1个月。2009年9月，流感爆发，副院长王卫带领王雪霞、王金国、张世敏、崔玉增、张建立、齐燕、郝立荣驻扎疫区邢台军需学院，为师生诊治流感，历时半个月。2016年7月19日，开发区发生洪涝灾害。7月23日，薛志广带领冯存民、王利波、陈要起、阴均涛、何昆到灾区进行医疗救援。7月24日，郭立新和薛志广分别带领24名医护人员到东汪镇灾区救援。7月25日至8月4日，分批派出医护人员115人次到东汪镇景家屯进行灾后医疗援助。2016年7月25日，王敬波和梁景江带领30名党员志愿者到景家屯，帮助受灾群众清理街道。9月13日，孟志勇带队，孙红、李正川、靳斐、徐冉、刘永利深入洪灾严重的邢台县黄寺镇小河村进行医疗救助。

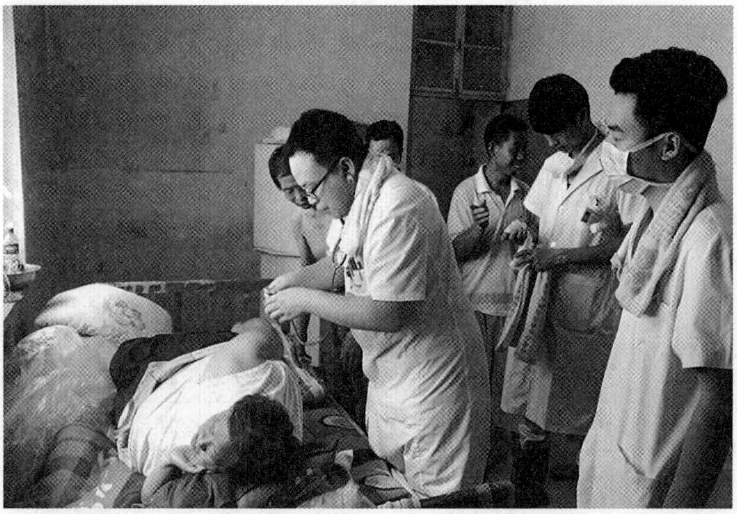

2016年7月25日，市三院救灾医疗队员辛辉（左三）在景家屯村义诊。

2016 年“7·19”洪灾后邢台市第三医院赴景家屯医疗救援情况表

表 11—2

参加救援次数	参加人员
5 次	冯存民 路翔
4 次	薛志广 孟志勇
3 次	李进 李志涛 王传利 吴雷鹏 祖兴旺 段连宾 闫建敏
2 次	贾肖冰 赵东 刘宏飞 刘江波 宋志岗 檀克峰 李志刚 辛辉 王利波 卫树涛 张会倩 张秋冰 张西红 张颜礼 马利强 赵丽娟
1 次	郭立新 杨雪芬 耿丽 申婷婷 王亚林 何昆 崔世忠 刘红红 刘静川 左小玲 姜立先 陈要起 杨坤 阴均涛 乔欠 朱龙娟 李娟 库洪彬 王雪霞 李静 郝海红 刘俊英 刘亚林 孙宇婷 赵云 李瑞冰 马素会 石双颖 于强 李英 王凯 张志辉 白晓蔚 冯晓丽 吕英淑 赵涛 田福静 郝进敏 陈梅红 张会超 王松 苏丽 尹琳琳 张晶晶

第十二章　人　物

第一节　人物传

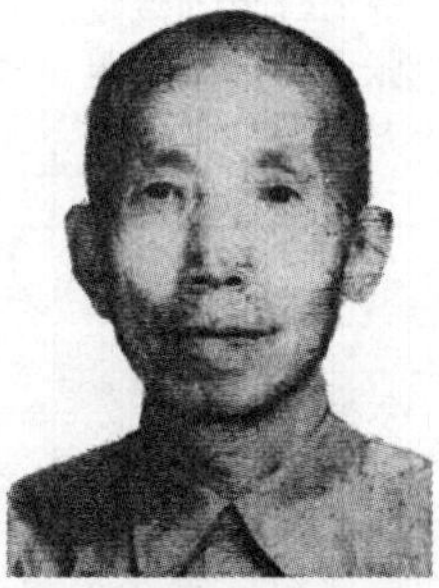

王毅生（1918－11～1995－11－09）　邢台南宫人，中共党员，1976年7月至1983年5月在邢台市第三医院工作，任中共邢台市第三医院党支部书记、邢台市第三医院基干民兵指导员。1983年5月调出医院。1995年11月9日逝世。

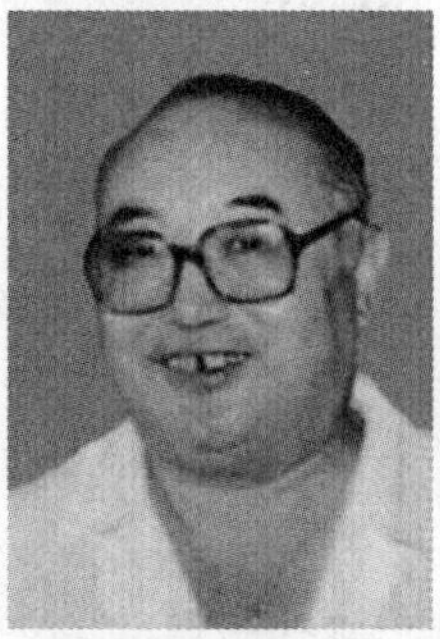

陈　轩（1927－03～1998－09）　江苏沭阳人。1945年参加新四军，1947年7月加入中国共产党，先后在新四军三师十旅二十八团、东北民主联军五师医疗队工作，因战斗勇敢、工作积极记功2次。1947年10月至1949年3月在中国医科大学学习，毕业后在华北军区特种兵医院、华北军区炮兵医院、华北军区后勤卫生部沙河陆军医院、解放军第二六一医院历任军医、主治军医、副主任军医、主任军医，曾被评为甲等工作模范，记三等功3次。曾任河北省政协第六届委员、邢台市政协第七届委员。

1972年3月到河北长征汽车制造厂工作，曾任该厂医院外科主任、院长。1984年4月任邢台市第三医院副院长。主持的多项科研项目多次获省、市奖，其中还获得全国骨伤科学会华佗金像奖，多次在省级以上学术刊物上发表论文，部分论文获优秀论文证书。多次参加全国、省、市学术大会并做学术发言。1997年获世界优秀医学专家人才证书。1987年11月离休，1988年2月被批准享受县处级生活待遇，1989年3月被批准享受地专级医疗、乘车待遇。

陈轩热爱党，热爱人民，热爱祖国，坚决执行党的十一届三中全会以来的路线方针政策。离休后余热生辉，在桥西区王家营筹建、主办了邢台市残联骨伤科医院。潜心于多发病和疑难病症的临床研究，坚守在为患者解除痛苦的第一线，为众多的小儿麻痹患儿主刀手术，获得较好的治疗效果，病人遍及27个省、市，成为著名的治疗小儿麻痹、肢体、脊髓损伤、脑瘫的专家。是中国残疾人康复协会理事、中国骨伤科外固定学会副理事长、中国肢体残疾脊髓损伤研究会理事、中国脑瘫研究会副主任。

焦崇增　中共党员，1984 年 4 月由部队转业到邢台市第三医院。6 月任邢台市第三医院党支部副书记。1986 年 5 月兼任邢台市第三医院工会主席。1987 年 12 月任邢台市急救中心副书记、副院长，免去邢台市第三医院副书记职务，调离医院。逝世年月不详。

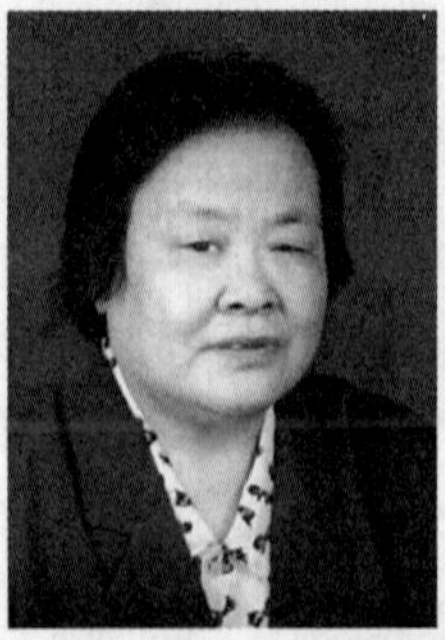

陈秀婷（1933 - 12 ~ 2008 - 01 - 25）　女，邢台南宫人，初中文化程度。1948 年加入中国共产党，1949 年 6 月参加革命工作，曾任南宫、隆尧、清河、大名县妇联会副主任、主任职务。1964 年 10 月，作为代表出席河北省第四届人民代表大会。1969 年 4 月任山西省左权县革命委员会常委。1971 年 8 月任榆次地区纺织厂医院党支部书记。1977 年 4 月调入邢台市第三医院筹建处。1978 年任院党支部副书记，分管政治思想、妇女、计划生育工作。曾出席邢台市第二届人民代表大会。1984 年三院领导班子换届后在家休息，1988 年 12 月离休。调入邢台市第三医院时，医院处于筹建阶段，1978 年 5 月面临基建、开诊等多项繁重的工作任务和从各单位抽调的 100 多人没有宿舍等实际困难，陈秀婷通过耐心、细致的思想工作，想方设法解决职工的实际困难。1983 年，为落实计划生育国策，市三院全部育龄女职工都按时完成了计划生育任务，没出现任何问题，市三院被评为邢台市计划生育先进单位，第一个实现育龄妇女一胎化。2008 年 1 月 25 日逝世。

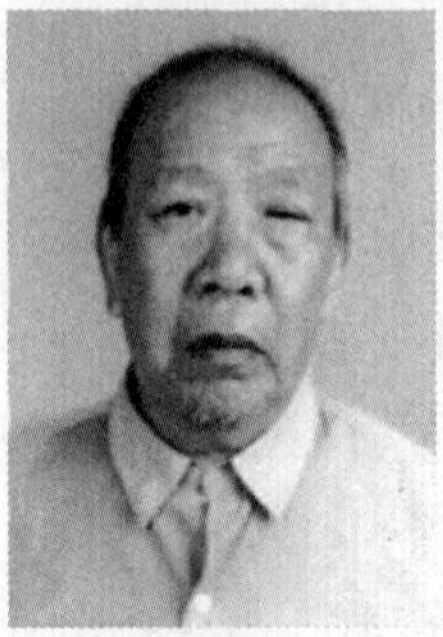

孟凡银（1931 - 10 ~ 2013 - 06 - 25）　邢台南宫人，本科学历，高级讲师。1945 年 2 月参加中国人民解放军。1949 年 5 月加入中国共产党。历经抗日战争、解放战争、抗美援朝战争，在部队浴血奋战 31 年，曾担任军医、卫生队长、医疗所长。在党内担任党支部书记、团党委委员职务。1948 年在大别山战斗中负伤致二等残废，荣立三等功。1961 年毕业于中国人民解放军第七军医大学医疗系（五年制）。1976 年转业到邢台市卫生防疫站任副站长。1979 年 4 月调入邢台市第三医院任副院长、党支部委员，分管后勤和财务工作。1984 年 6 月调离三院。在市三院任职期间，正处于建院初期，在边开诊边建设，基建任务非常繁重、资金不到位、物资紧缺的情况下，孟凡银勇担重任，带领基建小组克服重重困难，圆满地完成基建任务，盖起了一座病房楼、一座宿舍楼、食堂、大礼堂及锅炉房等，医院初具规模，不仅保证了医疗工作的顺利进行，而且还促进了市三院的快速发展。所分管的财务科，财务制度完善，手续健全，执行严格，经有关部门多次检查，均符合财务规定，受到上级领导的好评和表扬。孟凡银在支部任组织委员，为加强党的建设，壮大组织力量，耐心细致地做思想工作，有十几位优秀的医务人员加入党的行列。因其工作成绩突出，多次立功受奖。2013 年 6 月 25 日逝世。

张　俊（1928 - 12 ~ 2013 - 09 - 28）　山西定襄人，专科学历，主管医师。1944 年参加八路军，1946 年 6 月在东北西满军区司令部加入中国共产党。1948 年在东北中国医科大学外科专修班学习，1949 年毕业。1956 年在山东医学院医疗系医疗专修班学习，1959 年毕业。1976 年调入邢台市第三医院筹建处工作，1978 年任副院长，1983 年晋升为

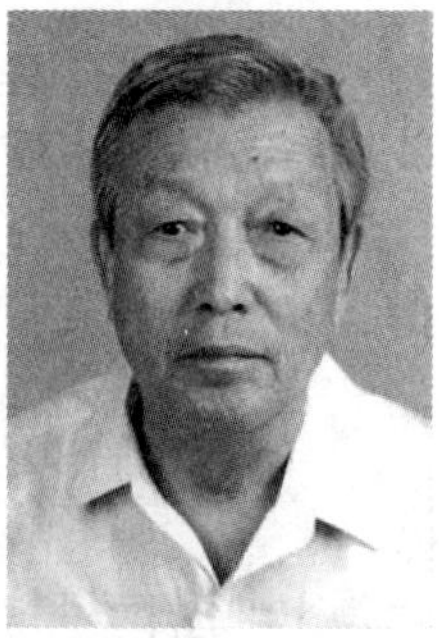

主管医师，1984 年任院长、副书记。1985 年 12 月离休。张俊发扬部队的优良传统，1976 年接受筹建三院任务后，面对人员少、任务重、经费匮乏、物资奇缺的种种困难，以“老八路”作风，雷厉风行，不分昼夜，争分夺秒跑经费，办征地手续，跑基建材料，终于在紧张的限期内完成了各项任务。1984 年任院长、副书记期间，为了探索医疗改革的路子，改变医院面貌，把工作搞上去，吃住在医院，以院为家，身先士卒，经常白天布置检查工作，与职工一起劳动，打扫卫生，晚上召集班子开会，研究工作到深夜。终于制定出了一个改革方案：以基础奖励与超额奖励相结合；以社会效益为主，与相应的经济效益相结合；并与行政管理挂钩的管理方法。因工作成绩突出，被邢台市卫生局评为先进工作者 1 次，优秀共产党员 1 次，受到邢台市人民政府晋级奖励。2013 年 9 月 28 日逝世。

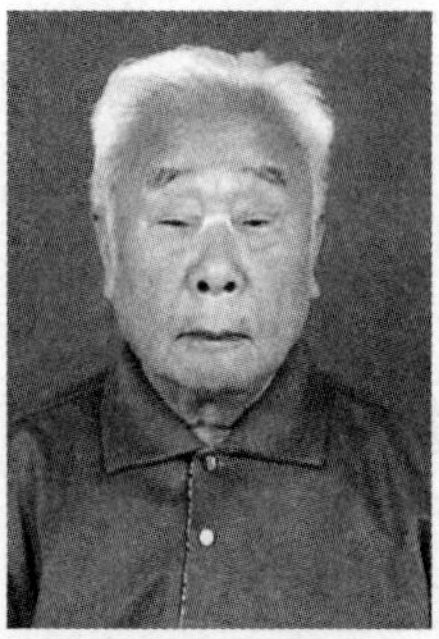

吕明正（1922－05～2016－06）　河北安平人，本科学历，副主任医师。1939 年 5 月参军，10 月加入中国共产党。抗日战争时期历任八路军冀中军区卫生部看护员、学员、军医、卫生队长。解放战争时期历任冀中军区野战医院所长、主任。曾参加抗美援朝，任空三师医务主任、副院长。1957 年到第二军医大学学习，1962 年毕业后任空五军卫生处副处长。1964 年底转业到邢台市，历任原二院院长、党支部书记、防疫站站长，三院党支部副书记、院长。1988 年 12 月离休后享受副厅级待遇。1943 年被授予“五一”反扫荡二等奖，1953 年朝鲜政府授予“二级独立勋章”一枚，1955 年授予少校军衔，1957 年国家授予“三级独立自由勋章”一枚、“三级解放勋章”一枚。撰写的“战时救护工作体会”及“战时卫生工作体会”两篇论文刊于空军后勤部编印的《战时空军后勤工作经验介绍》上。1984 年退二线后受“冀中人民抗日斗争史资料研究会”邀请，参与“卫生组”工作。撰写的“回顾冀中军区卫生部手术队”“冀中军区卫生部地下交通”两篇文章刊入 1985 年《冀中人民抗日斗争资料》第十三期。“回顾冀中军区卫生部手术队”文章出版后，在邢台市《历史的足迹》书中转载，又在超星数字图书网上转载。编写了一册《冀中抗日时期卫生人员通讯录》，因为这些人员分布在全国各地，彼此早已失去联系，此书出版后深受欢迎。离休后，1990 年 12 月任首届“邢台市营养学会”理事长。他经常为当地报刊撰写有关营养方面的科普文章，并协助中国营养学会出版了《小学生营养食谱手册》。其业绩入编《烽火硝烟中的白衣战士》一书。《中共党史人物传》编委会将他列入《开国将士风云录》。1975 年 5 月开始，在邢台市第三医院立项和筹建过程中，克服了许多困难，不辞劳苦，四处奔波，在办公经费不足的情况下，时常用自己的工资进行资助。由于不懈努力，取得各有关方面的协助，获省批准 300 张床位综合医院的建设，成为促使市三院及早诞生的主要因素。吕明正受到邢台市政府及市卫生局的高度赞扬。筹建中参考了国内外经验，进行全面设计，分期建设，布局合理，征地充足，边建设边开诊，受到上级领导及群众好评。在施工到开诊的管理中，处处强调作风建设，以身作则，廉洁奉公，被《中共党史人物传》编委会誉为“一身正气，两袖清风。”2016 年 6 月 29 日逝世。

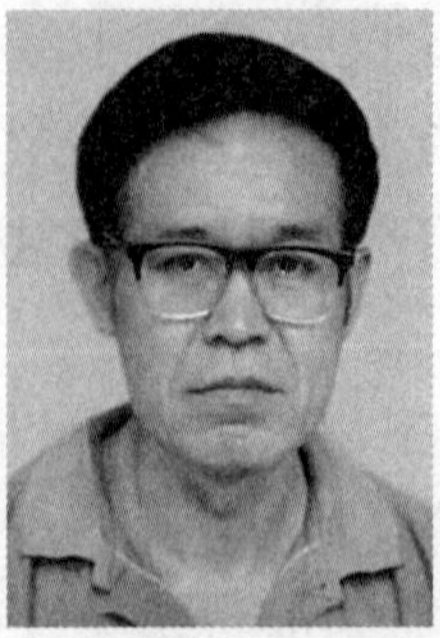

任秋海　1938 年 10 月生，山东范县人，本科学历，内科主任医师，中共党员。1964 年 7 月毕业于武汉高等医学专科学校医疗系大本班。1980 年 9 月调入邢台市第三医院，历任内科住院医师、主治医师、副主任医师、主任医师。曾任中华医学会河北分会理事、邢台市专家咨询组卫生组成员等职。1988 年 4 月调离三院。

1984 年 2 月，任秋海任邢台市第三医院副院长，1985 年任代院长，主持医院全面工作。其间，曾谋划、决策了一些科室的设立和扩展：如内一科、内二科和儿科的分设，急诊科的建立等；制定了医院的发展规划；建立、健全了各项规章制度，强化了医疗、护理质量管理；重视医院基础建设，在任期间争取到了干部病房楼项目，并顺利竣工交付使用，成为邢台市高标准的病房样板。他还亲自三赴广西南宁，经过艰苦、策略谈判，不仅成功购置了邢台市第一台 CT，而且给医院节约了大量资金，还争取到维修主动权。CT 机和干部病房的启用，大大提高了市三院的知名度和竞争实力，为以后三院快速发展奠定了良好的基础。带领全院医护人员，经过艰苦努力，使医院顺利通过省级“文明医院”评估。选拔和培养了院内一大批各专业技术人才，配齐了科室领导班子；积极推动各项医疗改革；破格引进尖子人才，重视提高人员素质，改善服务态度；加快了三院发展速度，其影响力和知名度大为提高。使三院在 20 世纪 80 年代中期即成为一个科室齐全、人员配套、初具规模的综合性医院。任秋海曾荣获优秀共产党员、邢台市模范工作者称号。有多篇论文在《河北医药》杂志发表，并多次在学术交流会上发表和交流。逝世时间不详。

第二节　人物简介

一、副院及以上领导

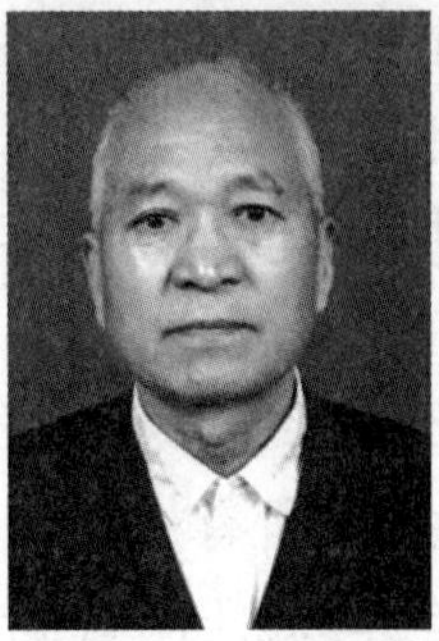

卢振江　1928 年 2 月生，河北博野人，副主任医师。1945 年 11 月参加中国人民解放军，任卫生员。1948 年加入中国共产党。历任卫生班长、护士长。1951 年任医助。同年荣获抗美援朝纪念章 1 枚，1953 年分别荣获抗美援朝纪念章 1 枚、朝鲜解放奖章 1 枚。1957 年到白求恩军医学校学习，1960 年毕业。1961 年任军医。1969 年任五二八八四医院医疗所所长。1977 年后历任该院副院长、院长，党委委员、党委书记。1979 年 10 月转业到邢台市第三医院，任业务副院长。1981 年晋升为主治医师。1984 年 11 月调急救中心任副院长、副书记。1986 年任邢台市科学技术协会医学会理事、中华医学会河北分会会员。1987 年 12 月调回市三院，任副院长。1988 年晋升为副主任医师。同年 12 月离休。在医院开诊初期，分工主抓业务，参与研究和确定了科室设置、人员配备、规章制度建立、人才培养等工作。非常重视医疗和护理质量，要求全体医护人员按“医疗护理技术操作常规”开展工作，三院医疗、护理工作从一开始就有了一个良好的开端，为以后三院发展打下了良好的基础。1981、1982 年，有四篇论文入选《中级医刊》。1985、1986 年被评为邢台市卫生系统先进集体、先进个人。1994 年“卢振江个人传略”入编《河北名医荟萃》，1999 年入编《中国专家人才库》，2000 年被授予“世界优秀专家人才”证书。

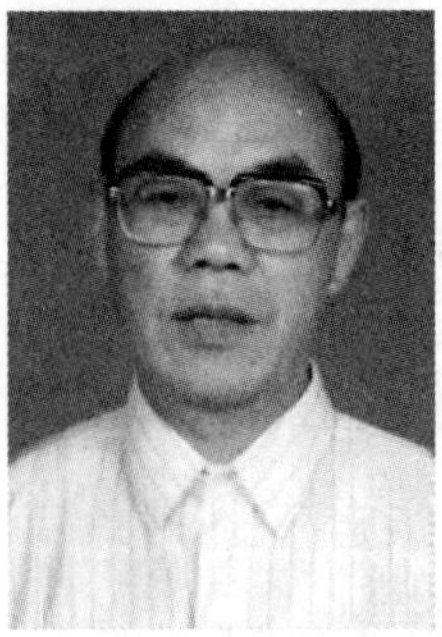

胡　光　1929 年 11 月生，湖南耒阳人，本科学历，主治医师。1949 年 3 月在三野第二十三军卫生部医疗三所加入中国共产党。1965 年 7 月毕业于中国人民解放军后勤学院卫勤系。1978 年 9 月转业到邢台市第三医院任副院长、院党支部委员，分工负责医务科、门诊、急诊、医技科室及医院保卫工作。1979 年 1 月任市三院基干民兵连副指导员。1981 年晋升为主治医师。1985 年 5 月调离市三院。胡光转业时，处于市三院建院初期，病房楼尚未建设，仅门诊楼可供使用。虽然宣布开诊，但物资奇缺，设备简陋，候诊病人无处坐，诊室拥挤无序；医务人员短缺，新分配、调入的人员技术水平参差不齐。胡光下大力量狠抓候诊病人管理，在门诊楼一、二层走廊里，放置了从卫生局拉来的长条靠背椅，解决了门诊秩序混乱问题。办学习班、抓培训。发动学员自己动手，克服困难，到工地借来十几块大木板和砖头，搬到三楼会议室搭起简易桌、凳，按时开课，提高了护理人员的技术水平，充实到各科后顺利地开展起工作。同时，对全体医生，每周安排两个下午，在门诊楼 2 层走廊里进行业务学习，重点是对重症、疑难病人的抢救、治疗，提高了广大医生对危重病人的诊断水平。狠抓了门诊及医技科室规章制度的建立。将编写好的规章制度张贴上墙，各科室的工作有序不乱，有章可循，避免了差错事故的发生。市三院有了一个良好的开端，边建设、边开诊得以顺利实施，推动了医院的发展。

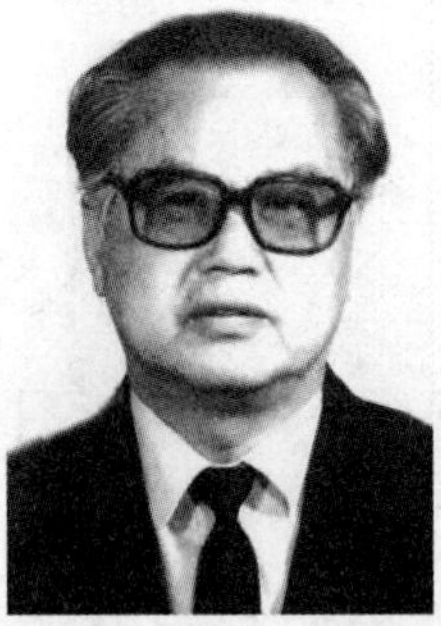

刘兰亭　1930 年 10 月生，邢台宁晋人，本科学历，内科主任医师。1945 年参加革命工作。1947 年加入中国共产党。曾参加抗日战争、解放战争和抗美援朝战争，多次立功受奖。1963 年毕业于第七军医大学医疗系。历任军医、内科主治医师、副主任医师、主任医师。行政职务历任河北省医院消化内科主任、邢台市卫生局副局长、邢台市第三医院院长等职。党内曾担任市三院党支部副书记、局党组成员等职。1993 年 9 月离休。1988 ~1991 年任市三院院长期间，针对市三院实际情况，认真抓组织建设、医护常规和各项规章制度及服务态度。大力开展新业务、新技术，在深入调查研究的基础上，率先引进 CT、体外碎石机，填补了邢台市空白，造福邢台人民。为了深化改革，增强卫生事业的生机与活力，提高市三院社会效益和经济效益，按照所有权与经营权分离的原则，1988 年 7 月代表市三院与邢台市卫生局签订了“承包经营责任制合同书”，承包经营期限三年。承包中，抓基础教育，提高了服务质量；在注重社会效益的前提下，不断提高自身效益，各项经济指标都创造了最好水平；自觉贯彻执行国家的有关财经制度、法规和政策。刘兰亭先后被选为邢台市八届人大代表、邢台市专业技术拔尖人才，市直优秀共产党员。荣获邢台市先进工作者称号，被市政府记功、记大功。

刘兰亭从事消化专业 30 余年，积累了丰富的临床经验，是河北省消化专业奠基人之一。为全省各地、市医院开办5期内镜和消化专业医师学习班，培养专业医师200多名。建立了河北省消化协会，并被选为一、二、三届学会副主任委员及肝病学会常委。被“消化性溃疡病研究”全国协作网选为副主委，中国胃病专业委员会副会长，被福州军区肿瘤专业组选为组长等。“早期胃癌内镜诊断研究”获河北省及福州军区科研成果奖，“64例早期胃癌临床分析”等获邢台市科研成果奖，“胃肠道原发淋巴瘤的诊断与治疗”等获河北省级优秀论文奖，合作编写《急症消化病学》等四本书。在国家及省级医学期刊上发表论文30余篇。被评为优秀共产党员1次，邢台市卫生局先进工作者1次，被邢台市人民政府评为模范工作者1次，记功1次。

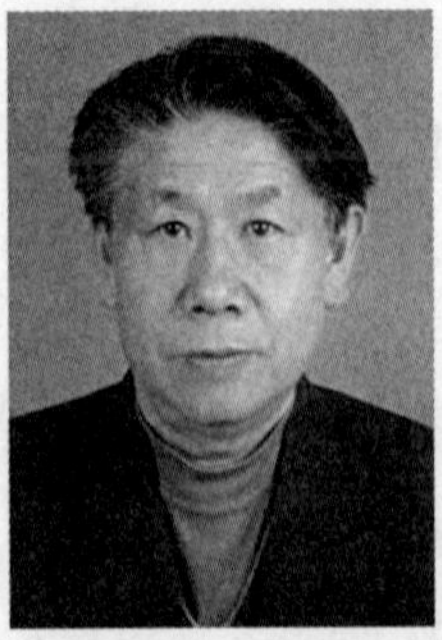

薛芳林 1937年3月生，邢台南宫人，高级政工师。1956年1月参加中国人民解放军，历任战士、无线电报务员、班长。1960年9月加入中国共产党。1960年后历任副排长，无线电电台台长，军分区组织干事、保卫干事，军区军事法院审判员，军分区保卫科副科长，武装部政治工作科科长、副政治委员。1984年转业到邢台市卫生防疫站任党支部书记。1989年9月调入邢台市第三医院任党支部书记。1991年11月任党支部副书记（正处级）。1992年11月任党支部书记（正处级）。1994年5月任邢台市第三医院顾问（正处级）。1997年3月退休。在部队被评为五好战士1次。先后受排、连、军区嘉奖多次。转业到地方工作后，在邢台市卫生防疫站受邢台市人民政府记功1次。在邢台市第三医院受邢台市人民政府记功1次。

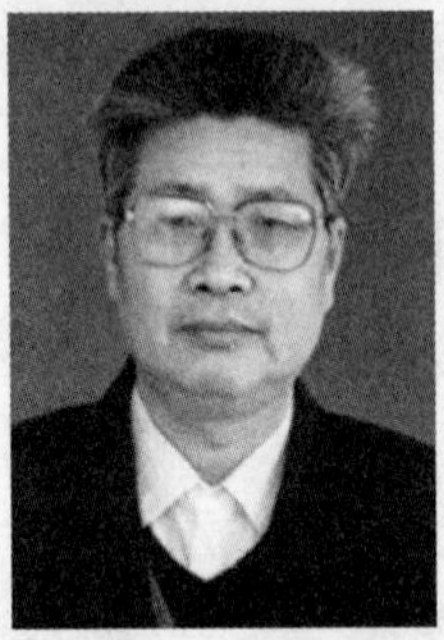

苏文斌 1937年10月生，河北沙河人，中专学历，副主任医师。1958年毕业于河北省石家庄医士学校，当年分配到河北省卫生厅工作。1965年5月加入中国共产党。1970年12月调入邢台市卫生局工作，1972~1986年任邢台市卫生局医政科科长，同时兼任邢台市医学会理事长。1986年4月调入邢台市第三医院任党支部书记，主持全面工作。1989年9月调离医院。苏文斌长期从事医政管理工作，积累了较丰富的经验，取得了显著的成绩，撰写的《医疗协作联合是提高医疗工作社会效益的新途径》获邢台市科协优秀论文奖。初任邢台市第三医院党支部书记时，恰逢领导班子不健全，院长岗位空缺，在熟悉医院情况后，根据医院“党支部领导下的院长分工负责制”的领导体制，不仅重新明确了领导班子成员分工，还加强了班子成员自身建设，制定了约法三章，公布于众，接受群众监督，带头端正党风。在此基础上制定奖惩条例，补充完善考勤制度及各种会议制度，很快显现成效，医院各方面工作有了较快发展。由于工作成绩突出，1987~1989年，连续三年被中共邢台市直工委评为优秀共产党员和优秀党务工作者。1988年研究推行了“医院承包责任制和试行院长负责制”的医院改革方案，为医院的改革发展探索出了一条新途径。1992年当选为邢台市桥西区第五届人大代表。

王绍英 1938年生，河北蠡县人，专科学历，副主任医师。1963年保定医学院毕业后，分配到邢台市第一医院，从事外科工作。1974年晋升为外科主治医师，后又晋升为外科副主任医师。1978年加入中国共产党。1979年参加援外医疗队，赴扎伊尔工作2年。

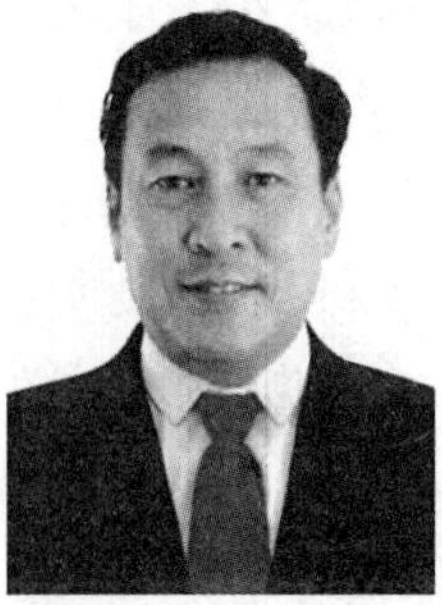

1981 年回国后任邢台市第一医院外科主任。1982 年任邢台市第一医院副院长。1984 年任邢台市卫生局副局长、副书记。1988 年被卫生部任命为河北省援扎伊尔医疗队队长，并担任扎伊尔首都三大医院之一的金丹堡医院院长。1991 年回国后仍在卫生局任原职，11 月兼任邢台市第三医院院长、书记。1992 年 11 月任邢台市卫生局局长、党组书记。王绍英工作中理论联系实际，大胆创新，凭着精湛的技术，开展了许多大手术，填补了市医院的空白，在外科事业上颇有建树，为广大市民认可，受到市领导关注。曾担任河北医学会理事、河北医学会邢台分会理事长。1975 年当选为邢台市第六届人大代表。在领导岗位上敢于管理，善于管理。在援外期间，以高超的医疗技术和科学的管理，得到扎伊尔方面医务人员的密切配合，很快使一个面临倒闭的国外大医院扭转了局面，重新兴旺起来。受援国扎伊尔总统授予他最高荣誉“国家骑士勋章”。回国后被国家卫生部、人事部授予援外医疗队先进队长。在市三院任院长期间，引进高科技项目，填补邢台空白。在邢台市委、市政府的大力支持下，与北京阜外医院联合筹建心血管病医院项目迅速落实，顺利实施。一个以三院为依托、利用北京的技术、以股份制运营的邢台市心血管病医院成立。王绍英任邢台市心血管病医院副董事长、第一任院长。这种联合办院的模式，为邢台市医疗卫生改革创出了一条新路。在主持市三院工作期间，根据国家卫生工作方针政策，思想解放，敢想敢干，大胆成功地进行了人事制度改革，通过选举录用中层干部，中层不设副职，切实实行科主任负责制，打破了干部终身制。在任期间，组织人员做出了比较科学、系统地经济核算，综合目标管理责任制方案，通过分析历年各科医疗服务和经济运行情况，制定目标，分解经济指标下达科室，打破了大锅饭，激发了各科人员的积极性，成效明显，成为医院经济核算目标管理的雏形，为医院的长远发展奠定了基础。

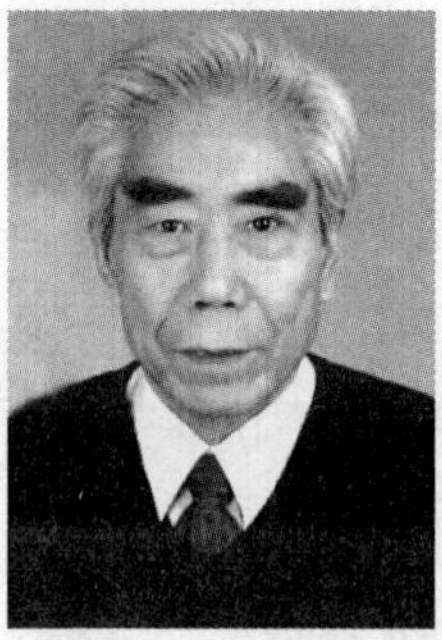

卢俊生 1940 年 3 月生，邢台巨鹿人，专科学历，副主任医师。1963 年毕业于邯郸高等医学专科学院，毕业后分配到成安县医院，从事内科、放射科工作。1973 年调入邢台市第二医院内科。1978 年 5 月调入邢台市第三医院内科。1980 年晋升为主治医师，并加入中华医学会河北分会，任委员。1982 年被推选为邢台市第五届政协委员，并连任第六、七、八届委员，文、体、卫小组组长。1985 年任急诊科副主任。1987 年晋升为消化内科副主任医师，并加入中国抗癌协会河北分会，任委员。同年加入中国共产党。1988 年 7 月任业务副院长。1989 年 2 月任邢台市消化道肿瘤研究所副所长。1997 年 4 月任医院第一届专家组成员，5 月任督导员，退居二线后，坐诊专家门诊，兼消化内科查房、会诊。2000 年 3 月退休后至 2017 年年底仍受聘留医院专家门诊继续工作。

卢俊生 1985 年负责急诊抢救工作，使三院在农药和安眠药中毒抢救成功率方面居全市领先水平，其“细针肝穿术”填补了市空白，并在肾病综合症治疗方面做出了突出贡献，被评为优秀工作者，并晋升一级工资。在任副院长期间，先后协助刘兰亭、王绍英、张如俭三任院长，主抓内科系统业务工作，做出了突出成绩。在科学技术方面，先后有 6

篇论文被《中华药理与临床》等专业书籍收录，其中2篇被评为优秀论文，1篇在《健康报》刊载。由于工作成绩突出，被评为优秀共产党员2次，市卫生局先进工作者2次，受市人民政府嘉奖1次和晋升一级工资奖励。

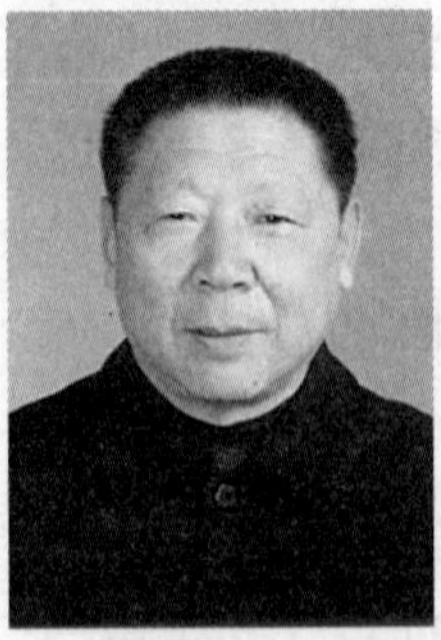

张平水　1940年9月生，邢台新河人，专科学历。1959年12月参加中国人民解放军。1961年加入中国共产党。1967年毕业于空军第三高级专科学校（气象专业）。在部队历任班、排、连、营长等职。1978年转业到邢台市卫生局，任办公室副主任。1984年2月调入邢台市第三医院，任副院长，4月27日任党支部委员。1995年11月，医院党支部改建为党委，继任党委委员。1997年5月任督导员。2000年9月退休。在邢台市第三医院工作期间，主要分管财务、后勤、保卫、药剂科、器械科等。负责财务开支审批、报销中，严格执行财经制度，经各有关部门多次检查，均符合政策规定。主管后勤期间，先后主持建起干部病房楼、加盖4层手术室、药库、收费处、家属院2号、3号住宅楼、内科病房楼等建筑。增添了部分医疗器械、设备。长期担任医院爱委会主任职务，在抓院落环境卫生方面，建立了科室分片包干负责制，全院职工常年坚持提前上班，打扫清理院落及室内卫生，为培育优良的医院文化奠定了坚实的基础。因工作成绩突出，被评为邢台市卫生局先进工作者1次，被邢台市人民政府嘉奖1次，记功2次，记大功1次。

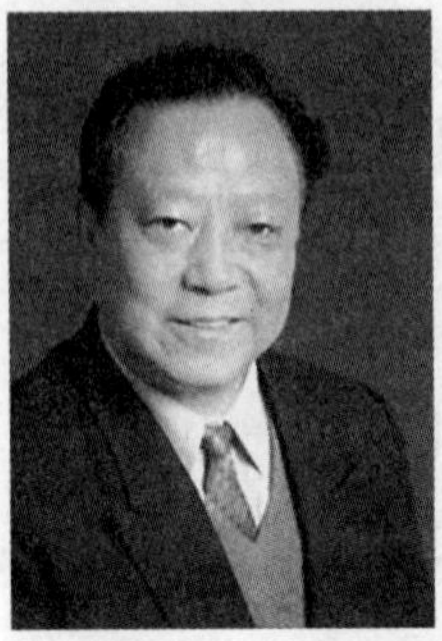

张如俭　1941年1月生，邢台南宫人。医学专科学历，外科主任医师，中共党员。1963年毕业于保定医学院临床专业。8月参加河北医疗队救灾，12月分配到邢台市医院外科工作。1968年10月受驻院工宣队推荐调邢台煤矿医院外科工作。1972年7月调邢台市第二医院即原职工医院（现市中医院）外科工作。1974年晋升为主治医师。1980年10月调回邢台市第一医院外科工作。1982年1月任外科副主任。1983年9月任外科主任。1986年晋升为外科副主任医师。1988年4月调入邢台市第三医院，7月任邢台市第三医院副院长。1990年6月任市三院党支部委员。1992年11月任市第三医院院长、党支部副书记，兼任邢台市医学会外科学会主任委员。1994年5月任市三院院长、党支部书记（正处级）。1994年5月任邢台市第三医院院长、党委委员、书记。1993年当选为邢台市桥西区第五届人大代表、邢台市第十届人大代表。1998年3月当选为邢台市第十一届人大代表。1998年晋升为外科主任医师。1998年成为中华医院管理学会会员。1999年12月不再担任市三院院长、党委书记职务，任市第三医院名誉院长。2002年1月退休。

张如俭在外科领域工作近40年，基础理论扎实，临床经验丰富，科研意识浓厚。1983年9月主持的《脑炎及脑膜炎后遗症的外科治疗》及《经皮肝穿刺胆道造影的临床应用》分别获邢台市科技进步一等奖和三等奖。1998年，作为第一主研人完成的《对叠缝合止血法在耻骨上前列腺切除术中应用研究》，当年通过河北省科学技术厅成果鉴定，获邢台市科技进步二等奖。1997年7月，作为第一主研人完成的《十二指肠溃疡旷置术的改造》获邢台市科技进步三等奖。1999年4月，通过河北省科委成果鉴定。作为第二主研人完成的《脑复苏术治疗急性脑梗塞临床研究》科研项目，1997 年 6 月通过河北省科学技术厅成果鉴定，获邢台市科技进步一等奖、河北省科技进步三等奖。在主持市三院工作期间，根据国家卫生工作方针政策，锐意改革，积极进取，克服困难，敢于创新，大胆推行制度化、规范化管理，实行综合目标管理，建立了考核机构和考评制度，有效调动了职工爱岗敬业的积极性，增强了医院的活力。为确保医疗安全，针对在班脱岗、夜班护士睡觉、跨专业收治病人的问题进行了严厉的专项治理，有效整顿执业纪律，收到了明显成效。为了医院长远发展，不惜重金，大规模培养各专业技术人才，为医院的后续发展奠定了基础，使市三院于 1995 年进入河北省第一批“二级甲等医院”及“爱婴医院”行列。在邢台市委、市政府大力支持下，引进人才、引进技术，与北京专家组合作创办了邢台市乃至河北省首家心血管病专科医院——邢台市心血管病医院，带动并促进了邢台市卫生工作向“一综多专”的模式发展。注重精神文明和环境建设，使市三院相继被授予为省级园林式医院及省级文明医院称号。1990 年张如俭被评为优秀共产党员，1993 年邢台市政府给予晋升一级工资奖励，1995 年邢台市政府给予嘉奖奖励。1998 年 8 月中共邢台市委、市政府授予张如俭市劳动模范荣誉称号。1999 年 4 月获河北省政府授予的省级劳动模范荣誉称号。

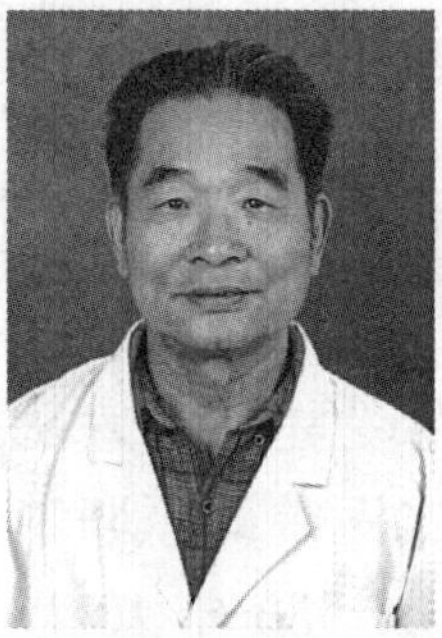

徐振江　1941 年 2 月生，河北保定人，专科学历，主任医师。1963 年毕业于河北保定医学专科学校医疗专业，当年分配到广宗县医院从事外科工作。1978 年 5 月调入邢台市第三医院外科。1979 年 5 月支援西藏，在 O 七四一八工程指挥部卫生科工作。1982 年 10 月结束援藏任务，返回邢台市第三医院外科工作。1984 年 4 月任外科副主任，8 月任骨科副主任。1986 年 4 月加入中国共产党。1989 年 1 月任骨科主任。1992 年 12 月任副院长。1995 年晋升为主任医师。1997 年 4 月任医院第一届专家组副组长，5 月任督导员。2001 年 3 月退休后至 2017 年年底仍受聘医院专家门诊，继续从事专业工作。

徐振江倾毕生精力致力于外、骨科疾病研究，不断总结临床经验，有多篇论文在杂志上发表。先后主持“大网膜脊髓移植治疗截瘫观察”“多功能外固定支架”等多项骨科科研项目，1985 年获市科研进步一等奖、二等奖及省科研二等奖。1986 年加入河北省骨科学会，并担任河北省外固定学会副秘书长。受中残联委托，先后于 1986、1987、1988 组织医疗队奔赴海南、陕西、新疆等地巡回医疗，开展小儿麻痹后遗症手术矫治工作，为医院赢得了荣誉。并加入中国残疾人协会任会员。曾被评为邢台市优秀知识分子、优秀共产党员 2 次，被市卫生局评为先进工作者 4 次，被市人民政府记功 2 次、记大功 1 次。

荀凤阁　1947 年 11 月生，河北广宗人，专科学历，内科副主任医师。1965 年 1 月参加中国人民解放军，至 1971 年 11 月在炮六师四十一团历任卫生员、医助、助理员。1969 年 5 月加入中国共产党。1974 年 1 月至 1976 年 5 月在北京军区军医学校医疗专业学习。毕业后任炮六师医院军医。1983 年 10 月任炮六师医院所长。1985 年 1 月至 1987 年 1 月在中国科学院管理干部学院管理专业学习。1987 年 12 月转业到邢台市第三医院内科工作，同时晋升为主治医师。1989 年 9 月任干部病房副主任。1992 年 7 月任干三科主任，

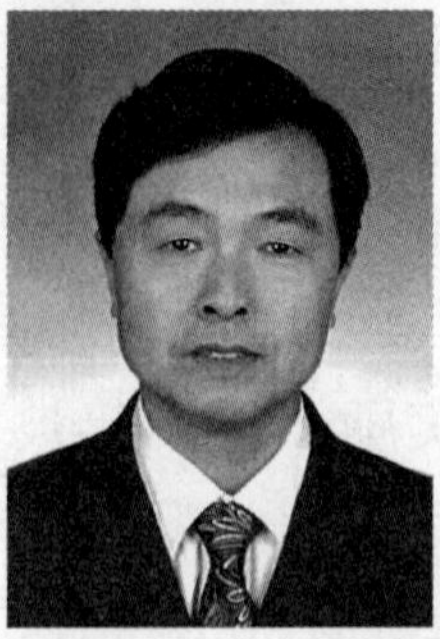

11月任邢台市第三医院副院长。1997年3月任邢台市第三医院党委委员、副书记，5月任邢台市第三医院第五党支部书记。1998年11月晋升为副主任医师。1999年12月任邢台市第三医院院长、党委书记。2000年任邢台市医学会副会长。是中共邢台市委第六届候补委员、河北省第九届政协委员、邢台市第十二届人大代表。2003年12月任河北省医院管理学会第一届理事会理事。2004年12月不再任院长职务，8月不再任党委书记职务，任邢台市第三医院调研员、邢台市心血管病医院董事长。2012年11月退休。

荀凤阁从事医务工作近40年，倾毕生精力于医学的学习、研究及工作，不断总结国内外先进经验和技术，在长期的临床实践中，不断积累和丰富临床医学专业知识，在心内科专业理论和学术上有较高造诣。历经多年的潜心研究，在心内科急症的诊断、治疗和抢救方面积累了丰富的临床经验。作为第一主研人完成的《高血压病患者心脏舒张功能改变与红细胞内离子变化之间的关系及硝苯吡啶对其影响》科研项目，1995年获邢台市科技进步二等奖；作为第二主研人完成的《2658例急性脑血管病血压调治技术临床研究》科研项目，2004年获邢台市科技进步一等奖、河北省科技进步二等奖；主持和参与完成的科研项目，同时获“邢台市科技进步一等奖和河北省科技进步三等奖”的3项；获河北省科技进步三等奖的1项；获邢台市科技进步一等奖的3项。还发表了国家级医学论文十余篇。主持邢台市三院全面工作后，以管理创新为突破口，积极探索医院在市场经济条件下的发展规律，首先为医院长远发展确定了“把医院建设成一个在晋冀鲁豫周边地区有较高知名度的、深受群众欢迎的、以心脑血管病专科为特色的现代化医院”的目标；明确了“服务社会，发展医院，有益职工”的办院宗旨。在医院管理中，坚持以人为本做工作，对员工实行人性化管理，对病人实行人性化服务；从医院文化建设入手，通过推出邢台市第三医院和邢台市心血管病医院院徽，以增强职工肩负救死扶伤的神圣使命感及建设现代化医院的雄心；在全院推行“无功便是过，病人不满意就是错”的服务理念和“规章制度执行到位，为病人服务没有任何借口”的医院文化；提出抓质量先从程序入手，以优化就医流程为切入点，使医院步入管理科学化进程；从1992年起，作为邢台市心血管病医院创建的策划人、实施人和领导人之一，为使该院发展成为冀南及周边地区心血管疾病的医疗中心做出了贡献；对国内医学专家采取“不求所有，但求所用”的原则，妥善解决了与新旧专家合作形式的衔接难题。开辟了与北京专家多种灵活形式的合作模式；在抗击“非典”的关键时刻临危受命，作为邢台市收治“非典”病人的惟一定点医院，出色完成了抗击“非典”的政治任务，受到上级表彰，大大提高了医院的知名度和美誉度；在担任院长、书记期间，在医院发展空间上，成功开创了“一个院内两所医院（市三院、心血管病医院），两个中心（脑血管病治疗中心、介入医学中心）”，“大专科，小综合”的办院模式；积极谋划、协调、启动市委党校搬迁，为三院扩建项目，为医院长远、健康、超常发展奠定了坚实的基础；为提高医院的科学管理水平，在全市率先实行了全院计算机网络化管理，提高了工作效率，使医疗信息资源得到了共享，促进了实现数字化医院的进程；强化低成本战略，严格成本核算，为扭转“以药补医”机制，严格控制药品比例，达到了惠及患者、发展医院的目标；以培养人才为发展医院的动力，跟踪国内先进技术，开展了多项高新技术项目，三年实现了收治病人、业务收入、固定资产三个翻一番，职工的福利待遇明显提高，医院呈现出风气正、人气旺、事业兴的良好局面。在部队被记功3次；在三院1989年被邢台市人民政府授予模范工作者称号；1990年市政府记大功1次；1991年获市级先进工作者称号；1993年市人事局给予升级奖励；2001年被市委命名为优秀共产党员；2002年11月被评为河北省有突出贡献的中青年专家；2003年6月被评为邢台市抗击“非典”优秀共产党员，12月被评为河北省优秀医院管理工作者；2004年4月获河北省卫生系统行风建设“十佳院长”称号，5月被评为邢台市行业作风建设先进个人。11月，中共邢台市卫生局委员会发布《关于在全市卫生系统各级领导班子中开展向荀凤阁同志学习活动的决定》。

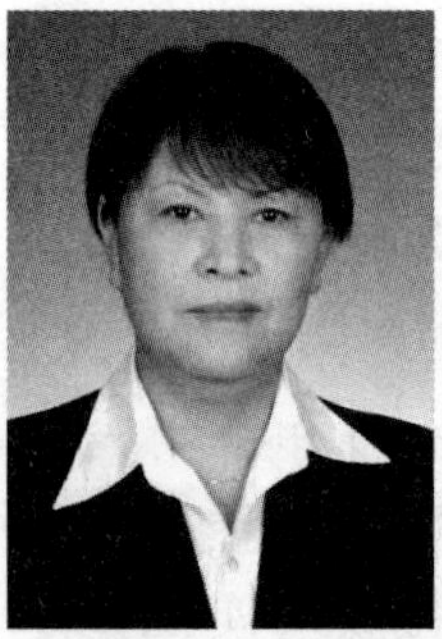

张燕飞　女，1948年2月生，河北迁西人，本科学历。1975年8月毕业于华北煤炭医学院医疗专业。毕业后分配到邢台矿务局章村煤矿医院，任妇产科医师，1986年7月调入邢台市第三医院，继续从事妇产科工作。1987年12月晋升为妇产科主治医师。1990年5月在上海妇产科医学新进展学习班学习一个月。1992年1月到河北医大附属二院妇产科进修一年，7月任妇产科主任助理。1993年4月任妇产科副主任。1995年5月晋升为妇产科副主任医师。1996年4月任妇产科主任。1997年3月任邢台市第三医院副院长兼妇产科主任。2000年12月晋升为妇产科主任医师。曾任邢台市政协第九届、第十届常委、邢台市政协文委副主任。2003年8月任副院级干部、妇产科主任，不再担任副院长职务。2012年2月退休。

张燕飞从事妇产科工作40余年来，把全部精力倾注于妇产科领域的科研及工作，不断学习国内外先进经验和技术，在长期的临床实践中积累了丰富的经验，开展了一系列高难度的妇产科手术，在妇科肿瘤、不孕不育的诊断、手术和产科危重症诊治方面尤为突出。1997、1998年，科室2年获邢台市卫生局巾帼英雄示范岗称号。科室连续4年获医院突出贡献奖。主持、参与完成的科研项目有：《儿童体格发育及铁缺乏状况与血液营养成份关系的研究》，2000年8月通过河北省科学技术厅成果鉴定，2001年7月获邢台市科技进步一等奖。《三氯醋酸治疗宫颈糜烂的研究》，2001年3月通过河北省科学技术厅成果鉴定，2002年7月获邢台市科技进步三等奖。《宫腔内人工授精两种洗涤方法比较的临床研究》，2004年8月通过河北省科学技术厅成果鉴定。《笑气联合卡孕栓用于高危人工流产的临床研究》，2005年7月通过河北省科学技术厅成果鉴定。并兼任邢台市妇产科专业委员会副主任委员、邢台市医学会理事会常务理事。

曾被评为邢台市卫生系统“医德医风标兵”及河北省卫生系统第四批“医德医风标兵”，河北省“双文明”先进工作者。2次被邢台市卫生局评为先进工作者，被邢台市人民政府记大功3次。2004、2005、2006年连续3年被邢台市政协评为优秀政协委员。

2012年2月退休后，秉持对妇产科专业的热爱及“行医一时，鞠躬一生”的职业操守，张燕飞一直兢兢业业地每天在妇产科专家门诊出诊。积极参加国家及医院组织的医学会，了解最新医学知识及技术，更好地服务于广大患者。2015年被评为中国医师协会妇产科分会专业委员，2017 年被评为世界华人医师协会妇产科分会委员。

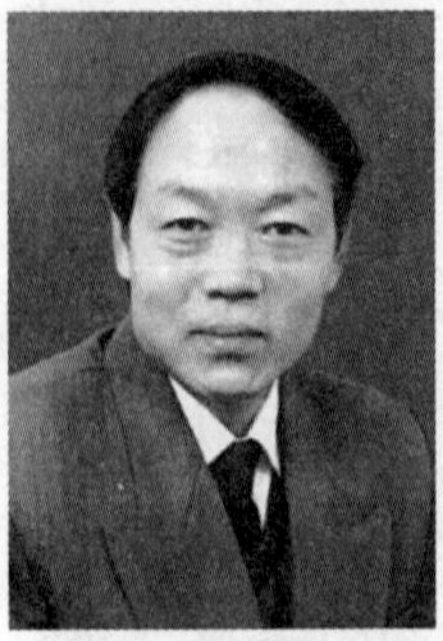

李振河　1948 年 5 月生，邢台沙河人，本科学历，中西医结合内科主任医师。历任陆军七十二师医院副院长、院长，邢台市妇幼保健院副院长，1969 年 7 月加入中国共产党，1991～1994 年任邢台市第三医院副院长、副书记，协助院长负责全面工作。1994～2007 年任邢台市妇幼保健院院长、支部书记。1998 年任邢台市计划生育协会理事；1999 年任河北省优生优育协会理事；2002 年当选为河北省优生优育协会第三届理事会常务理事。

李振河善于学习，履行职责，诚实守信，宽容大度，注重人格修养，恪守职业道德，刻苦博览群书，了解本专业国内外的学术动态及发展趋势，熟练掌握中西医结合内科专业尤其急危重症及疑难病症的救治，重视心脑血管疾患的研究，注重运用新的理论、方法指导临床。不断总结经验，编著医学生必读丛书《学习方法概论》等相关章节，撰写有价值论文进行学术交流和刊物登载。

在出色完成医疗任务的同时积累了大量医院管理方面的经验。任职期间所在七十二师师医院被评为北京军区先进师医院；妇幼保健院被评为河北省模范爱婴医院、全省妇幼保健先进单位。个人曾多次立功受奖，两次获邢台市"五一"奖章，1998 年当选为邢台市桥西区第六届人民代表大会代表。2000 年获"河北省妇幼卫生先进工作者"称号。

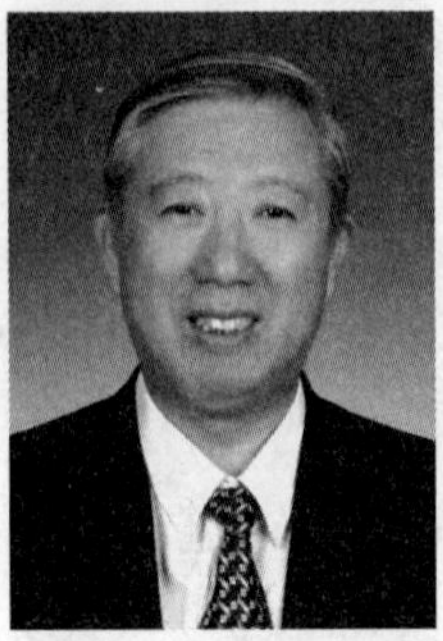

周群拉　1949 年 4 月生，原籍山西省长治，出生于天津，专科学历，主治医师，中华医院管理学会会员。1969 年 7 月参加工作，为黑龙江省永丰农场五连知青。1973 年 12 月加入中国共产党。1986 年毕业于黑龙江省卫生管理干部学院，曾在黑龙江六十三医院和黑龙江省公安厅直属中心医院工作，从事外科、放射科、B 超技术工作。之后历任院长办公室主任、医政科长（正科级）。1991 年调入邢台市第三医院，从事碎石、CT 技术工作，1992 年 7 月任医务科副科长。1993 年 7 月晋升为主治医师。1995 年 12 月任邢台市心血管病医院院长助理。1996 年 3 月任医务科科长。1997 年 3 月任邢台市第三医院副院长，6 月任邢台市心血管病医院副院长。2003 年 12 月任邢台市桥西司法医学鉴定中心副主任。2004 年 12 月退居二线，任邢台市第三医院副院级干部。2009 年 4 月退休。2010 年受聘于南和县北关医院，负责医院管理工作，推行科学化管理进程，重点抓二级综合医院评审工作，促成医院成为邢台市第三医院医联体一员。工作中，注意总结工作经验，参与了临床科研：《脑卒中维持性康复临床研究》1998 年 12 月通过河北省科学技术厅成果鉴定，1999 年 7 月获邢台市科技进步一等奖。《眩晕静速效技术治疗眩晕症临床研究》1999 年 12 月通过河北省科学技术厅成果鉴定，1999 年 7 月获邢台市科技进步一等奖。《近期感染与缺血性脑卒中发作关系研究》2000 年 3 月通过河北省科学技术厅成果鉴定，7 月获邢台市科技进步三等奖。《灯盏花、多巴胺与酚妥拉明联合治疗重症肺心病临床研究》2000 年 3 月通过河北省科技厅成果鉴定，7 月获邢台市科技进步三等奖。《脑卒中后抑郁对近期康复预后的影响临床研究》2001 年 12 月通过河北省科学技术厅成果鉴定，2003 年 9 月获邢台市科技进步三等奖。《更换留置气囊尿管时间选择的临床护理研究》2002 年 12 月通过河北省科技厅成果鉴定，2003 年 9 月获邢台市级科技进步三等奖。先后有 7 篇论文发表在《中国医院管理》《中国卫生政策》等专业杂志。

1995 年获河北省卫生厅医学科技管理先进个人。1997 年 4 月被邢台市卫生局评为继续医学教育工作先进个人，6 月被评为邢台市卫生系统医学科教工作先进个人。2002 年 6 月被邢台市劳动和社会保障局评为邢台市医疗保险先进工作者。2003 年 7 月被评为河北省卫生系统抗击“非典”先进个人。因工作成绩突出，被邢台市人民政府记大功 2 次、三等功 1 次、记功 1 次奖励。1994、1996、2001、2002 年被评为医院优秀共产党员。

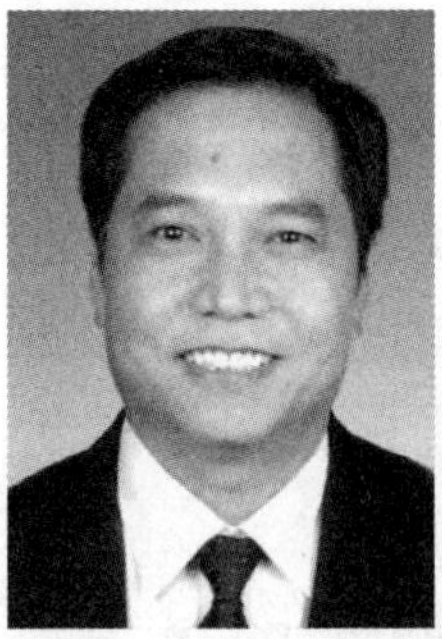

韩文彬　1949 年 10 月生，河北沙河人，本科学历，高级政工师。1970 年 12 月参军，在某部卫生科当卫生员。1975 年加入中国共产党。1976 年 8 月起在沙河市硫化铁矿当工人。1978 年 10 月起在河北师范大学政教系学习。1982 年 7 月毕业获文学学士学位。8 月在邢台地区卫生学校任政治教师。1984 年 9 月起在邢台地委组织部任科员、副科长、科长。1994 年 8 月任中共邢台市第三医院党委副书记。1995 年被评为高级政工师。2000 年 7 月被评为“邢台市 1999 年度服务帮扶困难职工工作先进个人”。2004 年 12 月任助理调研员。在任邢台市第三医院党委副书记期间，分管党务、政治思想、精神文明、医德医风、共青团、妇委会、信访等工作，为市三院荣获省、市文明单位和院党委荣获省、市先进基层党组织称号作出了应有贡献。1996～2004 年，为市三院发展新党员 47 名，壮大了党员队伍。从 2000 年市三院开展优质服务质量年活动伊始，韩文彬创办了《优质服务质量年活动简报》，亲自负责稿件编辑、文字校对等，其内容有领导讲话、指示，医院工作动态，优质服务事例，新上技术项目，好人好事，职工建议，问题反映，患者来信，报刊文稿等。简报从诞生到 2005 年的 6 年时间里，共编发 342 期，在凝聚人心、催人奋进，推动医院创新和快速发展中发挥出无可替代的作用。韩文彬曾受嘉奖 1 次，荣获邢台市委、市政府 2001、2002 年邢台市思想政治工作先进个人。

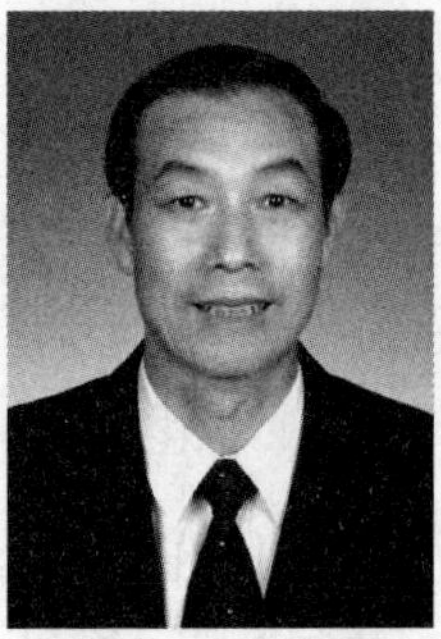

路大奎　1950 年 12 月生，邢台县人，大专学历，经济师职称。1969 年 8 月参加工作。1972 年 12 月参军。1976 年加入中国共产党。1977 年 4 月退伍后曾在邢台钢铁厂烧结分厂、市织袜厂、市纺织局办公室工作。1984 年 11 月调入中共邢台市委办公室工作，历任副科级秘书、正科级秘书、市委督查室副主任。1987 年 8 月至 1990 年 7 月在中国逻辑与语言函授大学学习。1988 年 8 月评定为经济师。1985～1987 年，连续三年被邢台市委宣传部、市新闻协会评为市级模范通讯员。1992 年被河北省委系统评为先进文字工作者。1996 年 5 月任中共邢台市第三医院纪委书记、党委委员。按照班子分工，负责纪检监察，医德医风及行风建设，信访、医疗下乡、安全保卫、消防、老干部、居委会等工作。在党风廉政建设及纠正行业作风方面，把树立良好的医德医风及行业作风视为行医之本，狠抓医德医风、行业作风的教育和制度建设。配合党委大力开展“创建诚信医院”活动，致力于培养职工讲诚信、守信誉的价值观念，逐步形成了一种诚信文化氛围。《邢台日报》以《不讲诚信，怎敢以性命相托?》为题，对活动做了专题报道。2004、2005 年两次在全市医药纠风暨卫生行风建设工作会议上介绍经验。2004 年，三院获河北省、邢台市医疗购销和医疗服务双十佳诚信单位。2005年6月，被评为邢台市卫生行业行风建设先进单位。2006年被评为河北省医德医风示范医院。在任纪委书记期间，全院无人违纪、犯罪，建立了风清气正的好风尚。1997年3月起，带领医疗队奔波在边远山区、贫困乡镇、农村，开展卫生知识宣传、常见病诊治、危重病人抢救，为基层卫生人员办学术会，与县乡村卫生机构建立协作关系，为解决广大农村患者看病难、就医难搭建了绿色通道。2005年2月，邢台市委授予三院“三下乡”工作先进集体称号。2006年1月退居二线后，专司医疗下乡工作。2010年12月退休。“三下乡”工作多次被评为先进，2005年11月7日，河北电视台记者随院医疗队下乡采访报道。11月17日，河北电视台“三农最前线”栏目以专题片《山沟里来了下乡医疗队》，对医院医疗队下乡事迹进行了报道。邢台电视台、《邢台日报》《牛城晚报》等新闻单位做了专题报道。1998年度被河北省公安厅、省卫生厅授予安全文明先进单位。1999年度被河北省公安厅授予全省安保系统先进保卫组织。同年被河北省公安厅、河北省卫生厅授予1999年度安全文明先进单位。

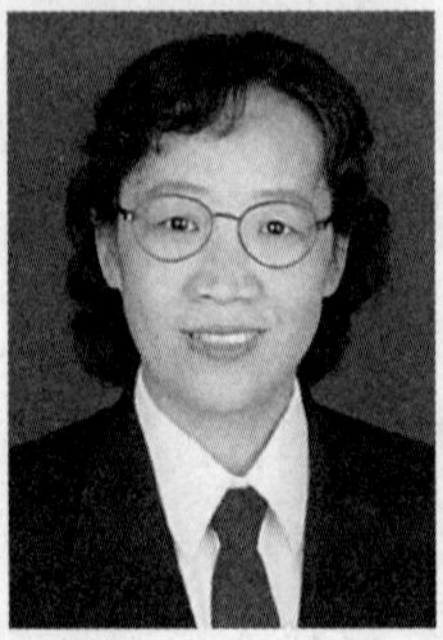

陈玉芹 女，1952年3月生，邢台清河人，本科学历，高级政工师。1970年12月参加中国人民解放军，在浙江省杭州市O七九七部队任战士。1972年5月在浙江省空军四五三医院任护士。1974年3月加入中国共产党。1980年1月在江苏省如皋八六四四二部队任护士。1982年1月至1984年2月在空军军医学校上海护校学习。毕业后在安徽安庆八六三八七部队任护士长。1987年12月转业到邢台市第三医院工作。1990年3月任医院团总支负责人。1992年12月任医院党办室副主任。1994年7月至1996年12月在中央党校函授学院党政管理本科班学习。1996年3月任医院办公室主任。1997年4月任院党委委员，5月任医院第一党支部书记，7月任工会主席（副处），兼院党办、院办主任，直至2007年5月退居二线。2012年3月退休。1999年评为高级政工师。在负责工会、党办、院办、医院宣传报道及协助院长分管人事工作期间，努力学习，积极工作，扎扎实实地为医院发展尽职尽责。在院党委领导下，认真发挥工会和职代会职能，制定了“邢台市第三医院职工代表大会条例实施细则”，为职代会依法行使民主管理职权打下良好基础，职代会被评为“邢台市优秀星级职代会”。建立了“工会红白理事会”，帮助职工解决困难和实际问题。建立了“职工文化活动中心”，围绕医院发展主题，经常组织丰富多彩的文体活动，为推进医院文化建设发挥了积极作用。工会被评为“邢台市先进职工之家”，并被授予“五一奖状”。任“两办主任”期间，从抓制度和程序入手，规范办公室管理。以医院发展、稳定、团结为前提，大力抓办公室的服务、协调、监督等职能。在多年办公室人员少、头绪多、事务多、任务重的情况下，带领办公室人员团结协作，保证了医院党务、行政、纪检、人事、组织、宣传、工会等日常工作的正常运转，在文字水平和协调管理上均创办公室工作最好水平。在宣传报道方面，积极培训医院通讯报道员，组织各类宣传稿件，并在邢台电视台、《牛城晚报》开办健康讲座、医院专家特色介绍等栏目，大力宣传医院的专家和技术特色，宣传医院的闪光点，每年在邢台各新闻媒体刊登、播报医院各类稿件百余篇，为扩大医院知名度和影响力做出了应有贡献。受邢台市政府嘉奖 1 次，记功 2 次，记三等功 1 次。1991 年和 1993 年 2 次被评为“卫生局先进工作者”。1996 年被评为邢台市卫生系统优秀共产党员。1998 年被邢台市卫生局评为“优秀党务工作者”，所负责的第一党支部被评为“先进基层党组织”。2001 年被评为“邢台市帮扶困难职工先进个人”。2003 年被评为“邢台市抗击‘非典’宣传工作先进个人”。

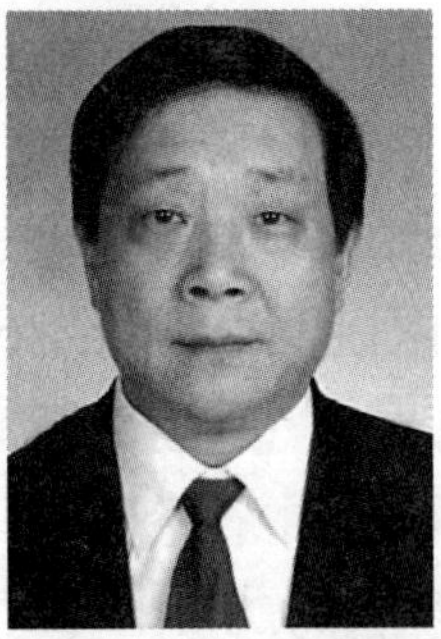

李含义　1952 年 7 月生，安徽含山人，本科学历，主任医师。1969 年 2 月入伍，在中国人民解放军第二十七军七十九师二三六团卫生队任卫生员。1970 年 8 月加入中国共产党。1970 年 4 月至 1972 年 4 月在中国人民解放军第四军医大学学习。1972 年 4 月至 1978 年 5 月在中国人民解放军第二十七军七十九师医院任副院长。曾任军医、主治军医、副主任医师。1990 年 2 月至 1995 年 8 月在中国人民解放军第二十七军七十九师任卫生科长兼师医院院长。1995 年 8 月转业到邢台市第三医院，任副院长、党支部委员。1996 年 12 月，医院党支部改建党委，继任党委委员。2003 年 5 月调离市三院，任市二院院长、书记。

李含义参军后由于勤奋学习，努力工作，很快步入领导岗位。在主持师医院工作期间，不仅完成了战备训练、战地救护、防病治病等工作，而且非常重视科研工作。他主持完成的科研项目《学龄前儿童乙型肝炎病毒持续感染血清学标志自然转归的跟踪观察及危险因素》获北京军区科技进步三等奖；《消除 RF 对抗 HBC 检出干扰作用探讨》和《现代雷伤的早期外科处理》分别获北京军区科技进步四等奖；《十二指肠溃疡旷置术改进》获邢台市科技进步三等奖。1988 年对越作战期间荣获“战地模范工作者”并记“二等功”1 次。1996 年在邢台地区发生重大洪涝灾害时，带领市三院医疗队奔赴重灾区，昼夜不停，防病治病，成绩突出，获河北省卫生厅“抗洪救灾先进个人”荣誉。在市三院任副院长、党委委员期间，分管行政管理、外科系统、总务科、药剂科、器械科、放射科、CT 室等。面对工作环境的改变和任务的加重，边干边学，刻苦钻研，勤奋工作，尽职尽责，圆满完成了各项工作任务。在医院基本建设、科室的业务发展、医疗纠纷的处理和提高医院两个效益中都做出了较好的成绩，为医院发展做出了较大贡献。受到政府嘉奖。

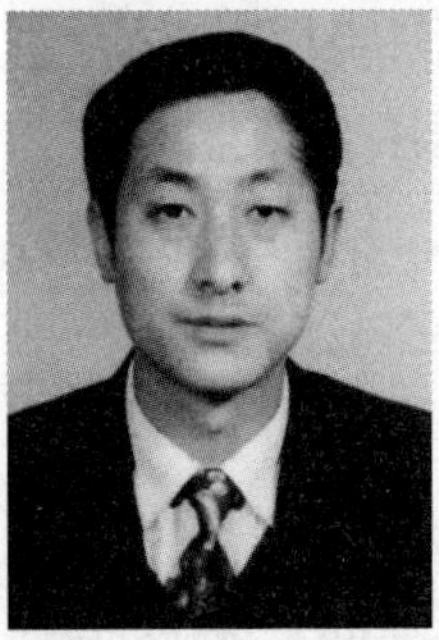

张海荣　1956 年 7 月生，山西和顺人，专科学历。1976 年 3 月参加中国人民解放军。1978 年 4 月加入中国共产党。在部队历任步兵第二十七军七十九师二三六团八五炮连战士、司务长，七十九师二三六团后勤处营房股副连、正连职助理员，二三六团后勤处副处长，七十九师后勤部营房科副营职助理员。1987 年 7 月至 1988 年 7 月任四十师（丁）后勤部营房科副营职助理员，参加了对越自卫反击战。1988 年 12 月任七十九师后勤部营房科正营职助理员。1989 年 9 月被授予上尉军衔，12 月被授予少校军衔。1991 年 9 月至 1994 年 6 月在中国人民解放军南京工程兵学院后勤管理系学习，获大专学历。1992 年 12 月被授予中校军衔。在部队期间荣立三等功 1 次，受嘉奖 5 次。1994 年 8 月由部队转业到邢台市第三医院总务科工作。1995 年 5 月任基建科副科长。1996年3月任总务科科长。1997年5月任第六党支部书记。2003年8月任院长助理、党委委员，兼任总务科科长。2005年3月任副院长、党委委员兼任总务科科长。负责总务科工作后，在人员管理、物资采购、保障供应、水电暖正常运转及设备维护等方面，通过实施超前计划、科学安排、严格管理，充分调动了大家的工作热情，不仅正常工作做得很出色，多项大的、原需要外包的工程，硬是组织本科人员拿了下来，为医院节省了大量资金。重点参与了高职住宅楼和综合楼的新建工程，参与了市委、市政府关于“党校搬迁，三院扩建”项目的第一期洽谈及手续办理交接工作，组织实施了对党校办公楼改建病房工程，参与了医院新建的前期考察及方案会审。总务科被医院授予“突出贡献奖”。因医院庭院环境绿化美化工作成绩突出，被河北省建设委员会评为“河北省园林式单位”、市级“绿化先进单位”。抗“非典”期间，邢台市把市三院作为防治“非典”定点医院。张海荣面对改造“非典”病房时间紧、任务重，防治“非典”物资匮乏的局面，发扬不怕困难、敢打硬仗的军人作风，妥善组织后勤职工，打破工种界限，不分昼夜，加班加点，终于按时圆满地完成了任务，为邢台市三院按时接受“非典”病人打下了坚实的基础。因工作成绩突出，被邢台市人民政府嘉奖1次，记三等功3次，二等功1次。2016年退休。

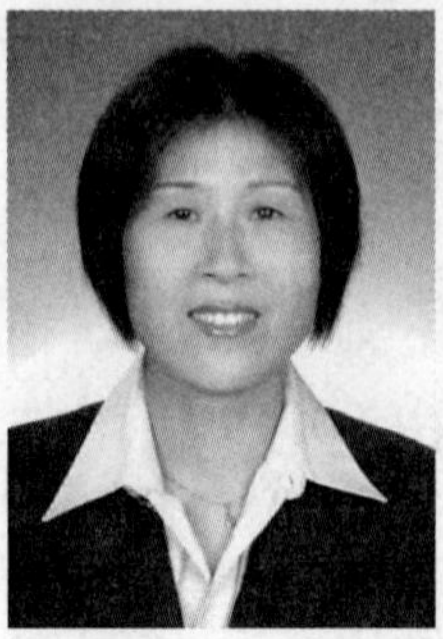

王 卫 女，1961年11月生，湖北黄梅人，本科学历。1983年7月毕业于湖北中医学院中医系，8月分配到湖北省黄梅县人民医院，先后从事中医科、妇产科工作。1992年9月晋升为妇产科主治医师。1994年10月调邢台市第三医院妇产科工作。1997年3月任医务科副科长。1999年5月任医务科科长，12月晋升为妇产科副主任医师。2003年8月任副院长。2004年11月晋升为妇产科主任医师。2004年11月任邢台市第十届政协委员。2008年3月任邢台市第十三届人大代表、常务委员。2013年3月任邢台市第十二届政协委员、常务委员，2017年3月任邢台市第十三届政协委员、常务委员。从事卫生工作后，刻苦钻研专业技术，大胆探索医学理论，认真总结工作经验，坚持撰写学术论文数篇。主持、参与完成《三氯醋酸治疗宫颈靡烂的研究》，2001年3月通过河北省科学技术厅成果鉴定；2002年7月获邢台市科技进步三等奖。作为第一主研人完成的《宫腔内人工授精两种洗涤方法比较的临床研究》，2004年8月通过河北省科学技术厅成果鉴定。在医院管理上，虚心学习，博采众长，勇于实践，大胆管理。建立和完善了医院医疗流程、规章制度、操作规程，医院整体医疗工作不断得到发展、提升。曾获邢台市人民政府嘉奖1次、记三等功2次。2010年度、2011年度被邢台市委考核为优秀。

王连芹 女，1962年8月生，邢台市人，中共党员，主任医师，心内科学术带头人。1983年7月毕业于承德医学院医疗专业，同年10月到市三院从事内科临床工作，1992年11月到心血管病医院心内科工作，先后多次到北京阜外医院进修学习，1994年4月负责心血管彩超室工作，1996年3月任心内科副主任（主持工作），1997年3月任心内科主任，2000年11月任邢台市三院党委委员、副院长兼心内科主任，2003年12月晋升为主任医师，2004年12月任邢台市三院院长、党委副书记兼心内科主任，2005年8月任邢台

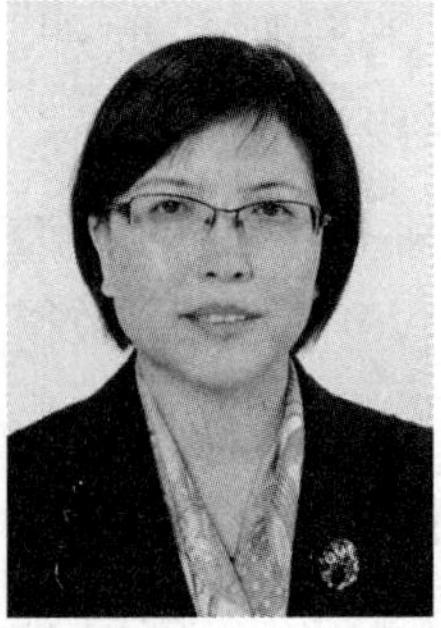

市第三医院党委书记、院长。是中共十八大代表，中共河北省第七届党代表，河北省第十届、十二届政协委员，邢台市第八届市委委员，邢台市第十四届、十五届人大常委，桥西区第八至十届人大代表，享受国务院特殊津贴，是河北省有突出贡献中青年专家，邢台市第六批拔尖人才，邢台市第七批、第八批市管优秀专家。

王连芹从事心内科临床工作30余年，她博采众长、开拓创新，在心血管疾病诊治、特别是在心血管介入和疑难重症救治方面有丰富经验和较高的学术造诣，创建了“邢台市心血管病介入治疗中心”和“中国胸痛中心”。在心血管临床和科研实践中，紧跟国内外前沿，以新技术项目为引领，打造特色专科，率先在邢台市开展了起搏器安装、冠脉PCI、射频消融根治阵发性室上速、二尖瓣球囊扩张、先心病封堵等技术项目，填补了冀南地区心血管介入领域的多项空白，被誉为冀南地区心血管介入第一人。所领导的心内科综合医疗水平走在全省前列，被评为“河北省重点专科建设单位”。在核心期刊发表论文60余篇，出版著作一部，主持完成科研课题10项，其中5项获河北省科技进步三等奖，8项获邢台市一等奖。

任副院长期间，负责医疗业务工作和脑血管病中心建设，有效整合并理顺了脑血管病中心内部运行机制；完善了急危重病人救治等管理制度，促进了医疗水平的提高，先后圆满完成各项应急救治和医疗保障任务。2003年抗击“非典”期间，临危受命，担任“非典”救治专家组组长，圆满完成上级交给的抗击“非典”任务。

任院长之初，面对医院规模小、医疗用房陈旧老化、发展受限等问题，她积极谋划和完成了“党校搬迁”和“党校家属院拆迁”等北扩项目，医院占地面积由50.79亩增加到99.05亩，2012年医院整体改扩建项目开工建设，总建筑面积13.3万平方米，2015年9月新建病房楼和医技楼竣工投入使用，建筑面积约10.8万平方米，床位由616张增加到1200张，门诊楼将于2018年10月竣工。

任院长后，坚持正确的办院方向，认真研究新形势下医院改革发展的方向，创新经营管理机制，大力实施人才发展战略，着力打造医院品牌，坚持“特色兴院、科教强院”，提出了“突出特色，全面发展”学科发展战略。加强与北京各大医院技术和科研协作，推进各学科加快发展，综合医疗水平走在全市前列，其中心脑专科水平达省内领先；积极谋划健康产业发展，2006年成立了“邢台市健康体检中心”。随着医院发展和行业管理不断规范，市三院和心血管病医院原有的“一院两制”办院模式，已难以适应医院发展要求，严重制约了医院发展，她适时调整发展战略，做出了“整合两院、晋升三级医院”的重大战略决策，2008年12月医院顺利整合晋升为三级综合医院，邢台市心血管病医院和邢台市健康体检中心分别为医院第二和第三名称。大力培育科教研能力，制定一系列优惠政策，促进了科教研发展，2010年成为承德医学院附属医院，建有“院士工作站”和“博士后创新实践基地”，拥有省级重点发展学科、省级重点专科3个，市级重点学科和重点发展学科6个，是“邢台市心血管病介入治疗中心”、“邢台市脑血管病治疗中心”、“中国胸痛中心”和“高级卒中中心”。医院发展成为集医教研、预防保健为一体的以诊治心脑血管病为特色的三级综合性医院。

她高度重视医疗质量管理，率先在全市提出全面质量管理理念，建立健全了医疗质量管理的制度机制，构建了医院全面质量管理体系，促进了医疗质量持续改进。积极推进医院科学化、规范化管理，坚持依法行政、依法管理，成立法务部，建立健全了医院各项管理和内控管理制度，各项工作进入了科学化、规范化管理轨道。积极推进信息化建设，实现了办公、医疗、护理、运营管理等信息化全覆盖。实现了后勤管理社会化。加强医院文化建设，坚持以人文本，以文化人，关心和培养职工，为想干事、能干事、能干成事的人提供平台，打破论资排辈和身份界限，不拘一格用人才，在全院营造了良好的人才成长环境和风清气正的用人环境。

是中国医院协会疾病与健康管理专业委员会委员，河北省高血压防治学会副理事长，河北省医学会心电生理和起搏学会常委，河北省医学会心血管病分会委员、介入学组成员，河北省女医师协会副会长，邢台市医学会第一、二届心电生理和起搏专业委员会主任委员，邢台市心血管分会名誉主任委员。

被评为全国卫生系统抗击“非典”先进个人、全国三八红旗手、河北省先进工作者、河北省卫生系统先进个人、河北省“巾帼建功”明星、河北省卫生系统抗击“非典”先进个人、邢台市劳动模范、邢台市行风建设十佳诚信个人，被授予邢台市“五一劳动奖章”，先后荣立二等功4次，三等功8次。

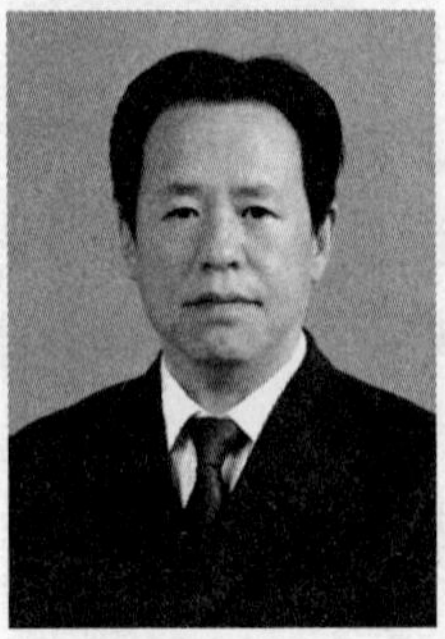

薛志广　1964年3月生，邢台新河人，中共党员，本科学历，主任医师。1987年7月河北医科大学临床医学系毕业后分配到邢台市第三医院普外科工作，先后在河北省医科大学第二附属医院、北京大学第二医院进修学习腹腔镜技术，在天津医科大学肿瘤医院肝胆外科进修学习。1995年任普外科副主任，1997年任普外科主任。2005年3月任邢台市第三医院院长助理、党委委员。2006年3月任邢台市第三医院副院长兼普外科主任。先后在《中国局解与手术杂志》《中国肿瘤与康复杂志》《普外临床杂志》《河北医科大学学报》《军医进修学院学报》《浙江中医杂志》等杂志发表论文十多篇。主持完成“十二指肠溃疡旷置术的改进”、“补片防止Miles术后造瘘口旁疝的发生”“急性阑尾炎合并糖尿病中西结合治疗与急诊手术的对比研究”、“‘J’型切口在乳腺癌保乳术中修补乳房缺损的临床研究”、“腔镜联合内镜序贯性治疗老年胆石病的临床应用研究”、“特殊类型乳腺癌的分子分型和临床研究”、“PTGCD序贯GLLC微创联合治疗老年急性重症结石性胆囊炎的临床研究”七项科研成果。

在邢台市第三医院率先开展了肝癌肝叶切除术、胰十二指肠切除术、直肠癌全系膜切除术、腹腔晚期恶性肿瘤联合肌器切除术、甲状腺癌八保留功能性扩清术、乳腺癌根治大网膜置入乳腺成形术、胆管癌根治术、腹腔镜手术如胆囊切除、肠粘连分解、疝气TEP手术、手助直肠癌根治术。

1996、1998、2003、2004、2005年被邢台市人民政府记三等功。1999年入选邢台市跨世纪青年科技人才，2017年12月获“河北省卫生计生系统先进工作者”称号，享受市级劳动模范和先进工作者待遇。为河北省血管外科专业委员，中国医疗保健国际交流促进会健康科普分会第一届委员会常务委员、河北省抗癌协会肝癌专业委员会常务委员、河北省医学会肿瘤学分会肝癌专业委员会常务委员、河北省青年科学技术协会委员，曾任邢台市桥西区第五届、第六届政协委员。河北省医学会小儿外科学分会第四届委员会委员、河北省医学会内镜学分会微创外科学组第二届委员、邢台市医学会第一届乳腺肿瘤专业委员会副主任委员、河北省医学会外科学分会第七届、第八届委员会委员、邢台市药械安全专家库专家、河北省抗癌协会胰腺癌专业委员会第一届常务委员、河北省医学会消化内镜学分会外科学组第三届委员、中国人民财产保险股份有限公司邢台市分公司医疗专家、河北省医学会第二届预防接种异常反应鉴定专家库成员、邢台市临床肿瘤学会专业委员会第一届副理事长、邢台市医学会第六届理事会常务理事、邢台市医院协会第一届医疗质量管理专业委员会副主任委员、邢台市医院协会第一届医院肿瘤管理专业委员会副主任委员、邢台市第一医院（邢台市肿瘤医院）肿瘤专科联盟副理事长、河北省医学会外科学分会第二届腹腔镜－内镜外科学组委员。

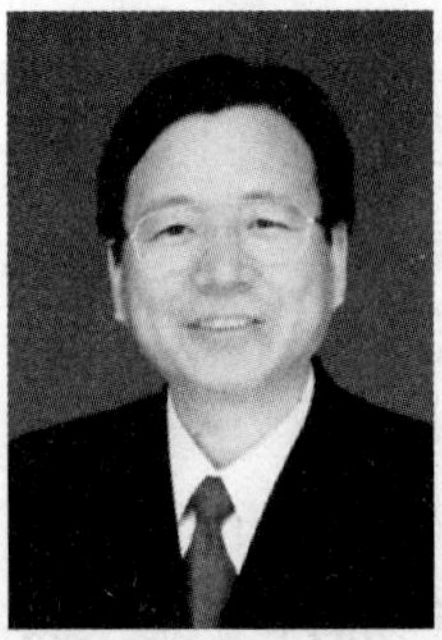

梁景江　1964 年 12 月生，河北广宗人，1983 年 7 月参加工作，1996 年 6 月加入中国共产党，河北省委党校经济管理专业在职研究生学历。1983 年 7 月河北水利专科学校水文专业毕业后，在河北省水文总站邢台分站坡底站先后任技术员、副站长、站长；1987 年 12 月至 1993 年 6 月在邢台市农业委员会水利科、工程管理科任科员；1993 年 6 月至 1997 年 12 月在邢台市水利局办公室任科员、副主任；1997 年 12 月至 2000 年 3 月任邢台市水利局（期间改为水务局）老干部科长；2000 年 3 月至 2004 年 1 月任邢台市水务局纪委副书记、监察室主任，负责办公室全面工作；2004 年 1 月至 2006 年 4 月任邢台市朱庄水库管理处党委委员、纪委书记；2006 年 4 月任市第三医院党委委员、纪委书记。

在水文站工作期间，团结带领职工不分昼夜、夏冬，雨里冲河里去，冒着随时被洪水冲走的危险，观测流速、水深、流量，为国家建设积累了宝贵的水文资料。

在市农业委员会工作期间，组织开展并主笔编制了《邢台市城市供水水源规划》等 3 项全市性水利规划、水资源调查评价，为指导邢台市水资源合理开发利用和管理发挥了重要指导作用。之后实施并正在运行的“引朱（朱庄水库）济邢（邢台市）”供水工程就是当时规划的工程之一。

在水务局工作期间，参加了抗击“96. 8”特大洪水和灾后重建工作，完成了收集汛情灾情、起草文件、上传下达等任务，起草的 1996 年邢台市冬春农田水利基本建设实施意见被市委、市政府采用印发，为指导全市灾后恢复生产、修复水毁工程发挥了重要指导作用。执笔起草的邢台市水利基金筹集办法被市政府常务会议研究通过，每年新增加水利投入 800 多万元，为加快水利建设发挥了重大促进作用。

在医院工作期间，坚持全面从严治党，始终保持了反腐倡廉高压态势。持续推进党委主体责任和纪委监督责任的落实，持续加强医德医风与行风建设，持续督促改进医疗服务措施，认真纠正行业不正之风，严肃处理违规违纪行为，以病人为中心的服务理念深入人心，保持了良好的医德医风，促进了权力公开规范运行，在患者和社会上留下了良好的口碑，受到上级和同行的称赞。2017 年，出院患者满意度达 97. 19%。

1994～2017 年，先后在新闻媒体发表宣传文章 130 多篇；在《中国水利》等期刊发表论文 8 篇；完成科研成果 2 项，其中 1 项荣获邢台市科技进步奖二等奖。35 次被河北省水利厅、邢台市委、市政府、市委办公室、市政府办公室、市人事局、市委宣传部、市农工委评为先进个人或优秀共产党员；2012 年，被河北省委、省政府授予优秀驻村工作队员称号。

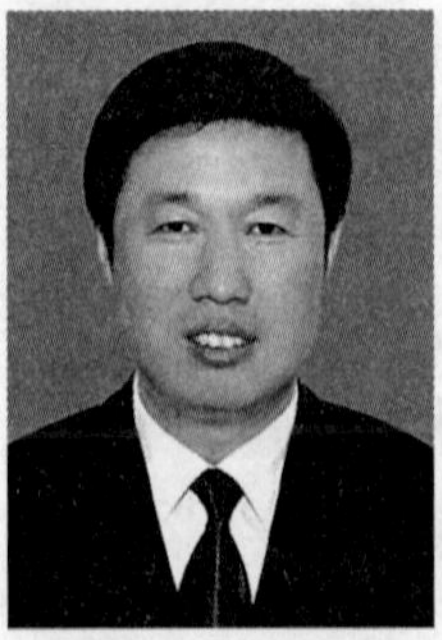

王敬波　1965 年 1 月生，河北隆尧人，大学本科学历，中共党员，高级政工师。1984 年 7 月毕业于河北农业大学农机系，获工学学士学位。同年 7 月被分配到邢台地区农机局农机科工作，历任科员、副科长、科长。1994 年 8 月加入中国共产党。1996 年 6 月参加中共邢台市委组织部举办的市直年轻干部培训班，2000 年 5 月，参加中共邢台市委组织部在北京举办的邢台市农业管理干部农业产业化高级研修班。2002 年 10 月任邢台市农业局办公室主任，2004 年 1 月任中共邢台市委农工委助理调研员兼党委秘书，2005 年 8 月 29 日任邢台市第三医院党委副书记。现为河北省医院协会医院文化专业委员会委员、河北省医院协会人力资源管理专业委员会委员。

参加工作以来，在地区农机局、市农业局、市委农工委工作期间，曾先后从事农机管理、综合协调、机关文秘等工作。参与了中共邢台市委六届六次全会、全市农村工作会议、全市创建文明生态村帮建工作会议、全市城市化建设与创建文明生态村工作会议以及全市创建文明生态村农民观摩会议等一系列重大会议的专件起草和筹备工作。至 2005 年，起草各类文件、讲话、会议专件等 100 多篇，发表论文 6 篇。先后 26 次荣获国家、省、市农业农村管理工作先进工作者，2 次荣获市直农口系统优秀共产党员，2 次被记功、记大功，5 次荣获省、市科技进步奖。

2005 年 8 月 29 日，由市委农工委调任邢台市第三医院党委副书记，先后分管党务、政治思想、精神文明建设、办公室、人事、宣传、计划生育、工会、共青团、妇委会、老干部、总务、物业办、体检中心、新大楼优化等工作。多年来，认真贯彻执行党的各项方针政策，严格履职尽责，全力做好各项分管工作。党的十八大以来，先后组织开展了党的群众路线教育实践活动、“三严三实”专题教育、“两学一做”学习教育等活动，党组织的凝聚力和干部职工的向心力、战斗力进一步增强。院党委先后 8 次获优秀领导班子，2005、2006 年获邢台市理论教育工作先进单位，2008 年获邢台市思想政治工作先进集体，2011 年医院被评为邢台市引才引智先进单位，2015、2016 年连续两次获邢台市十佳学习型基层党组织，2016 年获先进基层党组织，是年被命名为省级院士工作站和博士后创新实践基地。医院先后 5 次被评为邢台市文明单位，2 次被评为河北省文明单位。个人先后获邢台市思想政治工作创新奖、市直创建文明机关（单位）活动先进工作者等多项荣誉称号。

王新伟　1966 年 4 月生，邢台平乡人，1984 年 6 月参加工作，中央党校函授学院法律专业毕业，大学学历。

1984 年 6 月至 1985 年 3 月为第一空军预备学校学员。1985 年 3 月至 1986 年 8 月为第二十航空学校学员。1986 年 8 月至 1989 年 7 月为南京工程兵学院学员。1989 年 7 月至

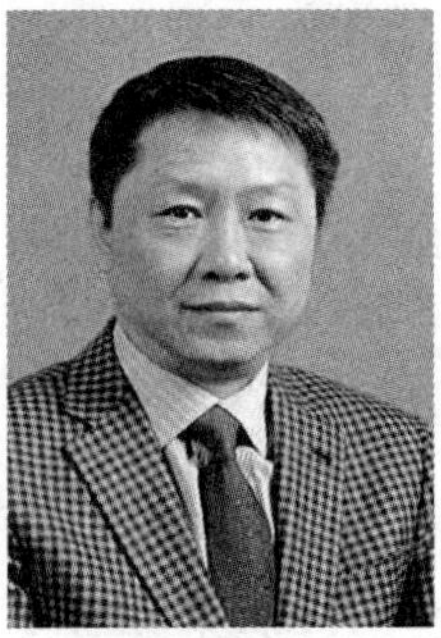

1990 年 6 月为二十七集团军七十九师工兵营道桥连见习学员。1989 年 11 月至 1990 年 6 月任二十七集团军七十九师工兵营道桥连排长。1990 年 4 月加入中国共产党。1993 年 2 月任邢台军分区司令部副连职参谋，同年 3 月晋升为正连职参谋。1995 年 3 月任邢台军分区司令部副营职参谋。1997 年 8 月开始在中央党校函授学院学习。1998 年 3 月任邢台军分区司令部动员科正营职参谋。1999 年 12 月毕业于中央党校函授学院法律专业。2001 年 6 月任邢台县人民武装部副部长。2004 年 2 月任临西县人民武装部部长。同年 3 月任临西县委常委、县人民武装部部长。2010 年 9 月任邢台县委常委、县武装部部长。1989 年 12 月立个人三等功；先后于 2002 年 12 月、2003 年 12 月、2007 年 12 月、2011 年 12 月四次获河北省优秀人民武装干部；2011 年 7 月被军分区评为先进团级党委；2011 年 12 月邢台县武装部被河北省军区评为先进人民武装部；2013 年 3 月邢台县武装部立集体三等功；2014 年 12 月立个人三等功。

2015 年 12 月 29 日转业到邢台市第三医院任党委副书记。主要分管安全生产、保卫科、物业管理办公室、扶贫等项工作。到医院工作后，充分发扬军转干部的优良作风，主动深入科室搞调研、贴近群众摸实情、紧盯问题抓落实，用最短的时间熟悉情况，投入工作。成立了邢台市第三医院安全生产管理委员会，并任主任委员，全面统筹安排安全生产工作，参与制定、修改了有关安全生产方案、制度等 20 余份，多次接受国务院、省、市安全生产督导检查，均取得良好成绩，确保了医院安全生产工作始终保持在稳定状态。先后组织参与了医院食堂、保洁、保安、辅医、车场、急诊话务员、有害生物消杀等外包服务项目的前期考察、招标文件制定、服务合同签订（续签）、服务质量督导工作，严格按规定、程序、标准开展工作，最大程度维护了医院利益，有效提高了各外包企业的服务水平。以“精准扶贫”为目标，以“健康扶贫”为抓手，多次深入扶贫联系点实地调研，和大家一起想办法、拿对策，在积极改善村民生产、生活条件的同时，组织全院 30 多名中层以上干部与村民结成“扶贫对子”，开展健康咨询、医疗帮扶，防止因病返贫、因病致贫，扶贫帮困工作取得了扎实效果。由于工作成绩突出，2016、2017 年邢台市第三医院被评为“年度企事业单位治安防范先进单位”；2017 年获“企事业单位治安防范先进个人”荣誉称号。

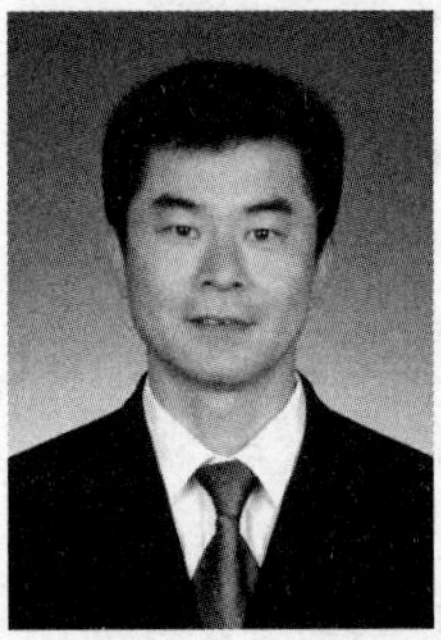

郭立新　1967 年 6 月生，河北唐山人，研究生学历，医学博士学位，主任医师，中共党员。1989 年 7 月毕业于河北医科大学，获学士学位。当年分配到邢台市第三医院工作。1992、1999 年 2 次到北京阜外心血管病医院进修心外科一年。1993 年 12 月参加完成第一台心脏手术，并任心外科负责人，是心外科创始人之一。1995 年晋升为主治医师。1996 年 3 月任心外科副主任，负责心外科及心血管病医院手术室全面行政管理工作。2000 年 9 月任心外科主任，12 月晋升为副主任医师。2002 年 7 月，任邢台市心血管病医院第三届董事会董事、心血管病医院副院长兼心外科主任。9 月考入中国医学科学院、中国协和医科大学北京阜外心血管病医院硕士研究生。期间仍每周回科开展手术及科室管理工作。2003 年 8 月任邢台市第三医院副院长、党委委员、邢台市心血管病医院副院长。2005年7月完成学业，获硕士学位。9月任邢台市医学会心血管外科专业委员会首届主任委员。郭立新致力于心外科疾病手术研究，不断总结临床经验，对瓣膜病及心脏复杂畸形的诊治有独到见解，使先心病法乐氏四联症治疗效果大大改善，死亡率明显降低，达到国内领先水平。2005年研究生毕业后手术技术更加纯熟，开展了低体重婴幼儿复杂先心病手术，最小年龄5个月，体重4.2公斤；许多复杂畸形、重症病人得到了救治，填补多项邢台市及河北省空白，手术量在河北省名列前茅。2006年11月晋升主任医师。2007年7月，作为访问学者到美国明尼苏达心脏中心研修心血管外科6个月，回国后开始独立开展冠状动脉搭桥手术，9月考取首都医科大学北京安贞医院心外科在职博士，期间仍坚持每周回院进行复杂疑难手术。2009年6月被邢台市委任命为医院党委副书记。2011年11月获医学博士学位，并发表了SCI学术论文。2010年开始开展主动脉夹层及动脉瘤等大血管手术，同时冠脉搭桥手术逐年大幅度增加，手术死亡率在0.3%以下，国内领先。2017年完成冠脉搭桥手术258例，实现了零死亡率。主持科研2项，分获邢台市科技进步一等奖和科技进步三等奖。发表论文10余篇，参加编写论著两部，曾多次受邢台市政府嘉奖并荣立二等功，评为邢台市优秀市管专家，被命名为邢台市桥西区第四届、第五届十大杰出青年。担任中国医师协会心血管外科分会委员、河北省生物医学工程体外循环协会副主任委员、河北省心胸外科学会学术委员、邢台市心血管外科专业委员会主任委员、邢台市青年联合会副主席等职务。

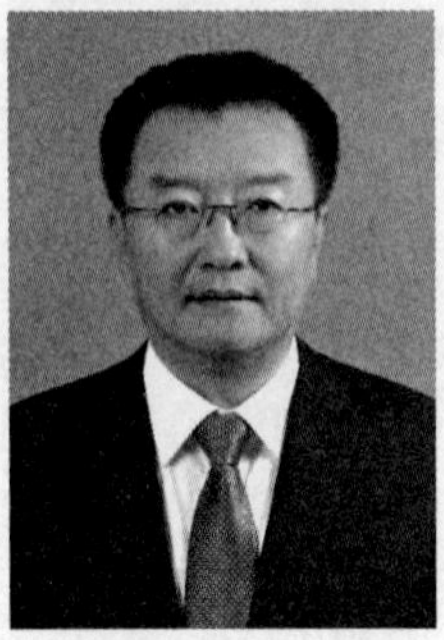

聂文平　1967年9月生，河北曲周人，1991年7月河北医学院临床医学专业毕业，9月参加工作，2004年6月入党，大学学历，医学学士学位。1991年9月至1994年3月在河北省煤炭四处职工医院外科工作。1994年3月调入邢台市第三医院，从事普外科工作。2000年曾在北京大学人民医院进修学习一年，重点学习肝胆外科、胃肠外科和乳腺外科专业。2004年3月调入医务科，10~12月任医务科副科长、体改经营办副主任，2004年12月至2006年5月任医务科副科长兼普外科副主任、体改经营办副主任，期间首次开始进行全院医疗数据统计和分析工作，为医院管理和决策提供客观的依据。2006年5月至2007年7月任医务科科长兼普外科副主任。2007年7月任院办公室主任、党办室主任。2008年12月任院长助理、党委委员。2011年11月任邢台市第三医院副院长兼基建办主任、总务科科长。主要负责医院整体改扩建项目的实施，包括党校家属院征收、前期各种手续的办理，勘察设计及优化设计以及工程建设招标等。2012年整体改扩建项目开工建设，建设规模为1200张床位，建筑面积约13.3万平方米。由于是原址改扩建，为了保证医疗工作正常进行，将项目分为两期进行建设，一期工程病房楼、医技楼于2015年9月交付使用，二期工程门诊楼于2016年初开工建设，2017年年末仍在施工中，预计2018年10月全面完成。

张方青　1970年4月生，邢台广宗人，中共党员，大学本科学历，骨科副主任医师。

1993年7月毕业于河北医科大学临床系，11月分配到邢台市第三医院，从事骨科临床工作。在临床工作期间，先后参与或主持完成科研4项，其中1项获河北省科技进步三等奖，发表论文10余篇。1999年3月至2000年3月，在第四军医大学唐都医院骨科研究

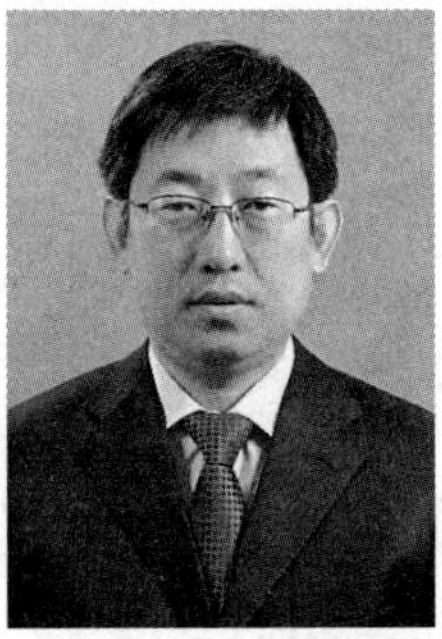

所进修学习。2000年4月调医务科工作，9月任医务科副科长。2003年11月任医务科科长；2005年5月被推荐为县处级后备干部，并参加中共邢台市委党校第16期中青班学习；2006年5月任质控办主任兼网络中心主任；11月任邢台市第三医院纪委委员；2007年7月任党委委员、工会主席，并兼任质控办主任、网络中心主任；2010年3月不再兼任质控办主任和网络中心主任职务。2013年，在平乡县平乡镇南柴村驻村工作一年。

因工作成绩突出，于1997、2000、2006年获市卫生局、市人事局嘉奖，2003、2016年各立三等功一次，2013年度受邢台市委嘉奖，并获邢台市深化加强基层建设年活动优秀驻村工作队员。曾获卫生系统“文明职工”、医学会优秀工作者、邢台市工会优秀工作者等荣誉称号。为河北省医院管理学会信息管理专业委员会常委、河北省经济信息协会委员、河北省卫生信息协会理事、河北省医学会第二届预防接种异常反应鉴定专家库成员、邢台市医院协会信息管理委员会副主任委员。

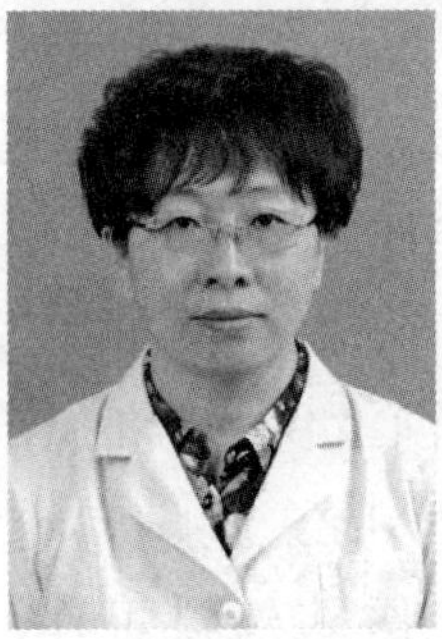

齐丽平 女，1971年2月生，河北沧州人，中共党员，1994年7月毕业于河北医学院临床医学专业，12月分配到邢台市第三医院。1995年5月到心彩超室工作，1998年6月到心内科工作。2000年9月到上海复旦大学中山医院进修一年，2003年3～9月，到北京阜外医院进修冠心病介入治疗。2006年3月任心内科副主任，9月任心内一科副主任，主持全面工作。2009年5月任心内一科主任，2010年3月任医务科科长兼心内一科主任。2012年6月获硕士学位。2013年5月任院长助理兼心内一科主任，2015年11月任副院长兼心内一科主任，2017年5月任副院长。

1994年参加工作后，先后从事心血管超声、心血管内科、心血管介入治疗的医疗、教学和研究工作，有丰富临床经验。到2017年底，在本学术领域先后发表国家级、省级医学论文20余篇，主研和参与研究省、市科研12项。在专业技术上追求精益求精，勇于探索创新，开展了邢台市很多项“第一”：在邢台市率先开展经桡动脉急诊介入治疗、腹主动脉、下肢动脉及肾动脉狭窄的介入治疗，率先开展永久起搏器右室流出道起搏、血栓抽吸导管、重症心衰患者床旁血滤、房颤射频消融术和冠状动脉旋磨术。

2013年后负责全院心血管病介入质控工作，实现精细化指标管理，网络上报率、人均支架个数、介入并发症和死亡率、急诊介入治疗D2B时间等多个关键指标和介入手术质量持续改进，多次在全国、全省质控会议上做经验介绍。

2016年2月负责医院胸痛中心建设工作，11月4日正式通过中国胸痛中心认证。2017年1月负责医院高级卒中中心建设，5月顺利通过国家认证。

先后获河北省医德医风标兵，全省医药卫生系统“白求恩式医药卫工作者”、第七批邢台市管优秀专家、立二等功2次，邢台市“五一劳动奖章”、邢台市“三八”红旗手等多项荣誉称号。兼任中国胸痛中心核查专家、中国医院协会疾病与健康管理专业委员会委员、中国老年保健协会心血管专业委员会委员、河北省心脏健康教育联盟常务委员、河北省临床医学工程学会心脑介入技术分会常务委员、河北省医师协会第一届胸痛联盟常务委员、河北省急救医学会第一届胸痛专业委员会常务委员、河北省医师协会心脏重症分会心衰学组委员、河北省医师协会高血压科医师分会第一届委员，兼任邢台市医学会内科学专业委员会、心血管内科专业委员会和心电生理和起搏专业委员会副主任委员。

二、外聘专家（排名不分先后）

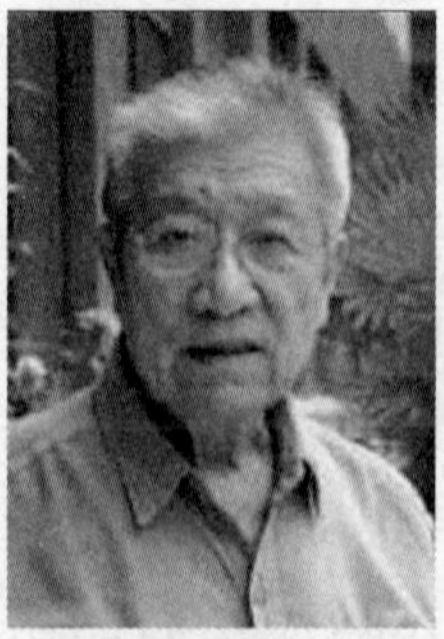

杨文质　北京大学第三医院泌尿外科教授、主任医师。专长泌尿外科常见病，肾肿瘤根治性切除，压力性尿失禁、前列腺增生，尤其在治疗男性不育症、前列腺炎等方面有着丰富的临床经验。曾任北京市泌尿外科学会主任委员、名誉主任委员、中国性学会常务理事及学术部长。1992 年 7 月至 1998 年 11 月在邢台市第三医院泌尿外科指导工作。

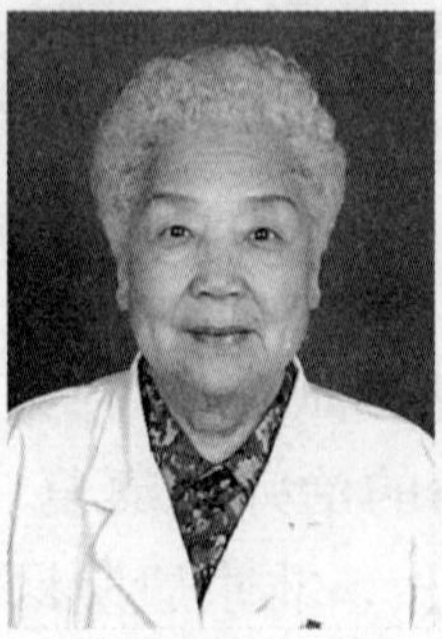

万焕忠　女，北京大学人民医院妇产科原主任、教授、主任医师、全国著名妇产科专家，擅长子宫肌瘤、子宫内膜异位症、子宫脱垂和阴道前后壁膨出、张力性尿失禁、卵巢肿瘤、子宫颈癌、子宫内膜癌以及卵巢癌等疾病的诊疗。曾任中华医学会北京分会妇产科专业委员会委员、中国性学会性医学专业委员会副主任委员、中国人口学会生殖保健分会常务理事。享受国务院特殊津贴。1997 年 7 月至 2005 年 12 月在邢台市第三医院妇产科指导工作，聘任为客座主任。

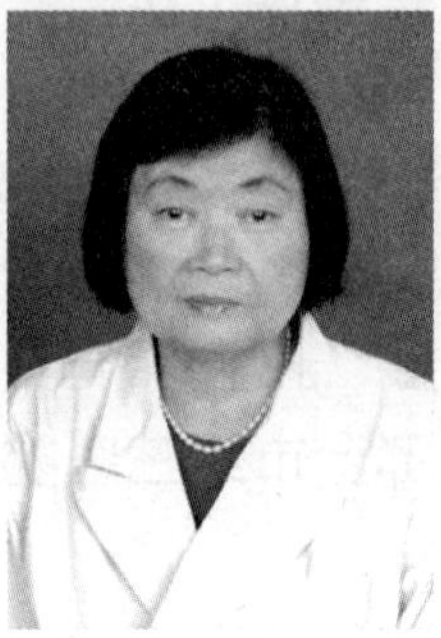

吴晶新　女，北京大学人民医院内科教授、主任医师，对消化系统疾病造诣较深，具有丰富的临床经验。兼任国家自然科学基金评审委员会委员、全国生物反应因子专业委员会委员。曾获国家自然科学基金奖，享受国务院特殊津贴。1997 年 7 月至 2006 年 1 月在邢台市第三医院内三科指导工作，聘任为客座教授。

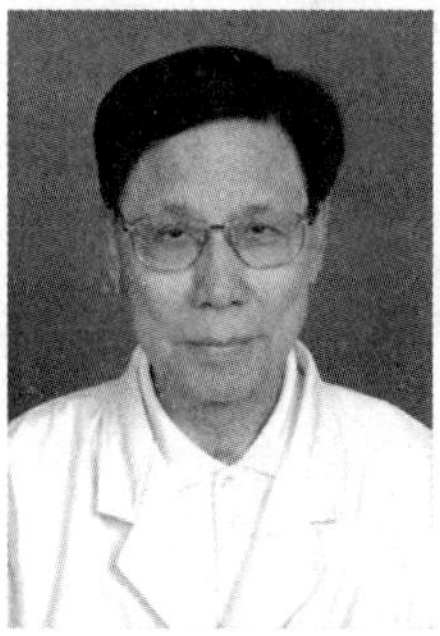

杨魁春　北京大学人民医院外科教授、主任医师。擅长甲状腺病、颈部肿瘤、淋巴结核、各种复杂疝等疾病的诊疗。在诊治骶尾部位少见良、恶性肿瘤的特殊感染上有独到之处。1997 年 7 月至 2006 年 1 月在邢台市第三医院普外科指导工作，聘任为客座教授。

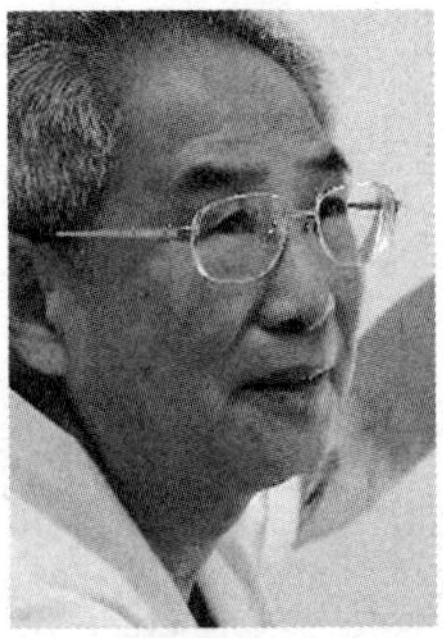

蒋化龙　主任医师，原北京大学人民医院骨科主任，硕士生导师。擅长诊治骨科疑难病症，是国内较早开展现代脊柱外科新技术的专家之一。曾任《中国脊柱脊髓杂志》常务编委、《中国矫形外科杂志》编委。享受国务院特殊津贴。1997 年至 2002 年 8 月在邢台市第三医院骨科指导工作。

冼美生　教授，历任河北医科大学第二医院及第四医院病理科主任，曾任中国抗癌协会病理委员会主任委员、河北省医学会病理分会和河北省医师协会病理分会主任委员。1998～2002 年在邢台市第三医院病理科指导工作。

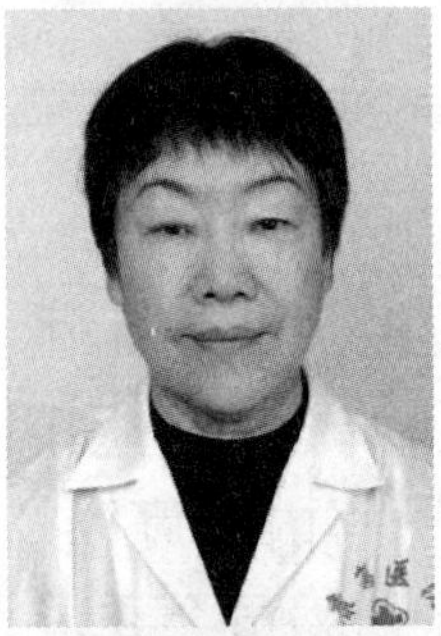

王瑞华　女，主任医师，首都医科大学教授，曾任神经康复科主任，为全国第一代神经康复专家，擅长于脑血管病康复，对大脑损伤后的认知、情感、吞咽、平衡、步态障碍的评估和康复治疗有独到之处。1999 年 3 月至 2003 年 1 月在邢台市第三医院康复科工作，聘任为客座教授。

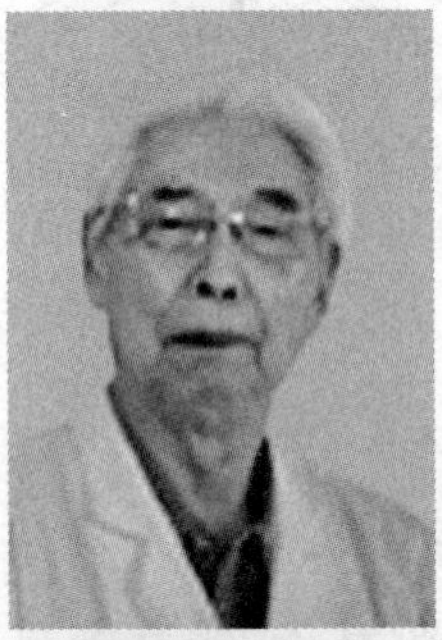

朱镛连　中国康复研究中心神经康复科教授，主任医师。擅长神经疾病的诊断与治疗，以及脑血管病、颅脑外伤和癫痫病的治疗与康复。曾任中华医学会神经科分会顾问、中华神经康复学组组长、北京康复医学会神经病学分会会长、北京天坛医院神经科主任，北京市神经外科研究所神经病室主任，北京博爱医院神经康复科、偏瘫治疗中心主任。1999 年 3 月至 2004 年 4 月不定期来邢台市第三医院康复科指导工作。

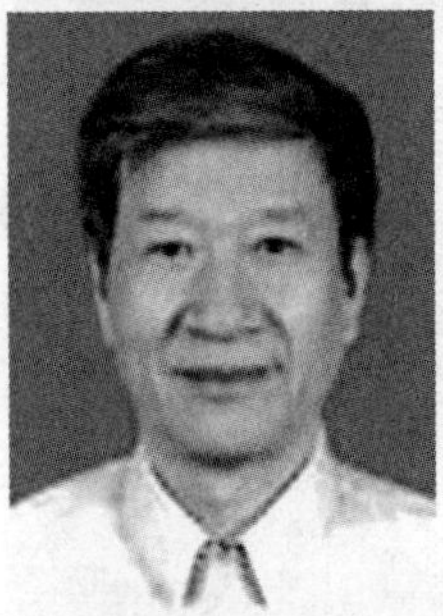

孙斌　中国人民解放军总医院主任医师、教授。擅长神经系统疾病，尤其帕金森病、周围神经病。对运动障碍疾病（肌张力失常、舞蹈、帕金森病）的诊治独具特色。曾任中华医学会神经病学分会“帕金森病及其他运动障碍学组”委员。2000 年 3 月至 2004 年 6 月在邢台市第三医院指导工作。

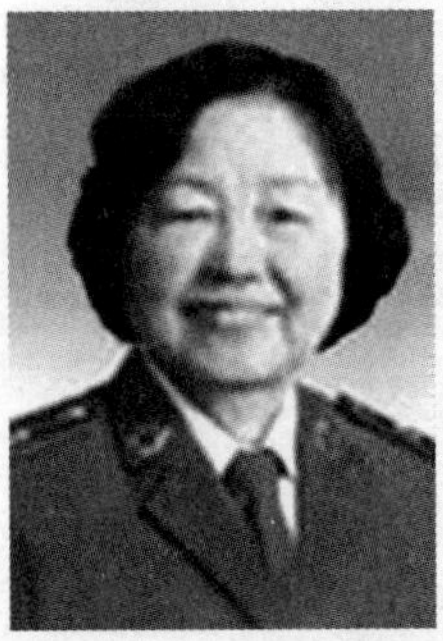

罗毅　女，中国人民解放军总医院主任医师、教授、硕士生导师。在神经病学、神经病理及超微结构方面造诣较深，擅长帕金森病、脑血管疾病的诊治、神经病理的超微结构研究。六次获中央、军队授予的“在党和国家领导人的医疗保健工作中做出了优异成绩”等荣誉称号。2000 年 3 月至 2004 年 6 月在邢台市第三医院指导工作。

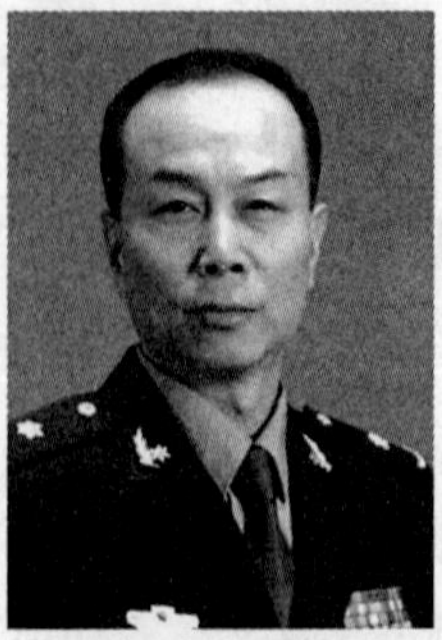

李宝民　中国人民解放军总医院神经外科主任医师，博士生导师。主要从事脑血管病、介入神经血管内治疗专业。担任中华医学会神经病学分会脑血管介入专业组副组长、中国医疗保健国际交流促进会介入分会副主任、中国医师协会神经外科脑血管病专家委员会副主任、《中华外科杂志》特约编委、《解放军医学杂志》编委、《中华心脑血管病杂志》编委、《中国现代神经疾病杂志》编委、《中国脑血管病杂志》编委、《中国卒中杂志》编委、《介入放射学杂志》编委。2000 年 8 月至 2006 年末带教指导邢台市第三医院神经介入学科。

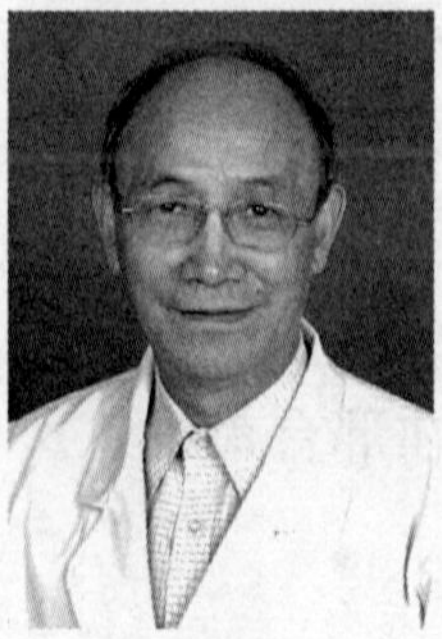

王　翚　中国人民解放军 304 医院原神经外科主任，主任医师，教授。长期在解放军神经外科中心工作，从事神经外科临床教学科研工作，曾任世界神经外科学会会员，中华神经外科学会沈阳分会副主任委员、北京分会委员，解放军神经外科专业委员会委员，《临床神经外科杂志》编委，《误诊误治杂志》编委。主编《脑血管造影图谱》，参与《实用神经外科学》《神经外科手术学》的编写，参与《神经外科手术技术》的编译。享受国务院特殊津贴。2001 年 9 月至 2008 年 7 月常驻邢台市第三医院神经外科工作，聘任为客座教授。

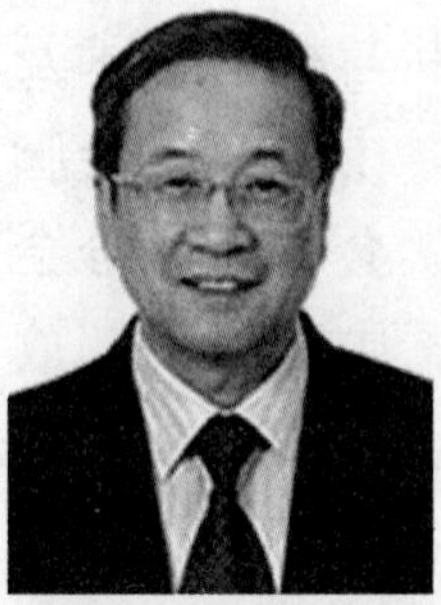

陈贤楠　北京儿童医院教授，主任医师，特级专家，专业特长儿科危重病急救医学，儿科休克、呼衰、多脏器功能衰竭，血液净化技术，先心病术后监护及急性中毒抢救。享受国务院特殊津贴。曾任中国病理生理学会危重病医学专业委员会委员、中华急诊医学会危重病学会委员。2002 年 2 月至 2008 年 1 月在邢台市第三医院儿科指导工作，聘任为客座教授。

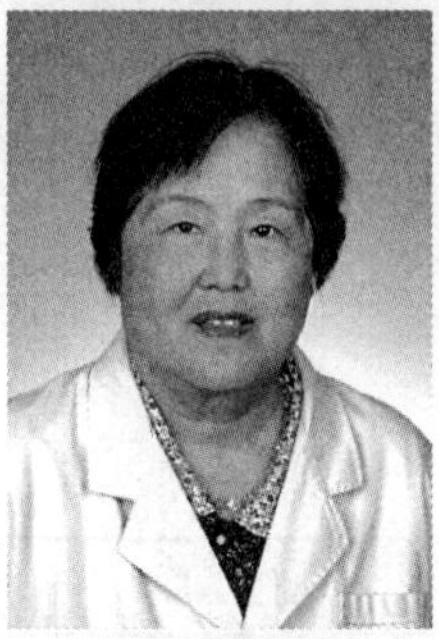

戴希真　女，中日友好医院原大内科副主任、消化内科主任，主任医师，教授，硕士生导师。擅长肝、胆、胰及消化道各种疑难疾病的诊断治疗，尤其精通胃镜、肠镜、逆行胰胆管造影的诊断及用内窥镜治疗技术。曾任中华医学会消化学会委员、中华医学会消化学会北京分会委员、中华营养学会委员、《中华误诊杂志》常务编委、《中华消化杂志》编委。2002 年 10 月至 2006 年 1 月在邢台市第三医院内三科指导工作，聘任为客座教授。

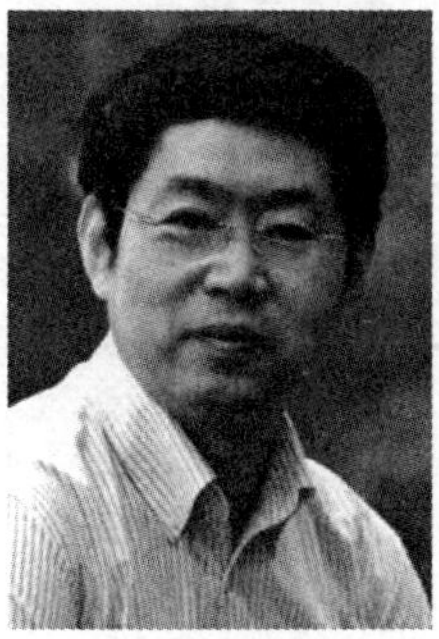

周生来　中国医院协会疾病与健康管理专业委员会主任委员、清华大学医学院健康中国领导力研究中心主任、清华大学经济管理学院医疗管理研究中心专聘主任、客座教授。中华医院管理学会医院经济分会副秘书长、中华医院管理学会市县级医院管理分会首席专家、《中国市、县医院生存与发展战略》项目负责人。曾在首都医科大学、国家卫生部、天坛医院就职，曾任安贞医院副院长。2004 年 9 月至 2005 年 12 月多次来邢台市第三医院考察、讲学和指导工作，2005 年聘任为名誉院长，不定期来院指导工作。

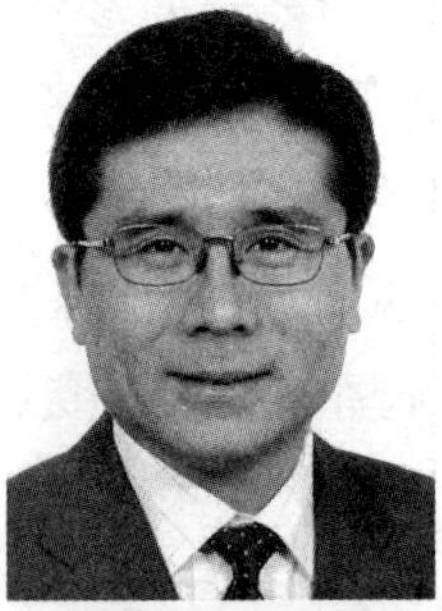

缪中荣　主任医师，教授，博士生导师，北京天坛医院介入神经病学科主任。国际卒中协会（WSC）会员，中国卒中学会理事，中国卒中学会介入分会主任委员。从事脑血管病的血管内治疗，组织编写多个专家共识及急性期缺血性卒中血管内治疗2015指南，组织多项缺血性脑血管病的临床试验研究。在国内启动了首个血管内支架取栓治疗的多个中心前瞻性对照研究－“急性缺血性卒中血管内治疗研究（EAST)”。2006年2月起在邢台市第三医院神经内科指导介入工作，至2017年未间断。

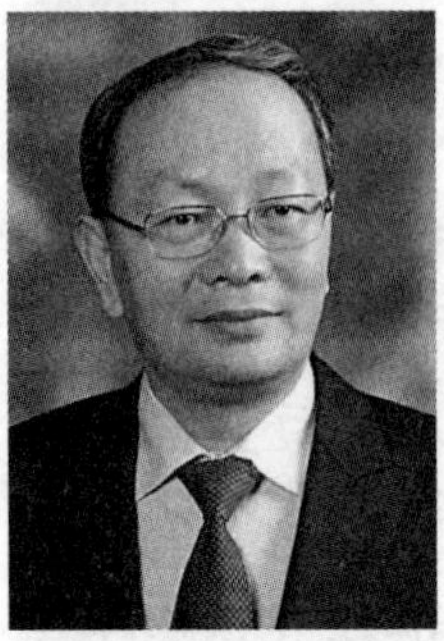

王大明　主任医师，博士，教授、博士生导师，全国政协委员，国务院特殊津贴获得者。任世界介入神经放射学联合会（WFITN）会员，中华医学会神经外科学分会委员、神经介入学组副组长，北京医学会神经外科学分会副主任委员，《中华外科杂志》《中华神经外科杂志》等12种学术杂志的编委、常务编委或副总编。2006年2月起在邢台市第三医院神经内科指导神经介入工作，至2017年未间断。

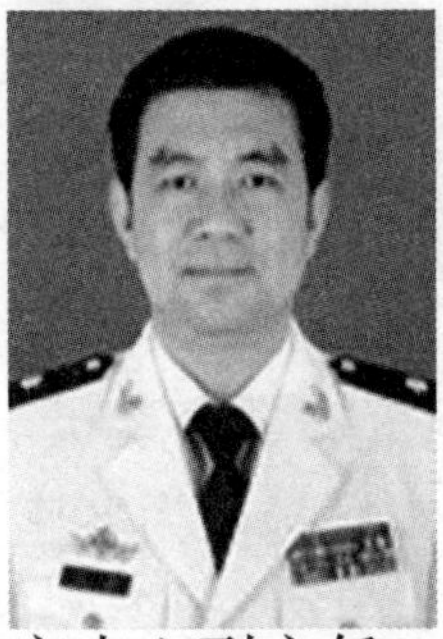

王　伟　北京海军总医院胸外科知名专家，主任医师、教授、医学博士，硕士研究生导师，原海军总医院胸外科主任。擅长食管癌、肺癌、食管良性肿瘤、食管贲门失迟缓症、纵隔肿瘤的早期诊断与根治手术及胸腔镜、纵隔镜、纤维支气管镜等胸外科微创诊疗技术。中华医学会胸心外科学会会员，北京医学会胸外科分会委员，北京医学会胸外科分会肺癌专业学组委员，北京医师学会胸外科分会常务理事，中国人民解放军胸心血管外科学会胸外科分会委员，中国癌症研究基金会食管疾病研究中心副主任。2017年8月被聘为邢台市第三医院胸外科客座专家。

第三节　人物表

2017年前邢台市第三医院中共代表名表

表12—1

姓　名	性别	所在科室及职务	籍　贯	届　别	任　职
王连芹	女	党委书记、院长	邢台市	全国第十八届	党代表
				河北省第七届	党代表
				邢台市第八届	市委委员
荀凤阁	男	党委书记、院长	邢台广宗县	邢台市委第六届	候补委员

2017 年前邢台市第三医院人大代表名表

表 12—2

姓 名	性别	所在科室及职务	籍 贯	届 别	任 职
任振芳	女	心内科三病区副主任	邢台市	河北省第十三届	代表
王 卫	女	副院长	湖北黄梅县	邢台市第十三届	常委
王连芹	女	党委书记、院长	邢台市	邢台市第十四届	常委
				邢台市第十五届	常委
				邢台市桥西区第八届	代表
				邢台市桥西区第九届	代表
				邢台市桥西区第十届	代表
陈秀婷	女	党支部副书记	邢台南宫市	邢台市第二届	代表
王绍英	男	市卫生局副局长、市三院书记、院长	河北蠡县	邢台市第六届	代表
刘兰亭	男	市三院院长、市卫生局副局长	邢台宁晋县	邢台市第八届	代表
张如俭	男	党委书记、院长	邢台南宫市	邢台市第十届	代表
				邢台市第十一届	代表
				邢台市桥西区第五届	代表
荀凤阁	男	党委书记、院长	邢台广宗县	邢台市第十二届	代表
苏文斌	男	党支部书记	邢台沙河市	邢台市桥西区第五届	代表
李振河	男	副院长、副书记	邢台沙河市	邢台市桥西区第六届	代表

2017 年前邢台市第三医院政协委员名表

表 12—3

姓 名	性别	所在科室及职务	籍 贯	届 别	任 职
陈 轩	男	副院长	江苏沭阳县	河北省第六届	委员
				邢台市第七届	委员
宁海春	男	脑血管病治疗中心主任	邢台市	河北省第八届	委员
荀凤阁	男	党委书记、院长	邢台广宗县	河北省第九届	委员
王连芹	女	党委书记、院长	邢台市	河北省第十届	委员
				河北省第十二届	委员
张燕飞	女	副院长	河北迁西县	邢台市第九届	常委
王 卫	女	副院长	湖北黄梅县	邢台市第十二届	常委
				邢台市第十三届	常委
				邢台市第十届	委员
				邢台市桥西区第六届	委员

续表

姓　名	性别	所在科室及职务	籍　贯	届　别	任　职
卢俊生	男	党委委员、副院长	邢台巨鹿县	邢台市第五届	委员
				邢台市第六届	委员，文体卫小组长
				邢台市第七届	委员，文体卫小组长
				邢台市第八届	委员，文体卫小组长
袁耀辉	男	药剂科主任	邢台巨鹿县	邢台市第十届	委员
				邢台市第十一届	委员
				邢台市第十二届	委员
于晶晶	女	腺体外科副主任	邢台临西县	邢台市第十二届	委员
				邢台市第十三届	委员
周　松	男	心内科二病区副主任	河北固安县	邢台市第十三届	委员
吴艳君	女	功能科	黑龙江泰来县	邢台市第十三届	委员
薛志广	男	党委委员、副院长	邢台新河县	邢台市桥西区第五届	常委
鲁　山	男	胸外科主任医师	云南峨山县	邢台市桥西区第六届	常委
				邢台市桥西区第七届	常委
				邢台市桥西区第八届	常委
韩雪兰	女	社区服务部副主任	河北张北县	邢台市桥西区第五届	委员
王雪霞	女	护理部主任	邢台平乡县	邢台市桥西区第九届	委员
李爱军	女	呼吸老年病科主任	邢台内丘县	邢台市桥西区第九届	委员
霍建宏	男	保卫科副主任	邢台县	邢台市桥西区第九届	委员
连彦军	男	胃肠外科主任	邢台隆尧县	邢台市桥西区第九届	委员
侯志强	男	肝胆外科副主任	河北定州市	邢台市桥西区第九届	委员
李俊青	女	心血管超声室	河北衡水市	邢台市桥西区第九届	委员

2017年前邢台市第三医院民主党派参加全国代表大会名表

表12—4

姓　名	性别	所在科室及职务	籍　贯	党派及届别	任　职
袁耀辉	男	药剂科主任	邢台巨鹿县	中国民主建国会全国第十届	代表

2017年邢台市第三医院、邢台市心血管病医院在职正高职称人员名表

表12—5

姓　名	出生年月	性别	技术职称	职称评定时间
王连芹	1962－08	女	主任医师	2003－12

续表 1

姓　名	出生年月	性别	技术职称	职称评定时间
王　卫	1961－11	女	主任医师	2004－11
魏玉清	1965－09	女	主任医师	2005－11
于　强	1963－03	男	主任医师	2005－11
贾永志	1962－11	男	主任医师	2005－11
薛志广	1963－02	男	主任医师	2006－11
陈国栋	1963－09	男	主任医师	2006－11
冯双英	1962－09	女	主任医师	2006－11
郭立新	1967－05	男	主任医师	2006－11
孙丽英	1963－04	女	主任医师	2007－12
刘杏巧	1963－07	女	主任医师	2007－12
姚莉芸	1965－09	女	主任医师	2007－12
王清虎	1963－03	男	主任医师	2007－12
冯存民	1964－10	男	主任医师	2007－12
李爱军	1963－07	女	主任医师	2007－12
吉淑敏	1963－11	女	主任医师	2007－12
杜远生	1964－12	男	主任医师	2007－12
郝进敏	1967－10	男	主任医师	2007－12
聂文平	1966－09	男	主任医师	2007－12
袁耀辉	1967－02	男	主任药师	2007－12
吕修臣	1966－08	男	主任医师	2008－12
许玉平	1964－10	女	主任医师	2008－12
王占魁	1965－01	男	主任医师	2008－12
崔世忠	1965－09	男	主任医师	2008－12
冯国强	1967－11	男	主任医师	2008－12
苗振华	1966－06	男	主任医师	2008－12
张　健	1963－10	男	主任医师	2008－12
白炜玮	1964－06	女	主任中医师	2009－12
李云霞	1963－12	女	主任检验技师	2009－12
冯柳芳	1968－12	女	主任护师	2009－12
王贵玲	1968－03	女	主任医师	2010－12
李英毅	1965－10	男	主任医师	2010－12
程艳敏	1965－01	女	主任医师	2010－12
薛振生	1968－02	男	主任医师	2011－12
汪秀英	1963－08	女	主任护师	2011－12

续表2

姓　名	出生年月	性别	技术职称	职称评定时间
王金国	1965－09	男	主任医师	2012－12
赵建清	1961－01	男	主任医师	2012－12
赵忠江	1965－01	男	主任医师	2012－12
祝云淑	1968－01	女	主任医师	2012－12
任振芳	1970－02	女	主任医师	2012－12
夏晓君	1970－06	男	主任医师	2012－12
王铁瑞	1971－03	男	主任医师	2012－12
连彦军	1969－02	男	主任医师	2012－12
范爱英	1970－01	女	主任医师	2013－12
齐丽平	1971－02	女	主任医师	2013－12
黄红革	1966－08	女	主任检验技师	2013－12
解会敏	1964－12	女	主任护师	2013－12
刘　铭	1959－12	女	主任医师	2014－12
郑海峰	1969－08	男	主任医师	2014－12
马美星	1971－04	女	主任医师	2014－12
赵　燕	1962－11	女	主任护师	2014－12
范雪爱	1969－12	女	主任医师	2015－12
郑晓芳	1972－03	女	主任医师	2015－12
苗振林	1964－07	男	主任医师	2015－12
库洪彬	1972－02	男	主任医师	2015－12
朱凌凌	1970－07	女	主任医师	2015－12
郝俊华	1966－06	女	主任医师	2015－12
王丽江	1967－08	女	主任护师	2015－12
李星亮	1965－01	男	主任医师	2016－12
杨志宏	1967－12	男	主任医师	2016－12
高　妍	1974－05	女	主任医师	2016－12
于改革	1971－10	女	主任医师	2016－12
冯晓英	1973－07	男	主任中医师	2016－12
王恩杰	1969－09	女	主任医师	2017－12
郭义军	1966－06	男	主任医师	2017－12
宋炳辉	1968－06	男	主任医师	2017－12
王灵群	1970－01	女	主任医师	2017－12
刘爱民	1969－09	女	主任医师	2017－12

2017 年邢台市第三医院、邢台市心血管病医院离退休正高职称人员名表

表 12—6

姓　名	出生年月	性别	技术职称	职称评定时间
陈　轩	1927 - 03	男	主任医师	1988 - 05
李湘岚	1940 - 08	女	主任医师	1993 - 07
华振声	1937 - 01	男	主任医师	1993 - 07
徐振江	1941 - 02	男	主任医师	1995 - 07
郝如琨	1939 - 10	男	主任医师	1997 - 08
张如俭	1941 - 01	男	主任医师	1998 - 11
宁海春	1941 - 07	男	主任医师	1999 - 09
温素芹	1946 - 02	女	主任医师	2000 - 12
张燕飞	1948 - 02	女	主任医师	2000 - 12
闫文双	1946 - 05	男	主任药师	2000 - 12
李风格	1954 - 02	女	主任医师	2001 - 12
牛敬敏	1950 - 11	女	主任医师	2002 - 11
杨淑芳	1949 - 10	女	主任医师	2003 - 12
邢德振	1957 - 03	男	主任医师	2003 - 12
王　红	1955 - 12	女	主任医师	2003 - 12
李庆祥	1954 - 05	男	主任医师	2006 - 11
鲁　山	1957 - 08	男	主任医师	2006 - 11
黄秀云	1955 - 06	女	主任医师	2008 - 12
郭义恒	1957 - 02	男	主任医师	2009 - 12
石云丽	1961 - 08	女	主任医师	2012 - 12
尹保强	1957 - 09	男	主任医师	2017 - 12
张捧玉	1957 - 10	女	主任医师	2003 - 12

2017 年邢台市第三医院、邢台市心血管病医院在职副高职称人员名表

表 12—7

姓　名	出生年月	性别	技术职称	职称评定时间
马春生	1965 - 04	男	副主任医师	2001 - 12
王春梅	1963 - 06	女	副主任医师	2003 - 12
徐群生	1963 - 06	男	副主任医师	2003 - 12
张发海	1963 - 04	男	副主任医师	2003 - 12
凌　鹏	1963 - 04	男	副主任医师	2003 - 12
袁晓惠	1963 - 07	女	副主任护师	2005 - 11
彭红兵	1970 - 09	女	副主任医师	2005 - 11

续表1

姓　名	出生年月	性别	技术职称	职称评定时间
齐　赛	1971－04	男	副主任医师	2006－11
王丽华	1969－04	女	副主任药师	2006－11
宋志俊	1973－04	男	副主任医师	2006－11
梁景江	1964－12	男	高级政工师	2007－08
孟卫东	1968－10	男	副主任医师	2007－12
赵金霞	1971－03	女	副主任医师	2007－12
闫喜格	1969－09	男	副主任医师	2007－12
杨香平	1968－07	女	副主任医师	2007－12
李　伟	1970－02	男	副主任医师	2007－12
张民峰	1969－05	男	副主任医师	2007－12
崔寒英	1969－11	女	副主任检验技师	2007－12
郭　静	1964－08	女	副主任护师	2007－12
李腊军	1964－12	男	副主任护师	2007－12
王敬波	1965－01	男	高级政工师	2008－08
要丽君	1969－10	女	副主任医师	2008－12
杨素云	1972－11	女	副主任医师	2008－12
王　云	1971－06	女	副主任医师	2008－12
刘利红	1970－03	女	副主任医师	2008－12
路　峰	1971－02	女	副主任医师	2008－12
侯志强	1968－11	男	副主任医师	2008－12
尹伟华	1964－04	女	副主任护师	2008－12
张素霞	1972－08	女	副主任护师	2008－12
李志凯	1964－07	男	副主任技师	2008－12
张世敏	1967－07	女	副主任医师	2009－12
张方青	1970－04	男	副主任医师	2009－12
王金果	1971－04	女	副主任中医师	2009－12
肖瑞芳	1972－01	女	副主任护师	2009－12
谷艳侠	1972－05	女	副主任护师	2009－12
王彦平	1975－12	女	副主任医师	2010－12
石国素	1974－12	女	副主任医师	2010－12
王宏斌	1974－01	男	副主任医师	2010－12
穆金兴	1974－11	男	副主任医师	2010－12
郭子健	1987－07	男	高级工程师	2011－11
常国梁	1969－08	男	副主任医师	2011－12

续表2

姓　名	出生年月	性别	技术职称	职称评定时间
徐焕博	1973－05	男	副主任医师	2011－12
郭文乾	1972－10	男	副主任医师	2011－12
冯　华	1970－07	女	副主任中医师	2011－12
焦红星	1972－07	女	副主任药师	2011－12
孟秀兰	1971－07	女	副主任护师	2011－12
吴胜敏	1964－03	女	副主任护师	2011－12
王雪霞	1973－04	女	副主任护师	2011－12
祁兴敏	1970－02	男	副主任护师	2011－12
王敏英	1972－11	女	副主任护师	2011－12
汪丽珍	1974－09	女	副主任护师	2011－12
杨雪棉	1972－04	女	副主任护师	2011－12
张志革	1974－04	女	副主任医师	2012－12
吴艳君	1968－01	女	副主任医师	2012－12
刘红霞	1975－11	女	副主任医师	2012－12
武铁军	1973－12	男	副主任医师	2012－12
王成强	1970－10	男	副主任药师	2012－12
赵领军	1964－03	女	副主任检验技师	2012－12
张晶梅	1973－11	女	副主任检验技师	2012－12
耿丽莹	1974－09	女	副主任护师	2012－12
徐立国	1963－08	男	副主任护师	2012－12
焦振玲	1966－06	女	副主任护师	2012－12
睢孟存	1964－01	女	副主任护师	2012－12
刘建华	1972－10	女	副主任护师	2012－12
安惠旒	1973－09	女	副主任护师	2012－12
张　珺	1967－01	女	副主任护师	2012－12
李丽霞	1974－04	女	主任记者	2012－12
王新月	1976－05	女	副主任医师	2013－12
崔玉增	1972－07	男	副主任医师	2013－12
崔　波	1976－04	男	副主任医师	2013－12
李　飞	1977－02	男	副主任医师	2013－12
张志卓	1977－08	女	副主任医师	2013－12
宋计平	1973－03	女	副主任医师	2013－12
王继宏	1978－11	男	副主任医师	2013－12
张云涛	1973－07	男	副主任医师	2013－12

续表 3

姓　名	出生年月	性别	技术职称	职称评定时间
于晶晶	1980－12	女	副主任医师	2013－12
郭克勤	1968－02	男	副主任中医师	2013－12
魏敬坤	1974－06	女	副主任护师	2013－12
李兰英	1975－09	女	副主任护师	2013－12
唐连敏	1974－09	女	副主任医师	2014－12
贾　亮	1980－05	男	副主任医师	2014－12
孔咏梅	1975－03	女	副主任医师	2014－12
李国锋	1975－12	男	副主任医师	2014－12
胡鹏飞	1978－10	女	副主任医师	2014－12
刘　壮	1965－03	男	副主任医师	2014－12
宋纪宁	1976－10	男	副主任医师	2014－12
李俊青	1973－04	女	副主任医师	2014－12
李瑞冰	1978－01	男	副主任医师	2014－12
刘世立	1969－01	男	副主任医师	2014－12
耿春杰	1978－05	男	副主任医师	2014－12
赵素霞	1974－02	女	副主任医师	2014－12
张　磊	1975－05	女	副主任检验师	2014－12
林江霞	1972－09	女	副主任护师	2014－12
刘书平	1968－12	女	副主任护师	2014－12
刘俊英	1974－05	女	副主任护师	2014－12
罗晓棠	1973－03	女	副主任护师	2014－12
王英妹	1977－03	女	副主任护师	2014－12
郭雪钗	1975－04	女	副主任护师	2014－12
李彩虹	1976－11	女	副主任护师	2014－12
郭　宇	1979－05	男	副主任医师	2015－12
梁日晶	1977－06	男	副主任医师	2015－12
卢东方	1972－03	女	副主任医师	2015－12
齐永霞	1972－03	女	副主任医师	2015－12
李兰兰	1977－10	女	副主任医师	2015－12
苑玉良	1970－11	男	副主任医师	2015－12
王双豹	1981－02	男	副主任医师	2015－12
王　彦	1978－02	女	副主任医师	2015－12
郭全周	1979－06	男	副主任医师	2015－12
李　欣	1979－05	女	副主任医师	2015－12

续表4

姓　名	出生年月	性别	技术职称	职称评定时间
周　松	1980－11	男	副主任医师	2015－12
贺　焱	1980－06	男	副主任医师	2015－12
付长江	1977－10	男	副主任医师	2015－12
张淑慧	1963－06	女	副主任护师	2015－12
赵建芬	1971－04	女	副主任护师	2015－12
李　英	1972－02	女	副主任护师	2015－12
孟建红	1977－05	女	副主任护师	2015－12
王振利	1974－06	女	副主任护师	2015－12
刘英华	1971－02	女	副主任护师	2015－12
孙宇婷	1981－02	女	副主任护师	2015－12
司永霞	1976－08	女	高级政工师	2016－11
张玉强	1978－11	男	副主任医师	2016－12
刘　莎	1979－06	女	副主任医师	2016－12
成云云	1982－02	女	副主任医师	2016－12
王金宝	1979－12	男	副主任医师	2016－12
李利峰	1980－10	男	副主任医师	2016－12
祖兴旺	1979－08	男	副主任医师	2016－12
霍毅中	1981－06	男	副主任医师	2016－12
贾宝铭	1981－10	男	副主任医师	2016－12
李志永	1979－10	男	副主任医师	2016－12
韩　明	1974－09	男	副主任医师	2016－12
马　芳	1972－09	女	副主任检验技师	2016－12
白现英	1978－06	女	副主任检验技师	2016－12
杨　华	1980－07	女	副主任检验技师	2016－12
路运华	1973－02	女	副主任护师	2016－12
夏小丽	1981－09	女	副主任护师	2016－12
张淑娟	1974－10	女	副主任护师	2016－12
王瑞英	1974－10	女	副主任护师	2016－12
连爱霞	1977－03	女	副主任护师	2016－12
王燕勃	1981－12	男	高级工程师	2017－11
张建刚	1974－02	男	副主任医师	2017－12
洪　燕	1974－02	女	副主任医师	2017－12
郝现伟	1981－07	男	副主任医师	2017－12
左玮玮	1982－01	女	副主任医师	2017－12

续表5

姓　名	出生年月	性别	技术职称	职称评定时间
刘进辉	1979－07	男	副主任医师	2017－12
何　昆	1982－08	男	副主任医师	2017－12
毕荣欣	1981－09	男	副主任医师	2017－12
王　松	1982－09	男	副主任医师	2017－12
闫建敏	1979－09	男	副主任医师	2017－12
杨湛南	1979－07	男	副主任医师	2017－12
赵丽娟	1980－10	女	副主任医师	2017－12
曹明善	1982－02	男	副主任检验技师	2017－12
冯会敏	1979－03	女	副主任护师	2017－12
公志改	1975－12	女	副主任护师	2017－12
白晓蔚	1978－05	女	副主任护师	2017－12
侯春芳	1977－05	女	副主任护师	2017－12
郭永禄	1964－05	男	副主任护师	2017－12
郝海红	1980－08	女	副主任护师	2017－12
韩　雪	1980－05	女	副主任护师	2017－12

2017年邢台市第三医院、邢台市心血管病医院离退休副高职称人员名表

表12—8

姓　名	出生年月	性别	技术职称	职称评定时间
王贵有	1931－11	男	副主任医师	1987－12
李金铎	1934－08	男	副主任医师	1987－12
苏胜旋	1925－06	男	副主任医师	1987－12
董金凤	1939－01	女	副主任医师	1987－12
康俊生	1936－02	男	副主任医师	1987－12
卢俊生	1940－03	男	副主任医师	1987－12
董春晓	1938－07	男	副主任医师	1987－12
卢振江	1928－02	男	副主任医师	1988－04
吕明正	1922－05	男	副主任医师	1988－04
张文江	1938－02	女	副主任医师	1988－04
张文考	1927－03	男	副主任医师	1988－04
陈宝新	1942－01	男	副主任医师	1988－04
刘兰亭	1930－10	男	副主任医师	1988－07
朱家明	1940－08	女	副主任医师	1988－10
王春林	1940－02	男	副主任医师	1993－07

续表

姓　名	出生年月	性别	技术职称	职称评定时间
郭书元	1946－06	男	副主任医师	1993－07
薛芳林	1937－03	男	高级政工师	1993－09
崔宝英	1944－04	女	副主任医师	1995－09
韩文彬	1949－10	男	高级政工师	1995－10
王　芳	1954－04	女	副主任医师	1996－07
陈玉芹	1952－03	女	高级政工师	1997－07
郭风歧	1946－01	女	副主任医师	1997－08
顾奉安	1940－10	男	副主任医师	1997－08
郝再祥	1943－04	男	副主任医师	1997－08
荀风阁	1947－11	男	副主任医师	1998－11
赵小巧	1944－11	女	副主任医师	1998－11
吴振玲	1947－07	女	副主任医师	1998－11
徐　彬	1954－10	女	副主任医师	2000－12
杨兰君	1946－08	女	副主任医师	2000－12
宋云贞	1946－10	女	副主任医师	2000－12
张进新	1952－12	男	副主任中医师	2001－12
王德海	1953－09	男	副主任医师	2001－12
辛艳丽	1961－06	女	副主任药师	2001－12
韩雪兰	1951－12	女	副主任中医师	2001－12
陈风珍	1947－08	女	副主任中医师	2001－12
武晓彩	1950－08	女	副主任医师	2001－12
宋勤敏	1954－12	女	副主任医师	2003－12
李卫康	1956－12	男	副主任医师	2003－12
葛春立	1953－11	男	副主任药师	2007－12
肖玲巧	1955－11	女	副主任医师	2007－12
杨亚安	1955－01	女	副主任医师	2008－12
刘素云	1957－10	女	副主任护师	2008－12
张英敏	1958－05	女	副主任护师	2009－12
李桂生	1959－04	女	副主任医师	2009－12
靳建新	1964－02	男	副主任医师	2001－12
宁学军	1961－01	男	副主任中医师	2005－11

第十三章　荣　誉

第一节　集体荣誉

1978～2017年邢台市第三医院获市、厅级及以上荣誉称号单位名表

表13—1

获奖单位	荣誉称号	授予单位	授予时间
邢台市第三医院	文明单位	邢台市委、市政府	1985年
邢台市第三医院	财务工作先进单位	邢台市总工会	1994年4月
邢台市第三医院	文明单位	中共邢台市委、邢台市人民政府	1994年6月
邢台市第三医院	爱婴医院	国家卫生部	1995年9月
邢台市第三医院	工会财务工作先进集体	邢台市总工会	1996年3月
邢台市第三医院	邢台市抗洪救灾先进集体	邢台市人民政府	1996年8月
邢台市第三医院	1996－1997年度市级文明单位	邢台市委、市政府	1998年9月
邢台市第三医院	河北省首批文明服务三星级单位	河北省文明委	1998年10月
邢台市第三医院	1998年度安全文明先进单位	河北省公安厅、卫生厅、广播电视厅、教育委员会	1999年1月
邢台市第三医院	1998－1999年度文明单位	中共邢台市委、市人民政府	1999年
邢台市第三医院	省级园林式单位	河北省建设委员会	2000年1月
邢台市第三医院	安保系统先进保卫组织	河北省公安厅	2000年3月
邢台市第三医院	安全文明先进单位	河北省公安厅、河北省卫生厅	2000年4月
邢台市第三医院	邢台市先进职工之家	邢台市总工会	2001年4月
邢台市第三医院	邢台市2000年度联系帮扶困难职工工作先进单位	邢台市总工会	2001年5月
邢台市第三医院	2000－2001年度文明单位	中共邢台市委、市政府	2001年6月
邢台市第三医院	河北省医疗卫生计量工作先进单位	河北省质量技术监督局	2001年7月
邢台市第三医院	河北省卫生先进单位	河北省卫生厅、人事厅	2002年2月
邢台市第三医院	五一奖状	邢台市总工会	2002年4月
邢台市第三医院	河北省全科医学临床培训基地和社区培训基地	河北省卫生厅	2002年6月
邢台市第三医院	河北省卫生系统先进集体	河北省卫生厅、河北省人事厅	2002年12月

续表1

获奖单位	荣誉称号	授予单位	授予时间
邢台市第三医院	2001－2002年度河北省“五四”红旗团委创建单位	共青团河北省委	2002年5月
邢台市第三医院	2000－2001年度文明单位	中共邢台市委、邢台市人民政府	2002年
邢台市第三医院	2001－2002年度邢台市思想政治工作先进集体	中共邢台市委、市政府	2003年4月
邢台市第三医院	2002年度市直创建文明机关（单位）活动先进单位	邢台市精神文明委员会、邢台市创建文明机关（单位）领导小组	2003年4月15日
邢台市第三医院	河北省抗击“非典”斗争先进基层党组织	中共河北省委	2003年6月
邢台市第三医院	河北省卫生系统抗击“非典”斗争先进集体	河北省卫生厅	2003年7月
邢台市第三医院	2003年度市直创建文明机关（单位）活动红旗单位	邢台市精神文明建设委员会、邢台市创建文明机关（单位）领导小组	2004年3月
邢台市第三医院	河北省医疗保险定点医疗机构十佳单位	河北省劳动和社会保障厅、省人事厅	2004年3月
邢台市第三医院	敬老先进单位	中共邢台市委、邢台市政府	2004年3月
邢台市第三医院	2003年度全省卫生统计先进单位	河北省卫生厅	2004年4月
邢台市第三医院	2004年度市直创建文明机关（单位）活动先进单位	邢台市精神文明委员会、邢台市创建文明机关（单位）领导小组	2004年4月
邢台市第三医院	2002－2003年度市级文明单位	中共邢台市委、邢台市政府	2004年6月
邢台市第三医院	重新确认为“文明服务三星级单位”	河北省卫生厅	2004年7月
邢台市第三医院	先进基层党组织	中共邢台市委	2004年7月
邢台市第三医院	文明单位	中共河北省委、省人民政府	2004年8月
邢台市第三医院	邢台市工会财务工作先进集体	邢台市总工会	2004年12月
邢台市第三医院	“三下乡”工作先进集体	中共邢台市委	2005年2月
邢台市第三医院	“优秀领导班子”荣誉称号	中共邢台市委	2005年3月
邢台市第三医院	河北省2004年度医药购销和医疗服务诚信单位	河北省政府纠风办、河北省卫生厅、河北省食药监局、河北省物价局、河北省工商局	2005年3月
邢台市第三医院	护理技能竞赛团体第一名	邢台市总工会	2005年5月
邢台市第三医院	邢台市优秀星级职代会	邢台市总工会	2005年10月
神经外科	青年文明号	共青团河北省委、河北省卫生厅团委	2005年6月
邢台市第三医院	“三星级窗口单位”	河北省精神文明建设委员会	2005年10月
邢台市第三医院	河北省医疗保险A级定点医疗机构	河北省人事厅	2005年
邢台市第三医院	河北省医德医风示范医院	河北省卫生厅、省政府纠风办、省中医药管理局	2006年2月
邢台市第三医院	邢台市工会财务工作先进集体	邢台市总工会	2006年3月

续表2

获奖单位	荣誉称号	授予单位	授予时间
邢台市第三医院	优秀领导班子	中共邢台市委	2006年4月
邢台市第三医院	2004－2005年度文明单位	邢台市委、市政府	2006年7月
邢台市第三医院	2005年度市直创建文明机关（单位）活动先进单位	邢台市精神文明委员会、邢台市创建文明机关（单位）领导小组	2006年7月
邢台市第三医院	先进基层党组织	中共邢台市委	2006年7月
邢台市第三医院	2004－2005年度河北省文明单位	中共河北省委、河北省人民政府	2006年11月
邢台市第三医院	2006年度社会帮扶突出贡献单位	邢台市总工会	2007年3月
邢台市第三医院	河北省创建“诚信医院”活动先进单位	河北省卫生厅	2007年3月
邢台市第三医院	二级档案管理先进单位	河北省档案局	2007年7月
邢台市第三医院	先进基层党组织	中共邢台市委	2007年7月
邢台市第三医院	2006年度市直创建文明机关（单位）活动先进单位	邢台市精神文明委员会、邢台市创建文明机关（单位）领导小组	2007年4月
邢台市第三医院	2007年度民主评议活动优秀单位	中共邢台市委、邢台市人民政府	2008年3月
邢台市第三医院	河北省2007年度创建“诚信医院”活动先进单位	河北省卫生厅	2008年3月
邢台市第三医院	2007年度市直创建文明机关（单位）活动先进单位	邢台市精神文明委员会、邢台市创建文明机关（单位）领导小组	2008年4月
邢台市第三医院	河北省卫生系统优秀护理服务集体	河北省卫生厅	2008年5月
邢台市第三医院	2007年度邢台市理论教育工作先进单位	邢台市委理论学习领导小组	2008年6月
邢台市第三医院	文明单位	中共邢台市委、邢台市人民政府	2008年6月
邢台市第三医院	河北省援外医疗工作先进集体	河北省卫生厅	2008年12月
心内科	邢台市五一奖状	邢台市总工会	2009年3月
邢台市第三医院	2008年度优秀领导班子	中共邢台市委、邢台市人民政府	2009年5月
邢台市第三医院	河北省2008年创建“诚信医院”活动先进单位	河北省卫生厅	2009年3月
邢台市第三医院	2008年度市直创建文明机关（单位）先进单位	邢台市精神文明委员会、邢台市创建文明机关（单位）领导小组	2009年4月
妇产科	巾帼文明岗	河北省妇女“巾帼建功”活动领导小组、河北省妇女联合会	2009年5月
心外科、儿科、体检中心、心血管门诊、妇产科	邢台市文明服务示范岗台	邢台市精神文明建设委员会	2009年9月
邢台市第三医院	2009年度市直创建文明机关（单位）活动先进单位	邢台市精神文明委员会、邢台市创建文明机关（单位）领导小组	2010年3月
邢台市第三医院	河北省医务人员岗位技能竞赛（急诊专业）集体三等奖	河北省卫生厅	2010年3月

续表 3

获奖单位	荣誉称号	授予单位	授予时间
邢台市第三医院	2009 年度民主评议活动行风建设优秀单位	中共邢台市委、邢台市人民政府	2010 年 4 月
邢台市第三医院	优秀领导班子	中共邢台市委、邢台市人民政府	2010 年 7 月
儿科	青年文明号	共青团河北省委、省卫生厅	2011 年 2 月
邢台市第三医院	2010 年度市直创建文明机关（单位）活动红旗单位	邢台市精神文明委员会、邢台市创建文明机关（单位）领导小组	2011 年 3 月
邢台市第三医院	河北省医务人员岗位技能竞赛（麻醉专业）集体一等奖	河北省卫生厅	2011 年 3 月
邢台市第三医院	河北省医务人员岗位技能竞赛（儿科专业）集体一等奖	河北省卫生厅	2011 年 3 月
邢台市第三医院	邢台市引才引智先进单位	中共邢台市委、邢台市政府	2011 年 3 月
邢台市第三医院	邢台市 2010 年度行风评议活动第四名	中共邢台市委、邢台市政府	2011 年 4 月
内五科	优质护理服务示范病房	河北省卫生厅	2011 年 5 月
邢台市第三医院党委	邢台市先进基层党组织	中共邢台市委	2011 年 6 月
邢台市第三医院	2010 年度优秀领导班子	中共邢台市委、邢台市人民政府	2011 年 7 月
心脏外科	2009－2010 年度青年文明号	卫生部、共青团中央	2011 年 9 月
神经内科	青年文明号	共青团河北省委、河北省卫生厅	2011 年 11 月
邢台市第三医院	河北省医务人员基本技能岗位训练和竞赛活动先进单位	河北省卫生厅	2012 年 3 月
邢台市第三医院	河北省医务人员基本技能竞赛（妇产专业）集体一等奖	河北省卫生厅	2012 年 3 月
邢台市第三医院	河北省医务人员基本技能竞赛集体（病理专业）二等奖	河北省卫生厅	2012 年 3 月
邢台市第三医院	河北省医务人员基本技能竞赛（儿科专业）集体三等奖	河北省卫生厅	2012 年 3 月
邢台市第三医院	河北省医务人员基本技能竞赛（检验专业）集体三等奖	河北省卫生厅	2012 年 3 月
邢台市第三医院	河北省医务人员基本技能竞赛（外科专业）集体三等奖	河北省卫生厅	2012 年 3 月
邢台市第三医院	2011 年度优秀领导班子	中共邢台市委、邢台市政府	2012 年 4 月
药剂科	2012 年全国金钥匙杯案例讲演比赛河北赛区比赛优秀奖	河北省卫生厅、河北省医院药事质量管理与控制中心	2012 年 4 月
邢台市第三医院	2011 年度企业事业单位内部治安防范工作先进单位	河北省公安厅	2012 年 5 月
邢台市第三医院	“爱心医院”称号	河北省红十字会	2012 年 6 月
邢台市第三医院	文明单位	中共邢台市委、市政府	2012 年 7 月
妇产科	青年文明号	共青团河北省委	2012 年 7 月
邢台市第三医院	全省社会组织创先争优先进基层党组织	河北省社会组织创先争活动指导组	2012 年 7 月
邢台市第三医院	2010－2011 年度文明单位	中共邢台市委、邢台市政府	2012 年 9 月

续表4

获奖单位	荣誉称号	授予单位	授予时间
邢台市第三医院	河北省卫生系统工人先锋号	河北省教科文卫工会委员会	2012年12月
三院驻宁晋县后张孟村工作组	评为先进	中共河北省委、河北省政府	2013年1月
邢台市第三医院党委	全省卫生系统创先争优暨“修医德、强医能、铸医魂”先进集体	中共河北省卫生厅党组	2013年1月
邢台市第三医院	2012年度河北省群众满意的医疗卫生机构	河北省卫生厅	2013年3月
邢台市第三医院	2012年度企业事业单位内部治安防范工作先进单位	河北省公安厅	2013年5月
邢台市第三医院	2012年度优秀领导班子	中共邢台市委、邢台市政府	2013年5月
邢台市第三医院	2013年度市直创建文明机关（单位）活动先进单位	邢台市精神文明委员会、邢台市创建文明机关（单位）领导小组	2014年3月
检验科	河北省医务人员基本技能竞赛（检验专业）团体二等奖	河北省卫生厅	2014年3月
邢台市第三医院	绩效管理优秀单位	中共邢台市委、邢台市政府	2014年3月
邢台市第三医院	河北省三级医院诊疗合理性集中评价和住院病历评比中分别获第5名和第7名	河北省卫生和计划生育委员会	2014年3月
邢台市第三医院	2013年度优秀领导班子	中共邢台市委、邢台市人民政府	2014年4月
邢台市第三医院	文明单位	中共邢台市委、邢台市人民政府	2014年4月
心内科	青年文明号	共青团河北省委、河北省卫计委	2014年10月
邢台市第三医院	邢台市2014年度民主评议活动民主评议优秀窗口单位	中共邢台市委、邢台市人民政府	2015年1月
产科	五一巾帼标兵岗	邢台市总工会	2015年3月
心内科	文明窗口建设标兵	邢台市精神文明建设委员会	2015年7月
心内科	青年文明号	共青团河北省委、河北省卫计委	2015年11月
邢台市第三医院	爱婴医院	国家卫计委、联合国儿童基金会、世界卫生组织	2015年
工会	全国模范职工之家	中华全国总工会	2016年2月
邢台市第三医院	全省病历书写质量评比第一名	河北省卫生和计划生育委员会	2016年4月
邢台市第三医院	河北省机关档案工作目标管理三A单位	河北省档案局	2016年5月
邢台市第三医院	文明单位	中共邢台市委、邢台市政府	2016年5月
邢台市第三医院“医疗救援队”	2016抗洪救灾邢台好人	邢台市精神文明建设委员会	2016年8月
邢台市第三医院	基层工会规范化建设先进单位	河北省教科文卫工会	2016年12月
心内科	五一巾帼标兵岗	邢台市总工会	2017年3月
腺体外科	巾帼文明岗	中华全国妇女联合会	2017年4月

续表 5

获奖单位	荣誉称号	授予单位	授予时间
邢台市第三医院	河北厂务公开民主管理示范单位	河北省推行厂务公开暨集体合同工作领导小组办公室	2017 年 5 月
邢台市第三医院	文明单位	中共河北省委、河北省人民政府	2017 年 8 月
邢台市第三医院	全省三级医院病历书写质量评比第三名	河北省卫生和计划生育委员会	2017 年 8 月
邢台市第三医院	卒中中心最佳团队奖	国家神经系统疾病临床医学研究中心	2017 年 12 月
邢台市第三医院	参赛影片“心结”在“SAVE杯”2017 年中国胸痛中心微电影大赛中获得最佳创意微电影	中国心血管健康联盟、中国胸痛中心认证工作委员会、中国胸痛中心总部	2017 年 12 月
邢台市第三医院	2017 年度高级卒中中心优秀组织管理奖	国家卫计委脑卒中防治工程委员会办公室	2017 年 12 月

第二节 个人荣誉

1978 ~ 2017 年邢台市第三医院获市、厅级及以上荣誉称号个人名表

表 13—2

年份	获奖个人	荣誉称号	授予单位	授予时间
1984	王贵有、侯玉书	记功	邢台市人民政府	1985 年 1 月
1985	董金凤、徐振江、赵玉敏、魏荣矿、胡东海、李湘岚、华振声、侯玉书	记功	邢台市人民政府	1986 年 2 月
1986	董金凤	在计划生育工作中做出显著成绩，特发此证，以此鼓励	河北省人民政府	1986 年 1 月
	董金凤	全国计划生育先进个人	国家计划生育委员会	1986 年 3 月
	董金凤	邢台市先进生产（工作）者	中共邢台市委员会、邢台市人民政府	1986 年 3 月
	魏荣矿、侯玉书	大功	邢台市人民政府	1987 年 4 月
	李惠莲、王贵有、王连芹、王明惠、郑素钦、路兰竹、胡东海、范玉萍、孟祥英、曹志坚、苗振林	记功	邢台市人民政府	1987 年 4 月
1987	王贵有	模范工作者	邢台市人民政府	1988 年 3 月
	翟继田	记大功	邢台市人民政府	1988 年 3 月
	闫淑英、胡淑芹、王彩霞、吕法文、穆振华、孔令梅、王振友、张耀武、吴继东、李同亮、郭书元、徐振江	记功	邢台市人民政府	1988 年 3 月

续表1

年份	获奖个人	荣誉称号	授予单位	授予时间
1988	宁海春、荀凤阁、郁培莲	邢台市模范工作者	邢台市人民政府	1989年5月
	给郭书元、穆会生、王燕、胡书芹、张燕飞、郑华、崔宝英	记大功	邢台市人民政府	1989年5月
	刘兰亭、王贵有、王东文、朱家明、郝如琨、王振友、高文敏、郭凤岐	记功	邢台市人民政府	1989年5月
1989	刘兰亭	邢台市专业技术拔尖人才	中共邢台市委、邢台市人民政府	1989年10月
	王玉敏、李江印、崔宝英、郑玉林、李风格、王京森、马芳、李君、霍淑芬、张平水、乔殿国	记功	邢台市人民政府	1990年5月
1990	王桂珍	模范工作者	邢台市人民政府	1990年5月
	刘兰亭	邢台市专业技术拔尖人才	中共邢台市委、邢台市人民政府	1990年10月
	袁晓惠	先进工作者	邢台市人民政府	1991年3月
	李湘岚、徐振江、郝如琨、顾奉安、李惠莲、李风格、王丙戌、郑华、崔宝英、王桂珍、李君	记功	邢台市人民政府	1991年6月
1991	刘兰亭	邢台市专业技术拔尖人才	中共邢台市委、邢台市人民政府	1991年10月
1992	刘兰亭	邢台市专业技术拔尖人才	中共邢台市委、邢台市人民政府	1992年10月
	李江印、沈惠峰、冯柳芳、苗秀荣、徐彬、赵燕、高文敏、周金枝、冯玉芬、郑玉林、周群拉、李惠莲、王京森、郝如琨	记功	邢台市人民政府	1993年6月
	李江印、华振声、周群拉、温素芹	大功	邢台市人民政府	1993年6月
1993	李胜芬、王桂珍、穆振华、郝如琨、赵燕、苗秀荣、王丙戌、李志凯、陈玉芹、张洁、赵忠江、王清虎、张银岭、闫文双、张存善	记功	邢台市人民政府	1994年3月
1994	周群拉、温素芹、张燕飞	大功	邢台市人民政府	1995年3月
	段占果、王燕、郝如琨、顾奉安、王丙戌、刘铭、司庆军、王振友、汪秀英、陈玉芹、崔宝英、展有志、李湘岚、李尚德、闫文双	记功	邢台市人民政府	1995年3月
	宁海春	邢台市劳动模范	邢台市人民政府	1995年4月
1995	王连芹	二等功	邢台市人民政府	1996年6月
	司庆军	护理工作三十年荣誉	国家卫生部	1995年5月
1996	王连芹	邢台市五一奖章	邢台市总工会	1997年4月
	李含义	抗洪救灾先进个人	河北省卫生厅	1996年
	谷成锁	首批邢台市跨世纪优秀青年科技人才	邢台市人民政府	1996年

续表2

年份	获奖个人	荣誉称号	授予单位	授予时间
1998	王连芹、邢德振	二等功	邢台市人民政府	1999年3月
	薛志广、王　卫、徐立果、范爱国、胡东海、梁文杰、冯双英、杨香平、王彩云、苗振林、吴艳青	三等功	邢台市人民政府	1999年3月
	张如俭	邢台市劳动模范	中共邢台市委、邢台市人民市政府	1998年8月
	宁海春	邢台市专业技术拔尖人才	邢台市人民政府	
	尹保强	1997—1998年度全省卫生系统医德医风标兵	河北省卫生厅	1999年
1999	张如俭	河北省劳动模范	河北省人民政府	1999年4月
	尹保强	优秀共产党员称号	中共邢台市委	1999年7月
	王连芹、邢德振	邢台市跨世纪优秀青年科技人才	邢台市人民政府、邢台市知识分子工作领导小组	1999年12月
	王连芹、王清虎	三等功	邢台市人民政府	2000年3月
	尹保强	河北省卫生系统先进工作者	河北省卫生厅	2000年3月
2000	司玉芳	2001年度河北省新长征突出手	共青团河北省委	2000年9月
	王红、王运涛	二等功	邢台市人民政府	2000年3月
	陈玉芹	邢台市服务帮扶困难职工先进个人	邢台市总工会	2001年7月
2001	韩文彬	思想政治工作先进个人	中共邢台市委、市政府	2001年
	荀凤阁	优秀共产党员	中共邢台市委	2001年7月
	张燕飞	河北省卫生系统第四批“医德医风标兵”	河北省卫生厅	2002年4月
2002	荀凤阁	河北省有突出贡献的中青年专家	河北省人民政府	2002年11月
	韩文彬	邢台思想政治工作先进个人	中共邢台市委、市政府	2002年
	邢凤英	河北省护理技能操作能手	河北省卫生厅、河北省护理学会	2002年12月
2003	谷成锁	河北省五一奖章	河北省总工会	2003年5月
	任海珍	河北省护理标兵	河北省卫生厅、中国科教文卫工会河北省委员会	2003年5月
	王连芹	全国卫生系统抗击“非典”先进个人	卫生部、人事部、国家中医药管理局	2003年6月
	凌　鹏	全国抗击“非典”斗争优秀共产党员	中共中央组织部	2003年6月

续表3

年份	获奖个人	荣誉称号	授予单位	授予时间
2003	凌　鹏	省优秀共产党员、河北省抗击“非典”斗争先进个人	中共河北省委、河北省人民政府	2003年6月
	谷成锁	河北省抗击“非典”斗争先进个人	河北省人民政府	2003年6月
	荀凤阁	邢台市抗击“非典”优秀共产党员	中共邢台市委	2003年6月
	王云池、刘素云	邢台市抗击“非典”先进个人	中共邢台市委、邢台市人民政府	2003年6月
	陈玉芹	邢台市抗击“非典”宣传工作先进个人	中共邢台市委、邢台市人民政府	2003年6月
	周群拉、王连芹	河北省卫生系统抗击“非典”先进个人	河北省卫生厅、人事厅、中医药管理局	2003年7月
	王连芹	河北省卫生系统先进个人	河北省卫生厅	2003年
	王连芹	三等功	邢台市人民政府	2003年9月
	荀凤阁	河北省优秀医院管理工作者	河北省卫生厅	2003年12月
	张捧玉	邢台市跨世纪青年技术拔尖人才	邢台市人民政府	2003年
	谷成锁	河北省抗击“非典”先进个人	河北省人民政府	2003年
	荀凤阁	河北省行风建设“十佳院长”	河北省卫生厅	2004年4月
	李志凯	河北省“十佳技师”	河北省卫生厅	2004年4月
	凌　鹏	河北省劳动模范	河北省人民政府	2004年5月
2004	凌　鹏	河北省先进工作者	河北省人民政府	2004年9月
	王连芹、魏玉清	邢台市第六批市管拔尖人才	邢台市人民政府	2004年
	王连芹	邢台市行风建设十佳诚信个人	邢台市人民政府	2004年
	王连芹	三等功	中共邢台市委	2005年3月
	张海荣、赵忠江	二等功	邢台市人民政府	2005年3月
2005	邢凤英	河北省护理技能竞赛优秀选手	河北省总工会、河北省卫生厅	2005年9月
	邢凤英	邢台市职工职业技能竞赛护理技能比赛技术标兵	邢台市总工会、邢台市卫生局	2005年10月
	王连芹	河北省“巾帼天使杯”先进个人、河北省“巾帼建功”明星	河北省妇女巾帼建功活动领导小组、河北省妇女联合会	2005年4月
	张燕如	邢台市创建文明机关（单位）活动先进个人	邢台市创建文明机关（单位）活动领导小组	2005年
	聂文平	二等功	邢台市人民政府	2006年6月

续表4

年份	获奖个人	荣誉称号	授予单位	授予时间
2006	王连芹	河北省有突出贡献的中青年专家	河北省人民政府	2006年8月
	王连芹	邢台市劳动模范	邢台市人民政府	2007年4月
	王连芹	二等功	中共邢台市委	2007年5月
	张方青	邢台市工会优秀工作者	邢台市总工会	2007年5月
	李英毅、郝进敏	二等功	邢台市人民政府	2007年5月
2007	魏玉清	河北省新世纪“三三三人才工程”第二层次人选	河北省新世纪“三三三人才工程”领导小组	2007年11月
	王连芹	三等功	中共邢台市委	2008年5月
	孙丽英	二等功	邢台市人民政府	2008年5月
	陈素强	邢台市行风建设先进个人	中共邢台市委、邢台市人民政府	2008年5月
	陈素强	《行风热线》工作先进个人	邢台市精神文明建设委员会	2008年3月
2008	李　晖	河北省抗震救灾杰出青年志愿者	共青团河北省委	2008年5月
	司永霞	邢台市精神文明建设先进工作者	邢台市精神文明建设委员会	2009年1月
	陈素强	《行风热线》工作先进个人	邢台市精神文明建设委员会	2009年2月
	王连芹	国务院特殊津贴专家	国务院	2009年2月
	薛振生、甄庆丰	二等功	邢台市人民政府	2009年3月
	王连芹	河北省先进工作者	河北省人民政府	2009年4月
	王连芹	嘉奖	中共邢台市委	2009年5月
	秦会民	河北省企业事业单位治安防范工作先进个人	河北省公安厅	2009年5月
2009	张志革	河北省医务人员基本技能竞赛（妇产科专业）三等奖	河北省卫生厅	2009年2月
	王连芹	河北省“巾帼建功明星”	河北省妇女巾帼建功活动领导小组、河北省妇女联合会	2009年4月
	王连芹	全国“三八”红旗手	中华全国妇女联合会	2009年9月
	李　晖	“5·12抗震救灾医疗救治”奖章	四川省卫生厅	2009年5月
	齐丽平、公志改、王金国	邢台市文明服务示范标兵	邢台市精神文明建设委员会	2009年9月
	郝进敏	邢台市“五一奖章”	邢台市总工会	2009年11月
	赵忠江、薛振生	二等功	邢台市人民政府	2010年3月

续表5

年份	获奖个人	荣誉称号	授予单位	授予时间
2009	陈素强	《行风热线》工作先进个人	邢台市精神文明建设委员会	2010年3月
	秦会民	河北省企业事业单位治安防范工作先进个人	河北省公安厅	2010年5月
	王连芹	嘉奖	中共邢台市委	2010年6月
2010	张志革	河北省医师基本技能竞赛（妇产专业）个人三等奖	河北省卫生厅	2010年3月
	冯存民	河北省医师基本技能竞赛（急诊专业）个人三等奖	河北省卫生厅	2010年3月
	孔咏梅	河北省医务人员基本技能竞赛（内科专业）个人三等奖	河北省卫生厅	2010年3月
	闫文双	中刚友谊荣誉证书	刚果（金）国家卫生部	2010年5月
	陈素强	《行风热线》工作先进个人	邢台市精神文明建设委员会	2011年1月
	王　卫	优秀	中共邢台市委	2011年7月
	秦会民	2008－2010年度全省安全生产管理工作先进个人	河北省公安厅	2011年2月
	秦会民	河北省企业事业单位治安防范工作先进个人	河北省公安厅	2011年5月
2011	范雪爱	河北省医务人员基本技能竞赛（儿科专业）个人一等奖	河北省卫生厅	2011年3月
	谢楠楠	河北省医务人员基本技能竞赛（儿科专业）个人二等奖	河北省卫生厅	2011年3月
	张俊彪	河北省医务人员基本技能竞赛（麻醉专业）一等奖	河北省卫生厅	2011年3月
	杨素云	河北省医务人员基本技能竞赛（急诊专业）个人二等奖	河北省卫生厅	2011年3月
	郭全周	河北省医务人员基本技能竞赛（麻醉专业）个人一等奖	河北省卫生厅	2011年3月
	吴　棣	河北省医务人员基本技能竞赛（妇产科专业）二等奖	河北省卫生厅	2011年3月

续表6

年份	获奖个人	荣誉称号	授予单位	授予时间
2011	李英毅	河北省新世纪“三三三人才工程”第二层次专家	河北省新世纪“三三三人才工程”领导小组	2011年3月
	任振芳	河北省新世纪“三三三人才工程”人选	河北省新世纪“三三三人才工程”领导小组	2011年3月
	孙丽英	邢台市“五一奖章”	邢台市总工会	2011年4月
	夏晓君	2009-2010年度青年文明手	共青团中央	2011年5月
	王连芹	三等功	中共邢台市委	2011年7月
	魏敬坤、解会敏	全省优质护理服务先进个人	河北省卫生厅	2011年7月
	齐丽平	全省医药卫生系统“白求恩式医药卫生工作者”	河北省文明办、河北省卫生厅	2012年2月
	王连芹	嘉奖	中共邢台市委	2012年4月
	秦会民	河北省企业事业单位治安防范工作先进个人	河北省公安厅	2012年5月
	王　卫	优秀	中共邢台市委	2012年4月
2012	石国素	河北省医务人员基本技能竞赛（妇产专业）个人一等奖	河北省卫生厅	2012年3月
	尹志辉	河北省医务人员基本技能竞赛（检验专业）个人一等奖	河北省卫生厅	2012年3月
	许长庆	河北省医务人员基本技能竞赛（急诊专业）个人二等奖	河北省卫生厅	2012年3月
	李兰兰	河北省医务人员基本技能竞赛（急诊专业）个人三等奖	河北省卫生厅	2012年3月
	高佳丽	河北省医务人员基本技能竞赛（妇产专业）个人三等奖	河北省卫生厅	2012年3月
	冀京雷	河北省医务人员基本技能竞赛（儿科专业）二等奖	河北省卫生厅	2012年3月
	王　玉	河北省医务人员基本技能竞赛（内科专业）个人三等奖	河北省卫生厅	2012年3月
	李　真	河北省护理岗位技能竞赛（急危重症专业）二等奖	河北省卫生厅	2012年5月

续表7

年份	获奖个人	荣誉称号	授予单位	授予时间
2012	李　颖	河北省护理岗位技能竞赛（外科专业）三等奖	河北省卫生厅	2012年5月
	郝为敏	河北省护理岗位技能竞赛（儿科专业）二等奖	河北省卫生厅	2012年5月
	肖玉华	河北省护理岗位技能竞赛（手术室专业）三等奖	河北省卫生厅	2012年5月
	齐　赛、王丽江	二等功	邢台市人民政府	2012年6月
	张建刚	河北省医务人员基本技能竞赛（病理专业）个人一等奖	河北省卫生厅	2012年3月
	张建刚、张鸿瑞	河北省医务人员基本技能竞赛（病理专业）团体二等奖	河北省卫生厅	2012年3月
	梁日晶	河北省医务人员基本技能竞赛（医学影像专业）个人三等奖	河北省卫生厅	2012年3月
	杨瑞冰	全国无偿献血奉献奖铜奖	中华人民共和国卫生部、中国红十字会总会、中国人民解放军总后勤部卫生部	2012年12月
	侯春芳	河北省护理岗位技能竞赛（妇产科专业）三等奖	河北省卫生厅	2012年5月
	郝现伟	河北省医务人员基本技能竞赛（儿科专业）二等奖	河北省卫生厅	2012年3月
	公志改	河北省护理岗位技能竞赛（儿科专业）三等奖	河北省卫生厅	2012年5月
	殷海清	河北省护理岗位技能竞赛优秀奖	河北省卫生厅	2012年5月
	郝海红	河北省护理岗位技能竞赛优秀奖	河北省卫生厅	2012年5月
	王　红	在2010年5月至2012年5月援刚果（金）医疗队工作期间，满腔热忱，履职尽责，以精湛的技术和突出的业绩，为整体外交及受援国人民健康做出了积极贡献，特发此证，以资鼓励	河北省卫生厅	2012年8月
	梁景江、徐立国、张志国	全省建设年活动优秀驻村工作队员	中共河北省委、河北省人民政府	2012年12月
	秦会民	河北省企业事业单位治安防范工作先进个人	河北省公安厅	2013年5月

续表 8

年份	获奖个人	荣誉称号	授予单位	授予时间
2012	袁耀辉、齐丽平	二等功	邢台市人民政府	2013 年 6 月
	张方青	优秀	中共邢台市委	2013 年 4 月
2013	王连芹	嘉奖	中共邢台市委	2013 年 5 月
	王连芹、郭立新、郝进敏、薛振生、李英毅、王贵玲、齐丽平、魏玉清	第七批"邢台市市管优秀专家"	邢台市委、邢台市人民政府	2013 年 1 月
	魏玉清	河北省有突出贡献中青年科学、技术、管理专家	河北省人民政府	2013 年 2 月
	郑晓芳	河北省"三八"红旗手荣誉称号	河北省妇女联合会	2013 年 3 月
	祝海卿	全省卫生系统创先争优暨"修医德、强医能、铸医魂"书法类一等奖	河北省卫生厅	2013 年 5 月
	刘 铭	河北省医德标兵	河北省卫生厅、河北省教科文卫工会委员会	2013 年 7 月
	闫文双	全国援外医疗工作先进个人	卫生部	2013 年 8 月
	王 红	河北省援外医疗工作"先进个人"	河北省卫生和计划生育委员会	2013 年 12 月
	宋纪宁	巴州优秀援疆干部	巴州州委	2013 年 12 月
	闫文双	河北省援外医疗工作"先进个人"	河北省卫生和计划生育委员会	2013 年 12 月
	马 琳	河北省医务人员基本技能竞赛（妇产科专业）一等奖	河北省卫生和计划生育委员会	2014 年 3 月
	刘进辉	河北省医务人员基本技能竞赛（外科专业）三等奖	河北省卫生和计划生育委员会	2014 年 3 月
	杨 华、尹志辉	河北省医务人员基本技能竞赛（检验专业）个人二等奖	河北省卫生和计划生育委员会	2014 年 3 月
	张俊彪	河北省医务人员基本技能竞赛（麻醉专业）个人一等奖	河北省卫生和计划生育委员会	2014 年 3 月
	董 欣	河北省医务人员基本技能竞赛（口腔专业）个人三等奖	河北省卫生和计划生育委员会	2014 年 3 月
	王连芹	二等功	中共邢台市委	2014 年 4 月
	郑晓芳、高 妍	二等功	邢台市人民政府	2014 年 7 月

续表 9

年份	获奖个人	荣誉称号	授予单位	授予时间
2014	王敬波	嘉奖	中共邢台市委	2015 年 10 月
	耿春杰	河北省医务人员基本技能竞赛（皮肤专业）个人二等奖	河北省卫生和计划生育委员会	2015 年 3 月
	赵丽娟	河北省医务人员基本技能竞赛（内科专业）个人三等奖	河北省卫生和计划生育委员会	2015 年 3 月
2015	张　阳	河北省三级医院感染管理专职人员技能竞赛三等奖	河北省卫生和计划生育委员会医政处、河北省医院协会	2015 年 1 月
	范雪爱	河北省医德先进个人	河北省卫生和计划生育委员会	2015 年 6 月
	孔咏梅、尹志辉	河北省新世纪“三三三人才工程”第三层次人选	河北省新世纪“三三三人才工程”领导小组	2015 年 12 月
	张俊彪	河北省医务人员基本技能竞赛（麻醉专业）一等奖	河北省卫生和计划生育委员会	2016 年 4 月
	郝晓锋	河北省医务人员基本技能竞赛（麻醉专业）优秀奖	河北省卫生和计划生育委员会	2016 年 4 月
	尹志辉	河北省医务人员基本技能竞赛（检验专业）优秀奖	河北省卫生和计划生育委员会	2016 年 4 月
	陈志岭	河北省医务人员基本技能竞赛（口腔专业）优秀奖	河北省卫生和计划生育委员会	2016 年 4 月
	聂文平	嘉奖	中共邢台市委	2016 年 10 月
2016	冯晓英	优秀援外专家	刚果（金）国家卫生部、中国驻刚使馆	2016 年 3 月
	张晶梅	全省医疗机构临床用血技能训练和竞赛活动三等奖	河北省卫生计生委	2016 年 4 月
	司永霞	邢台市“五一劳动奖章”	邢台市总工会	2016 年 4 月
	王金果	河北省优秀中医临床人才	河北省卫生和计划生育委员会、河北省人事厅、河北省中医药管理局	2016 年 4 月
	唐灵涛	司南奖三等奖	国家卫计委脑卒中防治工程委员会	2016 年 5 月
	魏玉清	全市优秀科技人才	中共邢台市委	2016 年 7 月
	王连芹	邢台市优秀十四届人大代表	邢台市人大常委会	2016 年 9 月

续表10

年份	获奖个人	荣誉称号	授予单位	授予时间
2016	冯存民	邢台市“7.19”抗洪抢险救灾先进个人	中共邢台市委、邢台市人民政府	2016年9月
	王传利	2016年全国卫生计生系统摄影大赛“华北赛区最具传播力百佳作品”	全国卫生计生系统摄影大赛组委会	2016年9月
	司永霞	河北省优秀志愿者	河北省委宣传部、河北省委组织部等14部门	2016年12月
	付赵虎、王晓冰	若羌县全民健康体检工作中贡献突出	若羌县卫计委	2017年11月
2017	冯存民	邢台市“五一劳动奖章”	邢台市总工会	2017年4月
	宋志俊	河北省医德先进个人	河北省卫生和计划生育委员会、河北省教科文工会委员会	2017年9月
	汪凤勃	在2017年阿里地区包虫病全人群筛查工作中做出突出贡献，成绩显著	西藏阿里地区卫计委	2017年10月
	汪凤勃	在阿里地区革吉县包虫病全人群筛查工作中，贡献突出	中共革吉县委员会，革吉县人民政府	2017年10月
	薛志广	河北省卫生计生系统先进工作者	河北省卫生和计划生育委员会、河北省人力资源和社会保障厅、河北省中医药管理局	2017年12月
	吕英淑	邢台市首届“最佳劳动者. 十佳白衣天使”	中共邢台市委宣传部、邢台市总工会	2018年1月
	吕英淑	邢台市“五一劳动奖章”	邢台市总工会	2018年1月
	张晶梅	全省医疗机构临床用血技能训练和竞赛活动三等奖	河北省卫生计生委	2018年3月
	张瑞英	全省医疗机构临床用血技能训练和竞赛活动三等奖	河北省卫生计生委	2018年3月
	王连芹、郭立新、郝进敏、李英毅、黄红革、郑晓芳、任振芳、库洪彬	第八批“邢台市市管优秀专家”	中共邢台市委、邢台市人民政府	2018年6月

邢台市心血管病医院志

邢台市心血管病医院

XINGTAI CARDIOVASCULAR DISEASE HOSPITAL

概 述

邢台市心血管病医院位于邢台市第三医院院内，1992 年由邢台市政府与中华医学会心血管病分会专家组联合创办。1992 年 11 月 9 日开诊，1995 年 2 月，改为由邢台市第三医院与北京专家组协作办院。2000 年 5 月通过河北省卫生厅注册。市三院与邢台市心血管病医院实行“一院两制”管理模式，医疗设备实行共享，后勤由市三院提供保障。医院以市三院为依托，为自主经营、自负盈亏、自我约束、自我发展的公益性集体性质事业单位。其经营管理、人员聘用、分配制度和医疗收费实行“四放开”。房屋和医疗设备等固定资产总投入 1500 万元，全部为银行贷款。2008 年 12 月，根据医疗机构管理的有关规定和当时整体形势，结合医院实际，邢台市第三医院和邢台市心血管病医院进行资源整合，晋升为三级综合医院，核准的医疗机构第一名称为邢台市第三医院，邢台市心血管病医院作为第二名称继续保留使用。

（一）

1992 年 11 月，借用市三院传达室南侧 2 间平房作为门诊、干部病房楼 1 层作为心内科病房开诊，建筑面积 1312 平方米。开设床位 38 张，其中 CCU 床位 4 张。1993 年 11 月，投资 300 万元、建筑面积 3007 平方米的病房手术楼投入使用，心内科床位 44 张，其中 CCU 床位 4 张；心外科床位 30 张，其中监护室床位 3 张。同时，将病房楼与三院外科病房连体部位约 490 平方米的 1 层改造为心血管门诊。1997 年 2 月，将心血管门诊楼 4 层 2 个房间约 60 平方米改造后，组建了介入医学科，辅助用房与三院手术室共用。1999 年，将心血管门诊楼 2 层 490 平方米扩建为心内科病房，心内科床位增至 65 张，设立了较规范的 CCU，床位增至 8 张。2003 年 8 月，介入医学科搬入病房楼 4 层西侧。2006 年，心血管门诊楼 4 层 490 平方米改建为手术室。是年，市三院外科楼 2 层改造，扩建为心内科病房，心内科床位达到 119 张。心外 ICU 搬至病房楼 4 层，设床位 8 张。

1993 年底，医院有阿克松 128XP 彩超、呼吸机、麻醉机、体外循环机、八导电生理记录仪、运动平板仪、床旁 X 光机、血气分析仪等医疗设备 28 台/件，价值 355. 1 万元。至 2008 年，医院已拥有飞利浦 64 排螺旋 CT 机、德国西门子血管造影机、美国 GE 彩超、德国 Stocker 体外循环机、Aestiva/5 麻醉机、ACAT – Ⅰ主动脉球囊反搏仪、希森美康全自动血凝仪、德国 Draeger 呼吸机、16 导电生理记录仪、美国 Qquikton 运动平板仪、DMS 动态心电分析仪、日本光电遥测心电监护仪、中央监护系统、经颅多普勒超声诊断仪等医疗设备 710 台/件，价值 3538. 5 万元。

(二)

1992年11月开诊时，设有心内科门诊、心内科病房、药房、心电图室、财务科、收费处、办公室等7个科室。1993年3月设彩超室，7月设化验室，12月成立心外科门诊、心外科病房、手术室、心外重症监护室（ICU）。1995年设美容整形门诊。1996年3月设血管多普勒检查室。1997年2月开设介入医学科。1998年2月介入医学科由三院划归心血管病医院。2000年7月，药房更名为药械科，化验室更名为检验科。2006年3月成立门诊部。9月，心内科扩建为心内科一病区、心内科二病区。2007年12月成立64排CT室。2008年12月两院合并时，心血管病医院共有心内科一病区、心内科二病区、心外科病区、手术室、介入医学科、检验科、64排CT室、药械科、门诊部、彩超室、心电心功室、血管多普勒检查室、财务室、办公室等14个科室。

(三)

建院初期，全院共有工作人员44名，其中临床医技人员36名，副高以上职称2名，中级职称2名；后勤行政人员8名，在院工作的北京专家19名。2002年7月合作协议到期，北京专家组撤离。7月19日，医院聘请以阜外医院为主的14名国家级专家为客座教授，不定期来院手术、指导工作。此时，全院工作人员76名，其中临床医技人员67名，副高以上职称10名，中级职称23名；后勤行政人员9名。2008年12月两院合并时，心血管病医院共有职工129名，其中临床医技人员120名，副高以上职称23名，中级职称29名；行政后勤人员9名。

(四)

1992年11月9日开诊至年底，医院门诊量480人次，出院55人次，平均住院日13.3天，心电图检查60人次，动态心电图检查12人次。

1993年，医院门诊量2336人次，出院381人次，平均住院日11.4天，心外科手术2例，心脏彩超检查1045人次，心电图检查613人次，动态心电图检查297人次，运动平板检查248人次。

2002年，医院门诊量8015人次，出院1636人次，平均住院日8.96天，心外科手术185例，冠脉造影检查166例，射频消融术55例，心脏支架植入术41例，永久起搏器安装13例，其他介入手术11例。心脏彩超检查5526人次，心电图检查16145人次，动态心电图检查643人次，运动平板检查468人次。

2008 年，医院门诊量 21429 人次，出院 4367 人次，平均住院日 8.35 天，心外科手术 381 例，冠脉造影检查 996 例，射频消融术 128 例，心脏支架植入术 635 例，永久起搏器安装 40 例，其他介入手术 60 例。心脏彩超检查 14472 人次，心电图检查 12073 人次，动态心电图检查 885 人次，运动平板检查 238 人次。

（五）

经过 16 年的建设与发展，心血管病医院的综合医疗水平走在了全省前列，达到国内先进水平。心内科是市级重点学科，在各种疑难危重症心血管疾病的规范化诊治方面形成了自己的特色和优势，开展了冠心病介入治疗、起搏器安装、先心病封堵、射频消融根治心动过速等介入治疗手术，2008 年手术量达 1859 例，成功率 98%，达到国内先进水平。心外科为省级重点发展学科，开展了低体重婴幼儿先心病矫治术、冠状动脉旁路移植术、主动脉置换术等复杂心脏、血管手术等 38 种，2008 年手术量达 381 例，手术死亡率 0.3%，位列全国 50 强。慕名前来就诊的患者覆盖全国 15 个省、28 个地市，已成为冀南周边地区心血管病专科治疗中心，被广大群众誉为“冀南小阜外”。

心血管病医院的成立与发展，为市三院注入了新的活力，起到了龙头带动作用，打开了市三院改革开放、创新发展的大门，开拓了管理者的视野，激发了职工的干劲，提高了医疗技术和服务水平，大大提升了市三院的声望和美誉。市三院与心血管病医院合并晋升为三级医院后，医院提出了“突出特色，全面发展”的发展战略，心血管病诊疗技术发展进入一个崭新时代。

1992～2008 年邢台市心血管病医院工作量、收入、资产变动情况表

年份	门诊人次	出院人次	外科手术例数	介入手术例数	业务收入（万元）	固定资产（万元）	资产总额（万元）
1992	480	55			6	3	229
1993	2336	381	2	2	102	374	827
1994	2625	438	84		200	384	871
1995	3997	487	128		318	412	914
1996	6197	671	134		493	424	888
1997	5690	672	128	25	557	433	796
1998	5339	781	160	30	628	470	980
1999	6639	1034	154	77	754	563	975
2000	7839	1305	194	137	983	627	1085
2001	8096	1428	185	179	1172	652	1215
2002	8015	1636	185	286	1495	1017	1907
2003	8243	1707	208	303	1659	1796	2659

续表

年份	门诊人次	出院人次	外科手术例数	介入手术例数	业务收入（万元）	固定资产（万元）	资产总额（万元）
2004	10337	2145	256	398	1981	2037	3463
2005	12984	2447	281	557	2664	2133	4384
2006	14943	2874	355	775	3614	2279	5653
2007	19482	3780	372	1279	4771	2638	7760
2008	21429	4367	381	1859	6430	3789	10489

注：固定资产不含房屋、建筑物及图书。

大事记

1991 年

10 月，第四军医大学唐都医院心内科博士研究生王进章有意在邢台办一所心血管病医院，市三院干部病房副主任荀凤阁把王进章引荐给卫生局副局长兼市三院院长王绍英，获得大力支持，王绍英向市政府副市长刘玉今汇报，引起了高度重视。

11 月 5 日，王进章到邢，称世界高血压联盟中国高血压联盟主席、中华医学会主任委员、阜外医院教授刘力生等一批国内知名专家愿意来邢台办院。副市长刘玉今考虑到北京专家的高知名度和技术实力，决定探讨办院的可行性。

11 月 8 日，副市长刘玉今在市三院给市政府写的“关于筹建邢台市心血管病医院情况报告”上批示：“请靳市长阅示。此事涉及到 500 万元基建投资（当然可以通过贷款）、北京、西安和我市三方利益。这是议的初步想法，拟派王绍英等去北京谈判，请您审定。”“请转友珊、绍英同志阅办，设备投资应由北京、西安方面担保。”

11 月 8 日，邢台市政府市长靳庆和在市三院给市政府写的“关于筹建邢台市心血管病医院情况报告”上批示：“拟同意，资金担保问题请本真同志考虑。”

11 月 9 日，常务副市长邹本真批示：“玉今同志担保及资金可以想办法解决，但要有一个较详细的方案及可行性的研究报告。这个是好事，要予以支持。”

1992 年

1 月 25 日，第四军医大学唐都医院副院长陈仲秋、医教部主任刘梦侦到邢考察。

1 月 28 日，中国高血压联盟主席、中华心血管病学会主任委员、阜外医院教授刘力生，阜外医院名誉院长、肺心病专家蔡如升等 7 人到邢考察。

2 月 22、23 日，中华医学会副会长、中华内科学会主任委员、协和医院名誉院长方圻，阜外医院外科教授薛淦兴、徐守春、毛继文等一行 6 人到邢考察洽谈办院事宜。

2 月 29 日，副市长刘玉今及王绍英、荀凤阁向河北省卫生厅厅长汇报办院事宜，厅长认为符合改革方向，要积极洽谈，争取办成，并向主管副省长王幼辉汇报。

3 月 6 ~ 13 日，副市长刘玉今及王绍英、荀凤阁等 5 人去北京同专家洽谈，取得了突破性进展。

3 月 12 日，王进章在办院体制、人事安排等方面与北京专家及邢台方面产生分歧，不再参与办院。

3 月 14 日，邢台市政府常务会议议定，同北京专家合作办院，批复了邢台市卫生局《关于筹建邢台市心血管病医院》的请示。

3 月 29 日至 4 月 1 日，副市长刘玉今、副秘书长王玉兴及王绍英、荀凤阁等 5 人去北京洽谈，确定了医院名称，通报了 3 月 14 日邢台市政府常务会议有关联合办院精神，草签了《中华医学会心血管病学会、邢台市卫生局关于联合创办邢台市心血管病医院和研究所的协议书》。

4 月 24 日，邢台市心血管病医院筹建处正式成立。邢台市卫生局局长李友珊为项目负责人，并成立以王绍英为主任，张如俭、荀凤阁为副主任的筹备处，下设办公室、基建组和财务设备组。付金朝任办公室、基建组负责人；魏全香任财务设备组负责人。

4 月 30 至 5 月 3 日，邢台市政府副秘书长王玉兴、邢台市卫生局副局长王绍英、邢台市第三医院副院长张如俭及荀凤阁四人，受副市长刘玉今委托，与中华医学会心血管病学会刘力生、方圻、薛淦兴、蔡如升、徐守春就创办邢台市心血管病医院和研究所问题进行第五次洽谈。

5 月 1 日，在北京紫金城饭店，刘力生与王绍英分别代表中华医学会心血管病学会和邢台市卫生局，正式签订《中华医学会心血管病学会、邢台市卫生局关于联合创办邢台市心血管病医院和邢台市心血管病研究所的协议书》。

5 月 6 日，启用“邢台市心血管病医院筹建处”“邢台市心血管病医院筹建处财务专用章”。

5 月 14 日，邢台市卫生局与中华医学会心血管病学会共同创办“邢台市心血管病医院和心血管病研究所”院址设在邢台市第三医院的请示获邢台市计划委员会批复。

6 月 4 日，在北京紫金城饭店，副市长刘玉今组织召开拟来邢台市心血管病医院工作的北京专家座谈会，北京方面参会的有北京阜外医院原副院长蔡如升，北京阜外医院刘力生、薛淦兴、徐守春、毛继文，301 医院心外科李功宋，北京友谊医院王天佑，王文铨等专家，邢台方面王绍英、荀凤阁参会。

6 月 17 日，由邢台市工程咨询公司主持召开建立心血管病医院和心血管病研究所项目论证会议。参加会议的有：省卫生厅副厅长陈巽昭、副处长张绍军，市政府副秘书长王玉兴、崔国峰，市计委副主任张鸿志，市城建局副局长曹新志，市供电局局长杨永光，市物价局副局长甄贞魁，市卫生局局长李友珊等 30 余人。与会专家一致认为，该项目是可行的，希望有关部门给予大力支持，使该项目尽快建成、投入使用。

7 月 8 日，心血管病医院筹建处与市建筑设计院签订邢台市心血管病医院建筑设计合同。

7 月 25 日，副市长刘玉今主持召开市长办公会，研究医院开工问题。会议议定：关于施工的审批手续问题，要暂缓交款，先盖章批准。其费用能免则免，不能免就暂缓。市计委要减少环节，当天下达施工计划，不得再误时间。金融部门在资金方面要予以保证。

太行房屋开发公司要确保工程的进度和质量。

7月30日，在北京紫竹大厦召开“邢台市心血管病医院（筹建处）董事会”成立大会。参加大会的有邹本真、刘玉今、刘力生、方圻、蔡如升、薛淦兴、徐守春、王天佑、杨世豪、邵耕、李功宋、夏拉、王文铨、刘士珍、郝子健、周爱丽、王申、刘现光、李友珊、王宝玉、王绍英、张如俭、荀凤阁、侯书根、刘振北。缺席：吴阶平、张国堂。会议选举刘玉今任董事长，刘力生、王绍英任副董事长，吴阶平、蔡如升、薛淦兴、方圻、王申、刘现光、李友珊、张国堂任董事。礼聘河北省副省长王幼辉、河北省政府秘书长李光顺、邢台市政府代市长邹本真为名誉董事长，礼聘方圻为邢台市心血管病医院名誉院长，蔡如升为邢台市心血管病研究所名誉所长。任命王绍英为邢台市心血管病医院院长、研究所所长。薛淦兴、张如俭、王文铨、荀凤阁为副院长。联络员：北京方面是徐守春、王文铨，邢台方面是张如俭、荀凤阁。会议一致通过了董事会章程。

7月，卫生部部长陈敏章在北京为“邢台市心血管病医院”题写院名。

8月13日，邢台市心血管病医院基建破土动工。邢台市副市长路林春、刘玉今，市卫生局副局长王绍英以及有关部门的负责人和北京专家参加奠基仪式。

8月22日，邢台市第三医院为邢台市心血管病医院基建向建行东办信贷部贷款50万元。

9月7日，邢台市第三医院为邢台市心血管病医院购置设备向邢台市农行第三营业部贷款100万元。

10月16日，邢台市第三医院为邢台市心血管病医院的基建向建行东办信贷部贷款100万元。

11月初，成立心血管心电图室，由北京专家刘士珍负责。同时，成立药房，由袁耀辉一人负责全部工作。

11月9日，邢台市心血管病医院开诊试运行。同日，全院有护理人员16名，王丽江负责护理工作。

11月14日，邢台市心血管病医院心内科举行开诊典礼仪式。参加典礼仪式的领导有：河北省副省长王幼辉，河北省政府秘书长李光顺，邢台市委书记靳庆和，邢台市委副书记、代市长邹本真，邢台市副市长孙芳以及邢台市人大、市政协、邢台市警备区、邢台军分区等党、政、军领导。北京方面参加典礼的有：北京协和医院名誉院长、内科专家方圻，中华医学会心血管病学会主任委员、世界高血压联盟中国联盟主席、心内科专家刘力生，《中国循环杂志》主编、北京阜外医院心外科专家薛淦兴等。

11月18日，（筹建处）董事会召开会议，制订了工作人员守则，协调解决了工作中存在的问题。

11月19日，邢台市第三医院为邢台市心血管病医院购置设备向工行桥西信托投资公司贷款200万元。

是月，成立心内科，床位38张，北京专家刘力生负责全面工作，冯双英临时负责行政管理工作，王丽江负责护理工作。

是月，成立财务室，魏全香负责财务工作。

12 月 14 日，由市科学技术管理委员会批准，成立邢台市心血管病研究所。隶属邢台市卫生局领导，属集体性质的科研机构。

12 月 28 日，邢台市第三医院为邢台市心血管病医院基建向建行东办信贷部贷款 100 万元。

12 月，购买阿克松 128XP 彩超 1 台，从北京丰台心血管病医院购买呼吸机 2 台，麻醉机 2 台、POLYSTAN 丹麦产体外循环机 1 台、八导电生理记录仪 1 台、床旁 X 光机 1 台、血气分析仪 1 台，部分手术器械及病房设备等共计 250 万元。

1993 年

3 月 9 日，召开（筹建处）董事长办公会，听取了关于医院基建、设备购置、心内科开诊后工作的情况汇报，重点讨论了缩小心血管病医院基建规模，减少投资和加紧准备心脏外科开诊工作，处理好与三院的经济利益关系，两家设备统一使用，设备检查“三七”分成。

3 月，医院购置德国西门子公司 600 型运动平板试验仪 1 台。同月成立心血管超声室。

4 月 27 日，邢台市第三医院为邢台市心血管病医院基建向建行东办贷款 150 万元（逾期贷款）。

6 月 19 日，（筹建处）董事会召开会议，讨论医院开诊以来出现的各种问题及以后的发展方向。

6 月 20 日，召开（筹建处）董事长办公会议。明确了张如俭任常务副院长，教授刘力生任心内科主任，副教授王家明任副主任。

6 月 24 日，市三院为心血管病医院基建向建行东办分两次分别贷款 40 万元。

7 月 14 日，召开（筹建处）董事长办公会，解决了工作中存在的一些问题，明确了院长、常务副院长、副院长分工及专家工资待遇、收费问题，特别为心内科副主任王家明明确了职责。

7 月 27 日，心内科在放射科安装第一例心脏起搏器。

7 月，心血管化验室成立，工作人员有黄红革一人。

8 月 10 日，邢台市第三医院为邢台市心血管病医院基建向建行东办贷款 50 万元（贷款金额分批至 1994 年 6 月 20 日全部到位）。

8 月 15 日，召开（筹建处）董事长办公会，研究住院病房楼开诊前筹备工作。会议议定了资金筹措问题、宣传问题、补充专业医护人员问题。增补北京专家吴阶平和市政府副市长刘清云为董事会名誉董事长，市政府副秘书长邱朋林、市卫生局局长张立孔、市计委主任贾全祥、市财政局局长胡朝元为董事会董事。

9 月 4 日，在北京紫金城饭店 911 房间，召开（筹建处）董事会第七次会议。研究了邢台市心血管病医院开诊前有关筹备工作的情况。邢台方面向北京专家通报了医院的基建工作情况，就开诊要解决的问题进行了讨论。

9月6日，邢台市心血管病医院与深圳万科协和有限公司签订购置蛇牌心外科器械1套的合同。

9月10日，聘任李功宋、王天佑为医院专家组成员、心脏外科顾问。

是日，邢台市第三医院为邢台市心血管病医院基建向建行东办贷款30万元（1994年6月20日全部到位）。

9月14日，邢台市第三医院为筹建邢台市心血管病医院购置设备向邢台市农行第三营业部贷款60万元。

11月2日，聘任中日友好医院心外科教授支启华为医院专家组成员、心外科顾问。

11月，新建病房楼、专家宿舍楼及配套医院大门工程竣工并投入使用。

12月16日，心外科试开诊，北京专家薛淦兴负责业务工作，郭立新任心外科组长，解会敏负责护理工作。

12月24日，心外科开展首例心脏室间隔缺损修补手术。

12月，医院搬迁至新建的住院病房楼，门诊设在住院病房楼与外科病房楼连体部位1层。

是月，心血管手麻科成立，刘茂凯任副组长，协助郭立新负责管理行政工作，李素玲负责护理工作，隶属心外科组管理。

1994年

3月19日，心外科开展首例法洛氏四联症根治术。

6月29日，心外科开展首例二尖瓣置换术。

8月27日，心外科开展首例心脏双瓣置换术。

10月，医院住院病房楼安装电梯1部。

11月4日，心外科开展首例左房黏液瘤切除术。

1995年

1月9日，心外科开展首例主动脉窦瘤破裂修补术。

1月16日，由副书记刘玉今主持召开市委和市政府联席会，出席人员有刘清云、刘社华、邱朋林、张立孔、王绍英。主要研究议定邢台市心血管病医院的性质、办院方式及双方应承担的责任。议定为心血管病医院为自主经营、自负盈亏、自我约束、自我发展的集体事业单位，其经营管理、人员聘用、分配制度和手术、治疗、收费可以放开；心血管病医院以市三院为依托，由市三院与中华医学会心血管病学会专家组联合办院，双方通过协商，确定联合办院的形式及双方应承担的责任、义务、利益分配、组织领导和医院管理等问题；医院业务归口市卫生局，可以担负公费医疗任务，各行政、企事业单位病员就诊要予以报销；在筹建阶段，为协调各方关系而成立的邢台市心血管医院董事会及聘任的院长、副院长已完成其历史任务，组织解散，职能终止。

2月28日，医院第一届董事会成立，并召开第一次董事会，会议选举张如俭任董事长（法人代表），刘力生任副董事长，北京专家蔡如升、薛淦兴、周爱丽，邢台市三院副院长张平水、荀凤阁、徐振江任董事，周爱丽兼董事会监事。礼聘市委副书记刘玉今、副市长刘清云、北京专家方圻为名誉董事长，市卫生局局长张立孔为医院顾问。聘任薛淦兴为院长，荀凤阁为副院长。会议审定了合作办院协议书和董事会章程，议定5月中旬举办开院典礼。

是日，合办邢台市心血管病医院签字仪式举行。董事会全体成员和市委副书记刘玉今、政府秘书长陈雪、市卫生局副局长冯亚南出席签字仪式。

3月5日，召开院长办公会，决定设置心内科、心外科、手术麻醉室、彩超室、化验室、药房、心电图室、心功能室、财务室、办公室、信息资料组。

是日，整形美容门诊开诊。

3月8日，聘任北京专家刘力生为心内科主任、葛洪为副主任，支启华为心外科主任，徐守春为麻醉主任、吴鸣为副主任，刘士珍为心电心功能室主任、胡绳俊为副主任。

3月14日，心外科开展首例右室双出口矫治术。

3月19日，整形美容门诊开展首例额部色素痣美容手术。

5月17日，参加医院开院庆典的卫生部原副部长郭子恒为医院题词：“励精图治，开创新业”。

5月18日，举行邢台市心血管病医院开院庆典，参加开院庆典的有卫生部原副部长郭子恒，卫生部原科技司司长肖梓仁，北京阜外医院院长朱晓东，北京阜外医院名誉顾问蔡如升，北京医科大学副校长戴玉华，中华医学会心血管学会主任委员刘力生，深圳市孙逸仙心血管病医院院长沈宗林，北京阜外医院教授、邢台市心血管病医院院长薛淦兴，河北省政协副主席王满秋，河北省卫生厅副厅长赵银海，邢台市委副书记孙彦敏，邢台市人大主任贾长锁，邢台市副市长刘清云，邢台市政协主席吴英才、副主席刘玉今等领导、专家教授和各界人士计200余人。

是日，卫生部计划财务司、中国心血管技术协作培训中心主任郭加强、河北省建委主任靳庆和、省经贸委主任邹本真等发来贺电。

6月9日，医院收到香港扶伦书社无偿捐赠的一批图书。

12月2日，院长薛淦兴增补为邢台市桥西区第八届政协委员。

1996年

4月17日，邢台市心血管病医院聘任周群拉为院长助理。

7月3日，心外科开展首例左髂动脉栓塞取栓术。

10月，开始执行《邢台市心血管病医院各种假期规定》。

12月11、12日，邢台市心血管病医院与邢台市第三医院联合举办第一期“鱼水工程”学术会。

12月24日，心外科开展首例腹主动脉瘤切除人造血管移植术。

1997年

3月19日，国产万东大型C型臂数字减影血管造影机投入使用，当日为3名患者进行冠状动脉造影术。

4月26日，心内科首次在介入医学科为3名患者行心内电生理检查+射频消融术。

7月10日，召开董事会会议：与原专家组之间的合作结束。重新修订了由市三院与北京心血管病专家组合作办院合同书，并经邢台市公证处公证，期限为5年。

8月23日，第二届董事会成立并召开第一次会议。选举张如俭任董事长，薛淦兴任副董事长，荀凤阁、支启华、周群拉、胡绳俊、李含义为董事，监事由荀凤阁兼任。聘请刘玉今、刘清云为名誉董事长，聘请袁中、张立孔为董事会顾问。会上，双方按市三院和北京专家组合办邢台市心血管病医院的合同书，通过了心血管病医院董事会章程和医院组织条例。会议还对医院的财务做了中长期规划。

8月30日，心内科在介入医学科开展首例永久起搏器安装。

11月，医院管理专家阎惠中在《中国医院管理》杂志11期发表题为“股份制专科分院：资金技术联合的探索”，对医院的出现和成绩进行了科学评价。

1998年

2月21日，召开第二届董事会第二次会议。主要讨论了医院模拟股份制及市三院与心血管病医院职工集资还贷问题。

2月23日，医院印发了《关于集资还贷发行内部集资券的意见》。筹集资金147万元，用于医院建设发展。

2月，市三院介入医学科归属心血管病医院。

3月13日，心外科开展首例冠状动脉旁路移植术。

4月29日，召开全院职工大会，会议主题为“敲警钟、鼓信心、出低谷”。会上，院长薛淦兴和副院长荀凤阁分别就医院当前面临的严峻形势做了分析，并指明了医院的发展方向和开展工作的具体措施。

7月16日，全市卫生系统在市三院、心血管病医院召开《推广三院经验，加强引进联合，大力推进特色专科医院建设》现场会，副市长李英民做了重要讲话，号召学习先进，全面推广市三院发展特色专科成功经验。

9月22日，市三院、市心血管病医院举办首次国际心血管疾病学术研讨会。

10月6日，心外科成功救治首例心脏外伤病人。

11月28日，心内科开展首例经皮冠状动脉成形术及支架植入术。

12月21日，召开第二届董事会第三次会议。讨论了医院人才培养问题，制定医院发展规划，举行了专家座谈会。

12月24日，心外科被邢台市卫生局命名为“邢台市首批医学重点学科”。

1999年

1月9日，召开全院职工大会。对1993年以来的工作进行回顾并对1999年的工作计划进行安排部署，同时对各科开展新技术项目进行了表彰。

10月15、16日，在北京阜外医院心血管技术协作培训中心举办国际心血管外科学术研讨会暨薛淦兴80华诞庆祝活动。邢台市市委副书记齐耀增，邢台市政协副主席刘玉今，邢台市卫生局局长张俊英、副局长董志国，邢台市第三医院院长张如俭，副院长、副书记荀凤阁，副院长周群拉到会祝贺。市三院为薛淦兴塑汉白玉头像。

10月28日，心内科开展首例室速射频消融术。

11月20日，心内科扩建，床位由44张增加到65张，其中CCU床位由4张增至8张，开始独立运行。

12月19日，医院与中国人寿保险公司邢台分公司营业部签订心脏外科手术医疗平安保险合同。

2000年

1月20日，召开第二届董事会第四次会议，会议通过了1999年医院工作情况汇报，同时通过了张如俭辞去董事长职务，荀凤阁担任董事长。

3月30日，心外科开展首例升主动脉假性动脉瘤手术。

5月25日，河北省卫生厅印发“关于邢台市心血管病医院申请医疗机构执业登记注册的批复”，同意医院执业登记注册，并核发《医疗机构执业许可证》。

11月，实施医院信息系统（HIS）工程。

是年，心外科被评为河北省“青年文明号”。

2001年

1月16日，召开第二届董事会第五次会议，通过了医院2000年的工作总结。

2月10日，召开第二届董事会第六次会议，学习并讨论了中共邢台市委办公室《关于市心血管病医院体制等问题联席会议纪要》。

3月10日，心外科开展首例主动脉瓣、升主动脉置换＋冠状动脉旁路移植（BENTALL）手术。

4月9日，召开第二届董事会第七次会议。讨论医院申请医疗机构分类管理类别的意见。

4月25日，心外科开展首例10公斤以下先心病儿手术。

6月9日，医院HIS系统住院部分正式运行。

8月10日，医院HIS系统门诊部分正式运行。

2002年

1月26日，召开第二届董事会第八次会议，通过了医院2001年工作总结和终止集资分红并退还职工集资本金的决定。

5月1日，心内科开展首例经桡动脉冠脉支架术。

5月21日，心外科开展首例主动脉瓣置换＋冠状动脉旁路移植术。

7月18日，召开第二届董事会第九次会议，院长薛淦兴汇报了上半年工作情况及心血管病医院建院十年的经济状况。董事长荀凤阁做关于自然终止协议情况的说明及对北京专家组的善后待遇问题说明。

7月19日，与北京专家组签订的合作办院协议到期，自然终止。原专家组部分成员离院。

7月19日，召开心血管病医院第三届董事会成立预备会，会议选举荀凤阁任董事会董事长，为医院法人代表，李含义、周群拉、王连芹、郭立新任董事会董事。聘任：刘玉今为邢台市心血管病医院董事会名誉董事长，张俊英为医院董事会名誉董事长，吴清玉为医院顾问，薛淦兴为医院名誉院长。聘任刘士珍任心电功能室主任，王京生、孙立忠、陈英淳、吴信、吕峰任心外科客座教授，乔树宾、马坚、余培桢、沈潞华、蒋宝琦、耿仁义任心内科客座教授。

7月19日，召开第三届董事会第一次会议，聘任荀凤阁任院长（兼），周群拉、王连芹、郭立新为副院长。

7月29日，心外科开展首例非体外循环冠状动脉旁路移植术。

8月31日，心内科首次独立开展冠脉介入治疗。

10月13日，心外科开展首例主动脉球囊反搏术。

10月25日，举行与北京大学人民医院“冠心病外科治疗技术项目协作”签字仪式。出席签字仪式的有：邢台市人民政府副市长李英民，副秘书长滑惠芳，市委原副书记刘玉今，市卫生局局长张俊英，北京大学人民医院心外科教授万峰、王京生，医院领导班子全体以及百余名兄弟医院同仁。

11月1日，心内科开展首例下腔静脉滤器植入术。

2003年

4月9日，召开第三届董事会第二次会议，对心血管病医院分类管理问题进行讨论，决定申报非营利性医疗机构。

7月10日，心外科开展首例小切口非体外循环冠状动脉旁路移植术。

8月19日，召开第三届董事会第三次会议，因董事李含义调出，补选北京专家刘士珍为董事。会议部署了下半年工作。

8月，介入医学科搬迁到病房楼4层西侧。

9月24日，德国西门子血管造影机正式投入使用。

2004年

3月5日，召开第三届董事会第四次会议。通过了2003年工作总结及2004年工作要点。

3月，德国STOCKER　Ⅲ型体外循环机投入使用。

4月19日，心内科、介入科开展首例二尖瓣球囊扩张术。

8月，确定了医院院徽。

2005年

1月22日，召开第三届董事会第五次会议。通过了2004年工作总结。荀凤阁辞去邢台市心血管病医院院长职务，王连芹任院长。

2月3日，心内科、介入科开展首例先心病介入封堵术。

9月23日，邢台市医学会心血管外科专业委员会成立，邢台市心血管病医院副院长、心外科主任郭立新任主任委员。

10月10日，召开第三届董事会第六次会议。同意周群拉辞去副院长职务，保留董事职务。聘任王卫任副院长。院长王连芹汇报医院运行情况，确定人事及医院扩建工作中资金调配问题，并研究下一步工作。

11月7日，台湾省台南市立医院内科部主任、著名心血管内科专家方庆章等一行3人到医院进行访问和学术交流。期间，进行了3例心脏冠状动脉造影+支架置入介入手术演示，双方就国际心血管专业的最新动态、心血管疾病的介入治疗新进展展开广泛的学术交流与探讨。

2006年

6月6日，心外科开展首例体重5公斤以下、年龄6个月以内先心病手术。

9月4日，心内科分为心内一科病区和心内科二病区，两个病区共设床位119张，其中CCU床位17张。齐丽平任心内科一病区副主任，朱继红任护士长，谷艳霞负责CCU护理工作。冯双英任心内科二病区主任，杨雪棉任副护士长，负责护理全面工作，孟祥荣任副护士长，主要负责CCU护理工作。

11月12日，心外科、心内二病区、介入科联合开展首例主动脉夹层覆膜支架植入术。

2007年

6月9日，心外科开展首例心房纤颤双极射频消融改良迷宫术。

9月，心内科开展首例糖尿病足、下肢动脉硬化闭塞症的介入治疗。

12月，成立64排CT室。

2008年

1月，飞利浦64排螺旋CT投入使用。

1月，心内科被评为邢台市医学重点学科。

5月14日，全院干部职工向四川灾区捐款93800元。另外，心外科省级"青年文明号"又单独捐款1000元，北京专家刘士珍捐款300元。

10月27日，心外科开展首例主动脉瓣+升主动脉置换（WHEAT）术。

12月16日，河北省卫生厅下发《关于同意邢台市第三医院纳入三级综合医院管理的批复》文件，根据医疗机构管理的有关规定和邢台市医疗卫生发展规划及需求，同意邢台市第三医院和邢台市心血管病医院进行资源整合，纳入三级综合医院管理。核准的医疗机构第一名称为邢台市第三医院，邢台市心血管病医院为第二名称。

是年，心内科被评为河北省"青年文明号"。

第一章　机　构

第一节　院级机构

1992 年 7 月 30 日，邢台市心血管病医院（筹建处）董事会成立。邢台市政府副市长刘玉今任董事长，北京专家刘力生，邢台市卫生局副局长、邢台市第三医院院长王绍英为副董事长，北京专家吴阶平、蔡如升、薛淦兴、方圻，邢台市计委代主任王申，市财政局局长刘现光，市卫生局局长李友珊及张国堂为董事。北京方面联络员为徐守春、王文铨，邢台方面为张如俭、荀凤阁。王绍英任邢台市心血管病医院院长、研究所所长，薛淦兴、张如俭、王文铨、荀凤阁任副院长。

1993 年 6 月 20 日，张如俭任常务副院长。8 月 15 日，增补北京专家吴阶平和市政府副市长刘清云为名誉董事长，市政府副秘书长邱朋林、市卫生局局长张立孔、市计委主任贾全祥、市财政局局长胡朝元为董事会董事。

1995 年 2 月 28 日，邢台市心血管医院第一届董事会成立。张如俭任董事长（法人代表），北京专家刘力生任副董事长。北京专家蔡如升、薛淦兴、周爱丽，邢台市第三医院副院长张平水、荀凤阁、徐振江任董事，周爱丽兼任董事会监事。礼聘刘玉今、刘清云，北京专家方圻为董事会名誉董事长，张立孔为医院顾问。薛淦兴任院长，荀凤阁任副院长。1996 年 4 月 17 日，聘任周群拉为院长助理。

1997 年 8 月 23 日，邢台市心血管病医院第二届董事会成立。张如俭任董事长，薛淦兴任副董事长，荀凤阁、支启华、周群拉、胡绳俊、李含义任董事，荀凤阁兼任监事。礼聘刘玉今、刘清云为名誉董事长，袁中、张立孔为董事会顾问。2000 年 1 月 20 日，张如俭辞去董事长职务，荀凤阁任董事长。

2002 年 7 月 19 日，心血管病医院第三届董事会成立。荀凤阁任董事长、医院法人代表，李含义、周群拉、王连芹、郭立新任董事，聘任刘玉今、卫生局局长张俊英为董事会名誉董事长，北京专家吴清玉为医院顾问，北京专家薛淦兴为医院名誉院长。荀凤阁任院长（兼），周群拉、王连芹、郭立新任副院长。2003 年 8 月 19 日，董事李含义调出，补选北京专家刘士珍为董事。

2005 年 1 月 22 日，荀凤阁辞去院长职务，王连芹任院长。10 月 10 日，周群拉辞去副院长职务，王卫任副院长。至 2008 年末不变。

1992～2008年邢台市心血管病医院董事会成员名表

表1—1

职 务	姓 名	在职时间
董事长	刘玉今	1992-07-30～1995-02-28
	张如俭	1995-02-28～2000-01-20
	荀凤阁	2000-01-20～2008-12-16
名誉董事长	王幼辉	1992-07-30～1995-02-28
	李光顺	1992-07-30～1995-02-28
	邹本真	1992-07-30～1995-02-28
	吴阶平	1993-08-15～1995-02-28
	刘清云	1993-08-15～2002-07-18
	刘玉今	1995-02-28～2008-12-16
	方 圻	1995-02-28～1997-08-23
	张俊英	2002-07-19～2008-12-16
董事会顾问	袁 中	1997-08-23～2002-07-18
	张立孔	1997-08-23～2002-07-18
医院顾问	张立孔	1995-02-28～1997-08-23
	吴清玉	2002-07-19～2008-12-16
副董事长	刘力生	1992-07-30～1997-08-23
	王绍英	1992-07-30～1995-02-28
	薛淦兴	1997-08-23～2002-07-18
董 事	吴阶平	1992-07-30～1993-08-15
	蔡如升	1992-07-30～1997-08-23
	薛淦兴	1992-07-30～1997-08-23
	方 圻	1992-07-30～1995-02-28
	王 申	1992-07-30～1995-02-28
	刘现光	1992-07-30～1995-02-28
	李友珊	1992-07-30～1995-02-28
	张国堂	1992-07-30～1995-02-28
	邱朋林	1993-08-15～1995-02-28
	张立孔	1993-08-15～1995-02-28
	贾全祥	1993-08-15～1995-02-28
	胡朝元	1993-08-15～1995-02-28
	周爱丽	1995-02-28～1997-08-23
	张平水	1995-02-28～1997-08-23
	荀凤阁	1995-02-28～2000-01-20

续表

职 务	姓 名	在职时间
董 事	徐振江	1995－02－28～1997－08－23
	支启华	1997－08－23～2002－07－18
	周群拉	1997－08－23～2008－12－16
	胡绳俊	1997－08－23～2002－07－18
	李含义	1997－08－23～2003－08－19
	王连芹	2002－07－19～2008－12－16
	郭立新	2002－07－19～2008－12－16
	刘士珍	2003－08－19～2008－12－16
监 事	周爱丽	1995－02－28～1997－08－23
	荀凤阁	1997－08－23～2000－01－20

1992～2008年邢台市心血管病医院副院及以上领导名表

表1—2

职 务	姓 名	在职时间
院 长	王绍英	1992－07－30～1995－02－28
	薛淦兴	1995－02－28～2002－07－19
	荀凤阁	2002－07－19～2005－01－22
	王连芹	2005－01－22～2008－12－16
研究所所长	王绍英	1992－07－30～1995－02－28
名誉院长	方 圻	1992－07－30～1995－02－28
	薛淦兴	2002－07－19～2005－01－22
名誉所长	蔡如升	1992－07－30～1995－02－28
常务副院长	张如俭	1993－06－20～1995－02－28
副院长	薛淦兴	1992－07－30～1995－02－28
	张如俭	1992－07－30～1993－06－20
	王文铨	1992－07－30～1995－02－28
	荀凤阁	1992－07－30～2002－07－19
	周群拉	2002－07－19～2005－10－10
	王连芹	2002－07－19～2005－01－12
	郭立新	2002－07－19～2008－12－16
	王 卫	2005－10－10～2008－12－16
院长助理	周群拉	1996－04－17～2002－07－19

第二节　行政机构

一、办公室

（一）沿革

1992年4月医院筹建处成立后，设立有办公室、基建组，位于干部病房楼西南侧平房，付金朝任负责人，工作人员2人。1993年11月搬至心血管楼1层。1994年12月付金朝调离，常国梁调到办公室工作。1995年2月28日，常国梁调离，陈素强调到办公室工作。2002年7月陈素强任副主任，负责全面工作。工作人员3名。2006年6月，陈素强兼任市三院纪委副书记、监察室主任。2008年12月两院合并，办公室建制撤销。2009年7月，与三院相关科室交接手续完成后，2名工作人员分别调医务科、总务科工作。

（二）主要工作

1992年4月，办公室、基建组负责医院筹建工作，主要负责医院基建项目、行政文秘管理、综合档案管理、后勤物资和固定资产管理、专家往返接待和食宿生活、工作报表统计等。8月，住院病房楼和专家宿舍楼开工建设，1993年12月同时交付使用，基建组人员遂转为后勤管理工作。1994年，在专家宿舍楼划19套单元房供来院工作专家居住，设小食堂1个，宿舍管理员1人，为专家提供住宿饮食服务。医院收发工作由市三院保卫科门卫承担，负责报纸、杂志、信件等收发工作。1995年5月18日，组织医院开诊典礼。是年，医院成立图书室和病案室，办公室增加了图书、病案管理工作。2002年10月，病案室和图书馆分别与市三院病案室、图书馆合并，病案与图书由市三院代管。2003年10月，实现了后勤物资微机化管理。2008年12月两院合并，对固定资产、后勤物资清点后，交三院相应职能科室管理，档案等资料装盒、列清单后，交市三院综合档案室保管，办公室2人分别调市三院医务科、总务科工作。办公室于2009年7月正式撤销。

二、财务室

（一）沿革

1992年11月成立财务室，位于三院大门口南侧，魏全香负责财务工作，有工作人员3人。1994年搬至心血管病房楼1层。1995年3月魏全香任负责人。2002年7月魏全香任副主任。2006年6月魏全香退休。9月，郑海鹰任代理副主任，负责全面工作。2009年5月郑海鹰任副科长。9月并入三院财务科，合并前有工作人员6人。

（二）主要工作

1992年财务室成立后，主要负责医院会计核算、经济核算、薪酬发放、收费等工作，兼管总务和病案管理及整理入档工作。1996年不再兼管总务工作。1997年不再兼管病案管理及整理入档工作。1999年9月，委托邢台市桥东区审计事务所完成心血管病医院房屋建筑物、仪器设备的评估。2001年6～8月，住院和门诊病人收费由手工改为微机收费。是年，按照市三院奖金分配办法修订奖金分配方案，进一步调动了医务人员积极性。2005 年，对建院后全院的固定资产进行了全面清理，达到账账相符，账物相符。2006 年 8 月开始，由原来月底报记总账规范为随时报记，管理更加规范。是年，完善了收费室工作和现金管理制度。2007 年 12 月，对专家宿舍楼建设与出售资金情况进行清查，按财务管理规定进行了账务处理。2008 年 8 月，委托市审计局对 2005 ~ 2007 年度财务收支情况进行审计，进一步清晰和规范了医院财务管理。2009 年 2 月，制定了收费室收费系统故障应急预案。6 月，委托邢台同和会计师事务所对医院筹建期间资金来源、投资金额以及至 2008 年 12 月 31 日的资产、负债及净资产情况进行审计，为与三院财务合并账目提供依据。9 月，财务室并入三院财务科。并入前，医院资产总值 11733. 7 万元，其中固定资产 3941. 4 万元。

第二章　临床科室

第一节　心内科

沿革　1992年11月邢台市心血管病医院开诊即设心内科。门诊位于市三院大门南侧平房。病房设在市三院干部病房楼1层，床位38张，其中CCU床位3张。北京专家刘力生负责全面工作，冯双英临时负责行政管理工作，王丽江负责护理工作。有医生6人，护士16人，其中中级职称1人。1993年3月王丽江任副护士长。6月，刘力生任主任，王家明任副主任，程艳敏临时负责行政管理工作。1993年7月至1994年4月王丽江进修期间张志红负责护理工作。1993年12月，搬迁至心血管病医院病房楼2层，床位48张，其中CCU床位4张。1995年3月于强任组长，王丽江任心血管病医院护士长兼心内科护士长。5月，北京专家不再任主任。7月于强调离，冯双英临时负责。1996年2月，王连芹任副主任，王丽江调离另有任用，肖瑞芳任副护士长（代理）。1997年3月肖瑞芳调离，郑健萍任副护士长。1998年6月，王连芹任心内科主任。1998年3～11月，王连芹进修期间冯双英临时负责。1999年11月，病房在同层扩大规模，床位增至65张，其中CCU8张，孟祥荣负责CCU护理工作。2000年11月，王连芹任邢台市第三医院副院长兼心内科主任。2002年7月，冯双英任副主任，郑健萍任护士长，孟祥荣任副护士长，主要负责CCU护理工作。2005年4月郑健萍调离，朱继红任护士长。9月，院长王连芹不再兼任心内科主任，副主任冯双英主持全面工作。2006年3月，冯双英任主任，齐丽平任副主任。9月，分为心内科一病区和心内科二病区。心内科一病区位于市三院外科楼2层，床位54张，其中CCU9张。齐丽平任副主任，负责全面工作；朱继红任护士长，谷艳侠负责CCU护理工作。心内科二病区位置不变，床位65张，其中CCU8张。冯双英任主任，杨雪棉任副护士长，负责全面护理工作，孟祥荣任副护士长，主要负责CCU护理工作。2008年12月，邢台市心血管病医院与邢台市第三医院合并。心内科一并归入市三院临床科室。

业务发展　1992年心内科成立，科主任由北京阜外医院教授刘力生担任，以刘力生为主的专家团队常驻或定期来院工作，开展查房、会诊和带教培训工作，主导心内科业务开展，主要诊治冠心病、高血压病、心律失常、瓣膜病、心力衰竭等常见病以及相关危重症救治，开展了急性心肌梗塞链激酶溶栓治疗，并参加了由北京阜外医院刘力生牵头的“急性心肌梗死链激酶溶栓治疗临床研究”。同时，每年成批压茬派出医生、护士到北京阜外医院进修学习。通过业务培训、外出进修、专家言传身教等，逐步培养了一大批业务骨干，业务能力快速提升。

1995年5月后北京专家不再任心内科主任，由邢台方面接任。当时，科室处于自我管理状态，专家以业务指导为主，心内科尚无统一的管理制度。王连芹任主任后，首先组织制定了《心血管病诊疗常规》《临床技术操作规范》和病人知情告知等制度，积极推进和认真落实三级查房、病历讨论等各项核心制度。同时，狠抓业务培训，进一步夯实各级医务人员基本功，理顺了科内管理，保证了医疗质量。以邵耕、孙瑞龙、崔志澄、沈璐华、余培桢等为主的专家定期来院工作，进行查房、出专家门诊等；在阜外医院教授高润林、乔树宾、马坚等帮助开展了冠心病、心律失常等介入治疗，有力促进了治疗心血管病整体医疗水平的提升。

1999年成立了较规范的CCU病区，配备高年资专职医护人员和各种抢救设备，集中收治危重病人，开展急性心肌梗塞、肺栓塞的规范溶栓治疗和使用有创呼吸机治疗呼吸衰竭等。在CCU病房先后开展了床旁漂浮导管血流动力学监测、床旁临时起搏器安装等技术。对难治性心力衰竭、恶性心律失常、顽固性心绞痛等危重病人治疗个体化、护理精细化，利用综合手段成功抢救多例反复室颤、心源性休克、高危主动脉夹层的患者。在难治性心力衰竭、顽固性心绞痛、主动脉夹层、恶性心律失常等危重症药物调治方面积累了独特经验，急危重病人抢救成功率明显提高。病源覆盖河北、河南、山东、山西及周边地区。

1992年后，心内科全力加强人才培养，至2002年，先后有14名医生和一批护士从阜外医院进修学成归来，同时，贯序派送技术骨干王连芹、冯双英、李爱军、程艳敏等带项目多次进修心血管介入诊疗技术，培养了一大批本土化专家人才。2002年7月专家组协议到期撤离后，8月独立开展了择期PCI，10月独立开展急性心肌梗塞急诊PCI，之后各项心血管介入技术相继独立开展，如射频消融治疗阵发性室上速、房扑、房速，起搏器安装术等，心内科进入良性快速发展轨道，一大批青年医生通过到阜外医院进修学习、院内带教培训，纷纷崭露头角，独当一面，形成了结构合理的人才梯队，为心内科扩规模、上台阶奠定了雄厚的人才基础。王连芹被评为河北省突出贡献中青年专家、市管优秀专家，享受国务院特殊津贴。

心内科积极引进和开展新技术项目，1993年在阜外医院教授王锦志帮助下安装第一例永久起搏器。1997年3月19日在阜外医院教授陈纪林帮助下完成第一例冠脉造影检查。4月26日在阜外医院教授王方正等专家帮助下完成第一例心内电生理检查及射频消融术治疗阵发性室上速；1998年11月28日，阜外医院院长、教授高润霖完成第一例冠状动脉支架植入术。1999年阜外医院教授马坚先后帮助开展首例房速、房扑、室速、室早等射频消融。是年，王连芹独立开展冠脉造影术。2002年5月1日在阜外医院教授乔树宾指导下开展首例经桡动脉途径冠脉支架植入术。8月王连芹独立完成冠脉支架植入术，10月王连芹独立开展急性心肌梗塞急诊经皮冠脉介入治疗（PCI）。医院心血管介入技术由原来依靠专家开展正式转为自己独立开展，心内科介入技术步入良性发展轨道。是年，构建了急诊PCI绿色救治通道，施行“先救治、后收费”，在急诊科完成术前准备，缩短了门球时间，大大降低患者的死亡率和致残率。11月，开展首例下腔静脉滤器植入术。2004年4月开展首例经皮二尖瓣球囊扩张术。2005年2月完成首例先心病动脉导管未闭封堵术，7月完成首例室间隔缺损封堵术。2005年2月24日成功救治急性心肌梗死左主干闭塞合并心源性休克患者；是年，开始使用无创正压呼吸机救治急性左心衰患者。

心血管病医院建院后，心内、心外、介入等相关科室通力协作，逐步形成了集药物、介入、手术一体化的治疗模式，心内科综合实力明显增强，疑难复杂病例比例逐年增加，综合医疗水平走在全省前列。2008年被评为邢台市医学重点学科。1999年获邢台市“巾帼文明示范岗”称号，2005年度获“市级青年文明号”荣誉称号，2008年度获“河北省青年文明号”荣获称号。1996～2008年举办国家级继续教育学术会3期，省继续教育学术会23期，基层医生培训班13期。1992～2008年在核心期刊发表论文42篇，完成科研成果14项，其中获河北省科技进步三等奖3项、邢台市科技进步一等奖5项。

2008年12月，心内科分设两个病区，床位119张。是年门诊量18248人次，出院病人4367人次，介入手术量1827例，成功率98%，其中急诊手术成功率100%，无一例严重并发症和术中死亡，并发症发生率为0.25%，手术数量和质量均位于全省前列。

1992年11月至2008年12月16日邢台市心血管病医院心内科工作量统计表

表2—1　　　　单位：例

年份	门诊人次	出院人次	冠脉造影术	支架植入术	永久起搏器安装术	射频消融术	其他	手术小计
1992	480	55	0	0	0	0	0	0
1993	2336	381	0	0	2	0	0	2
1994	2520	438	0	0	0	0	0	0
1995	3397	487	0	0	0	0	0	0
1996	5517	671	0	0	0	0	0	0
1997	5150	672	21	0	6	12	2	41
1998	5039	781	18	2	0	17	0	37
1999	5839	1034	40	4	5	37	5	91
2000	6889	1305	74	18	7	43	6	148
2001	7196	1428	113	20	15	43	9	200
2002	7115	1636	180	41	13	55	14	303
2003	7443	1707	196	55	14	47	19	331
2004	9604	2143	217	78	17	70	22	404
2005	10920	2447	289	132	13	102	13	549
2006	11460	2878	389	218	31	107	22	767
2007	14197	3780	701	390	37	121	18	1267
2008	18248	4367	998	634	40	128	31	1831
合计	123350	26210	3236	1592	200	782	161	5971

一、心内科一病区

（一）沿革

2006年9月4日，心内科扩大为两个病区。心内科一病区位于三院外科楼2层，床位54张，其中监护室设9张床位。齐丽平任副主任，负责科室全面工作；朱继红任护士长，谷艳侠任监护病房负责人，负责重症监护病房护理工作。至2008年12月两院合并前，共有医生8人、护士15人，其中副高级职称1人，中级职称6人。

（二）业务发展

2006年9月心内科分科后，心内科一病区主要诊治心血管的常见病、多发病及心血管危重症，继续开展急性心肌梗塞规范静脉溶栓治疗、冠心病介入治疗、急性心肌梗塞的急诊PCI、临时起搏器安装术。在北京阜外医院专家指导下开展了射频消融术、永久起搏器安装术。在医院的重点支持下，全科医生及护士先后有9人次到北京阜外医院进行心内科重症、冠心病、电生理及介入专业的进修学习，培养了一批专业技术扎实的高素质专业人才，形成了结构合理的专业人才梯队，科室整体医疗水平明显提高，疑难复杂病例所占比例逐年增加。尤其是不稳定心绞痛、急性心肌梗塞、高血压急症、肺栓塞、主动脉夹层、难治性心力衰竭、恶性心律失常等疑难危重症的诊治达到国内先进水平，病源覆盖邢台、邯郸及山西、山东等周边地区。

2007年副主任齐丽平主持率先推行了经桡动脉冠状动脉介入治疗技术，明显减轻患者卧床痛苦和穿刺部位并发症，缩短了住院时间，降低了患者住院费用；9月开展了急性心肌梗塞经桡动脉急诊PCI手术；成功开展糖尿病足、下肢动脉硬化闭塞症的介入治疗；开展了冠脉血栓抽吸新技术；在全市率先开展右室流出道起搏，增加双腔生理起搏比例。

2008年，心内科通力合作，共同成功举办2次心内科学术会。被评为邢台市医学重点学科。3名主治医师晋升为副主任医师。引进北京阜外医院硕士研究生1名，外派中长期进修人员1名，参加院外学术交流11次，提高了学科的整体水平。

2006年9月至2008年，心内科一病区与心内科二病区协作共同举办省继续教育学术会5期，基层医生培训8期，在核心期刊发表论文17篇，完成科研成果1项。

2008年，全年出院病人1869人次，手术953例，其中冠脉造影528例，介入治疗320例，永久起搏器安装20例，射频消融术86例，其他19例。

2006年9月至2008年邢台市心血管病医院心内科一病区工作量统计表

表2—2　　　　单位：例

年份	出院病人数	冠脉造影术	支架植入术	永久起搏器安装术	射频消融术	其他	手术小计
2006	460	34	50	5	12	2	103
2007	1611	369	193	20	51	10	643
2008	1869	528	320	20	66	19	953
合计	3940	931	563	45	129	31	1699

二、心内科二病区

（一）沿革

2006 年 9 月 4 日成立心内科二病区，位于心血管病房楼 2 层及心血管门诊楼 2 层。设门诊、普通病房、重症监护病房，床位 65 张，其中 CCU 床位 8 张。冯双英任主任，杨雪棉任副护士长，负责科室护理工作，孟祥荣任重症监护病房副护士长，负责重症监护病房护理工作。2008 年 12 月两院合并前，共有医生 10 人，护士 15 人，其中高级职称 2 人，中级职称 4 人。

（二）业务发展

2006 年 9 月，心内科二病区主要诊治心血管的常见病、多发病及心血管重症，继续开展急性心肌梗塞静脉溶栓治疗及急性肺栓塞的溶栓治疗、冠心病介入治疗、急性心肌梗塞的急诊 PCI，临时起搏器安装术。在北京阜外医院专家指导下开展了射频消融术、永久起搏器安装术、ICD，择期手术成功率达 98.4%，急诊成功率达 100%，疑难复杂病例所占比例逐年增加，每年收治危重病人达 100 余人次，尤其对不稳定心绞痛、急性心肌梗塞、高血压急症、肺栓塞、主动脉夹层、难治性心力衰竭、恶性心律失常等疑难危重症的诊治，抢救成功率已达到国内先进水平。2006 年 11 月与心外科成功抢救一例急性主动脉夹层病人。2007 年全面开展了经桡动脉冠状动脉介入治疗技术，成功率达 90.5%，并逐渐开展对急性心肌梗死患者经桡动脉急诊 PCI 治疗。

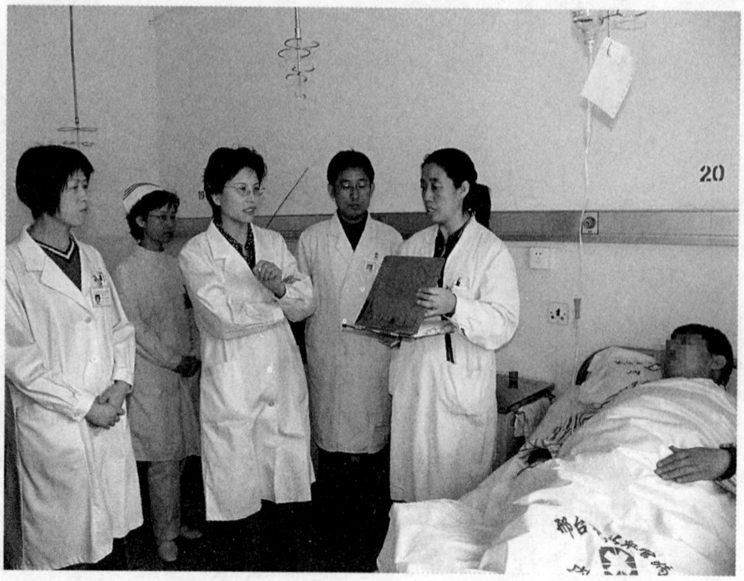

2007 年 4 月 4 日，院领导到心内科二病区查房，图为主任冯双英（左五）在汇报病历。

2006 年后共选派医生及护士 8 人次到北京阜外医院进行心内科重症、冠心病、电生理及介入专业的进修学习，培养了一批专业技术扎实的高素质专业人才，形成了结构合理的专业人才梯队，科室整体医疗水平明显提高。先后与心内科一病区举办省级继续教育学术会 5 期，基层医师培训 8 期。在国家级核心期刊发表论文 4 篇，完成科研成果 1 项。2008 年心血管内科被评为邢台市医学重点学科。2008 年 12 月邢台市心血管病医院与邢台市第三医院合并，心内科二病区随之并入市三院临床科室管理。

2006年9月至2008年邢台市心血管病医院心内科二病区业务量统计表

表2—3　　单位：例

年份	冠脉造影术	支架植入术	永久起搏器安装术	射频消融术	临时起搏器安装术	小计
2006	72	48	3	19	5	147
2007	316	197	17	70	8	608
2008	466	314	20	62	12	874
合计	854	559	40	151	25	1629

第二节　心外科

一、沿革

1993年12月心外科成立，位于心血管病房楼3层，床位30张，其中ICU2张。ICU位于4层，与心血管手术室紧邻。薛淦兴负责业务工作。郭立新任心外科组长，负责病房、ICU、手术室、麻醉、体外循环及行政管理工作，解会敏负责护理工作。有医生2人，护士6人。

1994年1月解会敏任副护士长。1995年3月，ICU搬至3层病房内，设床位3张。1996年2月郭立新任副主任，解会敏任护士长。4月郑健萍任副护士长，负责ICU工作。1997年2月郑健萍调离，张改锋负责ICU工作。2000年9月郭立新任主任。2001年6月田良鑫任副主任，8月田良鑫考研离院。

2002年7月，郭立新任副院长兼主任。是月，张浩协助主任工作，张改锋任副护士长。8月常驻专家薛淦兴、支启华离院。9月郭立新读研，张浩负责科室全面工作。

2005年6月郭立新回院工作，张浩任副主任。8月张浩读研离院。2006年ICU搬至4层，床位8张。12月夏晓君任副主任。

2008年12月，邢台市心血管病医院并入市三院，心外科并入三院临床科室管理。年末，有医生8人，护士18人，其中高级职称4人，中级职称5人。

二、业务发展

1993年成立初期，由北京阜外医院教授薛淦兴、中日友好医院支启华负责业务，1998年开始在专家指导下开展业务工作。2002年8月常驻专家离院，北京安贞医院教授陈英淳定期到科指导工作。2005年6月陈英淳不再来院，北京大学人民医院教授王京生定期来院指导工作。2008年1月开始，北京大学人民医院教授陈彧定期来院指导冠状动脉旁路移植（CABG）手术。

心外科建科前期，医院派医生、护士及麻醉等医疗团队，集中到北京阜外医院相关科室进修学习。通过业务培训、外出进修、专家言传身教等方式，培养了一大批业务骨干，业务能力得到快速提升。至2006年，心外科ICU护理人员全部到北京阜外医院进修学习，培养了一大批专科护士，为心脏外科手术病人术后护理管理及快速康复提供了有力保障。

1993年12月24日，开展首例心脏室间隔缺损修补手术。开展了呼吸机使用、微量泵使用、有创血流动力学监测技术。1994年3月，开展第一例部分型心内膜垫缺损矫治术；6月开展第一例二尖瓣置换术；8月开展第一例心脏二尖瓣、主动脉瓣联合置换术；11月开展第一例左房黏液瘤切除术。1995年3月开展第一例主动脉窦瘤破裂修补术及右室双出口矫治术；12月开展第一例三尖瓣下移畸形矫治术。全年完成手术119例，其中瓣膜置换手术13例，先心病复杂畸形法乐氏四联症根治术12例。开展术前、术后健康教育指导工作并召开术后患者营养研究会。

1996年，开展了下肢动脉血管取栓术及整形美容外科手术。10月开展了第一例心包剥脱术。开设扶贫病房，减收床位费、门诊挂号费、大型检查及手术费10%。1997年，完成一例心胸比达0.8的心脏瓣膜置换术及右房心脏肿瘤罕见手术，10月完成首例腹主动脉瘤切除、人工血管移植手术。1998年3月，开展首例体外循环下冠状动脉旁路移植术（CABG）。

2000年2月，完成首例冠状动脉旁路移植+室壁瘤切除术。4月开展右胸小切口房间隔缺损修补术。2001年3月，首次开展Bentall+部分主动脉弓置换术。4月首次完成体重10公斤以下患儿先心病手术。2002年7月，启动与北京大学人民医院心脏外科冠心病技术协作项目，开展首例心脏非体外循环下冠状动脉旁路移植术（OP-CABG）。9月郭立新读研，期间坚持每周末2~3天回科开展手术工作。

2003年7月，开展了小切口OP-CABG术，全年完成手术202例，其中OP-CABG29例。2005年5月，张改锋赴阜外医院专门学习低体重心脏术后护理。8月郭立新毕业回院工作，带领团队开展低体重儿先心手术，4个月完成10公斤以下先心病患儿20例，其中年龄最小10个月，体重6.6公斤。2006年，开展低体重儿复杂先心手术，其中先心病复杂畸形法乐氏四联症患儿手术年龄最小的5个月，体重4.2公斤，并实现了连续40例法乐氏四联症手术无死亡。2007年7月，开展首例双极射频消融改良迷宫治疗心房纤颤手术。是月，郭立新前往美国明尼苏达心脏中心研修。10月开展首例右锁骨下多发动脉瘤摘除术。12月底，郭立新结束美国学习回院后，开始独立完成CABG手术。

2008年3月，在阜外医院专家金敬琳指导下，开展先天性心脏病微创介入治疗。9月郭立新就读首都医科大学北京安贞医院在职博士，期间坚持每周三天回科完成疑难复杂手术及CABG手术。12月邢台市心血管病医院并入市三院，心外科也随之并入三院临床科室管理。

1998年，心外科被评为“邢台市首批医学重点学科”；2007年被评为河北省重点发展学科。2008年1月被评为邢台市医学重点学科。1998年2月被邢台市团市委评为“青年文明号”。1999年5月被评为邢台市“青年文明号标杆”单位。

至2008年末，全科共发表论文4篇，完成科研1项并获市厅级科技进步三等奖。外出进修学习26人。

1993 年 12 月至 2008 年 12 月邢台市心血管病医院心外科业务量统计表

表 2—4　　　　　　　　　　　　　　　　　　　　　　　　　　　单位：例

年份	冠状动脉旁路移植术	法乐氏四联症根治术	先心病介入	瓣膜手术	其他	小计	全年死亡率（%）
1993					2	2	0
1994	0	8	0	4	70	82	3.7
1995	0	12	0	13	94	119	2.5
1996	0	8	0	15	98	121	3.3
1997	0	8	0	23	101	132	6.9
1998	6	9	0	29	102	146	2.1
1999	1	11	0	16	123	151	2.0
2000	2	16	0	25	139	182	0.5
2001	16	14	0	27	138	192	1.0
2002	12	14	0	24	140	189	0
2003	29	13	0	23	138	202	0.5
2004	19	21	0	37	175	252	0.4
2005	28	16	0	33	202	285	0.3
2006	33	17	0	63	244	357	0.3
2007	46	20	0	58	244	368	0.5
2008	86	9	25	70	213	403	0.8
合计	272	196	25	460	2223	3183	

附：心手麻科

沿革　1993 年 12 月心手麻科成立，隶属心外科组管理。位于病房楼 4 层。设有 2 个手术间、1 个体外循环准备间、2 个麻醉准备间。刘茂凯任副组长，协助郭立新负责手麻科行政管理工作，李素玲负责护理工作。有医护人员 8 人。1995 年 3 月，李素玲任护士长，年底刘茂凯调离。1996 年 8 月倪国莉任副主任。1998 年年底倪国莉调离。2002 年 8 月郭晓纲任负责人。2003 年 8 月郭晓纲读研。10 月李芳任负责人。2006 年 7 月搬至心血管门诊楼 4 层，设有 2 个手术间、1 个体外循环准备间、1 个麻醉准备间、1 个无菌敷料间。2006 年 9 月，李芳任副主任。2008 年 12 月邢台市心血管病医院并入市三院，心手麻科与心外科一起并入三院，仍隶属心外科管理。有医护人员 11 人，其中医生 5 人，护士 6 人。中级职称 7 人。

业务发展　1992 年 5 月，所有人员分批次轮流到阜外医院相关科室进修学习，开展第一例手术前全部回院，形成专科手术团队，为心血管手术的开展奠定了基础。1993 年

12 月 24 日，开展第一例心脏室间隔缺损修补术。同时在临床科室开展了桡动脉穿刺置管术和中心静脉置管术，为临床科室抢救危重病人创造了便利条件。1994 年，开始配合心外科完成先心病复杂畸形、瓣膜置换、主动脉瘤等手术。

1998 年 3 月，开展了体外循环下冠状动脉旁路移植术的麻醉、体外循环及手术配合工作，为冠心病的手术治疗提供保障。1998 年 7 月，李素玲兼管体外循环灌注工作。1999 年，有 2 名教授轮流指导体外循环工作。2001 年 2 月，体外循环中开展了经泵心肌停跳液灌注技术，提高了患者术中心脏自动复跳率，缩短了手术时间。3 月开展经鼻气管插管技术，适用于 3 周以下患儿，明显提高患儿术后耐受性。同年，开展了 Swan - Ganz 导管置入术，连续监测心排血量和肺动脉压力。2002 年 8 月，麻醉及体外循环专家撤离，邢台市心血管病医院医技人员完全独立开展工作。10 月开展首例主动脉球囊内反搏术，为重症冠心病手术提供保障。是年，开展了非体外循环下冠脉旁路移植术的麻醉及手术配合工作。配合肾内科开展了颈内静脉双腔导管置入术。2003 年，体外循环开展了温血停跳—冷血维持—温血复苏技术，进一步加强了术中心肌的保护。同时开始使用膜式氧合器，明显减少了患者术后并发症的发生。2004 年购进德国 Stocker 体外循环机 1 台，替代了技术落后的老式体外循环机，手术过程中生命体征更加平稳可控，为患者手术安全提供保障。是年，开展重症手术左房压与中心静脉压联合持续监测。2007 年，开始配合心外科完成 5 公斤以下复杂先心、双极射频消融改良迷宫术的麻醉、体外循环和手术室配合工作。2008 年 3 月，开始配合心外科完成先心病介入封堵及一系列大血管手术的麻醉、体外循环和手术室配合工作。

第三章 医技科室

第一节 介入医学科

一、沿革

1997年2月，市三院成立介入科，位于心血管门诊楼4层。有机房和操作室2间，面积约50平方米，有工作人员3人，王运涛任负责人，张志红任副护士长。1998年2月，介入科归属心血管病医院。6月，王运涛任介入科副主任。2003年8月搬至心血管病房楼4层，面积120平方米。2008年12月并入三院，有工作人员6人，其中高级职称1人，中级职称2人。

二、业务发展

1997年1月，购入北京万东2100血管造影机1台，高压注射器1台，日本光电八导生理仪1台及相关配套设备。具备了开展介入诊疗能力。2月28日，独立开展股骨头介入溶栓术。3月1日，开展首例肝癌介入治疗。3月8日，开展首例肺癌介入治疗。之后陆续开展胃癌、食管癌、胰腺癌、妇科恶性肿瘤的介入治疗，四肢动脉造影及溶栓治疗；消化道出血的栓塞治疗、肝脏血管瘤栓塞治疗。3月19日开展首例冠状动脉造影术。3月26日开展首例全脑血管造影术。4月26日，心内科开展首例射频消融术。5月3日，开展首例右心导管造影术。8月8日，配合心内科开展了永久起搏器安装。后经两次升级改造，实现了采集速度提升和图像实时存储及浏览。1998年11月28日，心内科开展首例冠状动脉支架植入术。2000年11月，开展子宫肌瘤栓塞术、脑动脉瘤栓塞术。2001年1月6日，配合神经外科开展首例颅内动静脉畸形栓塞术；12月14日，配合神经外科首例开展颈动脉瘘栓塞术。2002年10月，八导生理仪更新为十六导生理仪，心脏电生理标测更准确方便，提高了术中监测水平。11月1日，配合心内科开展首例腔静脉滤器植入术。2003年8月，血管造影机更新为德国西门子FA血管造影机，图像质量明显提高，为手术提供了安全保障，心血管介入手术更加流畅、快捷。2004年4月19日，配合心内科开展首例经皮二尖瓣球囊扩张术。2005年2月3日，配合心内科开展首例先心病介入封堵术。3月，配合神经内科开展首例脑血管支架植入术。随着各科介入诊疗水平的发展，配合心内科、心外科、神经内科、神经外科完成各项介入诊疗手术，业务量逐年增加，同时负责全院的外周血管及肿瘤介入治疗。

至2008年，介入科编写了血管造影机、高压注射器、监护仪、除颤仪等仪器的操作规程，制定了导管室消毒、人员防护以及日常工作制度，修订介入科单独做的全部病种的介入手术规范。至2008年底，介入科发表论文8篇，出版论著1本，完成科研成果4项，其中获邢台市科技进步一等奖2项。接待了参加三院“鱼水工程”学习班的多批次学员和兄弟医院的到院参观学习。

1997～2008年邢台市心血管病医院介入医学科手术量统计表

表3—1　　单位：例

年份	心内科	心外科	神经内科	神经外科	外周介入	小计
1997	25	0	6	1	71	103
1998	30	0	12	3	102	147
1999	77	0	5	1	82	165
2000	137	0	11	16	62	226
2001	179	0	29	54	82	344
2002	286	0	18	56	68	428
2003	303	0	23	50	68	444
2004	398	0	92	54	70	614
2005	557	0	169	109	48	883
2006	775	0	286	127	24	1212
2007	1356	0	572	120	45	2093
2008	1856	12	657	231	36	2792
合计	5979	12	1880	822	758	9451

第二节　检验科

一、沿革

1993年7月成立化验室，位于市三院干部病房楼1层，用房1间，当时只有黄红革一人。12月，化验室搬至心血管病房楼1层，用房2间，面积约30平方米。1995年3月，黄红革任负责人。年内，化验室搬至心血管病医院门诊1层，用房2间，面积约40平方米。2002年7月，化验室更名为检验科，黄红革任检验科副主任，有工作人员3名。2008年12月并入三院检验科。

二、业务发展

1993年建科初期，只开展血气分析仪检测，其他化验项目依托三院检验科；10月，开展了电解质、血常规、血型鉴定、出凝血时间、交叉配血等项目；借用北京阜外医院生化分析仪，开展了血糖、血脂四项、肝功四项、尿素氮、肌酐、心肌酶四项等检验项目。1994年，在邢台市首次开展了凝血酶原时间及活动度、部分凝血活酶时间检测。2003年

2 月购置荷兰 VATA1 半自动生化仪，替代了北京阜外医院生化分析仪，购置 SymexCA－50 血凝仪，凝血酶原时间、部分凝血活酶时间由手工法改为仪器法。2005 年 8 月，引进日本东京医疗 TMS－1024i 全自动生化分析仪，开展了肌酸激酶同工酶、尿酸、总蛋白、白蛋白等检测检验项目。

第三节　药　房

一、沿革

药房成立于 1992 年 11 月，位于干部病房楼 1 层，用房 1 间，约 11 平方米，由袁耀辉一人负责药房全部工作。1993 年 12 月搬至心血管病房楼 1 层，用房 2 间，约 25 平方米。1995 年 3 月，袁耀辉任负责人。5 月，搬至心血管门诊 1 层，用房 2 间，约 24 平方米。2002 年 7 月更名为药械科，袁耀辉任副主任。2003 年 10 月袁耀辉任药械科主任，有工作人员 2 人。2008 年 12 月并入三院药剂科，有工作人员 4 人，其中高级职称 1 人，中级职称 1 人。

二、业务发展

1992 年 11 月开诊，承担药品和部分医用耗材采购、心内科门诊及病房的药品调剂工作，率先在全市开始对住院患者口服药实行单剂量摆药。1993 年 12 月，增加了医疗办公用表格的管理、发药，心外手术及心内介入专用耗材的入出库手续办理，麻醉药品采购管理、调剂工作。2001 年 6 月，进行了计算机管理系统初步培训、基础数据初始化录入工作。2002 年药库、药房工作全面实行计算机管理。是年，按照卫生部《医疗机构药事管理暂行规定》要求，逐步完善了各项规章制度与流程。2004 年 4 月，心血管病医院药房药品的保管工作纳入市三院药剂科管理，器材的保管工作纳入市三院器材科管理，正式接手心血管医疗设备档案管理。2005 年 7 月开始，按照《医疗机构药品质量管理规范》进一步规范了药品保管、验收和使用工作。2009 年 8 月 25 日，器材的采购工作纳入市三院器材科管理。

第四节　心血管超声室

一、沿革

1993 年 3 月成立心脏彩超室，位于市三院门诊楼 1 层，用房 2 间，面积约 25 平方米。11 月，彩超室迁至心血管门诊楼 1 层，用房 2 间，面积 40 平方米。1995 年 3 月，王连芹任负责人。1995 年 8 月，王连芹到心内科工作，仍兼管彩超室。2000 年 11 月，王连芹不再负责彩超室工作，由彭红兵负责。2006 年 3 月心脏彩超室归心血管门诊部管理。2008 年 12 月两院合并，心血管彩超室归三院门诊部管理，科室有工作人员 5 人，其中高级职称1人。

二、业务发展

1993年3月建科初期没有技术人员，由北京专家及心内科医师轮流在科室工作，开展有常规心脏超声检查；10月，彭红兵进修回院后，在专家指导下开展工作。来邢台市心血管病医院指导的专家有北京阜外心血管病医院教授刘汉英、赵仲明、许飞、王志民等；12月，心外科手术开展，心脏彩超检查作为惟一的诊断技术手段，为心外科先天性心脏病、瓣膜病等手术的开展提供了强有力的保障。1994年3月王连芹进修回院，5月独立开展心脏超声检查，包括各种复杂先天性心脏病、瓣膜病、心肌病、心包疾病等各种心脏疾病的超声诊断。完善了科室各项制度，超声报告格式及内容书写更为规范。同时开展右心声学造影技术，用于右向左分流的诊断。1995年5月，开展了多巴酚丁胺负荷试验，用于冠心病的诊断。1997年4月，开展周围血管超声检查技术，包括四肢动、静脉的超声检查，用于各种血管常见病、多发病及急危重症疾病的诊断，包括动脉瘤、动静脉瘘、动脉硬化闭塞症、静脉血栓等。1998年开展急诊床旁超声心动图及术中超声监测（经胸检查）。是年，彭红兵进修学习回来后，开展了颈部血管超声检查，包括颈动脉、锁骨下动脉、椎动脉疾病的超声诊断。2002年5月安装彩超工作站，实现了彩色图文报告打印，并对影像数据实行计算机存储，结束了手工复写报告的历史。同时科室增添报告录入员。2005年开展胎儿超声心动图检查，可以诊断胎儿时期的心血管发育异常，并发现遗传综合征高风险胎儿，为临床咨询、产科处理、多学科会诊提供有价值信息。至2008年，科室在核心期刊共发表论文6篇，完成河北省科研成果1项。

第五节　心电图室

一、沿革

1992年11月邢台市心血管病医院成立时即设心血管心电图室，由北京阜外医院心电功能专家、主任技师刘士珍负责，其他人员由心内科医生轮转。工作地点设在心内科病区内，用房1间。1993年12月搬至心血管病房楼1层。1994年，心电图室有工作人员2名。1997年血管检查室并入心电图室。2008年12月两院合并时有工作人员4名。

二、业务发展

1992年11月，主要开展心电图、动态心电图的诊断工作；举办心电图讲座，由专家刘士珍培训医护人员。1993年3月购进活动平板试验仪，用于冠心病的诊断与鉴别诊断。1997年后进行周围血管多普勒检查。陆续进口多台多导心电图机，并更新动态心电图分析仪、活动平板试验仪，增加动态心电图记录器。1993年全年检查心电图613人次、动态心电图297人次、活动平板运动测验248人次，2008年分别为12073人次、885人次、238人次。至2008年年底，共在核心期刊发表论文2篇。

第四章　门　诊

第一节　沿　革

1992 年 11 月 9 日，在传达室南侧小平房开诊。设心内科专家门诊，普通门诊内放置心电图机，心内科医生负责做心电图并出具报告。门诊药房与住院药房共用，心电图室设在干部病房楼 1 层西侧。门诊挂号收费处设在干部病房楼西侧小平房。1993 年增设心脏彩超室、化验室。12 月，门诊迁至心血管门诊楼 1 层，心内科门诊 2 间，心外科门诊 1 间。1995 年 3 月 5 日设美容整形门诊。1996 年 4 月，心外科门诊增加血管外科的诊疗工作。2006 年 3 月，程艳敏任门诊部副主任。2008 年 12 月两院合并时，心内科门诊 4 间，心外科门诊（血管外科）1 间，心彩超室 3 间，心电图室、活动平板、动态心电图室共 3 间，挂号收费处 1 间，药房 2 间，检验科 2 间。

第二节　业务发展

1992 年 11 月 9 日，由两名护士开展导诊服务和门诊病人登记。1993 年 3 月增设心内科专家门诊。此后，来自全国各地著名的心内科专家、教授陆续来院应诊。并配备了轮椅，负责护送危重病人到病房住院；编制了高血压、冠心病、心律失常等心血管病健康科普知识手册，方便候诊患者翻阅。2000 年初，门诊增加一名导医，负责来院患者及家属咨询，并维持门诊大厅（挂号收费窗口、药房窗口）就诊秩序。配置了饮水机为患者提供开水；窗口科室为患者提供了纸、笔、老花镜；在医院入口处设立了健康教育科普知识宣传栏。同年 12 月，不再安排专职导医，由心外科及手麻科怀孕、哺乳期护理人员轮流到门诊工作。2001 年，增加了负责陪同市级领导来院体检工作内容。2003 年抗“非典”期间，门诊大厅入口处安排专门护理人员负责测试来院人员体温及分诊工作，并发放预防“非典”科普知识宣传页。同时，加强了工作人员的防护。12 月，固定门诊护理人员，门诊护理工作质量有了明显提升。2004 年，门诊大厅增设健康教育科普知识宣传栏、院外专家一览表、医院简介电子显示屏。2005 年，门诊大厅增设 1 台小彩电介绍医院概况、防病保健知识；为方便患者增设了便民服务盒，内有针、线、胶水、纸张、笔、老花镜等。2006 年 3 月，程艳敏任门诊部副主任后常规出门诊，同时有病房大夫一至二人轮流出门诊，北京阜外医院教授孙瑞龙、余培桢每月各出门诊一周。2008 年全年心内科门诊量由 1993 年的 2336 人次增至 21429 人次。2008 年 12 月并入三院门诊部统一管理。

第五章 护 理

第一节 沿 革

1992年11月9日医院开诊，王丽江负责护理工作，护理人员16名。1993年3月27日，王丽江任心内科副护士长。由于王丽江进修，1993年7月至1994年4月由张志红负责护理工作。1995年3月8日，王丽江任医院总护士长兼心内科护士长。1996年4月，王丽江任医院总护士长兼市三院护理部副主任。2000年9月18日，王丽江任护理部主任。2005年4月9日，王丽江调至市三院，心血管病医院的护理工作由市三院护理部统一管理。

第二节 业务发展

1992年11月9日，医院举行开诊典礼仪式时，护士首次着南丁格尔护士服装上岗，改写了医护着装不分的现状。在北京大学人民医院护士长马秀芬指导下，制订了病区管理制度，护理人员岗位职责，冠心病、风心病、心衰、心肌病、高血压、心律失常等心血管常见疾病护理常规，护理技术操作规范等一系列标准。建院初期，针对护理队伍普遍年轻的状况，定期组织护理人员学习考核，夯实理论基础。多次邀请阜外医院教授刘士珍对全体护理人员进行心电图知识培训，并进行了考核，护理人员达到熟练辨识窦性心律、心房纤颤、室上速、房室传导阻滞、室早、室速、心肌缺血等心电图，提高了心电监护观察水平，有利于及早发现病情变化。1993年在北京专家的指导下，护理人员首次使用除颤仪、简易人工呼吸器，成功抢救第一位急性心肌梗死并发心脏骤停的病人。在北京专家言传身教的影响下，形成了浓厚的学习氛围。1993、1994年，有12名护理人员参加邢台市首批护理大专函授学习。报考大专的人数占护理队伍总人数的75%。对进修心外ICU回来的大多数护理人员实行心内科、心外科轮转。护理人员初步掌握了心衰、急性心肌梗死、肺心病、扩张型心肌病、高血压病等病人的抢救及护理，以及心内注射、股动脉穿刺、桡动脉穿刺等技术，率先为危重病人实施了静脉留置针及三通应用。并能够按照护理技术操作标准，为病人实施心肺复苏、输液、导尿、吸氧、口腔护理等。开展了心内科常见疾病的健康宣教工作。1995年年初，心外科开展了常见疾病术前、术后健康宣教工作。11月，首次通过考试招聘合同护士，并制订了《邢台市心血管病医院聘用合同护理人员劳动合同协助书》。同时，实行每半年对护理人员进行理论考试、技能考核。1997 年 8 月，在心内科开展整体化护理。制订各岗位职责及工作内容，以病人为中心细化了质量考核评价标准。修订并编制了高血压、冠心病、心律失常、扩张型心肌病、心衰、心内科介入术后等心血管病健康科普知识手册，用于心内科门诊、病房开展健康宣教，帮助患者树立了健康意识，自愿养成健康的生活方式和行为，提高了患者的依从性。1999 年规范 CCU 病房后，加强了对护理人员高血压急症、不稳定心绞痛、急性心肌梗塞、肺栓塞、主动脉夹层、难治性心力衰竭、恶性心律失常等疾病抢救、护理常规以及除颤仪、呼吸机等抢救设备的考试、考核。医护人员在抢救危重症患者时配合更加默契，抢救成功率明显提升，为挽救患者生命发挥了重大作用。2000 年，各科室选派上报护理人员进修计划，进修更具针对性，提升了护理人员专业水平。2005 年 4 月，邢台市心血管病医院护理工作由市三院护理部统一管理。

2008 年 12 月两院合并时，有护理人员 69 名，其中本科及以上学历 11 名，高级职称 1 名，中级职称 16 名。先后有 53 人次到阜外医院、北京大学人民医院进修学习。

第六章　科教研

第一节　科　研

一、科研成果及奖励

1992～2008年，邢台市心血管病医院共完成科研成果8项，其中获河北省科技进步三等奖1项；邢台市科技进步奖一等奖4项，三等奖1项。

1992～2008年邢台市心血管病医院科研成果、奖励登记表

表6—1

年份	项目名称	主研人	所在科室	获奖级别	获奖时间
2000	体外循环心内直视手术的血液保护	郭立新	心外科	市厅级叁等奖	2004－07－01
2001	中西医结合强化综合治疗原发性肝癌临床研究	吕修臣	介入科	市厅级壹等奖	2002－07－01
2003	组织强度曲线评价心梗病人左室局域舒张功能研究	王世宏	心内科	省级叁等奖	2003－05－28
2005	中西医结合冲击综合治疗非小细胞肺癌临床研究	吕修臣	介入科	市厅级壹等奖	2008－08－22
2006	武都力与氨酰心安治疗老年人心衰的疗效研究	李爱军	心内科		
	部分保留后瓣及瓣下机构的二尖瓣置换术对术后左心室功能及闹栓塞的影响	郭立新	心外科	市厅级壹等奖	2010－06－21
2007	中西医结合综合治疗原发性肝癌门静脉癌栓临床研究	吕修臣	介入科		
	替罗非班在急性心肌梗死急诊冠脉介入治疗中应用的医疗研究	齐丽平	心内科	市厅级壹等奖	2009－06－01

二、部分科研项目简介

中西医结合强化综合治疗原发性肝癌临床研究

研究单位： 邢台市心血管病医院介入科

主 研 人： 吕修臣　刘俊莉　张琼霞　郭　军　孟爱果　李建广　王云涛　张志红　苗振华　陈素强　梁文杰　王风云　赵晓天　赵　涛　王丽华

获奖级别及时间： 2002年7月获邢台市科技进步一等奖。

项目简介： 恶性肿瘤是危害人民健康的三大死亡疾病之一，而原发性肝癌在恶性肿瘤死亡率中，部分城市占第三位，而农村则占第二位。因此，原发性肝癌的治疗效果直接关系到整个民族的生存质量，计划把中西医结合强化综合治疗原发性肝癌临床研究这一治疗原发性肝癌的理想技术推广到全国各地医院，为全社会的肝癌患者造福。该项技术应用于中晚期肝癌患者，疗效快速可靠，迅速实现“带瘤生存”，显著提高了治疗近期有效率及1、2、3年生存率，提高了病人生存质量，减轻了社会及其家庭负担，其产生的效益好，前景广阔，意义深远。

关键技术：介入化疗药物的剂量及药物与病变接触时间方法的选择，化疗药物性肝损伤及骨髓抑制的防治（中医辩证论治的应用）。

创新点：强化化疗栓塞，提高肝癌治疗近期有效率；据中医辩证论治选用中药方剂，防止肝细胞损伤和骨髓抑制；三联应用高效免疫增强剂，增加机体杀伤肿瘤细胞能力；探索研究出了强化化疗栓塞，中药及免疫综合治疗肝癌的新技术，大幅度提高了肝癌生存率。

中西医结合冲击综合治疗非小细胞肺癌临床研究

研究单位：邢台市心血管病医院介入科

主研人：吕修臣 刘俊莉 崔寒英 王连芹 李建广 张琼霞 张发海 常国梁 王运涛 张志红 袁耀辉 孟爱果 李秀申 苗振华

获奖级别及时间：2005年通过河北省科技成果鉴定，2008年8月22日获邢台市科技进步一等奖。

项目简介：恶性肿瘤是危害人民健康的三大死亡疾病之一，在全国大城市中，肺癌死亡率已占恶性肿瘤之首，成为威胁人民身体健康最重要的恶性肿瘤之一。本项目研究治疗NSCLC作用原理，是根据非小细胞肺癌介入治疗后胃肠道、骨髓及其他系统出现的复杂生理病理过程及晚期患者多有远处转移，探索出来的一种新技术，具有提高化疗药物剂量、延长药物与病变接触时间、最大限度地冲击杀伤肿瘤细胞、从而大幅度缩小肿瘤容积的作用，防止了肿瘤局部扩散与复发；动、静脉序贯足量应用中药艾迪注射液，防止骨髓抑制，增加机体免疫力，提高患者生活质量；联合应用抗凝治疗，预防肿瘤远处转移，大幅度提高了非小细胞肺癌患者远期生存率。这项技术把中西医多方面的作用巧妙综合运用，攻补兼施，使NSCLC在治疗方法和疗效上有一定突破和进展。

关键技术：本项目将晚期非小细胞肺癌患者随机分为对照组和冲击综合治疗组。对照组仅行单纯支气管动脉灌注化疗，冲击综合治疗组行选择性支气管动脉内灌注中药艾迪注射液及化疗药。介入灌注治疗前后足量应用艾迪注射液，介入治疗后联合应用抗凝药物，预防肿瘤远处转移。技术的关键在于：大剂量、多途径冲击治疗化疗药物的剂量选择，化疗药物毒副反应的防治及预防肿瘤远处转移。

创新点：大剂量、多途径冲击治疗，提高非小细胞肺癌治疗近期有效率，防止局部复发；动、静脉序贯足量应用中药艾迪注射液，防止骨髓抑制，增加机体免疫力，提高患者生活质量；联合应用抗凝治疗，预防肿瘤远处转移；探索研究出了大剂量、多途径冲击治疗，中药艾迪及联合应用抗凝综合治疗NSCLC的新技术，大幅度提高了非小细胞肺癌患者生存率。

替罗非班在急性心肌梗死急诊冠脉介入治疗中应用的临床研究

研究单位：邢台市第三医院心血管内科

主研人：齐丽平 任振芳 刘爱民 吕修臣 谷艳侠 朱继红 解会敏 穆金兴 王玉芬

获奖级别及时间：2009 年 6 月获邢台市科技进步一等奖。

项目简介：急性心肌梗死是常见的心血管疾病，在中国的发病率为十万分之五十左右，它具有起病急、病情重、死亡率极高等特点，常并发严重心律失常、心源性休克或泵功能衰竭。研究表明斑块破裂后血栓形成使冠脉急性闭塞是导致急性心肌梗死的主要原因，急诊冠脉介入治疗使梗死血管及时开通是公认能改善 AMI 预后的有效方法。然而对富含血栓的冠状动脉进行介入操作，会增加血栓脱落和远端微循环栓塞可能，还使血小板进一步活化，使无复流、支架内血栓发生危险性增加。

关键技术：该项研究把接受急诊介入治疗的急性心肌梗死病人随机分为肝素组（对照组）和血小板 GPⅡb/Ⅲa 受体拮抗药（替罗非班）组，行冠状动脉造影明确梗死相关血管情况。替罗非班组分组后即静脉推注替罗非班 10μg/Kg/min，持续 36 小时，确定 PCI 后动脉鞘内推注肝素共 90 毫克。对照组仅常规术中用动脉鞘内推注肝素共 90 毫克。拔鞘后给予肝素 500～1000U/小时静脉泵入 48 小时。观察 PCI 治疗前后的梗死相关血管的 TIMI 分级；梗死相关血管术后心肌灌注 TIMI 分级；CK－MB 酶峰、左心室舒张末内径、射血分数、围手术期出血并发症、住院期间和 30 天急性或亚急性血栓、再梗塞、心绞痛、死亡等不良心脏事件。

创新点：以急性 ST 段抬高心肌梗死患者为观察对象，观察国产替罗非班对血流再灌注的影响、临床疗效及安全性；普通肝素与替罗非班联合应用，加强抗凝及抗血小板治疗，并未增加严重出血并发症和血小板减少症；在对介入术后梗塞相关血管再灌注效果进行评价时，除对冠状动脉血流 TIMI 分级观察外，增加了对心肌灌注 TIMI 分级的分析，能够更客观地描述再灌注效果。

部分保留后瓣及瓣下结构的二尖瓣置换术对术后左心室功能及脑栓塞的影响

研究单位：邢台市第三医院心血管外科

项目主研人：郭立新　夏晓君　王铁瑞　黄红革　冯存民　李　芳　解会敏　张云涛　李建广　李瑞冰

获奖级别及时间：2010 年 6 月获邢台市科技进步一等奖。

项目简介：二尖瓣瓣下结构在主导左心室收缩功能中起着重要的作用，保留二尖瓣结构的二尖瓣置换术（MVRP）有利于左心室功能的恢复，但是左心室和二尖瓣环小的病例，可能会导致人工瓣膜置入的困难，该项目研究通过实施部分保留后瓣及瓣下结构的二尖瓣置换术与同期常规二尖瓣置换术（MVR）比较，评估两种术式对左心室功能的影响。研究表明 MVRP 由于切除了一部分瓣叶更有利于缝合；防止了后瓣折叠过多引起瓣环相对缩小，妨碍人工瓣置入；防止了折叠瓣叶影响人工瓣启闭；剪除了细小的、薄弱的、瓣叶外缘的瓣下腱索防止术后腱索断裂影响人工瓣启闭；保留了瓣叶根部及中部较大的腱索，保持了左室后瓣结构的完成性，有利于心功能的维护，明显改善了左心室功能。

关键技术：选择在三院住院的二尖瓣功能不全的患者，随机分为观察组和对照组。观察组 560 例行 MVRP，对照组 138 例行 MVR。两组均采用中度低温、体外循环。心肌保护采用 4℃冷晶体停跳液，经升主动脉根部顺行灌注，经右心房－房间隔入路进入左房，合并血栓首先清除。观察组切除病变二尖瓣前瓣及其瓣下腱索；修剪后瓣，剪除后瓣的钙化部分，把细小的、薄弱的、瓣叶外缘的瓣下腱索剪除，保留瓣叶根部及中部较粗大的腱索，然后剪除没有粗大腱索的瓣叶外缘，尽量多保留后瓣瓣下结构，用2/0Prolene线连续缝合固定人工瓣。对照组均未保留后瓣及瓣下结构。术后2周及3个月复查胸部X线片和超声心动图。结果观察组心脏自动复跳率明显高于对照组。术后2周和3个月与术前比较，心胸比例和左心室的缩小，左室射血分数的增高，两组差异有统计学意义（$P<0.05$）。结论部分保留后瓣及瓣下结构的二尖瓣置换术，术后左心室功能改善明显。

创新点：MVRP由于切除了一部分瓣叶，更有利于缝合；防止了后瓣折叠过多引起瓣环相对缩小，妨碍人工瓣置入；防止了折叠瓣叶影响人工瓣启闭；剪除了细小的、薄弱的、瓣叶外缘的瓣下腱索防止术后腱索断裂影响人工瓣启闭；保留了瓣叶根部及中部较大的腱索，保持了左室后瓣结构的完成性，有利于心功能的维护，明显改善了左心室功能。

三、论文

1992～2008年，邢台市心血管病医院共发表学术论文86篇，收录的所有论文均经过“中国知网”和“万方数据知识服务平台”查证。

1992～2008年邢台市心血管病医院发表论文、著作登记表

表6—2

年份	论文（著作）名称	发表期刊	第一、二作者
1992	50例正常妊娠妇女STI检测	心功能杂志	荀凤阁
	冠心病心电多项信息鉴别诊断仪检测结果的分析	心功能杂志	荀凤阁
1993	青春期双侧乳腺巨大纤维腺瘤1例	河北医药	郭立新
1995	希浦系水平的位相性阻滞	中国实用心电杂志	胡绳俊
	食管调搏揭示房室结三径路	中国实用心电杂志	程艳敏、胡绳俊
	体外循环复温期变温水箱失灵的紧急措施	中国循环杂志	刘茂凯、郭永禄
	急性心肌梗塞22例临床治疗分析	实用心脑肺血管病杂志	程艳敏、赵淑梅
1996	显性交界性早搏伴交替性功能性束支阻滞隐匿性者致伪房室阻滞	中国实用心电杂志	李爱军、薄晓英
	22例Ⅱ型糖尿病患者心功能分析	心功能杂志	郝俊华、荀凤阁
	右心感染性心内膜炎的临床特点	重庆医学	王连芹
1997	心脏术后纵隔感染四例治疗体会	岭南心血管病杂志	郭立新
	交界区心律伴逆行文氏型传导和窦－交房（室）性融合波1例报告	中国实用心电杂志	薄晓英、陈素强

续表 1

年份	论文（著作）名称	发表期刊	第一、二作者
1998	二尖瓣粘液变性一例	临床超声医学杂志	彭红兵、齐丽平
	212 例房、室间隔缺损的彩色多普勒超声心动图与手术结果对照分析	临床超声医学杂志	彭红兵、齐丽平
	与房室结双径路相关的 P－R 间期长短交替 1 例	心电学杂志	王连芹、胡绳俊
	急性心肌梗死后 Q－T 离散度与室速、室颤关系的临床观察	实用心电学杂志	王连芹
	护士长培训工程的实施与效果	护理学杂志	王丽江
	培训护士长跨跃型模式的选择与实践	护士进修杂志	王丽江
1999	超声诊断右冠状动脉右室瘘合并巨大右冠状动脉瘤一例报告	中华超声影像学杂志	齐丽平
	全氟化碳心停搏液的心肌保护作用	岭南心血管病杂志	田良鑫
2000	肥厚性心肌病心电图似心肌梗塞超急性期 1 例	河北职工医学院学报	穆金兴、郝俊华
	外伤性三尖瓣破裂、腱索断裂、腘肌破裂 1 例	中华胸心血管外科杂志	夏晓君、郭立新
	体外循环心内直视手术四项血液保护措施的临床研究	岭南心血管病杂志	郭立新
2001	先天性主动脉瓣下狭窄 8 例	中华胸心血管外科杂志	夏晓君、郭立新
	二尖瓣置换术保留部分后瓣及瓣下结构对术后左心室功能的影响	岭南心血管病杂志	郭立新、夏晓君
	急性心肌梗死误诊分析	实用心电学杂志	郝俊华、冯双英
	中西医结合强化综合治疗原发性肝癌临床研究	中国中西医结合急救杂志	吕修臣
2002	先天性二尖瓣瓣上隔膜 3 例	中华胸心血管外科杂志	王铁瑞、郭立新
	树立正确的院情观实施整体护理	中国现代医药科技	王丽江
	对不同存放条件下血凝实验法对比	中国现代医药科技	黄红革
	他汀类药物的安全性	中国现代医药科技	袁耀辉
	舒心降脂片治疗高脂血症临床观察	中国现代医药科技	袁耀辉
	药源性过敏性休克注意事项	中华临床医药杂志	袁耀辉
	室间隔缺损 437 例外科治疗	岭南心血管病杂志	张　浩、王铁瑞
2003	超声诊断肺动脉起源异常 1 例	中华超声影像学杂志	李俊青
	与房室结双径路相关的 P－R 新时期长短交替 1 例	中华综合医学	王连芹
	先天性巨大冠状动脉瘤 1 例	岭南心血管病杂志	张　浩、郭立新
	我院实施药品招标前、后抗感染药物应用及经济学分析	中国医院用药评价与分析	葛春立
	胸骨下段小切口体外循环下修复房间隔缺损、室间隔缺损 32 例	岭南心血管病杂志	张　浩、郭立新

续表 2

年份	论文（著作）名称	发表期刊	第一、二作者
2004	胸骨下段小切口体外循环下修复房间隔缺损、室间隔缺损 32 例	岭南心血管病杂志	张　浩、郭立新
	彩超诊断肺静脉畸形引流的几点体会	临床超声医学杂志	彭红兵
	药物的肝脏毒性反应及防治	中华临床医药杂志	葛春立
	先天性主动脉瓣四瓣化畸形合并升主动脉瘤 1 例	中华胸心血管外科杂志	夏晓君、郭立新
	右肺动脉异常起源于升主动脉一例	中国胸心血管外科临床杂志	张　浩、夏晓君
	胸骨下段小切口与常规切口在先天性心脏病中应用的比较研究	河北职工医学院学报	张　浩、郭立新
	中西医结合治疗脊髓损伤的研究	现代中西医结合杂志	吕修臣
	手机对永久起搏器干扰的最新研究	临床心电学杂志	杜丽娟
2005	糖尿病对冠状动脉旁路移植术围手术期影响的临床研究	中华老年多器官疾病杂志	郭立新
	室间隔缺损合并二尖瓣关闭不全 15 例的外科治疗	岭南心血管病杂志	张　浩、郭立新
	主动脉瓣下狭窄合并室间隔缺损六例	中国胸心血管外科临床杂志	张　浩、郭立新
	原发性高血压患者血管内皮功能的超声检测	中国超声诊断杂志	彭红兵、宋炳辉
	左心室憩室伴罕见特殊心电图改变一例	中华心血管病杂志	翟颖莉、王铁瑞
	低分子肝素钙治疗急性心肌梗死的安全性评价及临床疗效研究	中国现代应用药学	袁耀辉
	左心室憩室 1 例	中华胸心血管外科杂志	王铁瑞、张　浩
	冲击综合治疗对晚期非小细胞肺癌患者生活质量的影响	中国现代医学杂志	吕修臣
	中西医结合综合治疗非小细胞肺癌临床研究	现代肿瘤医学	吕修臣
2006	70 例女性冠心病的冠脉造影结果分析	医学影像学杂志	李爱军
	2003 年 ~ 2004 年我院降脂药应用及药物经济学分析	中国医院用药评价与分析	葛春立
	心脏术后低氧血症的观察与护理	世界临床医学	王艳玲
	北方地区女性冠心病临床特点及冠状动脉造影结果分析	中国综合临床	李爱军
	活动平板心电图与冠脉造影结果比较 81 例分析	中国当代医学	朱凌凌
	以意识障碍为主要表现的急性心肌梗死 2 例	中国综合临床	李爱军、朱凌凌
	先天性主动脉瓣二尖瓣发育异常合并升主动脉后壁瘤 1 例	中华胸心血管外科杂志	夏晓君、郭立新
	单发心肌桥一例	中国胸心血管外科临床杂志	王铁瑞、郭立新
	起搏器的更换指征及术中注意事项	中国心脏起搏与心电生理杂志	冯双英、齐丽平
	自体血回输对瓣膜置换术病人纤溶和血小板的影响	岭南心血管病杂志	李　芳、李　斌

续表3

年份	论文（著作）名称	发表期刊	第一、二作者
2007	Carto在心肌梗死后室性心动过速射频消融中的应用	中国介入心脏病学杂志	任振芳
	我院2003～2005年心血管类药利用分析	中国药房	葛春立
	永久性心房颤动合并长RR间期的临床意义	中国医刊	任振芳
	我院2002～2005年抗高血压药利用分析	中国药房	葛春立
	缩窄性心包炎的彩色多普勒超声心动图表现	临床超声医学杂志	齐丽平、彭红兵
	心脏手术患儿的心理护理	中国误诊学杂志	解会敏
	冠状动脉的慢血流现象60例临床观察	临床荟萃	王灵群
	预存自体血回输对风湿性心脏病瓣膜置换术患者血液纤溶系统和血小板功能的影响	临床麻醉学杂志	李　芳、李　斌
	母女同患先天性主动脉瓣瓣上狭窄二例	中华心血管病杂志	李　芳、李　斌
2008	化脓性心包炎超声心动图表现1例	临床超声医学杂志	彭红兵、李俊青
	围产期心肌病患者的护理	护理学杂志	谷艳侠
	卡托普利维持心房颤动复律后窦性心律及其对左心房的影响	山东医药	郝俊华、穆金兴
	美学在门诊护理工作中的应用	中国误诊学杂志	肖瑞芳
	卡托普利协助胺碘酮转复持续性心房颤动患者临床观察	中国误诊学杂志	穆金兴、郝俊华
	老年心房颤动的临床研究	现代中西医结合杂志	穆金兴、郝俊华
	中西医治疗原发性肝癌并门静脉癌栓69例临床观察	中国现代医学杂志	吕修臣
	先天性心脏病介入封堵术56例的护理	中国误诊学杂志	谷艳侠
	经桡动脉行冠心病介入治疗的护理	中国误诊学杂志	谷艳侠

第二节　进　修

1992～2008年邢台市心血管病医院进修情况登记表

表6—3

姓　名	进修单位	进修专业	进修时间
李素玲	阜外医院	手术室管理	1992年5月，进修半年
张改锋	阜外医院ICU	ICU	1992年5月，进修半年
郭立新	阜外医院	心外科	1992年6月，进修1年
田良鑫	阜外医院	心外科	1992年6月，进修1年
尹保强	阜外医院		1992年7月6日，进修1年
程艳敏	阜外医院	心内科	1992年7月，进修1年
于　强	阜外医院	心内科	1992年7月，进修1年
倪国莉	阜外医院	麻醉、体外循环	1992年7月，进修1年

续表 1

姓　名	进修单位	进修专业	进修时间
祝云淑	阜外医院	麻醉、体外循环	1992 年 7 月，进修 1 年
刘茂凯	阜外医院	麻醉、体外循环	1992 年 7 月，进修 1 年
郭永禄	阜外医院手术室	护理	1992 年，进修半年
张志红	北京大学人民医院	介入医学护理	1993 年 1 月，进修半年
王连芹	阜外医院	超声、心内科	1993 年 4 月，进修 1 年（超声、临床各半年）
彭红兵	北京大学附属第一医院	超声	1993 年 5 月，进修半年
解会敏	阜外医院 ICU	ICU	1993 年 5 月，进修半年
郑健萍	阜外医院 ICU	ICU	1993 年 10 月，进修半年
王雪霞	阜外医院 ICU		1993 年 10 月，进修半年
王运涛	张家口医学院	医学影像	1993 年 10 月，脱产学习 1 年
贾晓利	阜外医院心血管手术室		1993 年，进修半年
肖瑞芳	北京大学人民医院	心内科 CCU	1993 年，进修半年
郑建萍	阜外医院	心内科 CCU	1993 年，进修半年
冯双英	阜外医院	心内科	1994 年 3 月，进修 1 年
杨雪棉	阜外医院 ICU		1994 年 5 月，进修半年
汪丽珍	阜外医院	心外科 ICU	1994 年，进修半年
谷艳侠	阜外医院	心外科 ICU	1994 年，进修半年
孟祥荣	阜外医院 CCU		1994 年，进修半年
李爱军	阜外医院	心内科	1995 年 2 月，进修 1 年
刘英华	阜外医院 ICU		1995 年 10 月，进修半年
朱继红	阜外医院 ICU		1995 年 10 月，进修半年
王瑞英	阜外医院 ICU		1995 年，进修半年
李兰英	阜外医院	心外科 ICU	1995 年，进修半年
吕修臣	北京大学人民医院	介入治疗	1996 年 3 月，进修 1 年
王运涛	北京大学人民医院	介入治疗	1996 年 4 月，进修半年
冯晓利	阜外医院	心内科 CCU	1996 年，进修半年
赵燕平	阜外医院	心外科 ICU	1996 年，进修半年
王振丽	阜外医院	护理	1996 年，进修半年
程英卓	阜外医院手术室、ICU		1996 年，进修半年
王振丽	阜外医院手术室		1996 年，进修半年
张　浩	北京整形医院	整形外科	1997 年 2 月，进修 1 年
郝俊华	阜外医院	心内科	1997 年 3 月，进修 1 年
张改锋	北京大学人民医院	ICU 护理管理	1997 年 6 月，进修 1 周
王雪霞	北京大学人民医院		1997 年 6 月，进修 1 周

续表2

姓　名	进修单位	进修专业	进修时间
吕修臣	北京医院	介入治疗	1997年9月，进修3个月
刘　铭	北京人民医院	心内科	1997年10月，进修1年
郑建萍	北京大学人民医院	护理管理	1997年，进修半年
王连芹	阜外医院	冠心病介入治疗、电生理	1997年，进修1年
秦　莉	阜外医院	心外科ICU	1997年，进修半年
解会敏	北京大学人民医院	护理管理	1997年，进修半年
夏中双	阜外医院	心外ICU	1997年，进修半年
石素真	阜外医院	心外科ICU	1997年，进修半年
孙　艳	阜外医院	护理	1997年，进修半年
汪丽珍	阜外医院	ICU	1998年1月，进修半年
夏晓君	北京协和医院（原北京邮电总医院）	血管外科	1998年2月，进修1年
冯双英	阜外医院	冠心病介入治疗	1998年3月，进修3个月
彭红兵	阜外医院		1998年9月，进修4个月
彭红兵	中国人民解放军总医院		1998年，参观1个月
杨　静	阜外医院	心外科ICU	1998年，进修半年
王雪霞	阜外医院	心外科ICU	1998年，进修半年
师丽敏	阜外医院	心外科ICU	1998年，进修半年
郭立新	阜外医院	心外科	1999年1月，进修1年
李爱军	阜外医院	冠心病介入治疗	1999年6月，进修3个月
薄晓英	阜外医院	心外科ICU	1999年6月，进修半年
程艳敏	阜外医院	电生理	1999年9月，进修半年
孟祥荣	阜外医院	介入科	1999年，进修半年
连爱霞	阜外医院手术室	手术护理	1999年，进修半年
郭晓纲	阜外医院	麻醉	1999年，进修1年半
张　浩	阜外医院	心外科	2000年1月，进修1年
齐丽平	上海复旦大学中山医院	心内科	2000年10月，进修1年
杨　娜	阜外医院	心外科ICU	2000年11月，进修半年
夏晓君	阜外医院	心外科	2000年12月，进修1年
林江霞	阜外医院	心内科CCU	2000年，进修半年
高红梅	阜外医院	心外科	2000年，进修半年
李　芳	阜外医院	麻醉	2000年，进修一年，并参加冠状动脉搭桥学习班培训半个月。
闫世伟	阜外医院	体外循环	2000年，进修1年
李素玲	阜外医院	体外循环	2001年，进修1年

续表3

姓　名	进修单位	进修专业	进修时间
郝俊华	北京朝阳医院	呼吸内科	2001年2月，进修学习1年
王灵群	阜外医院	心内科	2001年7月，进修1年
王金泉	阜外医院	心外科	2001年，进修半年
李立英	阜外医院	心外科	2001年，进修半年
朱凌凌	阜外医院	心内科	2002年1月，进修1年
齐丽平	阜外医院	冠心病介入诊治	2003年3月，进修半年
石素真	阜外医院	心内科	2003年，进修半年
王艳玲	阜外医院	心外科	2003年，进修半年
王宏斌	阜外医院	心内科	2004年1月，进修1年
穆金兴	阜外医院	心内科	2004年1月，进修1年
袁耀辉	中国人民解放军总医院	药品、器械管理	2004年10月，进修学习1个月
李　芳	阜外医院	低体重儿麻醉	2004年，学习1个月
李素玲	阜外医院	低体重儿体外循环	2004年，学习1个月
刘爱民	阜外医院	心内科	2005年1月，进修1年
陈瑞芳	阜外医院	心内科CCU	2005年，进修半年
左　蕾	阜外医院	心外科ICU	2005年，进修半年
张改锋	阜外医院	小儿ICU	2005年，进修1个月
李　真	阜外医院	心血管外科ICU	2006-03~09进修6个月
吴　静	阜外医院	ICU	2006-04~10进修6个月
孙宇婷	阜外医院	心外科ICU	2006-07~2007-01进修6个月
郭　华	阜外医院	心外科ICU	2007-07~2008-01进修6个月
郭立新	美国明尼苏达心脏中心	心外科	2007-07~2008-01进修6个月
孟延芹	阜外医院	外科ICU	2007-09~2008-03进修6个月
王宏斌	阜外医院	电生理	2007-09~2008-09进修12个月
穆金兴	阜外医院	电生理	2007-10~2008-04进修6个月
王铁瑞	阜外医院	心外科	2008-01~2009-01进修12个月
宋计平	阜外医院	麻醉科	2008-02~2009-01进修12个月
袁　莹	阜外医院	心血管内科监护	2008-03~09进修6个月
吴　静	阜外医院	内科监护介入中心	2008-03~09进修6个月
王雅琼	阜外医院	外科ICU	2008-05~11进修6个月
闫平平	阜外医院	外科ICU	2008-11~2009-05进修6个月

注：邢台市第一医院田良鑫、倪国莉、刘茂凯进修后即调入邢台市心血管病医院。

第七章 人 物

第一节 人物传

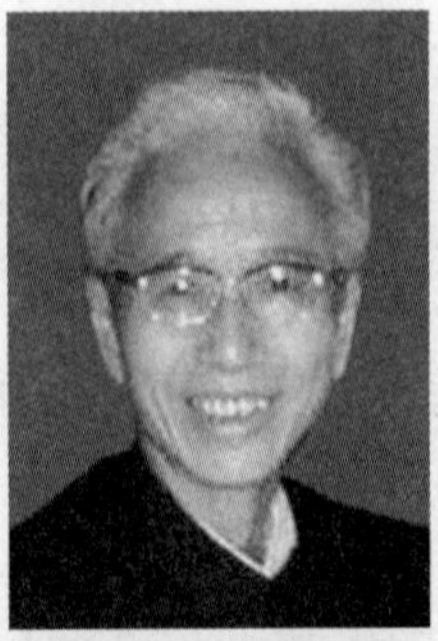

蔡如升 心肺内科专家、教授，历任中国医学科学院阜外医院（以下简称阜外医院）副院长，中国医学科学院心血管病研究所副所长。《中华结核和呼吸杂志》副总编、名誉总编。全国著名心肺内科专家。1992年1月参与邢台市心血管病医院筹建工作，是北京专家组成员，1992年7月聘任为邢台市心血管病研究所名誉所长，1995年2月聘任为第一届董事会董事、医院名誉顾问。2006年6月25日逝世，享年91岁。

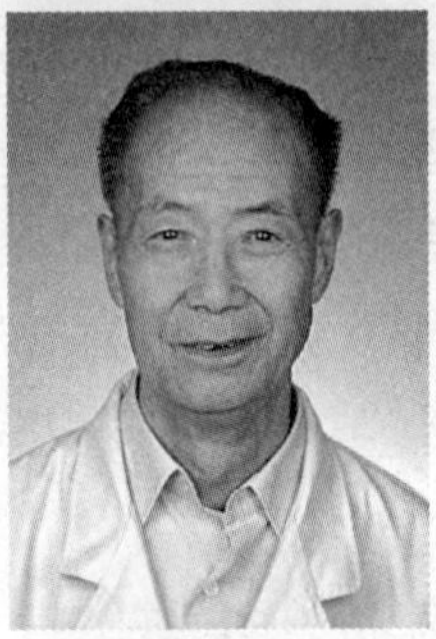

孙瑞龙 中国医学科学院心血管病研究所、阜外医院内科和临床心脏电生理研究室研究员、主任医师、教授，中华医学会心电生理与起搏分会常务委员、中国生物医学工程学心脏起搏与电生理分会副主任委员、《中国心脏起搏与心电生理学杂志》主编、《中华心血管病杂志》等十余种专业刊物编委。全国著名心脏病学家、中国心脏电生理学的奠基者。2002年10月至2005年12月定期在邢台市心血管病医院心内科工作，聘任为心内科客座教授。2011年2月7日逝世，享年83岁。

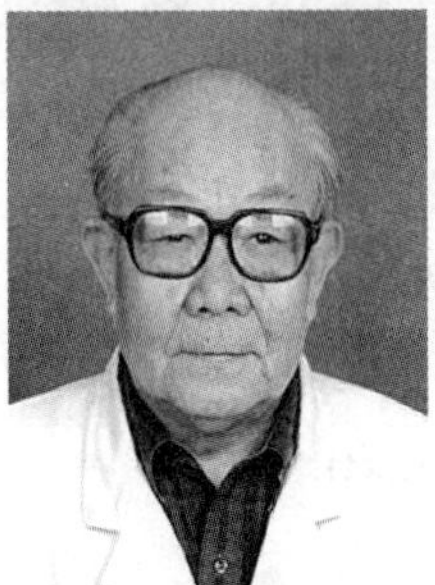

刘士珍 阜外医院心电功能检查室主任技师，教授，全国著名的心电图学专家。1992年7月开始参与邢台市心血管病医院筹建工作，是北京专家组成员、建院元老。1992年11月至2009年12月在医院心电功能室工作，1995年3月聘任为心电心功室主任，2003年8月任医院第三届董事会董事。2011年11月9日逝世，享年83岁。

薛淦兴 阜外医院心外科副主任、实验外科主任、临床形态研究室主任，医学博士，研究生导师，主任医师，教授，享受国务院特殊津贴，国内著名的心脏外科专家。《中国循环杂志》主编、《中华胸心血管外科杂志》《中华外科杂志》副总编、《中华心血管病杂志》编委、中国医学科学院学术委员会委员、卫生部重大医药卫生科技成果评审委员

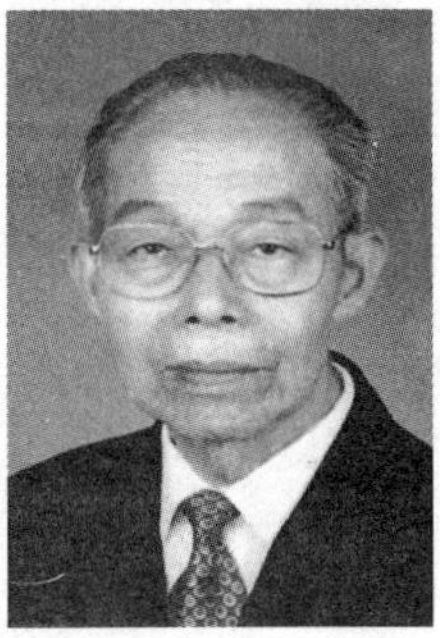

会委员。擅长先天性心脏病、复杂畸形等手术治疗。从 1992 年 2 月开始，组织筹建邢台市心血管病医院工作，是医院的创始人之一、北京专家组成员，1992 年 11 月开诊至 2002 年 7 月在医院工作，1992 年 7 月任医院（筹建处）董事会董事，1995 年 2 月任第一届董事会董事，1997 年 8 月任第二届董事会副董事长、院长，是北京专家组组长，2002 年 7 月聘任为名誉院长。2012 年 2 月 2 日逝世，享年 92 岁。

第二节　人物简介

一、副院及以上领导

王绍英、张如俭、荀凤阁、王连芹、周群拉、郭立新、王卫简介见《邢台市第三医院志》第十二章；蔡如升、薛淦兴简介见本章第一节，方圻、王文铨简介见本节第二目。

二、北京来院工作专家（排名不分先后）

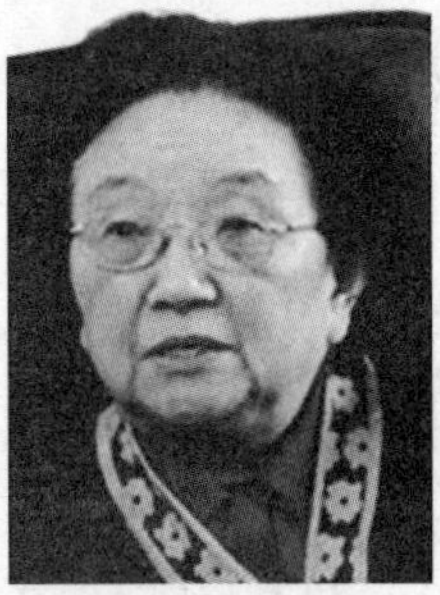

刘力生　女，阜外医院副院长、主任医师、教授。世界高血压联盟主席、中华心血管病学会名誉主任委员、中国高血压联盟主席、北京高血压联盟研究所所长。是国内外著名的心血管病内科专家，中国高血压研究领域的学术带头人。1992 年 1 月开始，组织筹建邢台市心血管病医院工作，是医院的创始人之一、北京专家组成员，1993 年 6 月聘任为心内科主任，1993 年 7 月 30 日任医院（筹建处）董事会副董事长，1995 年 2 月 28 日任第一届董事会副董事长。

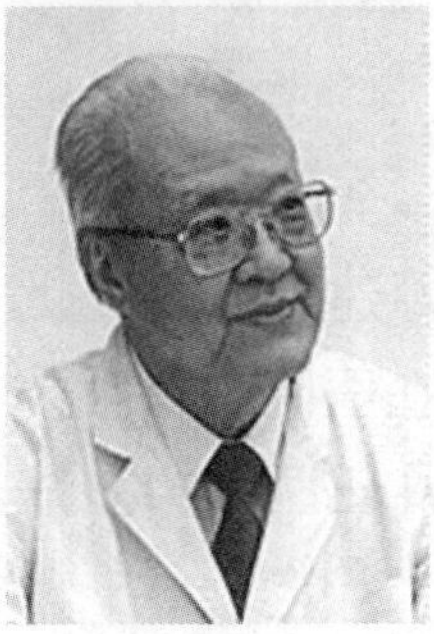

方　圻　主任医师，教授，博士生导师，享受国务院特殊津贴，中国医学科学院北京协和医院名誉院长。曾任中国医学科学院北京协和医院副院长、内科主任、中央保健委员会专家组副组长、中华医学会副会长、中华医学会内科学会主任委员及《中华心血管病杂志》主编等职务。全国著名的心血管病专家。1992 年 2 月参与医院筹建工作，是北京专家组成员，1992 年 7 月聘任为邢台市心血管病医院（筹建处）董事会董事、名誉院长，1995 年 2 月 28 日任第一届董事会名誉董事长。

高润霖　阜外医院院长，学术委员会主任、心内科首席专家、研究员、博士生导师，中国工程院院士，工程院医药卫生工程学部副主任，中国医师协会副会长、中华医学会常务理事、中华医学会心血管病学分会主任委员、亚太介入心脏病学会主席、美国心脏病学院院士（FACC），以及《中华医学杂志》总编辑、《中华心血管病杂志》名誉总编辑、英国《医学杂志》中文版和《中国循环杂志》副总编辑，《中华内科杂志》等杂志编委。国内著名心血管病学专家，主要研究方向为冠心病、介入心脏病学，为全国冠心病介入治

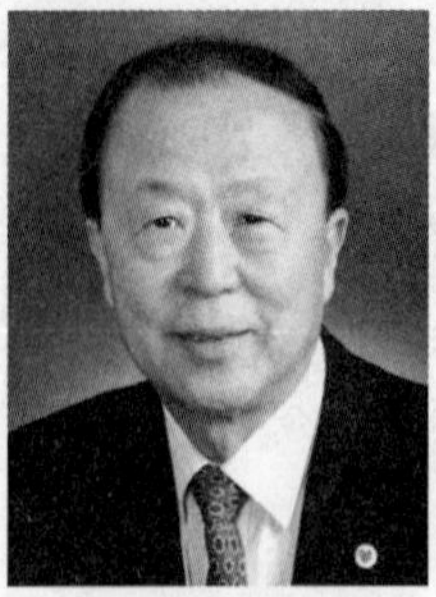

疗的先驱者之一。1998年11月来院手术、指导工作。

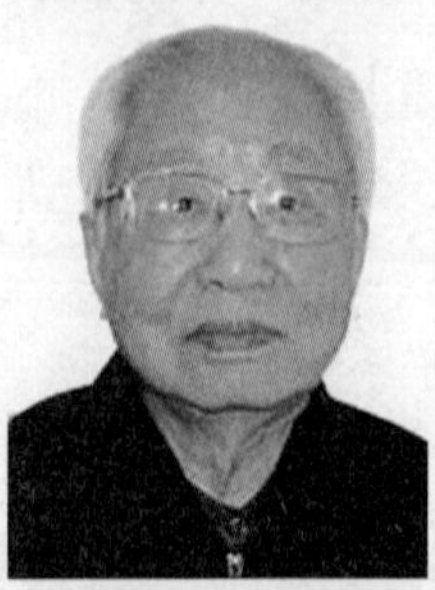

邵 耕 北京医科大学第一医院心血管内科教授、主任医师、博士生导师，北京军区总医院北京专家组成员，中华医学会北京分会心血管病学会副主任委员，《中国循环杂志》副主编，《中华心血管病杂志》编委会委员，国内知名心血管病学专家。1992年7月开始参与医院筹建，是北京专家组成员，1992年11月至2000年5月定期到邢台市心血管病医院指导工作，聘任为心内科客座教授。

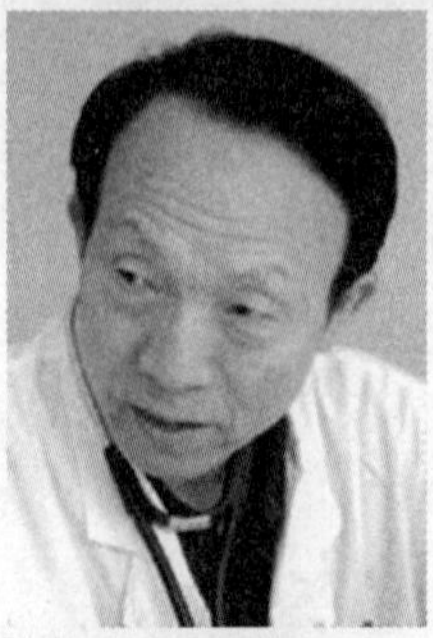

王方正 阜外医院心律失常诊治中心研究员、主任医师、教授。中华医学会心电生理和起搏分会主任委员、《中华心律失常学杂志》副总编辑、中国仪器仪表学会医疗仪器分会理事。擅长心律失常的诊治与心脏起搏、心电生理。1993年聘任为北京专家组成员，定期来邢台市心血管病医院手术、指导工作。

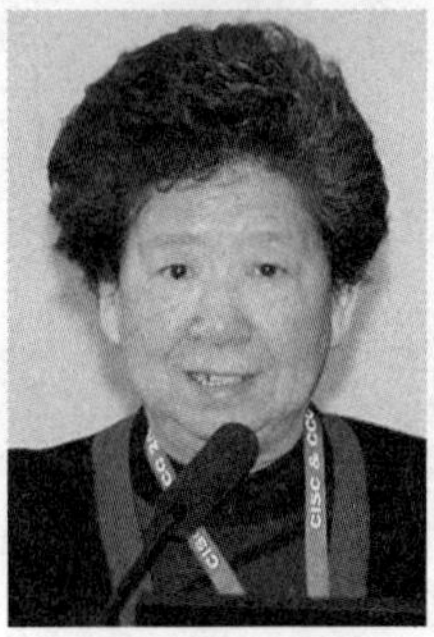

沈潞华 女，首都医科大学附属北京友谊医院心脏中心名誉主任、主任医师、教授。任《中华老年多器官疾病杂志》副主编，《中华心血管病杂志》《中国循环杂志》等编委。擅长心血管内科各领域疾病诊治，1998年前后开始定期在邢台市心血管病医院工作。2002年7月聘任为心内科客座教授。

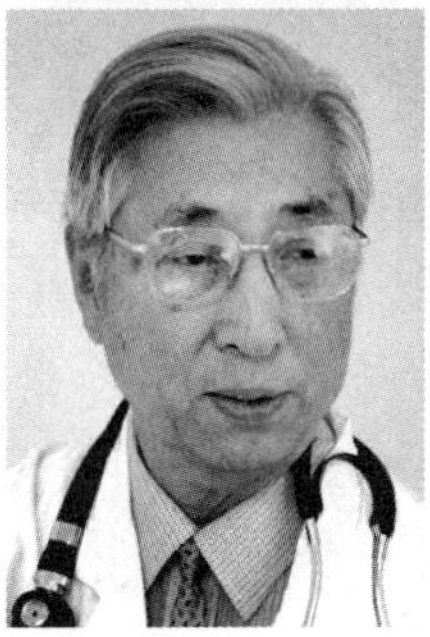

程显声 阜外医院肺血管病诊治中心主任医师、教授、心内科研究员、博士生导师，中国医学科学院、中国协和医科大学院校学术委员会委员兼心脑肺专题委员会主任，卫生部全国心血管病防治研究领导小组成员，国际心脏病联合会肺动脉高压工作组成员。主编《肺心病的防治》《肺血管疾病学》及《肺动脉栓塞文集》等，擅长心血管内科疑难心脏病、肺循环疾病、肺心病等的诊治。1999～2001年定期在邢台市心血管病医院工作。

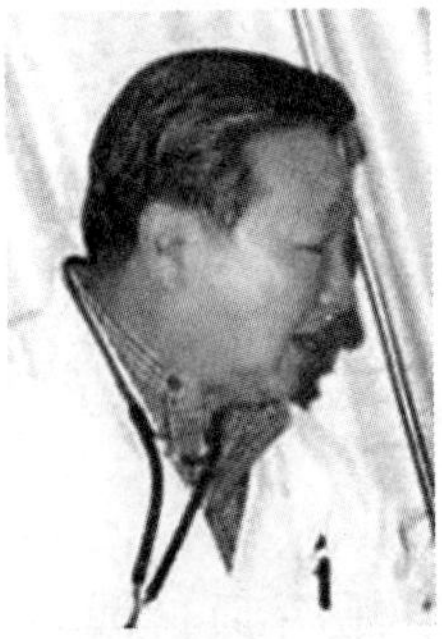

崔志澄　首都医科大学附属朝阳医院心内科主任医师、教授，国内著名心内科专家。擅长各类心血管疾病的诊治。1997 年 1 月至 2002 年 7 月定期到邢台市心血管病医院工作，聘任为心内科客座教授。

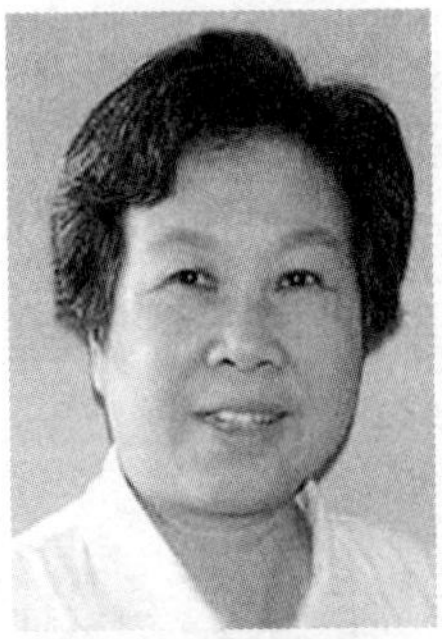

胡恒慧　女，北京大学人民医院主任医师、教授。擅长高血压、心脏病、老年病诊治和心脏超声检查。1992 年 11 月至 1995 年 5 月定期到邢台市心血管病医院工作。

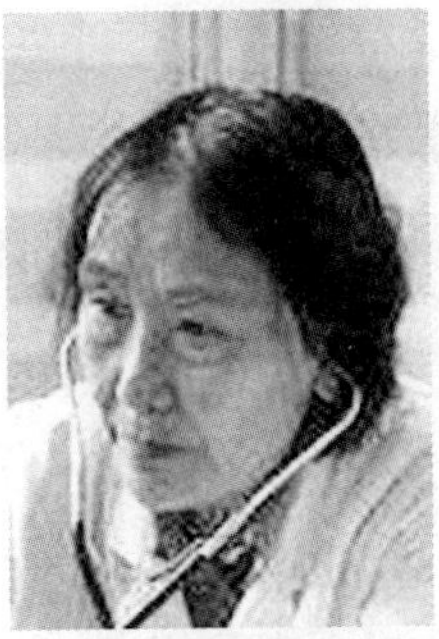

余培桢　女，阜外医院心律失常中心主任医师、教授，擅长心律失常诊治，心导管术、心血管造影术、电生理检查及治疗。1997 年 9 月至 2005 年 12 月定期在邢台市心血管病医院工作，2002 年 7 月聘任为心内科客座教授。

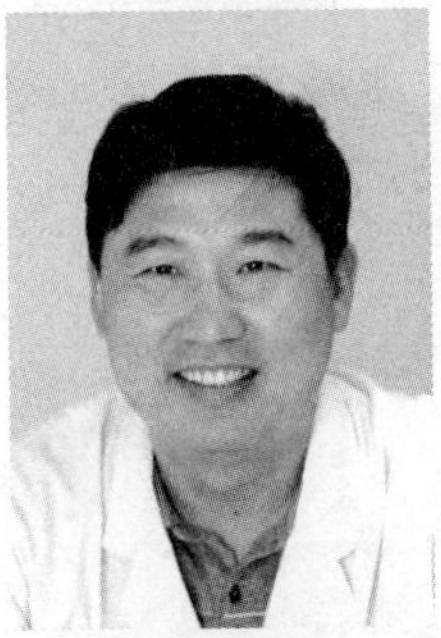

乔树宾　阜外医院冠心病诊治中心主任，主任医师、教授，博士生导师，享受国务院特殊津贴。任中国医师协会心血管内科医师分会副会长，中华医学会心血管病学分会委员，中华医学会心血管病学分介入心脏病学组副组长。擅长冠心病的介入诊治。1999 年 10 月开始定期到邢台市心血管病医院手术、指导工作。2002 年 7 月聘任为心内科客座教授。

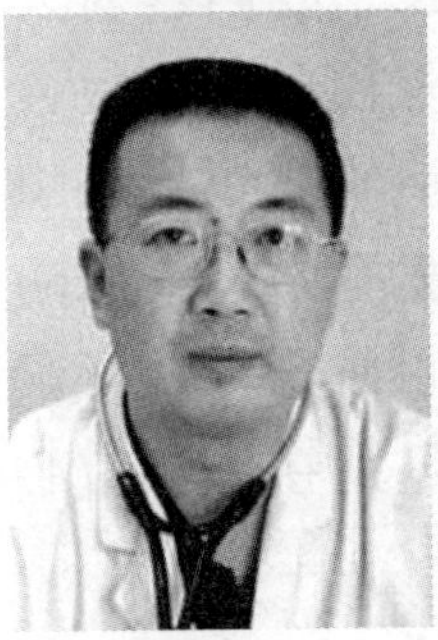

马　坚　阜外医院临床电生理研究室主任医师，教授、博士研究生、硕士研究生导师。中国生物医学工程学会心脏起搏与电生理分会全国委员；中华医学会心电生理和起搏分会全国委员；《中国心脏起搏与心电生理杂志》编委；《中华心律失常学杂志》编委。擅长心内科、心律失常的诊断和介入性治疗。1999 年 7 月开始定期到邢台市心血管病医院工作。2002 年 7 月聘任为心内科客座教授。

胡绳俊　阜外医院心电生理科主任医师，研究室主任助理、技术组组长。中国青年起搏与电生理学会常委、中华医学会心血管病学会北京分会心电学会常委。擅长心电生理检查和心脏起搏器安装。1995 年 2 月至 2002 年 7 月在邢台市心血管病

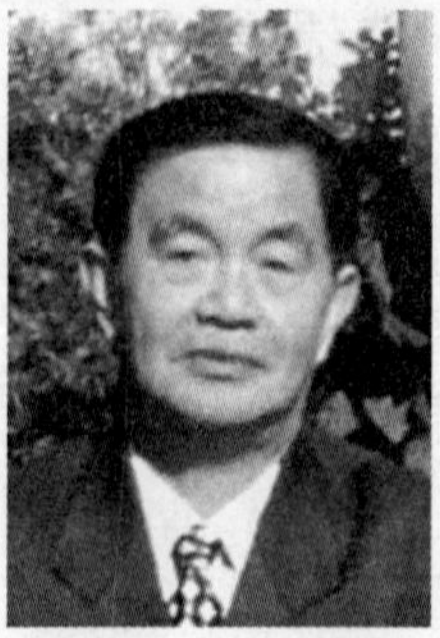

医院工作，1995年3月聘任为邢台市心血管病医院心电心功室副主任，1997年8月任第二届董事会董事，是北京专家组成员。

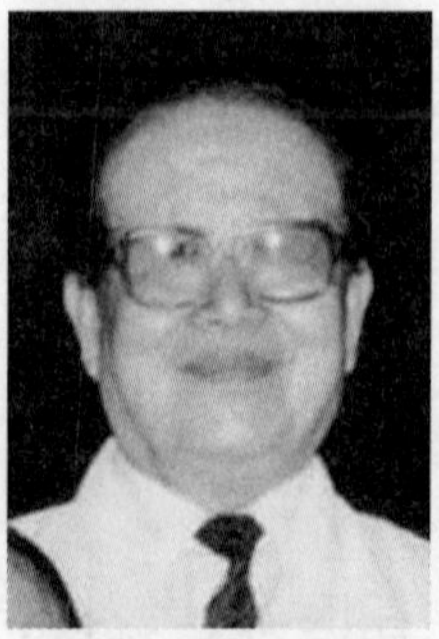

毛继文　阜外医院心导管室负责人，主任医师、教授。擅长心电生理检查和心脏起搏器安装。1992年2月至2002年7月参与邢台市心血管病医院筹建并在院工作，是北京专家组成员，介入科客座教授。

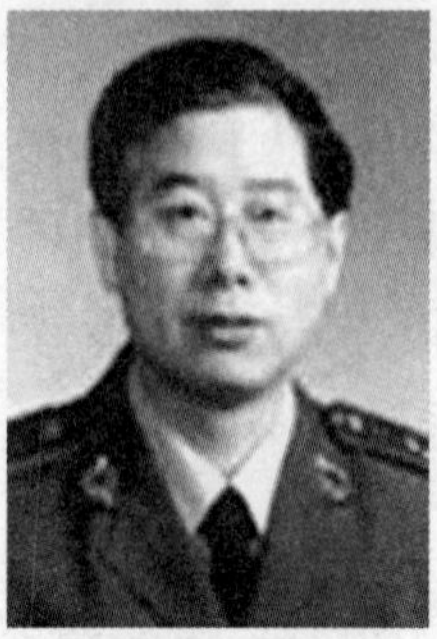

耿仁义　中国人民解放军总医院介入科副主任医师、副教授，医学硕士学位。中华心律失常学会心脏起搏专业学组委员、中国心脏起搏与电生理学会委员，中国心律失常中青年学会委员、北京市起搏学会委员，国内起搏专家库成员，中国心脏起搏及电生理学会特约编委。擅长人工心脏起搏器植入，冠心病，心绞痛，心肌梗死的诊断和冠脉造影，PTCA、冠脉支架等介入治疗。2004年4月定期到邢台市心血管病医院工作，2002年7月聘任为心内科客座教授。

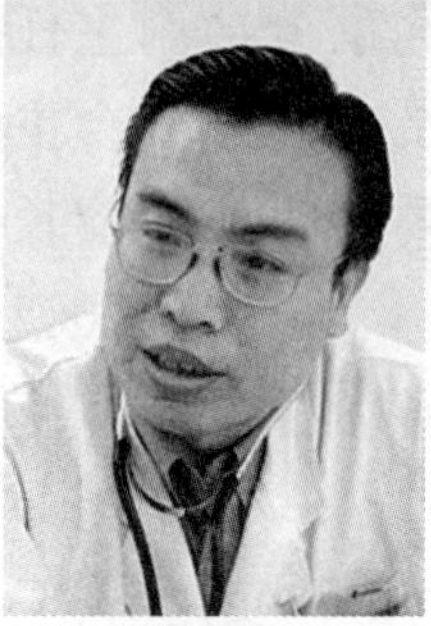

刘海波　北京阜外心血管病医院冠心病诊治中心主任医师，教授，医学博士，硕士研究生导师。擅长冠心病的诊断与治疗，尤其擅长冠心病介入诊疗技术。2005年开始定期到邢台市心血管病医院手术、指导工作。

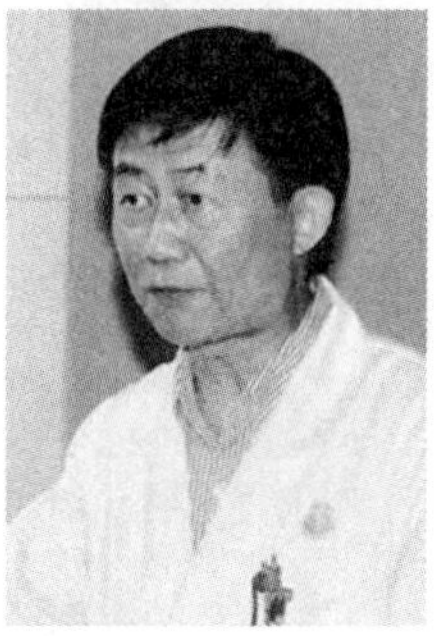

蒋宝琦　北京大学医学部心血管内科学系学术顾问，第二临床学院内科学教授，北京大学人民医院心血管内科主任医师，硕士生导师，享受国务院特殊津贴。中华医学会会员，中华医学会深圳市分会心血管专业顾问，北京市、深圳市医疗鉴定委员会专家组成员，北京市中西医结合学会心血管专业委员。擅长心血管内科、高血压等常见疾病诊治。2002年7月聘任为邢台市心血管病医院心内科客座教授。

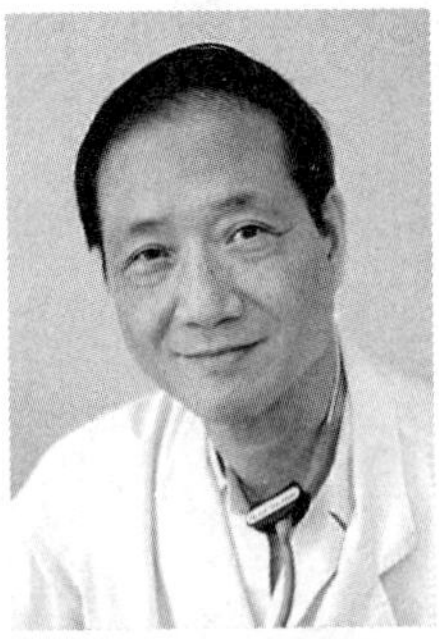

刘国仗　北京阜外心血管病医院心血管内科主任医师，教授，博士生导师，享受国务院特殊津贴。中国高血压联盟秘书长、中华心血管病学会常务委员、全国高血压学组组长、国际高血压学会会员、北京心血管病分会委员。《高血压杂志》副主编，《中华心血管病杂志》等多个专业杂志常务编委、编委。擅长心血管内科疾病诊治，尤其对高血压的诊治和研究工作有较深的见解和造诣。1992年11月至1993年末定期在邢台市心血管病医院心内科工作。

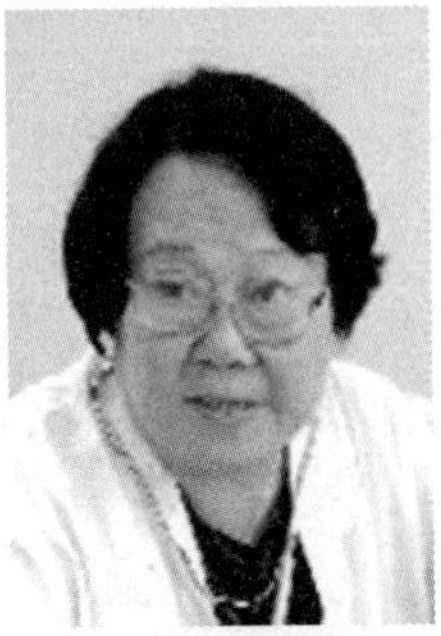

王锦志　女，北京阜外心血管病医院心内科主任医师，教授。擅长心律失常的诊治、心脏起搏与电生理。1992年10月至1993年12月定期到邢台市心血管病医院工作。

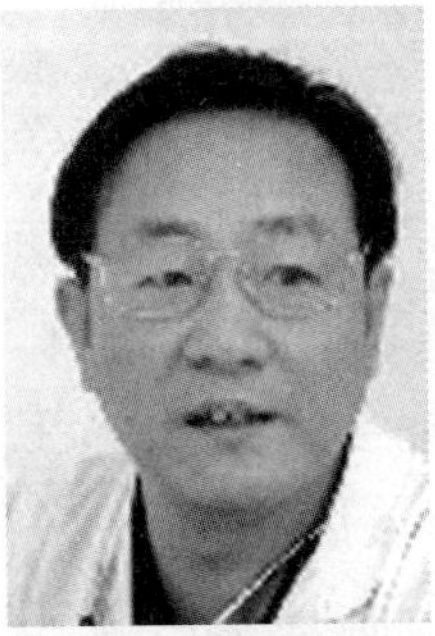

张奎俊　北京阜外心血管病医院心律失常诊治中心主任医师、教授，硕士研究生导师。中华医学会心电生理和起搏分会秘书、全国委员、电生理学组副组长，《中华心律失常杂志》编辑部主任、编委，中国老年保健协会理事，中华医学会医疗事故鉴定专家库成员。擅长于心电生理和心脏起搏专业，为国内最早开展与推广普及射频消融技术的骨干专家成员。1992年10月至1993年末定期来邢台市心血管病医院工作、手术。

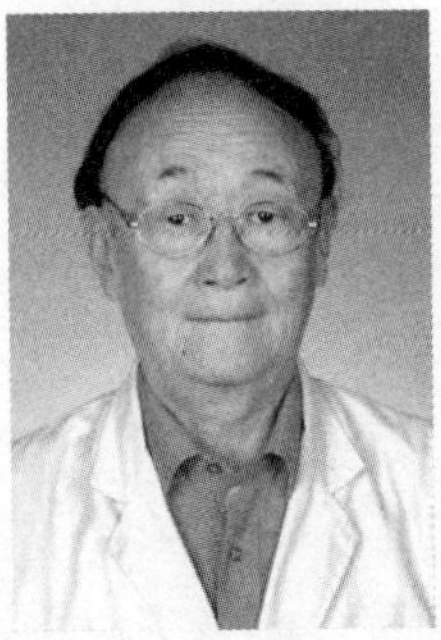

李清朗　首都医科大学内科教授、北京同仁医院心内科主任医师，享受国务院特殊贡献专家津贴。中华医学会心血管学会北京分会副主任委员；中国中西医结合学会心血管专业委员会副主任委员兼北京分会主任委员，中国保健科学学会理事，《中华内科杂志》编委会委员。擅长高血压病、冠心病、心电生理、无创检查等诊疗。2003年10月至2005年12月定期在邢台市心血管病医院心内科工作，聘任为心内科客座教授。

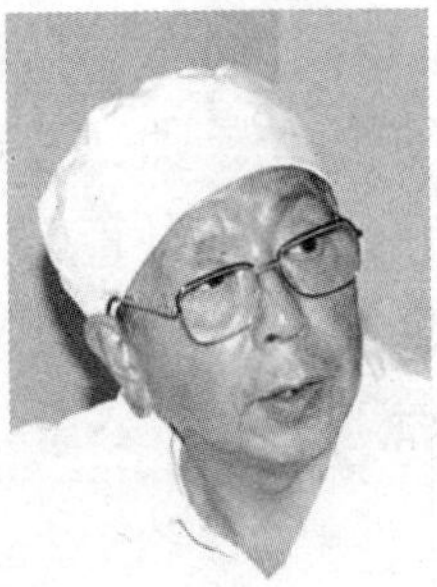

王文铨　新疆石河子医院原院长，神经精神专业主任医师。1992年6月至1994年末参与邢台市心血管病医院筹建并在院工作，1992年7月聘任为副院长。

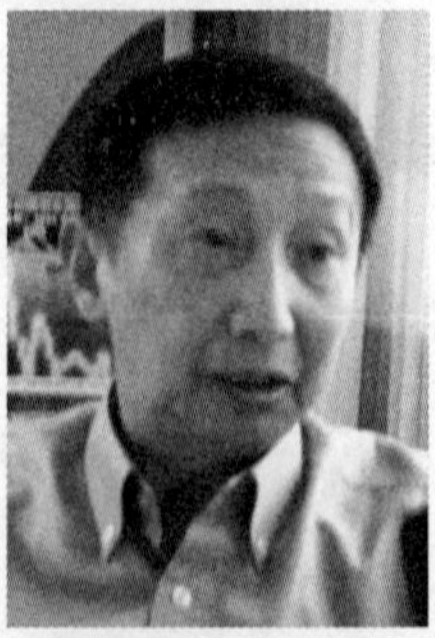

葛　洪　北京306医院心内科主任医师，教授，北京高血压联盟研究所顾问，中国高血压联盟副秘书长。擅长心血管内科和高血压病的诊治。1993年3月至1997年8月在邢台市心血管病医院心内科工作，聘任为心内科副主任。

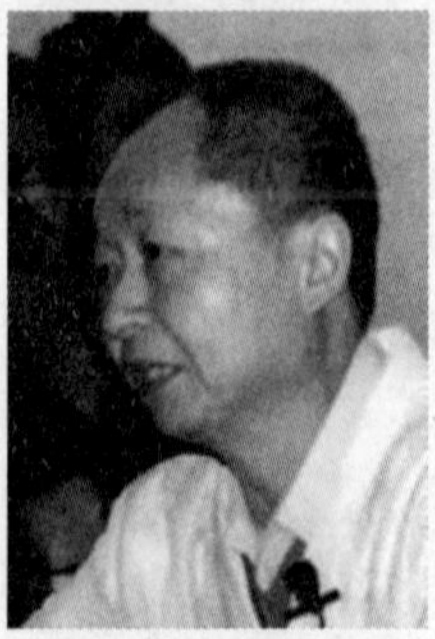

周端耀　北京安贞医院内科副主任、主任医师、教授。擅长心血管内科疾病诊治。1995年10月至1998年12月在邢台市心血管病医院心内科工作，聘任为心内科客座教授，是北京专家组成员。

王家明　女，心血管内科主任医师。1992年11月至1994年12月在邢台市心血管病医院工作。1993年7月聘任为心内科副主任。

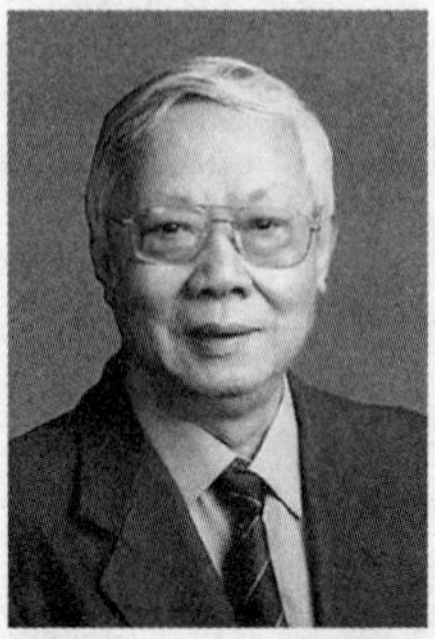

汪忠镐　首都医科大学血管外科教授，外科主任医师，博士生导师，中国科学院院士，享受国务院特殊津贴，全国血管外科奠基人之一，任首都医科大学血管研究所所长、中华医学会外科分会血管学组组长；国际血管联盟副主席、国际布－加综合征学会主席、亚洲血管外科学会主席。擅长大动脉炎颈部四血管病变、主动脉夹层、胸腹主动脉瘤、颈动脉体瘤、先天血管畸形、肾血管性高血压、肢体缺血和动脉硬化等的外科治疗，1997年3月来邢台市心血管病医院手术、指导工作。

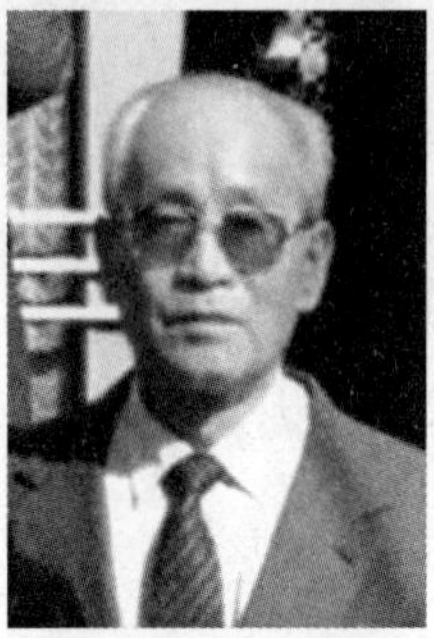

支启华　北京中日友好医院心脏外科主任，主任医师，教授，研究生导师，享受国务院特殊津贴。中华医学会北京胸心血管外科学会委员、《中华胸心血管外科杂志》编委。擅长心脏外科先天性畸形矫治、后天性心脏疾患的治疗以及血管外科手术治疗。1993年11月至2002年7月在邢台市心血管病医院工作，聘任为北京专家组成员、心脏外科顾问，1995年3月聘任为心外科主任，1997年8月任第二届董事会董事。

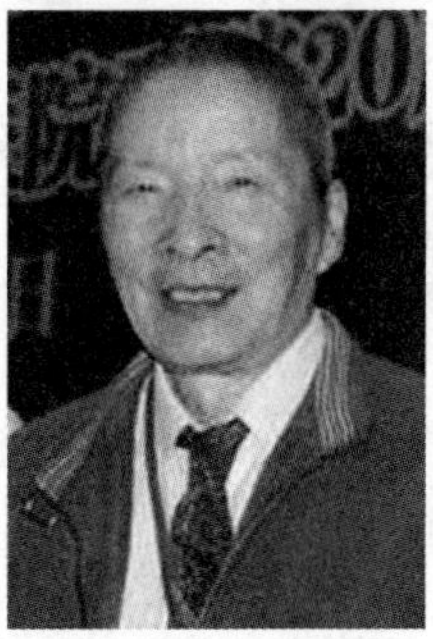

李功宋　中国人民解放军总医院心血管外科主任、教授及博士生导师，专家组副组长，享受政府特殊津贴。擅长诊治胸外科心房间隔缺损、胸壁软组织损伤、肺癌、主动脉弓动脉瘤、血胸、先天性膈疝、创伤性气胸、三尖瓣闭锁等普通胸外科及心血管外科疾病。1992年6月开始参与邢台市心血管病医院筹建工作，1993年9月聘任为北京专家组成员、心脏外科顾问。

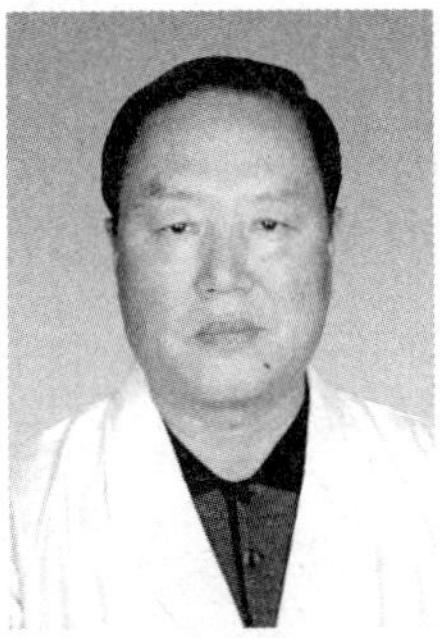

王京生　北京大学人民医院心外科专家，主任医师、教授。曾任北京大学人民医院心血管病研究所副所长、心脏血管外科主任，北京市胸心血管外科学会委员。擅长各类心脏、血管外科手术。2002 年 7 月至 2005 年 12 月在邢台市心血管病医院心外科工作，2002 年 7 月聘任为心外科客座教授。

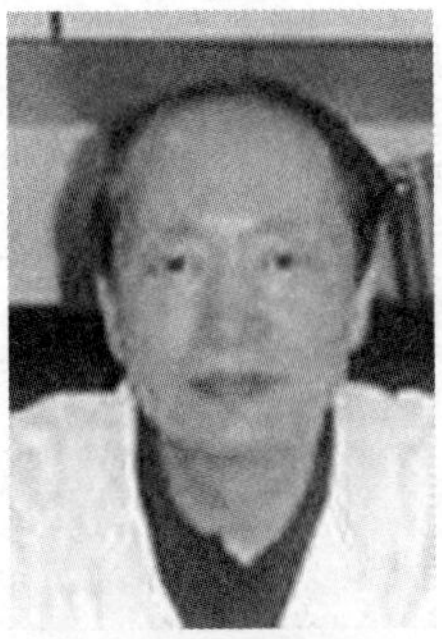

陈英淳　北京安贞医院心脏外科主任，主任医师，教授，首都医科大学博士生导师及博士后流动站导师，享受国务院特殊津贴，《心肺心血管病杂志》常务编委。擅长心血管外科，冠心病、先心病、瓣膜病手术治疗。2002 年 7 月聘任为邢台市心血管病医院心外科客座教授，定期来院指导工作、手术。

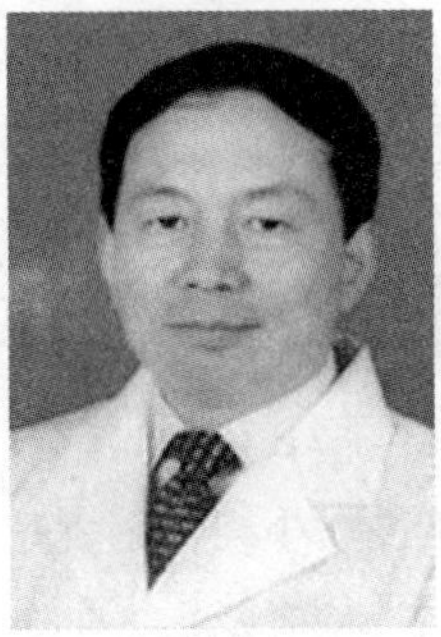

吴清玉　主任医师，教授、博士生导师，享受国务院特殊津贴专家。清华大学学术委员会副主任、校务委员会委员、医学院副院长，清华大学第一附属医院院长兼心脏中心主任，国际欧亚科学院院士。亚洲心血管外科学会常委、中华医学会胸心血管外科学分会副主任，担任《美国胸外科年鉴》《亚洲心胸年鉴》《中华外科杂志》等多个专业刊物编委。擅长冠心病、先天性心脏病、心脏瓣膜病等外科诊治。2002 年 7 月聘任为邢台市心血管病医院顾问，定期来院手术、指导工作。

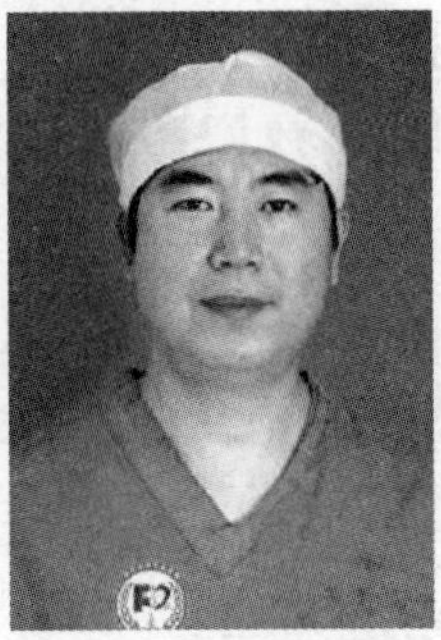

孙立忠　北京安贞医院血管外科中心主任，心外科中心主任，北京市大血管疾病诊疗研究中心主任，主任医师，教授，博士研究生导师，享受国务院特殊津贴，卫生部突出贡献中青年专家，中央保健会诊专家，在多个学术团体任职，任《中华外科杂志》等多个专业杂志编委，擅长疑难复杂的心脏病手术，主动脉瘤及主动脉夹层的外科治疗，是国内心血管外科完成手术例数最多、病种最全的专家之一。2002 年 7 月聘任为邢台市心血管病医院心外科客座教授，定期来院手术，指导工作。

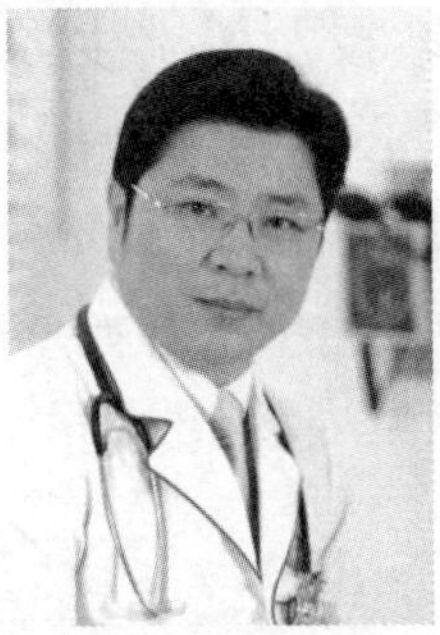

万　峰　北京大学人民医院心外科主任、主任医师、教授，博士生导师，国际著名的心血管外科专家，全国微创非体外跳动心脏上冠脉搭桥术的领军人物。《中国心血管病研究杂志》主编。法国巴黎大学医学院外籍院士。主要擅长冠状动脉搭桥术、微创心脏手术、激光心肌血管重建术、心肺移植及心脏辅助装置、心脏瓣膜成形术、小儿复杂先心病的诊治。2002 年 7 月开始，定期来邢台市心血管病医院手术、指导工作。

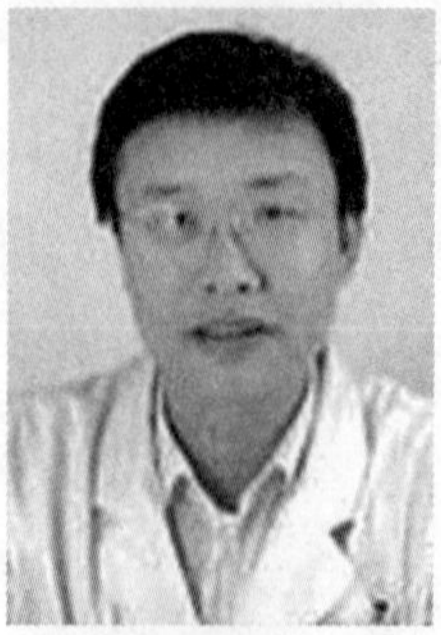

朱俊明　北京安贞医院心外七科主任，主任医师，教授，医学博士，博士研究生导师。中国医药生物技术协会心血管外科技术与工程分会副主任委员及大血管专业委员会主任委员，中国医师协会心血管外科医师分会副总干事，全国大血管外科学术委员会副主任委员兼秘书长，《中华胸心血管外科杂志》等专业杂志编委。擅长心血管外科疾病如主动脉疾病、冠心病、瓣膜病、先心病等的诊断及治疗，2006 年 7 月开始定期到邢台市心血管病医院手术、指导工作。

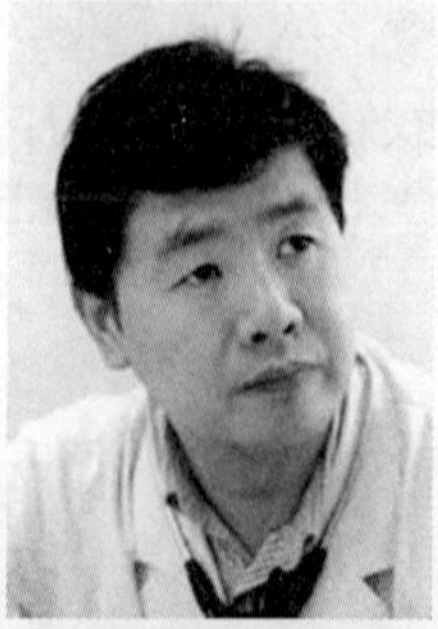

许建屏　阜外医院心血管外科主任医师，硕士研究生导师，享受国务院津贴专家。中国医师协会心血管外科医师分会常委、总干事、瓣膜病学术委员会副主任委员，任国内多家核心期刊编委。擅长冠心病、瓣膜病外科手术治疗。2004 年 6 月开始定期到邢台市心血管病医院手术、指导工作。

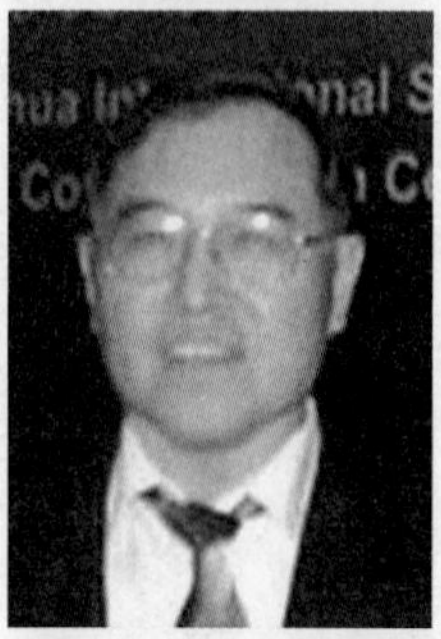

吴　信　阜外医院小儿外科中心主任，主任医师，教授，硕士生导师。擅长心脏血管外科疾病的治疗。2002 年 7 月聘任为邢台市心血管病医院心外科客座教授，定期来院手术、指导工作。

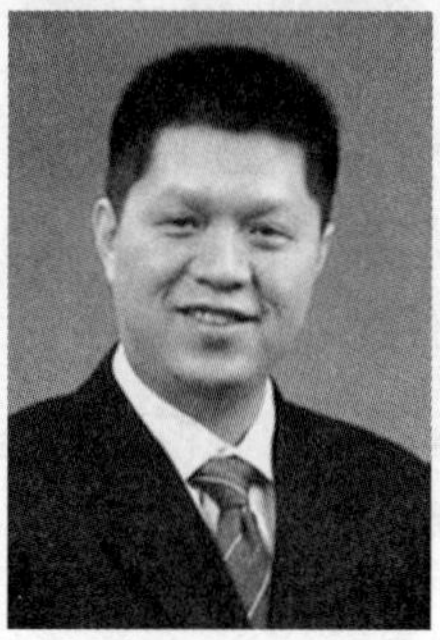

陈　彧　北京大学人民医院医学博士，主任医师，副教授，博士研究生导师。中华医学会胸心血管外科学分会第七届青年委员会委员，中国医师协会心血管外科医师分会委员、心衰学组委员、瓣膜学组委员、机器人外科学组，《医学参考报》《心血管康复医学杂志》编委。擅长冠心病外科、瓣膜手术、主动脉手术、各种微创心脏手术。2002 年 5 月开始定期到邢台市心血管病医院手术、工作。

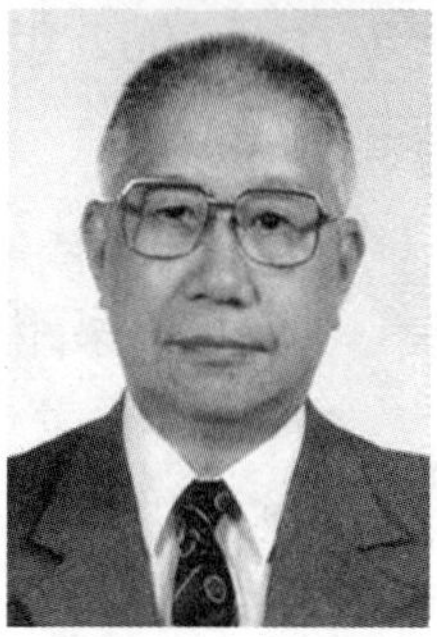

徐守春　阜外医院麻醉科主任、研究室主任、主任医师、教授、医学博士。他成功研制了国内体外循环机，国内著名麻醉和体外循环专家。1992 年 2 月参与医院筹建工作，是北京专家组成员，1993 年 12 月至 1997 年 8 月定期在邢台市心血管病医院工作。1995 年 3 月 8 日聘任为邢台市心血管病医院麻醉科主任。

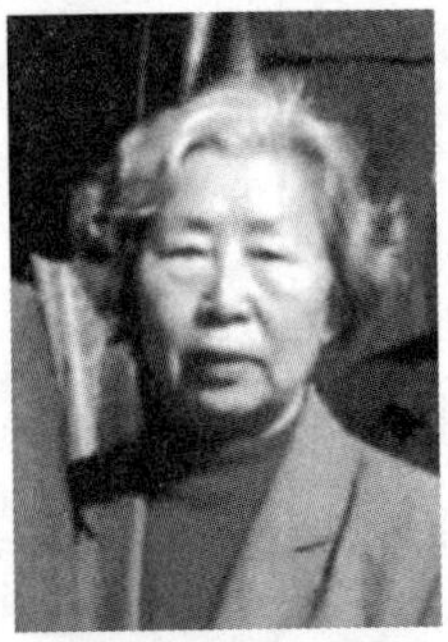

许广汾　女，北京中日友好医院麻醉科主任，主任医师、教授，北京知名麻醉专家。1996 年 3 月来邢台市第三医院，协助指导麻醉科的工作，担任邢台市第三医院麻醉科客座主任。1998 年 4 月至 2002 年 7 月在邢台市心血管病医院工作，聘任为麻醉科客座教授，是北京专家组成员。

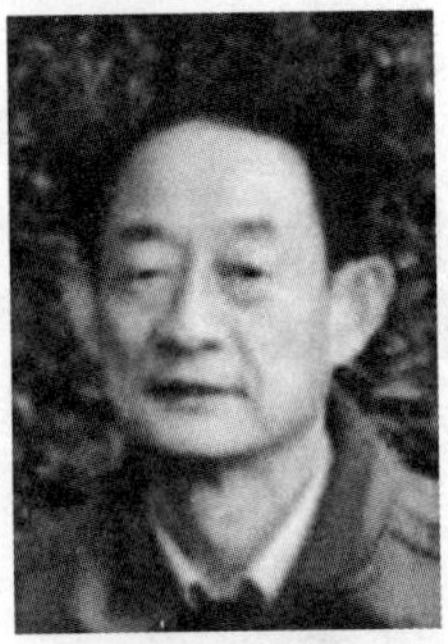

徐天利　山东青岛市市立医院麻醉科主任医师、教授，体外循环专家。1993 年 9 月至 1999 年 5 月在邢台市心血管病医院手麻科工作，聘任为手麻科客座教授，是北京专家组成员。

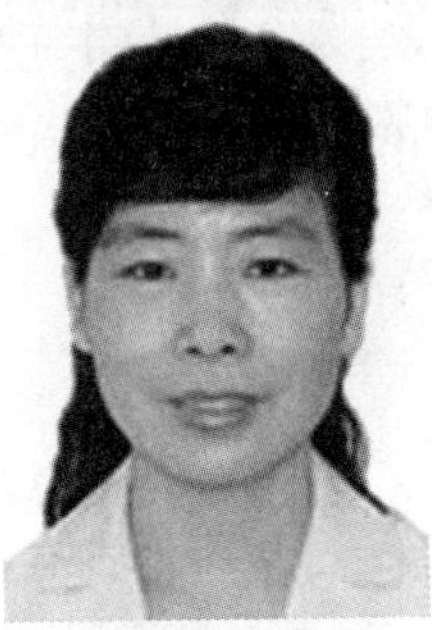

金敬琳　女，阜外医院介入放射科副主任医师、副教授，医学博士，卫生部心血管疾病介入诊疗培训基地（先心病介入）导师。擅长心血管疾病影像诊断及介入治疗，2008 年 3 月开始定期来邢台市心血管病医院工作、手术。

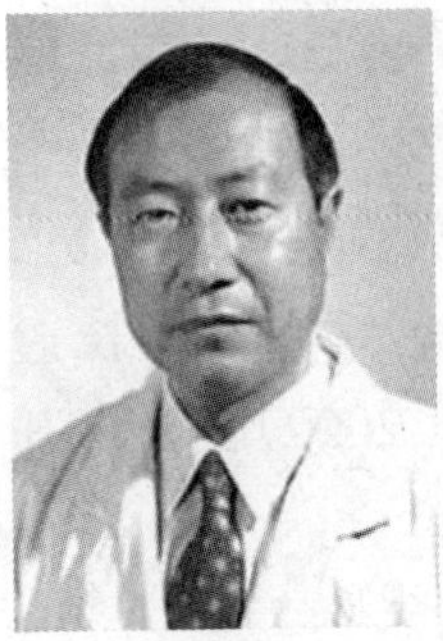

王天佑　北京友谊医院外科及胸心血管外科主任、主任医师，教授，博士生导师，学科带头人，享受国务院特殊津贴突出贡献专家。中华医学会胸心血管外科学会常委兼秘书长（前副主任委员），中国医师协会胸外科医师分会会长、北京医学会胸心血管外科学会主任委员兼胸外科学组组长北京医学会理事、《中华外科杂志》等专业杂志编委、《中国循环杂志》副总编辑。1992 年 6 月开始参与邢台市心血管病医院筹建工作，1993 年 9 月聘任为北京专家组成员、心脏外科顾问。

任维良　女，阜外医院体外循环副主任医师，体外循环专家。2000 年 7 月至 2002 年 7 月在邢台市心血管病医院手麻科工作，聘任为手麻科客座教授、北京专家组成员。

王廷杰　阜外医院麻醉科主任医师。擅长心血管手术麻醉和体外循环工作。1995 年 3 月至 2001 年 12 月在邢台市心血管病医院工作，聘任为手麻科客座教授、北京专家组成员。

陈光华　女，阜外医院体外循环专家，主任医师、教授。1995 年 5 月至 2002 年 7 月在邢台市心血管病医院工作。

吴　鸣　女，阜外医院麻醉科主任医师、教授。擅长心血管手术麻醉工作。1995 年 1 月至 1998 年 6 月在邢台市心血管病医院手麻科工作，聘任为手麻科客座教授、北京专家组成员。1995 年 3 月聘任为麻醉科副主任。

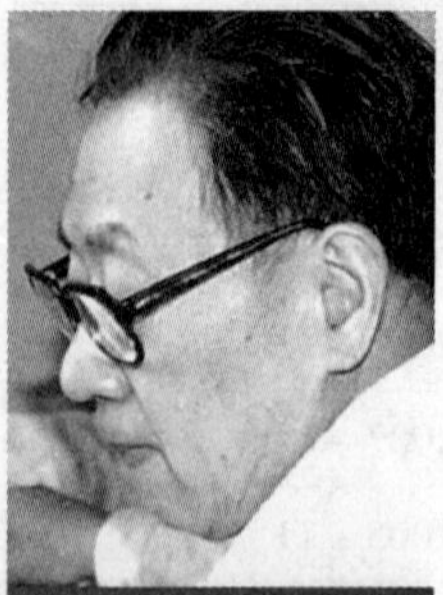

周墨宽 北京安贞医院血管科主任医师、教授。血管超声专家。1996 年 3 月至 1998 年 9 月定期在邢台市心血管病医院血管科工作。

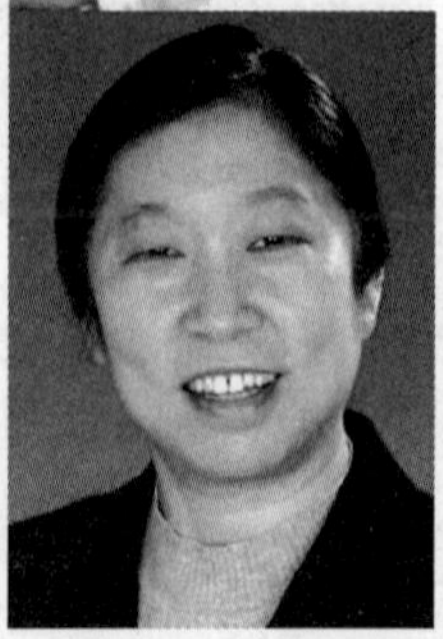

马秀芬 女，北京大学人民医院心脏中心科护士长，1992 年 10 月随北京专家组到邢台市心血管病医院工作，指导完成建院初期病房准备、制订规章制度、岗位职责、疾病护理常规等。1992 年 10 月至 1996 年定期到医院指导护理工作。

第三节 人物表

2008 年前邢台市心血管病医院正高职人员名表

表 7—1

姓 名	出生年月	性别	技术职称	职称评定年月
王连芹	1962 - 08	女	主任医师	2003 - 12
郭立新	1967 - 05	男	主任医师	2006 - 11
冯双英	1962 - 09	女	主任医师	2006 - 11
李爱军	1963 - 07	女	主任医师	2007 - 12
袁耀辉	1967 - 02	男	主任药师	2007 - 12
吕修臣	1966 - 08	男	主任医师	2008 - 12

2008 年前邢台市心血管病医院副高职人员名表

表 7—2

姓 名	出生年月	性别	技术职称	职称评定年月
刘 铭	1959 - 12	女	副主任医师	2001 - 12
程艳敏	1965 - 01	女	副主任医师	2001 - 12
郝俊华	1966 - 06	女	副主任医师	2003 - 12
刘爱民	1969 - 09	女	副主任医师	2007 - 12

续表

姓　名	出生年月	性别	技术职称	职称评定年月
任振芳	1970 - 02	女	副主任医师	2007 - 12
朱凌凌	1970 - 07	女	副主任医师	2007 - 12
齐丽平	1971 - 02	女	副主任医师	2007 - 12
王灵群	1970 - 01	女	副主任医师	2007 - 12
张　浩	1970 - 08	男	副主任医师	2005 - 11
夏晓君	1970 - 06	男	副主任医师	2006 - 11
王铁瑞	1971 - 03	男	副主任医师	2007 - 12
解会敏	1964 - 12	女	副主任护师	2007 - 12
彭红兵	1970 - 09	女	副主任医师	2005 - 11
王丽江	1967 - 08	女	副主任护师	2004 - 11
葛春立	1953 - 11	男	副主任药师	2007 - 12

第八章　荣　誉

第一节　集体荣誉

1998～2008 年邢台市心血管病医院获市、厅级及以上荣誉称号集体名表

表 8—1

获奖单位	荣誉称号	授予单位	授予时间
心外科	窗口示范单位	邢台市精神文明建设委员会	1999 年
心外科	青年文明号	共青团河北省委、河北省卫生厅	2000 年 10 月
心内科	青年文明号	共青团河北省委、河北省卫生厅	2008 年 9 月

第二节　个人荣誉

1994～2008 年邢台市心血管病医院获市、厅级及以上奖励个人名表

表 8—2

年份	获奖个人	荣誉称号	授予单位	授予时间
1994	张改锋	记功	邢台市人民政府	1995 年 3 月
1995	王连芹	二等功	邢台市人民政府	1996 年 6 月
1997	王连芹	邢台市“五一奖章”	邢台市总工会	1997 年 4 月
1998	王连芹	二等功	邢台市人民政府	1999 年 3 月
	王连芹	邢台市跨世纪优秀青年科技人才	邢台市人民政府、邢台市知识分子工作领导小组	1999 年 12 月
1999	王连芹	三等功	邢台市人民政府	2000 年 3 月
2003	王连芹	全国卫生系统抗击“非典”先进个人	卫生部、人事部、国家中医药管理局	2003 年 6 月
	王连芹	河北省卫生系统抗击“非典”先进个人	河北省卫生厅、河北省人事厅、河北省中医药管理局	2003 年 7 月
	王连芹	河北省卫生系统先进个人	河北省卫生厅	2003 年
	王连芹	三等功	邢台市人民政府	2003 年 9 月

续表

年份	获奖个人	荣誉称号	授予单位	授予时间
2004	王连芹	邢台市第六批市管拔尖人才	中共邢台市委、邢台市人民政府	2005年10月
	王连芹	邢台市行风建设十佳诚信个人	邢台市人民政府	2004年
	王连芹	三等功	中共邢台市委	2005年3月
2005	王连芹	河北省“巾帼天使杯”先进个人，河北省“巾帼建功”明星	河北省妇女巾帼建功活动领导小组，河北省妇女联合会	2005年4月
2006	王连芹	河北省有突出贡献的中青年专家	河北省人民政府	2006年8月
2007	齐丽平	河北省医德医风标兵	河北省卫生厅、河北省教科文卫工会	2007年8月
2008	齐丽平	邢台市“五一劳动奖章”	邢台市总工会	2008年5月

附 录

重要文献辑存

工作日志摘抄

邢台市第三医院第一任院长吕明正工作日志载:“1976 年 7 月 6 日，邢台市革命委员会文教卫生办公室认为邢台市铁西医院名称不贴切，建议命名为邢台市第三医院。征得邯邢钢铁基地同意后，正式确定为‘邢台市第三医院’”。

邢台市机构编制委员会办公室
关于明确市第一医院、第三医院、中医院规格的通知

市卫生局:

经一九九三年十二月十五日市委第十七次常委会议议定：同意市第一医院、第三医院为正处级事业单位；市中医院为副处级事业单位，其下设科室为正科级。

一九九四年一月十七日

邢台市卫生局党委关于市三院病床设置的批复

市三院:

你院关于病床设置的请示收悉，经局党委研究，同意设病床 320 张。其中内一科 30 张、内二科 40 张、内三科 30 张、干一科 24 张、干二科 23 张、外一科 32 张、骨外科 34 张、妇产科 43 张、脑外科 20 张、儿科 14 张、外二科 30 张。

一九九五年元月十一日

邢台市卫生局
关于邢台市第三医院评审结论的通知

邢台市第三医院：

根据你院的申请，邢台市医院评审委员会按照评审程序对你院进行了正式评审。根据评审结果，经市卫生局审核批准，邢台市第三医院为二级甲等医院。

医院“达标上等”后，要继续加强管理，保持评审成绩，克服不足，进一步巩固提高。

一九九五年一月二十一日

中共邢台市委组织部
关于改建邢台市第三医院党组织的批复

中共邢台市第三医院支部委员会：

你们报来的院办字〔1994〕8号文件收悉。

经研究决定：中共邢台市第三医院支部委员会改建为中国共产党邢台市第三医院委员会，党委由7名委员组成，其中设书记1名，副书记1名。同时，建立纪律检查委员会，纪委由3名委员组成，其中设书记1名。

党委（纪委）委员和正副书记人选按干部管理权限审批，通过党员大会选举产生。

一九九五年十二月十九日

中共邢台市委办公室　邢台市人民政府办公室
关于印发《市委党校搬迁和市三院扩建实施意见》的通知

桥西区委、区人民政府，市直有关部门：

《市委党校搬迁和市三院扩建实施意见》已经市委、市政府同意，现印发给你们，请认真做好相关工作。

中共邢台市委办公室

邢台市人民政府办公室

2005年9月29日

市委党校搬迁和市三院扩建实施意见（节选）

根据市委六届第八十四次常委会议和市领导办公会议、议事会议研究的意见，就市委党校在西北新区易地重建（以下简称党校搬迁）、市三院利用现市委党校的现有资产进行扩建改造（以下简称三院扩建）的实施工作，提出如下实施意见。

一、党校搬迁、三院扩建应坚持的基本原则

——因地制宜、立足实际的原则。整合现有资源，集约利用土地，尽可能多利用存量土地。

——优势互补、共同发展的原则。市委党校利用现有资产优势，市三院利用现有资金优势，实现取长补短，共同发展。

——整体规划、分期实施的原则，市委党校和市三院要抓紧制定高起点的整体规划，并根据轻重缓急，分步实施。

——特事特办、手续从简的原则。鉴于市委党校和市三院工作任务繁重，为了不影响日常工作，有关部门要尽量简化手续，特事特办，提高工作效率，加快工程进度。

二、党校搬迁、三院扩建需着力解决的问题

（一）党校搬迁中的具体问题

党校搬迁工程，自 2005 年 8 月开始至 2007 年年底结束。工程分两期进行：一期工程，自 2005 年 8 月开始至 12 月底前，完成主楼搬迁和新征土地的补偿工作，并于 2005 年 12 月底将主楼移交给市三院使用；二期工程，自 2006 年元月开始至 2007 年年底，进行新校区建设：

1. 关于党校新校区规划问题。（略）

2. 关于党校新校区建设立项问题。（略）

3. 关于党校新校区建设用地问题。（略）

4. 关于党校新校区建设资金问题。经党校和市三院协商，三院向党校支付 5500 万元（其中，300 万元用于党校在两年建设期间的办学收入补偿、场地租赁费用、搬迁费及其他支出，其余资金用于党校新校区建设），并分批交付市财政局，党校根据工程建设需要向市财政局申请，由市财政局及时拨付。市财政局要做好该笔资金的使用监督工作，确保专款专用。近期，三院要向市财政局交付 3000 万元，其中 200 万元用于党校新校区建设的前期启动资金，其余 2800 万元待党校将其主楼移交给三院时由市财政局拨付给党校。党校新校区开工建设时，三院要再向市财政局交付 1500 万元，由市财政局拨付给党校。余款 1000 万元待党校新校区竣工并搬迁完毕后付清。

5. 关于党校土地等资产划转问题。三院支付 3000 万元并由市财政局拨付党校后，即开始办理党校和三院的土地划转和房产变更等手续，市国土局将党校土地使用权收回并划转三院，市房管局办理主楼房产变更手续，保证三院对主楼的及时改造和街道通透栏杆建设等工程。三院将全部款项转入市财政专户后，市财政局国资办要将党校房屋等地上附着物清核后全部划转给三院，市规划局将其规划变更为医疗用地，市房管局办理其他房产变更手续。办理上述手续时，免缴各种费用。

（二）三院扩建中的具体问题

三院扩建改造工程分两期实施。一期工程主要是内部改造。党校要在 2005 年 9 月底前将地面建筑和地下管线等图纸资料移交给三院，三院要抓紧制定改造方案，接收党校主楼后，利用半年时间完成内部改造并投入使用。同时，三院要抓紧将医院扩建整体规划提交市规委会审定。二期工程主要是整体扩建。党校整体搬迁全部完成后，三院要用3～5年时间完成整体扩建改造，力争在“十一五”期间将三院建设成为拥有600张床位的现代化医院。

1. 关于党校临街门市的拆除和政务大厅租金收取问题。根据市容整治的整体部署，党校必须在2005年12月底前完成临街门市的清退和拆除工作，三院负责建设通透式栏杆，并对院内临街地段进行绿化，美化。党校现租给市政务大厅使用的房屋租金，2007年12月底以前由党校收取，2008年1月开始由三院收取。

2. 关于党校、三院开通后的管理问题。党校要从有利于三院工作出发，克展困难，尽快打通与三院的通道，以利于病人治疗和病房管理。党校完成全部搬迁以前，党校院内的管理仍由党校负责。三院在装修和使用党校主楼时，要注意处理好与党校家属楼的关系，尽量为家属生活区创造一个好的环境。市规划局要从长远考虑，将党校三座家属楼纳入三院的总体改造规划之中，待将来在党校新校区附近或高教区建设生活区时，尽可能将党校家属楼建设纳入规划。

3. 关于党校搬迁和三院扩建有关费用的减免问题。鉴于党校和三院均属社会公共事业性单位，各部门对党校新校区建设和三院扩建改造中所发生的各种行政性收费，凡能够减免的都要予以减免，按政策规定不能减免的要按最低标准收取。

（三）党校搬迁和三院扩建之前的具体问题

1. 关于用水问题。党校整体搬迁前，三院暂用党校的自来水，在党校主管道安装水表，双方按各自实际用水量缴付水费。

2. 关于用电问题。因党校是单相线路供电，考虑医院的特殊情况，由三院自行从原三院大院内引接双回路电源，不再使用党校电源。

3. 关于供暖问题。鉴于集中供暖暂不能实施，党校先期移交给三院的建筑仍由党校负责供暖，因医院有其特殊性，供暖时间、温度要按三院要求予以保证，供热费用三院按政府取暖收费标准支付党校。

4. 关于党校院区内卫生、花园、安全保卫问题。在党校整体搬迁前仍由党校负责。

5. 关于党校家属院管理问题。为解决党校家属院的水、电、暖保障问题，在党校整体搬迁前要解决好一户一表一阀门安装和管理收费移交工作。

三、成立党校搬迁、三院扩建工作领导小组

为加强对党校搬迁和三院扩建工作的领导，成立党校搬迁和三院扩建工作领导小组，具体负责党校搬迁、三院扩建工作的协调调度。领导小组组成人员如下：

组　长：石玉春　市委副书记

副组长：李英民　市政府副市长

　　　　郭俊苓　市政府副市长

成　员：刘育才　市委副秘书长

　　　　侯书根　市政府副秘书长

　　　　梁立新　市城建指挥部办公室副主任

郭星朝　　市规划局局长
田留双　　市建设局局长
石怀瑞　　市城管局局长
王仲清　　市房管局局长
崔尽忠　　市财政局局长
张俊英　　市卫生局局长
王学利　　市国土资源局副局长
朱军良　　市发改委副主任
李伯双　　市委党校常务副校长
王连芹　　市三院院长
梁树军　　桥西区副区长

领导小组下设办公室。主任由刘育才兼任，副主任由侯书根、梁立新兼任。

河北省卫生厅关于同意成立“邢台市健康体检中心”的批复

邢台市卫生局：

你局《关于邢台市第三医院成立“邢台市健康体检中心”的请示》（邢卫医〔2006〕62号）收悉。经研究，同意成立“邢台市健康体检中心”，挂靠邢台市第三医院，并作为该院第二名称。所需人员、设备、房屋由该院自行调配解决。

请你局切实加强该中心的建设，严格按照体检中心的有关要求配备相应设备和人员，建立健全各项规章制度，使房屋布局、流程符合体检工作需要，并保证体检工作的质量和安全。“中心”筹建完成后，须经验收合格并办理相应手续方可开展业务活动。

此复

河北省卫生厅

二〇〇六年十月十三日

河北省卫生厅关于确定新一轮河北省省级医学重点学科和重点发展学科的通知

各市卫生局、华北石油管理局卫生处、各省直医疗卫生单位：

为了进一步加强我省医学重点学科建设，根据《河北省卫生厅关于开展河北省医学重点学科和重点发展学科周期验收评估工作的通知》（冀卫科教字〔2007〕24号）和《河北省卫生厅关于申报河北省省级医学重点学科和重点发展学科的通知》（冀卫科教字〔2007〕35号）要求，2007年9月至10月我厅组织省内和北京各大医院的59位知名专家，对我省“十五”期间确定的42个省级医学重点（发展）学科和各市、各单位遴选推荐的58个新学科进行了严格的现场评审和专业评审。

近日，我厅根据专家提交的评审意见，从全省卫生服务需求和卫生事业全面协调、持续发展的需要出发，按照扶强扶优、优胜劣汰、动态管理、促进发展和统筹区域布局的原则，经审慎研究确定了我省新一轮省级医学重点学科和重点发展学科，现予以公布（名单见附件）。

各市、各单位要加强对重点（发展）学科建设的指导和支持，充分发挥重点（发展）学科在当地医疗卫生服务中的技术支撑和示范引领作用，为我省卫生科技进步和卫生事业发展做出贡献。

附件：1. 河北省省级医学重点学科名单

2. 河北省省级医学重点发展学科名单

二〇〇七年十二月五日

附件2

河北省省级医学重点发展学科名单

58. 邢台市心血管病医院心脏外科

河北省卫生厅关于同意邢台市第三医院纳入三级综合医院管理的批复

邢台市卫生局：

你局“关于将邢台市第三医院纳入三级综合医院管理的请示”（邢卫呈〔2008〕23号）收悉。根据医疗机构管理的有关规定和邢台市医疗卫生发展规划及需要，经对上报资料审核和现场考察论证，同意邢台市第三医院和邢台市心血管病医院进行资源整合，纳入三级综合医院管理。核准的医疗机构第一名称为邢台市第三医院，第二名称为邢台市心血管病医院。核准的编制床位为616张。

望你局切实加强对该院的指导和监管，严格按照三级综合医院标准及批准的床位设置，配备相应的卫生技术人员和基础设施，合理调配床位，建立健全各项规章制度，确保医疗质量和安全。同时，要及时办理医疗机构注销和变更注册手续。

此复

二〇〇八年十二月十六日

河北省卫生厅关于同意邢台市第三医院增加床位的批复

邢台市卫生局：

你局“关于邢台市第三医院改扩建后增加注册床位的请示”（邢卫呈〔2010〕2号）收悉。根据医疗机构管理的有关规定及邢台市区域卫生规划，经对上报资料审查，同意该院增加384张床位，总编制床位为1000张。

望你局切实加强对该院的监督管理，严格执行医院建设标准，合理调配床位，配备相应的卫生技术人员和基础设施，建立健全各项规章制度，确保医疗质量和安全。床位增加、人员配备到位后，要及时申请办理变更登记手续。

此复

二〇一〇年四月二十日

邢台市卫生局关于同意邢台市第三医院增加床位的通知

邢台市第三医院：

接省卫生厅批复（冀卫医〔2010〕52 号），同意你院增加床位 384 张，总编制床位为 1000 张。

你院要进一步加强医院管理，严格执行医院建设标准，合理调配床位，配备相应的卫生技术人员和基础设施，建立健全各项规章制度，确保医疗质量和安全。你院完成改扩建、床位增加、人员配备到位后及时到省卫生厅办理变更登记手续。

附件：河北省卫生厅关于同意邢台市第三医院增加床位的批复

二〇一〇年五月十七日

市政府专题会议纪要（节选）

时　间： 2010 年 5 月 19 日下午

地　点： 市政府三楼四会议室

主持人： 常丽虹

参加人： 靳建立　田德荣　李国印　吕志成　王敬民　刘林杰　贾瑞英　李俊生
李根林　贾　芳　贾立宁　解建华　郭玉生　张铭连　王爱平　王连芹
张恒民　牛兆民　张海荣　盖子红　滑　磊

议　题： 协调市眼科医院、市人民医院和市第三医院建设问题

会议分别听取了市眼科医院院长张铭连、市人民医院院长王爱平、市第三医院院长王连芹关于医院搬迁新建或改扩建情况的汇报，并进行了认真的讨论。会议认为，市眼科医院搬迁新建和市人民医院、市第三医院改扩建工程对于优化全市医疗卫生资源配置，改善城乡群众就医环境，完善城市形象、提升城市品味具有重要意义，是推进全市医疗卫生体制改革的重要举措。会议指出，三所医院的搬迁新建或改扩建工程是市政府确定的一项重要工作，各有关部门和项目建设单位要站在全局的高度，立足本职、全力给予支持配合，扎实开展工作，加速推进三所医院的建设。会议议定：

一、要成立组织，加强领导。在邢台市推进市直医疗机构建设工作领导小组的领导下，按照“一院一策、一院一机构”的总体要求，分别成立市眼科医院搬迁建设、市人民医院、市第三医院改扩建工作协调领导小组。组长由市政府副秘书长靳建立同志担任，副组长由市卫生局局长田德荣同志担任，有关县（区）、市政府有关部门和项目建设单位为成员单位，领导小组具体负责医院建设的协调、调度和推进工作。

二、要明确目标，分步实施。三所医院建设要按照“整体规划、分步实施”的原则，加速推进，限期完成。

3、市第三医院利用 3 年时间完成整体改扩建，达到 1000 张床位规模。年内开工建设病房楼和医技楼。

三、要强化责任，全面推进。三所医院搬迁新建和改扩建工作涉及面广，各部门和各有关单位要各司其职，各负其责，积极主动地搞好配合，为三所医院建设开辟绿色通道，

简化办事程序，特事特办，急事急办，随到随办，全力推动市眼科医院搬迁新建、市人民医院和第三医院改扩建工作。

市卫生局：负责市三所医院改扩建工作的总协调、总调度，做好与市直相关单位的联系与沟通。即日起抽调人员与三个医院分别组成三个工作小组，全面启动工作。

市第三医院：负责市三院改扩建工作的资金和后勤保障，做好各项前期工作。加强同市委党校的配合，确保10月底前完成市委党校住宅楼拆迁工作，年底前开工建设病房楼和医技楼。

市委党校：负责党校住宅楼的拆迁。5月底前制定出住宅楼拆迁方案。10月底完成拆迁工作。

桥西区政府：负责做好市第三医院拆迁建设的相关协调工作。

市发改委：负责做好项目审批工作。

市规划局：负责做好市眼科医院、市人民医院和市第三医院建设用地规划和建设规划审批工作。

市国土局：负责市眼科医院搬迁工程、市人民医院和市第三医院改扩建工程征、转、用地手续办理。

市环保局：负责做好项目环评有关工作。

市建设局：负责三所医院的开工建设手续的审批工作，负责协调市拆迁办做好拆迁工作。

市房管局：负责做好拆迁户房屋产权变更有关手续和政策内安置住户的有关工作。

市国资委：负责有关国有资产转让等相关工作。

附件3：

市第三医院改扩建工作协调领导小组

组　长：靳建立　市政府副秘书长

副组长：田德荣　市卫生局局长

成　员：姜桂莲　市发改委主任

李国印　市规划局局长

李秋喜　市国土局局长

张忠良　市环保局局长

田留双　市建设局局长

张　辉　市房管局局长

王喜林　市委党校常务副校长

郭和平　桥西区区长

王连芹　市第三医院院长

领导小组下设办公室，办公室主任由市第三医院副院长张海荣担任。

市领导议事纪要（节选）

2010年10月13日，市委副书记张平，市委常委、副市长常丽虹召集桥西区、市委党校、市卫生局、市第三医院等相关单位负责同志，研究市第三医院改扩建涉及的原市委党校住宅楼拆迁问题。会议听取了桥西区关于拆迁安置方案的汇报，研究分析了工作中存在的难点问题，形成了下一步的工作思路和措施。

会议认为，市第三医院改扩建是市委、市政府确定的重大民生工程，对于完善城市功能、改善医疗条件、提高医疗水平、缓解城乡居民看病难具有重要的现实意义。按照8月3日协调会提出的工作思路，在桥西区、市委党校、市第三医院等各方面的积极努力下，形成了目前的《党校住宅楼拆迁安置方案》。大家一致认为，这个方案既体现了市委、市政府的要求，又符合各方面的利益，是实事求是、基本可行的，大家都表示赞同，并按照这个方案全力做好工作。

会议议定：

一、要严格执行方案。各相关部门和单位要识大体、顾大局，切实把思想和行动统一到方案上来，真正按照方案确定的政策做好各自单位干部职工的工作，决不能另出政策、另搞一套，坚决防止因政策不统一而导致混乱。要以方案为基准，统一做工作的口径，深入细致地做好相关工作，确保拆迁安置顺利推进。

二、要明确责任分工。整个拆迁安置工作由桥西区牵头负责，区政府要抓紧成立拆迁安置工作办公室，立即开展工作。市委党校也要成立拆迁安置专门工作小组，积极主动地协助桥西区政府工作。市第三医院要切实做好资金筹备工作，确保拆迁补偿资金及时足额到位。拆迁安置涉及到的单位要紧密配合、协同动作，力争使这次拆迁成为和谐拆迁、顺利拆迁的典范。

三、要加快工作进度。当前即将进入取暖期，各相关单位要集中力量做好工作，力争10月底前与所有拆迁户签订协议，11月底前完成搬迁工作；年底前全部拆迁完毕。

附件：党校住宅楼拆迁安置方案（略）

出席领导：张　平　常丽虹

参加人员：靳建立　田德荣　王喜林　郭和平　王连芹　文天聚　冯金芳　范会平　王延龙

河北省卫生厅关于同意邢台市第三医院加挂“邢台市脑血管病治疗中心”和“邢台市心血管病介入治疗中心”牌子的批复

邢台市卫生局：

你局“关于邢台市第三医院成立邢台市脑血管病治疗中心、邢台市心血管病介入治疗中心的请示”（邢卫呈〔2010〕25号）收悉。根据医疗机构管理的有关规定，经对上报材料进行审查和现场考察论证，同意邢台市第三医院加挂“邢台市脑血管病治疗中心”和“邢台市心血管病介入治疗中心”牌子，由该院有关临床科室按照原核准的诊疗项目开展工作。

请你局切实加强该院的建设和监督管理，建立健全各项规章制度和岗位职责，不断提高脑血管病和心血管病介入治疗水平，确保医疗质量和安全；要充分发挥两个“中心”的职能和作用，带动全市脑血管病和心血管病介入治疗水平的整体提升，更好地为保障人民群众健康服务。

此复

二〇一〇年十二月二十九日

河北省卫生厅关于确定新一轮河北省省级医学重点学科和重点发展学科的通知

各市卫生局、华北石油管理局卫生处、中国石油天然气管理局卫生处，各省直医疗卫生单位：

为了进一步加强我省医学重点学科建设，根据《河北省卫生厅关于开展河北省医学重点学科和重点发展学科周期验收评估工作的通知》（冀卫科教字〔2011〕4号）和《河北省卫生厅关于组织申报新一轮省级医学重点学科和重点发展学科的通知》（冀卫科教字〔2010〕49号）要求，2011年6月下旬、7月上旬，省卫生厅对88个原省级医学重点（发展）学科和2011年各市、各单位新推荐的76个新学科进行了会议答辩、实地考察和现场评审验收。

按照优胜劣汰、扶强扶优、实事求是和客观公正的原则，根据现场评审得分结果，并考虑统筹区域布局和申报学科平衡以及医院等级等综合因素，经厅党组会议研究，确定了新一轮省级医学重点学科76个（其中限期整改3个）；重点发展学科82个（限期整改12个）。对限期整改的学科将在中期评估时重新评审，根据评审结果重新命名为“重点学科”、“重点发展学科”或取消相应称号。通过评估，建立一个能上能下、能进能出的竞争机制，打破平衡，激发活力，促进学科发展。

各单位要充分认识加强医学重点（发展）学科建设是“强医能”的一个重要手段，是提高我省医疗卫生服务质量和水平，医疗卫生机构的科技创新能力，增强医疗卫生机构核心竞争力的一项重要举措，立足现有实际，进一步明确学科定位与发展方向，加大投入，以加强人才培养为突破口，以增强服务能力为切入点，优化学科资源和结构，切实做好学科建设，为我省卫生科技进步和卫生事业发展做出贡献。

二〇一一年十二月十二日

附件2

河北省省级医学重点发展学科名单

26. 邢台市第三医院神经内科
73. 邢台市第三医院心脏外科（限期整改）

河北省卫生厅 河北省财政厅
关于确定2012年省级临床重点专科建设项目单位的通知

各设区市卫生局、财政局，华北石油管理局卫生处，中国石油天然气管道局卫生处，省直各三级医院：

我省临床重点专科建设工作部署开展以来，按照河北省卫生厅、河北省财政厅《关于做好2012年省级临床重点专科建设项目申报和推荐工作的通知》（冀卫医〔2012〕119号）要求，全省三级医院积极申报，各市卫生局和财政局进行了初评和推荐，省卫生厅、省财政厅组织专家进行了评估。根据专家评估结果，经研究确定河北省人民医院心血管内科等40个专科为2012年省级临床重点专科建设单位，唐山市工人医院内分泌科等20个专科为2012年省级临床重点专科培育单位（具体名单附后）。现就做好项目建设工作有关事宜通知如下：

一、充分认识省级临床重点专科建设项目的重要意义

实施省级临床重点专科建设项目是落实"为人民群众提供安全、有效、方便、价廉医疗服务"要求的重要举措，将有利于引导医院将建设与发展重心转移到维护公益性质、以提高医疗服务能力为核心的内涵建设上来，促进医疗质量提高和医药费用的合理控制。各级卫生行政部门和相关医院要充分认识这项工作的重要意义，加强组织领导，成立一把手负总责的专科建设领导小组，明确专门部门和专人负责，制定专科发展规划，完善工作机制，密切协调配合，切实做好组织实施工作。

二、省级临床重点专科建设项目资金安排和工作任务

省级财政对每个省级临床重点专科建设单位补助20万元，各专科所在医院原则上按照不低于财政补助资金1：2的比例安排配套资金（培育单位暂不享受财政支持）。工作任务主要是以需求为导向，提高三级医院专科医疗能力，对各专科为解决疾病诊疗问题而开展的技术创新进行支持，以填补疾病诊断治疗领域的技术空白，推广适宜医疗技术，并加强临床型医学人才培养和学科队伍建设，提高医疗质量，控制医药费用不合理增长。同时，促进区域医疗技术和服务能力的均衡发展，有效实现公立医院改革的目标。省级补助资金主要用于专科设备购置、相关人才培养和临床诊疗技术引进、开发。

三、省级临床重点专科建设项目的管理

省级临床重点专科建设项目的建设周期为3年，并实行动态管理。建设周期内，省卫生厅、省财政厅将组织对项目单位（建设单位和培育单位）的期中和期末评估，对项目执行进度、资金利用效率和建设任务完成情况进行综合考核，根据专科发展和综合考核结果，安排财政补助，并最终命名为省级临床重点专科。

（一）各专科建设项目所在医院要加强对专科建设项目的组织和管理，及时安排配套资金，加强项目资金监管，确保资金专款专用，并按照规定做好设备采购以及人才培养和技术推广工作，保证项目实施效果。项目经费不得用于购买与本专科发展无关的公用设备。

（二）各专科建设单位和培育单位要结合本专科实际，制定切实可行的阶段性建设目标和分年度实施计划，定期对项目执行情况进行自评，每年要向省和市级卫生、财政部门提交项目执行情况报告。在建设周期内不能完成任务目标的，将取消省级临床重点专科建设项目资格，追缴经费，直至取消建设项目所在医院以后年度申报资格。

（三）各级卫生、财政部门要设立相应的项目管理组织，做好本辖区项目建设的组织实施工作。要加强对各医院项目进展情况的检查和指导，建立健全考核机制，对建设项目医疗技术水平的发展、临床服务能力的提高、专科辐射能力的发挥、人才队伍的建设等内容进行评估考核。

各专科项目建设单位务于2013年1月28日前制定出本专科建设项目实施方案（含资金使用计划），并上报省卫生厅、省财政厅。

河北省卫生厅

河北省财政厅

2012年12月24日

2012年省级临床重点专科建设单位及培育单位名单（节选）

专业	培育单位
心血管内科	邢台市第三医院

河北省卫生厅关于同意邢台市第三医院筹备开展夫精人工授精技术的批复

邢台市三院：

你院《关于邢台市三院开展人类辅助生殖（夫精人工授精）技术的请示》收悉，根据我厅发展规划，经我处研究，拟同意你院筹备开展夫精人工授精技术。因今年开展辅助生殖整治年未结束，待整治行动结束后，我厅再组织专家进行现场评审。

此复

河北省卫生厅科教处

2013年11月15日

河北省卫生计生委关于同意邢台市第三医院增加编制床位的批复

邢台市卫生局：

你局《关于邢台市第三医院改扩建后增加注册床位的请示》（邢卫医〔2013〕72号）收悉。根据医疗机构管理的有关规定和你市区域卫生发展规划，经对上报材料审查，同意邢台市第三医院增加床位200张，总编制床位1200张。

望你局切实加强对该院的指导和管理，严格按照批准的床位编制，合理调配床位，配备相应的卫生技术人员和基础设施，建立健全各项规章制度，保证医疗质量和安全，更好地为保障人民群众健康服务。医院建设完成、配备到位后，要及时申请办理变更登记注册手续。

此复

河北省卫生计生委

2013年12月6日

中华医学会心血管病学分会
中国胸痛中心认证工作委员会
中国胸痛中心总部
第九批中国胸痛中心及首批中国基层胸痛中心通过认证公告

第九批中国胸痛中心及首批中国基层胸痛中心认证工作于 2016 年 11 月 4 日全部结束。本次认证共有 78 家单位获得参加认证资格，经过网上材料提交、办公室预审、专家在线审核评估后，43 家单位进入到最后的现场核查和微服私访环节。中国胸痛中心认证工作委员会于 2016 年 11 月 4 日进行了认证总结和投票，其中 34 家单位一次性通过；4 家单位需整改后进行微服私访和现场核查，5 家单位不通过。同时认证工作委员会也对第八批申请单位中需再次微服私访及现场核查的 4 家单位进行了表决，4 家单位均通过。因此，第九批通过认证的胸痛中心共 38 家。

现将通过认证的胸痛中心公告如下：（节选）

序号	医院	通过时间
13	河北省邢台市第三医院	2016 年 11 月 4 日

中华医学会心血管病学会、邢台市卫生局
关于联合创办邢台市心血管病医院、心血管病研究所的初步方案

河北邢台，地处我国中原地区，是晋、冀、鲁、豫四省中原经济协作区主要成员之一，自然条件优越，交通方便，物产丰富，人口密集。同时，又是心血管病的高发区。为了提高人民群众的健康水平，增强心血管疾病的防治能力，促进中原地区卫生事业的发展，中华医学会心血管病学会和邢台市卫生局共同协商，拟在邢台市建立心血管病医院和研究所。

一、名称和规模

1、中华医学会心血管病学会邢台市心血管病研究所。

2、邢台市心血管病医院。

3、世界高血压联盟中国合作中心。

4、中华医学会心血管病学会邢台分会。

新建院所，以邢台市第三医院为依托，在该院病房北侧，建门诊和病房楼一座；专家宿、办楼一座；初设病床 100 张，心内、心外各 50 张。

在筹建过程中，本着先易后难、逐步完善的原则，首先创造条件，在今年 10 月份开设心内科，待明年土建和设备完备后，再开设心外科。

二、体制和管理方法

邢台市心血管病医院，是在邢台市政府领导支持下的自主经营、自负盈亏、具有明显

民办特点的集体事业单位。行政业务上受当地卫生行政部门指导。

联合双方派员组成董事会、实行董事会领导下的院、所长负责制。董事会由9—11人组成。董事长由邢台市政府一名领导担任，副董事长2人，其中一人兼秘书长，分别由北京专家组和邢台市卫生局各出一人担任。董事会主要职能是制定办“院所”的基本章程；研究审理管理体制、财政预决算、分配计划和“院所”发展规划；听取“院所”长工作报告；决定主要人事任免等事宜。

院、所长由董事会聘任，授权处理院、所的行政管理和医疗科研等日常工作。

院长是医院的法人代表。

医院要坚持改革开放，在经营、人事、分配、价格实行“四开放”；走自主经营、自负盈亏、自我积累、自我发展的路子。所用人员全部实行聘任制，建立严格的管理制度，充分调动工作人员的积极性，充分发挥先进设备的功能，争创国内一流医院。

三、双方的责任和义务

邢台市政府委托卫生局负责：

1、向银行贷款1500—2000万元人民币，用于购买250万美元外汇（引进设备）和土建。

2、筹措资金在三院内建一座专家宿舍楼。

3、筹措适当的开诊起动资金。

4、协调解决建院占地、临时用房、水电暖等具体问题。

5、组织实施立项、论证、审报等项工作。

6、协调市内有关部门，争取给予多方面的支持，并及时予以办理各种手续。

7、适当解决部分筹备活动经费。

8、组织协调社会各方资助和各种渠道集资。

中华医学会心血管病学会负责：

1、建立专家小组。专家组应有严密的组织和严格的规章制度。专家组的作用——直接参与院所的管理，对院所的医疗、预防、科研等方面的工作起技术上的保证作用。组长由中华医学会心血管病学会主任委员刘力生（女）担任，副组长由《中国循环杂志》主编薛淦兴教授和北京阜外医院名誉院长蔡如升教授担任。成员有：中华医学会副会长、协和医院名誉院长方圻教授；北京阜外医院麻醉科徐守春教授；北京阜外医院心导管专家毛继文教授；北京阜外医院生化教研室张英珊教授（女）；中国人民解放军总医院心外科李功宋教授；北京医科大学第一医院心内科邵耕教授。

2、专家组专家可出任“院、所”的实职或名誉职务。方圻教授担任邢台市心血管病医院名誉院长，刘力生教授担任世界高血压联盟中国合作中心主任；蔡如升教授担任中华医学会心血管病学会邢台市心血管病研究所名誉所长，所长由张英珊教授担任。

3、要按质、按量、按时派出专家和其他技术人员到邢台工作。医院开诊第一年，副高职以上技术人员不少于3人常驻邢台，并做到坚守工作岗位。其他技术业务骨干不少于8—10人。

4、负责培训技术人才。包括就地培养和组织安排人员到北京阜外医院和其他医院进修。

5、负责考察、制定、购置医疗设备计划和资金预算，严把质量关。积极发挥专家优势，多方与医疗设备厂家联系，争取优惠价格、赊销等方式购进必要设备。

6、负责组织同国内外高等院校、医疗科研单位的协作，收集医学信息，开展国内外学术交流、不断扩大院所在国内外的影响。

四、产权、还贷与利润分配

1、医院建成后，其财产归邢台市心血管病医院所有。

2、开诊后第二年开始还贷。预计每年可还300—400万元。五一七年基本还清本息。

3、院所占用的邢台市第三医院的房、地产作价作为投资股份。并以有偿服务方式提供水、电、暖后勤保障。

4、还清贷款盈利后，除留出院所发展资金外，其余用于兴办福利事业和利润分成。利润分配的办法及有关事项可由董事会研究决定。

5、成立基金会，对北京及各方面在办医院过程中，做出贡献的人员予以奖励。对有突出贡献者，给予重奖。

6、设备转入固定资产后，留够折旧费。此款还贷期间可用于还贷，以后可用以购置新设备和维修。

双方联合筹建邢台市心血管病医院和研究所，这是开放、改革中出现的新事物，但在办院过程中可能会遇到诸多困难。合作双方应真诚团结，相互理解，共同奋斗，力争使该院早日办成。

中华医学会心血管病学会
河北省邢台市卫生局
一九九二年三月十日

邢台市人民政府常务会议纪要（节选）

时　间：一九九二年三月十四日上午
地　点：市政府第二会议室
主持人：靳庆和
出　席：赵子斌、路林春、刘玉今、张书勤
列　席：靳冬春、王振刚、吕敬一、刘建国、李友珊、闫庆修、王瑞华、王聚太、王桂馨、徐永恩、宋庆义、韩清淮、张会英、李增寿、陈有德、王良群、周淑卿、张子鹏、李昕太、王绍英

议定事项

二、市卫生局副局长王绍英汇报关于筹建邢台市心血管病医院的请示（略）

会议同意市卫生局的“请示”，一致认为，此举对于提高我市的知名度，培养人才，提高我市人民的健康水平有着重要意义，要求有关部门积极配合，把筹建心血管病医院的

工作做好。

会议议定：1、（略）。2、成立筹建领导小组，人员由刘玉今副市长确定。3、建院方案双方要谈得详尽一些。联合双方的经济利益，合同上都要写清楚，经济上要充分考虑到三院的利益，如固定资产、供电、供暖、供水等要本着就低不就高的原则，由市财政、物价、审计等部门负责做好作价工作；资金贷款利息不能超过九厘；贴息贷款、活动经费、开办费上，我市可以给一些照顾，正式开诊后，按合同办事。

邢台市人民政府市长办公会议关于筹建心血管病医院的会议纪要

时　间：一九九二年四月二十四日下午

地　点：市卫生局会议室

主持人：刘玉今

参加人：王玉兴、李友珊、王宝玉、王绍英、杨庆丰、李玉香、刘俊勇、潘贵遂、张如俭、荀凤阁

会上，市卫生局副局长兼三院院长王绍英同志汇报了心血管病医院的前期筹备情况及当前的工作重点。市三院内科副主任荀凤阁同志宣读了《中华医学会心血管病学会与邢台市卫生局联合筹建邢台市心血管病医院的协议》（草案）。

会议认为，我市利用改革开放的政策，引进北京的专家和技术，兴建邢台市心血管病医院，是造福邢台人民的一件大事，它的兴建，对提高邢台市医疗卫生事业的整体水平，扩大邢台市的影响，增强与兄弟医院的竞争能力，都会起到很大的促进作用。

会议就心血管医院的筹建问题议定了如下事项：1、尽快抽调人员，建立筹备处。市卫生局李友珊局长为该项目的责任人，并成立以王绍英为主任，张如俭、荀凤阁为副主任的筹备处，下设办公室、基建组和财务设备组。筹备处暂定5—7人。2、筹备处当前的主要工作是：尽快落实资金问题；加强与北京专家的联系；加紧论证、立项和基建工作；尽快物色筹备组人选和培训人员。3、在物色筹备组人员和培训人员时，一定要挑选那些德才兼备、积极肯干、事业心强、有发展前途、年纪较轻的同志。这些人员尽量在我市卫生系统挑选，也可到其他系统挑选。在新医院尚未正式开诊前，挑选的人员，原属卫生系统的仍在原单位开支，一切待遇（包括参加晋级、晋职称、分房子）不变。从外系统挑选的同志先依附于市三院。4、要尽快刻制启用“邢台市心血管病医院筹建处”公章和“邢台市心血管病筹建处财务专用章”。5、要建立调度制度。市卫生局每月中旬听取一次专题汇报，在局务会上进行认真研究，及时解决筹建过程中出现的问题。每月下旬市卫生局要向市政府做一次专门汇报。6、4月25日上午，要在市三院召开一次中层以上干部座谈会，做好动员，消除顾虑，广泛征求大家的意见，进一步统一大家的思想，把筹建工作做细、做好。

中华医学会心血管病学会 邢台市卫生局
关于联合创办邢台市心血管病医院和心血管病研究所等的协议书

为了发展医疗卫生事业，搞好心血管病的防治工作，提高人民的健康水平，中华医学会心血管病学会和邢台市卫生局决定联合创办邢台市心血管病医院和研究所。经双方充分讨论，特定协议如下：

一、创办经营的原则和目标

在创办及其后的经营过程中，联合双方要本着平等互利、相互支持、友好合作、共同尽力的原则，把这所医院办好，并使其不断发展壮大，逐步办成国内一流的心血管病防治单位。

二、对外名称：

1、中华医学会心血管病学会邢台市心血管病研究所

2、邢台市心血管病医院

3、世界高血压联盟中国合作中心

4、中华医学会心血管病学会邢台分会

三、体制和经营管理方式：

1、在邢台市政府领导支持下，院所自主经营、自负盈亏，为集体所有制事业单位。医院坚持改革开放，实行经营管理、人事、分配、价格“四放开”的政策，市政府负责贯彻实施。

2、行政业务受当地卫生行政部门指导。

3、在董事会领导下，院（所）长负责全权经营管理。院所长正副职协商委派，董事会聘任。董事会由9—11人组成，其中北京4人，邢台市5—7人，由邢台市政府一名领导担任董事长，副董事长由北京和邢台市卫生局各一人担任。

4、董事会章程和院所组织条例另行制定。

四、双方的责任和义务

1、邢台市政府委托市卫生局承担：（1）组织协调金融、保险等部门，多方筹集资金，贷款1900万元人民币，用于购买设备和医疗用房的土建；（2）筹集资金，提供专家宿舍楼一幢；（3）筹措适当的启动资金；（4）为医院解决占地、临时用房、水、电、暖等问题，做好组织协调工作；（5）组织协调有关部门搞好该医院的立项、论证、审批等工作；（6）在人才引进和人员招聘方面，市人事局及公安、粮食、卫生等有关部门要积极支持，及时办理调动、户粮手续；（7）筹备期间，负责解决适当经费；主要用于通讯、交通、办公、差旅等项费用支出；（8）组织协调社会各方资助和多渠道集资。

2、中华医学会心血管病学会的责任：（1）建立专家组：专家组应建立严密的组织和严格的规章制度。小组暂由九人组成，组长刘力生，副组长蔡如升、薛淦兴，成员方圻、徐守春、毛继文、张英珊、李功宋、邵耕。专家组参与医院管理，在医院的医疗、科研预防等业务工作方面起到技术上的保证作用。（2）由专家组部分成员担任名誉职务，部分

成员任实职，做到有职有责有权。（3）要按时、按质、按量派出专家和其他技术人员到邢台工作。医院开诊第一年副高职以上技术人员不少于3人常驻邢台，并做到坚守岗位。根据工作开展的情况，其他技术骨干不少于8—10人。（4）负责培训技术人才，包括就地培养和接收可靠人员到北京对口医院进修。（5）负责考察、制定、购置、医疗设备计划和资金预算，提出基建设计要求，严把质量关。积极与有关医疗设备厂家联系，以优惠价格购进或以分期付款、赊销等方式购进部分设备。（6）负责组织邢台心血管病医院同国内外高等医学院校、医疗科研单位的协作，收集医学信息，开展国内外学术交流，不断扩大院所在国内外的影响。（7）制定近期工作安排和长远多学科防治发展规划，以点带面，点面结合。

五、医院的产权、还贷与利润分配问题

1、医院建成后财产属于邢台市心血管病医院所有。邢台市第三医院提供的房地产等作价作为投资股份，并以有偿服务方式提供后勤保障。

2、自开诊后第二年起开始还贷，每年平均偿还200—400万元，争取5—7年还清本息。还清贷款后，除留出发展资金外，其余用于创办集体福利事业和利润分成。利润分成的办法及有关事项可由董事会研究决定。

3、成立基金会，对北京及各方面在办医院过程中做出贡献的人员予以奖励。对有突出贡献者，给予重奖。

六、创办邢台市心血管病医院和心血管病研究所的方案已经双方研究同意，双方应按照方案抓紧项目实施，争取尽快完成（方案附后）。

七、协议中未尽事宜由董事会研究解决。

八、协议双方因违反本协议给心血管病医院造成经济、声誉等损失的，应由违反协议的一方承担责任。

九、此协议自双方签字之日起生效。

中华医学会心血管病学会代表：刘力生

邢台市代表：王绍英

一九九二年五月一日

邢台市计划委员会关于邢台市卫生局建立“邢台市心血管病医院和心血管病研究所可行性研究报告”的批复

邢台市卫生局：

你局报来的《关于呈报邢台市心血管病医院和心血管病研究所可行性研究报告的请示》收悉。经研究，现批复如下：

一、根据《邢台市卫生局建立心血管病医院和心血管病研究所可行性研究报告》论证会结论意见，批准该可行性研究报告。

二、项目总投资为1900万元人民币，全部为固定资产投资。其中：门诊手术楼、病房楼和专家宿办楼合计投资600万元，医疗设备投资1300万元。资金来源，申请银行贷款1900万元。由中华医学会心血管病学会专家组提供技术指导，人员培训，并负责购置医疗设备的信息和资料。

三、新建院、所设在邢台市第三医院内。项目建设内容有：新增建筑面积9640平方米。其中：门诊手术楼3500平方米，病房楼2620平方米，专家宿办楼3520平方米；新购设备共10台（套）。医院开办床位为100张，其中：心内科50张，心外科50张。由邢台市第三医院提供新建院、所的可靠后勤（水、电、暖等）保障。

四、本院、所主要对心血管病进行防治和研究，收治病人以邢台地区为主，辐射晋、冀、鲁、豫四省，病人来源广泛，业务开展有保证。项目建成后，每年纯收入约340万元，投资回收期为4.7年。

五、接此批复后，抓紧项目的设计以及院所组织规章、董事会章程的订立等工作，并尽快与各有关部门联系协调，落实资金，办理各种手续，以利项目按进度顺利实施。

此复。

附：1、项目可行性研究报告

2、项目论证会结论意见

一九九二年六月十九日

邢台市人民政府市长办公会议纪要（节选）

时　间： 1992年7月25日下午

地　点： 市政府第二会议室

主持人： 刘玉今

参加人： 崔国峰（市政府副秘书长）

李友珊（市卫生局局长）

王　申（市计委代主任）

刘现光（市财政局局长）

王良群（市土管局副局长）

李延军（市房管局副局长）

李汝明（市人防办副主任）

袁保祥（邢台建行副行长）

赵增喜（邢台农行副行长）

王振刚（市教委副主任）

乔季芬（桥东区副区长）

沙高飞（市城建局总工）

段志华（市税务局）

马赫彪（市消防支队）

王春峰（市计委）

李炳申（市建委）

张林元、李丙军（市城建局）

姜允文、王勤普（市教委）
刘秀芹、周瑞武、温自新（桥东区文教局）
霍永山（桥东区财政局）
张保华（桥东区城建局）
张如俭（市心血管病医院筹建处）
吴玉卿（东郭村乡）

议定事项

一、关于邢台市心血管病医院开工问题

会上，心血管病医院筹建处负责人张如俭同志汇报了医院前段筹建工作进展情况和当前存在的问题。

会议认为，建设邢台市心血管病医院，是造福邢台及周围地区人民、振兴祖国医疗卫生事业的一件大事，各有关部门应积极配合，大力支持，把这件有利邢台改革开放和经济发展、造福四方、惠及子孙后代的好事办好。同时，会议议定：

1、关于施工的审批手续问题，要暂缓交款，先盖章批准。请计委、城建、人防、消防、环保、质检、档案等有关部门要开绿灯，从快办理，所有应缴的税、费一律缓交。其费用，能免则免，不能免就暂缓。所有公章要在三天内全部盖完，8月1日破土开工。

2、市计委要减少环节，今天务必下达施工计划。文物勘探工作原定8月1日完成，根据实际情况，可以推迟到8月3日完成。不得再误时间。

3、金融部门在资金方面要予以保证。建行要在8月5日前筹足80万元贷款拨到旧房开发公司，月息为7厘2，年利率为8.64%；请农行于近日筹足200万元设备款，用来购置医疗设备。

4、太行房屋开发公司要加强领导，合理安排，选派最好的施工队，确保工程的进度和质量，这项工程要确保市优，争取省优，届时可按规定予以奖励，贻误工期要按规定扣罚。

中共邢台市委办公室关于市心血管病医院体制等问题联席会议纪要

时　间：1995年1月16日
地　点：市委第二会议室
主持人：刘玉今（市委副书记）
孙　芳（市政府副市长）
刘清云（市政府副市长）
出席人员：刘社华（市委副秘书长）
刘志昂（市政府副秘书长）
张立孔（市卫生局局长）
王绍英（市卫生局副局长）
赵双峰（市计委副主任）

李炳巧（市工商局副局长）
史英群（市地税局副局长）
韩　杰（市人事局副局长）
侯振铎（市建行副行长）
周　峰（市农行副科长）
白保刚（市财政局副科长）
张如俭（市三院院长）
荀凤阁（市三院副院长）

首先，由卫生局局长张立孔同志汇报介绍了心血管病医院自筹建和试开诊以来所取得的成绩及存在的体制不顺、还贷压力沉重等问题，提出了该局关于解决心血管病医院体制等问题的意见。与会同志就上述问题进行了认真讨论。会议认为：为了引进科技人才和高新技术，发展医疗卫生事业，1992 年初，当时市政府决定由市卫生局和中华医学会心血管病学会专家组以市三院为依托，筹建邢台市心血管病医院。三年来，经过北京专家和市卫生局、市三院的共同努力，在市计委、市建行、农行、工商行、市旧房开发公司的大力支持下，多方筹资 1023.5 万元（其中以市旧房开发公司和市三院名义贷款 920 万元），建高档病房楼和专家宿舍楼各一座，共 6317 平方米，购置成套进口设备价值 458.6 万元。北京阜外医院为我市培养医护人员 32 名，北京有 6 名专家常驻邢台工作。试开诊以来，共收治病人 11000 多例，收住院 883 人，完成 90 例心外科手术，成功率达国内先进水平。病源除本省外，河南、湖北、山西、内蒙古、青海的许多病人也前来就医。共收入 328 万元，除工资，医疗消耗外，还利息 103 万元。收到了较好的社会效益和经济效益。

为进一步把心血管病医院办好，议定以下问题：

一、我市与北京专家组联合成立心血管病医院，是医疗卫生单位改革开放的一种尝试，是有利于人们防病治病的一件好事，应与北京专家组精诚合作，共同克服困难，坚持把心血管病医院办下去。

二、关于心血管病医院的性质和体制

1、心血管病医院为自主经营、自负盈亏、自我约束、自我发展的集体事业单位。其经营管理、人员聘用、分配制度和手术、治疗、收费可以放开。

2、心血管病医院以市三院为依托，由市三院与中华医学会心血管病学会专家组联合办院，双方通过协商，确定联合办院的形式及双方应承担的责任、义务、利益分配、组织领导和医院管理等问题。

3、以旧房开发公司和三院名义贷款所建病房楼、宿舍楼和购置的设备等固定资产由三院独立立账，与三院的固定资产分开，如遇风险，可以资抵债。

三、该院业务归口市卫生局，可以担负公费医疗任务，各行政、企事业单位病源就诊要予以报销。

四、同意卫生局争取市房管等有关部门支持，利用房改政策和机会，将三院宿舍楼售给职工，所得款项用于归还部分基建贷款。

五、筹建心血管病医院时，从市一院、市蔬菜公司、市农药厂、五金公司借调的 6 名医护、财会人员，现已成为业务骨干，可按1992年4月24日市长办公会纪要（1992）18号文决定，劳动人事部门办理正式调动手续，将这6位同志调入心血管病医院（人事关系暂依托到三院）。

六、市卫生局、计委、工商局、房管局、旧房开发公司、建行、农行、工行及市直有关部门要继续大力支持心血管病医院的发展。要积极争取世界卫生组织、北京专家、省卫生厅和社会各界在资金方面的支持，采取入股份或其他方式均可，以缓解贷款压力。医院内部要加强管理，增收节支，创造更好的效益，付息还贷。市建行、农行、工商行要继续给予支持，贷款如到期不能按时还贷或付息，不要加罚利息，并及时办理续贷手续。

七、同意市卫生局将在筹建心血管病医院期间用于购置心血管医院设备的27万元作为投入划拨市三院。

八、在筹建阶段，为协调各方关系而成立的邢台心血管病医院董事会及其聘任的院长、副院长已完成其历史任务，其组织解散，职能终止。

合办邢台市心血管病医院及研究所协议书

订立协议方：

甲方：邢台市第三医院

乙方：中华医学会心血管病学会专家组

双方本着在邢台市为心血管病人提供优质诊治服务造福社会，工作上互相支持、互相补充、互相促进、互相提高、共同发展及经济上互利互惠、风险共担的原则，经过充分协商，决定协力合办邢台市心血管病医院及研究所，特订立本协议。

1、院所任务

为以知名专家为骨干的技术力量与先进的仪器设备为心血管病人提供高效优质的内、外科等的诊治服务，融医疗、科研、教学为一体的以心血管病为主的医院和研究所。

2、经营体制

在邢台市委、市政府的支持、卫生局业务指导下，心血管病医院及研究所为自主经营、自负盈亏、自我约束、自我发展的集体所有制实体，经营管理、人员聘用、分配制度、医疗收费“四放开”。

3、资金、产权、支配、使用

（1）心血管病医院及研究所在市三院范围内的病房楼基建、专家宿舍楼基建及购置医疗仪器设备等所需款项由银行贷款及甲方筹措解决。

（2）来于上述款项的房、地产及医疗仪器设备的产权归甲方所有。

（3）病房楼等用房及医疗仪器设备由心血管病医院及研究所支配、使用。彩超、血气分析、X光、CT等大型设备为双方病人服务。

（4）专家宿舍楼由东向西第一、第二门的二十套住房由乙方安排、使用。

4、双方责任

除董事会委派人员共同参与医院及研究所的管理外，双方分别承担任下列各项：

甲方：（1）承担前条（1）款所述已筹措的款项、银行贷款及其利息的归还、清偿。

（2）负责水、电、暖、气、劳务、修缮等后勤服务（消耗品、零配件等计入成本），保证院所业务的正常运行。

（3）由专家组建议提出的必要仪器、设备的添购、更新。

（4）协调好心血管病医院及研究所与当地的对外关系。

乙方：（1）根据院所业务开展需要，组织派遣心血管病内、外科等专家常驻（内科1~2人、外科2~3人、诊断检查2~3人，签订合同）及短期来院所服务，并听取对来邢人员的反映意见，作必要的考察、调整。

（2）培养邢台当地医护人员成为专科人才。

（3）组织便于院所运作的科研课题的贯彻实施。

（4）组织参与国内外的学术交流与知识更新。

5、利润分配

（1）医院总收入扣除工资性开支（包括奖金、各项补助）、医研教的业务消耗（除外仪器设备的购置）、行政开支及一定比例的大型设备折旧费（1996年6月1日开始）后所得利润按下列比例分配……

6、组织机构

（1）医院及研究所实行董事会领导下的院（所）长负责制。

（2）董事会决定院所的方针政策性重大事宜。

（3）董事会由8名董事组成，其中邢台方面与专家组各4名。董事长由甲方董事担任，副董事长由乙方董事担任。并可另聘名誉董事长、董事、顾问若干名。

（4）董事会成员、董事长、副董事长任期均为5年，可连任。董事会成员在任期内如有临时变更，可由原派出方另派适当人选接替，但须经董事会认可。

（5）董事会全体会议每年六月及十二月在北京、邢台各举行一次。临时会议由董事长或董事建议召开。

（6）院所的法人代表由甲方董事长兼任。

（7）院（所）长设正副职各一人。正职由乙方推荐专家担任，副职由甲方推荐，均由董事会聘任，任期5年。

（8）院所机构及人员以精简为原则，因事设人，灵活机动，其组织条例另行商订。

7、协议履行

（1）本协议有效期为五年，期满如无异议可自动顺延。

（2）协议履行过程中双方不得中止协议，任何一方因违反协议事项给院所造成经济、声誉等损失时，违反方承担全部责任。

（3）履行协议中如有未尽事宜或争执，双方应友诚协商求得解决。不得已时，可经由北京与邢台两地仲裁机关仲裁解决。

8、本协议经公证机关公证后立即生效，一式两份，双方各执一份，有同等效力。

甲方代表：张如俭　　　　乙方代表：刘力生

（签章）　　　　（签章）

一九九五年二月二十八日

附件：1、邢台市委办公室〔1995〕3号文件“关于市心血管病医院体制等问题联席会议纪要”复印本

2、中华医学会心血管病学会专家组名单

合办邢台市心血管病医院合同书

订立合同方：

甲方：邢台市第三医院

乙方：北京心血管病专家组

在邢台市委、市政府和市卫生局关怀与支持下，双方本着为心血管病人提供优质服务、造福社会，工作上互相支持、互相促进、共同发展及经济上互利互惠、风险同担的原则，经过充分协商，决定协力合办邢台市心血管病医院，特订立以下合同。

第一条　医院任务和目标

心血管病医院为邢台市引进的一个高科技项目，是以北京心血管病专家为骨干的技术力量与先进的仪器设备为心血管病人提供高效优质的内、外等科的诊治服务，融医疗、科研、教学为一体、面向农村、面向基层的、以心血管病为主的医院，力争办成冀南地区有高知名度的心血管病防治中心。

第二条　办院形式与体制

心血管病医院，由市三院与北京心血管病专家组协力合办，以市三院为依托，为自主经营、自负盈亏、自我约束、自我发展的公益性事业单位。其经营管理、人员聘用、分配制度和医疗收费实行“四放开”。

第三条　双方责任、义务

甲方：为全民所有制的综合医院，以一院两制的形式作为心血管病医院的依托体，承担下列责任和义务：

1、为心血管病医院提供病房楼、门诊、专家住房的建筑、扩建及其他必要的设施。

2、提供水、电、暖、气、劳务、修缮等后勤有偿服务，保证心血管病医院业务的正常平顺运行。

3、抽调优秀医护人员培训成为心血管病医院的技术骨干。

4、以综合医院的医技科室为心血管病医院的技术后盾，承担会诊、接诊、检查等任务。

5、协调处理心血管病医院与三院及对外各方面的关系。

乙方：

1、根据心血管病医院业务开展的需要，组织有关各科专家常驻或定期来邢服务（内科1～2人、外科2～3人，诊断检查2～3人，保证人员），并听取对来邢人员的反映、意见，作必要的考察、调整。

2、应甲方之请可为三院业务科室联系聘请有关专家来邢任职、服务。

3、联系北京大医院培训邢台当地医护人员成为专科人才。

4、组织便于运作的科研课题的贯彻实施。

5、组织、联系参与国内外的学术交流，组织对口参观学习、知识更新。

第四条 产权、支配、使用

1、心血管病医院病房楼以三院名义贷款建成，由心血管病医院使用。

2、三院旧楼北翼一层由心血管病医院作门诊使用。

3、心血管病医院所形成的固定资产为三院的集体资产。

4、专家宿舍楼由东向西第一、二、三门的十五套居室为三院提供来邢专家工作所需的生活住房。住房内的设施由心血管病医院提供。

第五条 成本核算与利益分配

1、心血管病医院的经营活动实行全成本核算。

2、年总收入扣除成本（人员工资、业务消耗、行政开支与房屋、设备的折旧）后所得利润按下列比例分配：……

第六条 组织领导

1、由甲乙双方推荐董事组成董事会，对心血管病医院实行领导。甲方4人，乙方3人，董事长由甲方担任，副董事长由乙方担任，并可聘请名誉董事长、顾问、名誉理事若干名。董事会成员任期五年，可以连任。任职期间如有变动，缺额由原派出方另行推荐，但需经董事会通过。

2、董事会主要研究决定心血管病医院如何贯彻党的方针政策，中长期规划，年度工作目标计划，聘请院长、副院长，审议工作目标完成情况和财务运行情况，协调两院关系，处理对外关系等重大事宜。董事会全体会议每年六月和十二月底各举行一次。临时会议由董事长和副董事长协商决定召开。董事会休会期间，由董事长行使董事会职权。

3、董事会董事长为心血管病医院的法人代表。

4、心血管病医院实行董事会领导下的院长负责制。设正、副院长各一人，正院长由北京专家担任，副院长由甲方推荐，均由董事会聘任，任期五年。

5、医院机构和人员以精简为原则，因事设人，灵活机动，其组织条例另行商定。

第七条 合同履行

1、本合同有效期为五年，期满如无异议可自动顺延。

2、合同履行过程中双方不得中止合同，任何一方因违反合同事项给医院造成经济、声誉等损失时，违反方承担全部责任。

3、合同履行中如有未尽事宜或争执，双方应友诚协商求得解决。不得已时，可经由仲裁机关仲裁解决。

第八条 合同效力

本合同自签字日起一个月内送公证机关公证后立即生效，一式三份，双方各持一份，有同等效力。公证处存留一份。

甲方代表（市三院院长） 乙方代表（北京心血管专家组组长）

（签章）张如俭 （签章） 薛淦兴

一九九七年七月十一日

附件：1、邢台市委办公室〔1995〕3号文件“关于市心血管病医院体制等问题联席

会议纪要”复印本

2、北京心血管专家组名单

河北省卫生厅关于邢台市心血管病医院
申请医疗机构执业登记注册的批复

邢台市卫生局：

你局关于邢台市心血管病医院医疗机构执业登记注册申请收悉。经对所提交资料进行审核，认为基本符合《医疗机构管理条例》、《医疗机构管理条例实施细则》和《河北省医疗机构管理实施办法》的有关规定。经研究，同意该院执业登记注册，并发给《医疗机构执业许可证》。《医疗机构执业许可证》序号为：冀卫医执证字第000055号；核准的医疗机构名称为：邢台市心血管病医院；诊疗科目为：01、03.04、04.06、07.05、08.04、20、26、27、30、31、32.01－02、32.05－07、32.09；执业地点：河北省邢台市钢铁路79号。接此批复后，请通知该院尽快来我厅办理有关手续。希望你局要切实加强对该院的监督管理，使之严格执行国家有关法律法规，不断提高医疗质量，改善服务态度，主动接受广大患者的监督。《医疗机构执业许可证》内容如需变更，必须报请原批准机关审核批准后方可办理变更手续，违者依据国家有关规定进行处罚。

此复

二〇〇〇年五月二十五日

邢台市心血管病医院与北京大学人民医院心外科技术项目协作书

甲方：邢台市心血管病医院

法定代表人：荀凤阁

乙方：北京大学人民医院心外科及思达吾德心脏集团中国部

代表人：万　峰

1、甲方与乙方以自愿互助方式达成冠心病外科治疗技术项目协作关系。

2、甲方为邢台市心血管病医院法人，具有行政、财政和人事管理权。乙方主任万峰教授作为技术项目协作负责人，参与该项目的组织、管理临床技术服务和技术指导工作。甲方指派郭立新医生、乙方指派陈彧医生作为此项协作计划的协调联络人。项目协作期间，每半年召开一次双方协调会。

3、甲方与原合作医院的关系保持不变、原合作项目继续进行；对原定期、临时来院工作专家的合作仍按原方式继续执行。

4、乙方委派王京生教授作为常住甲方的技术专家。

5、乙方另派遣一位能胜任搭桥手术的高年资主治医师或副主任医师常住甲方，协助甲方心外科推进冠心病外科治疗工作。负责冠心病患者的围手术期的管理，配合王京生教授承担急诊冠心病手术。每月有一周休假时间，每3个月轮换一次。

6、万峰教授将承担常规冠脉搭桥术和其他重症手术，尤其应大力促进甲方在冠心病外科治疗方面的全面发展，力争在2—3年内达到冠心病年手术例数50—100台，根据技术需要和病情需要，也可以由乙方安排聘请其他全国知名的专家提供医疗技术服务。

7、乙方为甲方选择培养对象，制定培养计划，在3年内为甲方培养出1—2名能够独立完成冠脉搭桥手术的外科医生；乙方为甲方每年提供到乙方进修、参加国内和国际专业会议、协助联系和组织到国外考察及进修事宜，费用由甲方负责。

8、甲方为乙方来邢工作的人员免费提供住宿、提供北京——邢台往返交通费；定期专家和常驻专家伙食费自付，临时来院手术专家甲方免费提供就餐。

9、费用支付：……

10、本协议的执行从2002年7月1日开始，有效期限共3年。

11、本协议未尽事宜，由双方通过友好协商解决。

12、本协议共两份，签字生效，双方各执一份，对双方均有约束力。

甲方名称：邢台市心血管病医院　乙方名称：北京大学人民医院心外科及思达吾德心脏集团中国部

代表人：荀凤阁　代表人：万峰

2002年7月1日　2002年7月1日

邢台市心血管病医院与北京大学人民医院心外科冠心病技术协作项目2003年备忘录

邢台市心血管病医院（甲方）与北京大学人民医院心外科（乙方）冠心病技术协作项目于2002年7月正式启动，历时半年。协作期间，共完成冠状动脉搭桥手术11例，无手术死亡和重大并发症，取得了令人满意的初步成果。面对日趋激烈的市场竞争和双方更加迫切的发展要求，结合2002年的合作现状和2003年的努力方向，特写此备忘录，以资共勉。

1、2003年总体目标

（1）2003年冠心病手术总量达到30例以上；

（2）以非体外循环冠状动脉搭桥术为龙头，争取完成微创小切口冠脉搭桥，室壁瘤切除，急诊搭桥，全动脉搭桥，瓣膜替换加冠脉搭桥等有难度有特色的冠心病外科手术；

（3）培养出能够胜任第一助手的外科医生；

（4）培养出能够独立承担手术的麻醉医生；

（5）积极推行和协助开展主动脉内球囊反搏在冠心病内外科治疗中的应用。

2、大力推行和完善急诊冠造

急诊冠状动脉造影是大力发展冠心病介入治疗和外科手术的重要举措，也是争取病源的重要手段，还可以全面带动冠心病诊治水平和诊治体系的进步与提高，成为又一重大的学术要点和宣传亮点。

（1）建立更加完善而快捷的院外急救体系，加强急救宣传，强化甲方在冠心病急救方面的社会影响力；

（2）在院内强化绿色通道观念，各科室各部门为急诊造影术开绿灯；

（3）保证有能够参与24小时工作的导管室技术人员和设备；

（4）加强急诊冠造后的技术支持，如急诊介入治疗（有能够承担简单介入治疗的医生），急诊搭桥手术（乙方承诺在24－48小时内承担急诊手术）

（5）为急诊冠造提供政策上的便利，如患者可以先冠造再住院交费，利用一切办法降低急诊冠造成本，对于加班急诊冠造人员给予适当经济补偿，适当放宽对急诊介入和急诊搭桥患者在住院费标准方面的限制等。

3、加强内外科统一管理与协作

（1）利益分配的管理：

为了避免因为利益分配问题而影响对于患者治疗的正确选择，应站在医院高度，采取相应措施更好地协调内外科之间的利益分配关系，调动内科参与冠心病外科手术的积极性。

（2）学术交流与协作：

建议建立以冠心病为主题的定期例行的内外科学术查房，结合院内所有接受冠状动脉造影的病人，进行学术讨论，内外科共同参与意见，为患者选择最为合适的治疗手段。此举有如下好处：a. 患者得到最恰当的治疗，良好的长期效果成为最有利的宣传工具；b. 内外科加强学术交流和沟通，不断更新学术观念；c. 正规的查房制度和多位专家的正式意见，其结果更能得到病人和家属的重视和信任。

4、深入挖潜，抢占市场

不遗余力地挖掘潜力，迅速有效地抢占市场，是冠心病外科治疗全面提高的根本保障。

（1）继续通过“鱼水工程”吸引病源，在特殊时期和特殊地区可以考虑采取更加有效和更有吸引力的做法，重点吸收冠心病病源。

（2）重点联系省内已经开展冠造单位的内科医生，对于转诊病人给予足够的优惠政策。

（3）挖掘院内潜力，对于职工及其亲属介绍病人手术者，给予相应优惠政策。

（4）加强与术后患者的联系，为他们提供更好的术后服务和指导，建立“心桥病友会”（北京有总会，邢台可设立分会）定期进行宣教、随访复查等活动，吸收介入治疗患者（潜在病源）和外院手术患者，加大社会媒体的宣传力度，树立邢台市心血管病医院在冠心病治疗方面的一块品牌。对于再介绍病人来的前手术患者，给予术后指导和随访方面的便利（如荣誉会员称号等）。

（5）对于在邢开展的冠心病治疗新技术新项目，及时广泛地进行宣传报道。

5、强化合作形式，积极人员培训

为了进一步强化双方的合作形式，乙方有如下承诺：

（1）乙方指派陈彧医生加强对此项目的投入和管理，更加及时地安排完成常规冠状动脉搭桥术，组织完成急诊手术。

（2）乙方将于2003年内分期派出1－2位高年资医生在邢常住，配合甲方重点推行冠心病的外科治疗，加强建立内外科查房制度和急诊冠造制度，推行主动脉内球囊反搏的使用，进一步完善冠心病手术的术前准备和术后管理，建立“心桥病友会”邢台分会。

（3）乙方承诺加强对甲方心外科主任郭立新的技术培训，提供其参加北京大学人民医院微创冠状动脉搭桥术学习班的机会（免学费），1 年内达到第一助手的水准。

（4）乙方承诺 1 年内培养出至少一名能够独立完成搭桥麻醉的医生。

（5）乙方为甲方提供多种载体的宣传，包括在乙方网页上进行广泛宣传，在乙方主办的杂志上进行学术宣传，在乙方主办的全国或地区性学术活动中给予甲方展示自己的机会，为乙方制作冠心病宣传展板和“心桥病友会”宣传资料。

邢台市心血管病医院与凤凰医院集团　凤凰万峰心脏中心（北京健宫医院）技术项目协作书

甲方：邢台市心血管病医院

法定代表人：王连芹

乙方：凤凰医院集团　凤凰万峰心脏中心（北京健宫医院）

代表人：万峰

1、甲方与乙方以自愿互助方式达成冠心病外科治疗技术项目协作关系。

2、甲方为邢台市心血管病医院法人，具有行政、财政和人事管理权。乙方主任万峰教授作为技术项目协作负责人，参与该项目的组织、管理临床技术服务和技术指导工作。甲方指派郭立新医生、乙方指派陈彧医生作为此项协作计划的协调联络人。项目协作期间，每半年召开一次双方协调会。

3、甲方与原合作医院的关系保持不变、原合作项目继续进行；对原定期、临时来院工作专家的合作仍按原方式继续执行。

4、乙方委派王京生教授作为常驻甲方的技术专家。

5、乙方另派遣一位能胜任搭桥手术的高年资主治医师或副主任医师常住甲方，协助甲方心外科推进冠心病外科治疗工作。负责冠心病患者的围手术期的管理，配合王京生教授承担急诊冠心病手术。每月有一周休假时间。每 3 个月轮换一次。

6、万峰教授将承担常规冠脉搭桥术和其他重症手术，尤其应大力促进甲方在冠心病外科治疗方面的全面发展，力争在 2—3 年内达到冠心病年手术例数 50—100 台，根据技术需要和病情需要，也可以由乙方安排聘请其他全国知名的专家提供医疗技术服务。

7、乙方为甲方选择培养对象，制定培养计划，在 3 年内为甲方培养出 1—2 名能够独立完成冠脉搭桥手术的外科医生；乙方为甲方每年提供到乙方进修、参加国内和国际专业会议、协助联系和组织到国外考察及进修事宜，费用由甲方负责。

8、甲方为乙方来邢工作的人员免费提供住宿、提供北京——邢台往返交通费；定期专家和常驻专家伙食费自付，临时来院手术专家甲方免费提供就餐。

9、费用支付：……

10、本协议的执行从 2005 年 7 月 1 日开始，有效期共 3 年。

11、本协议未尽事宜，由双方通过友好协商解决。

12、本协议共两份，签字生效，双方各执一份，对双方均有约束力。

甲方名称：邢台市心血管病医院

代表人：王连芹

2005年7月1日

乙方名称：凤凰医院集团 凤凰万峰心脏中心（北京健宫医院）

代表人：万 峰

2005年7月1日

编后记

盛世修志，志载院史；以史为鉴，承前启后。编修邢台市第三医院志，是历任院领导和全院广大干部职工的期盼。把建院40年来的发展历程和几代干部职工的辛勤付出，用一部志书实事求是地、全方位地、科学地记录下来，是一项浩大的全院性的系统工程。

2017年8月，院党委决定编纂《邢台市第三医院志　邢台市心血管病医院志》，作为奉献给建院40周年的重要礼物。医院随即成立了以党委书记、院长王连芹为主任的院志编纂委员会，聘请董树仁为顾问，领导、组织志书编写工作。抽调董树仁、张燕如、牛书聘、秦会民、毕堂、沈惠峰、刘宏飞7人组成院志办公室，由纪委书记梁景江兼主任，具体负责志书的编纂工作。迅速于8月17日召开了动员会，在全院展开了编写工作。在广大干部职工的支持参与下，经过一年多的紧张、有序和认真负责的工作，这部志书即将付梓出版。这是医院乃至邢台市卫生系统的大事、喜事。我们深感来之不易。

2005年，原副院长周群拉、药剂科原主任郑玉林及其团队，利用两年多的时间，搜集了大量的、浩繁的历史资料，并校对、打印成册，作了大量富有成效的工作，整理出了1978~2005年《邢台市第三医院志　邢台市心血管病医院志》初稿，为后续编写打下了坚实的基础。

2017年后，各科室抱着对历史负责、对当代负责、对后代负责的严谨态度，按照分配的任务和编纂提纲要求，广开渠道，深挖资料，多方征求意见，反复求证疑问，精心撰写，反复修改，为志书的编纂提供了宝贵、真实的素材。

对各科室提供的资料，医院组成了审稿小组以及多个分小组，先由分小组审稿提出初步意见，然后在王连芹同志的亲自主持下，审稿小组逐章、逐节、逐段、逐句审核定稿。特别是大事记、心血管学科特色建设与发展、医疗质量、医院文化、概述等重要内容，小组多次集体审稿，反复审核事实，多方校验数字，数次推倒重来。六七两月，节假日几乎没有休息，经常加班到深夜12点。审稿小组的同志们在不耽误本职工作的情况下，对院志办分配的审稿任务，不讲困难、不讲条件，牺牲了大量的个人时间，精雕细琢，认真审验，提出了很好的修改意见。审稿小组会审后，有的同志指导供稿科室修改或直接帮助重新起草，为保证志书的质量付出了智慧和汗水。

2018年6月15日召开院志志稿评审会，医院领导班子成员、部分离退休老领导老科长、在职的部分老同志，对志书提出了许多好意见、好建议，提供了宝贵的资料。评审会后，院志办对大家提出的意见进行了消化和吸收，8月7日形成复审稿。9月3日按照复审意见和方志出版社的建议进行了修改。经院领导终审后，交印刷厂印刷。

在志书即将面世之时，对支持和帮助过院志编纂工作的广大干部职工、离退休的老同志以及所有对院志编纂提供过文字、音像、实物资料的同志致以崇高的敬意和真诚的感谢。

邢台市第三医院 40 年的光辉历程，蕴藏着丰富的独到特色和深厚的文化积淀。尽管这部志书经过了反复修改，但是，由于医院历史较长，有的资料不全，加之时间仓促，更嫌编者水平有限，书中难免出现遗漏和舛误。衷心希望广大读者不吝指教。

回首院志编纂历程，酸甜苦辣融于一心。衷心希望这部书能对邢台市第三医院今后的发展起到进一步的推动作用。

编 者

2018 年 8 月